U0387886

An Odyssey of
Innovative Drug Discovery
and
Development

创新药物研发经纬

白东鲁　沈竞康　主编

化学工业出版社

·北京·

全球新药研发和制药行业在度过了 20 世纪 60～90 年代的黄金期后出现了停滞。虽然 FDA 批准的生物药物近两年明显增加，然而新药研发仍缺乏强劲动力，无法满足社会需要。针对这一困境，本书汇集各方面专家对新药研发近 20 年的历史进行回顾，针对临床、市场、法律法规、知识产权、政府和药企的组织架构及角色变迁，直至专业技术平台的各种方法和技术，从不同的角度和层面探索其造成停滞的原因，提出振兴的对策。

本书可供高等院校药学、化学和医学本科生、研究生，从事药学教学、科研和生产的专业技术和管理人员，以及从事药物研发监管的各级管理人员学习参考。

图书在版编目（CIP）数据

创新药物研发经纬/白东鲁，沈竞康主编 . —北京：化学工业出版社，2019.11（2023.11重印）

ISBN 978-7-122-34764-0

Ⅰ.①创… Ⅱ.①白… ②沈… Ⅲ.①新药-研制-研究 Ⅳ.①R97

中国版本图书馆 CIP 数据核字（2019）第 127137 号

责任编辑：成荣霞　　　　　　　　　　文字编辑：向　东
责任校对：王鹏飞　　　　　　　　　　装帧设计：王晓宇

出版发行：化学工业出版社（北京市东城区青年湖南街 13 号　邮政编码 100011）
印　　装：北京虎彩文化传播有限公司
787mm×1092mm　1/16　印张 34½　字数 828 千字　2023 年 11 月北京第 1 版第 3 次印刷

购书咨询：010-64518888　　　　　　　售后服务：010-64518899
网　　址：http：//www.cip.com.cn
凡购买本书，如有缺损质量问题，本社销售中心负责调换。

定　　价：298.00 元

《创新药物研发经纬》
撰稿人员名单
（按照姓氏汉语拼音排序）

白东鲁	中国科学院上海药物研究所	潘露露	中国科学院上海药物研究所
陈 倩	上海市徐汇区中心医院	任晓兰	国家知识产权局专利复审委员会
陈示洁	中国科学院上海药物研究所	沈竞康	中国科学院上海药物研究所
陈 奕	中国科学院上海药物研究所	谭敏佳	中国科学院上海药物研究所
陈悦婷	中国科学院上海药物研究所	汤纳平	国家上海新药安全评价中心
范未伟	中国科学院上海药物研究所	万亚坤	中国科学院上海药物研究所
甘 勇	中国科学院上海药物研究所	王春河	中国科学院上海药物研究所
高柳滨	中国科学院上海药物研究所	王桂敏	中国科学院上海药物研究所
高月红	中国科学院上海药物研究所	王逸平	中国科学院上海药物研究所
耿美玉	中国科学院上海药物研究所	吴婉莹	中国科学院上海药物研究所
果德安	中国科学院上海药物研究所	谢作权	中国科学院上海药物研究所
侯晋军	中国科学院上海药物研究所	杨振霖	中国科学院上海药物研究所
黄 敏	中国科学院上海药物研究所	臧 奕	中国科学院上海药物研究所
黄 鹏	中国科学院上海药物研究所	翟琳辉	中国科学院上海药物研究所
黄瑶庆	中国科学院上海药物研究所	张 丹	中国科学院上海药物研究所
李 佳	中国科学院上海药物研究所	张 豪	中国科学院上海药物研究所
李静雅	中国科学院上海药物研究所	张洪建	苏州大学药学院
刘桂明	国家知识产权局专利局	张明强	安进生物医药研发（上海）有限公司
刘红椿	中国科学院上海药物研究所		
刘丽丽	中国科学院上海药物研究所	章海燕	中国科学院上海药物研究所
刘 昀	上海市徐汇区中心医院	赵 强	中国科学院上海药物研究所
柳 红	中国科学院上海药物研究所	赵小平	国家上海新药安全评价中心
卢梦杰	中国科学院上海药物研究所	钟大放	中国科学院上海药物研究所
罗 成	中国科学院上海药物研究所	周映红	上海中医药大学
马 璟	国家上海新药安全评价中心	周 宇	中国科学院上海药物研究所
马卫平	中国科学院上海药物研究所	周宇波	中国科学院上海药物研究所
毛艳艳	中国科学院上海药物研究所	朱春柳	中国科学院上海药物研究所
南发俊	中国科学院上海药物研究所	朱维良	中国科学院上海药物研究所

前　言

全球新药研发和制药行业在度过了 20 世纪 60~90 年代的黄金期后出现了停滞，并进入转型期。由于新药研发的艰巨性和高风险性，虽然 FDA 批准的生物药物和罕见病药物近年明显增加，仍无法满足社会和患者的需要。美国食品药品监督管理局曾在 2004 年发表了名为《创新/停滞：新医疗产品的关键路径上的挑战与机遇》的白皮书，分析了当时新医疗产品研发及审批过程中存在的问题，探讨了产生这些问题的原因并提出了相应的解决方案。可是在宣布实施"关键路径计划"十年后，全球新药研发并未走出困境，研发成本继续攀升。为克服困境，近 20 年全球制药业收购并购从未停息，集中创新资源、专注细分领域，大型药企在组织架构和管理模式上正在经历深刻的变化。中小型药企已成了新药研究的新锐，外包服务公司在新药研发中的作用已不可或缺。

近 20 年医学、生命科学和生物技术前沿领域的新成就和新突破不断涌现，这是新药研发的不竭源泉。新药研发体现了多学科交叉的高新技术创新和集成，是当代科技和经济国际竞争的战略制高点之一。伴随着生物大数据科学和个性化医疗技术发展起来的精准医学，推动着医学概念和医疗模式的创新，与之相适应的创新药物研发，以及基于特定患者人群的药物干预方式将成为今后药物研发的热点。

由于专利到期，不少重磅品牌药物风光不再，面临各国的医保压力，通用名药所占份额不断增加，导致一些跨国药企收入锐减。随着个性化用药新趋势，用传统模式研发小分子重磅品牌新药愈发困难。由于收入减少，一些大的制药企业在高风险全新药物研发投资方面十分谨慎，往往为节省开支过早地砍掉一些在研项目。另外，由于政府对药物安全性的严格监控，一些新药上市后被撤回，例如默克的万络和辉瑞的托塞匹布，使相关企业遭受重创。

原创性新药出现停滞也有学术上的原因。对一些重大疾病，例如神经退行性疾病、免疫系统和遗传性疾病，因至今未能完全阐明其发病的分子机制和确证其不同层次的药物靶标，使针对这些疾病的药物分子设计缺乏足够的科学根据。另外，有些疾病已有针对发病机制的不同环节的相应药物，例如降压药已有作用于不同靶标的 8 大类 20 余种常用药，再要发现原创性降压药自然就很难了。

从学术和商业的结合点考虑，一个理想的新药应具备下列条件：有明确的靶标；动物模型有效；无遗传毒性；急慢性毒性实验清楚可靠；有优良的药动学性质；容易制备、成本可行；无药物相互作用，最好不经 P450 3A4 酶代谢；一般医生都能使用而非专科医生才能处方；作用机理新颖，因此有很好的竞争优势，并能使药政部门加速审批；在市场上只有少数几种作用于同一靶标或同样适应证的竞争性药物；最后是要有足够长的专利保护期。显而易见，研发一个候选药物要满足上述全部或大部分条件实在是一个高难度、高投入、高风险的事业。近年，在探索新药研发高效的组织架构和合理的决策之道中，多数大公司采用矩阵型结构，使技术职能和项目（产品）职能通过超越部门的横向协调组织新药研发。另外，在传统的研发体系外出现了开放式创新模式。例如 NIH 成立的国家转化医学推动中心（NCATS）、美国的"加速药品合作项目"（AMP）、欧盟的"创新药物计划"（IMI）以及由公司和研究机构创办的 G 蛋白偶联受体联盟等。这些公私合作伙伴关系使政府相关机构、学术界、制药企业、非盈利组织在新药研发上形成优势互补、信息畅通的战略合作联盟。一般公众也可通过"众包"计划来参与制药公司的各种技术难题。

近20多年来，新药研发投入高、风险高、周期长的特征没有改变。2005~2016年全球新药上临床研究的成功率仅约9.6%。2016年全球医药研发支出1474亿美元，我国规模以上医药企业投入研发607亿元人民币。据最近德勤咨询对全球最大的12家跨国药企统计，2010~2018年每个新药的研发投入增长近一倍，达到21.68亿美元。另据科睿唯安报告，平均新药研发成本2015年约为26亿美元，2018年已超过32亿美元。2012~2017年全球医药市场年均复合增长率约为3.2%，2018年达到1.17万亿美元。我国"十二五"期间，规模以上医药工业企业实现主营业务收入年均增速14.5%~17.4%，居于工业各行业前列。2017年，达到2.82万亿元，利润总额3314.10亿元，发展态势良好。医药工业的进一步发展必将依托持续创新，才能使我国从医药大国迈向医药强国。

满足临床需求始终是新药研发不懈追求的目标。1993~2016年美国FDA批准上市654个新化学分子实体和143个新生物技术药物，但是临床依然有巨大的尚未满足的需求。2018年美国FDA批准59个新分子实体新药和新生物药上市，远远超过近年来新药获批上市数量。其中39个新药全球首次获批，19个为首创新药(first-in-class)，43个新药通过"快速通道资格，突破性疗法认定，加速审批和优先评审资格"四项政策获益。随着我国经济社会的发展，工业化、城镇化、人口老龄化、疾病谱变化、生态环境及生活方式等的变化，亟待研究开发作用独特、疗效确切、使用安全的创新药物，满足我国人民不断增长的健康需求。

近年发展中国家医药市场增速超过发达国家，其中中国医药市场增长位居新兴市场前茅，并正在探索着依托创新驱动转变增长模式。我国应用现代技术方法，有规模、有体系的创新药物研究始于20世纪90年代。1993年1月起我国实施药品化合物专利保护，在政府的支持和引导下建立起药物研发最关键的筛选、安全评价、临床研究技术平台。2006年在国家中长期科技规划中，进一步部署了《重大新药创制》国家重大科技专项，使我国创新药物研究进入快速推进阶段。在专项的引导下，初步建成了覆盖药物发现、临床前、临床研究各个阶段的药物创新技术平台，初步形成技术先进、体系完整、不断完善的具有我国特色的药物创新体系。若干关键的技术平台已实现与国际规范接轨。自2008年专项实施以来，我国已有48个具有自主知识产权的新药获批上市，其中8个是本土企业研发的1类化学新药和生物技术新药。此外，进入临床研究和申请注册的新药超过400项。

在政府的引导下，学术界、产业界、研发型生物技术公司聚集了大批有志新药研发的队伍，药物创新的生态环境大大改善，创新热情空前高涨。然而，当前我国新药研究开发很不平衡，绝大部分新药研究尚处于跟踪阶段，新药研发领域局限，同质化的重复研究较多。20多年来我国逐步走向药物创新之路，似有逼上梁山之感。置身于我国医药产业从仿制走向创新的时代并亲历新药研发数十载的实践，我们开始感悟到创新药物的真谛。于是，我们在完成了《新药研发案例研究》一书的编撰后，萌生了新药研发再思考的念头，开始了本书的编写。为此汇聚了一批具有共同志向的同行，一起思考新药研发的现状和问题，回望一下走过的路程，瞻首同行，讨论未来的方向和行动。

本书分成两大部分。第一部分讨论新药研发和制药业的现状与前景。从国内外医药产业和新药研发的现状和趋势、知识产权保护、政策法规、新药研发组织架构的变迁，多视角、多维度地探讨药物创新生态环境。同时涉及近年迅速发展的生物技术药物，以及中药和各国传统药物的研究现状和发展趋势。第二部分是新药研发平台技术和方法的评估与展望。选择近年来新药研发的新技术和新方法，回顾其发展历程和对新药研发的贡献。探讨各种技术的综合运用，以及发展过程中的新问题和新需求。在编撰中，受作者时间、能力所限，各章内容力求重点突出，不求包罗一切。作者所述观点也不求统一。本书仅期待达到抛砖引玉，引发同行思考的目的。如本书第13章临床前药效学评价模型回顾与展望中，我们只选择了十余年来全球力求攻克，但临床研究却屡战屡败、屡败再战的阿尔兹海默病药物研究，以及临床研究最多，但临床成功率最低的抗肿瘤药物研究，作为两个案例。

本书编撰过程中，我国发布了十三五时期《医药工业发展规划指南》和《中国的中医药》白皮书。国家市场监督管理总局和人力资源和社会保障部也频频发布新政。2017年国家食品药品监督管理总局成为国际人用药品注册技术协调会（The International Council for Harmonization，ICH）正式成员。在中国一个更加有利于新药研发的生态环境正在快速形成。新的形势再一次推动新药研发从"跟跑"到"并跑"，并力争在部分领域逐步实现原始性创新的"领跑"。

当前全球新药研发和制药业正进入后重磅炸弹药物的过渡期，如何促进下一个新药的黄金期的到来，则需要相关国际组织、各国政府、制药企业、科研单位和非政府组织的通力合作，形成开放式创新的新模式。

本书是国内首部回顾和展望新药研发何去何从的专著，也是从事新药研发同行们案头常用的参考读物。愿本书的出版能对我国医药产业早日实现从"仿制"到"创新"，从医药"大国"到医药"强国"的"新药梦"起到一点推动作用。

限于作者的学识，全书在内容安排上难免有疏漏和不妥之处，还望读者不吝批评指正。

主编谨代表全体作者对化学工业出版社在本书出版过程中付出的努力，对复兴医药集团的资助出版，深表感谢。

白东鲁　沈竞康

目　录

第 1 章

新药研发和制药业的现状和问题

马卫平　陈悦婷　南发俊

1.1　20 世纪下半叶新药研发的黄金时期

20 世纪下半叶是药物发现的黄金时期，合成药物大量涌现。"重磅炸弹"药物先后上市，制药工业蓬勃发展。制药公司加强基础研究投入，内部研发部门从制造工艺研究转向创新药物研发，集研究、开发、制造和销售于一体，竞争力大大增强，开启了新药研发的黄金时期。

1.1.1　FDA 批准的新分子实体及其治疗领域

美国食品药品监督管理局（Food and Drug Administration，FDA）审批新药主要是根据药物的化学类型和治疗潜能来进行分类的。根据新药的化学类型划分，新分子实体（new molecular entity，NME）为 1 类新药，创新性最强，指在美国从未作为药品批准或销售的活性成分，可以是单一成分，也可以是立体异构混合物中的一部分，本质上是指药物中能产生药理活性或对疾病的预防、诊断、缓解、治疗产生直接效应的成分。

现代制药工业的真正发展始于 20 世纪 30 年代，NME 的批准率在行业发展的初期并不高（平均每年不超过 4 个）。直到 1950 年后，医药产业进入了一个快速拓展期，美国 FDA 批准的 NME 数量出现一波高潮，大量新化合物快速发现和上市。从历年批准的新药数量分析，可以分为三个阶段：第一阶段，1950～1980 年，这个时期总体走势比较平稳，平均每年约有 15 个 NME 获批。第二阶段，20 世纪 80 年代以后，受生物技术产品开发的影响，以及《贝赫-多尔法案》（Bayh-Dole Act）批准、《处方药申请者付费法案》（Prescription Drug User Fee Act，PDUFA）获美国国会通过，获批药物的数量急剧增加，每年获 FDA 批准的 NME 的数量维持在 25～30 个，90 年代中后期波动较大。1996 年，共有 55 个 NME 获批，创历史最高，随后逐年减少[1]。第三阶段，1996 年至今，药物研发的投入逐年增长但获批的 NME 呈现出下降趋势。2007 年达到历史最低点，批准了 16 个 NME、2 个新疫苗以及 4

个新生物技术药物。无论是对产业界还是 FDA 自身来说，2015 年都是标志性的年份，药品评价和研究中心（Center for Drug Evaluation and Research，CDER）共批准了 45 个小分子及抗体类新药，包括 33 个 NME 和 12 个生物制品许可申请（biologics license application，BLA）（图 1-1）[2]。这是过去 19 年中批准数最多的年份，超过了 2014 年的 42 个和 2013 年的 27 个。这个数字也是 2005～2009 年平均批准数的 1 倍。纵观 1930～2016 年底，FDA 共批准了 1536 个 NME。

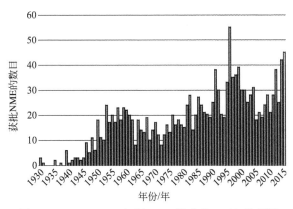

图 1-1　1930～2015 年间 FDA 批准的 NME 数目[2]

　　回顾 20 世纪近 100 年的药物发展历程，20 世纪初期至中叶，药物的发展重心是针对各种感染性疾病，这一阶段以磺胺药、抗生素的发现和大量生产使用为标志。1940 年前后，病理学家 Florey、生物化学家 Chain 在细菌学家 Fleming 研究的基础上制成了青霉素（penicillin），并成功地将其大规模生产；三人凭借对青霉素的研究在 1945 年共同获得诺贝尔生理学或医学奖。在研究青霉素大量生产的同时，开始了新抗生素的大规模筛选。1943 年，Ruters 大学的土壤微生物学家 Waksman 和他的学生 Schatz 分离得到一种抗生素，可以非常有效地杀死那些使用青霉素无效的革兰氏阴性菌，Waksman 将其命名为链霉素（streptomycin），随后梅奥诊所（Mayo clinics）进行动物实验和临床研究，链霉素被证明治疗结核病既安全又有效，默克（Merck）公司进行大规模生产，从此进入了抗生素发现时代。1947 年发现氯霉素（chloramphenicol），1948 年发现金霉素（aureomycin）、新霉素（neomycin），1950 年发现土霉素（oxytetracycline），1951 年发现红霉素（erythromycin）等，这些新型抗生素的发现和广泛使用使感染性疾病得到有效控制。50 年代以后，抗生素进入了有目的、有计划、系统化的研究阶段，从微生物中寻找新抗生素的研究速度放缓，转向人工合成抗生素的研究。1958 年，Sheehan 用化学方法全合成了青霉素及其类似物，开辟了生产半合成青霉素的新途径。

　　20 世纪 60 年代之后，药物的发展重心转移到治疗各种非感染性疾病，一系列全新原创药物（first-in-class）和"重磅炸弹"模式新药先后上市。"重磅炸弹"药物的出现预示着医药工业黄金时代的到来，一大批受体拮抗剂、酶抑制剂药物在这个时期到来。合成药物 β-肾上腺素拮抗剂普萘洛尔（propranolol）独占市场长达 10 年之久，广泛用于治疗心绞痛、高血压、心律失常和偏头痛，被认为是治疗心血管疾病的里程碑。β-阻断剂不仅仅是一类新药，它们代表药物研究的一种革命性方法，标志着药物发现的过程从随机发现转变为运用合理药物设计（rational drug design）来发现自然界所没有的新化合物。这项意义深远的贡献

为 β-阻断剂的发现者 James Black 赢得了 1988 年的诺贝尔奖。胃溃疡是长期以来困扰人类的难治愈慢性疾病之一，史克必成（SmithKline Beecham）公司研发的全球第一个 H_2 受体拮抗剂西咪替丁（cimetidine）能够抑制胃酸分泌，是治疗胃溃疡疾病一个划时代的进步。西咪替丁于 1976 年 11 月在英国率先上市，美国 FDA 于 1977 年 8 月批准其上市。到 1979 年，西咪替丁已经以商品名泰胃美（Tagamet）行销 100 多个国家。1986 年，泰胃美的销售额突破 10 亿美元，成为医药史上首个"重磅炸弹"药物。泰胃美上市之前，史克只不过是一家默默无闻的小药厂，史克凭借泰胃美一飞冲天，跻身业界顶级制药公司。虽然泰胃美给患者带来了医学上的福音，为史克赢得了财务上的成功，但它并非一种理想的抗溃疡药。泰胃美的半衰期只有 2h，这意味着它需要日服四次。正常情况下，任何药物需要日服一次以上往往会导致患者的依从性下降。此外，它还会在某些患者中引起轻度皮疹。葛兰素（Glaxo）研制的雷尼替丁（ranitidine），于 1983 年以商品名善胃得（Zantac）上市销售。善胃得比泰胃美的活性更强，半衰期更长，只需日服两次。在这个时期开发的一大类消化系统药物还包括米索前列醇（misoprostol）、奥美拉唑（omeprazole），相同机制的一批药物成为"重磅炸弹"药物。一系列"重磅炸弹"药物的出现，使 20 世纪下半叶新药研发的成就举世瞩目。

1.1.2 大型制药企业的发展

从制药公司的发展历史看，科学研究上所取得的突破和立法倡议为制药公司的快速发展铺平了道路。20 世纪 20~30 年代，胰岛素和青霉素等有效治疗方法的发现，不仅提高了人类的健康水平，真正意义上的现代制药业也应运而生。新药研发在商业化之前，药物创新研究主要来源于大学等学术机构，学术化的研发占据主导地位。制药公司内实验室的主要任务是化学、发酵等工艺性技术的研究。20 世纪 40~60 年代，合成药物大量涌现，这一阶段的成就与有机化学理论和实验技术的发展有密切的关系。在这个时期，制药企业从研究天然物质发现新药，转向天然物质修饰，到合成全新化合物，从中筛选化合物得到新药。如跨国制药公司默克于 1688 年在德国 Darmstadt 创立，是世界上历史最悠久的医药及化学公司，早在 1933 年就设立了第一家科研实验室，默克实验室的研究人员在 20 世纪 40~50 年代共获得了 5 次诺贝尔奖。20 世纪 70 年代以前，创新药物研究过程完全集中在大制药公司，他们提供必要的资源如集中技术、设备和完善的基础设施等去开发新产品和治疗方案，新产品的商业化开发则完全受大型制药公司的严密控制。在药物创新成果方面，以每年批准的 NME 及生物技术产品为指标进行比较的话，1950~2007 年，获批的新药以美国默克公司为最多，已累计有 56 个新药获批，其次是美国礼来（Eli Lilly）公司，有 51 个新药，罗氏（Roche）有 50 个新药[3]。

20 世纪 70 年代后期至 80 年代末，基因重组技术（Boyer 和 Cohen，1973 年）和杂交瘤技术（Kohler 和 Milstein，1975）得以建立，促进了学术界对已发现具有治疗作用的蛋白分子的批量生产以及单克隆抗体的诞生。1976 年第一家生物技术公司基因泰克（Genentech）对基因重组技术进行商品化开发。1978 年礼来和罗氏分别与基因泰克合作，进行人类基因重组胰岛素和干扰素的开发，拉起了大型制药公司与生物技术公司合作研发的序幕。

到 20 世纪 80 年代中期，跨国制药企业开始了垂直整合和水平整合活动，主要是大型制药企业之间以及跨国制药企业与小型生物技术公司的兼并活动。大型制药公司面对新兴生物技术和产品的涌入，为了保持创新能力，及时更新其知识及技术结构，而与大学、研究机构和生物技术公司的多方面合作无疑是其相对快捷的获取新知识和新技术的方式。

全球医药市场于 20 世纪 50 年代开始加速发展，70 年代增速达到顶峰，平均年增长率达到 13.8%，80 年代为 8.5%。到 90 年代，虽然受到全球整体经济增速减缓、各国政府采取措施遏制医疗费用快速增长等不利因素的影响，但医药市场始终保持着良好的发展势头。大型制药公司主要集中在瑞典、德国、意大利、英国和美国，主导了世界专利药市场，垄断程度不断加大，现代医药产业的集中度逐年上升。跨国企业在全球医药市场中的地位日益攀升，所占比重不断增长。1994 年，全球制药 20 强企业的销售收入占全球医药市场的 50%。

1.1.3　制药业的变革

20 世纪 40～50 年代，化学药物进入高速发展的阶段。药物在机体内的作用机理和代谢变化逐步阐明，科学家开始根据药物体内代谢过程、生理效应和疾病病因，设计能够调控机体功能和干预疾病发生、发展的新药。同时，以分析化学为基础的新药研发的关键技术，如 X 射线衍射技术、紫外光谱技术和红外光谱技术等得到了长足发展，极大地拓展了化学家的视野，提升了化学家的能力。在新药发现上，药物发明的方法和理念也有所改变。在这一时期，通过 FDA 审批的 NME 的数目不断增加，制药企业的数量也相应稳定增长。

20 世纪 60～70 年代，新药研发的理论和技术支撑得到了一定的发展，如理性设计、微生物代谢产物、分子修饰等。1964 年，美国药物化学家 Hansch、日本化学家藤田及美国药物学家 Free-Wilson 同时提出了定量构效关系的研究方法，成为药物化学发展史上新的里程碑；用计算机图形学技术，结合 X 射线结晶学和定量构效关系的研究，发展起了三维定量构效关系，被认为是药物分子设计的新途径；用计算机辅助研究药物在体内的过程，从整体水平为研究设计新药提供了新的方法和参数，使药物设计更趋于合理化。仪器设备方面则以核磁共振谱、高效液相色谱为代表得到广泛的发展和应用。此外，计算机、信息和数据库技术的发展和应用，大大提高了新药研发的效率。同一时期，政府进一步加强了新药研发与注册的技术管理体系，新药研发开始与社会、经济、产业等联系在一起，受到来自社会领域的影响和制约。到 60 年代末，已开发一个或以上 NME 的制药企业的数量已经达到 50 家，相当于平均每十年有 18.7 家新公司产生。由于在这个时期几乎没有兼并或收购，所以每十年仅有一家公司退出制药行业。20 世纪 60～80 年代，FDA 批准的 NME 的数量持续增长，获得新药批准的制药公司的数量达到峰值。

20 世纪 80 年代以后，FDA 批准的药物数量急剧增加，1997 年到达顶峰。同期大型制药公司获批的 NME 所占的比重从 50 年代的 75% 下降至目前的 35%；小型公司获批的 NME 所占的比重从 50 年代的 23% 增加至目前的近 70%。进入或退出行业的企业数目波动较大。21 世纪的前十年见证了迄今为止最大的波动，共有 118 家企业进入行业，124 家企业退出行业。进入行业的多为创业型生物技术公司，退出行业的公司大多是参与企业的并购（而不是破产）。过去的几十年中，在制药行业的约 4300 家企业中仅有 261 家企业有至少一个 NME 被批准上市。尽管制药行业的波动仍在持续，人们从中注意到两个潜在的变化：第一，退出制药业的公司数目超过了进入行业的公司数目，大型制药企业缩减了其内部研发的投入；第二，对内部研发能力有限的企业的收购迅速增长[1]。

在这种行业的变革下逐渐产生了四类特征的制药机构。大多数的制药公司都属于第一类，只有一个获批新药，这类小型的"单线"公司通常是中等规模同行的收购对象。第二类为中等规模的公司，通常有 2～20 个获批新药，其中一些会被收购或是合并成为更大的公司。第三类是规模较大的知名制药公司，有大量的获批新药。毫无例外，这些大型制药公司都是由中等规模的公司通过并购而成的。值得注意的是，排名前十的制药企业的获批新药数占总数的 2/3（至 2013 年底）。第四类公司主要或仅仅从事销售、市场和产品工艺。这类公司缩减内部研发，专注新药审批、合并和收购[1]。小型公司虽然规模小，但是也能实现公司欣欣向荣的发展，主要得益于公司的发展策略。有些公司是高度专注于某一特定疾病区域或治疗领域，如诺和诺德（Novo Nordisk）等；有些公司是发展与药物相关的销售及服务，如博士伦（Bausch & Lomb）等；有些是根植于母国开展业务，如武田制药（Takeda Pharmaceutical Company Limited）等；有些是成了综合性公司，如勃林格殷格翰（Boehringer-Ingelheim）；有些则专注于非专利药的生产与销售，如梯瓦制药（Teva Pharmaceutical Industries Limited）和美信药业（Mission Pharmacal Company）。

几十年来，数以千计的公司加入药物研发竞争的行列中来，但只有一小部分企业过五关斩六将，获得新药批准。据统计，历经多年的优胜劣汰，至今只有 12% 的企业幸免于难，其余 88% 的企业或破产退出、或被兼并、或被收购[1]。

1.2　近 20 年新药研发与制药业面临的问题

尽管研发投入不断增加，但由于临床试验越来越复杂、产品审批要求越来越严格、大量"重磅炸弹"药物的专利陆续到期、世界各国对医疗成本的控制政策、政府资助危机等使得新药研发过程面临着前所未有的挑战。

1.2.1　低产出和高研发成本

创新药物研发"投入大，产出小"，全球范围内制药和生物科技公司的研发支出已从 2006 年的 1080 亿美元上升至 2015 年的 1400 亿美元，预期到 2020 年将进一步升高至 1600 亿美元[4]。如果将研发过程的各阶段分开，药物发现和临床前开发占每个 NME 总成本的 32%（2.81 亿美元），临床开发（Ⅰ期至递交）占每个 NME 总体支出的 63%（5.48 亿美元），从递交至上市占 5%（0.44 亿美元）（图 1-2）[5]。由于药物研发的时间漫长，将这些费用叠加后的资本成本极其高昂，据报告，2010 年每个 NME 的研发费用达 17 亿美元。这样的成本计算还不包括所有直接或间接与药物研发有关的支出，例如基础研究、Ⅳ 期临床试验、非美国市场的注册批准和产品生命周期管理等支出。

2014 年医学研究中心（Center of Medical Research，CMR）概况中的数据表明，所有研发成本中有 25.7% 用于推向国际市场和产品线扩展，因此，每种新药的实际成本会更高。新药研发的投入产出比下降，一方面是由于对已知有效化合物的不断发掘和积累，新化合物的筛选与合成难度越来越大，基础研究难以转化为生产力；另一方面与近年来各国政府在新药审批中对安全性和有效性的要求越来越严格有关。因此，新药开发的成本和难度都不断增加，投入和产出不成比例。

（1）新药研发周期长

新药研发过程需要历经"药物发现""临床前研究"及"临床研究"三个阶段，而研发周期长是不争的事实。据估算，一个新药从发现到上市平均需要花费 13.5 年的时间。在这一过程中，大量的研发项目将无法过渡到下一阶段。其中新药的发现期为先导化合物的发现及优化阶段，平均耗时 4.5 年；开发期包括临床前研究阶段、临床研究阶段以及审批阶段。临床前研究平均耗时 1 年，Ⅰ 期临床试验平均耗时 1.5 年，Ⅱ 期临床试验平均耗时 2.5 年，Ⅲ 期临床试验平均耗时 2.5 年，注册申报平均耗时 1.5 年（图 1-2）[5]。近年来各国政府在新药审批中对安全性和有效性的要求越来越严格，需要更多的研究和试验证明药物的安全性，需要更长的时间和更多的临床试验病例对出现的副作用进行验证，从而使新药研发的时间延长，速度减慢，研发生产力下降。

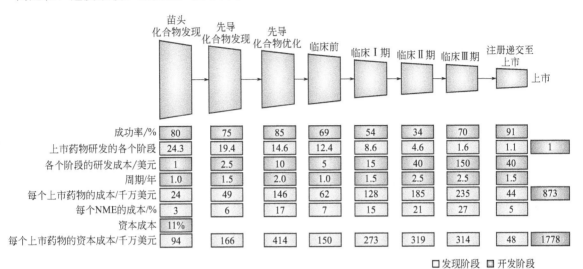

图 1-2　每个 NME 的平均成本及周期[5]

（2）疾病的发病机理更趋复杂

创新药物研发本身的复杂程度日益增长，医学发展的许多简单的目标已经基本实现，为了使新药具有更为广阔的市场，研发的焦点向治疗慢性疾病、复杂疾病、退行性疾病为主的方向逐步转移。而这些疾病发病机制的复杂性限制了人类对这些疾病的认识，如阿尔茨海默病、肥胖、肿瘤和艾滋病。这类新药开发耗时耗力，轻微改善疗效或安全性的药物已经无法得到药监部门的认同。在慢性病治疗领域，药物的安全性门槛更高，例如现在糖尿病和减肥药物必须排除心脏病风险，而这类费用高昂的安全性实验通常是在本来已经很昂贵的疗效实验之外的附加要求，从而使新药开发的成功率下降，开发时间延长，成本增加。

（3）新药审批难度加大

近年来，国际上对新药审批的监管不断加强，使得药品的研发过程也变得更为复杂、更为耗时。如美国默克公司的抗关节炎药万络（Vioxx，罗非考昔），最初上市疗效显著，对肠胃没有伤害，稳居美国最畅销药品榜前列。然而患者在服用后会增加患心脏病和中风的风险，2004 年默克公司不得不停止生产并召回市面还在销售的药物。FDA 对于新药可能存在的毒副作用的审查越来越严格，延长了审批时间，提高了新药审批的标准，需要更多的研究和试验证明药物的安全性，需要更长的时间和更多的临床试验病例对出现的副作用进行验证，造成研发时间延长，速度减慢，成本增加。

（4）临床试验通过率低

在过去的二十多年中，导致药物研发失败的原因有所改变。1991 年新药研发失败的主要原因是药物在人体上的药代动力学性质。从那时起，药企开始通过临床前筛选来解决渗透性、代谢、分布和排泄等问题，包括利用异速放大（allometric scaling）预测人体药代动力学性质。到 2000 年，由于药代动力学性质改善使研发失败的比例显著降低，在这一时期发展的临床前研究中改善药物代谢和药代动力学（drug metabolism and pharmacokinetics，DMPK）的方法沿用至今。2014 年 1 月，*Nature Biotechnology* 的一篇文章[7]通过 BioMed Tracker 数据库对临床研究的成功率进行了系统性分析，数据覆盖 2003～2011 年间 835 家制药企业，共统计分析了 4451 个新药，7372 个适应证。数据显示，药物从 I 期临床试验到 FDA 批准上市的成功率仅为 10.4%。其中，临床 I 期试验的成功率为 64.5%；临床 II 期试验的成功率最低，为 32.4%；临床 III 期试验的成功率为 60.1%；最后 FDA 的审核通过率为 83.2%。从药品分类来看，新小分子化学实体从 I 期临床试验到 FDA 批准上市的总成功率为 7.5%，而生物制品的总成功率约为新小分子化学实体的 2 倍，达到 14.6%。造成如此显著差异的原因集中在临床 II 期试验的通过率上：新小分子化学实体在临床 II 期试验的通过率仅为 28.6%，显著低于生物制品 37.9% 的通过率。CMR 的报告分析了近期在临床 II 期和临床 III 期研究阶段药物失败的原因，来自 16 家药企（占全球研发支出的 60%）的失败数据表明，临床 II 期是药物研发最脆弱的阶段，在这个阶段药物的流失率最高。II 期临床试验是针对药物有效性进行的试验，相比其他试验，II 期临床试验可以说是决定药物成败与否的分水岭。2008～2009 年间，这些药企的临床 II 期成功率仅为 18%，比 2006～2007 年（28%）更低。汤森路透生命科学咨询公司分析了 2008～2010 年在临床 II 期阶段研究失败的针对主要适应证的药物及其失败原因。这项分析指出，药效不足是失败的最主要原因（51%）；另有 29% 是由于商业策略的因素，包括缺乏差别和竞争力、风险收益比不足；约 19% 是由于药物的安全性问题，1% 的药物失败与 DMPK 有关。在这些失败案例中，约有 68% 的药物用于代谢、心血管、癌症和神经科学等方面的治疗[8]。根据一项有关过去 10 年内（2006～2015 年）临床药物开发成功率的最大规模的研究，对 1130 家公司的 7455 项开发项目中共 9985 个临床和注册阶段间的过渡转化开展调查[6]，生物技术工业组织（Biotechnology Industry Organization，BIO）报告称，所有研发候选产品的 I 期总体成功率/批准可能性（likelihood of approval，LOA）为 9.6%，所有肿瘤学以外适应证的总体成功率为 11.9%，I 期、II 期、III 期的过渡成功率分别为 63.2%、30.7% 和 58.1%。考虑到再次递交，递交新药申请（new drug application，NDA）或 BLA 后 FDA 的批准概率为 85.3%。

1.2.2 基础研究有效转化面临挑战

制药企业作为技术创新的主体，其主要的职责在于后期产品的开发和市场的开拓。发达国家的基础研究一般由国家投入、由公立研究机构进行研究。大型制药公司为了降低开发失败率，更多关注药物研发过程的后期阶段，逐渐将药物早期阶段的研究工作剥离，这种战略转变的意义在于制药公司可以专注于药物的开发、销售和市场。尽管有很多重大的公共基金和私募基金支持高校进行基础药物研发工作，然而在将这些研究成果转化为造福人类的产品这一关键节点上仍有很大的差距。就药物研发来说，初期的研究很少能最终获得满意的结果。药代动力学就是一个很难预测的因素，初期的研究探索并不能确保在人体实验获得相应的结果。现有的统计信息表明，10000 个化合物中仅有一个证明是有药效的，而进入临床 I 期试验的化合物中，超过半数都不能获批。最终临床通过率仅占 10%～16%。而另一份报告表明，近年来平均每年仅有 3 个作用于新靶点的药物上市。不能将先导化合物有效地转化为药物，是药物研发高成本的原因。因此，一个分子实体从发现到上市，是一个极具挑战性的过程。传统的大型药企负责药物研发、生产和销售的整个过程，而很少对临床前研究到临床Ⅱ期这一概念验证（proof of concept，PoC）阶段投资。药企对于药物研发后期的大量投资，往往造成缺乏资金支持初期研究成果的概念验证。这就是一个先有鸡还是先有蛋的问题：投资者需要概念验证来决定是否对现有基础研究进一步深入研究，而研究人员需要投资人对初期研究进行投资，支持研究获得概念验证。

当前药物研发过程的薄弱环节仍在于缺乏推动创新的能力，尽管政府已对高校在医学和制药领域的研发、教育、仪器设备等方面进行了大量的投资和支持。高校科研成果转化部门将已有的专利技术商业化的程度非常有限，主要原因在于科研成果转化部门资源和经验有限，不能全面地对高校中不同院系、不同学科的科研成果进行评估和市场化。科研成果转化部门被赋予判断哪些成果需要知识产权保护的责任。然而，由于缺乏必要和相关的科学专业知识，对基础研究成果的潜在价值的评估和判断能力有限，很多有价值的研究成果因此被埋没。此外，成果转化部门将初期研究成果商业化的典型策略并非建立于合理完善的商业惯例，这可能会导致不良后果。高校传统的技术转让模式往往不能为早期的学术研究和临床前研究架起桥梁，不能为投资人提供用于对新成果进行风险评估和金融投资论证的概念验证。不能跨过这众所周知的"死亡之谷"，不少原本极有希望的药物都会在这个阶段折载，创新性研究成果由于缺少资金和技术的支持，就只能停留在研究初期，失去了成为重磅新药的可能[9]。

1.2.3　如何提高新药研发的产出和上市成功率

制药行业生产力所面临的挑战是有目共睹的，生产力低下有两个内部原因：效率和效益。在药物研发的每一个阶段提高效率，意味着缩短研发的时间，降低研发成本。提高效益就是集中提高产品的质量，增加成功的概率，降低在研发管线中的损耗。许多公司提高药物研发初始阶段的效率，以期提高公司的生产力。为了在充满挑战的市场上保持竞争实力，许多企业建立了具体的行动目标，包括：增加进入临床试验阶段产品的数量，缩短新药发现和早期开发时间，加快研发项目是否继续的决策制定速度，识别并消除研发过程中的资源浪费等。

（1）积极开展投资并购活动，不断扩充产品链

跨国制药企业向来有通过并购获得中小型科技型公司的专利成果的传统。近年来，各大制药企业通过并购补充产品线及进行多元化业务拓展，弥补产品链的短缺。拥有重磅药的企业常常是各大企业的收购目标。最近十余年的制药产业并购案中，大型制药公司间的大型并购明显增多。2009 年，国际制药巨头辉瑞（Pfizer）斥资 680 亿美元并购惠氏（Wyeth Pharmaceutical），不仅得到了恩利（Enbrel）等几种重磅药物，更获得了惠氏的生物药物研发和生产平台。另外一些自 20 世纪 70～80 年代发展起来的大型生物技术公司也成为并购目标，如 2009 年罗氏公司以 468 亿美元收购基因泰克公司，成就了抗肿瘤和生物制药全球第一的地位；2011 年赛诺菲安万特（Sanofi-Aventis）以 201 亿美元收购健赞（Genzyme）公司。这些大的并购短时间内让产品链短缺的大公司有了销售的替代品。而从长远来看，要获得更多的重磅药，大公司还必须从研发的源头抓起。同时，为了避免直接收购科技型小企业因企业文化创新管理、研发效率差异而造成的研发能力下降，大型制药企业开始参与风险投资领域，通过注资拥有优良技术和发展前景的小企业，并提供必要的帮助，让他们按照自身

的发展规律开展研发活动，从而有可能获得具有前景的新药。

（2）组织跨企业技术战略联盟，共担研发风险，共享成果收益

为了节省开支，提高研发成功率，越来越多的制药企业选择加强彼此间的合作，结成战略联盟。相互利用对方的优势，缩短研发周期，是实现新药快速上市的有效途径。战略性同盟成为新药开发的成功模式，不同于以往企业间就某一种新药的联合开发，而是选择一定的领域开展系列的合作。例如，2011 年勃林格殷格翰与礼来达成合作协议，将共同开发处于中期及后期研发阶段的一系列糖尿病药物；2007 年丹麦灵北（Lundbeck）制药与日本武田制药共同合作，进行若干情感障碍和焦虑治疗药物的研发和商业化，合作范围是美国和日本市场。由于大部分生物技术产品及生产技术掌握在新生的生物技术企业手中，为保持新药研发的持续性，几乎所有的制药企业都与生物技术公司结成战略联盟，由这些技术力量雄厚的小型生物技术公司进行技术开发与创新。通过合作开发，获得生物药品的生产技术或生产权，这种模式成功促进了生物医药产业的良性发展，加快产业结构升级，对生物医药产业链的各个环节的利益分配产生重大影响。

（3）医药研发外包成为医药研发的趋势，市场迅速扩展

跨国制药企业为了提高新药研发的效率，缩短研发周期，减少最后阶段研发失败，降低研发成本和复杂性，开始逐步调整药物研发体系，将外包和与合同研究组织（contract research organization，CRO）协作纳入其医药研发环节中。通过外包部分研发工作，促使企业集中精力于核心业务。在目前，CRO 协作是制药行业的新的标准实践，特别是对于那些不属于研发核心竞争力，但又需要能力和灵活性的企业，利用外包服务比内部投入会更经济有效。2014 年，全球 CRO 临床前研究发现市场达 149 亿美元，同年 CRO 开展的临床试验的市场达 231 亿美元，预期到 2020 年将升高至 358 亿美元（http://www.pharmsource.com/market/how-big-is-the-market-for/）。近几年，研发外包则有大举向中国、印度等发展中国家转移的趋势，由于其低廉的科研劳动力成本而成为发展最为迅猛的地区。跨国医药企业将研发外包给发展中国家的 CRO 企业，不仅可以节约新药开发的成本，更有利于打入崛起中的新兴医药市场。

（4）加强与学术界合作，发展公私合作模式

基础研究成果是新药研发的最基本条件，各大公司不断加强与大学等研究机构的合作，以期获得最新的研究成果的同时，更新自身的知识技术，开发出更为有效的研发方式。学术界已成为影响许多公司研发的关键因素，他们不仅仅只是对疾病生物学进行纯理论研究，也会在研究中发现新的生物标志物及其应用。制药公司更积极介入学术界的研究发现，几乎全球所有主要的制药和生物制药公司都与多家学术研究机构在最近几年建立了密切的合作关系。美国的国家研究机构为了促进基础研究成果的转化，一改多年来与商业机构泾渭分明的传统，主动寻求与企业的合作。2005 年，美国国立卫生研究院（National Institute of Health，NIH）启动公私合作伙伴项目（Public-Private-Partnership，PPP），旨在扩大公共部门和私营部门的合作关系，为开展生物医学研究提供了新的模式，PPP 的参与者包括NIH 及其合作伙伴、产业界、贸易组织、专业协会等。2011 年，NIH 专门成立国家转化科学促进中心（National Center for Advancing Translational Sciences，NCATS），专门负责NIH 院内成果的转化。2012 年 4 月，NIH 宣布委托 NCATS 与辉瑞、阿斯利康（Astra Zeneca）和礼来三家公司合作开展一项"老药新用"的研究，尝试为这三家公司现有的一些安全性良好但预期疗效不佳的药物寻找新用途，这种全新的合作模式，对于大型制药公司来

说，无疑是一针强心剂，为其产品链扩充引入了一股重要的研发力量。

（5）优化资源配置，提高研发效率

在研发经费不断增加的前提下，大型制药企业更加重视有限资源的高效配置，不断提高研发的效率，主要措施包括：研发外包的比率逐渐提高，依托外部的专业化研发力量，提高研发效率，将研发活动转移到新兴市场国家，充分利用当地成本低廉的高素质人才，不仅有效降低研发成本，而且有利于研发的新药快速进入当地市场，不断引进新技术，发展依托高速计算的药物筛选和测试平台，提高药物预测性，降低临床研究投入，加强自身内部建设，改进现有的研发模式，提高整体的研发决策效率。

1.3　制药业的收购及并购

1.3.1　全球医药行业并购交易分析

全球跨国公司和大型制药企业一直进行着各种各样的兼并和收购活动，尤其是进入 20 世纪 80 年代以来，这种趋势在经济全球化的驱动下进一步得到加强。从 1989 年以来的二十多年间，制药巨头的并购热潮未退。1989 年 7 月，美国的史克公司和英国的必成公司宣告合并，销售额稳居全球前 20 位的史克必成公司正式诞生，这次合并造就了一个跨洲的大型制药企业，也掀开了接下来二十多年的并购序幕。同年 10 月，百时美公司和施贵宝股份有限公司合并，组成了今天的百时美施贵宝（Bristol-Myers Squibb），合并价值高达 120 多亿美元，创当时交易价值的历史新高，合并后的百时美施贵宝公司成为美国第二大制药企业，世界第三大制药企业。此后，具有代表性的并购还有 1994 年罗氏花费 53 亿美元收购先达制药（Syntex），使其变成罗氏在美国加州帕洛阿尔托的研发中心。1994 年，葛兰素出资 143 亿美元收购威康（Wellcome）；次年，合并后的新公司葛兰素威康（Glaxo Wellcome）在伦敦股票交易所中的市场资本达到 336 亿英镑，排名第三，成为拥有五万多员工的世界最大的药物研究企业。1996 年，山德士（Sandoz）以 309 亿美元收购了汽巴嘉基（Ciba Geigy）公司，二者合并成为如今大名鼎鼎的诺华（Novartis）公司，这单并购交易至今仍是历史上较大的公司并购案之一。阿斯利康制药公司，是由前瑞典阿斯特拉公司（Astra AB）和前英国捷利康公司（Zeneca）于 1999 年合并而成的，捷利康出资 364 亿美元收购了阿斯特拉的全部业务。

制药企业中的老大——辉瑞公司是一家有着百年历史、以研发为主的跨国制药公司，作为全球领先的化学制药企业，辉瑞通过并购成长为世界上最大的制药公司。辉瑞的第一起大型并购案当属 1999 年 11 月，在看到立普妥（Lipitor）的强劲表现后，辉瑞斥资 891 亿美元的天价并购华纳兰伯特公司（Warner-Lambert），从而获得该药的全球独家商业权利。立普妥一经推出便成为重磅药物，在 1999 年 37.95 亿美元的销售额基础上不断进阶，2001 年达到 64.49 亿美元，2003 年更是达到了令人咋舌的 92.31 亿美元。到 2006 年，立普妥的销售额达到了顶峰——近 130 亿美元，成为全美乃至全球最畅销的处方药。在降胆固醇药物这一细分领域，辉瑞并无自己的拳头产品，并购华纳兰伯特成为走捷径的首选。立普妥的商业成功，除了得益于药物本身好、营销策略对路以外，还缘于原研药厂选择辉瑞为合作伙伴的策略非常合适，辉瑞没有同类产品，不会产生营销冲突，还会探索新的营销策略。

第二起大型并购案是 2002 年辉瑞又以 600 亿美元的价格收购法玛西亚（Pharmacia）公司，使得合并后的辉瑞销售额达到 480 亿美元，成为全球最大的生物医药公司。法玛西亚是一家注重研发的制药企业，拥有大批研究成果。并购后，辉瑞获得了两个解热镇痛明星药物COX-2 抑制剂西乐葆（Celebrex）和伐地考昔（Bextra）。2008 年西乐葆全球销售额达24.9 亿美元，成为其销量第三的主打药物。此次并购，辉瑞方面在增加营业额的同时还可以大幅度节约公司开支，并且提升整体科研能力；使辉瑞在全球药品市场的占有率由原来的8％增加到 11％，遥遥领先当时世界第二大制药公司英国葛兰素史克的 7.3％的占有率。当时，法玛西亚虽不能跻身前十，但年销售额超 10 亿的产品就有四个。

第三起是曾经轰动一时的辉瑞与惠氏的并购案。2009 年，已成为全球最大药品制造商的辉瑞制药与竞争对手惠氏宣布，两家公司已确定达成并购协议，辉瑞将按惠氏当前 50.19 美元的股价对后者以现金加换股方式进行收购，总价值大约 680 亿美元。惠氏是辉瑞最为对口的收购对象，双方业务比较互补。将惠氏揽到旗下，立普妥在 2011 年失去专利保护对于辉瑞公司的利润影响将下降 10％以下，而不是原先预计的 23％，还可以给辉瑞增加大约50％的销售额。

最近一起大型并购当属辉瑞 1600 亿美元并购艾尔建。2015 年 12 月，辉瑞和艾尔建达成并购协议，之后双方的合并方案将要受到美国和欧洲监管部门的审批，当时预计于 2016 年完成并购。新公司总部将会设在爱尔兰，这也是税负倒置的最大收益。与艾尔建合并后，辉瑞的税率将降至 20％以下。艾尔建本身也是一项为降低税率而进行的"税负倒置"交易的产物，其税率约为 15％。2016 年 4 月 4 日，由于美国政府出台严厉打击"税负倒置"的政策，美国知名药企辉瑞 6 日宣布终止与爱尔兰艾尔建公司 1600 亿美元的并购协议，全球医药行业最大并购案告吹。

1.3.2 制药企业收购并购的得失

新药上市进度趋缓，竞争日趋激烈，行业增长放缓，在这样的大环境下，大多数药企为了求生存和发展，除了通过内部能力的挖掘促进企业成长外，制药巨头们将并购视为最有效的"良药"，通过并购不仅可以消除负面因素的影响，同时能够加强新药研发实力、优化资源配置、增强市场竞争力，从而谋求更大的发展。在生物医药产业，跨国公司和大型企业的发展史也就是一部企业不断兼并和收购的历史。通过对同质化的行业巨头、小型制药企业以及独立研发公司或研发机构的兼并和收购，跨国公司和大型制药企业增强了技术研发实力，扩大了市场份额，节约了成本，促进了产品和要素的跨国流动，使得资源得到了合理配置，企业竞争力得到提升，辉瑞无疑是并购成功的典范。20 年前，辉瑞在全球生物医药公司的排名中还处于十名开外，而如今其连续几年位居顶峰位置，这一成绩不能不归功于 21 世纪初辉瑞对华纳兰伯特公司和法玛西亚公司两家企业的并购。并购使辉瑞获得了重量级产品和前所未有的行业地位，从某种意义上来看，这也正是制药企业并购的主要目的。并购也是制药企业提高在全球药品市场份额的捷径。葛兰素在与威康公司合并前，主要在肠道、呼吸系统用药以及抗生素、心血管等 7 个治疗领域具有优势，而威康则以抗病毒、痛风、抗癌等 8 个方面的治疗药物见长，合并使新成立的葛兰素威康公司覆盖了 15 个治疗领域的药品生产，在 1996 年全球十大制药企业榜单上与诺华一起排名第一，市场份额达到 4.4％。2000 年，葛兰素威康与史克必成再次合并，两者的结合使新公司葛兰素史克的产品覆盖更加全面，市场份额大大增加，以接近 7％的比重成为全球生物医药产业之冠。并购带来的最直接的效果之一就是减少成本支出，据麦肯锡的统计，生物医药企业的并购行为可以节约 15％～25％的研发费用、5％～20％的制造费用以及 15％～50％的销售费用，再加上对管理费用 20％～

50％的降低，合计可以达到并购企业价值的三到四成。葛兰素和威康在合并后精简人员7500 人，估计每年节约金额 11 亿美元。而后来的葛兰素威康和史克必成在合并之初就曾预言，三年内公司将节省 16 亿多美元的成本。

制药公司一方面通过收购其他企业，弥补新产品不足，丰富其产品线。收购生产同类产品的竞争对手，扩大自己的市场份额。利用恶意收购打压竞争对手，并购后调整目标企业的产品结构和产品方向，避免在同一公司内部出现相冲突的产品，集中市场资源，重点推介主打产品。收购或者出售特定业务部门，进入或者退出某一领域，利用并购实现某一方面资源的补充或者某一市场领域的突破或者灵活果断地退出某一自身并不擅长的领域，集中发展自己的核心优势。另一方面利用跨国并购进入某一国家或区域的市场，比新设工厂来说容易得多，由于目标企业对于当地宏观经济环境的适应性、对药品政策的熟悉程度、对市场的感知都比较高，所以利用目标企业比较容易适应当地市场的特点。因此，企业并购是企业竞争、优化资源配置、企业扩张的一种形式，对市场经济、产业结构调整、社会资源合理配置、现代企业制度建立、企业深化改革产生积极的作用。合理并购，不仅能以比较少的投入得到最大的回报，可以保证其在短时间内打入目标市场，以合并合作的方式节省大量开发新药和研究产品的成本，从而进一步完善企业的产业链条。对医药行业来说，并购是实现产业整合、结构合理化的一个必须过程，是实现企业扩张、竞争力提升的重要手段。

药企的并购可能会在短期内获利，但长期效益如何呢？每次有大的并购达成时，就会成为大家讨论的热点，有人叫好，也有人看衰。看衰的人认为这些并购对药企的创新很不利，会影响企业的长期发展。因为收购方的目标一般是具有相似新药研发项目的竞争对手，并购后一方面竞争对手被并入，不再形成威胁；另一方面他们获得了具有极大潜力的药物，自然会降低研发投入。制药公司的并购不止对其自身，甚至对整个行业的创新活动都有着很大的负面影响。有研究表明，没有合并的药企在其竞争对手并购四年之内的专利申请和研发投入会下降超过 20％，因为合并后的药企形成了垄断地位，与其他的竞争对手不再处于同一水平，竞争无疑是创新的主要推动因素之一，竞争少了，公司的创新动力也随之减少。并购后药企的短期商业利润确实增加了。合并后的公司比合并之前的支出减少了，合二为一之后相比之前更为精简，销售额和利润也就上去了。对于那些没有合并的公司，他们的销售额在对手合并之后竟然也有所增加。制药公司可通过并购行为在短期内提高他们的销售数字，但并购确实对公司自身乃至整个行业的创新不利。

1.3.3　中国药企并购情况分析

中国高速发展的宏观环境、医药行业面临的机会、医药企业的自身需求，都决定了中国医药行业的并购和整合将是一个不可逆转的大趋势。并购整合作为医药行业发展与壮大的主要手段之一，自资本市场发展以来便已开始，大体经历以下三个阶段：第一阶段，1993～1997 年，这一时期企业并购整合只发生在个别企业，支付手段也以现金支付为主，因而该时期被称为并购整合的探索阶段。第二阶段，1997～2001 年，这一时期我国医药行业蓬勃发展，逐渐成为医药生产大国，但是，受重原料轻制剂、重仿制药轻创新药、管理混乱等多重不利因素的影响，医药产业的发展受到了很大的制约。为扭转产业布局，减少恶性竞争，医药企业开启"跑马圈地式"进程，进行大量并购，并购整合的例子也大幅增加，但因大多数企业只重视企业并购阶段，而很少关注并购后的整合，因此成功率并不高，该阶段可视为并购整合的成长阶段。第三阶段，2001 年至今，随着我国加入世界贸易组织（World Trade

Organization，WTO）后，跨国企业将中国视为觊觎的对象，纷纷加快了中国本土化进程，医药行业的竞争进入白热化状态。应对激烈的竞争环境，实现医药资源的重新分配，我国医药企业并购进入高潮阶段，并购整合主体、方式、范围也不断扩大，外企及民营资本开始登上历史舞台，且随着并购经验的增多，并购手段也日渐成熟起来，近期可被视为并购整合的高潮阶段。

总结我国医药行业并购整合历程，我们发现主要有以下特点：

政府仍处于企业并购的主导地位。医药产品因其特殊性，而且我国医药行业呈现出"多、小、散、乱"的特点，政府为改变这一局面，使我国药企在面对跨国药企时更具竞争力，便纷纷着手产业整合；同时，我国医药行业国企、国资委等国有法人股比重较大，这导致国资委或地方政府在大规模跨地区的产业整合过程中仍处于主导地位。

不同类型的资本属性纷纷加入，除政府的主导推动外，资本的力量开始登上历史舞台，特别是民营资本的崛起。一大批实力雄厚的民营医药企业纷纷进入，如2003年复星医药参股国药控股，2005年东盛集团收购云南医药、华立集团收购武汉健民等。

虽然我国《上市公司收购管理办法》规定，上市公司收购可采用现金支付、股票支付、债券支付、资产支付等多种支付方式，但在实际支付过程中，目前大部分企业仍以现金支付为主，支付手段单一。

2010年以来，累计发生了145起与医药资产有关的并购事件，其中购入医药资产较多的上市公司包括复星医药、上海医药、南京医药、一致药业和华润三九等。典型的例子有国药、上海医药、新华润的"圈地"运动。医药行业并购方追逐的并购对象大多是拥有特色产品的中小医药企业，考虑到过去几年医药并购重组后失败率较高，许多企业不愿意并购国有大中型企业，而是选择中小医药企业。虽然中小医药企业存在产品结构单一、资金缺少等问题，但是其产品集中、容易改造、地理位置和政府资源等优势的存在构成了吸引收购企业的要素。

1.4 新药研发模式的演变

2008年的全球金融危机对国内外医药相关机构的新药研发策略产生了巨大的影响，进入后金融危机时代后，世界上医药机构的研发策略也在发生着悄然变化。从近20年FDA批准新药的数量来看，金融危机之前处于缓慢下降的趋势，金融危机后触底反弹，2015年更是达到45个，而开发成本较低的罕见病药物和靶向抗癌药物占据一半以上[10]。为了使新药研发费用的高投入能够带来高产出，需要积极探索各种灵活有效的研发方式。

1.4.1 研发策略的转变

随着疾病谱的演变，复杂慢性病和老年病药物（包括治疗肿瘤、心脑血管、免疫、代谢、神经退行性疾病和器官纤维化等的药物）、抗病毒和耐药菌药物以及目前尚无有效治疗手段的罕见病药物，已成为当前创新药物研发的重点。国际创新药物研发的一个重要趋势是以基础研究的突破为引领。近年来仿制药的再开发、再创新出现新的机遇，"老药新用"（新适应证的重定位、适用人群的再发掘）受到关注。

（1）聚焦重点领域，提前筹划个性化医疗时代

随着个性化医疗时代的临近，跨国制药企业开始为之进行准备。在个性化医疗时代，疾病被更细致地划分成不同的亚型，不同亚型的患者需要使用不同的药物和治疗方案。在这种

情况下，患者会更倾向于选择可以为某一疾病不同亚型提供不同针对性治疗药物的公司。因此，各大制药企业已经开始纷纷缩小公司的研发范围，将资源尽量集中在具有开发前景和本公司的优势领域上，力争在这些领域形成系列产品，成为该领域的领头羊。目前，大型制药公司已经开始通过收购公司或引进技术等方式，不断提高生物标志物和生物药物的研发能力，适应个性化医疗时代的精确靶向用药的要求。

生物标志物（biomarker）研究已成为实现转化医学最重要的工具[11]。生物标志物是一种可以被测定或评价的，具有对生理过程、病理过程或治疗有药理学反应特点的指示物，是预测和描述药物有效性和安全性的主要工具之一。生物标志物是近年来随着免疫学和分子生物学技术的发展而提出的一类与细胞生长增殖有关的标志物，它能够从分子水平探究发病机制，提供早期预警和判断治疗，在很大程度上为临床医生提供了辅助诊断的依据。开发和利用各种组学方法以及分子生物学数据库，筛选各种生物标志物，最终可实现疾病风险预测和个体化干预、疾病早期诊断、分型与个体化治疗的目标。按照其构成，生物标志物包括DNA、RNA、蛋白质、代谢物和细胞。这些生物标志物在体内发生的质和量的变化在不同程度上反映了人体生理和病理状态。比如基因点位突变、基因拷贝数改变、miRNA 的表达量、融合蛋白的形成和肿瘤游离细胞等都能在不同程度上反映出疾病状态。生物标志物的体内来源有多种。最能反映局部病变的是病变组织，但由于在临床应用中的各种局限，病变组织往往不容易获取。在操作中最佳的选择是非创伤性采样方法，比如成像技术或微创伤性的样本来源（血液、其他体液、毛发及皮肤等）。按照其作用，生物标志物可分成四种类型：诊断标志物、预后标志物、预测标志物和药效动力学标志物。前两者已经在临床上广泛使用。比如体内胆固醇水平与心脑血管疾病发生和发展的关系，PSA 对前列腺癌的诊断作用，C-反应蛋白在冠心病风险预测中的作用，以及甲胎蛋白浓度对肝癌预后评估的辅助作用等。有效的生物标志物能够准确反映疾病的变化。

（2）老药新用，降低药物研发风险的有效途径

"老药新用"，缩短新药的开发周期，提高新药开发的成功率。老药新用是指已上市药物的新适应证或新用途开发。由于已上市药物的药动学以及安全性资料较为详尽，新用途的开发能很快进行Ⅱ期临床评估，据悉可节约大概 40% 的研发费用，并可使研发周期缩短至 3～12 年[12]。FDA 在过去几十年正式批准的老药新用的例子不少，如阿司匹林（Aspirin）从常规消炎镇痛药扩大为可稀释血液、防止血栓形成和降低脑卒中发生率的新药。新基（Celgene）公司开发的反应停类治疗血液肿瘤药物和百健艾迪（Biogen Idec）公司将抑菌药物富马酸二甲酯（dimethyl fumarate）开发为治疗多发性硬化症均是经典的成功例子。沙利度胺（thalidomide）是一种合成谷氨酸衍生物，曾名反应停，具有镇静、止吐的作用。20世纪 50～60 年代早期，在欧洲一些国家上市用于治疗早孕反应，效果极佳。1961 年，沙利度胺被报道会引起婴儿海豹肢及无肢畸形，后又陆续发现数千名婴儿致畸病例。1962 年，因为其抗血管生成作用，阻碍了孕初期胎儿器官的血管生成而造成胎儿肢体畸形，沙利度胺被禁止使用。而新血管生成这一机制在肿瘤发生转移中具有重要作用，在实体瘤中，新血管生成可以持续不断地给快速繁殖的癌细胞提供血液，沙利度胺的抗血管生成作用恰恰成为其抗肿瘤的机制之一。

新药研发的难度越来越大，老药新用成为各种新药开发中最快捷、最有效的策略之一。老药新用的开发方式多种多样，从不良反应出发，如红霉素的胃肠动力作用、沙利度胺的抗肿瘤作用；扩大原有适应证，如硝苯地平（nifedipine）原属于钙拮抗剂，其扩张冠状动脉和

周围动脉作用最强，抑制血管痉挛效果显著，是变异型心绞痛的首选药物，临床适用于预防和治疗冠心病心绞痛，后发现硝苯地平的新适应证包括消化系统疾病、泌尿系统疾病以及生殖系统疾病；发现全新用途，如红霉素、沙利度胺的免疫调节作用等。针对药物不良反应开发新用途，需要权衡新用途与不良反应的利弊，当新用途的疗效远大于弊端，而临床上又无具体药物可以替代时，新用途的开发具有积极的意义。

（3）欧美罕见病药物研发激励政策大大促进了罕见病药物的发展

罕见病（rare disease）又称孤儿病，其特点为发病率低、大部分遗传相关、严重影响生活质量、生命预期较短。用于诊断、治疗、预防罕见疾病或罕见状态的药物、疫苗、诊断试剂等称为孤儿药（orphan drug）。因其消费人群有限，投资回报率低，制药企业一般不愿开发或经营。从历史上来看，制药公司和政府对大病的研究和治疗更为重视，因为这样可赚取最大化的利润并在大范围内保护公众健康。为激励孤儿药的研发，保障罕见病患者的健康权益，美国于 1983 年率先颁布了《孤儿药法案》（Orphan Drug Act，ODA）。目前全世界已有 30 多个国家和地区制定了罕见病药物法规。监管机构鼓励性政策法规的制定实施以及孤儿病（多为遗传异常）分子生物学研究的突破，使得孤儿药的开发迅速成为制药公司的新策略，为孤儿药的发展提供了前所未有的机遇。美国在 1973～1983 年间仅有不足 10 个孤儿药上市。参比 2003～2014 年的数据，可粗略估计近年来美国平均每年有 172 个药品被认定为孤儿药，平均每年有 20 个孤儿药获准上市，孤儿药的上市率高达 11.6%。2015 年，FDA一共批准了 45 种新药，这是自 1996 年以来被批准最多的一年，其中有 21 个属于罕见病药物，占比为 47%。在 2016 年批准的 22 个新药中有 9 个为孤儿药，占比为 41%。

回顾医药行业的历史不难发现，孤儿药上市在当代生物制药公司的发展壮大过程中起着不可替代的作用，许多现在著名的生物技术公司如安进、基因泰克和健赞等，其第一个获得批准上市的药品都是孤儿药。值得注意的是，不少公司的新药研发充分利用孤儿药的多项优惠政策，递交孤儿药 NDA 或 BLA，快速上市后，凭借孤儿药的定价优势和临床标示外使用（off-label use）的合法性，市场销售迅速扩大，成为名副其实的"重磅炸弹"级别的新药[13]。

（4）早期的药物发现阶段重新受到关注

药物发现是药物研发漫长价值链的核心部分，包括了靶点确证—先导物发现—候选药物确证，接下去就是临床前体内外药理毒理研究。然而，对于只关注市场利润的制药企业来说，最近几年，由于受到金融危机和"重磅炸弹"药物专利到期的压力，几乎所有制药公司都更专注于后期阶段候选药物的开发，而对药物发现的早期研究阶段没有给予太多的关注，药物新靶点的研究大大落后于针对现有靶点的新药开发。鉴于药物发现阶段对整个研发的重要性，许多药企认识到早期的产品管道（pipelines）已经变得越来越薄弱。因此，早期的药物发现研究最近又成为公司运作的关键点，在这一领域的研究策略已经发生了明显的变化。

1.4.2 生物药发现及生物治疗成新焦点

随着基因组学和蛋白质组学研究的深入，越来越多与人类疾病发展相关的靶标被确定，生物药的在研产品数量和审批数量大幅增加，成为当今最活跃和发展最迅速的领域。以现代生命科学为基础，结合基因工程、细胞工程、酶工程、蛋白质工程、发酵工程等手段，从生物体（包括陆地和海洋的动物、植物和微生物）或其组织、细胞、体液中提取得到的用于疾病预防、治疗和诊断的药物总称生物药物，尤其是新型抗体，已成为与传统的小分子药物同样重要的一类治疗药物。1986～2014 年 FDA 共审批 125 种生物药物，占全部药物的 15％（共批准通过 844 个）[14]。2016 年 FDA 批准上市新药 22 种，其中化学小分子 12 个、生物制品 10 个。

　　纵观生物药物的发展，可大体将其分为三个阶段。第一阶段是 20 世纪 60～70 年代，随着生物物理、生物化学等医学基础科学技术的发展，一些疾病相关的酶、激素、神经传递物质的受体和底物被成功发现，相关的知识已经成为研究人体生物化学过程和生理过程的基础，人们对药理学的理解得到了极大的丰富。第二阶段（1980～2000 年）是生物药的起始阶段，以 DNA 双螺旋结构为基础的现代分子生物学快速发展，基因表达、基因重组、信号转导等极大地推动了生物技术的发展，促进了人类对生命的认识。科学家利用近代生物技术，生产出具有更高活性和特异性的生物物质，进而分离纯化获得具有针对性治疗作用的生物活性物质，产生了真正意义的生物药物。1982 年，第一个由礼来公司和基因泰克公司共同研制的生物技术药物——重组人胰岛素获得批准上市，标志着现代生物医药产业的兴起。继重组人胰岛素上市后，重组人生长激素于 1985 年获得 FDA 批准，重组人 α 干扰素于 1986 年获得批准，重组乙肝疫苗于 1987 年获得批准，促红细胞生成素于 1989 年获得批准。生物技术的重大突破和应用让人振奋，各国政府提供优惠政策和企业界纷纷投入巨资，促进生物技术产业的发展。第三阶段（2000 年至今）是生物工程药业大规模产业化的开始阶段。其主要特点是大量生物技术药品投向市场，产业已初具规模。基因组学、蛋白质组学、系统生物学迅猛发展，生物芯片、生物信息学、组合化学、虚拟设计、高通量高内涵筛选等一系列新技术，以及材料技术、纳米技术等的发展在各个环节有力地推动了新药的研究与开发。生产出了以干扰素、白介素、促红细胞生长素（erythropoietin）、单克隆抗体药物等生物技术药物为代表的新型药物。在这一阶段，经过 1999～2002 年的经济低谷后，生物技术企业经过重新洗牌，有的生物技术企业已经成为制药行业新的巨人，如安进和基因泰克公司等。全球生物药物在 1996 年以后开始快速发展，2001～2005 年是生物药物成果最为显著的阶段[14]。肿瘤、免疫系统疾病、内分泌和代谢疾病、血液系统疾病、骨骼肌系统疾病是生物药物研究的重点领域，上市药物较多。目前抗体已经发展成为治疗性生物药物的主宰药物，在肿瘤、消化、免疫、呼吸、泌尿、骨骼肌疾病、疾病诊断等不同领域广泛应用。

　　生物药物，尤其是新型抗体药物，已成为与传统的小分子药物同样重要的一类治疗药物。自 1986 年美国 FDA 批准第一个治疗性抗体上市以来，抗体药物的研发得到快速发展。FDA 批准抗体药物的速度近年有超过化学药物的趋势。截至 2015 年 12 月，全世界范围内抗体药物的研究种类已经接近 4350 种。2004～2013 年期间，全球抗体药物的研究数量呈现逐年增加态势，其中 2012 年的研发数量达到峰值，该年度抗体药物种类新增 800 多个。虽然 2013 年后新增数量有所减少，但是仍然保持较高的数量。随着新型的重组抗体技术的发展，治疗型抗体的研究开发经历了从鼠源、人-鼠嵌合、人源化到全人源的过程，近年获得批准的抗体药物以全人源为主。抗体药物研发成功率低，成功上市的抗体药物仅有 190 多种，整体上市率仅占 4％左右，停止研究的抗体药物所占比例将近 40％[15]。

　　全球生物制药产业发展的几个态势主要有：①全球生物制药产业的研究成果数量增长迅速；②生物制药依然是生物技术产业的重点领域，生物技术药物市场的发展规模逐渐扩大，市场集中度高，主要集中于美国和大的跨国公司；③生物技术新药在新药研发中的比重越来越大，逐渐成为新药研发的主流；④生物制药企业间通过加强联盟来增强新药研发能力和降低新药研发成本；⑤各国政府均重视生物制药产业的发展，出台一系列相关政策；⑥生物疫苗、基因工程药物和基因药物具有良好的市场前景。

1.4.3 大数据在新药研发和临床试验中的使用

维基百科对"大数据"的定义：无法在一定时间范围内用常规软件工具进行捕捉、管理和处理的数据集合，是需要新处理模式才能具有更强的决策力、洞察发现力和流程优化能力的海量、高增长率和多样化的信息资产。IBM 公司将大数据的特点总结为 4V，即：volume（大量）、variety（多样）、velocity（高速）、veracity（真实性）。近年来，又有学者认为value（价值）也是大数据重要的特点之一，总结出大数据的 5V 模型。对大数据 5V 特征的具体含义进行解读：volume 是指完成大数据任务的数据体量巨大，目前的一些大数据分析研究甚至已经达到了 PB（1PB＝1024TB）的级别；variety 是指大数据的来源广泛，类型多样，数据结构不统一，并且存在大量的半结构化与非结构化数据；velocity 是指大数据处理对计算的速度和分析的时效性有着很高的要求；veracity 是指大数据对数据的质量与真实性有着较高的要求，对数据中存在的大量噪声，必须通过数据清洗与数据预处理提高数据的质量；value 是指大数据分析的结果具有很高的应用价值与商业价值。由此可见，判断一个数据集合是否属于"大数据"不仅仅是看其数据量是否巨大，还需要同时符合大数据的五个特征，缺一不可。将这些数据变为有用的知识是极具挑战性的。获取、组织、存储、处理、传输医疗技术所产生的数据是非常复杂的。

在美国，奥巴马政府于 2012 年 3 月启动了两亿美元的"大数据研究和发展行动"，其根本目的是利用其他相关领域的大数据来进行科学探索发现和生物医学研究。其中，NIH 已将累计 200TB 的人类遗传变异数据存储在亚马逊云服务中，使得研究人员不用自己构建超级计算机就能访问和分析这些大型的数据。2014 年 NIH 又启动了"Big Data to Knowledge initiative"（BD2K）计划，斥资 3200 万美元打造生物医学大数据处理中心，研发大数据处理的平台和技术，并培养大数据处理人才，以大数据为人类健康服务。美国公共卫生协会（American Public Health Association，APHA）在北美有一个社区卫生项目"Flu Near You"，每周有数千人通过网站上报流感情况，通过大数据分析来控制流感的传播。韩国生物信息中心计划运行一个覆盖全国的 DNA 管理系统，通过集成大量 DNA 和各类医疗患者的信息，用于针对患者进行个性化的诊断和治疗。欧盟的 HIV 研究人员与 IBM 公司进行合作，应用其提供的大数据工具进行临床基因组分析，帮助研究人员了解来自众多国家的临床数据以发现治疗方法。在医学领域，很多研究组织和研究人员开始使用 Hadoop 进行医疗服务和临床项目的研究。

目前，医疗大数据分析和应用主要集中在"临床医疗业务""医疗支付""药物研发""新型商业模式""公众健康监控"等五大领域。

大数据时代的来临，新药研发更加需要多方合作以及数据、知识和技术的整合。随着国内外生物技术和医药科学的长足发展，产、学、研各界已经积累了并且还在产生着大量与疾病和药物相关的高通量组学数据和以电子病历数据为代表的医药大数据，建立处理医药大数据的平台，对高通量数据进行分析和解读，发掘出数据的最大价值，并最终降低药物研发的成本和风险。以美国为例，这将创造每年超过 1000 亿美元的价值：①预测建模，在新药物的研发阶段，可以通过数据建模和分析，确定最有效率的投入产出比，从而配备最佳资源组合，可以降低制药公司的研发成本并更快地得到回报。②提高临床试验设计质量的统计工具和算法。③临床药物试验数据分析，通过对临床试验数据和患者就诊记录以及疗效数据进行大数据分析可以发现药物隐含的适应证及相关副作用。④个性化治疗，将临床业务大数据和基因大数据进行融合分析，发掘适用于患者个体的个性化治疗手段，这将使治疗过程更加具有针对性，有助于降低治疗费用和周期及提升治疗效果，真正实现以"患者为中心"的理念。⑤疾病模式分析，如流感、埃博拉病毒等大规模传染病的疾病模式分析，包括传染模式、发病周期、病毒基因序列等相关大数据分析，可以帮助国家和药物研发机构快速地制定研发战略，配备研发资源。

在临床应用方面，有 5 个方面的大数据应用。根据麦肯锡的估计，这类大数据应用的充分利用将大规模减少医疗开支。①比较效果研究：将患者的个人特征信息、疾病相关数据和治疗效果数据进行全面比对分析，进而对多种治疗措施进行深入比较，最终确定适用于特定患者的最佳治疗方案。②临床决策支持系统：以数据驱动的临床决策支持系统利用大数据分析技术使得自身更加智能，可以提高医疗工作者的工作效率和医疗服务的质量。③医疗大数据可视化提升了医疗数据及过程的透明度：其一，可以促进医疗业务流程的优化，降低医疗成本的同时提升医疗服务的质量；其二，医疗工作者和患者之间在医疗行为上更为透明，有效地缓解了医疗矛盾并减少医疗纠纷的发生。④远程慢病患者实时监控：通过各类可穿戴式健康设备对慢病患者进行远程监控并记录相关数据，通过对大数据的收集及分析可以帮助医疗工作者制订针对该患者的治疗措施。⑤对病人档案的先进分析：对病人档案方面的大数据分析可以预测病人对各类疾病的易感情况。

1.4.4　精准医疗时代

2011 年，美国国家研究委员会在《迈向精准医学：建立生物医学与疾病新分类学的知识网络》一文中正式提出"精准医疗"（precision medicine）的概念[16]。精准医疗强调在治疗时考虑个人的基因变化、环境影响、生活方式等，与基因组深度测序技术、生物信息、大数据科学和其他医学前沿技术的交叉应用而发展起来的新型医学概念与医疗模式[16]。具体说来，通过对大样本人群与特定疾病类型进行生物标志物的分析与鉴定，进而精确找到病因和治疗靶点，并对疾病的不同状态和过程进行精确分类；用大数据分析药物药效、敏感性及副作用等情况，并对患者个体基因密码进行解读，针对疾病和患者自身特征制订个体化的精准给药方案和最佳治疗方法。这种"量体裁药"式的医疗模式将极大地减少临床用药不当，以达到治疗效果最大化、副作用最小化和治疗费用最低化。

目前精准医疗的主要进展集中在癌症治疗领域。近年来研究者意识到癌症的分类按照简单的组织部位是不够的，药物的单一治疗效果也不理想（有效率仅有 20%）。比起传统的病理报告，基因组测序信息能提供更加精准有效的分型诊断。要理解癌症，我们首先要识别那些导致癌症风险的异常基因和蛋白质，才能更好地进行精确的癌症诊断和开发针对性疗法。目前 NCI 开展多项临床研究，目标是使癌症的分子表征成为准确的诊断和治疗的临床标准；鉴定和发展可匹配至肿瘤分子特点的疗法，成功地控制疾病。同时，还开展基因组学和癌症生物学、免疫学和免疫治疗、癌症成像等方面的研究。

癌症精准医疗需要基因检测和大数据分析来进行治疗用药指导。首先通过基因检测获得患者基因变异的信息，如通过高通量测序方法（next-generation sequencing, NGS）获得肿瘤 DNA 的突变、基因拷贝数变异、基因移位和融合基因等海量基因变异信息，这个环节的关键是检测技术的精确性及所检测标本所反映信息的全面性。组织样本的主要来源是活检得到的肿瘤组织，缺点是异质性导致信息不全面或者由于动态的肿瘤基因变化导致不准确，目前也有研究利用外周血中的游离肿瘤细胞或肿瘤 DNA 进行测序诊断的。

2015 年 1 月底奥巴马总统启动了美国的精准医疗计划 （Precision Medicine Intiative，PMI），2016 年度财政预算中将有 2.16 亿美元的科研经费用于积极推进精准医疗，并为精准医疗确定了短期和长期的目标。短期目标包括加强精准医疗在癌症治疗上的应用：利用目标药物对癌症进行创新性治疗，癌症的综合疗法，攻克药物耐受。与制药企业合作资助在临床研究中基于分子肿瘤特征测试靶向治疗药物组合；针对肿瘤靶向治疗中常见的耐药性问题发展解决方案；开发能够较好评估治疗效果及产生耐药可能性的、基于血浆"液体活检"的检测方法；开发能够预测药物组合的治疗效果和耐药机制的肿瘤细胞模型。长期目标是建立一套系统的科学知识来推动精准医疗在更大范围的实践。这是一个以大数据为核心支撑的计划，数据包括医疗记录、病人的基因谱、代谢谱、体内和体表的微生物谱、环境和生活方式、病人产生的信息、各种个人的设备和传感器数据等，主要通过研究基因、环境、生活方式之间的相互作用，理解疾病的发生和发展深层次的机制和规律，寻找疾病的预防和治疗的新方法[17]。

"精准医疗"的提出为未来医药学指明了方向，它不仅是一种定制医疗模式，还将对当代医药产业产生全方位的影响，例如个性化用药、精准药物设计、健康数据获取（生物大数据）等。精准医疗是对疾病的分类、预防、诊断、治疗、预后的革命性转变，将影响从新产品的源头创新到临床前评价、临床研究及上市销售的模式，带给制药行业的是全方位的挑战。

1.5　新药研发和制药行业的新模式及展望

1.5.1　新药研发和制药行业的新模式

为应对日益严峻的研发挑战、提高研发效率、降低研发成本，企业不得不改变其原有的研发模式。

（1）生命科学基础研究不断促进创新药物研究

20 世纪以来，随着生命科学各个领域不断取得突破性进展，一些获得的成果已在新药研究开发的各个领域得到越来越广泛的应用，特别是人类基因组计划的完成，后基因组时代的功能基因组学、药物蛋白质组学、代谢组学等给新药研究开发带来了更大的发展空间。随着人们对各种功能基因在人生理、疾病过程中所起作用的不断认识，寻求药物作用的新靶点，转基因动物模型的建立，使得疾病动物模型与人类疾病的发病机制更为接近，更有利于提高新药发现的命中率及发现新作用机制的药物。

（2）多学科交叉渗透，各种新理论、新方法、新技术的综合集成，提高新药研发的效率

现代药物研究越来越趋向于多学科交叉渗透和技术集成。如药物筛选是新药发现的关键步骤，而药物筛选技术的开发涉及化学、物理、生物科学的各个领域，以实现对细胞、分子和基因水平的微量、快速、准确的检测；计算机技术不仅可用于进行分子模拟、虚拟筛选，同时也广泛用于建立药物预测系统，以提高新药研发的效率。

现代合成技术、分离提取技术对提高药品的生产效率，降低成本发挥了极大的作用。手性技术、立体选择性合成、区域选择性合成、手性催化剂、立体选择性生物合成等使得手性药物的制备更为快捷和便利。各种结构鉴定技术及分析技术的联合使用对保证药品的品质和质量发挥了重要作用。新材料技术、纳米技术提供了更多可供选择的药用辅料新剂型，定

时、定量、靶向给药，对降低药物的副作用和更好地发挥药效起到了重要的作用。微生物代谢工程技术能够修饰、改造或导入新的代谢途径，取消代谢旁路，定向合成目标产品，提高效率和产量，利用组合生物合成技术开发新一代微生物代谢工程产品等。

（3）小分子药物保持主导地位，生物药物发展迅速

化学小分子药物的开发难度日益增长，近年来，生物制药所占的市场份额有所加重。1986～2014 年 FDA 共审批 125 个生物药物，占全部获批新药的 15％；2005～2014 年共有 55 个生物药物获批，占全部获批新药的 20％；而 2014 年这一年就有 11 个生物药物获得 FDA 批准[14]。生物药物虽然在畅销药中不能像小分子药物一样占据着绝对优势，但由于临床应用中的特点，随着每年批准新药中生物药物所占比例的增加，生物药物销售额所占比例仍会有所上升。

（4）新药研发更加注重经济性评价和规避风险

由于新药研发存在着高投入、高风险的特点，因此，如何以最低的代价使研制的新药以最快的速度进入市场，成为各大制药公司需重点解决的问题。除在技术上采取一系列措施外，具有很强开发实力的公司，往往从一些技术型公司收购一些中间开发产品或整体收购这类公司，并极为严格地采取退出机制，即一旦某些开发中的产品出现问题即很快中止这些项目，最大限度地降低开发风险。另外则采取各种知识产权保护措施，除在世界范围内申请发明专利，或指定专利保护的相关国家，并在这些国家指定专人监督知识产权的保护，以使得上市的专利药品享有充分的独占权，并能得到高回报。

（5）构建新药研发的"生态系统"

为缓解新药研发本身繁重的程序，解决研发高成本、低效率等问题，如今的医药研发模式更多地体现出其合作性及迭代性，由众多利益相关方，包括大学、非营利研究机构、公立研究所、中小型企业、合同研究组织、慈善组织，甚至包括存在竞争关系的大型研发企业之间，构建起一个新药研发的"生态系统"，通过这一系统中各部分的合作，分散研发活动的工作量，加速研发进程，研制更多挽救患者生命的创新药物。如大型研发企业通过与学术界、政府研究机构、慈善组织以及中小型企业等进行合作、授权、技术转让、化合物库信息许可、建立 PPP、共同进行相关领域的基础研究、企业间联手设计广泛适用的临床试验方案等，使研发所需的资金和时间投入以及投资风险分散到各方，降低单一企业的总成本和风险、提高研发效率、增加研发产出，以此创造各方共赢的局面。

1.5.2　对新药研发和制药行业的展望

新药研发的市场格局正在慢慢发生变化，药物开发的成本正不断上升，因专利到期而失去独占市场权利的"重磅炸弹"级产品，在带来很多新机遇的同时也会使市场竞争更加激烈。全球医药行业新技术不断涌现，整个行业正在趋向个性化需求的满足以及针对疾病的综合性药物治疗。不仅如此，全球生物医药行业的并购也愈演愈烈，各大跨国药企争相抢占市场，也促进了全球医药市场的持续性增长。

（1）"重磅炸弹"药物仍是未来药物研发的主要趋势

"重磅炸弹"药物在 20 世纪 80 年代以"治疗型"药物为主，90 年代则是改善患者生命质量的药物逐渐占据优势，进入 21 世纪则以提高人们生命/生活质量的新药为主导。20 世纪 80 年代，英国史克公司生产的泰胃美是全球第一个"重磅炸弹"药物，1995 年"重磅炸弹"药物的数量发展为 25 个，进入 21 世纪后，"重磅炸弹"药物的数量呈现明显增长的趋势。"重磅

炸弹"药物的收入占全球制药行业收入的百分比也不断增加。制药企业对"重磅炸弹"药物的依赖也越来越高。"重磅炸弹"药物带给了制药企业巨额回报。作为高投入高风险高回报的制药行业，成功开发出一款"重磅炸弹"药物，就等于拥有了一棵可持续回报十余年的摇钱树。"重磅炸弹"药物将是未来药物研发的主要趋势，是建立世界制药业新秩序的风向标[18]。

（2）个性化药物成为新的研发热点，开启"精准药学"研发新时代

"精准医学"作为医学的未来发展方向，是整个人类在基于现有的基因科技、生物信息学高度发达的情况下开拓出来的一个医疗新领域，是人类医学的变革。广义的"精准药学"属于"精准医学"的研究范畴。"精准药学"的定义包含药物研发和临床用药两个方面的科学问题，一是在从靶点验证与治疗适应证关联、新药来源优化确认、临床前与临床试验关联、产品设计与产业化等全过程精准监管，达到药物精准研发的目的，提供精准的安全有效的信息，达到安全有效的目的；二是实现临床精准用药，对特定患者对特定疾病进行正确的诊断，在正确的时间，给予正确的药物，使用正确的剂量（right diagnosis，right time，right drugs，right dose，4R），达到个体化精准治疗的目的。今后 IT 和医疗保健的融合将会助力"精准药学"的实现。大数据和移动医疗将会改变医疗保健和诊断方式，苹果和谷歌等企业将是这个改变的强力推动者。药物搭配伴随诊断是获得市场准入的一个成功策略，阿斯利康、罗氏、诺华、赛诺菲等公司，将多达 60%～80% 的临床投资组合用于伴随诊断。在个性化用药和精确用药的时代，应用程序或可穿戴设备相结合这一策略能够帮助患者监测关键参数并且控制他们的疾病。在 2015～2025 年间，大型制药企业如何适应这种"beyond-the-pill"模式，是令人期待的。

（3）新疗法的需求持续稳定增长，是医药研发行业的有利趋势

制药行业也面临着重大的挑战：持续性的专利到期；监管障碍；评估、定价和赔偿；研发产能等。大型制药公司改进策略，以保持其在新的商业环境中仍具有竞争力。这些企业划分为两个阵营，一类属于多元化企业，包括雅培（Abbott）、拜耳（Bayer）、礼来、葛兰素史克、强生（Johnson & Johnson）、默克和赛诺菲。这些企业所涉及的业务包括诊断、仿制药、医疗器械、创新药物、消费者健康、动物健康等。另一类企业，属于纯粹的生物制药公司，其经营业务单一，主要为创新药物。这类公司包括艾伯维、阿斯利康、百时美施贵宝、诺华、辉瑞、罗氏（诺华和辉瑞在战略计划中将核心和相关业务分离，因此我们认为这两家公司已经转型为纯粹的生物制药公司）。这两个阵营中的公司采用不同的策略来发展他们的业务：整合专业药物和生物制剂、资产互换聚焦核心业务、联合投资、地域扩张和区域整合、研发重组、补强并购、合伙经营。大型制药公司的商业模式在未来的十年会持续发展，四大趋势也会不断地改变制药行业。未来十年虽然面临着巨大的挑战，在肿瘤免疫、呼吸系统、干细胞、基因疗法等领域的新突破，包括技术平台，比如CRISPR（clustered regularly interspaced short palindromic repeats）、RNA 疗法都为研发具有疗效的新药铺平了道路。而这些治疗方法仍然非常昂贵，因此，新的定价和报销模式才能使患者承担得起。无论是对政府、支付人还是对医疗保健公司，医疗保健行业的可持续性发展是一个全球性的重要问题。不仅是现在，将来也如此，新兴经济体的医疗保健系统很大程度上依赖于现款支付。然而这些新兴市场几乎占了大型制药公司总收入的 1/4～1/2。未来的十年中，这些公司所面临的巨大挑战就是如何给产品定价，并扩大药物的使用范围。保险援助、分级定价、绩效模型等新模式会被广泛地研究应用。吉利德科学公司（Gilead Sciences）和印度仿制药公司的合作关系，使印度人能够负担得起使用治疗丙肝的

上市药物索非布韦（sofosbuvir）；罗氏与私人保险公司在中国的合作关系使其获得了生物制剂药物，这些都是上述模型的例证。

（4）医药行业并购整合是大势所趋

2015 年是医药行业并购交易的繁荣之年，共有 468 笔交易涉及治疗药物、器械设备、诊断领域和保险公司。根据汤森路透的统计，这一数字比 2014 年增加了 10％，比 2012 年（最近 10 年并购交易的最低点）增加了 90％。这延续了自 2013 年以来的增长趋势，而在经济低迷的 2008 年前后，这一数字曾经持续的减少。并购交易数量和价值的趋势表明医药行业已经从金融危机和专利悬崖的阴影中逐渐复苏[19]。

目前在制药行业占主导地位的仍是欧美企业，全球前十位的大型制药公司均来自美国和欧洲。可以预期，在中国、印度、韩国、巴西等国家出现的新一代的制药公司可能会撼动美国和欧洲制药公司长久以来的主导地位。印度的太阳制药（Sun Pharma Industries）、以色列的梯瓦制药、韩国的赛尔群（Celltrion）和韩美制药（Hanmi Pharmaceuticals），以及中国的恒瑞医药和复星医药、巴西的 EMS 医药（EMS Sigma Pharma）都有可能成为全球领先的医药公司。这些企业尽管在短期内不可能成为全球性的创新企业，其中一些到 2025 年必然会占一席之地，与辉瑞、诺华、阿斯利康、默克等全球制药业巨头竞争[20]。

参考文献

［1］ Kinch M S，Haynesworth A，Kinch S L，et al. An overview of FDA-approved new molecular entities：1827-2013. Drug Discov Today，2014，19：1033-1039.

［2］ Kinch M S. 2015 in review：FDA approval of new drugs. Drug Discov Today，2016，21：1046-1050.

［3］ Munos B. Lessons from 60 years of pharmaceutical innovation. Nat Rev Drug Discov，2009，8：959-968.

［4］ Schuhmacher A，Gassmann O，Hinder M. Changing R&D models in research-based pharmaceutical companies. J Transl Med，2016，14：105-115.

［5］ Paul S M，Mytelka D S，Dunwiddie C T. How to improve R&D productivity：the pharmaceutical industry's grand challenge. Nature Rev Drug Disc，2010，9：203-214.

［6］ Biotechnology Innovation Organization，Biomedtracker，Amplion. Clinical Development Success Rates 2006-2015. June 2015.

［7］ Hay M，Thomas D W，Craighead J L，Economides C，Rosenthal J. Clinical development success rates for investigational drugs. Nat Biotechnol，2014，32：40-51.

［8］ Khanna I. Drug discovery in pharmaceutical industry：productivity challenges and trends. Drug Discov Today，2012，17：1088-1102.

［9］ Yu H W. Bridging the translational gap：collaborative drug development and dispelling the stigma of commercialization. Drug Discov Today，2016，21：299-305.

［10］ 冯仁田，白骅. 金融危机后世界新药研发策略的变化. 中国新药杂志，2015（16）：1801-1805.

［11］ Day M，Rutkowski J L，Feuerstein G Z. Translational medicine-a paradigm shift in modern drug discovery and development：the role of biomarkers. AdvExp Med Biol，2009，655：1-12.

［12］ Ashburn T T，Thor K B. Drug repositioning：identifying and developing new uses for existing drugs. Nat Rev Drug Discov，2004，3：673-683.

［13］ 王红，武志昂. 欧美孤儿药研发激励政策及对我国的启示. 中国新药杂志，2015（15）：1681-1685.

［14］ Miller K L，Lanthier M. Regulatory watch：Innovation in biologic new molecular entities：1986-2014. Nat Rev Drug Discov，2015，14：83.

[15]　张涛，杨芳.抗体药物研究状况分析.中国药物与临床，2016，16（8）：1221-1222.

[16]　Collins F S，Varmus H. A new initiative on precision medicine. N Engl J Med，2015，372：793-795.

[17]　Mirnezami R，Nicholson J，Darzi A. Preparing for precision medicine. N Engl J Med，2012，366：489-491.

[18]　苏月，关镇和，耿向楠，等."重磅炸弹"药物对全球药物研发趋势的影响.中国新药杂志，2014（12）：1354-1358.

[19]　Laura J V，Richard K H. Trends in pharmaceutical mergers and acquisitions. http://biopharmadealmakers. nature. com/users/9880-biopharmadealmakers/ports/13880-trends-in-pharmaceutical-mergers-and-acquisitions.

[20]　Gautam A，Pan X. The changing model of big pharma：impact of key trends. Drug Discov Today，2016，21：379-384.

第 2 章

知识产权助推新药研发

任晓兰　刘桂明

2.1 知识产权保护对新药研发的重要性

"知识产权"一词来源于英文"intellectual property",其含义有广义和狭义之分。广义的知识产权是指 TRIPS 协议所划定的"一切来自工业、科学及文学艺术领域的智力创作活动所产生的权利",包括专利权、商标权、著作权及其邻接权、商业秘密权、商号权、集成电路布图设计权、反不正当竞争权等。狭义的知识产权则通常指专利权、商标权、著作权及其邻接权。

知识产权作为一种特殊的财产权,与传统的物权相比,具有无形性、专有性、地域性和时间性等四大特点。其中,所谓"专有性",也称独占性或垄断性,是指除权利人同意或者法律规定外,任何人不得享有或者使用该权利[1]。这意味着,一方面,针对一项知识产品不允许有两项或者两项以上隶属同一属性的知识产权存在,比如,针对同一发明创造不允许授予两项或两项以上的专利权[2];另一方面,任何人未经权利人许可或法律授权,不具有擅自实施该知识产权的权利,擅自实施他人知识产权的行为,一旦被权利人发现,将会受到法律的惩处。知识产权的专有性决定了在技术研发和生产过程中,一方面,要关注并尊重他人的知识产权,避免由于疏忽或过失侵犯他人的知识产权而受到不应有的损失;另一方面,也要充分保护自身的技术研发成果,避免因未及时保护而失去垄断地位,致使资金和成本投入无法得到有效回收。

药品是一种特殊的商品,因其直接作用于人体、与人类健康有着密切的关系,所以世界各国对于药品的要求,无论是质量还是市场准入,均较其他商品更为严格,这也决定了一项新药的研发往往要经历更长的周期和更高的投入。有资料显示,世界上每个新药的研发费用平均为 8 亿~10 亿美元,研发周期平均为 10~15 年,与此相比,仿制药的平均投入仅为 10 万美元,周期仅 1~2 年[3]。如果新药的研发成果不能得到应有的知识产权保护,研发企业的时间和费用成本不仅不能得到应有的回报,而且其成果有可能很快被仿制药企业利用并在很短的时间内被超越。这也是相比其他技术领域,医药企业更加重视并依赖知识产权保护的根本原因。美国著名的经济学家曼斯菲尔德就曾指出,"如果没有专利保护,60%的新药不会被发明出来"。

美国辉瑞公司的立普妥创造了近些年新药知识产权保护的神话。自 1997 年上市以来,销售额持续增长,2004 年突破 100 亿美元后,连续 7 年销售过百亿美元,成为专利期内销售额超千亿美元的超级"重磅炸弹"药物(图 2-1)[4]。虽然立普妥的成功得益于产品本身的性能、辉瑞公司的营销策略等多种因素,但其对于知识产权保护策略,尤其是专利保护策略的利用，不得不说从根本上助推了该药最终成为制药史上销售最好的药物。从图 2-1 就可以看出，在该药的核心专利 2011 年 11 月 30 日到期后，随着仿制药的上市，立普妥的垄断地位受到严峻挑战，市场份额迅速从之前的 41% 下滑到 26%。

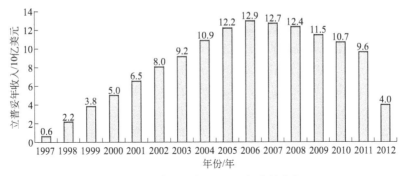

图 2-1　立普妥上市至 2012 年的销售额

　　与立普妥的成功相比，青蒿素的研发被认为是我国医药领域知识产权保护之觞。当然，造成这一结果的原因很多，除了我国知识产权保护制度的缺乏外，也包括知识产权保护意识的缺失。早在 1977 年，我国科研人员就首次发现了青蒿素的化学结构及其相关构型，可惜的是，没有就此向其他国家申请专利，而是在《科学通报》上首度公开。法国的赛诺菲、瑞士的诺华等公司基于相关论文披露的技术和数据，在青蒿素的人工全合成、复合物、提纯和制备工艺等方面进行后续开发，申请了大量的改进专利和周边衍生物专利，因此占据青蒿素产品全球 99% 的份额。倘若我国科研人员当时意识到并对核心技术进行知识产权保护，外国品牌公司对该药的后续研发和仿制可能将会受到化合物专利独占权的制约，中国制造的青蒿素类药物可能不会只占到国际市场份额的 1% 左右。

　　随着中国知识产权法律的完善、知识产权保护意识的提高，越来越多的中国医药企业认识到，要想跻身国际舞台，在全球化市场竞争中占据优势地位，必须依赖于有效的知识产权保护策略，无论是针对新药还是仿制药的研发。就知识产权保护策略而言，在新药研发的不同阶段，由于企业面对的任务和工作重点不同，要考虑的知识产权保护策略也是有差异的。比如，在产品立项阶段，企业需要对是否在某一产品上投入资金和人力做出决策，此时需要清楚地了解该产品的技术发展状态、可能的竞争对手及专利布局情况，并预测产品未来的发展趋势和走向，评估研发难度。因此，这个阶段重点要考虑的是专利策略，尤其是专利分析策略。相反，在产品上市销售之后，专利布局基本完成，如何扩大产品知名度、打开市场销路成为企业要考虑的重点，相应的知识产权保护策略也需及时转向，由专利策略转向商标、版权和商业秘密等的保护。

　　除了专利权之外，尽管在新药研发过程中还会涉及商标权、商业秘密、公司标志等权利，但是与新药研发关系最密切的还属专利权。因此，本章将重点讨论新药研发过程中的专利保护策略。

2.2　原研药专利保护策略

　　"原研药"（new drug）和"仿制药"（generic drug），是药品管理者从药物研发的角度对市场上的药品进行的简单划分。

所谓"原研药",是我国在 2000 年开始实行政府统一定价后才有的提法,指的是原创性的新药,通常指新的化学实体(NCE),是经过对成千上万种化合物层层筛选和严格的临床前和临床试验才得以获准上市的药品[5]。在这一意义上,如果一个化合物通过成盐形成新的药物,则该盐不能被称为原研药;如果在该化合物的基础上,通过改变其中的部分取代基而形成 me-too 药或 me-better 药,则该 me-too 药或 me-better 药应当被称为原研药。原研药基本都经专利保护。在专利保护期内,原研药通常也被称为"专利药"(patent original),专利保护期届满后,原研药或直接被称为"原研药",或被称为"专利后原研药"(off-patent original)[6]。

原研药的专利保护,业界最常见的是从性质角度区分,将专利保护策略划分为进攻性专利策略和防御性专利策略。所谓"进攻性专利策略",是指企业采取积极、主动、及时申请专利的方式获得专利权,以在市场竞争中占据主动权,为企业争取更大的经济利益的策略。相应地,所谓"防御性专利策略",是相对于进攻性专利策略而言的,指企业在市场竞争中为避免竞争对手利用专利对企业的经营活动构成妨碍,采取保护本企业并将可能的损失降到最低程度的一种专利策略[7]。因原研药通常具有全新的化学结构,所以原研药的"进攻性专利策略"虽然广义上包括基本专利策略、专利转让策略、专利收购策略、专利诉讼策略等,但对原研药的相关研究成果进行专利布局、有效保护围绕原研药的核心研究成果的基本专利策略,成为保护力度最强的"进攻性专利策略"。

不过,笔者更赞成从实务操作角度进行区分,即按照专利保护的时间先后顺序,将原研药的保护划分为专利分析策略、专利申请策略、基本专利策略、外围专利策略和防御性专利策略。

2.2.1 专利分析策略

专利文献是技术发展信息的有效载体,据统计,专利文献中包括了全球 90% 以上的最新技术情报。原研药的开发,离不开对拟开发药品的专利分析,可以说,专利分析需要贯穿于新药研发的始终。专利分析越到位,研发定位越准确。

2.2.1.1 技术现状及发展趋势分析

任何一项技术都会经历产生、发展、成熟和衰老的过程。通常情况下,在技术的产生和发展阶段,技术研发相对活跃,专利申请量也相对较大;到技术处于成熟甚至走向衰老的阶段,由于其他可替代技术的出现,专利申请量将会降低。因此,通过对历年专利申请量和专利地域分别进行年度分布统计,基本能够看出技术所处的发展阶段和市场活跃情况。在此基础上,针对相关专利的技术内容进行摘要、归类、汇总和统计分析,可以梳理出技术发展路线图,这将进一步有助于掌握技术未来的发展动向和趋势。

2.2.1.2 潜在的竞争对手分析

同一行业内的主要专利申请人通常代表这一领域技术实力最强的企业,通过以专利申请人为检索入口,对不同专利申请人就同一技术的专利申请量进行排序,可以从众多竞争主体中遴选出相对重要的市场主体。结合对每一主体名下相关专利申请的技术细节内容,基本可以了解这些竞争对手可能的技术发展方向。

2.2.1.3 市场布局分析

重要的市场主体通常会在目标市场进行专利布局以提高其在该市场的技术占有率和竞争力。以优先权字段或者专利公开号字段中的国别信息为依托,统计分析重要市场主体针对相关技术的专利申请量,结合同族专利信息,一方面可以了解这一技术的主要目标市场和某一市场上竞争对手的分布情况，另一方面也能分析出重要市场主体的商业战略意图，比如其主要目标市场。这些信息对于企业进行产品立项和市场开发战略决策非常重要。

2.2.1.4　可能的专利障碍分析

除了以上宏观的战略性分析之外，定位药物研发过程中需要突破的重点专利障碍也是专利分析必不可少的一个环节。这一分析需要重点关注三个层次：一，拟投入研发的技术是否会受到这些专利的束缚？是否存在侵犯这些专利权的风险？二，是否需要继续投入或者有没有突破已有专利束缚的途径？三，这些专利的稳定性如何？是否会被授权或者有没有通过提出有效性挑战而宣告专利权无效的可能性？

专利分析策略是一项复杂却又非常重要的工作。在新药研发过程中，专利分析应当贯穿于研发全过程，并且除了以上几个方面的分析外，通过组建专门的研发团队，科学、系统地开展专利分析工作，将有助于企业站在更高的起点上，更为充分地利用已有的专利技术信息。

2.2.2　专利申请策略

现代药物研发通常包括两个阶段——药物发现阶段和药物开发阶段。大部分药物的研发起源于作用靶点的发现。随着对靶点的标识和确认，测定药物有效性的方法将会得到促进，同时有大量的化合物被合成出来进入筛选评价阶段，这为先导化合物的发现奠定了良好的基础。之后，通过对先导化合物的结构优化，获得药物候选化合物。经过一系列药物临床前优化后筛选获得的具有开发前景的药物经临床试验，获得药监部门批准后进入市场。

2.2.2.1　提出专利申请的时机

新药研发过程中，何时提起专利申请是首先需要考虑的问题。一般情况下，应当在药物发现阶段提出专利申请，通常品牌制药公司会选择在细胞试验或体外试验之后提出专利申请（图 2-2）[8]，但具体提出专利申请的时间，也要视药物本身实际情况的不同有所调整。

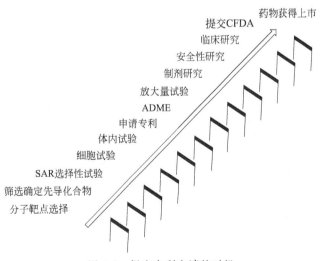

图 2-2　提出专利申请的时机

在具体确定首次提出专利申请的时机时，一般要考虑以下三个因素：一，所选择靶点的新颖性；二，所选择靶点或化学物质在市场上的竞争激烈程度；三，确保获得专利授权。如果所选择的靶点是新的并且公司还在进行一系列的改进，通常可以考虑通过提交首次申请取得优先权日，之后在首次申请后的 12 个月内补充提交申请文件，从而最大限度地降低专利申请不被授权的风险。

2.2.2.2 提出专利申请的途径

专利布局是为产品的市场服务的，在哪个国家或地区申请专利取决于是否有将产品销往这一国家或地区的意向。对于原研药而言，绝大多数都不会局限于仅在中国境内销售，因此，通过 PCT 途径提出专利申请，然后在 30 个月之内根据药物的潜在市场或可能的竞争对手选择进入不同国家或者地区是最经济的专利申请途径。当然，根据药物作用所针对人群的具体分布，也可以选择向不同国家或地区逐一递交专利申请。

无论是通过 PCT 途径还是通过逐一递交专利申请的方式提出申请，均可以借助优先权制度，通过首先在中国提出专利申请，然后在一年之内正式提出 PCT 申请或者向其他国家递交申请，同时要求以中国在先申请的优先权的形式获得一年的缓冲期。

2.2.2.3 提出专利申请前的准备

在提出专利申请前，必须做好两个方面的准备：一是对相关文献做进一步的定点检索；二是对检索结果进行分析，准确评估其对拟提交专利申请的影响。

（1）申请前检索要充分

虽然在原研药的研发过程中需要不断地进行专利检索、调查和分析，但这并不能替代提出专利申请前的检索。在提出专利申请之前，需要对有可能破坏专利新颖性、创造性的所有文献做进一步全面的定点检索和分析，以结合可能的最接近的现有技术有针对性地布局申请文件中的实施例和相应的试验证据，同时避免因为疏漏现有技术文献而不能获得专利授权或者在专利授权之后遭受被宣告无效的不利结果。

【案例 2-1】雷洛昔芬案[9]

美国礼来公司（Eli Lilly and Company）就雷洛昔芬（raloxifene）于 1993 年 7 月 28 日提交 93117097.4 号中国发明专利申请，要求保护雷洛昔芬或其可药用盐在制备用于治疗或预防人类骨质疏松症的药物中的用途，并于 2000 年 7 月 26 日获得授权。

2002 年，江苏恒瑞医药股份有限公司以一系列公开发表的期刊文献请求宣告该专利权无效，其中一份主要证据是 1987 年发表在 *Breast cancer Research and Treatment* 上的一篇文章 *Effects of anti-estrogens on bone in castrated and intact female rats*。该文作者研究了雷洛昔芬对于雌性大鼠骨密度的影响，具体实验是把切除卵巢和未切除卵巢的雌性大鼠用雌激素拮抗剂雷洛昔芬治疗 4 个月，结果发现，雷洛昔芬不会引起未切除卵巢的大鼠的骨密度下降，同时，也不会使切除卵巢的大鼠的骨密度进一步下降，即有助于维持其骨密度，于是得出结论认为，雷洛昔芬对于大鼠体重和骨密度具有正性的雌激素作用，而雌激素能够逆转雌性大鼠出现的骨质疏松症。这一内容与涉案专利相比，唯一的区别在于，该文作者使用雌性大鼠进行实验，而涉案专利的作用对象是人类。由于在用于人体之前，使用大鼠进行实验是新药研发中的必经步骤。一个药物对于大鼠有效通常可以推测其对于人体也会产生类似的作用。因此，该文献的存在会影响到涉案专利的创造性。如果专利权人在专利申请之前检索到该文献，并针对该文献进行必要的准备，或许不会遭受最终被宣告无效的结果。

（2）对相关文献的判断要尽可能准确

检索到相关文献后，要对相关文献公开的内容以及这些内容之间的结合对于拟提交专利申请的影响做准确的评估。一般情况下，要重点评估以下几个方面的内容：

① 这些文献中，与拟提交的专利申请在产品结构、用途以及制备方法上最接近的文献

是哪一个？

②　这些文献是否公开了与拟要求保护的药物、其制备方法或用途相同的产品、制备方法或用途，是否会导致拟提交的专利申请缺乏新颖性？如果拟定的方案已经被公开，就需要对拟申请的内容做进一步调整。

③　如果这些文献公开的内容与拟提交的专利申请存在差别，需要确定差别在什么地方？所述差别在相关文献中是不是被公开了，或者是否属于医药领域的常规替换手段，或者是医药领域的普通技术人员不经过创造性的劳动就能够想到进行的尝试或改变？所述差别对于要保护的产品、制备方法或者用途本身具有什么作用？要重点基于所述差别来布局对比例，并用具体的数据（包括定性和定量数据）说明所述差别并非医药领域的普通技术人员容易想到的尝试，同时也会给要保护的产品、制备方法或者用途带来预料不到的技术效果。

【案例 2-2】恩替卡韦案[10]

恩替卡韦（Entecavir）是百时美施贵宝（Bristol-Myers Squibb）公司开发的一种抗病毒药，1990 年 10 月 8 日申请美国专利，1993 年获得授权，专利号为 US5206244。该药 2005 年获美国 FDA 批准首次在美国上市，2006 年 3 月在中国上市。

US5206244 专利的权利要求 8 要求保护恩替卡韦化合物（图 2-3）。特瓦制药公司（Teva Pharmaceutical USA Inc.）针对该专利发起挑战，使用的最接近的现有技术是 Dr. Y. Fulmer Shealy 于 1984 年在 *Journal of Medicinal Chemistry* 杂志中公开的一个化合物 2'-CDG（图 2-3），Shealy 博士的研究表明，2'-CDG 显示出显著的抗病毒活性和较宽的安全用药范围。虽然 2'-CDG 与 Madhavan 化合物 30（图 2-4）在 1990 年前均为受到业界广泛关注的热点药物，但是，施贵宝公司仅将 Madhavan 化合物 30 作为最接近的现有技术上报美国专利商标局（USPTO），并未将 2'-CDG 作为最接近的现有技术，因此，在申请文件中也未针对 2'-CDG 进行针对性的实施例布局。

该案的争议点恰巧在于，本领域技术人员由现有技术的 2'-CDG 作为先导化合物，结合 Madhavan 博士有关 Madhavan 化合物 30 的教导，能否显而易见地得到涉案专利的恩替卡韦。

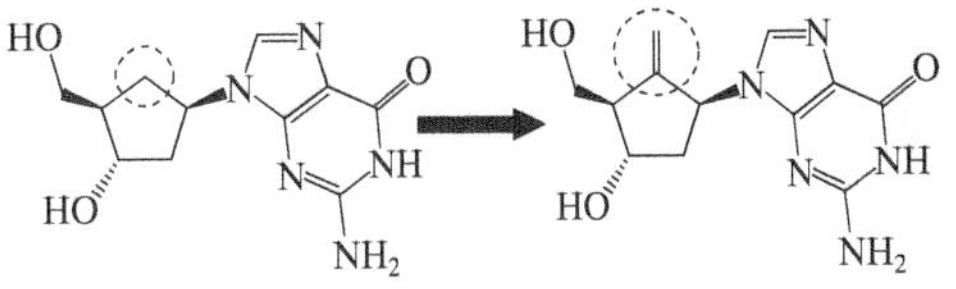

比较一下 2'-CDG 和恩替卡韦可以看出，将 2'-CDG 碳环 5'位置上的 H 原子用一个 C═C 双

图 2-3　由 2'-CDG 改造成为恩替卡韦的过程

键的亚甲基取代后就成为恩替卡韦（图 2-3），这一化合物结构改造的思路与 Madhavan 博士团队研究 Madhavan 化合物 30 时，用其先导化合物芒霉素进行结构改造的思路是完全一致的（图 2-4）。因此，施贵宝公司将 Madhavan 化合物 30 作为最接近的化合物提供给 USPTO 时，应该能够意识到，如果不能表明恩替卡韦有预料不到的效果或者以 2'-CDG 作为先导化合物存在无法逾越的障碍的话，2'-CDG 将会对恩替卡韦专利的获得构成很大威胁。

事实上，美国地方法院和联邦巡回上诉法院均认为，以 2'-CDG 为先导化合物，容易对其进行一些小的改变，本领域的技术人员首先会想到用含碳或氟等元素的取代基，尤其是含碳的简单取代基进行结构改造，其中亚甲基又比甲基更容易选择，因此，在五

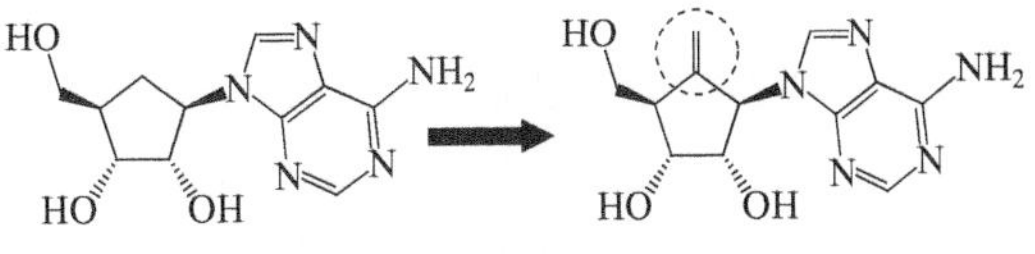

图 2-4　由芒霉素改造成为 Madhavan 化合物 30 的过程

元环外引入甲基最容易的方式还是先引入亚甲基;至于是改变碳环还是鸟嘌呤环以及是在碳环的 2′位还是 5′位引入取代基,都是较小的比较容易想到的改变,且结合 Madhavan 化合物 30 相关文献的教导,能够产生足够的动机去做这样的改造和修饰。也正是基于这一理由,最终宣告 US5206244 专利无效。

这一案例的启示在于,在对相关文献进行充分检索后,还应当从专利授权的角度,对相关文献影响拟申请方案的新颖性和创造性的可能性做出准确的判断。

2.2.2.4 专利申请文件的撰写

对于原研药专利申请而言,不仅要确保能够获得专利授权,而且要尽可能获得适当保护范围的专利权。这一目的的实现离不开专利申请文件的撰写。

专利申请文件是表达要求专利保护的技术方案的载体,通常包括专利说明书、权利要求书和摘要。其中,权利要求书是表达并确定专利权保护范围的载体,说明书是公开要求保护的技术方案的文件。权利要求书和说明书是相辅相成的,一方面,权利要求书本身要清楚地说明要求保护的技术方案是什么,范围有多大,哪些产品或者方法可能会落到权利要求的范围之内;另一方面,说明书对于权利要求书中的这些内容也应当有足够的介绍和支撑,不仅要对所要求保护的技术方案的相关细节予以阐释,而且要有足够的具体实施方案支持要求保护的范围。

(1)说明书对要求保护方案的公开要清楚、完整

虽然根据《专利法实施细则》第 17 条的规定,说明书应当包括技术领域、背景技术、发明内容、附图说明、具体实施方式等五个部分,但这仅是专利申请文件撰写的形式要求,清楚、完整地公开要求保护的技术方案才是对说明书最基本的要求。说明书应当至少从以下三个方面对要求保护的技术方案予以清楚的说明。

① 要求保护的技术方案是什么?如果要求保护的是医药产品,应当记载产品的组成和结构。只有在确实无法用组成、结构明确表达产品的情况下,才可以用产品的制备方法或者产品某一方面的性能参数对产品予以定义。通常,对于新的化合物,需要记载相应的结构确认数据。

② 要求保护的技术方案是怎么制造或者使用的?如果要求保护的是医药产品,需要说明该产品的制造方法、步骤和工艺条件,并达到本领域的技术人员依据说明书的记载内容能够重复实施的程度。

③ 要求保护的技术方案有什么用?如果要求保护的是新的医药产品,仅仅用文字说明该产品的用途和/或可能产生的效果还不足够[11],还需要结合具体实施例,记载应用至少一个具体产品进行效果检测的数据,避免笼统地用"本发明化合物的 IC_{50} 值在……范围内"之类的方式表达技术方案的用途和/或使用效果[12]。在根据现有技术无法预期到新结构化合物的用途和/或效果的情况下,这些数据可以用来表明在申请日前已经完成发明;在根据现有技术能够预期到具有类似结构的化合物可以产生相同或类似的用途和/或效果的情况下,这些数据可以用来说明化合物的创造性。

【案例 2-3】立普妥案[13]

立普妥(Lipitor)是美国辉瑞(Pfizer)公司开发的最成功的"重磅炸弹"药物。在其布局基本专利 US4681893A(中间体及制备方法)和 US5273995A(终产品)之后,很快申请了晶型专利(WO9703958A、WO9703959A),其中 WO9703959A 对应于中国专利96195564.3,2002 年 7 月 10 日授权。该专利要求保护含有 1~8mol 水的阿托伐他汀钙水合

物（Ⅰ型结晶）。说明书中称，"本发明的Ⅰ型、Ⅱ型和Ⅳ型结晶阿托伐他汀可以无水形式以及水合形式存在。通常，水合形式与非水合形式是等价的，包括在本发明的范围内。Ⅰ型结晶阿托伐他汀含有约 1～8mol 水。优选的是，Ⅰ型结晶阿托伐他汀含有 3mol 水。"这段话表明，Ⅰ型结晶阿托伐他汀水合物中的水是以"通道水"而非"晶格水"的形式存在于晶体当中的。虽然在说明书中针对该晶型的 X 射线粉末衍射图谱及 ^{13}C 核磁共振图谱进行了检测，但是，没有对实施例中获得的Ⅰ型结晶检测其水含量，也没有提供其他任何能够表明水合物中水的存在形式是"通道水"而非"晶格水"的证据。

专利复审委员会以该专利未充分公开化合物的结构确认为理由宣告专利权无效，这一决定得到最高人民法院的支持[14]。正如最高人民法院所认为的，含水量的确认作为证明专利产品实际存在状态的证据，属于确认专利产品必不可少的内容。在说明书仅有声称性结论的情况下，无法确认Ⅰ型结晶阿托伐他汀水合物确实含有 1～8mol 水。另外，说明书中记载了两种获得Ⅰ型结晶阿托伐他汀水合物的方法，方法 A 描述了以钠盐水溶液为原料，通过加入乙酸钙水溶液和Ⅰ型结晶的晶种进行处理制备得到Ⅰ型结晶；方法 B 描述了以无定形和Ⅰ型阿托伐他汀混合物为原料制备Ⅰ型结晶。这两种方法均未检测所获得的Ⅰ型结晶的水含量，无法确信可以受控制备得到含 1～8mol 水的Ⅰ型结晶阿托伐他汀水合物，因此，从化学产品确认和制备的角度，该专利不符合《中华人民共和国专利法》第 26 条第 3 款的规定。

在日本针对该专利的无效审查中，知识产权高等法院认为，该专利在制备Ⅰ型结晶的过程中，加入了Ⅰ型结晶的晶体或原料，但没有明确说明作为晶种或原料的来源，因此未清楚描述产品的制备方法，导致该专利不应当被授权。

该案的最大启示是，对于在权利要求书中要求保护的内容，说明书中一定要提供清晰明确的信息，表明技术方案是怎么制造和使用的。

（2）权利要求表述要清楚，概括要恰当

专利权的保护范围应当与权利人对于社会做出的贡献相适应，既不应当宽到超出说明书公开的范围，也不应当窄到有损于权利人公开其发明而应当获得的权益。如果权利要求的概括范围太宽，将会使得某些并非是权利人所做的贡献被不恰当地纳入专利权的保护范围，从而损害社会公众的利益；相反，如果权利要求的概括范围太窄，则那些本应当属于权利人的利益不能得到应有的保护。也正因此，清楚并根据说明书公开的内容恰当地表达专利权的保护范围是对权利要求书最基本的要求。以下列举的吉西他滨是因概括太宽而不能获得保护的案件，而胡小泉案则是因概括太窄而不能得到有效保护的案件。

【案例 2-4】吉西他滨案[15]

吉西他滨（gemcitabine）是美国礼来公司（Eli Lilly and Company）的"重磅炸弹"级抗癌药物，商品名为健择。1996 年在美国上市，1999 年 12 月在中国上市，2008 年全球销售额达 17 亿美元。针对该产品，礼来公司在中国共提出 14 项专利申请，其中 1993～1995 年申请的三项专利与吉西他滨直接相关，涉及制备吉西他滨的中间体及其制备方法。这三项专利最终成为在中国专利诉讼的焦点，其中之一是专利号为 93109045.8、名称为"立体选择性糖基化方法"的发明专利。

该专利的权利要求 1 要求保护一种制备 β-异头物富集的二氟核苷的方法，包括用至少 1mol 的核碱 R″，任选在一种适宜溶剂中进行 SN_2 亲核取代 α-异头物富集的磺酰氧基（Y），温度为 -120～170℃，之后脱去保护基（X）形成目标化合物（图 2-5）。

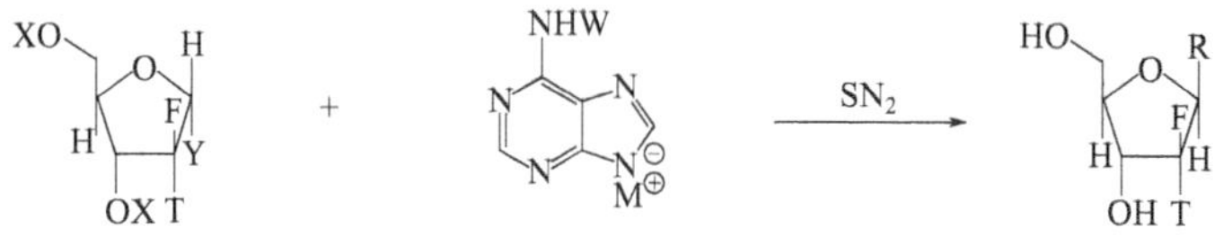

图 2-5　第 93109045.8 号专利的权利要求 1 的反应过程

说明书中记载了 104 个实施例，示例了在各种不同的反应条件下进行亲核取代反应，从反应结果看，93 个实施例可以顺利实现构型翻转，但有 11 个实施例仍然保持原构型。江苏豪森等制药公司认为权利要求 1 的概括太宽，不仅包括了能实现 SN_2 反应的情况，也包含了不能实现 SN_2 反应的情况，因此不符合《中华人民共和国专利法》第 26 条第 4 款的规定。专利复审委员会宣告该专利权全部无效，最高人民法院裁定维持了专利复审委员会的决定。

该案中，"影响所述立体选择性方法的因素较多，除了原料糖的离去基团、原料糖构型和核碱用量外，还包括温度和溶剂的选择"。权利要求 1 概括的制备方法中，对于离去基团、核碱种类、核碱用量、反应温度、反应溶剂等各个因素的范围均十分宽泛，因此，除了说明书提到的 11 个不能实施的方案外，还存在众多其他不能顺利翻转的方案，而识别哪些方案能翻转、哪些方案不能翻转是需要大量反复实验或大量工作的。

该案中，说明书中诚实地标出 11 个不能翻转的"坏点"实施例并不存在问题，究其实质，其实是权利要求的概括太过宽泛。影响 SN_2 反应的因素很多，这些因素共同影响着最终的反应结果。比如，当原料糖的离去基团较大时，温度略低一些可能会实现构型翻转，但是当原料糖的离去基团较小时，在相同的低温度下构型可能就不能翻转，此时就需要在权利要求中分别予以限定或者保护那些在任何情况下均可以实现翻转的技术方案。

【案例 2-5】胡小泉案[16]

该案的专利号为 200410024515.1，涉及一种注射用三磷酸腺苷二钠氯化镁冻干粉针剂，"由三磷酸腺苷二钠与氯化镁组成，二者的重量比为 100mg 比 32mg"。胡小泉认为山西振东泰盛制药有限公司生产销售的注射用三磷酸腺苷二钠氯化镁产品侵犯其专利权。经查，被诉侵权注射用针剂产品为冻干块状物或粉末，规格为"三磷酸腺苷二钠 100mg、氯化镁 32mg"，在被诉侵权产品盒内的药品说明书中记载："全部辅料名称为：碳酸氢钠和精氨酸"。

该案一、二审法院均判定侵权，最高人民法院提审后，判决撤销了一、二审判决。最高人民法院认定，涉案专利是典型的"封闭式权利要求"，意味着权利要求的产品仅包含 100mg 三磷酸腺苷二钠和 32mg 氯化镁。被控侵权产品除了这两个组分之外，还包括碳酸氢钠和精氨酸，因此未落入专利权的保护范围。

该案的最大争议在于，碳酸氢钠和精氨酸是制药过程的辅料而非活性成分。如果认为权利要求中"由……组成"的表达方式属于针对所有组分封闭而非活性组分封闭的话，任何人通过加入任何辅料形成最终产品都将不侵权，都可以规避专利权，这意味着专利权得不到任何保护。这可能是一、二审法院做出侵权判决的考虑。但是，未能为自己的发明创造选定更恰当的表达方式从而未能更准确地划定权利要求的范围，相应的不利结果只能由专利权人承担，这可能是该案专利文件撰写的一大败笔。如果在权利要求中限定"产品的活性成分"由三磷酸腺苷二钠与氯化镁组成，二者的重量比为 100mg 比 32mg，无论是增加任何辅料，都将无法规避专利权的保护。

实践中，除了该案中不能正确使用"封闭式"和"开放式"的表达方式之外，对于能用结构和组成表达的产品权利要求不恰当限定其制备方法，或者对于组合物增加限定非必要成分等，都属于类似的情形，都会导致权利要求的保护范围变小而无法对专利权形成恰当的保护。

（3）针对专利申请文件的修改要慎重

专利审查是一项专利申请能否被授予专利权的必经环节，是审查员基于法律授权，对于一项专利申请是否符合授权条件予以审查，并提出意见的过程。如果审查员认为专利申请文件存在缺陷，将会发出审查意见通知书，告知专利申请人相应的缺陷和理由。专利申请人可以通过陈述意见或者修改申请文件的方式克服相应的缺陷。

虽然审查意见通知书是一个法律文件，如果没有克服该文件指出的缺陷，可能会存在专利申请被驳回的法律后果，但是，审查意见通知书也是审查员与专利申请人进行沟通、听取专利申请人意见的载体，如果专利申请人认为审查员的认识存在偏颇，审查意见不正确，可以通过提交意见陈述的方式予以解释，而不仅仅是按照审查意见修改申请文件或者做出放弃或限缩的意思表示。这是因为，专利申请人在授权（包括确权）程序中的任何修改或者限缩的陈述，一旦被审查员所接受，都有可能产生禁止反悔的后果[17]，导致某些技术方案无法获得保护。

【案例 2-6】午时药业案[18]

该案的专利号为 95117811.3，由孔彦平独占许可给澳诺制药有限公司（下称澳诺公司）。专利原始提交的权利要求 1 为："一种防治钙质缺损的药物……是由下述重量配比的原料制成的药剂：可溶性钙剂 4～8 份，葡萄糖酸锌 0.1～0.4 份，谷氨酰胺或谷氨酸 0.8～1.2 份。"说明书解释"可溶性钙剂"包括"葡萄糖酸钙、氯化钙、乳酸钙、碳酸钙或活性钙"，并给出两个具体实施例，一个实施例中为葡萄糖酸钙，另一个实施例中为活性钙。审查过程中，审查员发出审查意见通知书，认为权利要求 1 中的"可溶性钙剂"概括范围太宽，得不到说明书的支持。于是专利申请人将"可溶性钙剂"直接限缩到"活性钙"，该专利申请获得授权。

澳诺公司认为湖北午时药业股份有限公司生产的新钙特牌"葡萄糖酸钙锌口服溶液"侵犯其专利权。经查，该产品每 10mL 含葡萄糖酸钙 600mg、葡萄糖酸锌 30mg、盐酸赖氨酸 100mg。针对被诉侵权产品中的葡萄糖酸钙与权利要求中的活性钙是否构成等同的问题，最高人民法院认为，专利申请人在实质审查过程中将权利要求 1 的"可溶性钙剂"修改为"活性钙"，其实是通过删除方式放弃了对于"葡萄糖酸钙"的保护，这一在专利授权程序中放弃的技术方案，不应当通过适用等同再将其纳入专利权的保护范围。

反观这个案件，最大的症结其实是专利申请人答复审查意见时修改申请文件不够慎重。在说明书中给出了葡萄糖酸钙和活性钙两个实施例，列举了碳酸钙、氯化钙和乳酸钙的情况下，应当基于这些钙剂在产品中的作用，向审查员解释将这些钙剂上升概括为可溶性钙剂是恰当的。即使要做限缩性修改，至少应当修改为说明书中列举的五种钙剂，底线应当是两个实施例中的钙剂，而不是仅仅保留"活性钙"，放弃其他钙剂的选择。因此，审查过程中对于修改应当慎重，避免单纯为早日获得授权而做大范围不合理的限缩，导致本应当获得的权利无法得到有效保护。

2.2.3　基本专利和后续专利策略

如果说"专利申请策略"解决的是在新药研发过程中何时提交专利申请、以何种途径提交申请以及提交申请时应当注意哪些事项的话，则"基本专利策略"要解决的则是采取什么样的布局和手段才能有效保护原研药的研发成果。

2.2.3.1 结合药物研发进程进行专利整体布局

专利申请的布局是随着新药研发的进程逐渐展开和深入的。根据专利之间的依存关系，药品专利可以分为基本专利（也称在先专利）和后续专利（也称从属专利或改进专利）。"基本专利"是指开拓了一个全新药品技术领域的专利，而"后续专利"则是指在基本专利的基础上进行改进，通过增加新的技术内容而获得的新的专利[19]。基本专利和后续专利有高度的相关性，后续专利的实施有赖于基本专利的实施，同时也必然会落入基本专利的保护范围之内。

基本专利的保护对原研药公司是最为重要的，后续专利的保护或者用来加强基本专利的保护，或者用来延长基本专利的保护期。大多数原研药公司会根据药物研发的进程选择在药物发现阶段布局基本专利，在药物开发阶段布局后续专利。通常，在药效学研究阶段布局基本专利（通常是化合物专利）后，在Ⅱ期、Ⅲ期临床阶段布局后续专利，如晶型专利、组合物专利、新工艺专利和制剂专利（图2-6）[20]。

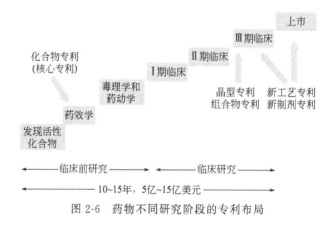

图 2-6 药物不同研究阶段的专利布局

【案例 2-7】利伐沙班案 1

利伐沙班是第一个获准上市的 Xa 因子直接抑制剂，由拜耳（Bayer）公司研发成功，于 2000 年 12 月首次提出化合物专利申请，2020 年即将到期。利伐沙班的临床研发及上市时间如表 2-1 所示。

表 2-1 利伐沙班的临床研发及上市时间表

时间	事件
2000.12.11	提交基本专利申请
2003.12	在第 45 届 ASH 会议上公布Ⅰ期临床和早期临床前研究结果
2005.12	在第 47 届 ASH 会议上公布进一步的研究结果
2008.9.15	首次在加拿大上市
2008.9.30	在欧盟上市
2009.6	在中国上市
2011.7.1	在美国上市

从提出基本专利申请起，拜耳公司围绕利伐沙班共提交了 27 份专利申请，保护主题涉

及化合物、组合物、制备方法、用途、晶型以及中间体的制备方法等。以药品研发的几个时间节点为基础对所有 27 项专利申请进行统计，结果如图 2-7 所示，其中的关键专利分布如图 2-8 所示。

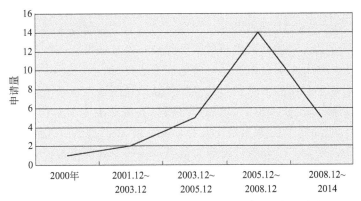

图 2-7　拜耳公司针对利伐沙班的专利申请量的年度分布

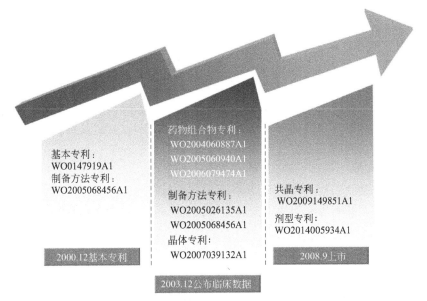

图 2-8　拜耳公司针对利伐沙班的关键专利分布

对 27 项专利申请逐一分析可以看出，拜耳公司针对利伐沙班的专利保护与其药物研发进程密切相关。

拜耳公司于 2000 年 12 月首次申请化合物基本专利，其中不仅包括覆盖范围非常大的通式化合物，还在权利要求 7 中将利伐沙班作为唯一一个具体化合物进行保护。在实施例 44 中具体制备了利伐沙班，并且提供了该化合物的药效数据。这说明，到 2000 年 12 月提出化合物基本专利申请时，拜耳公司已经完成了从候选化合物到成药化合物的筛选和定位。另外，从其经由 PCT 申请方式进入中国、欧洲、美国、日本、韩国等国家的专利布局来看，拜耳公司对于利伐沙班的上市计划是全球性的，并未集中在某一个国家或区域。

从 2000 年 12 月提出基本专利申请到 2003 年 12 月公布Ⅰ期临床数据的三年内，拜耳公司仅仅提出了 3 项申请。但是，2003 年 12 月公布临床数据后，拜耳公司加大了对利伐沙后续专利的布局，比如，到 2005 年 12 月公布进一步的临床数据之前，两年的时间内，拜耳公司密集地申请了 5 项专利，包括通式化合物制备方法专利、中间体制备方法专利、具体化合物制备方法专利以及固体药物组合物及其制备方法专利，这说明，Ⅰ期临床和进一步的临床数据显示出利伐沙班具有较好的应用及市场前景。另外，从专利保护的主题上可以看出，在预期到基础化合物专利地位稳定之后，拜耳公司加大了对制备方法的研发，意欲阻挡其他公司为达到与拜耳交叉许可的目的而通过不同的制备途径获得利伐沙班。

从 2005 年 12 月拜耳公司公布进一步的临床数据之后，利伐沙班的市场价值日益凸显，依托利伐沙班的后续专利及外围专利布局更加重要。从图 2-7 可见，从 2005 年 12 月到 2008 年 9 月首次上市之前的近三年内，拜耳公司专利布局的速度明显加快，仅 2006 年就申请了 6 项专利，2007 年和 2008 年分别申请了 4 项专利，技术主题也从之前的化合物、制备方法逐渐转变到集中于，例如，以利伐沙班为原料进一步开发其衍生物，如利伐沙班的晶体、溶剂化物、前药、药物组合物和其他类型的新化合物；利伐沙班的各种成药剂型，如无定形制剂、口服的固体剂型等；以及利用利伐沙班做进一步深化的临床应用病症。这说明，首次上市是拜耳公司专利保护策略的一个非常重要的节点，所有关键的核心专利和从属专利在上市之前已经全部部署到位，围绕基础化合物专利、由 22 项不同专利申请组成的保护网，基本可以牢牢把控利伐沙班的全球市场。

2008 年 9 月首次在加拿大上市后，拜耳公司针对利伐沙班的专利申请明显减少，截至 2014 年，其在 6 年时间段内仅提交了 5 项专利申请，其中除了一项共晶体专利、两项制剂专利外，另有两项是利用利伐沙班治疗慢性阻碍性肺病和/或哮喘以及炎性疾病的用途。这进一步说明，拜耳公司在药品上市前基本完成了重要专利的布局，公司在药品上市后，对于该药品的研发基本告一段落，因而专利申请也属于"小修小补""查缺补漏"，公司的研发重点可能已转移到其他新药的开发上。

2.2.3.2　基本专利布局

基本专利保护的是独创性非常高的发明，具有广泛应用的可能性和获取重大经济效益的前景。据不完全统计，基本专利通常在发现并确认靶点后两年左右的时间提出申请，多以较宽保护范围的通式化合物作为保护主题。提出基本专利申请时，权利要求书中除了要求保护通式化合物之外，为保险起见，通常还应包括更窄范围、更有授权可能性或者更有活性的小通式化合物，已经合成出的具体化合物，具体化合物的各种形式（如水合物、酸加成盐或碱加成盐等），化合物的制备方法，含有活性化合物的药物组合物以及化合物的药物用途等。

基本专利申请的提出既要确保获得授权，又不能因权利要求的概括范围过大而影响到后续专利的提出。因此，准备基本专利申请文件时，一要围绕先导化合物和候选化合物形成一系列具体化合物，并给出这些具体化合物的结构及相关结构测定数据（如 M＋H 数据、^{1}H NMR 数据），二要提供部分具体化合物（包括要在权利要求中保护的候选化合物）的活性测定方法和相关数据（类似于 IC_{50} 或 EC_{50} 即可），三要在所有具体化合物的基础上进行可变基团的层层上位概括或列举，并在权利要求书中形成层层递进的保护体系。

【案例 2-8】利伐沙班案 2

仍以拜耳公司的利伐沙班为例。拜耳公司发现利伐沙班的药理作用后，于 2000 年 12 月 11 日提出 PCT 专利申请，公开号为 WO0147919A1。该申请共包括 15 项权利要求，其中，权利要求 1～6 以递缩的方式要求保护通式化合物，权利要求 7 限缩到具体化合物（即利伐沙班），权利要求 8 要求保护权利要求 1～7 化合物的制备方法，权利要求 9 要求保护含有所述化合物的药物组合物，权利要求 10～14 要求保护化合物的各种医药用途，权利要求 15 要求保护通过加入权利要求 10 中的化合物体外阻止血液凝固的方法。这一专利申请构成了拜耳公司针对利伐沙班的基本专利，以此为出发点，拜耳公司在随后的几年里围绕利伐沙班申请了很多后续专利。

2.2.3.3　后续专利布局

后续专利的提出要服务于基本专利的保护。通过不断地提出后续专利申请，可以对基本专利形成严密的保护网和不间断的接力，不仅使专利药品得到全方位的保护，而且还可以有效地延长其占有市场的实际保护期和控制期[21]。后续专利包括：较窄的小范围通式化合物，具体化合物，化合物的对映体，化合物的晶型、可药用盐和溶剂化物，前药，化合物的制备方法，新的用途，改变给药途径或提高生物利用度的药物制剂，与其他药物的联合用药；制备该化合物的中间体，中间体的制备方法；以及对化合物进行结构修饰形成的衍生物等。

（1）晶型和溶剂化物专利

多晶型现象是某一化合物在固体状态下有可能存在两种或多种不同的分子排列而产生不同的固体结晶相的现象[22,23]。从严格意义上讲，多晶型是相同化合物的不同结晶形式，溶剂化物和水合物确切说来应被认为是假多晶型物，但是，在工业，尤其是制药工业中，常常把溶剂化物和水合物按真正的多晶型物一样对待[24,25]。

晶型发明是一类特殊的固体状态发明，这类发明多半是基于发现了已知化合物的一种新的结晶形式，导致其在用于某一特定用途时具有有益的性能。实践中，无论是原研药公司还是仿制药公司，均非常重视晶型发明专利。晶型专利或者成为原研药公司延长专利保护期的手段，或者成为仿制药公司改变竞争态势的手段。

【案例 2-9】雷尼替丁案[26]

雷尼替丁（ranitidine）是葛兰素（GSK）公司成功开发的抗溃疡新药，1981 年上市，商品名为 Zantac。该药物的活性化合物最早由英国的 Allen & Hanburys 公司研发和申请专利保护，并于 1978 年 12 月 5 日获得美国专利 US4128658（下称 658 专利，于 1995 年 12 月 5 日到期）。该专利的权利要求 1 是用马库什权利要求撰写的宽范围权利要求，权利要求 18 明确保护雷尼替丁化合物，实施例 32 记载了盐酸雷尼替丁的制备方法，葛兰素公司获得了该专利的许可。

1980 年，葛兰素公司的 Derek Crookes 博士研究团队发现，通过改变制备方法，可以得到与 658 专利盐酸雷尼替丁的晶型明显不同的新晶型。显微镜下观察，658 专利的晶型呈盘状，而后者得到的晶型呈针状，于是葛兰素公司将 658 专利的晶型命名为 I 型，将在后得到的晶型命名为 II 型。由于 II 型晶型显示出更好的过滤和干燥特性，非常适合于商业化开发，因此，葛兰素公司就 II 型晶型本身和其制备方法分别申请专利，于 1985 年 6 月 4 日获得 II 型晶型专利 US4521431（下称 431 专利，2002 年 6 月到期），1987 年 6 月 9 日获得 II 型晶型的制备方法专利 US4672133（2004 年 6 月到期）。在 431 专利的权利要求 1 中，葛兰素公司使用 29 个红外吸收峰对 II 型晶型进行限定，在权利要求 2 中，进一步限定了晶型的 X 射线粉末衍射图谱特征峰。1981 年上市的 Zantac 即为 II 型晶型。

1991 年，加拿大的诺瓦制药公司向美国 FDA 递交雷尼替丁仿制药的 ANDA 申请，并向 431 专利提出挑战，理由之一是该专利不具备新颖性。具体地，诺瓦制药公司的专家团队按照 658 专利的实施例 32 进行了 13 次实验，得到的总是 II 型晶型，因此认为 658 专利实质上已经公开了 II 型晶型，导致 431 专利不具备新颖性。葛兰素公司以"晶种污染"理论进行抗辩，并提交了当年的实验记录，证明依据实施例 32 得到的确实是Ⅰ型晶型。地区法院认为，鉴于根据 658 专利的实施例 32 既可以得到Ⅰ型结晶，又可以得到Ⅱ型结晶，因此诺瓦制药公司没能证明 658 专利必然只能得到Ⅱ型结晶，即 658 专利没有实质性内在公开Ⅱ型结晶，不能破坏 431 专利的新颖性。基于诺瓦制药公司提出的其他无效理由也不成立，最终维持 431 专利有效。1997 年 4 月，美国联邦巡回上诉法院维持了地区法院的判决。

鉴于一审法院的判决结果，诺瓦制药公司向美国 FDA 提交了另一份雷尼替丁仿制药 ANDA 申请，使用Ⅰ型雷尼替丁晶型为 API，并承诺在 658 专利到期之前不上市。最终诺瓦制药公司于 1998 年将盐酸雷尼替丁在美国上市，此时距离其向 FDA 提交第一份 ANDA 申请已经 7 年。也就是说，通过申请并保护Ⅱ型结晶，葛兰素公司成功地阻止了仿制药上市整整 7 年。

由于真正的多晶型物在化学组成上与原研药相同但微观晶体结构不同，导致其物理和化学参数出现某些差别，因此，晶型发明与一般的化合物发明最大的差别在于，需要用一种或多种能够表明其微观结构的物理和化学参数对其做出限定，并且能够与其他可能的晶型区分开来。实践中，最常使用的也最适合用于表征晶型的方式是 X 射线单晶或粉末衍射，其次是固体核磁、红外光谱。基于多种原因，有学者推荐使用多种参数（如用几种相互独立的分析方法得到的参数）对要求保护的晶型进行表征[27]。这样，如果审查过程中发现已经存在一种或多种固体形态，并使专利申请人被迫需要提供对比数据来证明所要求保护的晶型相对于先有技术的固体状态具有新颖性时，即使对比某一参数无法将二者区分开来，还可以通过其他类型参数的比较说明二者的差别。这是因为，想要在审查过程中提供新的参数表征来证明晶型的新颖性，实践中存在一定的困难。

仅仅是提供一种新的晶型可能还不足以使得晶型发明得到授权。比如，在欧洲专利局的审查实践中，如果一种新的晶型仅仅是对具有相同用途的相同化合物的已知晶体形式提供一种可供选择的方案，则这种新的晶型不满足创造性的要求[27]。因此，专利申请人最好在专利申请文件中通过确切的数据表明要求保护的晶型具有何种技术效果，同时说明这些技术效果是所属领域的普通技术人员根据有关结晶的常识所无法预料到的。如果在原始申请文件中没有提到这些技术效果，专利申请人在后续的审查过程中，很难有机会再去就这些技术效果提出创造性主张[28]。

（2）可药用盐专利

形成化合物的可药用盐是对原研药化合物进行后续开发的重要手段。具有酸或碱反应中心的化合物通过与可药用的酸或者碱反应形成盐，一方面有可能改善化合物的溶解性、生物利用度等性能，另一方面可能更便于药物的商业化生产。因此，对原研药化合物的可药用盐进行研究，也可能成为延长原研药保护期的一个重要手段。

可药用盐的形成通常不会改变化合物的生物活性谱，原研药公司在申请基本专利时，通常除了保护化合物本身之外，也会一并保护其可药用盐，有经验的原研药公司同时会在说明书中对于可以形成可药用盐的酸或者碱进行列举。这将导致可药用盐专利申请通常作为原研药化合物专利的选择发明存在，获得授权的概率降低。因此，如果要保护已知化合物的可药用盐，必须在专利申请文件中用确切的数据表明所要求保护的特定盐相比其他类型的盐具有更加突出的、难以预料的优良技术效果。

【案例 2-10】马来酸罗格列酮案

马来酸罗格列酮（rosiglitazone maleate）是葛兰素（GSK）公司的"重磅炸弹"级药物

之一，由于能够提高胰岛素的敏感性而被广泛用于治疗 2 型糖尿病，该药物 1999 年首次上市。罗格列酮的基础化合物专利是 EP306228，申请日是 1988 年 8 月 26 日，要求保护罗格列酮及其未限定类型的盐，该专利于 2008 年到期。

1993 年，葛兰素公司从 EP306228 公开的可药用盐的范围中，优选了罗格列酮马来酸盐，于 1998 年 4 月 21 日在美国获得专利授权 US5741803，成功地将罗格列酮的专利寿命从 2008 年延长 5 年到 2013 年。该专利在中国也顺利获得授权，专利号为 97122519.2，并一直持续 20 年，到 2013 年 9 月 4 日专利期届满。

在该专利的说明书中提到，所述可药用盐的稳定性非常好，同时，与相应的碱相比，其在水中有显著的溶解性，尤其是在水溶液中表现出异常的稳定性。这一技术效果的公开应该是该专利申请最终获得授权的根本原因。

（3）对映体专利

手性药物的研究开发一直是新药研发的重要方向和热点领域，原因在于将单一对映体化合物做成实际应用的药物制剂，药物的附加值将大大增加。有报道称，近些年单一对映体药物的年增长速度一直保持在 7%～8%。例如，1999 年，单一对映体药物制剂世界市场第一次达到 1150 亿美元，占世界药品市场总额 3600 亿美元的 32%；2001 年，其世界市场容量达到 1470 亿美元，占世界药品市场的 36%；到 2002 年，其全球销售额接近 1600 亿美元[29]。

推动手性药物发展的因素，起决定性作用的是基础生物化学研究的进展。根据手性药理学的研究，手性药物在生物体内的行为随着药物类型的不同，主要表现为以下四个方面[30]。

① 两个对映体中只有一个对映体有活性，另一个无显著的药理作用。例如，沙丁胺醇的（R）-对映体是其（S）-对映体药效的 200 倍。

② 两个对映体中一个有活性，另一个不但没有活性，反而有毒副作用。例如，"反应停"沙利度胺的（R）-对映体具有镇静作用，但其（S）-对映体却对胎儿具有致畸作用。

③ 两个对映体具有完全不同的生理活性。例如右丙氧芬是镇痛药，但左丙氧芬则是镇咳剂，二者表现出完全不同的生理活性。

④ 两个对映体具有等同或近似的同一药理活性。例如加替沙星。

基于手性药物的以上特点以及药物审批法规对于消旋体药物与单一对映体药物的不同要求，一方面，开发单一的对映体药物被认为是缩短新药研发周期、减少开发费用的有效手段；另一方面，针对专利药品开发其单一的对映体药物，有助于变相延长药品专利的保护期。

【案例 2-11】奥美拉唑案[29]

阿斯利康（Astra Zeneca）公司拥有奥美拉唑（omeprazole）的消旋体基本化合物专利，该专利于 2002 年到期，导致其在美国市场的销售额由 1999 年的 59 亿美元下降到 52 亿美元。针对这一情况，阿斯利康公司针对该药物展开进一步研究，成功分离出两个对映体，同时发现 S-构型的作用效果是 R-构型的 4 倍，并且在控制胃酸水平、症状减轻、食管愈合等方面均比消旋体优越。于是利用手性技术开发出该药的 S-构型，并通过申请专利成功延长了该药品的生命周期。

仅仅是从消旋体中分离出其单一对映体尚不足以获得专利权。为使单一对映体获得专利授权，专利申请人还必须在专利申请文件中提供充分的证据，表明所述单一对映体相对于消旋体产生了预料不到的技术效果，比如药物活性更高、毒性更小、不良反应更低等。

（4）制备方法及中间体专利

在药物基本专利中，除了保护产品本身之外，通常还会保护产品的制备方法。但是，基本专利中的产品制备方法一般来说仅是产品的一种合成方法，未必是适合产品大规模制造的商业化方法。随着产品的研发进程，原研药公司需要对更经济的产品制备途径进行探索研究，并及时将产品制备方法，包括相应的中间体及中间体制备方法进行专利保护，以便在产品上市的同时，在制备方法上也占得先机，避免受到围绕基本专利布局外围专利的竞争对手的牵制。

制备方法专利通常是通过在权利要求中限定原料、工艺过程、反应步骤、反应条件以及产品等特征予以保护的。与产品的限定不同，制备方法涉及的细节比较多，比如仅工艺条件就涉及加料顺序、反应温度、溶剂、压力等，如果将所有技术细节都限定到权利要求中，权利要求的保护范围就会很小。因此，可以选择在说明书中详细描述制备方法的细节，对于权利要求书，在保证权利要求清楚、能够被授权的前提下，尽量避免将更多的细节记载到权利要求中。

另外，基本专利的保护重点是新的产品，一般来讲，如果产品具备新颖性和创造性，该产品的制备方法，只要权利要求清楚且包含了实施该方法的所有必要的技术特征，通常也可以被授予专利权，在说明书中无需对该方法的效果进行说明。但是，作为后续专利布局的制备方法专利却不同，由于产品本身已经是已知产品，并且在现有技术中通常已经存在至少一种制备方法，所以需要在专利说明书中对于所述制备方法相对于该产品已知的制备方法在哪些方面能够产生何种优良的效果进行详细说明，必要的时候还需要借助于数据来表明新的制备方法具有预料不到的效果，比如，工艺步骤更简单、无需进一步纯化、收率更高等。

如果制备方法的反应步骤经历一种新的中间体，通过该中间体能够使得所述制备方法相比现有技术中该产品已知的制备方法产生预料不到的优良的效果，则这一中间体（包括该中间体的制备方法）可以与相应的终产品的制备方法在同一专利中予以保护。即使这一中间体的作用仅在于实施这一制备方法，没有任何其他的用途，该中间体也可以随着制备方法的授权获得专利权。尽管如此，作为新的中间体专利保护而言，仍然需要在专利说明书中详细描述该中间体的结构和制备过程，以使得所属领域的技术人员能够获得该中间体。

（5）制剂专利

药物制剂，是指为了适应治疗或者预防的需要，按照一定的剂型要求所制成的、可以最终提供给用药对象使用的药品。广义上，药物制剂既包括同一药物的不同剂型，也包括一种药物与其他药物联合形成的复方药物。药物制剂之所以可以获得专利保护，原因在于药理学研究发现，选择合理的制剂可以更好地发挥药物的治疗效果，即使是同一药物的不同剂型，作用和用途也有可能完全不同。

对于制剂的研究之所以一直热度不减，一方面是由于某些特定的制剂可以改进药物的作用窗、减少用药次数、方便患者或者满足市场的多样化需求等，因而存在市场需求；另一方面，将制剂专利作为后续专利布局也是原研药公司延长基本专利保护期的一种重要手段。

【案例 2-12】博乐欣案

博乐欣（effexor，商品名为文拉法辛），是美国惠氏制药公司（Wyeth Pharmaceutical）的拳头产品之一，用于治疗重性抑郁障碍、广泛性焦虑症以及伴随焦虑的抑郁症。该药最早在美国获得化合物基本专利 US4535186A，这一专利经延长期限后于 2008 年到期。在申请化合物专利之后，惠氏公司开发了缓释剂型（博乐欣 XR），并相继申请了两项专利 US5916923A 和

US6274171A，分别于 2013 年和 2017 年到期。该缓释剂型于 1997 年获得美国 FDA 批准后，连续数年全球销量超过 10 亿美元，2008 年销售额更是超过了 30 亿美元，占博乐欣销售份额的绝大部分。这一"重磅炸弹"药物的成功，成为在基本专利有效期内布局剂型专利从而变相延长化合物专利保护期的典型范例。

【案例 2-13】氟西汀案

氟西汀（fluoxetine）是由美国礼来公司（Eli Lilly and Company）研发的一种选择性 5-羟色胺再摄取抑制剂（SSRI）型抗抑郁药，最早于 1986 年在比利时上市。氟西汀的基础化合物专利是 US3106564，于 1963 年提出申请，在 20 世纪 80 年代已经过期。但是，在该基本专利过期后，礼来公司相继提交了氟西汀的分散片、肠溶微丸、缓释片、肠溶片、新型透皮给药制剂、脂质体固体制剂以及奥氮平和氟西汀的口服组合物制剂等多项专利，这些专利中，绝大部分中国同族专利目前仍处在专利保护期内（表 2-2）[31]。

表 2-2　氟西汀制剂专利一览表

专利号	发明名称	法律状态
CN95115241.6	氟西汀药物制剂	授权（2015 年 5 月 20 日到期）
CN98108778.7	氟西汀肠溶微丸	专利权终止（主动放弃）
CN99806619.2	氟西汀及其对映体的稳定剂型	公布后视为撤回
CN00122209.0	氟西汀肠溶微丸	授权（2018 年 4 月 24 日到期）
CN02156188.5	氟西汀药物制剂（分散片）	授权（2015 年 5 月 20 日到期）
CN02112232.6	氟西汀缓释片	授权（2022 年 6 月 26 日到期）
CN200310100915.1	盐酸氟西汀滴丸及其制备方法	公布后视为撤回
CN03116666.0	氟西汀肠溶片	授权（2023 年 4 月 29 日到期）
CN200510129939.9	盐酸氟西汀口腔崩解片及其制备方法	驳回
CN200710036207.4	一种治疗抑郁症的亲水性巴布剂（新型透皮给药制剂）	授权（2027 年 1 月 4 日到期）
CN200910056110.9	氟西汀胶囊及其制备方法	公布后视为撤回
CN200910162467.5	药物组合物（巴戟天寡糖提取与之的组合物）	授权（2029 年 8 月 6 日到期）
CN201110450767.0	盐酸氟西汀口腔崩解药物组合物	公布后视为撤回
CN201110394347.5	盐酸氟西汀口腔崩解片及其制备方法	驳回
CN201210071377.7	一种含有盐酸氟西汀的口服溶液	公布后视为撤回
CN201210222192.1	盐酸氟西汀脂质体固体制剂	授权（2032 年 6 月 29 日到期）

这一药物的开发过程说明即使化合物专利到期之后，也可以通过陆续申请一系列新型制剂专利，比如缓释剂、肠溶片、分散片、透皮给药系统等专利来延长药品的保护期，保持市场垄断权利。

由于在基本专利中通常都会涉及相关药物的标准制剂，如口服片剂等，因此，作为后续专利布局的制剂专利申请要想成功获得专利权，需要在专利说明书中对于剂型变化所能带来的效果超出医药领域的普通技术人员的预期进行详细描述，并辅之以相应的对比数据说明通过剂型的变化导致药物哪些方面的性能发生了预料不到的改变，会给药物的利用或者制药工艺带来哪些优越性。

（6）新医药用途专利

仅仅发现已知物质具有某种未被人们认识的特性，通常属于科学发现而不能被授予专利权。但是，医药产业中，许多有价值的科研成果就是因为发现了某些已知物质具有从未被人类所认识的新的治疗用途，使得其可以作为用于治疗某些疾病的新的药品，因此也能够产生显著的经济价值和社会价值。比如，阿司匹林一直被认为是最经典的镇痛剂，2009 年 5 月，美国预防署特别工作组发布《阿司匹林用于预防心血管病：USPSTF 推荐指南》，确认阿司匹林可以用于心血管病一级预防；除此之外，阿司匹林还被发现能够用于多种神经性疾病、帮助免疫治疗、治疗老年性白内障、先兆子痫、女性不孕和习惯性流产。2016 年 4 月，美国预防服务工作组再次发布指南，确认了阿司匹林可用于预防结直肠癌的用途。正是化学物质这种值得不断探索的魅力，使得在基本专利申请之后，投入一定的人力、物力代价开发新的医药用途，成为多数原研药公司的优选策略。

【案例 2-14】非索那定案

非索那定（allegra）是 20 世纪末推出的新一代抗组胺药物，由德国赫斯特和马里奥鲁塞尔公司研制开发，后成为赛诺菲-安万特公司（Sanofi-Aventis）旗下的品种。该药物的化合物基本专利是 US4254129A，2001 年到期。为了应对专利到期及 OTC 的竞争，赛诺菲-安万特公司通过新的适应证专利（即 US5375693A）开发了新的市场，将该药物在临床上成功用于治疗变应性鼻炎。该药物 1996 年 7 月首先在美国上市，2008 年、2009 年的全球销售额分别达到了 9.28 亿美元和 10.19 亿美元，并成功地将专利保护期"延长"至 2011 年[32]。

对于新的用途专利，在付诸专利保护时需要注意以下两点：

一是权利要求的撰写形式。根据中国专利法的要求，对于新的用途专利，如果撰写成"某一化合物用于治疗某一适应证的用途"，将会因属于《中华人民共和国专利法》第 25 条第 1 款第 3 项"疾病的诊断与治疗方法"而不能被授予专利权；如果撰写成"具有治疗某一适应证的某一化合物"，将因用途特征不能使化合物的组成或结构发生改变、不具有限定作用，从而相对于该化合物本身不具备新颖性，不能被授予专利权。因此，对于新的用途专利，应当撰写成"瑞士型"权利要求，即"某一化合物在用于制备治疗某一适应证的药物中的用途"。

二是专利审查中对表明已知化合物或药物新用途的实验数据有特殊要求。在专利申请说明书中除了要清楚地说明化合物或药物的组成及加工方法外，最重要的是，还必须以令人信服的实施例和数据充分公开该化合物或药物的医药用途、用法及治疗效果。

2.2.4　外围专利策略

外围专利是相对于基本专利而言的，是指某项专利并非制造某种产品的关键核心专利，但却是为了制造和生产这类产品、提高产品性能需要使用到的专利[33]。原研药保护的外围专利策略，指的是原研药公司为了避免自己的基本专利受到竞争对手的冲击，在基本专利的周围主动设置许多原理相同或类似的小专利的策略[7]。虽然外围专利策略与后续专利策略均是围绕基本专利进行的布局，但二者对基本专利的依赖程度完全不同，实施外围专利通常不会侵犯基本专利的专利权，但实施后续专利则会落入基本专利的保护范围之内。

原研药公司围绕化合物基本专利所形成的外围专利类似于"me-too"型专利。即在基本专利实际用于临床的具体化合物中，找到具有更合适的母核、更好的药效、更小的毒副作用等的专利突破口，并在此基础上对基本专利的化合物做出结构改进，形成众多围绕基本专利布局的新化合物专利及相关后续专利和外围专利。具体内容及案例将在本章 2.3.4 节予以介绍。

2.2.5 防御性专利策略

所谓"防御性专利策略",是相对于进攻性专利策略而言的,指的是企业在市场竞争中为避免竞争对手利用专利对企业的经营活动构成妨碍,采取保护本企业并将可能的损失降到最低程度的一种专利策略[7]。尽管原研药公司的专利策略多以进攻为主,但在有些情况下,为了保护核心专利,避免竞争对手在其核心专利周围形成外围专利,影响其依托核心专利的竞争优势,原研药公司也会同时采取一系列防御性专利策略。

2.2.5.1 研究公开策略

研究公开,又称文献公开,是指某些发明创造,经评估没有必要取得独占权,或者为实现独占付出的代价反而将得不偿失,但一旦被他人获得专利权又会妨碍本企业的实施时,原研药公司可以将发明创造的内容公开,通过破坏其新颖性从而阻止他人获得专利权[34]。比如,美国专利商标局公报中就有一个名为《防卫性公告》的专栏,专门刊载此类信息。

在专利密集的高科技领域,如通信、电子领域研究公开的案例较多,比如,据统计,"1950 年至今,IBM 每月自行出版技术公报,在技术公报中公开未申请专利的发明就有8000 件以上。"医药领域使用研究公开策略的案例并不常见,原因在于,该领域内一个新产品很可能仅包含一项专利,免费开放这项专利,将会使其他竞争对手群起仿效,导致该企业的产品市场极快萎缩,企业竞争力急剧下降;另外,该领域的技术预期性较差,一项产品或者技术未来是否能产生其他用途或者效果往往需要大量的实验,因此,任何企业都不太可能冒此风险。

研究公开的目的是阻止竞争对手取得相关发明创造的专利权,避免成为自身发展的障碍。为此,这种策略的运用,需仔细权衡利弊得失,慎重决策。即使决定采用研究公开策略,也需要注意以下几点:①可以适当利用不丧失新颖性的宽限期;②选择在较为小众的期刊或杂志上公开,既达到公开的目的,也避免对原研药公司的核心专利造成冲击;③在整体公开技术方案的同时,适当将部分技术细节作为技术秘密保留。

2.2.5.2 "纸面"专利策略

"纸面"专利(paper patent),有些情况下也称"泡沫"专利[34],是指同一企业就同一主题或相关主题申请大量较低质量的专利,这些专利或者不具备新颖性或创造性,或者其权利要求过于宽泛而不能被授权,或者即使获得授权,也具有较大的被宣告无效的可能性。

实践中,"纸面"专利的存在多半是出于商业考虑。例如,有些企业是为了显示其研发实力,增加谈判筹码;有些企业是为了获得融资,向投资人证明其业绩;有些企业则是为了给竞争对手设置障碍,通过将竞争对手卷入长期的、大量的诉讼中而打击竞争对手。

2.2.5.3 授权仿制药策略

授权仿制药(authorized generics)是与独立仿制药(independent generics)对应的一个概念,是指只需依据已被批准的原研药注册批件进行生产,不需要再次向药品注册管理部门申请注册批件的一种仿制药[35]。原研药公司采用授权仿制药策略,绝大多数情况是为了有效利用专利链接制度与第一个根据《Hatch-Waxman 法案》提出第Ⅳ段声明对专利有效性进行挑战的简化仿制药申请人抗衡。由于我国不存在像美国一样的专利链接制度,因此,授权仿制药策略仅对在美国的原研药公司有实际意义。

根据《Hatch-Waxman 法案》的规定,递交第Ⅳ段声明向专利药挑战并获得成功的第一个 ANDA 申请人,可以获得 180 天的市场独占期(有关专利内容可参见本章第 2.4.2 节),

这一优惠会增加仿制药公司挑战专利的积极性，也意味着在原研药专利到期之前，仿制药上市的可能性大大增加。为了应对这一挑战，原研药公司往往会在收到第Ⅳ段声明 45 天内，通过提起专利诉讼启动 30 个月的遏制期，并通过在此期间完成授权仿制药在 FDA 的备案和准备工作，从而使授权仿制药成为第一个上市的仿制药，以便通过销售授权仿制药来弥补因专利保护期提前终止而遭受的经济损失。

当然，通过授权子公司制造授权仿制药获得收益、弥补可能的损失仅是原研药公司授权仿制药策略的一个方面，许多原研药公司也会将授权仿制药作为一个重要的谈判手段。比如，当专利权是否被判无效或者仿制药公司是否侵权的结论不明朗时，原研药公司可能会向提出专利有效性挑战的仿制药公司提出和解，通过授权仿制药公司在专利到期前销售授权仿制药而终止诉讼。这可以说是一种双赢的结果，一方面，专利权依然有效，原研药公司可以继续其对于药品的垄断；另一方面，授权仿制药公司也可以达到在专利权有效期内上市的目的，并共享专利有效期。

2.3　仿制药专利策略

"仿制药"是相对于"原研药"而言的，虽然我国医药界针对仿制药的定义还存在一定的争议，但通常认为，所谓"仿制药"，是指与原研药具有相同的活性成分、剂量组成、给药途径、作用以及适应证，但在形状、释放机制、赋形剂（非活性成分）、包装和有效期等方面可以有所不同的仿制品[5]。从这一意义上讲，与原研药具有相似的作用机理或作用靶点，但在产品结构上进行了官能团的改进或者变更的 me-too 药或者 me-better 药仿中有创，并不属于严格意义上的仿制药。这类药物的实施不受限于原研药公司的专利束缚，近些年越来越受到制药企业的青睐。

由于原研药几乎全部是专利药，因此，对于仿制药的研发而言，如何有效地突破原研药的专利保护，是仿制药公司要考虑的最重要的问题。从实务操作角度，对原研药的相关专利进行分析，通过专利无效制度挑战原研药专利，在原研药核心专利周围抢先布局从属专利，并及时通过仿制创新形成具有与原研药抗衡的 me-too 药或 me-better 药专利，是仿制药公司需重点考虑的专利策略。

2.3.1　专利分析策略

要想突破原研药的专利束缚，仿制药公司需要考虑以下几个方面。

（1）检索所有相关专利，密切跟踪每一专利进展

找到原研药的基本专利及其相关专利网，并密切跟踪其专利进展。在 Pharma projects、Ensemble、*The Merck Index*、*Combined Chemical Dictionary* 等数据库或出版物中，针对每个药品，基本上都能找到其基本专利、专利持有者、专利优先权日、授权日等信息[36]，结合 WPI 等数据库中的同族专利信息，能够获知每一项专利在中国提交申请的情况。另外，仅仅获知原研药的基本专利尚不足矣，还必须检索并掌握与该药物有关的所有专利信息，因为原研药公司针对一项重要的发现，绝不可能仅停留于单纯的一项专利保护上，必然会运用周密的专利策略进行系列保护。只有这样，才可能针对该药物构建并形成完整的专利规避和防御策略，同时避免出现避开一项专利却不慎落入其他专利保护范围内的被动局面。

（2）找到重要专利，进行专利稳定性分析

对与原研药有关的所有有效专利进行分级，找到可能影响仿制药研发及上市的重要专利，逐一进行专利稳定性分析，评估通过专利无效宣告程序挑战专利权的可能性。进行专利稳定性分析时，可以粗略地按以下步骤进行：

① 阅读专利文件，判断相关专利是否属于可授予专利权的客体，权利要求的撰写是否清楚，说明书对于权利要求技术方案的公开是否充分。

② 复制相关专利的所有审查信息，包括原始提交的专利文件、审查意见通知书、专利权人的意见陈述等，对比原始申请文件和授权专利的权利要求书，判断审查过程中对于专利文件的修改是否满足《中华人民共和国专利法》第33条的规定。

③ 自行或者最好是委托比较权威的专利检索机构对相关专利进行检索，获取所有现有技术或者其他类型文件，对这些文件进行分级，判断是否存在影响相关专利的新颖性或创造性的对比文件。如果存在，这些对比文件是如何影响相关专利的新颖性或者创造性的？

④ 必要的时候可以安排公司科研人员进行验证实验，对相关专利或者对比文件中的技术内容进行确认，并注意及时对证据进行保全，以便做出更准确的判断。

⑤ 形成专利稳定性分析报告。分析每一项重要专利被宣告无效的可能性，评估谈判筹码，制订整体策略。

（3）结合稳定性分析结果，进行专利侵权预警分析

结合专利稳定性分析结果，对于被宣告无效可能性较小的专利，分析仿制药侵犯这些专利权的可能性。侵权预警分析，是将仿制药本身与相关专利权利要求的技术特征逐一进行对比，看制造、销售仿制药的行为是否落入相关专利权利要求的保护范围。当然，对化合物基本专利而言，在专利有效期内制造并销售仿制药的行为必然会侵犯该化合物专利的专利权，但是，假如原研药在中国不存在化合物基本专利或者其基本专利已经被宣告无效，或者被宣告无效的可能性非常大，要评估的是原研药的后续晶体专利、制备方法专利或者该化合物的衍生物专利等，就需要判断仿制药是否全面覆盖了相关专利权利要求的全部技术特征。如果仿制药没有再现相关专利权利要求的全部技术特征，或者有一个技术特征与专利权利要求不相同也不等同的，则仿制药不会侵犯相关专利的专利权。

在进行侵权预警分析时，可以考虑顺序遵从以下几个步骤：

① 对相关专利权利要求进行技术特征划分。在划分技术特征时，不能简单地把一句话作为一个特征，要考虑技术特征的独立性和价值性。

② 相应地以类似的方式和角度对仿制药进行技术特征划分。

③ 二者进行技术特征对比。为清晰起见，可以采用列表的方式进行对比，判断仿制药是否再现了相关专利权利要求的全部技术特征。如果权利要求的全部特征均在仿制药中能够得到体现，则仿制药将侵犯相关专利的专利权；如果有一个特征不相同，需要判断不相同的特征是否构成等同，亦即要判断二者是否属于基本相同的手段，是否用于实现基本相同的功能，是否产生了基本相同的效果，并且所属领域的普通技术人员是否能够显而易见地想到相应的改变。如果答案是肯定的，二者将构成等同；如果答案是否定的，则不构成等同，仿制药不会侵犯相关专利的专利权。

④ 形成侵权预警分析报告。逐项分析仿制药的研发和制造是否会侵犯原研药的专利权、可能会侵犯哪一项专利权；是否有可能绕开专利束缚；以及如果绕不开专利束缚，如何控制研发进度避免侵权警告等，并制订整体规避策略。

（4）注重在审申请，进行专利授权可能性分析

实务中，在对原研药进行分析时，不仅要注重已经授权的专利，还要关注在审专利申请，因为这些专利申请未来的授权也有可能影响到仿制药的研发和上市进程。对在审专利申请的授权可能性分析，方法与对授权专利的稳定性分析类似，唯一的区别是，不能仅分析在审权利要求书，还需要分析说明书中是否存在可以通过修改引入到权利要求书的内容。这是因为，在审查过程中，专利申请人有权利通过修改专利文件，增加未记载在权利要求书中的内容克服可能存在的缺陷。相反，按照目前的审查规则，在专利授权后，即使修改，专利权人也只能在授权专利权利要求书的范围内进行特征组合，无法将仅记载在说明书中而未记载在授权的权利要求书中的技术特征补入权利要求。

2.3.2　专利无效宣告策略

根据《中华人民共和国专利法》第45条规定，任何单位或者个人认为专利权的授予不符合《中华人民共和国专利法》及《专利法实施细则》的有关规定，可以请求专利复审委员会宣告专利权无效。这一规定不仅是法律提供给社会公众监督并纠正专利局不当授权的重要途径，也成为仿制药公司在药物研发过程中清除专利障碍、挑战原研药专利的重要手段。

大多数国家的专利法中都设有类似于我国无效宣告的程序，许多制药公司也存在利用专利无效宣告程序挑战原研药专利的成功案例。比如，2001年，印度制药巨头兰伯西制药公司向葛兰素史克公司生产的抗生素"西力欣"发起了专利有效性挑战，最终兰伯西公司于2002年6月赢得了销售仿制药"头孢呋辛"的权利；2003年，兰伯西公司又对辉瑞公司的"重磅炸弹"级药物"立普妥"发起了专利有效性挑战，并于2008年6月与辉瑞公司达成和解。

仿制药公司提起专利无效宣告请求，既可以在收到原研药公司的侵权警告之后，也可以在立项之前主动提起无效宣告请求，提前扫除专利障碍。提起无效宣告请求的目的是向原研药公司施加压力，最终目标并不一定是宣告专利权全部无效，也可以是迫使专利权人尽可能缩小其权利保护范围、达成许可或者和解。

【案例2-15】来那度胺案

来那度胺（lenalidomide）是美国赛尔金（Celgene）公司开发的新一代抗肿瘤药，主要用于治疗骨髓增生异常综合征和多发性骨髓瘤。2005年12月27日，FDA首次批准来那度胺胶囊上市。根据赛尔金公司的年报显示，来那度胺2013年的销售收入为42.8亿美元，2014年达到49.8亿美元，增长率为16.4%，预计到2020年将突破100亿美元。

赛尔金公司围绕来那度胺在中国共申请了29项专利，其中部分核心专利的有效期到2023年。如化合物基本专利ZL 97180299.8，2017年7月到期，适应证专利ZL 03816899.5到2023年到期。由于该药物在中国仅有进口药物，因此，为了能够尽早在中国上市，双鹭药业公司的子公司南京卡文迪许生物工程技术有限公司于2012年提出无效专利权的挑战，专利复审委员会做出第21646号无效宣告请求审查决定，以所有权利要求均不具备创造性为由宣告专利权全部无效，并最终被二审法院维持。这一案件成为我国仿制药公司在上市之前成功挑战原研药专利的一个典型。

除了来那多胺之外，许多"重磅炸弹"药物均遭到仿制药公司的无效挑战，比如著名的伟哥案、立普妥案等。仿制药公司提起无效宣告请求，关键是要对目标专利进行深入分析，找出不应授予专利权的理由。根据《专利法实施细则》第65条的规定，宣告专利权无效的

理由包括：权利要求不具备新颖性、创造性或实用性，说明书公开不充分，权利要求得不到说明书的支持等。实务中，在提出无效宣告请求时，需要注意以下几个方面：

① 充分检索并准备相关证据。包括复制所有审查过程的文件，全面检索现有技术文件，保全需要提交的证据。

② 认真准备无效宣告请求书。以一定的法律逻辑顺序，针对需要请求宣告无效的权利要求撰写无效宣告理由。一般来讲，可以按是否属于《中华人民共和国专利法》规定的保护客体，权利要求是否清楚，说明书对于权利要求的公开是否充分，权利要求能否得到说明书的支持，权利要求的修改是否超范围，权利要求是否具备新颖性和创造性的顺序撰写无效请求理由。仅仅认为权利要求不符合哪一条款的规定尚不足矣，还必须详细分析为什么不符合这一条款的规定，必要的时候结合证据予以说明。尽量避免泛泛地使用"公知常识"或"本领域常规手段"的说法，即使是对于公知常识，也尽可能准备好相应的手册或者教科书等证据以备不时之需。避免用 3 篇以上的对比文件结合来评价一项权利要求不具备创造性，因为在很多情况下，需要很多篇对比文件结合本身就说明获得技术方案的不容易。另外，有些法条之间存在相互关联，尽量避免针对同样一个事实在不同的条款中做出相互矛盾的认定。

③ 要充分考虑到专利权人可能的修改。除了删除权利要求、权利要求中的某一或某些技术方案之外，专利权人还可以将权利要求书中的技术特征合并形成新的权利要求。因此，在提出无效宣告请求时，就尽可能针对每一权利要求进行举证和具体说明理由。另外，当专利权人确实以合并方式修改权利要求时，要关注修改后的技术方案在原始申请文件中是否有记载，是否存在修改超范围的缺陷。

④ 做好出席口头审理以及庭审的准备。准备证据的原件、公证书等用于表明证据真实性的材料。

总之，提起无效宣告请求是要给原研药公司施加压力，一方面，要选择合适的提出无效请求的时间；另一方面，还要尽可能做到有的放矢。

2.3.3　从属专利策略

从属专利是相对于基本专利而言的。所谓"从属专利"，又称改进专利，是指一项在后申请专利是对一项在先申请专利的改进，它在采用在先基本专利技术方案的同时，又增加了新的技术内容，并符合《中华人民共和国专利法》规定的授权条件而获得专利权[19]。由于从属专利是在基本专利的基础上增加了新的技术特征或者发现了新的用途，所以从属专利的实施必然会落入基本专利的保护范围，也必然依赖于基本专利技术的实施，实施从属专利需要得到基本专利权人的许可，未经基本专利权人许可，从属专利权人实施从属专利也将侵犯基本专利的专利权。

密切跟踪原研药公司的专利申请情况，并及时围绕原研药核心专利布局从属专利，是仿制药公司变被动为主动的重要手段，其目的是与原研药公司"抢占"核心专利外围的"地盘"，通过布局从属专利达到与原研药公司交叉许可的目的。

有学者对兰伯西、梯瓦等大的仿制药公司的专利保护情况进行了分析，并通过标引其专利申请中引用专利的归属公司进行研究，发现默克、辉瑞、诺华、礼来、阿斯利康、百时美施贵宝等原研药公司的核心专利更容易受到关注，并且这些仿制药公司都在围绕原研药公司的核心专利进行从属专利的密集布局。图 2-9 示出兰伯西和梯瓦公司围绕辉瑞公司的核心专利密集布局从属专利的情况[37]。

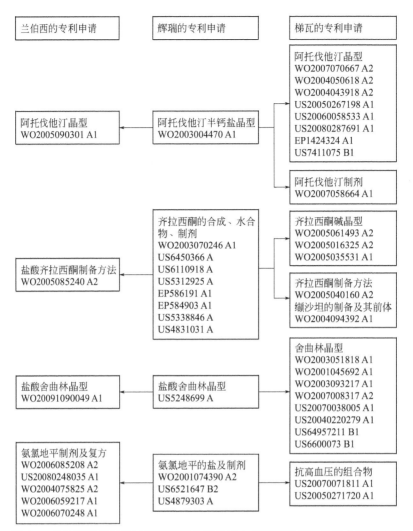

图 2-9　兰伯西和梯瓦公司围绕辉瑞公司的核心专利密集布局从属专利的情况

　　仿制药公司围绕化合物基本专利进行从属专利布局的思路与原研药公司布局后续专利的思路是基本一致的。具体来讲，可以在以下几个方面重点做出研究。

2.3.3.1　在基本专利范围内进行选择发明

　　为了得到最为宽泛的保护范围，原研药往往以通式化合物的形式进行专利申请，每个通式化合物范围内都包括多种具体化合物。由于原研药公司在提交基本专利申请时不可能合成通式范围内的所有化合物，或者不可能对已经合成的所有化合物进行充分的药理活性研究，这就为仿制药公司在通式化合物范围内进行选择发明提供了契机。仿制药公司可以在跟踪检索原研药公司专利文献的基础上，有选择地合成通式范围内在基本专利中没有具体公开的化合物，并对其药理活性进行研究，如果能找到效果更好或者具有预料之外的效果的具体化合物，就可以形成选择发明。

　　选择发明的成立有两个条件：一是落在在先专利的范围内，二是在先专利中未明确公开。为了使选择发明能够被授权，在提交选择发明专利申请时，需要用翔实的证据表明在大范围内所进行的选择能够产生预料不到的技术效果，尤其是要与大范围内已经明确公开的化合物进行对比，表明做出选择需要付出创造性的劳动。

2.3.3.2 围绕化合物进行改进发明

可围绕化合物基本专利开发的常见的从属专利类型包括化合物的前体、代谢物、盐或其他衍生物、晶型、制剂（包括组合物）、不同的制备方法、中间体及其制备方法以及化合物的新医药用途。另外，也可考虑单一的旋光异构体及其拆分方法。在改进发明的专利申请中，除了要对改进发明的内容予以清楚介绍之外，用翔实的数据充分记载所述改进发明相比原研药本身在哪些方面取得了优异的、所属领域的普通技术人员难以预料的效果是获得专利授权的前提条件。

【案例 2-16】孟鲁司特案

孟鲁司特（montelukast）是由默克（Merck）公司开发的一种止喘用药，在美国拥有化合物基本专利 US5565473A，2012 年 2 月 3 日到期。在中国没有化合物专利保护，但有一项制备方法专利，专利号为 94194671.1，1999 年 11 月 24 日到期。该专利要求保护的方法步骤如图 2-10 所示。

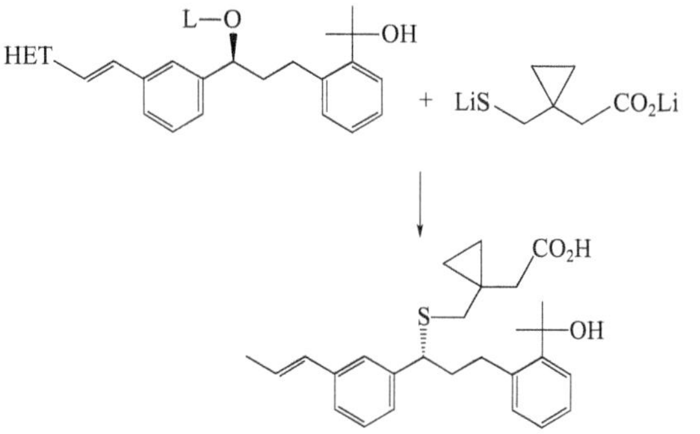

为避开上述专利的束缚，北京上地新世纪生物医药研究所于 2001 年提出第 01136946.6 号专利申请，要求保护孟鲁司特钠的一种新的制备方法。具体步骤如图 2-11 所示。

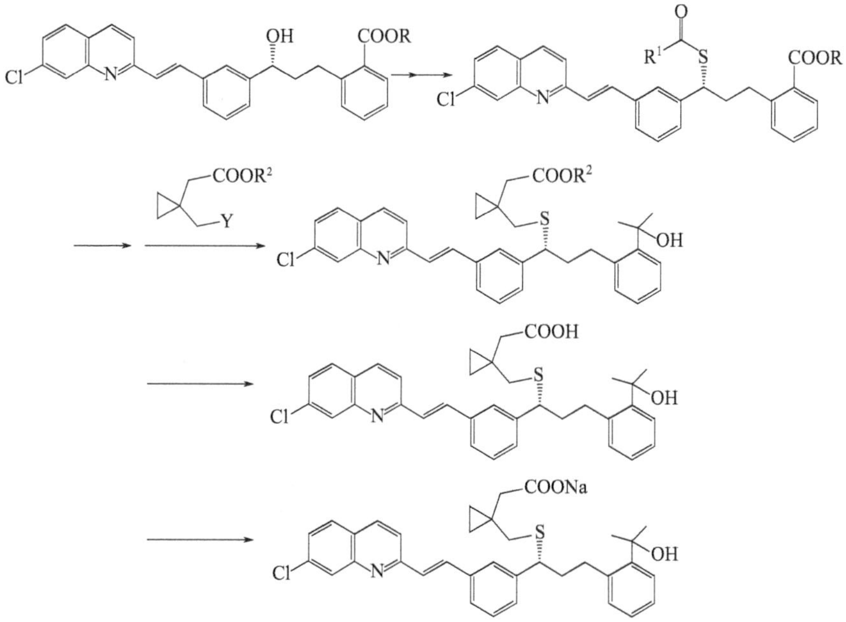

图 2-10 孟鲁司特在先专利的方法步骤

图 2-11 孟鲁司特在后专利的方法步骤

与在先专利相比，二者的区别在于 C—S 键的连接顺序，在先专利在最后一步反应形成 C—S 键，而在后专利则是先形成 C—S 键，最后才连接环丙烷片段。通过以上步骤顺序的变化，在后专利成功避开了在先专利的束缚。同时，在后专利在保护制备方法的同时，也一同保护了新的中间体（**5**）。

5

在本章"2.2.3.3 后续专利布局"一节中曾介绍过原研药公司可以通过开发手性对映体专利布局后续专利。相应地，仿制药公司也可以将这一改进渠道作为布局从属专利的手段。事实上，对于手性药物的研发也催生了许多重在研究手性技术服务、消旋体转化的中小型企业，他们对其他公司成功上市的药物进行单一对映体研究开发，重新申请专利并占有市场，通过将专利权许可给原生产公司、许可给第三方或者自己将该药物上市来赢得利润。其中最有影响的是 Celgene 公司和 Sepracor 公司[38]。

2.3.4 创新性仿制策略

仅围绕原研药公司的核心专利布局从属专利并不能改变被动的局面，只有通过创新性仿制才有可能使仿制药公司以最低的成本、最短的时间摆脱被动。所谓"创新性仿制"，是指在他人的研究成果之上进行研究，寻求突破，找到具有良好活性又在他人专利保护范围之外的新化合物[39]。由于这种方法基于现有的有效化合物的结构类型，研发成功率高、投资小、周期短，因此成为全世界范围内被广泛采用的策略，不仅被知名仿制药公司所利用，也受到许多品牌制药公司的青睐。

创新性仿制通常是对已有药物化合物进行结构修饰或改进。如果经过修饰或改进后的新化合物达到本领域的普通技术人员无法预料的效果，比如药物活性明显提高、毒副作用显著下降、具有已有药物化合物没有的性质，就有可能获得新化合物专利，因此成为绕开原研药公司专利束缚最有效的方式。根据创新程度的强弱，业界又将创新性仿制药分成两类：一类是 me-too 药，另一类是 me-better 药。所谓"me-too 药"，通常指一种新的分子实体，它与某种已经上市的药品具有相似的化学结构或相同的药理作用，但在治疗应用上具有某些优点[40]。所谓"me-better 药"，则指不仅在结构上对已有的药物进行了修饰或改进，而且在疗效、副作用、给药途径等方面均明显优于上市的药品的新的分子实体。

通过创新性仿制方式开发新化合物专利的成功案例非常多，例如，在第一代 H_2 受体拮抗剂西咪替丁的基础上，葛兰素史克公司开发出了疗效更好、副作用更轻的雷尼替丁，而山之内则开发出了特异性更高的法莫替丁。

【案例 2-17】兰索拉唑案

奥美拉唑是阿斯利康公司研制的第一个用于治疗溃疡的质子泵抑制剂，1974 年申请通式化合物专利，1979 年获得具体化合物的保护（EP005129），1988 年上市，10 年后成为世界排名第一的畅销药。

6 奥美拉唑

7 兰索拉唑

在奥美拉唑的基础上，日本武田（Takeda Pharmaceutical）公司进行化合物结构改造，成功开发了兰索拉唑（lansoprazole），并获得专利保护（EP174726）。比较二者的结构可以看出，二者在主体结构上完全相同，最主要的区别在于吡啶环上的取代基：奥美拉唑的吡啶环上带有一个甲氧基，而兰索拉唑的吡啶环上则带有一个三氟乙氧基。通过这一修饰，兰索拉唑在保持与奥美拉唑相似的作用机制的情况下，亲脂性增加，生物利用度提高 30%，对幽门螺杆菌的抑菌活性约为奥美拉唑的 4 倍，因此能更迅速地透过壁细胞发挥药效，迅速缓解疼痛、胃灼热等症状[41]。

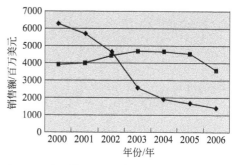

图 2-12　奥美拉唑和兰索拉唑的销售情况对比
◆ 奥美拉唑；■ 兰索拉唑

有学者对奥美拉唑和兰索拉唑的销售情况进行了研究（图 2-12）[42]。从图示结果可以看出，兰索拉唑作为奥美拉唑的 me-too 药，自 1992 年上市之后，到 2000 年销售额就超过了 39 亿美元，在 2002 年奥美拉唑专利保护期届满后，兰索拉唑的销售额更是超越了奥美拉唑。

2.4　不同国家药物专利制度的比较研究

自专利制度建立以来，目前全世界已有 90 多个国家根据各自的工业进程和科技发展情况颁布了专利法。医药领域被认为是专利制度应用最为适合也最为成功的技术领域。由于药物专利保护政策与国计民生息息相关，因此，各个国家针对药物专利保护的法律规定带有明显的国家主权和政策倾向。

2.4.1　药物专利可授权客体的比较

针对药物发明能否被授予专利权，各个国家虽然具体的规定略有差异，但基本都包括四个方面的要求：①是否属于可被专利保护的客体；②权利要求是否清楚；③说明书的公开是否符合要求；④是否具备新颖性、创造性和实用性。其中，可专利保护的客体方面的差别最体现"国家特色"。表 2-3 简单示出几个不同国家可予专利保护的客体的比较。

表 2-3　不同国家可予专利保护的客体的比较

保护主题	美国	日本	欧洲	中国	印度
化合物、组合物、药物制剂、产品制备方法	√ 但排除分离的天然存在的物质	√	√	√	√ 但排除已知物质的盐、酯、醚、多晶形体、代谢物、纯化形式、粒径、异构体、异构体的混合物、络合物、联用形式及其衍生物

保护主题	美国	日本	欧洲	中国	印度
产品的医药用途	√ 以医药用途的形式保护	√ 以"用于某一医药用途的产品"的形式保护	√ 以"用于某一医药用途的产品"的形式保护，但是，对于第一药用，可以不限制具体用途，直接写成"用作药品的物质X"，对于第二药用，需要说明具体应用的适应证	以"瑞士型"权利要求的形式保护	×
疾病的诊断与治疗方法	√	×	×	×	×

2.4.1.1 医药产品

就药物专利保护的可授权客体而言，美国被认为是世界范围内专利保护范围最宽的国家。根据美国《专利法》第101条的规定和《案例法》的既往判例，任何化学药品、生物药品、与疾病诊断和治疗有关的基因序列、产品的医药用途、疾病诊断和治疗方法均可以给予专利保护，除非其属于自然规律、物理现象和抽象概念。

自2013年6月美国最高法院就Association for Molecular Pathology v. Myriad Gene. Inc. 案判决[43]后，美国专利商标局对其审查指南进行了修改，将仅仅通过分离得到的天然产物，无论是基因片段还是有机化合物，均不再划入可给予专利保护的客体范围。美国最高法院在Myriad案中所持的观点也许在一定程度上反映出美国针对生物医药技术发展的调控政策，但是也引发了世界范围内广泛的讨论。澳大利亚联邦法院在类似的Darcy v. Myriad一案中，针对美国最高法院Myriad案进行了简要评论，认为美国最高法院把关注点放在了物质的信息性而非结构性上，认为该专利中"要求保护的并不是人体中存在的核酸本身，而是从细胞中分离出来的核酸。所要求保护的产品与天然存在的产品存在结构上的区别，更重要的是，其因为分离而产生了功能上的差异"，因此认为分离的核酸也是可以给予专利保护的。

2.4.1.2 产品的医药用途

对于发现了物质的医药用途的发明，美国允许直接将权利要求撰写为"XX物质的医药用途"的形式，日本允许撰写为"具有某一医药用途的产品"。在我国，用途专利实质上为方法专利，物质的医药用途被归属于疾病的治疗方法而不能被授予专利权。但是，发现某一物质的医药用途，对于全社会和人类发展无疑是有益的，因撰写形式而对其一概排除授予专利权也与《中华人民共和国专利法》的初衷不相一致，因此，我国专利实践中允许将这类发明撰写成"瑞士型"权利要求，即"某一物质在制备用于预防和治疗某一适应证的药物中的用途"，一方面，对于医生使用该药物的治疗行为进行豁免，另一方面，又将未经专利权人许可而制造专利药物的行为纳入侵犯专利权的范畴，从而对这类发明给予折中的保护。

欧洲对于物质医药用途的发明通常要区分第一药用和第二药用。如果是首次发现已知物质可以用于某一医药用途，允许在权利要求中直接宽泛地限制"用作药品的物质X"，无需限定具体应用的适应证，从而对该药品给予第二次产品保护。但是，如果是发现已知药物的新用途,尽管在形式上可以保护"具有某一具体药用的产品",但必须限定具体的适应证。无论撰写成哪种形式,仅能理解为用途权利要求。

印度对于产品医药用途的保护最为严格,无论是发现已知物质的新性质还是新用途,均被排除在专利保护客体之外。

2.4.1.3　疾病的诊断与治疗方法

美国是少数几个可以给疾病诊断和治疗方法授予专利权的国家。为了避免出现医生因选择最优的受专利权保护的医疗方案而受到侵权指控,1996 年美国对《专利法》进行修改,对专业医疗人员在医疗活动中使用专利医疗方法的行为予以侵权豁免。除了美国之外,几乎其他所有国家出于人道主义考虑,均把疾病的诊断与治疗方法排除在可授予专利权的客体之外。

2.4.2　与药品行政管理相关的专利问题

药品作为一种与人类生命健康直接相关的特殊商品,其技术创新和研发投资回报可以通过专利制度得到保障,但其安全性、有效性和质量可控性则需要通过药品行政审批管理来规制[44]。虽然许多国家对于药品专利保护和行政审批之间的关系都通过法律或者政策的形式予以规范,但美国无疑是在药品行政审批和专利保护的衔接上制度最完善、运行最有效的国家,尤其是 1984 年颁布的《Hatch-Waxman 法案》,被认为是目前平衡原研药和仿制药公司利益的最完美的制度。

表 2-4 以《Hatch-Waxman 法案》中涉及两个制度衔接的主要内容为依据,对比了中美两国有关药品专利保护与行政审批的衔接规定。

表 2-4　中美两国有关药品专利保护与行政审批的衔接比较

比较项目	美国	中国
Bolar 例外	仿制药公司为了满足 FDA 审批需要,在专利有效期内,未经专利权人允许制造和试验专利药品(包括医疗器械)的行为,不视为侵犯专利权	为提供行政审批所需要的信息,制造、使用、进口专利药品或者专利医疗器械的,以及专门为制造、进口专利药品或者专利医疗器械的,不视为侵犯专利权[45]
专利链接制度	① 原研药公司提交 NDA 申请时,需要提交覆盖药品或其制备方法的所有专利的专利号和到期时间(橘皮书信息),并由 FDA 公开 ② 仿制药公司提交 ANDA 申请时,需要提交第Ⅳ段声明,如果第Ⅳ段声明中存在第四种情况,FDA 会在申报后 20 天内,将 ANDA 申报信息通知每一个专利权人或新药批件持有人 ③ 收到第Ⅳ段声明 45 天内,原研药公司可以提起诉讼,要求法院裁定相关专利有效,和/或 ANDA 申请人侵权,同时将法院受理诉讼的情况通知 FDA ④ 如果提起诉讼,FDA 将给予 30 个月的遏制期,等待双方解决诉讼 ⑤ 递交第Ⅳ段声明向专利药挑战并获胜的第一个 ANDA 申请人,可以获得 180 天的市场独占期	① 申请人应当对其申请注册的药品等,提供申请人或者他人在中国的专利及其权属状态的说明;他人在中国存在专利的,申请人应当提交对他人的专利不构成侵权的声明。对申请提交的说明或者声明,CFDA 应当在行政机关网站予以公示;药品注册过程中发生专利纠纷的,按照有关专利的法律法规解决[46] ② 对他人已获得中国专利权的药品,申请人可以在该药品专利权届满前 2 年内提出注册申请。CFDA 审查符合规定的,在专利期满后核发药品批准文号[47]
专利保护期延长制度	因美国专利商标局审查或者行政许可引起,药品的专利期最长可延长 5 年,但专利延长期加上市后剩余的专利期总计不能超过 14 年,并且一种药物只能延长一个专利的保护期	

对比可以看出,虽然我国《药品注册管理办法》中亦存在提供相关专利列表和提交不构

成侵权声明等要求，但是，就药品专利保护和行政审批之间的衔接而言，具体操作层面的规定还不够明确，也不够完善，需要在今后的立法或者政策层面上进一步细化。

2.5 结语

知识产权保护，尤其是专利保护对于新药研发非常重要。

原研药的专利保护，需要结合药物研发进程，立体性地采取多种不同的策略，形成对研发成果的多方位保护。从操作性角度，大致可以划分为专利分析策略、专利申请策略、基本专利策略、外围专利策略和防御性专利策略等多种策略。通常在发现并确认靶点后的两年左右时间考虑以通式化合物结合具体化合物的形式布局基本专利，之后依托研发进程，有节奏、有步骤地布局后续专利和外围专利。

对于仿制药的研发而言，紧密跟踪原研药相关专利进展的专利分析策略更为重要。如果在此基础上，能够围绕原研药核心专利迅速布局从属专利并进行创新性仿制，形成具有自主知识产权的 me-too 药或 me-better 药，将有机会变被动为主动，以较低的成本、较短的周期达到与原研药公司抗衡的地位。

参考文献

[1] 袁红梅.药品知识产权以案说法.北京：人民卫生出版社，2015.
[2] 中华人民共和国专利法.第9条第1款.
[3] 袁红梅，金泉源.药品知识产权全攻略.北京：中国医药科技出版社，2013.
[4] Pfizer financial reports：notes to consolidated financial statements. Pfizer Inc，2002-2012.
[5] 李新刚，赵志刚.从临床疗效角度谈原研药和仿制药的区别.药品评价，2013（12）：8-13，21.
[6] 张崖冰，胡善联，彭颖，等.国内专利后原研药及其仿制药的现状研究.中国卫生经济，2013，32（6）：21-23.
[7] 徐家力.企业专利战略研究.北京论坛（2007）文明的和谐与共同繁荣——人类文明的多元发展模式："全球化趋势中跨国发展战略与企业社会责任"法学分论坛论文或摘要集（上），2007：356-372.
[8] 刘桂明.药物专利策略.2014级国际药物工程管理硕士课程讲义.
[9] 专利复审委员会第6874号无效宣告请求审查决定.北京市第一中级人民法院（2005）一中行初字第602号行政判决书.
[10] BRISTOL-MYERS SQUIBB COMPANY v. TEVA PHARMACEUTICALS USA，INC. 752 F. 3d 967（Fed. Cir 2014）.
[11] 专利复审委员会第47530号复审请求审查决定.最高人民法院（2015）知行字第352号行政裁定书.
[12] 专利复审委员会第45016号复审请求审查决定.最高人民法院（2015）知行字第342号行政裁定书.
[13] 专利复审委员会第13582号无效宣告请求审查决定.最高人民法院（2014）行提字第8号行政判决书.
[14] 最高人民法院（2014）行提字第8号行政判决书.
[15] 专利复审委员会第6525号无效宣告请求审查决定.最高人民法院（2009）知行字第3号行政裁定书.
[16] 山东省济南市中级人民法院（2008）济民三初字第4号民事判决，山东省高级人民法院（2010）鲁民再字第33号民事判决，最高人民法院（2012）民提字第10号行政判决书.
[17] 《最高人民法院关于审理侵犯专利权纠纷案件应用法律若干问题的解释》第6条，2010年1月1日实施.
[18] 最高人民法院（2009）民提字第20号民事判决书.
[19] 赵贤，邵蓉.从药品基本专利和从属专利看我国医药企业专利战略.上海医药，2005，26（6）：

253-255.

[20] 毛近隆，林翠霞，孙蓉．降脂药阿托伐他汀的美国专利保护策略．中国新药杂志，2014，23（18）：2101-2105.

[21] 冯妍，杨悦，陈铮．阿托伐他汀钙知识产权保护策略分析．中国药物评价，2014，31（6）：362-365，369.

[22] McCrone W C. Polymorphism//Fox D，Labes M M，Weissberger A. Physics and Chemistry of the Organic Solid State：vol 2. New York：Wiley Interscience，1965：725-767.

[23] Bernstein J. Polymorphism in Molecular Crystals. Oxford：Clarendon Press，2002.

[24] Food and Drug Administration. International Conference on Harmonization：Guidance on Q6A specifications：test procedures and acceptance criteria for new drug substances and new drug products：Chemical substances. Federal Register，2000，65（251）：83041-83063. http://www. fda. gov/cber/gdlns/frich 122900. pdf.

[25] Bernstein J. Polymorphism in Molecular Crystals. Oxford：Clarendon Press，2002.

[26] 皖清．药物晶型专利保护．北京：知识产权出版社，2016.

[27] 任晓兰，刘桂英．欧专局关于多晶型发明的审查．中国发明与专利，2010（5）：101-104.

[28] 最高人民法院（2011）知行字第 86 号行政裁定书.

[29] 王普善，王宇梅．手性药物开发战略的再认识．精细与专用化学品，2004，12（10）：4-8.

[30] 廖永卫，陈卫平．手性药物与单一对映体药物的发展．国外医药，1993，17（1）：9-17.

[31] 李俊丽．基于专利分析的抗抑郁药物发展研究．郑州：河南大学，2014.

[32] 刘启明．专利即将到期的重要药品及其仿制药前景分析．中国发明与专利，2011（10）：17-20.

[33] 张莹．从核心专利和外围专利的关联性论企业专利战略．科技创业月刊，2013（1）：17-19.

[34] 袁真富．专利反向运用策略及其风险评估．中国高校与产业化，2009（10）：44-47.

[35] 刘立春，朱雪忠．中国制药企业在美国市场中应对授权仿制药竞争的策略研究．中国药学杂志，2013，48（14）：1217-1222.

[36] 陈庆．仿制药及其药品专利法律问题研究．南京：南京中医药大学，2006.

[37] 张辉，刘桂英．仿制药企业的专利策略探析．中国新药杂志，2014，23（1）：11-16.

[38] 李伟．手性药物方兴未艾．上海医药情报研究，2003（1）：5-10.

[39] 徐晔．国内制药企业专利策略模式研究——以华东医药为例．杭州：浙江工业大学，2008.

[40] 赵晓宇．药物研发相关的专利策略研究．北京：中国人民解放军军事医学科学院，2007.

[41] 刘宇宏．近年来质子泵抑制剂的研究进展．中国新药杂志，2001（3）：161-164.

[42] 朱建英．年度全球畅销药 500 强．上海：上海医药工业研究院，2007：1-60.

[43] D'Arcy v. Myriad Genetics Inc.［2014］FCAFC 115.

[44] 张晓东．医药专利制度比较研究与典型案例．北京：知识产权出版社，2012.

[45] 中华人民共和国专利法．第 69 条第 5 款.

[46] 中华人民共和国药品注册管理办法．第 18 条.

[47] 中华人民共和国药品注册管理办法．第 19 条.

第 3 章

国内外新药审批法规、医保政策与新药研发

高柳滨　周映红　高月红

　　孟子曰："不以规矩，不能成方圆。"墨子亦云："执其规矩，以度天下之方圆。"普天之下，各行各业的健康有序发展都得益于法律规范的保驾护航。"法"促使从业者行有遵循，言有法度，告知并提醒违"法"之严重后果。制药行业关乎人类健康，为了保障整个行业的良好健康发展及保护消费者权益，世界各国均不遗余力地制定和颁布了系统化的法律规范（即药事法规），内容覆盖药品研发、注册、生产、运输、储存、销售、市场监督等各个环节。随着社会进步和人民保障意识的提高，各国政府建立了适合本国国情的医疗保障体系，最大限度地平衡国家医疗资源与人民健康诉求之间的关系。

　　因法律体系、人文环境、经济水平等因素，各国的药事法规体系及医疗保障制度存在一定的差异。本章主要涉及美国、欧盟、日本、印度、韩国及中国的药事法规和医保政策，通过介绍及比较使读者系统了解这些国家和地区的法律法规演变历程、现有法律体系及对新药研发的影响，同时亦激发读者对我国制药行业发展的深度思考。

3.1 美国新药审批法规与新药研发

美国是全球制药业最发达的国家之一，也是研发创新能力最强的国家之一，这一方面得益于企业追求自身利润的努力，另一方面也得益于政府制度和政策法规的激励、支持，以及对药品市场各种利益冲突的调节和制衡。美国的药事法规也被公认为最系统、完整和科学的法规之一，它的执行部门——美国食品药品监督管理局（Food and Drug Administration，FDA）在新药研发、审批及监管过程中给予企业众多技术引导和帮助，在促进新药创新和药品监管中扮演着重要的角色。

美国药事法规文件主要包括法案（Acts）和法规（Regulations）、指导文件（Guidance to Industry）和指南（Guide）。法案和法规是法律性文件，企业必须遵守；大量针对企业的指导文件是非法律性文件，属于建议和指导，供企业参考；指南是 FDA 提供给药品审评员参考的指导性文件，用于明确审评标准和提高透明度。

3.1.1 美国新药审批法规演变过程和现状

自第一部医药法案颁布至今，美国的药事法规体系已有 161 年的历史。大体上，美国新药审批法规的发展经历了初步建立、基本形成和日臻完善三个阶段，主要是以 1906 年《纯净食品与药品法》（Pure Food and Drugs Act，PFDA）、1938 年《食品、药品和化妆品法》（Federal Food，Drug，and Cosmetic Act，FDCA）及 1962 年《Kefauver-Harris 修正案》（Kefauver-Harris Amendments）三部法案的出台为划分标志。PFDA 是第一部系统全面管理药品的法案，本法并不对药品本身进行限制，消费者安全保障不是上市前的药品审批，而是基于产品标签属实，让消费者自己决定。随着法案的实施，PFDA 的缺陷与弊端不断暴露，在 FDA 强烈建议和二甘醇惨剧的促使下，罗斯福政府对 PFDA 进行全面修订，于 1938 年通过 FDCA，替代 PFDA 成为美国药品监管的基本法。PFDA 虽然被废止，但在整顿医药市场、保护消费者权益方面迈出了联邦立法的重要一步，具有划时代的历史意义。FDCA 要求药品制造商申报新药申请（new drug application，NDA），强调新药上市前必须提供安全性证明，可谓开创了新的药品监管体制。第二次世界大战后现代医学突飞猛进，众多无效药物招摇上市，加之"反应停"惨剧的发生推动了《Kefauver-Harris 修正案》的颁布[1]。《Kefauver-Harris 修正案》第一次要求制药商在新药上市前必须向 FDA 提供临床试验数据证明药品的安全性及有效性，并确定制药行业的良好生产规范（good manufacture practice，GMP）。至此，美国新药审批三要素（安全、有效、质量可控）终于在法案中得以体现。

之后，尤其是 20 世纪 80 年代以后，随着新药研发经济成本及时间成本的增加，基础研究的不断进步，患者对临床药品的迫切需求，以及人们对药品安全性的进一步重视，美国政府先后多次对 FDCA 进行重大修订，形成了系统性较强的药品审批法律体系，为 FDA 行使监管权及制药商依法办事提供法律依据。该体系是民众、制药商、政府三方利益博弈和平衡的产物，在强调约束药企药事行为的同时，亦注重激发药企从事新药研发的积极性，可谓惩罚与奖励并重。

20 世纪 80 年代至今的药品修正案主要体现为对前期法律框架的丰满和精细化。如今药企看重的四种加速程序（expedited programs）、专利补偿制度、市场独占保护期、孤儿药优惠等政策基本都在这一时期形成和完善（表 3-1）。四种加速程序较易混淆，本节援引 FDA 指南中的内容，从适用条件、申请时间及特征等方面进行比较，理清四者的异同（表 3-2）。

表 3-1　美国药品审批基本法及 1980 年之后与药品审批相关的重要修正案[2]

基本法

1938 年《食品、药品和化妆品法》(简称 FDCA)

1980 年之后与药品审批相关的重要修正案

修正案名称	修正案颁布时间	与新药研发相关的修正要点
罕见病药品法(Orphan Drug Act,ODA)	1983.01.04	以减免税收(高达 50%)、联邦经费补贴、7 年市场独占期等优惠政策鼓励制药商研制孤儿药
1984 年药品价格竞争和专利期补偿法(Drug Price Competition and Patent Term Restoration Act of 1984,或称 Waxman-Hatch Act)	1984.09.24	给予新药长达 5 年的专利补偿期,以弥补新药上市前因临床试验和 FDA 审批所消耗的时间
1992 年处方药申请者付费法(Prescription Drug User Fee Act of 1992,PDUFA)	1992.10.29	要求药品和生物制品申报企业支付一定的费用,以便 FDA 使用这些资金扩充人员配备以加速新药审评速度;设立优先审评认定(priority review designation)通道
1997 年 FDA 现代化法(Food and Drug Administration Modernization Act of 1997,FDAMA)	1997.11.21	是 1938 年以来 FDA 内部最大范围的改革;鼓励制药商开展儿科临床研究,匹配以增加 6 个月市场独占期的激励政策;为严重疾病或临床急需药品设立快速通道(fast track designation);授权执行 PDUFA 第二个 5 年计划,并增加收费标准
儿童最佳药品法(Best Pharmaceuticals for Children Act,BPCA)	2002.01.04	在 FDAMA 基础上,对儿科用药市场独占期等内容进行更为明确的规定,鼓励制药商研究儿科用药
2002 年处方药申请者付费修正案(Prescription Drug User Fee Amendments of 2002)	2002.06.12	授权执行 PDUFA 第三个 5 年计划
2003 年儿科研究平等法(Pediatric Research Equity Act of 2003,PREA)	2003.12.03	在其他措施不足以保证药品对儿童安全有效时,FDA 有权要求对药品开展儿科试验
2007 年 FDA 修正案(Food and Drug Administration Amendments Act of 2007,FDAAA)	2007.09.27	授权执行 PDUFA 第四个 5 年计划;赋予 FDA 一系列用于规范药品上市和管理的权力,对生产企业已批准上市药品开展上市后安全性研究,建立药品安全动态检测机制等
FDA 安全及创新法案(Food and Drug Administration Safety and Innovation Act,FDASIA)	2012.07.09	授权执行 PDUFA 第五个 5 年计划;鼓励创新,授权 FDA 设立突破性疗法认定(breakthrough therapy designation)通道;修订快速通道认定;修订加速审批(accelerated approval);设立合格抗感染药产品(qualifying infectious disease products,QIDP),鼓励某些抗感染药物开发;颁布生物类似物申请者付费法案;将 BPCA 和 PREA 这 2 部需五年一授权的法案变成永久性法案

表 3-2　FDA 加速程序的比较

项目	快速通道	突破性疗法	加速审批	优先审评
性质	资格认定	资格认定	审批通道	资格认定
法条	1997 年 FDAMA 第 112 节［FDCA 505(b)节］设立；2012 年 FDASIA 第 901 节修订	2012 年 FDASIA 第 902 节［FDCA 506(a)节］设立	CFR 第 21 篇第 314 部(Part)，H 亚部(新药)；CFR 第 21 篇第 601 部，E 亚部(生物制品)；2012 年 FDASIA 第 901 节［FDCA 第 506(c)节］修订	1992 年 PDUFA 中设立
起始时间	1998 年	2012 年	1991 年	1992 年
适用条件	①用于严重疾病；②临床数据显示可能对缓解未满足的临床需求有益；③符合 QIDP 认定的产品	①用于严重疾病；②可能优于现有疗法	①用于严重疾病；②优于现有疗法；③替代终点可以预见临床获益	①用于严重疾病；②安全性、有效性显著提高；③拓展儿科用药适应证；④符合 QIDP 认定；⑤用于预防热带疾病和儿科罕见病的产品
提交申请时间	与临床研究用新药申请(investigation new drug，IND)同时提交或者 IND 之后提交，最好在 Pre-NDA 或 Pre-BLA 会议之前	与 IND 同时提交或者 IND 之后提交，最好在临床 II 期结束会议(end-of-phase 2 meeting)之前	药企在产品开发过程中就要和审评机构讨论加速审批的可能性	首次提交生物许可申请(biologics license application，BLA)或新药申请(new drug application，NDA)时，或提交疗效补充资料时
FDA 响应时间	申请接收后 60 天内	申请接收后 60 天内	未规定具体时间	申请接收后 60 天内
特点	①可加速研发和审评进程；②滚动式审查(rolling review)	①将从 FDA 获得高效指导；②滚动式审查；③其他加速审评的行为	基于替代终点或中位临床数据预测产品临床获益	上市审评时间缩短为 6 个月(标准审评为 10 个月)

2016 年 12 月，美国国会通过了《21 世纪治愈法案》(21st Century Cures Act)，该法案要求 FDA 进一步简化新药上市审批程序，并对药物和医疗设备管理制度进行改革，同时增加国立卫生研究院(National Institutes of Health，NIH)及 FDA 财政拨款，鼓励新药研发。该法案经总统签署后可成为法律性文件，将成为新药开发立法的又一里程碑。

除法案以外，美国另一类重要的法律性文件为《联邦管理法》(Code of Federal Regulations，CFR)。CFR 是美国联邦政府各行政部门在《联邦公报》(Federal Register，FR)上发布的各项永久性规定的法典编纂，其中第 21 主题是针对食品和药品的管理条款。企业在药品申报材料中必须引用 CFR 章节段落以证明各项活动和材料的合法性。当 FDA 向药品申报者发送申请缺陷的通知时，所有条款也都引自 CFR。

指导文件由 FDA 发布，文件内容覆盖药物研发、申报、生产、销售等环节。它们是对药品法规的解释和具体化，代表 FDA 当下对某一主题的见解和看法，用于指导药企日常研发和申报工作。FDA 每年均会发布多项指导文件，且发布数量逐年上升(图 3-1)。FDA 会根据药企的反馈对已发布指南的合理性和可行性进行重新审查。可以说，指导文件是美国新药审批法规中数量最多的文件，至 2017 年 2 月 14 日，FDA 发布的与药物相关的指导文件数量达到 1864 项[3]。

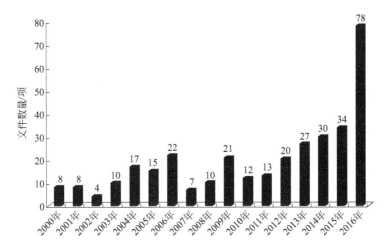

图 3-1　FDA 2000～2016 年发布指导文件数量

注：此图不包含分类为生物等效性建议（bioequivalence recommendations）的指导文件（因此类文件未显示发布日期）

3.1.2　美国新药审批法规对新药研发的影响

3.1.2.1　提高审评效率，加速新药上市进程

FDA 审批速度快，使得美国公众常先于他国患者获得最新药品，这主要得益于 PDUFA 法案及加速程序。

年份	年度获批新药数	PDUFA目标完成率
2012年	39	97%
2013年	27	100%
2014年	41	98%
2015年	45	96%
2016年	21	95%

(a)

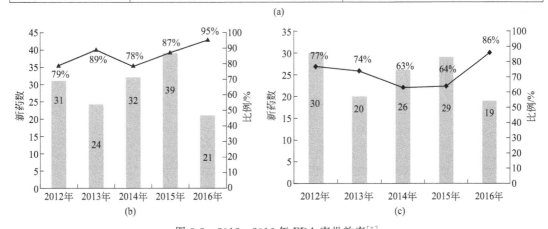

图 3-2　2012～2016 年 FDA 审批效率[5]

　首轮获批药物数；——▲——首轮获批比例；　全球首次上市药物数；——◆——全球首次上市比例

PDUFA 实施之前 FDA 面临审评积压。1979～1986 年及 1986～1992 年，FDA 完成新药注册的平均时间分别为 33.6 个月、28.2 个月，漫长的审评引发药品上市迟滞（drugs lag）现象，引起社会的强烈不满。1992 年 PDUFA 的颁布对加速新药审评意义重大，得到

消费者和制药业的一致认可，连续 5 次获得国会授权予以实施。PDUFA 实施后，审批时间缩短，第一个 5 年计划（1992～1997 年）期间平均 18.6 个月，第二个 5 年计划期间平均 16.1 个月[4]。PDUFA V 要求优先审评和标准审评中位时间分别压缩到 6 个月、10 个月之内。近 5 年（2012～2016 年）FDA 接近完美地达到 PDUFA 设定的审评期限 [图 3-2(a)]。

四条加速程序在新药审评过程中利用率较高，尤以 2016 年为甚（图 3-3）[5]，为新药审评提速做出了重大贡献。

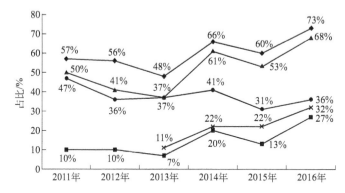

图 3-3　2011～2016 年 FDA 新药审评中加速程序使用情况[5]

▲优先审评产品占比；　●快速通道产品占比；　■加速审批产品占比；
×突破性疗法产品占比；　◆多种加速程序产品占比

受益于 FDA 各种指导文件，药企递交的申请材料拥有较高的完整度和质量，据统计，2012～2016 年 FDA 首轮审批通过率基本保持在 80% 左右 [图 3-2(b)]，2016 年更是高达 95%。此外，全球首次获批产品数也能很好地反映美国审批高效率的特征。2012～2016 年，全球首次获批产品数基本保持在年批准新药量的 70% 左右，2016 年较突出，达到 86% [图 3-2(c)][5]。

3.1.2.2 引导药品研发紧扣临床需求

企业经营的根本目的在于利润最大化，因此，其所从事的研发、经营活动倾向于选择市场容量大的领域。此类趋利行为虽无可厚非，实际后果却是置罕见病患者的健康于不顾。如何将药企的研发兴趣引导到罕见病上来成为政府及 FDA 的重要工作内容之一。随着 1983 年《罕见病药品法》的出台，企业利益与社会伦理之间的博弈算是找到了一个平衡点和解决之道。该法案涉及税收、补贴、保护期等多项优惠政策，在引导药企研发方向上效果显著：1983 年之前的 8～10 年里美国仅有 10 个孤儿药获批，而法案实施后的 25 年（1983～2008 年 8 月）里多达 326 个孤儿药上市[6]。最近 5 年（2012～2016 年）有 69 个孤儿药获批，占年批准新分子实体（new molecule entity，NME）的 33%～47%（表 3-3）[5]。其中，2015 年是《罕见病药品法》颁布 30 多年来获批孤儿药数量最多的一年。

表 3-3　2012～2016 年 FDA 批准孤儿药情况[5]

年份	孤儿药/个	孤儿药占比/%	全新机制产品/个	全新机制产品占比/%
2012 年	13	33	20	51
2013 年	9	33	9	33
2014 年	17	41	17	41
2015 年	21	47	16	36
2016 年	9	41	8	36

2012 年 FDASIA 设立合格抗感染药产品（qualifying infectious disease products, QIDP）认定通道，旨在激励抗生素研发，以应对严重威胁生命的细菌及真菌感染，目前已有收获，2015 年 2 个 QIDP 认定新药获批上市，分别为 avycaz 及 cresemba[5]。

此外，儿科用药法案 BPCA 和 PREA 引导制药商重视儿科用药的研究，FDA 统计数据显示，2007.09.27～2013.11.18 期间完成的 BPCA 及 PREA 研究总数为 469 个，受试者达178425 人（表 3-4）[7]。

表 3-4　美国 2007.09.27～2013.11.18 期间儿科用药研究情况[7]　　　　单位：个

研究类型	BPCA	BPCA＋PREA	PREA	合计
有效性/安全性	45	31	201	277
安全性	6	4	25	35
其他	2	10	45	57
合计	76	93	300	469

3.1.2.3　提高新药研发质量

在良好法规体系的监管下，美国形成了积极的创新环境。同时，强大的科研能力及丰富的资金流保证了高质量新药的产出。近 5 年来，FDA 批准新药中全新作用机制（first in class）产品占年批准新药量的 40％左右（表 3-3）[5]。

3.2　欧盟新药审批法规与新药研发

3.2.1　欧盟新药审批法规演变过程和现状

欧盟（European Union）药事法规起始于 1965 年 65/65/EEC（The European Communities, 欧共体）法令（Directive）的颁布，至今已有 50 多年的历史，经历了从无到有并逐步完善的成长过程，为保障欧盟公众健康、鼓励新药研发、促进制药工业健康发展和缔造统一自由流通的欧盟药品市场起到积极的指导和规范作用。

促成 65/65/EEC 法令诞生的关键事件是 20 世纪 60 年代早期震惊欧洲的"反应停"事件。65/65/EEC 法令规定，每种药品须经过监管部门从产品质量、安全性和有效性三方面审核及批准后方可上市销售。实际运作中，该部法令的颁布与实施为消除成员国之间法律规定的差异和促进药品在欧共体内的顺利流通起到积极的作用。

之后为了协调统一各国之间在药品开发中的差异，欧盟理事会多次对 65/65/EEC 法令内容进行补充和修正，形成多个修正案，如 75/318/EEC、87/22/EEC、89/343/EEC、92/26/EEC 等。2001 年，欧洲议会及其理事会颁布一项重要法令——《关于人用药品的欧洲议会及其理事会法令》（2001/83/EC），对从欧共体成立之初到 2001 年以前欧盟所有关于人用药品的各种法令进行了整理和汇编，以满足共同体药品监管与一体化进程的需要，至今仍是欧盟最全面、系统的药事法规。2001/83/EC 对人用药品研发、注册、生产、销售和使用进行规定，要求建立统一的药品试验标准和方法，并要求成员国在对药品质量、安全性和有效性认识不一致的情况下，按欧共体标准进行科学评估以达成一致，同时强调欧洲议会及其理事会和成员国间应密切合作。

在随后的十多年中，欧盟立法机关及监管协调机构欧洲药品管理局（European

Medicines Agency，EMA）多次组织有关法规的补充和修订工作，逐步形成较为系统、完整的药事法规体系。如今的药事法规大体由三个层面的文件组成[8]。

第一层面是指法令和条例（Regulation），主要由欧洲议会（European Parliament）和欧盟理事会（Council of European Union）颁布实施，少部分由欧盟委员会（European Commission）颁布实施。法令属于指导性法律框架，需要各成员国立法将其转化为国内法来执行，且只限定结果，至于实现形式和方法由成员国自行决定。条例具有直接效力，直接适用于成员国。

第二层面是指欧盟委员会依据有关法令和条例颁布实施的药品注册监管程序、通知（Notice）和GMP指南。通知是指在法规规定不够明确时，对法律条款进行解释的一种形式。

第三层面是指由EMA颁布实施的有关质量控制、临床前、临床试验等方面的技术指南（Guideline）和对一些法规条款做出的技术注释（Notes）。此类文件无法律约束力，但EMA建议和鼓励制药商按照指导文件开展工作。

欧盟国家法规体系由高到低依次为条例、法令、通知和指南。这些文件收录于《欧盟药品法规集锦》（Eudralex）第1～4卷及第9～10卷。

欧盟现行与药品审批相关的主要法规有2001/83/EC法令、141/2000条例、536/2014条例。

前已言之，2001/83/EC法令是一部关于人用药品的综合性法令。随着该法令的实施，欧洲议会、欧盟理事会和欧盟委员会审时度势的就血液制品、药物警戒、草药注册管理等主题对2001/83/EC进行修订，形成一系列修正案（表3-5）。

表3-5　2001/83/EC法令修正案及修正重点[9]

修正案名称	通过日期	修订重点
2012/26/EU法令	2012.10.27	针对药物警戒的修订
2011/62/EU法令	2011.06.08	预防假药通过正规供应链进入市场
2009/120/EC委员会法令	2009.09.14	对先进疗法药品（advanced therapy medicinal product, ATMP)的详细描述
2008/29/EC法令	2008.03.11	变更药品授权相关词条的定义
2004/27/EC法令	2004.03.31	涉及试验伦理要求、仿制药品申请程序等方面内容的补充,如规定仿制药申请递交时间需在原研药8年数据保护期满之后,上市时间需在原研药10年或11年市场独占期满之后等
2004/24/EC法令	2004.03.31	确认草药的药品地位,结合传统药物的特殊情况制定相对宽松的管理政策,针对传统草药制定简化注册申请制度
2003/63/EC法令	2003.06.25	要求欧盟人用药品申报采用通用技术文件（Common Technical Document,CTD);明确草药申报资料的要求
2002/98/EC法令	2002.01.27	为用于治疗的血液及血液成分产品的收集、检验、处理、储存、销售设定质量控制和安全标准,保证血液及血液制品的安全性和有效性

141/2000条例是针对孤儿药产品研发管理的立法，明确欧盟孤儿药认定标准，设立孤儿药委员会（Committee for Orphan Medicinal Products，COMP）作为EMA分支机构，负责对提出孤儿药资格认定申请的项目给出评估意见，供欧盟委员会决策认定与否时参考，而

且规定孤儿药获得上市批准后将享有 10 年市场独占期，但若上市后第 5 年年底认为该产品不再符合孤儿药认定标准，那么市场独占期将缩短至 6 年。

726/2004 条例的颁布旨在扩大集中审评程序的应用范围；将欧洲药品评估机构（European Agency for the Evaluation of Medicinal Products，EMEA）更名为 EMA，同时设立人用药品委员会（Committee for Medicinal Products for Human Use，CHMP），负责处理人用药品注册审评中各种科学及技术方面的问题；设立加速审评程序（accelerated assessment procedures），主要针对预计将具有重大公共卫生效益，尤其是从治疗创新角度而言具有重大公共卫生效益的医药产品，目的是使对人类健康有较大益处的药品在最短时间内获准上市，规定此类产品的审评时间由标准审评程序的 210 天缩短至 150 天。

2049/2005 条例又称《SME 条例》，用于鼓励中小微型（micro，small and medium-sized enterprises，SME）企业从事创新研究和促进新药研发，并设立 SME 办公室（SME office）。该条例明确从多方面给予 SME 企业以政策优惠，包括：从管理、注册、经济支持、通过电话、邮件、电话会议、简短会议等方式给予 SME 以注册方面的指导；对研发中的产品给予注册策略的科学建议；减免科学建议、翻译、注册申请、药物警戒、产品上市后监察等多项费用。

1901/2006 条例又称《儿科用药监管条例》，于 2007 年 1 月 26 日实行，确定了儿童用药立法框架。根据条例设立儿科委员会（Paediatric Committee，PDCO），提出儿科用药试验计划（paediatric investigation plans，PIP）和儿科药品营销授权。PIP 用以评估不同年龄段儿童用药的剂量、安全性和有效性。条例规定自 2008 年 7 月 26 日起所有新药申请必须提交 PIP（豁免及延期的项目除外），否则申请资料一律不予接受；自 2009 年 1 月 26 日起，新适应证、新处方、新剂型的补充申请也必须包括 PIP。同时，条例还规定若孤儿药用于治疗儿科疾病，那么原有的 10 年市场独占期将延长至 12 年。

委员会条例 507/2006 规定为了改善临床及公众健康未满足的需求，在数据不够完整的情况下给予上市许可授权，但需附加特定的条件和义务，又称条件上市许可（conditional marketing authorisation）。符合条件上市许可的产品包括：用于严重衰弱或危及生命的药品，用于应对突发公共卫生威胁紧急情况的药品，或者被认定为孤儿药的产品。对于申请条件上市许可的产品，CHMP 会建议同时提交加速审评程序申请，进一步加快上市进程。条件上市许可有效期为 1 年且每年都需审查，制药商应按规定履行特定的义务，提供全面的数据确保风险利益比（risk/benefit ratio）的积极性。一旦制药商获得该药物完整、详细的数据，条件上市许可将转变为标准上市许可。

1394/2007 条例是有关先进医疗产品（advanced therapy medicinal products，ATMP）的立法，建立了对 ATMP 监管的思路和技术框架，也含有促进此类新技术发展的独特规定；ATMP 是指基因治疗产品、体细胞治疗产品和组织工程产品这三种应用于人体的医疗产品；设立先进医疗委员会（Committee for Advanced Therapies，CAT），负责咨询、评估和监管 ATMP 项目。

469/2009 条例以补充保护证书（supplementary protection certificate，SPC）为立法主题，旨在给予原研药充分、有效的保护，用于补偿基本专利申请日与药品首次许可上市日之间损失的专利保护期。条例规定，专利和 SPC 赋予的市场独占期最多为 15 年，且 SPC 保护期最长为 5 年，起始时间从获批上市开始，加于基本专利到期日之后。对于儿科用药，SPC 再延长 6 个月。SPC 概念首次提及见于 1992 年 6 月通过的 1768/92 条例，本条例是对相关规定的细化。

536/2014 条例是欧洲议会和欧盟理事会 2014 年 4 月 16 日新颁布的法规，针对人用药品临床试验进行详细规定，该法令颁布的同时规定 2016 年 5 月 28 日后废止原临床研究质量管理规范 2001/20/EC 法令。2001/20/EC 法令公布于 2001 年 4 月 4 日，2004 年实施，要求各成员国在人用药品临床试验中执行临床试验管理规范（Good Clinical Practice，GCP），旨在简化和协调临床试验的管理。然而实施后收效甚微，特别是当一个临床试验在几个成员国同时开展时，监管工作困难重重、难以执行。相比法令而言，条例在统一方法方面更有优势，各成员国按照一个明确的标准实施，可将方法的分歧降至最低。

2014/C338/01 技术指南是涉及 PIP 优化、豁免或延迟申请的指导文件，是 2008/C243/09 技术指南的更新版本。

3.2.2 审批法规对新药研发的影响

3.2.2.1 协调、统一各成员国审批法规，简化申报程序

欧盟法规的重要功能之一是为成员国法规制定法律框架，协调、统一各国药监机构监管标准。欧盟设立集中审批机制，简化工作程序，实行 CTD 文件申报格式，避免向各成员国单独申请的重复活动，提高产品开发效率，便于新药以更快的速度传递至消费者手中。

3.2.2.2 鼓励中小微型企业创新研发

2016 年 4 月 29 日，EMA 发布 2049/2005 条例实施 10 周年调研报告[10]，显示 2006～2015 年新注册 SME 公司数稳步增加（图 3-4）。SME 很注重对支持和优惠政策的利用，向 EMA 寻求注册咨询和建议的频率逐年增加（图 3-5）。近 10 年 SME 也取得一定的科研成果。2005.12～2015.12，SME 总计提交 119 个人用药品上市申请，其中 60 个获批。获批产品中，孤儿药占 42%，先进疗法药品占 3%。过去 9 年，SME 上市申请获得批准的成功率整体有所提高（图 3-6）。

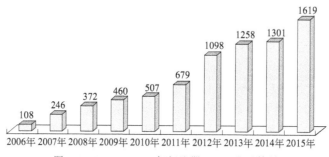

图 3-4　2006～2015 年新注册 SME 公司数量

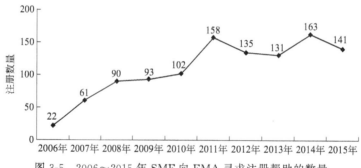

图 3-5　2006～2015 年 SME 向 EMA 寻求注册帮助的数量

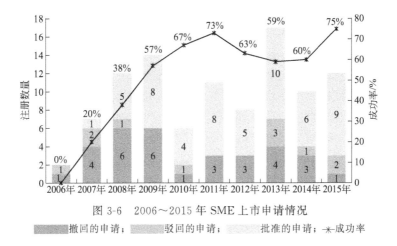

图 3-6　2006～2015 年 SME 上市申请情况

▨ 撤回的申请；　▨ 驳回的申请；　▨ 批准的申请；　-*-成功率

3.2.2.3　鼓励孤儿药研发

对于孤儿药开发，欧盟也采取鼓励策略，一方面减少税收、降低研发成本；另一方面允诺获批孤儿药将拥有长达 10 年的市场独占期。制药商对孤儿药的研发热情高涨，2006～2014 年孤儿药认定申请量呈上升趋势，2014 年及 2016 年多达 329 项（图 3-7）。2012～2016 年，孤儿药上市申请数量及获得 CHMP 认可的孤儿药数量也稳步上升（图 3-8）[11]。

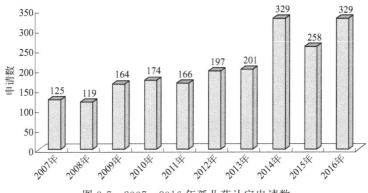

图 3-7　2007～2016 年孤儿药认定申请数

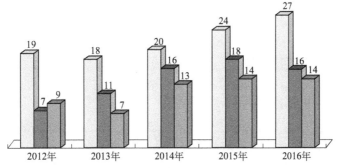

图 3-8　2012～2016 年孤儿药上市申请数、获得 CHMP 认可数及最终获批上市数

□ 孤儿药上市申请；　▨ 孤儿药获得 CHMP 推荐；　▨ 批准上市

3.2.2.4 重视儿科用药

欧盟针对儿科用药颁布实施多项法律法规，包括 2001 年《儿科药物临床研究技术指导》、2006 年《儿科用药监管条例》、2008 年《PIP 研究指南》，目的在于促进 18 岁以下儿童的健康，增加高质量伦理研究和可使用的儿科用药信息。在政策的影响下，最近 10 年纳入儿童受试者的临床试验数量持续增长，其中 2015 年增长幅度最大，约为 2014 年的 1.76 倍；儿童临床试验及排他性儿童临床试验在所有临床试验中所占百分比均持续增加，2015 年相对 2006 年分别上涨 10 个百分点和 6.6 个百分点（表 3-6）[12]。

表 3-6　2006～2015 年授权开展的儿童临床试验统计数据

年份	2006	2007	2008	2009	2010	2011	2012	2013	2014	2015
儿童临床试验数①	340	362	342	407	391	372	401	344	434	763
所有临床试验数	4272	4855	4640	4555	4134	3971	3865	3576	3588	4242
儿童临床试验占比/%	8.0	7.5	7.4	8.9	9.5	9.4	10.4	9.6	12.1	18.0
排他性儿童临床试验数②	196	188	185	241	230	218	257	211	284	473
排他性儿童临床试验占比/%	4.6	3.9	4.0	5.3	5.6	5.5	6.6	5.9	7.9	11.2

① 儿童临床试验：指临床试验中至少纳入一名小于 18 周岁的受试者。
② 排他性儿童临床试验：指临床试验中仅有小于 18 周岁的受试者。
注：数据来源 EudraCT Data。

3.3　日本新药审批法规与新药研发

3.3.1　日本新药审批法规演变过程和现状

日本新药审批的法律基础是《药事法》。日本药事法规起始于 19 世纪，最早的法规是 1847 年制定的《医务工作条例》，第二个法规是 1889 年制定的《医药条例》，第三个法规是 1925 年制定的《药剂师法》，直至 1943 年发展成为旧《药事法》[13]。此后，《药事法》不断修订，新《药事法》（Pharmaceutical Affairs Law，PAL）是 1960 年通过，最近一次修订在 2013 年，提出简化医疗器械和再生医学产品的审评程序要求以及利用干细胞制造的再生医学产品的安全性[14]。该法的立法宗旨是提高公众健康水平，确保药品、准药品、化妆品和医疗器械的质量、安全性及有效性，促进基本卫生保健药品和医疗器械的研发。

根据法律相关规定，日本的药品监管涉及厚生劳动省（Ministry of Health，Labour and Welfare）以及药品和医疗器械局（Pharmaceuticals and Medical Devices Agency，PMDA）。厚生劳动省主要负责审查由 PMDA 提供的新药审查报告，并给予最后的审批决定，而 PMDA 侧重在药品审评、安全性评价等具体事务方面。

在新药优先审评方面，对优先考察项目的定义是：用于罕见病的药物或厚生劳动省考虑到药物的医学效益或其所治疗疾病的严重程度而鉴定为需要优先评审的药物[13]。日本政府对罕见病用药的监管起源于 1973 年实施的一项对于孤儿药研发的资金支持政策，1985 年，厚生劳动省首次发布了关于罕见病用药的通告，阐述了申请时可减少提交的数据以及优先审评的程序；1993 年，正式实施了《孤儿药管理制度》，并修正了日本《药事法》以鼓励罕见病用药的开发。2002 年重新修正的《药事法》则引入了关于孤儿药研发及认定的具体条款。

　　在药品上市后，日本自 1967 年开始建立全国药物监测系统，到 1979 年以法律手段确立"药品上市后监测制度"（post-marketing surveillance，PMS），是亚洲第一个以法规形式确定药品上市后监测制度的国家。上市后监测（PMS）旨在进一步确认药品上市后的有效性和安全性，其包括以下 3 方面：不良反应报告制度（ADR reporting system）、再审查制度（reexamination system）和再评价制度（reevaluation system）；再审查制度旨在通过执行《药品上市后研究质量管理规范》（GPSP）与《药品上市后安全监管质量管理规范》（GVP），开展进一步的研究以重新确认药物的临床用途，在批准上市后的指定时限内，通过收集相关信息来重新审查药品的安全性和有效性；其中，再审查针对的是新药上市后的 4～6 年，且再审查制度于 1993 年进行了新的调整，规定罕见病药品的复审期延长至最高 10 年；而再评价制度则针对所有已经上市的产品[15]。

3.3.2　美国、欧盟、日本审批法规的异同及对新药研发的影响

　　美国、欧盟和日本对于药品审批都采取中央集权的组织模式，并且都对新药申报资料严格要求。在申报程序方面，①美国：IND 是一个新药当决定进入临床试验时，要向 FDA 提交新药研究的申请，同时报送所有研究资料，而 NDA 是新药在 Ⅲ 期临床试验结束后，申请人向 FDA 进行新药申请，在申请人提交 NDA 之前，FDA 新药审评部门通常会和申请人举行一次会议，在会议上申请人提交临床试验的概述报告，让 FDA 及审评人员了解所申请新药的 NDA 格式和内容；②欧盟：新药申请多属集中审评程序，在申请递交确认后，即启动集中审评程序；③日本：新药申请报告报厚生劳动省，技术资料由 PMDA 受理和审查[16]。

　　另外，在优先审批方面，美国、欧盟、日本都有相应的审评模式来加快新药审批，例如，美国的优先审评、快速通道、加快审批和突破性疗法认定；欧盟的加速审评程序；日本 PMDA 的优先审评程序，其中，孤儿药管理制度主要参照了美国模式[5,13]。

　　在临床研究方面，美国、日本对 IND 实施"备案制"，即申请人递交药物的临床试验申请至药品监管当局，监管当局在规定期限内不做出拒绝回复，该临床试验即可实施。欧盟对药物临床研究申请（clinical trial application，CTA）实施"审批制"[13]。

　　在上市许可人制度方面，美国、欧盟、日本都对药品实行"上市许可持有人"（marketing authorization holder，MAH）和"生产许可持有人"（production license holder，PLH）相分离的市场准入制度。相比欧盟和美国，日本是在 2004 年《药事法》修订后才开始推行上市许可人制度，且与欧美各国不同的是，日本 PMDA 对上市许可申请人（MAA）实行规范管理，即 MAA 必须符合良好质量规范（good quality practice，GQP）和良好警戒规范（good vigilance practice，GVP）的要求，取得相应认可[13]。

　　在药物警戒法规体系方面，美国、欧盟和日本都有相应的规定，并且在 1990 年，由美国、欧盟和日本发起 ICH，为药品上市前和上市后安全审评及监管制定统一标准。

　　另外，由于美国、欧盟和日本都有较为完善的药品审批法律法规和药物保护制度以及创新激励制度等，通过快速审批、资金资助、价格优惠、提高咨询服务等多种途径激励了药物创新，例如，2016 年，FDA 共批准了 22 个新药，EMA 批准了 27 个新药，日本批准了 52 个新活性成分药物[17]。

3.4 ICH新药审批法规与新药研发

3.4.1 ICH新药审批法规体系现状

19世纪60年代，制药工业渐趋国际化，制药商对于开拓国际市场蠢蠢欲动，但各国对药品质量、安全性和有效性三要素的具体技术规定差别较大，因此，意欲在国际市场销售一个药品，为满足各国不同的药品注册要求需进行多次重复试验和申报，无形中增加了新药研究的时间成本和开发费用，影响了患者对新药的可及性。药品申报技术要求的合理化和一致化自然而然成为当时制药工业的最大诉求。

在观察到欧共体对欧洲医药市场协调的成就后，医药市场较为发达的欧共体、美国和日本开展多次对话，研讨协调的可能性，最终于1990年成立人用药品注册技术要求国际协调会（International Conference on Harmonisation，现更名为 International Council for Harmonisation，ICH）。

1990～2017年5月，ICH集合了欧盟、日本和美国的药品管理机构和上述三个地区的药品贸易协会，共同讨论与药品注册相关的科学和技术问题。六个参加单位分别为欧盟、美国食品药品监督管理局、日本厚生省、欧洲制药工业协会联合会、美国药物研究和生产联合会以及日本制药工业协会。它们分别代表注册管理部门与制药工业部门，双方借助ICH平台针对药品开发三要素的技术信息进行讨论，在对科学技术进行充分研究和协调的基础上，从不同角度提出见解和观点，使管理部门与制药部门在分歧点上取得统一。2017年6月，ICH组织架构因中国的加入而发生重大变化。

ICH的使命是使药品注册技术指南和要求的阐释及应用实现更大程度的协调，由此减少新药研发过程中的重复试验和报告。经多次国际会议协商后，ICH形成一系列指南文件，从主题上分大概有四类：质量（quality，Q），包括稳定性、验证、杂质、规格等；安全性（safety，S），包括药理、毒理、药代等；有效性（efficacy，E），包括临床试验中的设计、研究报告、GCP等；综合类（multidisciplinary topics，M），囊括的是难以列入质量、安全性和有效性的主题，包括术语、电子代码、共同技术文件、药品词典等。至2016年7月，ICH达成共识、形成文件并付诸实施的指南文件总计60个，其中形成于2010年以后的文件共11个[18]。

3.4.2 ICH对全球新药开发的积极影响

3.4.2.1 改变信息流，方便三方药品监管机构信息共享，提高审评效率

2000年以前，ICH三个地区内申报形式各不相同，审评人员从接收申请到完成审评需要花费一年或更长时间。该项目审评结束后，审评人员开始着手处理下一份申请，而大多数情况下新申请又有新的格式，因此，在审评项目的科学性之前不得不先理清新申请的结构，目的仅仅是为了努力地找寻所需信息，事实上，这些时间更被期待用于技术审评。

2000年，ICH就通用技术文件（common technical document，CTD）达成共识。2003年，CTD的实施使复杂多变的申报形式被统一的技术文件形式所取代。CTD主要是对申请注册资料的内容和格式进行协调，为ICH成员国提供更完整和全面的申报资料形式，以利于药品管理部门更有成效地进行审评。FDA Justina A. Molzon[19]认为，虽然CTD仅是对

申报资料格式的规范性提出了具体要求，但是的确对注册审批流程产生诸多积极影响。一方面，CTD 可以显著地节省时间和资源——促进新药的同步申报、批准和上市；另一方面，e-CTD 开启了电子申报和电子审批模式，这有利于药品注册质量管理规范（good review practices，GRP）的执行，保证药品审评审批的透明度和科学性，也有利于欧盟、美国和日本新药审评机构在审评过程中的信息共享。

3.4.2.2　统一药品研发要求，节省研发成本

ICH 对于在欧盟、美国和日本药品注册技术要求中存在的不同点，组织国际会议开展讨论研究，目前已在人用药申请注册的技术要求方面取得了相当程度的协调统一；此外，为了应对新技术和新治疗方法的出现，ICH 组织成员国针对出现的新问题进行协调，避免在执行技术文件中产生分歧，如 2010 年达成一致的 E16 药物与生物技术产品开发相关生物标志物性能确定指南文件，2011 年发布的 S6 生物技术产品临床前安全性评价指南文件。ICH 致力于推动新技术和新方法的应用，在保证安全性和有效性的前提下，尽量节省受试病人、动物和其他资源，鼓励和促进已协调一致的技术文件的分发、交流及应用，以便贯彻统一的标准。

3.4.2.3　简化试验方案，减少重复性临床试验，促进监管机构政策调整

PMDA Toshiyoshi Tominaga[20] 认为，在推动日本厚生劳动省（Japan's Ministry of Health，Labor，and Welfare，MHLW）重大法规变化的众多 ICH 指南中，有两个指南尤其激起了日本药品管理的重大突破：外国临床数据可接受性的种族因素（E5）和药物临床试验质量管理规范（E6）。E5 通过后 6 个月，日本厚生劳动省即将原有的指南替换为 E5，规定外国药企研发的新药到日本开展临床研究时，可通过桥接试验（bridging studies）补充新药在日本人体内的药效、剂量、给药方案、安全性等临床数据。随后，日本含桥接试验的新药申请量开始增加（图 3-9）。E5 的实施减少了制药商和日本注册部门的负担，缩短了国外药品在日本的审批上市时间。

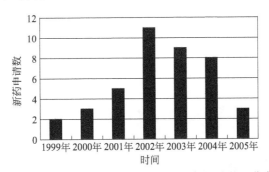

图 3-9　1999～2005 年 MHLW 收到的包含桥接试验的新药申请数量

将 E6 指南融入日本法规后，直接导致在日本开展的临床试验数量显著下降（图 3-10），这一方面是由于临床试验的要求越来越严格，另一方面是因为在日本开展临床试验的必要性降低。这对于日本制药行业的发展不利，也激起了批评人士的反对声。此时，日本厚生劳动省顶住压力，积极采取措施激发日本的临床开发，如改善试验基地的基础设施和鼓励临床研究协调员的培训等。随着硬件设施的优化和从业人员水平的提高，在日本实施的多国临床试验数目持续增长（图 3-11），反映了日本作为一个国际医药创新中心的崛起[20]。

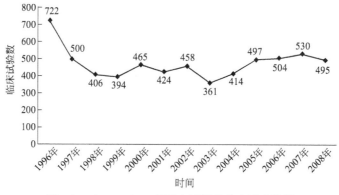

图 3-10　1996～2008 年日本开展的临床试验数量

3.4.2.4　引导非 ICH 成员国跟上医药全球化进程，提高全球新药研发质量

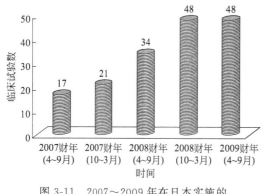

图 3-11　2007～2009 年在日本实施的
多国临床试验数量

2017 年以前，ICH 协调活动虽然只在 3 个地区进行，但这些国家的医药研发实力强，上市新药数量多，科技发展水平高，药品监管系统完善，且占据着全球大部分药品销售市场[21]。2017 年中国的加入将进一步强化 ICH 在全球医药行业的影响力。

ICH 协调文件可以说是全球经验丰富的药品审评机构和研发专家的智慧结晶，代表着全球在制药领域最科学的技术要求、最广泛的共识和最新的发展方向。非 ICH 成员国可以借助 ICH 指南文件跟踪国际药品注册先进水平，积极借鉴其经验，为本国药品

注册管理和研发提供技术模板，同时，积极参与国际合作，加强国际交流，健全和完善本国监管体制，提高制药工业水平。

3.5　印度新药审批法规与新药研发

3.5.1　印度新药审批法规体系

印度药品质量安全监管分为中央和地方两级。其中，在中央层面，主要有两个管理部门：化学品和化学肥料部（Ministry of Chemicals and Fertilizers）以及卫生和家庭福利部（Ministry of Health and Family Welfare），且卫生和家庭福利部下设有中央药品标准控制组织（Central Drug Standard Control Organization，CDSCO）。该组织与独立于卫生和家庭福利部之外的中央药品管理机构，共同承担全国的药品监管职责[22]。

作为英联邦国家的印度，在药事法规方面经历了从无到有、从简单到系统的过程并逐步完善。印度于 1940 年颁布了《药品和化妆品法》（The Drugs and Cosmetics Act），在此基础上又于 1945 年颁布了《药品和化妆品法规》（The Drugs and Cosmetics Rules），此后，

这两部法案又进行了多次修订，成为药品监管法制体系的核心[22]。另外，还有以下重要的法律等：1948 年通过的《The Pharmacy Act》，该法的目的是规范印度的制药行业，并根据该法规定，中央政府成立了 Central Pharmacy Council；以及 1985 年的《The Narcotic Drugs and Psychotropic Substances Act》，该法对麻醉药品和精神药物的控制做出严格的规定[23]。

根据法律法规的相关规定，关于新药注册审批（印度药品控制署，Drug Controller General India，DCGI）所需时间估计为 12～18 个月。印度新药上市批准借鉴了美国的模式，其新药申请（investigation new drug，IND）的批准时间约为 16～18 周，伦理委员会的评估时间约为 8～12 周，且新药在向 CDSCO 进行新药上市许可申请（new drug approval，NDA）需要依据 CTD 的模式来提交[24]。其中，CDSCO 受印度药品控制署的管理。

在 IND 申请通过后，即可进入临床研究阶段。2006 年 12 月，印度政府颁布新规，将申请的临床试验划分为 A 类、B 类，A 类为已被美国、英国、瑞士、澳大利亚、加拿大、德国、南非、日本和欧盟这 9 个国家/地区的机构所批准的临床研究申请，B 类则是在全球其他国家实施的临床试验，且 A 类申请在印度只需要 2～4 周即可获批，B 类的临床申请则需 3～4 个月[13]。此外，所有制造、销售和分销的药品都需要获得药品注册证书，新药的申请需要针对每个产品填写表格，最后获得药品注册证书。同时，在新药的进口许可方面，制造商的新药需要填写申请进口许可证的表格，最后获得进口许可证[24]。

另一方面，生物药品，尤其是基因重组类生物药品的监管除了《药品和化妆品法》对其进行约束外，《1986 环境保护法》还从环境污染的角度对其进行了法律规定。因此，印度的新生物制品的上市许可除了要求服从 NDA 的流程与要求外，还对各申请步骤提交的文件进行了专门针对生物制品质量、安全、功效的额外规定，且除了印度药品控制署对药品上市进行最终许可外，申请者还需同时获得其他几个中央监管机构的许可，增加了申请的复杂程度[24]。同时，印度科学技术部下属的生物技术部（Department of Biotechnology，DBT）于 2012 年发布了《生物仿制药指南》，对生物仿制药的审批监管进行了明确的规定。该指南为总体性指导文件，分类指南包括：① 《重组 DNA 安全指南》，1990 年发布；② 《rDNA 疫苗、诊断试剂、其他生物制品的临床前和临床数据产生指南》，1999 年发布；③ 《印度中央药品标准控制总局行业指南》（CDSCO Guidance for Industry），2008 年发布；④ 《生物安全委员会的指南和手册》[Guidelines and Handbook for Institutional Biosafety Committees (IBSCs)]，2011 年发布。

3.5.2　印度新药审批法规的特点

1940 年《药品和化妆品法》的目的是规范药品的进口、生产、分发和销售。根据该法的规定，中央政府任命药品技术咨询委员会向中央政府和州政府提出建议关于行政引起的技术问题，且委员会可为审议某一特定事项成立小组委员会[23]。同时，该法将药品进行分类并列入不同的清单（schedule）进行管理，例如，清单 C、C1（schedule C and C1）：生物制品及特殊产品；清单 H、L（schedule H and L）：血管注射剂、抗生素、抗菌药等处方药；清单 G（schedule G）：主要为抗组织胺剂；清单 X（schedule X）：麻醉药[24]。

1945 年《药品和化妆品法规》中对新药进行了详细的定义，并且制定了附表 Y（schedule Y），即允许上市新药进口及生产或进行临床试验的要求与指南。该表规定了印度药物警戒的立法要求，并进行新药研发临床前和临床研究的监管，以及新药进口、生产和获得上市许可的临床试验要求。2005 年 1 月重新审核修订，更好地规范了制药企业对其上市药品和临床试验不良事件相关报告的责任[25]。

根据相关规定，所有在印度销售的药品均需要完成相应的审批认证程序，通常情况下，需要完成以下三步：①向印度药品控制署（DCGI）申请并获得新药上市许可申请（NDA）；②之后（或不需要完成①的情况下）向 DCGI 申请获得进口药品注册证书；③获得进口许可证，方可销售。其中，②和③依据 1945 年《药品和化妆品法规》的 rule 21～30 的规定完成[24]。

此外，印度生物药品审批上市的过程不同于美国 FDA，而是与欧盟 EMA 的药品上市许可（MA）类似，且印度新生物制品的上市许可没有专门与 NDA 进行区分；同时，生物药品的审批涉及多个中央机构和地方监管机构的审批，审批流程比较复杂[24]。

印度对于药品审评审批采取中央集权的组织模式，且对临床研究的监管同样实施"审批制"。2006 年印度开辟上述 A 类和 B 类的临床试验审批快速通道，加快了新药临床试验审批时间[13]。此外，2012 年，出于对药物安全性的考虑，印度药监局要求制药商发布新药之后的前两年里，必须每六个月要向药监局提交一份新药的安全细节报告，否则将吊销这些药物的上市许可证。

3.6 中国新药审批法规与新药研发

3.6.1 中国新药审批法规体系

中国药品注册管理制度的建立起始于 1963 年 10 月，卫生部、化工部及商业部颁发《关于药品管理的若干规定》，要求对药品实行审批制度。我国首部《中华人民共和国药品管理法》（简称《药品管理法》）于 1984 年 9 月 20 日在第六届全国人民代表大会常务委员会第七次会议通过，并于 1985 年颁布实施，此后，随着国家经济发展及市场实际需求，政府机构针对药品相关法律法规进行多次修订和补充，逐步形成了一个比较系统的药品审批法规体系。根据国家药品监督管理总局（National Medical Products Administration，NMPA）公开信息，我国药品注册法规体系大致包括以下五类文件：国家法律、行政法规、部门规章、规范性文件和指导原则（表3-7）。法律文件由全国人民代表大会常务委员会通过，行政法规由国务院颁发，部门规章、规范性文件及指导原则由 NMPA 或卫生部签发。《药品管理法》是药品审批管理的基本法，而《药品注册管理办法》是药品注册审批工作的直接指导性法规，可以认为这两个文件构成了药品审批法规的基本框架。

表 3-7 中国新药审批法规体系

文件类型	具体文件	颁发机构
国家法律	中华人民共和国药品管理法(2019 年修正)、中华人民共和国行政许可法(2003 年)	全国人民代表大会常务委员会
行政法规	中华人民共和国药品管理法实施条例(2019 年修订)	中华人民共和国国务院
部门规章	药品注册管理办法(2007 年)、国家食品药品监督管理局药品特殊审批程序(2005 年)、GLP(2003 年)、GCP(2003 年)、GMP(2010 年修订)等	NMPA,卫生部

续表

文件类型	具体文件	颁发机构
规范性文件	新药注册特殊审批管理规定（2009 年）、药品注册现场核查管理规定（2008 年）等	NMPA
指导原则	截至 2017 年 5 月，已颁布指导原则总计 142 条，其中化药 59 条，中药、天然药物 19 条，生物制品 29 条，综合学科 8 条，审评一般原则 6 条，非临床研究 8 条，技术标准/技术要求 13 条[26]	NMPA

3.6.2 中国与欧、美、日审批法规体系的比较

就审批法规而言，我国表现为基本法齐全，但原则性规定较多，可操作性有待加强的特点。相比之下，欧、美、日审批法规体系完善，针对性强，可操作性高，药监机构能依据药企普遍关注的问题，及时制定指南和指导文件，对制药行业给予细致的指导。

在审批效率方面，我国的审批速度曾饱受诉病，审评积压成为一段时间内急需解决的问题。欧、美、日在时效性方面完成得较好，值得我们学习。

在国际化方面，随着新环保法的实施及原料药市场竞争格局愈发激烈，中国制药国际化转型的呼声也越来越高。但面对欧、美、日药物研发技术壁垒高、法律规范严格以及研发费用高的现状，国内制药企业比其他国际制药公司承担着更大的风险、压力和挑战。熟悉国际制药行业游戏规则、提升行业研发能力和发展水平已成为中国制药企业普遍的期望。2017年我国在国际化方面迈出重要一步，成功加入 ICH，这意味着中国医药工业开始能够在世界医药格局中占有一席之地。在举国欢庆之时，我们还应警醒，只因成功加入仅是新的起点，药企和监管机构还需共同成长。其实，近些年 NMPA 在推进国际化中一直在努力：积极参与 ICH 活动，对 ICH 相关国际标准的制定和修订做出很大贡献，并积极转化和借鉴 ICH 技术指南；2017 年 5 月底发布 e-CTD 指导原则征求意见稿，之后虽未曾正式发文，但在申报时一直鼓励企业按 e-CTD 要求实施申报。在国内开展的国际多中心临床试验数量也逐年增加，帮助国内企业成长。

3.6.3 中国新药审批法规发展方向

与国际接轨是我国新药审批法规改革的主导方向。

近年来，我国在缓解临床用药需求方面的成就有目共睹，但同时药品审评审批中的问题也日益突出，如审评审批效率低、仿制药重复严重、部分仿制药质量较差、临床急需新药上市审批时间过长等。为此，国务院于 2015 年 8 月发布《国务院关于改革药品医疗器械审评审批制度的意见》，要求对药品审批制度进行改革，并明确了改革目标。

为了响应国务院号召，近两年国家食品药品监督管理总局对药品注册管理制度展开大刀阔斧的改革，新政不断颁布。①修订法律法规。2015～2019 年，先后两次对《药品管理法》和《中华人民共和国药品管理法实施条例》（以下简称《药品管理法实施条例》）开展修订，且最新版已于 2019 年开始实施。②提高审评审批质量。调整化学药品注册分类，严格定义新药，同时要求仿制药要以原研药作为参比制剂，审评过程中总局需一次性告知补充内容，尽量避免多次发补。③为了提高仿制药质量，NMPA 推进仿制药质量和疗效一致性评价，先后发布 3 项指导原则和 4 批参比试剂目录，总局办公厅也多次组织一致性评价培训。④鼓

励新药创制。一方面，对创新药和临床急需品种实行优先审评审批；另一方面，开展药品上市许可持有人制度，允许研发机构和科研人员申请注册新药，在转让给企业时，只进行生产企业现场工艺核查和产品检验，不再重复药品技术审评；再则，拟建立药品专利链接制度，完善药品试验数据保护制度，以及建立上市药品目录集，以便保护创新者的权益。⑤针对临床试验，一方面，要求企业开展临床试验数据自查，确保临床试验数据真实可靠、完整；另一方面，接受符合规定的境外临床试验数据；再则，取消临床试验机构资格认定，改为备案管理，并于2019年12月正式实施。

在这一系列重大改革举措实施之后，我国的药品审评审批已取得显著成效。从积压的待审文件数量看，2015年为2.2万件，2016年为8200件，到2018年底已降为3440件。此外，2016年完成审评的新药临床申请和新药上市申请分别较2015年增长37%和81%[27]，到2018年底，各类注册申请按时限审评审批率已超过90%。改革是痛苦而艰难的，但我们相信在短暂的阵痛之后，我国的新药研发环境将极大改善。

3.7 美国医保政策与新药研发

3.7.1 美国医保制度及立法体系

美国医疗保险制度可分为社会公共医疗保险和商业医疗保险两大类。社会公共医疗保险制度由联邦或各州政府负责运营，主要包括四类[28]项目：老年和残障健康保险（Medicare）、联邦政府对各州医疗援助资助（Medicaid）、州儿童健康保险计划（State Children's Health Insurance Program，SCHIP）及其他保险（如军人医疗保险和印第安人健康保险）。Medicare是美国最早的一项医疗保险制度之一，负责向美国65岁以上的老年人和有残障的年轻人提供医疗健康服务。Medicaid是为一些低收入群体和家庭提供的医疗付费计划。Medicaid相比Medicare覆盖面稍广。

在美国整个医疗保障体系中，社会医疗保险计划覆盖人群有限，并不占重要地位，真正在美国医疗保险中扮演重要角色的是私营保险公司运营的商业医疗保险制度。美国人口调查局(United States Census Bureau)2016年发布数据显示，2015年67.2%的美国人通过商业保险公司获得医疗保障，约为社会公共医疗保险的2倍（表3-8）。商业医疗保险中，又以雇主资助型健康保险计划（Employer-Based Insurance）为主（55.7%），仅16.3%由个人直接购买[29]。此外，社会公共医疗保险与商业医疗保险并非排他性存在，不少美国人同时参与两类保险。

表 3-8　2015 年美国医疗保险类型及覆盖率

保险类型	人数	误差界限(±)	百分比/%	误差界限(±)
任何健康保险	289903	650	90.9	0.2
商业医疗保险	214238	1118	67.2	0.4
雇主以团体形式购买	177540	1229	55.7	0.4
直接购买	52057	916	16.3	0.3
社会公共医疗保险	118395	1067	37.1	0.3

续表

保险类型	人数	误差界限(±)	百分比/%	误差界限(±)
Medicare	51865	308	16.3	0.1
Medicaid	62384	917	19.6	0.3
军人医疗保险	14849	626	4.7	0.2
未参保	28966	634	9.1	0.2

立法是相关利益方进行博弈和权衡的过程，在无数次激烈的辩论、抵制和认同的过程中产生了适合当时社会发展需求的法案，美国医疗立法亦是如此。自 1854 年以来，美国多届政府针对医疗保障开展了艰难而又意义深远的改革，形成了当前的医疗保障制度和立法体系。美国历史上里程碑式的医疗保障法案如下。

1951 年，《国内税法》（Internal Revenue Service）颁布，规定雇主用于支付商业保险计划的保费可以扣税，刺激了商业保险的发展，参加商业保险的人数由 1940 年的 1300 万激增至 1955 年的 1 亿人[30]。

1965 年，约翰逊总统签署《社会保障修正案》（Social Security Amendments of 1965），成为美国政府资助保险的开创性里程碑，依据此法设立 Medicare 和 Medicaid 两种社会公共医疗保险。

1985 年，里根总统签署《统一综合预算协调法案》（Consolidated Omnibus Budget Reconciliation Act），要求雇主为雇员提供医疗保险，如若雇主不能达到法案要求，则雇主提供的医疗保险不能享受免税政策。

1997 年，克林顿政府通过《平衡预算法案》（the Balanced Budget Act of 1997），包括"州儿童健康保险计划"（State Children's Health Insurance Program，SCHIP），作为《社会保障法》第 16 条的一部分，规定由联邦政府资助各州将健康保险的范围扩展至儿童。这是继 1965 年 Medicare 和 Medicaid 实施以来，对社会公共医疗保障范围的进一步扩展。

2003 年，小布什签署《Medicare 处方药改善及现代化法案》（Medicare Prescription Drug，Improvement，and Modernization Act of 2003），作为对《社会保障法》第 18 条的修订。该法案旨在提高老年人群享受医疗的可及性，并使 Medicare 覆盖处方药费用。

2010 年，奥巴马签署《患者保护与平价医疗法案》（Patient Protection and Affordable Care Act，ACA），也称《奥巴马法案》（Obamacare）。该法案的主要目的是由美国政府主导增加美国人民的医疗保险覆盖率，以及改变医疗卫生服务系统的运作服务模式和支付模式，进而缩减医疗卫生费用支出。相较于其他医保法案，ACA 最显著的特征是对购买医疗保险具有强制性，这不符合美国人民崇尚自由选择的精神，因此推进困难而缓慢。即便如此，ACA 的推行仍取得了一定的成效。2015 年 9 月，美国统计局公布的数据显示，2014 年美国参保覆盖率较 2013 年上升 2.9 个百分点，是 2008 年以来增幅最大的一年[29]。2016 年 3 月，美国公共健康与卫生服务部（U. S. Department of Health and Human Services，HHS）下属 ASPE（Office of the Assistant Secretary for Planning and Evaluation）办公室发文称，2013 年 10 月至 2016 年 2 月 22 日，估计新增 2000 万非老年人群（18～64 岁）获得医疗保险，2012～2016 年该人群的保险覆盖率稳步上升（图 3-12）[31]。

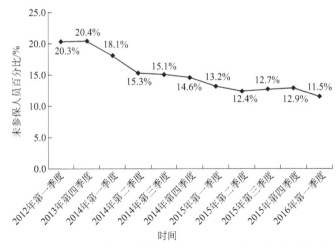

图 3-12　2012～2016 年美国非老年人群（18～64 岁）无保险者所占百分比

3.7.2　美国医保政策对新药研发的影响

3.7.2.1　市场自主定价促进新药研发

美国政府不对药品价格进行直接管制，而是通过医药批发商、零售商、保险公司等机构与制药商分别谈判、协商，确定药价，充分体现自由市场经济的理念，即使在被认为"违背自由选择"理念的 ACA 中也未对自主定价做出任何更改。

新药研发需要大量的资金，2016 年 Top10 制药商每年新药研发投入约占营业收入的 15%～25%。此外，药物研发的风险相当高，成功率低至万分之一。美国政府认为直接的药价管制会降低药企的营业收入，进而减少研发投入，最终将下挫药企从事创新研发的积极性。自由定价政策在一定程度上保证了美国制药企业可获得高额利润，促进了美国药品研发快速发展，确保美国领先的药品研发创新能力和地位，这从 2016 年全球前十强制药商名单可窥见一斑。

制药商新秀吉利德制药公司（Gilead Science）于 2013 年 12 月在美国上市丙肝药物 Sovaldi，继而于 2014 年 10 月上市复方制剂 Harvoni，这两种产品在 2015 年创下傲人业绩，分别占据 2015 年 Top 100 畅销药品第 13 名和第 2 名，销售总额近 250 亿美元，占吉利德制药公司销售总额的 75.5%[32]。与此同时，吉利德利用丰厚的市场回报致力于新一代丙型肝炎药物的开发，力求能让大多数人在更短的时间内被治愈。2016 年 6 月 28 日，又一丙肝药物 Epclusa 在美国获准上市。相较于 Sovaldi 和 Harvoni 只对 1 型丙肝有效的局限性，Epclusa 可有效治疗 6 种基因型的丙肝，有望超越 Harvoni 成为最畅销的丙肝药。

当然，市场自主定价并不意味着制药商可以随心所欲、漫天要价。第三方机构美国福利管理公司（Pharmaceutical Benefit Management，PBM）主导规模效应压低药品价格的采购形式，保证药品价格的相对合理性，不仅为药品消费者带来实惠，也让药品批发商、零售商、保险公司和制药商在部分让利的基础上实现最大收益，有助于寻求保障药品消费与促进研发之间的平衡。

3.7.2.2　ACA 促进生物类似物的开发，有利于提高生物药的可及性

2010 年，ACA 的颁布为生物类似物设立了法规框架，制定了生物仿制药进入市场的简化申请途径，又称"生物仿制药途径"（biosimilars pathway），给生物仿制药提供了新的机

遇。继而，FDA 依据此法采取多项措施：2012 年颁布 3 项生物类似物产品开发指南文件草案，为生物仿制药提供了一条简化审批通道；2013 年推出生物类似物用户收费方案，指出每种生物类似物将根据具体情况逐案进行评估；2014 年效仿橙皮书（Orange Book）推出紫皮书（Purple Book），解决生物类似物参比生物制剂问题，为生物类似物的研发奠定一块基石。

但同时，ACA 也规定给予生物制品原研厂商 12 年的数据保护期，且生物类似物申请人在新药获准销售的 4 年内不得向 FDA 提交生物仿制药简化申请。可见，美国政府在鼓励生物类似物开发的同时，也很注重对原研厂商利益的维护。

3.7.2.3　允许进口药品，使竞争白热化

ACA 规定将解除药物进口限制以降低医疗费用。允许购买进口药品使广大民众可以有更多的选择，这对于其他国家的制药商而言是个重要的机遇，而其对于本土制药企业来说，则意味着愈加激烈的市场竞争。

3.7.2.4　医保覆盖率上升，为制药商创造更多利润

2003 年，《Medicare 处方药改善及现代化法案》规定 Medicare 增加处方药福利后，联邦政府成为制药行业最大的买家。随着 2010 年 ACA 的推广和实施，大量原本没有保险的人群将进入医疗市场，将为整个制药行业创造更多的利润。

3.8　德国医保政策与新药研发

3.8.1　德国医保制度及重要法案

德国是实行社会医疗保险模式的代表，目前的医保体系呈现出法定医疗保险（Gesetzliche Krankenversicherung，GKV）为主（约 90%）、私人医疗保险（Private Krankenversicherung，PKV）为辅（约 10%）的特点[33]。

法定医疗保险具有强制性。德国政府规定强制参加法定医疗保险的个人收入封顶线和保底线标准，并根据社会经济发展状况每年有所调整。2017 年封顶线年收入为 57600 欧元[34]，若收入低于该标准，则必须参加法定医疗保险。法定医疗保险允许没有收入的配偶和子女作为家属免费参加员工的医疗保险。法定医疗保险的范围很全面，可以满足多数人日常医疗和健康保健的需要。

私人医疗保险是自愿购买。对于公司雇员，收入高于封顶线的可选择自愿参加法定医疗保险，或者参加私人医疗保险；而政府公务员和自雇人员，不需要强制参加法定医疗保险，无论收入多少都可参加私人医疗保险。与法定医疗保险不同的是，配偶和子女则不能作为家属免费参加私人医疗保险。他们需要单独申请、评估健康状况和计算保险费。私人医疗保险公司的保障内容通常与法定医疗保险类似或者更加全面。

在德国，选择脱离法定医疗保险后再重新返回法定医疗保险系统难度很大，因此，2009 年起德国政府根据《法定医疗保险强化竞争法案》(GKV-Wettbewerbstärkungsgesetz) 要求私人保险公司必须提供一种与法定医疗保险类似的基本医疗险（Basistarif），允许投保人加入。该险种覆盖的医疗服务范围以及保险费用和法定医疗保险相同[35]。

德国提倡强化法律的规范性和保障作用，医保制度的建立及之后 130 多年数次医疗保险改革都立足于法律法规。

1883 年 6 月 15 日，德国颁布《工人疾病保险法》(Gesetz betreffend der Krankenversicherung der Arbeiter)，奠定了现代社会医疗保险的法律基础，确立了医疗保健制度的基本框架，使德国成为世界上第一个立法实施社会保障制度的国家。

1977 年通过《疾病保险费用控制法》(Krankenversicherungs-Kostendämpfungsgesetz)，要求疾病基金与医疗服务提供者团体之间，在联邦层级召开圆桌会议，协商谈判以保持疾病保险费率的稳定，这是德国全国总额预算的雏形。

1988 年通过《医疗保险改革法案》(Gesundheitsreformgesetz)，首次规定收入超过封顶线的蓝领工人（blue-collar worker）可以撤出法定医疗保险，转投私人医疗保险；在法定医疗保险系统中设立了参考价格体系，通过限制药品补偿上限间接控制药品费用。2012 年德国联邦疾病基金总会的数据显示，优于实行参考价格体系，政府药品支出每年可节约 58 亿欧元[36]。

1992 年颁布《医疗保险结构法案》(Gesundheitsstrukturgesetz)，引入了医保基金会竞争机制和风险结构平衡机制，对法定医保的组织结构进行根本性改革。

1996 年颁布《健康保险费减免法案》(Krankenversicherungs-Beitragsentlastungsgesetz)，针对住院和康复治疗的保险形式进行改革，提高自费比例。

1999 年颁布《法定医疗保险改革法案》(GKV-Änderungsgesetz)，要求在医保中排除无效或有争议的技术和药品，德国医学文献与信息研究所负责加强卫生技术评估，促进不同医疗保健部门的供应商之间的合作。

2003 年颁布《法定医疗保险现代化法案》(GKV-Modernisierungsgesetz) 并于 2004 年实施。该法案提出，减少法定医疗保险覆盖项目；取消病假补贴；设立新型医疗评估机构——药品质量与经济性研究所（Institut für Qualität und Wirtschaftlichkeit im Gesundheitswesen，IQWiG），负责评估药品的风险和获益，同时也负责评估技术性指南及疾病控制计划。

2007 年通过《法定医疗保险强化竞争法案》(GKV-Wettbewerbstärkungsgesetz)，提高法定医疗保险撤出条件，要求投保者必须连续三年收入超过封顶线方可选择参加法定医疗保险或者购买私人医疗保险；要求私人保险公司提供一种与法定医疗保险类似的基本医疗险，希望增加私人医疗保险与法定医疗保险之间的相似性，因此有学者认为本法案是统一医疗保险市场的首部法律[37]。

2010 年颁布《药品市场改革法案》(Arzneimittelmarkt-Neuordnungsgesetz) 并于 2011 年初开始实施，本法案针对所有新药引入获益评估（benefit assessment）定价方案，通过价格来体现创新药的附加效益。

2011 年通过《法定医疗保险供应机构法案》(GKV-Versorgungsstrukturgesetz) 并于 2012 年实施，旨在提高各区域（尤其是农村地区）医疗健康服务的公平性。

3.8.2　德国医保政策对新药研发的影响

2010 年《药品市场改革法案》在激励创新药研发方面做出积极贡献。德国医保药品实行分类管理制度，主要依据是药品的生物等效性或疗效等价性：已过专利保护期的原研药及仿制药采取参考定价制度，新药则采用获益评估定价制度。

参考价格是指确定一个价格，如果市场价格高于参考价，病人将额外支付费用。参考价格制度旨在控制第三方付费者（政府或保险公司）的药费支出，消除治疗效果相似的不同药品之间的价格差异。但此种定价制度对于疗效相等的不同药品采用固定标准，使得药品间的额外附加价值得不到应有的体现和回报，阻碍了创新药物的发展。

获益评估定价制度以科学评估药品能否产生额外的临床获益作为判断创新性的金标准，当评估结果显示新药可产生额外临床获益时可获得涨价资格，否则仍采用分组参考定价。这种依据药物本身价值进行定价的方式有利于刺激制药商的创新积极性。

3.9　日本医保政策与新药研发

3.9.1　日本医保制度及立法体系

日本是世界上建立医疗保险制度较早的国家之一，且是亚洲第一个实行医疗保险的国家。该医保制度的管理模式早期从德国引进并在第二次世界大战后采用了美国的一些做法，逐步制定和实施了一系列卫生立法和政策，从而形成了日本独特的医疗保险制度。

日本的医疗保障立法起始于 1922 年的《健康保险法》，且该法案在 1927 年得以全民实施。

1938 年，为了战争需要而颁布了《国民健康保险法》，并在 1942 年对该法案进行了修正。

1955 年，日本国会通过了《医药分业法的部分修订案》，并在 1956 年开始正式实施"医药分业"制度。

1958 年，全面修订《国民健康保险法》，制定了新的国民健康保险制度，并从 1961 年开始实施，强制性要求所有国民必须参加公共医疗保险，即实行全民保险制度[38]。

然而，随着老龄化、经济衰退等因素的影响，全民保险制度也出现了较多问题。为此，日本政府陆续修订或指定相关法案，以对医疗体制进行改革。1983 年，日本政府制定了老人保健制度以应对老年化问题等。该老人保健制度作为一种独立的医疗制度，其资金由老人保健出让金（从分立的各种保险制度中转让）和国家与地方的公共费用共同负担。

2002 年，日本政府提出了新的医疗保险改革整体目标，统一保险支付率，一律实行 70％支付，同时，提高老年人的医疗费负担水平，政府管理的雇员健康保险的缴费率从 8.2％提高到 8.5％。

2003 年 3 月，日本内阁会议通过了厚生劳动省起草的《关于医疗保险制度体系及诊疗费用体系的基本方针》。

作为日本政府医疗改革的攻坚阶段的 2006 年，日本国会审议通过了由厚生劳动省起草的《医疗保险制度和医疗费用体系的基本对策》，为今后日本医疗保险制度的发展提出了目标：构建稳定的医疗保险制度；适当修正正在施行的医疗费用和保险金费用，修正国库和自治体的负担比例；确保国民享有有效优质的医疗服务。为此，2008 年政府对医疗保险制度进行了重大调整：提高 70～74 岁高龄患者负担的比率，创建后期高龄者（75 岁以上）医疗制度，设立全国健康保险协会等。

另外，2012 年 8 月 10 日，日本国会众议院通过了消费税增税法案，决定在 2014 年 4 月前将现行的 5％消费税率上调至 8％，2015 年 10 月前进一步上调至 10％，而关于增加的消费税的目的，政府解释为会全部用于医疗保险和养老保险等社会保障方面。

2013 年 3 月，安倍政府做出参加 TPP（Trans-Pacific Partnership Agreement）谈判的决定，其可能对日本目前的医疗制度产生冲击。安倍政府在 2013 年 6 月正式出台经济增长战略之《日本再兴战略》，其中，该战略把医疗作为具有发展潜力的领域，并突出强调加快医疗制度改革等，如修改《医疗法》《药事法》，扩大民间第三方机构的认证，创设附有期限的早期审批制度[39]。

2015 年 5 月 27 日，日本参议院通过了医疗保险制度改革关联法案，以进一步强化国民健康保险的财政基础，缓解日本国民健康保险的收支情况持续出现的赤字。这一法案的主要内容是自 2018 年起，将医疗保险的运营主体由现在的市町村转移到都道府县中。

日本的全民医保实施半个多世纪以来，通过医疗服务价格由国家统一制定、医疗服务通过国家购买并以医疗保险价格偿还等方式，保证了所有国民无论贫富都能接受相同的医疗的机会。

3.9.2　日本医保政策对新药研发的影响

日本医药品管理制度是全民医保体系的配套制度，其涉及医药品监督管理、上市医药品再审查及再评价、医药品价格管理体系等。其中，日本《药事法》规定，列入医疗保险目录范围内的所有医药品价格的制定与调整工作都由厚生劳动省医政局负责。各医疗保险制度的保险机构也是根据厚生劳动省核定的医药品价格来给付各医药机构的费用申请[40]。

日本自 20 世纪 70 年代开始进行药品价格控制，80 年代初到 90 年代初药品价格平均下降了 60%。其中，1992 年日本开始采用"加权平均价格区间定价法"，按照减少医生处方和医院药品收入、促使药品零售价格降低的原则，制定列入报销范围的药品零售价。虽然药价的下降降低了医疗保险的压力，但企业仅能获得较少利润，在某种程度上抑制了企业对于新药研发的动力。从 20 世纪 80 年代末期开始，因药品价格政策变化，日本医药企业的新化合物分子专利数量明显下降，且日本医药企业的新药研究开发费用增长速度减缓。

为了加大对医药产业的创新激励力度，日本政府在新药定价体系中增加了创新、有效性等多项指标。自 2002 年起，对创新药品的加价比例从 40% 升至 2008 年的 70%～120%，同期，日本排名前十位的制药企业的平均研发投入也由销售额的 13.8% 提高到 20.9%[41]。2010 年，为了鼓励新药研发和避免超适应证用药，日本政府规定上市未满 15 年的新药，其市场价格与医保支付价格的差价在不大于市场平均差价率的情况下，可对药品价格进行提价调整，该加价调整制度提高了重大新药的研发速度。另外，2014 年药价调整时，还提出依据仿制药替代率对原研药价格进行调整，来进一步缩小仿制药与原研药的价格差异。日本的药品价格制度不仅有效控制了药品价格，降低了医疗成本，还促进了制药企业加大创新药物的研发投入。

另外，2002 年日本对法条进行修改，生物制药从化学合成制药中独立出来成为一个门类，促使企业重视发展生物技术并增加对研究开发的投入，例如，在基因制药等新药方面的研发。

此外，基于人口减少、少子化及人口老龄化对医疗的影响，日本宣布 2013 年仿制药的市占率达到 30% 以上，2018 年将达 60% 以上，促进仿制药的研发，以有效减低医疗费。同时，日本政府也积极进行国际合作，例如，2013 年由日本制药协会（JPMA）和日本生物产业协会（JBA）首度领军，并携手日本八大药企（武田、中外、卫材、住友、旭化成、安斯泰来、明治、盐野义）来中国台湾参访，推动"亚洲新药共同开发平台"，抢攻全球生物技术市场。

日本政府通过采取积极引导和重点扶持的强制干预措施实现了对医药产业的创新升级，

如制定创新策略、引进先进技术并加以改造，使医药产业在 20 世纪 70～80 年代便进入了创新的高峰期，为日本成为世界医药强国奠定了基础。另外，在医疗领域研究开发相关预算中，新药研发方面的预算也较多，据厚生劳动省公布的数据显示，2016 年度包含新药研发在内的药品创造方面的预算达到 258 亿日元[42]，而 2015 年度在创新医药品（罕见疾病用医药品等的开发和实用化的促进）方面的预算为 0.51 亿日元。

3.10 韩国医保政策与新药研发

3.10.1 韩国医保制度及立法体系

韩国医疗保障制度始于 1977 年 7 月，并于 1989 年 7 月实现全民医保，其间仅用了 12 年时间，如此快速的发展实属罕见。韩国现行医保制度包含两个板块，分别为国家医疗保险（National Health Insurance，NHI）和医疗救助（Medical Aid）。国家医疗保险属于强制社会保险，其对象是全体国民，覆盖 97％的民众；医疗救助保障未被国家医疗保险覆盖的低收入群体，覆盖剩余的 3％[43]。

自筹备建立医保制度以来，韩国政府颁布的与医保相关的重要法案主要有以下几部。

《医疗保险法案》（Health Insurance Law，NIL），1963 年 12 月首次颁布，为韩国开创医疗保障政策奠定了法律基础，颁布之初并未要求强制参保，并且由于社会经济条件和稳定因素的制约，该法案未能很好的执行，直至 20 世纪 70 年代中期经济起步后才予以推广和实施。1976 年，国会对本法进行全面修订，将自愿参保修正为强制参保，并于 1977 年 7 月实施。

《国民健康促进法》（National Health Promotion Act，NHPA），生效于 1995 年，并于 2014 年 1 月完成最新修订。本法定义了政府在公共卫生中的作用和功能，重点在于对方案的规划与实施，比如基于本法制定 2020 年国家健康计划（National Health Plan 2020），在公共卫生服务方面起指导性作用。

20 世纪 90 年代以前，韩国并行存在多个医保系统，国民根据个人职业和居住地域投保不同的医保。为了整合统一，韩国先后颁布《国民医疗保险法》（National Medical Insurance Act，NMIA）和《国民健康保险法》（National Health Insurance Act，NHIA）两个法案。NMIA 于 1998 年 10 月施行，目的在于将公务员及私立学校教职员工医疗保险与地区医疗保险进行整合。NHIA 制定于 1999 年，依据本法，韩国实现了医疗保险全面整合，成立了非营利性国家健康保险公司（National Health Insurance Corporations，NHIC），负责执行健康福利部的政策，统筹管理全国医保事宜。

韩国医疗保险制度的优势在于全民覆盖，但随着现代医学技术的引进和人口老龄化问题，也同样面临着医疗开支大幅增长的压力，2000 年前的韩国与当下中国的情形相似，面临着"以药养医"的隐患，政府部门认为必须推行"医药分开"的改革。2000 年 7 月《药品分业管理法》的正式实施，为韩逐步建立医药分离格局奠定了法律基础。

2001 年《医疗给付法》的施行，提高了医疗给付的地位和利用的方便程度，之前按市郡区支付的医疗给付诊疗费，转变为由国家健康保险公司统一支付。

《国民健康保险财政健全化特别法》颁布于 2002 年，目的在于实现对医保财政的统一管理。依据本法医保制度实现了管理、运营、财政的高度整合，为医保结算提供便利。

《健康保险改革法案》于 2006 年 11 月颁布，规定自 2007 年起执行正目录医保报销制度，药品进入医保目录必须递交相应的药物经济学评价报告，只有经健康保险审核和评估服务局（Health Insurance Review and Assessment，HIRA）认可具有显著经济性优势的药品，才能与国民健康保险公司谈判形成医保补偿价格。

3.10.2 韩国医保政策对新药研发的影响

韩国实施"医药分开"改革迫使本土药企提升新药研发能力。在实施"医药分开"改革之前，医师更倾向于给患者使用利润空间更大的药品，高品质的创新药因利润空间有限反倒无法获得可观的市场份额。当时韩国本土制药企业的创新积极性低下、研发能力有限，主要依靠生产仿制药和给予医生回扣获得生存空间。1998 年韩国制药协会公布的数据显示，韩国制药业疲态尽显，制药公司的数量虽然超过 450 家，但 2/3 的药企规模不足百人[44]。2000 年立法改革对于彼时的药企而言，更多的意味着被市场淘汰的威胁而非发展机遇。相反，跨国制药企业因有先进的研发理念、过硬的研发实力及高品质的拳头产品，纷纷对医改给予高度期盼和支持。在这样的强烈对比和市场冲击下，韩国本土药企痛定思痛，为了确保本公司生产的药品不被报销列表除名，一方面在定价时更加谨慎，不再盲目趋高，另一方面也开始重视新药研发和知识产权，更加关注产品质量的提升，以期提高自身竞争力。近些年，药企研发投入持续增长，2012 年达到 9672 亿韩元，2008~2012 年五年复合增长率为13.7%（图 3-13）[45]。2013 年研发投入约占销售总额的 8.25%[46]。

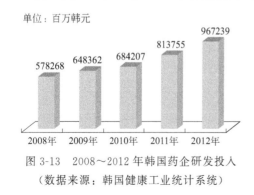

单位：百万韩元

图 3-13　2008~2012 年韩国药企研发投入
（数据来源：韩国健康工业统计系统）

在模仿和学习中韩国制药业逐步成长，研发能力得以提升。2013 年底，韩国在研新药 671 个，其中 25 个获得 FDA 认可在美国开展临床研究。韩国制药生产商协会（Korea Pharmaceutical Manufacturers Association，KPMA）在 2016 年的报告中提出 2020 年韩国成长出 2 个全球 Top 50 制药公司及开发 10 个国际性新药的愿景[46]。另据韩国食品药品管理局（Korea Food & Drug Administration，KFDA）2014 年的统计数据显示，韩国的生物技术也得到较好发展，与发达国家相比，韩国干细胞治疗技术差距约 2.8 年，基因治疗技术差距约 3.8 年[45]。

3.11　印度医保政策与新药研发

3.11.1　印度医保政策介绍

作为发展中国家的印度，目前人口已超 12 亿，是全球第二人口大国，这为医疗带来了巨大的压力。然而，2006 年世界卫生组织（WHO）推出的"成员国卫生筹资与分配公平性评估排行榜"中，印度竟然排名第 43 位，而中国仅列 188 位。这主要归因于印度的医疗卫生保障体系[47]。

印度在 1947 年独立之前，曾是英国的殖民地。印度政府的医疗体系继承了英国殖民时期教会医院的免费帮助行为。1948 年印度通过《雇员国家保险法》建立了亚洲第一个全面覆盖雇员医疗、工伤、失业保险的综合性体系。1949 年，印度通过的第一部宪法中明确规定"所有国民都享受免费医疗"。

20 世纪 80 年代初期，印度政府在全国农村逐步建立了三级医疗保健网，其包括保健站（subcentre）、初级保健中心（primary health centre）和社区保健中心（community health centre）三部分，免费为大众提供挂号、检查、住院、治疗和急诊抢救等医疗服务。

由于免费医疗的实施，到了 90 年代，印度的医疗卫生系统已不堪重负。1990 年印度实行改革开放政策后，大型私立医院渐成主流，而今，私立医院已经承担印度 80％国民的门诊服务和 60％国民的住院服务[48]。

2004 年，印度政府还宣布，今后 10 年内将斥资 9000 亿卢比，用于医疗设施基础建设和购买医疗卫生器械，确保未来 10 年印度各大医院的医生和床位数量增加一倍，护理人员增加两倍。

2005 年，政府推出了"全国农村健康计划"（National Rural Health Mission，NRHM），旨在解决印度公共医疗卫生支出水平低下且在各邦之间分布不均等问题，包括解决农村地区看病难的问题，让农村也享有平等的医疗服务。

2010 年，在印度计划委员会公布的《关于印度全民健康覆盖的高级别专家组报告》（High level expert group report on universal health coverage for India）中，建议将医疗公共卫生服务的支出从占 GDP 的 1％提高到 2.5％，并建议通过税收资金和职工医疗保险来开展必要的健康医疗服务以及免费提供必需的药品和诊断计划等。该报告中的一些建议虽被纳入国家 5 年（2012～2017 年）计划中，但都未实施[49]。

2014 年印度组建新政府，并在 2015 年 1 月颁布"国家卫生政策"（National Health Policy，NHP）草案。该项新政策希望加强初级医疗服务，以提供一些健康状况（包括非传染性疾病）的连续服务，从而改变目前仅能满足 20％的基本医疗需求的模式，并且公立与私立医院联手提供由政府主办的医疗保险来支付费用的医疗服务[49]。

虽然印度的医疗服务体系具有以下特点，但存在低水平和有限的医疗保险等问题。

公共医疗服务体系具有 5 个层次［国家级医院、邦（省）级医院、地区级医院、县级医院和乡级医院］、农村地区具有三级医疗网络体系、公立医院与私立机构结合等。

3.11.2　印度医保政策对新药研发的影响

印度推行覆盖全国的免费医疗体系的基础在于本国日益发展和壮大的制药行业以及低廉的药品价格，以照顾弱势群体。因而，印度药具有"价廉物美"的特点，例如，2015 年 12 月，NATCO 公司宣布即将在印度上市的丙肝 C 仿制药 28 片的售价约合人民币 2800 元，而该专利药在美国的售价为 9 万美元。

为了实施免费医疗，印度政府把医药产业列为优先发展的重点产业之一，并大力支持和鼓励制药行业的发展和新药研发，同时，结合本国国情（如劳动力资源丰富、劳动力成本低廉、草药历史悠久等）出台了相关的法规和政策。例如，2003 年颁布了《新科技政策》，以加强对生物医药等现代科技的研究。在政府主导的制药企业创新中，为加快新药研发，印度政府在研发资金、人才培养、基础研究、促进产学研合作等方面都加强了投入，如成立药品研发支持基金、通过拨款支持医药企业的研发活动、规定制药企业利润的一定比例必须用于研究开发并对这部分投资给予免税优惠等各种激励医药产业发展的财政支持政策，提高制药企业研发新药的能力[50]。

同时，印度政府也积极提倡使用印药，并在农村建立了草药中心，鼓励使用草药，降低穷人的治疗费用，这也促进了天然新药物的研发。

另外，1970 年之前，印度基本上沿用殖民地时期颁布的专利法规，并承认产品专利。1970 年印度政府通过了新专利法，该法规中对化合物本身不提供产品专利保护，而仅为其工艺专利提供保护，且缩短了专利保护期限，这为仿制药大开绿灯。据报道，通过美国 FDA 审批的药物，最快仅 3 个月后就能在印度看到仿制药。然而，仿制药在剂量、安全性、效力、作用、质量和适应证上与专利药完全相同，但均价只有专利药的 20%～40%，个别品种甚至相差 10 倍以上[51]。

为遵守世界贸易组织（WTO）的《与贸易有关知识产权协定》（TRIPS），印度政府再次在 2005 年出台新专利法，建立了药品专利保护制度，禁止印度国内企业仿制品牌药物，但不支持对现有药物混合或者衍生药物申请专利，这对于生产仿制药依然很有利，并且印度政府还会行使"专利强制许可"特权，生产仍在专利保护期内的原研药。然而，为了提高企业的竞争优势，新专利法的实施迫使印度各大公司开始将重点转向新药研发，并大幅增加研发预算。

除了新专利法的出台外，印度政府还对药品临床试验的规定做了重大调整，允许制药公司使用狗等大型动物进行临床前的试验研究，为新药研发扫除障碍。

另外，印度政府还建立国家级的研究机构，为制药行业中的技术创新提供持续支持。进入 21 世纪，印度政府投入巨资支持基础研究，公共研发投入占到了整个印度医药产业研发投入的 1/3。此外，为刺激制药企业的技术创新积极性，印度政府逐渐放松药品价格的控制，如对印度本土首次上市的药物、采用印度自主开发工艺生产的原料药等药物都给予企业更多的定价自主权，这也促进了新药研发的热情。

3.12 中国医保政策与新药研发

3.12.1 中国医保制度的演变

我国医保制度包括社会医疗保障和商业医疗保障两种，以前者为主，后者发展不充分，覆盖率低。

自 20 世纪 50 年代以来，我国社会医疗保障制度经历了由传统医疗向现代社会医疗的转变。新中国成立后，我国机关事业单位实行公费医疗制度，企业实行劳保医疗制度。随着社会主义市场经济体制的确立和国有企业改革的不断深化，这种制度的弊端愈发明显。

20 世纪 80 年代以后，我国对原有的医疗保险制度进行改革。1994 年制定了《镇江市职工医疗制度改革实施方案》和《九江市职工医疗社会保险暂行规定》，启动"两江试点"工程。1998 年 12 月，《国务院关于建立城镇职工基本医疗保险制度的决定》颁布，第一次用法规性文件确立了社会医疗保险，为地方建立和具体推进基本医疗保险提供了法律依据。到 2000 年底，我国已基本建立起城镇职工基本医疗保险制度。2003 年 1 月，国务院办公厅转发卫生部、财政部、农业部《关于建立新型农村合作医疗制度意见的通知》，确立了新型农村合作医疗制度，数亿农民无医疗保障的历史宣告结束。2007 年 7 月，国务院发布《国务院关于开展城镇居民基本医疗保险试点的指导意见》，解决了城镇非从业居民的医保问题。2010 年 10 月 28 日我国颁布《中华人民共和国社会保险法》（以下简称《社会保险法》），至此基本医疗保险以法律的形式被确定下来[52]。

我国现行的基本医疗保险制度包括三个部分：①城镇职工基本医疗保险。根据财政、企业和个人的承受能力，保障职工基本医疗需求的社会医疗保险制度，实行属地管理，基本医疗保险费由用人单位和职工双方共同负担，基本医疗保险实行社会统筹和个人账户相结合。②城镇居民基本医疗保险。以未参加城镇职工医疗保险的城镇未成年人和无业城镇居民为主要参保对象，以家庭缴费为主，政府给予适当补助。③新型农村合作医疗保险。由政府组织、引导和支持，农民自愿参加，个人、集体和政府多方筹资，以大病统筹为主的农民医疗互助共济制度。

根据国家医疗保障局 2019 年 6 月发布的数据，2018 年末全国参加基本医疗保险 134459 万人，参保率稳定在 95％以上，基本实现全民覆盖。其中参加职工基本医疗保险 31681 万人，参加城镇居民（含城乡统筹）基本医疗保险 89736 万人[53]。

3.12.2　中国医保政策对新药研发的影响

新版基药目录改善创新药研发热情。为保障医疗保险制度公平、可持续运行，保证药品供应，满足临床需求，国家制定了"基本医疗保险药品目录"，后扩展为"国家基本医疗保险、工伤保险和生育保险药品目录"。2017 年 2 月，人社部发布 2017 版《国家基本医疗保险、工伤保险和生育保险药品目录》中，提出探索建立谈判准入机制。根据该机制，人社部对临床必需、疗效确切但价格较为昂贵，按照现有的市场价格纳入目录可能会对基金带来一定风险的专利药、独家药，采取由专家评审确定谈判药品范围，组织医学、药学、卫生经济学、保险管理等领域的专家进行谈判，达成一致后，将符合条件的药品再列入药品目录。截至 2019 年 11 月共有 150 个品种纳入谈判范围，均为临床价值较高但价格相对较贵的专利、独家药品，涵盖肿瘤和心脑血管等重大疾病领域，并且覆盖了 7 个罕见病用药和 4 个儿童用药[54]。

得益于药品法规及医保政策与时俱进的修订，大批进口药品加快进入并成功纳入医保。这对于患者、药企和行业发展而言均是利好消息。将之前因高价而被拒之于基药门外的创新药或部分创新品种纳入医保，从鼓励行业创新，提升国内医药企业研发水平的角度来看大有裨益。

3.12.3　中国医疗保障制度的不足与发展趋势

3.12.3.1　重视立法，加强医疗保险制度改革的规范性

美国、德国、日本等国医疗保障制度的建立、发展和完善无不表现出其立法先行的特征。德国不仅是最早进行医疗立法的国家，而且其医疗保障法律体系也最完善，除了基本法之外，还针对不同的群体制定相应的医疗保障法律，每次改革都伴有重要法案的制订和颁布，用于巩固改革成果和切实保障相关群体的权益。美国自 1965 年《社会保障修正案》至 2010 年《患者保护与平价医疗法案》，多届政府围绕医疗保障制度改革的举措无不是通过立法来确立和推动的。

我国医疗保障制度建设起步较晚，相关立法滞后，与基本医疗保障相关的最高法律为 2010 年颁布实施的《社会保险法》（2018 年 12 月 29 日修正），立法层次较低，而且与之相关的规定仅短短 10 条（第 23～32 条），不仅单薄而且过于原则、笼统，多为宣示性、倡导性和授权性规范，缺乏可操作性和执行力。除了《社会保险法》，规范医疗保障主要停留在

国务院出台的规范性文件和地方性法规规定上。这种政策治理的模式，使得医疗保障提供稳定预期、免除后顾之忧的目标缺乏法律规范的刚性保障。有必要借鉴国外经验，制定一部实施有力、监督有效的法律，为医疗保障制度建设提供坚强后盾。

3.12.3.2　统筹城乡基本医保管理体制

由于历史原因，城镇医保和新型农村合作医疗分别由人社部和卫生行政部门管理，这种制度分离、管理分割的体制增加了医疗保障制度的实施成本，降低了管理效率与制度的整体效能，导致漏保与重复参保现象层出不穷，不利于医疗资源的优化配置和参保人员权利的公平性[55]。

部分医保改革步伐较快的地方尝试探索城乡一体化管理。2009年，《中共中央国务院关于深化医药卫生体制改革的意见》明确提出，要探索建立城乡一体化的基本医疗保障管理制度，有效整合基本医疗保险经办资源，逐步实现城乡基本医疗保险行政管理的统一。2012年十八大以后，党中央、国务院一直在强调城乡医保整合。2016年1月国务院下发了《关于整合城乡居民基本医疗保险制度的意见》。截至2016年7月底，在统一基本医保管理体制方面，全国32个省区市中，17个省份明确统一由人社部门管理，其中9个已全面实现制度整合；全国333个地级行政区（不含4个直辖市和兵团）中，176个已统一管理体制的有174个由人社部门管理，其中108个已全面实现制度整合。2015年底已实现制度整合地区共涉及参保人数3.17亿人，其中人社部门管理占91.5%，卫生部门管理占7.2%[56]。人社部在2016年第二季度新闻发布会上强调城乡居民基本医疗保险制度整合有助于打破城乡体制机制障碍，统一制度，提高管理效率，增强基金共济能力，对参保人员来说，通过制度整合也提高了参保人员的待遇，特别是提高了农村居民的待遇。

3.12.3.3　引入市场竞争机制，实现多层次保障

世界各国医疗保障法律制度的改革纷纷呈现出责任主体多元化、保障方式多样化的趋势。仅仅依靠政府的力量无法满足人们多样化的保障需求，而商业健康保险在这方面的作用不可替代。商业健康保险对所有的居民开放，主要保障在社会保障计划中没有涵盖或涵盖不充分的项目，由此成为社会保险保障项目的补充，以满足人们更高层次的医疗保障需求。

近些年，随着我国社会医疗保险制度全覆盖的实现及国民收入的增加，人们对生活质量的重视程度逐步提高，体现为对多层次不同水平医疗保障的迫切需求，于是包括商业健康保险在内的补充性医疗保险发展问题被提到了议事日程。政府在多个重要文件中把发展商业健康保险作为工作的重点。2006年国务院出台《国务院关于保险业改革发展的若干意见》，2014年又出台《国务院关于加快发展现代保险服务业的若干意见》，8年间国务院两出"国十条"，强调要发展商业性健康保险业。2012年，有关部门提出要发展"城乡居民大病保险"，并明确由商业保险机构经办。2013年，政府又把发展商业健康保险作为健康服务业的重要组成部分，甚至把医疗责任保险等也纳入健康保险的范畴。然而，目前我国商业健康保险的发展很不充分，远不如预期，还需在探索中不断前行。

参考文献

[1]　王建英．美国药品申报与法规管理．北京：中国医药科技出版社，2005：1-21.

[2]　Regulatory Information. https://www.fda.gov/regulatory-information.

[3]　Search for FDA Guidance Documents. http://www.fda.gov/RegulatoryInformation/Guidances/default.htm.

[4]　Berndt E R，Gottschalk A H，Philipson T J，Strobeck M W. Industry funding of the FDA：effects of PDUFA on approval times and withdrawal rates. Nat Rev Drug Discov，2005，4（7）：545-554.

[5]　Novel Drugs Summary 2011、2012、2013、2014、2015、2016. http：//www. fda. gov.

[6]　Braun M M，Farag-El-Massah S，Xu K，Coté T R. Emergence of orphan drugs in the United States：a quantitative assessment of the first 25 years. Nat Rev Drug Discov，2010，9（7）：519-522.

[7]　Breakdown of studies completed between September 27，2007 and November 18，2013. https：//www. fda. gov/ Drugs/DevelopmentApprovalProcess/DevelopmentResources/ucm190622. htm.

[8]　2015 版出口药品注册技术指南：第五章欧盟药品注册技术要求．中华人民共和国商务部．http：// policy. mofcom. gov. cn/export/ckyp/c5. action.

[9]　EudraLex Volume 1 - Pharmaceutical Legislation Medicinal Products for Human Use. http：//ec. europa. eu/ health/documents/eudralex/vol-1/index_en. htm.

[10]　Stakeholders and Communication Division Report on the 10th anniversary of the SME initiative. 29 April 2016，EMA/155560/2016.

[11]　EMA：Annual Report 2007-2016. https：//www. ema. europa. eu/en.

[12]　Report to the European Commission on companies and products that have benefited from any of the rewards and incentives in the Paediatric Regulation and on the companies that have failed to comply with any of the obligations in this regulation. EMA/795830/2015，3 May 2016.

[13]　上海市食品药品安全研究中心课题组．国外药品上市前注册制度研究．上海食品药品监管情报研究，2011，6（113）：1-6.

[14]　唐健元，姜春菲．药品技术审评时限纳入法规的合理性讨论．中国药事，2014，28（7）：693-699.

[15]　向秋静，叶桦．关于国外开展药品上市后再评价相关制度的分析．中国药事，2016，30（4）：406-410.

[16]　2015 版出口药品注册技术指南：第三章药品注册国际标准与我国相关标准的差异．中华人民共和国商务部．http：//policy. mofcom. gov. cn/export/ckyp/c3. action.

[17]　2016 年日本批准的 52 个新药，重磅在哪里？http：//mt. sohu. com/20170111/n478460813. shtml.

[18]　ICH Guidelines. http：//www. ich. org/products/guidelines. html.

[19]　Molzon J A. The Value and Benefits of the ICH to Drug Regulatory Authorities：Advancing Harmonization for Better Public Health. ICH 20th Anniv Publ，2010：1-6.

[20]　Tominaga T. ICH and Domestic Regulations：Excellence Through Harmonization. ICH 20th Anniv Publ，2010：12-17.

[21]　Nutley C. The Values and Benefits of ICH to Industry. ICH 10th Anniv Publ，2000：9-10.

[22]　张欣涛，平其能，艾良华．印度医药产业现状及发展因素浅析．中国药事，2009，23（5）：495-498.

[23]　艾良华．印度的药品监管机构与相关法规介绍．上海食品药品监管情报研究，2009（1）：1-3.

[24]　http：//www. tbtmap. org/portal/Contents/Channel_2125/2013/0106/182078/content_182078. jsf? ztid=2203.

[25]　卢玉美．印度药物警戒系统概述．中国药物警戒，2012，9（7）：413-417.

[26]　指导原则．CFDA 新药审评中心，http：//www. cde. org. cn/zdyz. do？method=initValue&frameStr=0.

[27]　国家食药监总局优化流程药品审评注册积压基本消除．人民日报，2017-03-24（6）．

[28]　国际司：美国医疗保险制度介绍．中华人民共和国财政部，http：//www. mof. gov. cn/mofhome/ guojisi/pindaoliebiao/cjgj/201310/t20131025_1003317. html.

[29]　美国人口调查局．https：//www. census. gov/topics/health/health-insurance. html.

[30]　张奇林．美国医疗保障制度研究．北京：人民出版社，2005：1-6.

[31]　Uberoi N，Finegold K，Gee E. Health Insurance Coverage And The Affordable Care Act，2010-

2016. ASPE，2016：1-14.

[32] IMS Customer Portal 数据库 . 检索日 2017. 05. 31.

[33] Statutory health insurance. https://www. gkv-spitzenverband. de/english/statutory _ health _ insurance/statuto ry _ health _ insurance. jsp♯lig htbox.

[34] Global Social Security Newsletter March 2016. http://www. pwc. com/globalmobility.

[35] Hofmann A，Rosenbrock S. The Social Health Insurance Competition Strengthening Act in Germany Can there be Competition without Risk Selection? Health Ageing Newsl，2010，22：1-4.

[36] Reference prices and how they are set. http://www. english. g-ba. de/special-topics/pharmaceuticals/ reference/.

[37] Lisac M，Reimers L，Henke K D，Schlette S. Access and choice - competition under the roof of solidarity in German health care：an analysis of health policy reforms since 2004. Health Econ Policy Law，2010，5 (1)：31-52.

[38] 工藤征四郎、陈小梅、黄富表 . 日本的医疗制度 . 中国康复理论与实践，2013，19 (1)：36-41.

[39] 陈刚 . 日本医疗改革动向分析 . 现代日本经济，2014，196 (4)：28-35.

[40] 赵永生 .《日本医疗保障制度与中日比较》专栏 (8) 日本医药品管理的发展与现状 . 中国医疗保 险，2009 (9)：63-66.

[41] 中国医药产业大而不强 国产药 97% 为仿制药 . http://www. bioon. com/industry/market/463033. shtml.

[42] 平成 28 年度 医疗分野の研究开発关连予算のポイント . http://www. kantei. go. jp/jp/singi/kenkouiryou/ siryou/pdf/h28 _ yosan. pdf.

[43] Kwon S，Lee T j，Kim C Y. Republic of korea Health System Review. Health Syst Transit，2015，5 (4)：14-15.

[44] Kwon S，Reich M R. The Changing Process and Politics of Health Policy in Korea. J Health Polit Policy Law，2005，30 (6)：1003-1026.

[45] 2015 healthcare. 1-7. http://www. investkorea. org/en/world/bio. do.

[46] 2016 Directory of Korean Pharmaceutical Industry. Korea Pharmaceutical Manufacturers Association， P1-216.

[47] 印度医保体制调查：公平追求与现实的羁绊 . http://news. sina. com. cn/w/2007-03-14/17541251755 1. shtml.

[48] 印度医改：全民医保计划的梦想与现实 . http://www. cn-healthcare. com/article/20150809/content-476764. html.

[49] Reddy K S. India's Aspirations for Universal Health Coverage. N Engl J Med，2015，373 (1)：1-5.

[50] 李扬，池慧. 印度医药专利战略及其对我国的启示 . 中国药事，2012，26 (5)：529-533.

[51] 印度为何成为 "世界药房"? http://news. qq. com/a/20160121/024987. htm.

[52] 张苗 . 二十年医保改革依法前行 . 中国社会保障，2014 (12)：22-24.

[53] 2018 年全国基本医疗保障事业发展统计公报 . http://www. nhsa. gov. cn/art/2019/6/30/art _ 7 _ 1477 html.

[54] 谈判药品准入结果实现多方共赢 . http://www. legaldaily. com. cn/government/content/2019-12/20/ content _ 8080124. htm.

[55] 杨思斌 . 医保 "无法可依" 问题凸显 . 中国医疗保险，2015 (3)：30-31.

[56] 城乡居民医保管理归口人社部门，权威专家怎么说? http://www. mohrss. gov. cn/SYrlzyhshbzb/ dongtaixinwen/buneiyaowen/201608/t20160808 _ 245051. html.

第 4 章

新药研发组织架构的变迁

张明强

4.1 新药研发的驱动力

美国默克制药公司前任总裁兼董事长乔治·默克（1925～1957 年在任期间创建了默克公司研发中心并完成了合成维生素、磺胺类药物、抗生素和激素类药物的成功开发）曾指出："我们永远不能忘记药物研发是为了人民大众，而不是为了利润。利润是药物研发的自然结果，如果我们牢记这一点，利润便会接踵而来。对这一点的认识越深刻，利润越丰厚"。确实，服务患者和解决未满足的医疗需求是药物研发的主要推动力。众所周知，药物创新对人类健康和延长人类预期寿命做出了巨大的贡献。从 2000 年至 2009 年，美国人的预期寿命平均延长了 1.74 年，其中 73％得益于 1990 年后上市的新药[1]。换言之，药物创新使得美国人的平均寿命在不到十年之间延长了 1.27 年。发达国家与发展中国家之间平均预期寿命的差异，至少有 1/3 是直接由于创新性药物的可及性差异造成的。

除了改善人类健康之外，制药业也是国民经济的主要贡献者之一。根据美国药品研究和制造商协会（PhRMA）2014 年年度报告，制药行业的经济总产出仅在美国就超过 5580 亿美元[2]。制药行业还通过其供应商及雇员的经济活动，额外贡献 6590 亿美元的经济产出，即美国制药行业 2014 年一年的经济产出总量就高达 1.2 万亿美元（http://www.phrma.org/media/economic-impact）。据报告[1]，对于美国经济而言，癌症死亡率每降低 1％对国民经济的贡献价值超过 5000 亿美元。事实上，如果发现一种治愈癌症的新药并将其上市，在接下来 30 年内的潜在经济效益将可能高达 50 万亿美元！

然而，要在药物研发方面取得成功，例如发现一种治愈癌症的药物，制药行业不仅需要持续地投入和推进生命科学，还需要采取一种在经济上可持续且行之有效的研发策略。追求科学卓越和获得投资回报间的这一平衡是药物研发取得长期成功的关键所在。吉利德科学公司收购 Pharmasset Inc. 是这一动态平衡的最佳体现（http://www.slideserve.co.uk/gilead-and-the-pharmasset-deal-a-case-study）。前者于 2011 年支付大约 110 亿美元收购后者处于研发后期的抗丙肝病毒治疗候选药物索非布韦。索非布韦随后以商品名 Sovaldi® 和 Harvoni® 获得上市，年销售额超过 100 亿美元。自索非布韦于 2013 年首次获得批准上市以来，已有几十万丙肝患者从索非布韦的治疗中获益，并且其中大部分患者在临床上得以治愈。索非布韦目前已被列入世界卫生组织（WHO）的基本药物目录，即基本卫生保健系统中最重要的药物之一。然而，在收购 Pharmasset Inc 时，吉利德本身的总市值还不到 300 亿美元，现金储备大约 55 亿美元。这一价值 110 亿美元的收购对公司而言存在巨大风险，如果收购举措错误，后果将是灾难性的。最终吉利德公司因为其通过多年专注于抗病毒药物研发所积累的科学专业知识和洞察力，使其有信心实施这一收购并获得成功。

4.2　新药研发的衡量基准

新药研发是一个漫长、昂贵且复杂的过程。从药物发现项目启动至获得监管批准（含所有治疗领域）平均耗时 10～14 年。在这一过程中，大量的研发项目将无法过渡到下一阶段。根据国际医学研究中心（CMR）发布的 2014 年药物研发概况报告，从首次毒理学给药开始至上市批准的平均成功率只有 4.9%，其中从首次毒理学给药至首次人体给药、首次人体给药至首次患者给药、首次患者给药至首次关键性给药、首次关键性给药至首次递交申请以及首次递交申请至首次上市的各阶段之间的成功率分别为 66%、44%、26%、72% 和 91%[2]。根据一项有关过去 10 年内（2006～2015 年）临床药物开发成功率的最大规模的研究，对 1130 家公司的 7455 项开发项目中共 9985 个临床和注册阶段间的过渡转化开展调查[3]，生物技术创新组织（BIO）报告称，所有研发候选产品的 I 期总体成功率（或批准可能性，LOA）为 9.6%，所有肿瘤学以外适应证的总体成功率为 11.9%，I 期、II 期、III 期过渡成功率分别为 63.2%、30.7% 和 58.1%。考虑到再次递交，递交新药申请（NDA）或生物制品许可申请（BLA）后 FDA 的批准概率为 85.3%。

不同疾病领域的研发成功率存在差异。2006～2015 年间针对 21 个主要疾病类别和 558 个适应证中药物开发的 BIO 分析结果表明成功率的差异较大（图 4-1）。其中成功率最高的为血液病，LOA 高达 26.1%，远远高于其他组。大部分血液学研发项目涉及血友病、贫血、血液蛋白不足、血小板减少和止血。其次为感染性疾病，LOA 高达 19.1%。随后的以下 5 种疾病的 LOA 范围在 14%～17% 之间：眼科疾病＞其他＞代谢疾病＞消化道疾病＞过敏性疾病。第三组疾病的 LOA 在 14% 之下，略高于总体平均值 9.6%，包括内分泌疾病＞呼吸类疾病＞泌尿科疾病＞自身免疫疾病。第四组疾病的 LOA 在总体 LOA 9.6% 之下，包括 4 个疾病领域：神经科疾病＞心血管疾病＞精神类疾病＞肿瘤。事实上，肿瘤和神经科疾病的开发项目数量最多，但 LOA 值较低，表明这两种疾病类别是降低总行业 LOA 的主要因素。

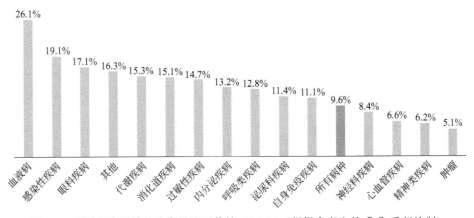

图 4-1　不同疾病领域的 I 期批准可能性（LOA）（根据参考文献 [3] 重新绘制）

鉴于肿瘤性疾病的严重性以及在这一领域所取得的重大科学进展，2006～2015 年间所有开发候选药物中1/3为肿瘤学产品可能并非超出预期。比较肿瘤学（$n=3163$）和非肿瘤学（$n=6822$）开发项目显示，从Ⅰ期至批准，肿瘤学项目的总体成功率（LOA 5.1%）低于所有其他治疗性项目综合后的总体成功率（LOA 11.9%）的一半。

罕见疾病的药物开发（肿瘤学项目除外）的成功率（LOA 25.3%）是所有疾病综合后的成功率的2.6倍。对于所有开发阶段，数据都是如此，其中Ⅱ期阶段的差异最为显著，罕见疾病的成功率为50.6%，而总体成功率为30.7%。这一情况最可能是由于许多罕见疾病具有明确的遗传关联，并且药物靶点通过遗传学得到了验证。

生物药开发的成功率是小分子药物开发成功率的两倍，LOA分别为11.5%和6.2%。有意思的是，基于包含1986～2014年间所有批准的新分子实体药物（NME）的FDA数据的分析，平均而言治疗用生物制品的创新性高于小分子药物[4]。过去近30年中批准的生物制品中有54%被视为基于全新机制的首创新药（first-in-class），而同一时间段内仅有27%的小分子药物被确定为此类药物。

全球范围内制药和生物科技公司的研发支出已从2006年的1080亿美元上升至2015年的1400亿美元，预期到2020年时将进一步升高至1600亿美元[2]。如果将研发过程的各阶段分开，药物发现和临床前开发占每个NME总成本的32%（2810亿美元），临床开发（Ⅰ期至递交）占每个NME总体支出的63%（5480亿美元），从递交至上市占5%（440亿美元）[5]。由于药物研发的时间漫长，将这些费用叠加后的资本成本极其高昂，据报告，2010年每个NME的研发费用达17亿美元。这样的成本计算还不包括所有直接或间接与药物研发有关的支出，例如基础研究、Ⅳ期临床试验、非美国市场的注册批准和产品生命周期管理等支出。2014年CMR概况中的数据表明，所有研发成本有25.7%用于推向国际市场和产品线扩展，因此，每种新药的实际成本会更高。

在过去60年中，每10亿美元（按通货膨胀校正后）研发支出进入市场的NME数目已降至约1%。多种因素影响到研发投入的回报减少。缺乏有效性（56%）、安全性问题（28%）、策略改变（7%）、商业原因（5%）和运营挑战（5%）是Ⅱ期和Ⅲ期临床开发失败最常见的原因。

目前，小分子药物研发的内部回报率（IRR）估计为7.5%，生物制品研发的内部回报率估计为13%[6]。根据德勤的一项报告[7]，在5%～17%范围内，IRR与公司规模成负相关。规模较大的公司的研发回报低于规模较小的同行，而产品研发支出高于规模较小的同行。所以，投资方更愿意支持中小企业的药物研发。通过对2010～2014年间113家在美国首次公开募股的研发公司的建模和分析表明，即使在临床前阶段，研发项目的估值也很高[8]。临床前小分子和生物制品的净现值（NPV）估计分别为3700万美元和1亿零400万美元。这相当于按通货膨胀校正的投资IRR分别为15.7%和18.9%。

4.3 新药研发的战略模式

表4-1总结了药品研发的某些行业衡量基准。在设计和执行研发策略时，这些可以用作考量的工具和因素。例如，需要提高研发投资回报，可以通过降低研发成本、加快研发进度和提高决策质量来实现。根据麦肯锡的分析，降低研发成本15%可以提升小分子项目的平均NPV值2500万美元，并提高内部回报率（IRR）大约2%[6]。加速开发项目18个月可以提高在研化合物的平均NPV值1900万美元，并增加内部回报率达1.5%。对项目终止、

加速、资源配置和区分优先排序的有效决策会明显地影响研发成功率。例如，加快Ⅱ期临床研究进程和决定可以提升临床Ⅲ期生存率达 10%，即提高内部回报率 1%。

表 4-1　药物研发的某些行业衡量基准

特征	药物研发阶段						
	总体	发现	临床前开发	Ⅰ期开发	Ⅱ期开发	Ⅲ期开发	注册递交/批准
平均成功率							
所有 TA 总体	3.4%[3,5] 或 10%[3]	51%	69%	63%	31%	58%	85%
除肿瘤学以外的所有 TA	12%			64%	34%	64%	86%
肿瘤学	5%			63%	25%	40%	82%
罕见病	25%			76%	50%	73%	89%
所需的平均时间/年	14	4.5	1	1.5	2.5	2.5	1.5
美国每个 NME 的平均成本/百万美元							
不扣除上市失败每个项目的净成本	210	5～15.0	5～6.5	15～17.7	40～42.7	147～150	40
每个 NME 上市的"资本"成本	1778	674	150	273	319	314	48
美国每个 NME 的平均 NPV[8]				37～104	63～145	143～256	624～837	1533～1687
平均 ROI[7]	5%～17%						

但是，药物研发远比简单的消耗战更复杂。药物研发需要对科学和疾病生物学有着深入的了解，同时需要制订严谨、充分考量的研发策略。影响研发策略制订的因素包括：

研发支出金额（预算）；

投资理念；

科学专业知识和经验；

运营效率。

当然，没有一种放之四海而皆准或普遍适用的最优研发模式。药物研发不存在"魔法"。研发绩效取决于多种不同的决策和选择的相互作用，包括研发中心的规模和位置，不同小组间的分工，研发组织所选择的技术、人员、资源的配置，项目管理过程的设计以及其他因素等。研发组织与任何其他系统相似：绩效取决于各种因素之间的连贯性。同样，与任何其他系统相类似，研发组织不可能独自成功地完成所有的工作。研发组织面临着权衡取舍，每种研发方法均存在其优势和劣势。研发策略是为了达到更佳的研发绩效的重要组成部分，这是由于对连贯性的需求和对管理权衡取舍的需求。

4.3.1 "去伪存真"策略

当应用淘汰模式时，在研项目的数量或研发产品组合的规模成为成功的重要因素。例如，如果Ⅱ期和Ⅲ期的成功概率分别为 25% 和 50%，每年必须有大约 16 个化合物进入Ⅰ期临床试验才能获得 1 个成功的 NME 上市[5]。如果Ⅱ期和Ⅲ期的淘汰率下降，该数值也成比例地下降。为了实现这一目标，数十年来投入实践了一种称作"去伪存真"（Kill-the-Loser）

的运营模式，旨在通过增加前期概念验证（POC）研究（最好是Ⅰ期研究）的数量来降低后期的淘汰率。鉴于一项Ⅲ期临床试验的平均成本（1亿5000万美元）大约是一项Ⅰ期临床试验平均成本（1500万美元）的10倍，在相同的投入下，通过淘汰前景不好或注定要失败的早期项目来降低Ⅲ期的淘汰率应该能够提高研发的效率。因此，这一策略的关键在于有足够多的早期项目供来选择、分流和淘汰，以获得在后期开发中成功概率更高的分子。

在这一模式中，研发资源（财务支出和项目组合规模）成为速度限制性因素。商业开发例如许可、合并和收购（M&A）等已成为行业内补给产品组合规模与多样性不足的常用手段，以及扩大研发管线的有效策略。但是，历史记录表明，M&A在所有指标上（如：在研产品、程序和IT平台整合）对研发效率都具有灾难性的影响[9]，至少需要耗费9个月的漫长阶段。在此期间早期研发速度减缓，整体推进力丧失，甚至员工的动力受到抑制。例如，先灵葆雅的划时代创新药物Bridion®已于2007年获得欧盟EMA批准上市，但在2009年先灵葆雅被默克制药公司收购后，直到2015年才获得美国FDA的批准。

4.3.2 "择优入选"策略

诸多生物科技公司的研发模式与传统大型制药公司完全不同。这些公司依赖于其世界领先的科学知识或技术来选择专注研究的项目，而不是依赖于淘汰的模式。全球最大的独立生物科技公司安进的运营模式可能最适合说明这一称为"择优入选"（Pick-the-Winner）的策略。

安进"择优入选"的研发策略遵循以下原则：

关注重大疾病的显著疗效；

遵循生物学第一，模式第二；

通过技术进步提高成功率；

区分重点与投资。

从历史角度看，安进公司的强项在于专业治疗领域，例如血液病和类风湿性关节炎。抗贫血药物Epogen®是全球第一个生物药领域的"重磅产品"，类风湿性关节炎治疗药物Enbrel®是全球范围内五大畅销药物之一。安进公司在维持这些专业治疗领域的传统优势的同时，近年来大力增加可能具有大幅提高治疗效果的领域的研发投入。Repatha®（用于高胆固醇血症治疗的抗体类PCSK9抑制剂）和BlinCyto®（连接细胞毒T细胞杀伤白血病细胞的双特异性抗体）是两个具体的实例。前者可降低LDL胆固醇高达70%，该疗效水平超过任何现有药物；而后者在用于治疗愈后极差的复发难治的急性淋巴细胞白血病（ALL）患者时，可达到40%的完全缓解率。

安进公司在生物科技领域的领先优势在于其对人类遗传学的深入了解。遗传验证是该公司研发投入决定的最重要标准之一。安进公司的基因解码技术平台使其在确定影响生理功能进而升高疾病风险的罕见人类遗传变异方面位居业内前列。这些罕见变异最常位于编码序列中，为洞察疾病的病理生物学提供了深层见解，从而可利用其作为药物靶点进行新药研发。针对16459个基因-性状组合和19085个药物靶点-适应证的分析发现，已批准药物的靶基因明显富集在与人类性状变异有关的基因中，从而使得靶点-适应证之间存在遗传学支持的化合物获得批准上市的可能性是无遗传学支持的化合物的两倍[10]。

将对人体生物学的遗传认知转化为可以用于追踪靶点结合度、药效学以及患者选择的生物标志物是安进公司"择优入选"策略的另一个重要组成部分。行业内的记录显示，在临床开发中使用生物标志物的项目，其成功率（LOA 25.9％）高于那些不使用生物标志物开发的临床项目（LOA 8.4％）的 3 倍以上[3]。

与许多其他大型跨国制药企业不同，安进公司不按技术工种来组织药物研发。统一的药物发现部门作为一个综合性的涵盖所有技术工种（如：小分子、大分子、多肽、抗体-药物偶联物、细胞等）的新药研发平台，在技术模式选择上不存在先入为主或者为工具找项目的尴尬，但可以确保所有技术中最适合和最有可能达到新药发现的工具被用来取得所需的生物学结果。

最后，安进公司非常重视区别对待不同优先度的研发项目，确保优先项目具有最充分的生物学验证和最高的成功概率，并且疗效高的项目可以获得充足的资金以加快研发进程。安进公司设立针对优质项目，缩短研发时间周期的"快速通道"策略。该策略直接由全球研发总裁倡议，并接受药物发现、转化科学与工艺开发高级副总裁的直接监督。这意味着与普通的优先级项目相比，这些项目享有更高的投入、更高的优先级和最快的决策过程（甚至有些时候是在有风险的情况下做决定）。

4.4　新药研发的组织架构

在确定研发策略之后，应当按照能够确保策略有效执行的"途径和方式"组织员工。这些员工组织的"途径和方式"就是我们要讨论的组织架构。组织架构对于员工和公司都至关重要，因为这为计划、组织、领导和控制等基本管理职能提供了基础和纽带。

组织架构会对个人与公司的成功和失败产生影响。例如，随着公司规模增大，难以忍受管理层官僚作风的顶尖科学家就可能会离开，而选择留下的那些员工又有可能会漫无目的地追求不一定符合组织目标的小团体或个人利益。

4.4.1　矩阵型组织

药物研发存在不同的组织架构，例如职能型结构、部门型结构和矩阵型结构。职能型结构将组织分成不同的职能领域和部门，例如研发、生产、销售、财务等。部门型结构将具有不同职能运营职责和技能的人员分在一个产品线或细分市场组中，来协助运营业务的特定部分。例如，一个产品团队会由具有不同领域的知识、技能和经验的人员组成，但这些人员共同为同一产品工作。矩阵型结构是一种将纵向等级制度与横向权力、影响或沟通形式重叠的混合型组织形式。矩阵型结构寻求将职能和部门组织形式的各部分与由此产生的模式整合起来，其运行方式又与各组成部分不同。

由于药物研发是高度复杂的工作，需要高层次的技术专长、精细化程度以及对人类生物学和疾病科学的深入了解，大多数公司使用矩阵型结构来组织其药物研发工作。矩阵型结构包含具有双重职责的角色：技术职能和项目/产品职能（图 4-2）。通过超越职能部门的横向关系来推动部门间的协调。

矩阵型组织架构允许在一个共同项目或疾病领域内有效地合作和利用昂贵的专业资源，例如化学、分子生物学、药理学、毒理学、病理学、统计科学等。由于资源可从多个职能部门汇集而来，这一模式有利于项目的快速启动。另外，因为在项目中员工同时与多个领域的专家一起工作，承担多种职能，这增加了员工通过团队协作在推进公司业务中的参与，因此，这一模式促进了跨职能技能的开发。

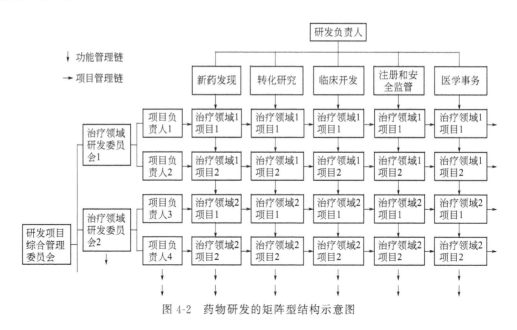

图 4-2 药物研发的矩阵型结构示意图

矩阵型模式的主要缺点在于优先级确定和决策的模糊性。不同职能部门和项目团队间可能会存在业务优先级的冲突，如：个体利益、截止日期和资源分配等。职能领导可能会坚持保持本部门的人员配制、预算储备和缓冲空间，即使削减或重新分配人员将有利于整个组织。通常项目/产品领导的权力少于职能领导，并且无法轻易地解决能够优化资产开发路径的跨职能权衡取舍。

为克服矩阵型结构的缺点，诸多公司采取措施赋予项目/产品团队领导更大的权力，从而能够使其更具创新性，并承担适当的风险和推动绩效。例如，在 21 世纪初，惠氏公司试图将项目绩效（而不是职能组绩效）与个人奖励挂钩（http://www.ddw-online.com/s/business/p148328/engineering-sucess：-wyeth-redefines-its-research-&-development-organisation-fall-05.html）。根据惠氏公司的策略，研发组织在开发周期的各个阶段中收到候选分子的特定目标，即每年 12 个新的临床候选产品。如果达到这一水平的绩效，整个研发组织均具备资格获得奖金。如果未能达到这一目标，无人会获得奖金。除精确的数字化目标并将现金奖励与其绑定以外，该公司还采取结构化开发流程，并为每个项目设置严格规定的里程碑和评估。这一举措显著增加了实现成功阶段过渡的研发项目数量，例如药物发现产出增多 400%，临床前开发产出增加超过 600%，临床开发总产出增加约 300%。但是，由于这些阶段过渡的目标不一定与项目的总体成功之间存在关联，过于强调达到这些中期阶段的过渡目标可能会鼓励"寻求进展"行为的出现，这偏离了公司的整体目标。惠氏公司于 2009 年被辉瑞公司收购。

4.4.2 去中心化矩阵型组织

为鼓励寻求真相而不是寻求进展的行为并创造生物科技类的创业精神，部分公司采取了去中心化的矩阵型组织，将决策权力下放至大型研发组织中更小的单位。这一举措的目的是获得迅速以及更好的决策，因为从理论上来说，与日常业务和技术问题更密切的员工对具体发生的事情了解得更加详细，从而能够更快速地做出正确决策。另外，也希望这一去中心化组织能够产生良性竞争，更有利于提高整个组织的绩效。

例如，自从罗氏公司在 2009 年收购基因泰克后，罗氏保留了两个独立的药物研发团队：药物研究与早期开发（pRED）和基因泰克研究与早期开发（gRED）。这两个团队在研发项目中独立运营，并且可以竞争相同的项目而不需要跨部门协同。一旦项目通过临床 POC 阶段，第 3 个后期临床开发组织部门将负责推进 pRED/gRED 的组合资产至注册批准（http://www.roche.com/research _ and _ development/）。一项近期的分析显示，在 1999～2008 年间，两家公司合并之前每年上市的新产品数目之和平均为 1.5 个，而合并之后的 2009～2014 年间平均为 1.17 个，相当于研发产出减少了 22%[11]。

大型制药公司中最为激进的组织架构变革可能是葛兰素史克公司[12]。在 2000 年，葛兰素与史克必成合并后，新成立的葛兰素史克（GSK）在各治疗领域部门（呼吸系统疾病、感染性疾病、神经系统疾病等）重新构架了研发组织。这些组织原先称为药物发现卓越中心（CEDD）。每个 CEDD 均负责其指定治疗领域内新药的研发，从先导物发现直至临床概念验证。GSK 继续后期项目的集中开发（Ⅲ 期临床试验、注册等）和通用平台技术。每个 CEDD 均具有其自己的领导和管理团队，并拥有推动一个候选分子从发现至临床概念验证所需的大多数职能。CEDD 对其产品组合的管理具有完全的自主权。CEDD 可选择项目，做出行政许可期间的决定，确定项目水平的资金和策略，以及决定哪些项目应继续，哪些应终止。在概念临床验证后，CEDD 将把项目提交给一个中央管理委员会（由研发、业务部门和公司总部的高级管理人员组成）来决定"继续/放弃"完成开发。CEDD 领导对其治疗领域产品组合的绩效全权负责。CEDD 根据概念验证成功推进至完成开发来获得回报。CEDD 的前提假设是小型、专业化、自主和更具责任的部门可在产品组合推进上做出更为有效的决定。从本质而言，这是在大型公司框架内创建"生物科技样"组织的尝试。CEDD 模式后来改进为 GSK 所称的药物发现绩效部门（DPU）。与原来的 CEDD 相比，DPU 规模更小，在研发上更为专注（图 4-3）。约 40 个 DPU 中，每个均只有最多 70 名科学家组成的多学科团队，专注于某一个治疗领域、某一条疾病通路或基础生物学的某些方面。GSK 也构建了一个"研发投资委员会"来对各 DPU 的研发项目做出投资与否的决定。这一举措的目的是为

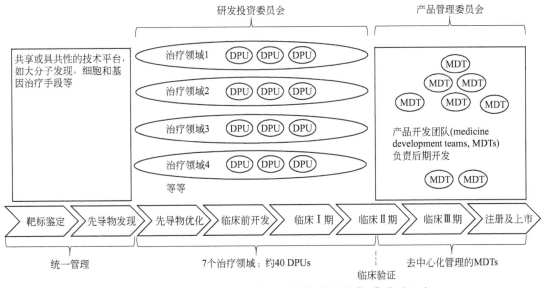

图 4-3　去中心化研发组织架构（根据参考文献［12］修改而来）

各项目的优缺点提供不同的观点。正如生物科技初创公司得到风险投资家的投资一样，DPU 最初会收到一笔资金，随后在达到特定项目目标时还会收到额外的资金。在 2012 年进行的 DPU 绩效评估中，葛兰素史克公司认为 DPU 方法行之有效（http://cenblog.org/the-haystack/2012/02/gsks-rd-review-successes-lessons-learned/）。虽然该公司在研发上的支出正在减少，并且已提高了将候选药物推向后期开发的门槛，但在新的研发模式下，还是推动了 22 个分子进入后期开发。

4.4.3 组织效率

无论一家公司采取哪种组织架构，研发效率的关键推动力在于"组织效率"，定义为组织内个体为了组织使命而共同努力的程度[13]。从本质而言，公司必须构建一个对于个体来说合作行为是理性的组织情境，即组织的利益与个人的利益一致。例如，安进公司评价员工绩效时，可交付成果和行为的权重相等。通过个体是否符合以下安进公司的价值观，来评价个体行为：

基于科学；

激烈竞争并取胜；

为患者、员工和股东创造价值；

符合伦理；

互相信任并尊重；

确保质量；

团队合作；

协作、沟通并负责。

虽按时完成交付的任务，但不能很好地协作的个体的总体评比将显著降低，并与金钱奖励减少甚至无金钱奖励挂钩。

研发项目居高不下的失败率是新药研发中的正常现象。这种高失败率可能是不良行为的藏身之地。项目有不同的失败方式：高尚的失败或浪费的失败。高尚的失败是指一种很有前途的候选药物在最后的关卡发生了无法预料的错误，而浪费的失败是指一个注定要失败的候选药物被高估并无意义地推进，直至其缺陷变得太明显而无法忽视。由于药物研发或多或少地会发生失败，浪费的失败很少会被发现。另外，药物研发是一个长期的过程，公司设立中期目标，例如阶段过渡来追踪进展等是有必要的。这些中期目标往往被视为独立的终点，而在不考虑公司的整体利益的情况下对其进行无谓的追求。为防止这种短视行为的发生，安进已设立了总体产品总经理（GPGM）职位，GPGM 负责一个产品从临床前开发至生命周期管理的全过程。GPGM 在承担这种责任时，应采取更符合公司的整体利益的长期视角。

4.5 新药研发的其他组织架构

为降低研发成本或增加成本结构的灵活性和最大限度地提高生产力，公司越来越愿意尝试制药行业传统上不会使用的新的研发模式。这些新型研发模式包括外包、虚拟研发和开放式创新。

4.5.1 外包和虚拟研发的组织

在目前，外包和与合同研究组织（CRO）协作是制药行业的新的标准实践，特别是对于那些不属于研发核心竞争力，但又需要的能力和灵活性，利用外包服务比内部投入会更经济有效。传统而言，CRO 服务的使用在临床试验中更为普遍，尤其是在设计现场准备、患者募集和数据监测等的操作中。现在，CRO 正在沿着从临床前发现研究至后期临床开发的整个价值链提供服务。2014 年，全球 CRO 临床前发现研究市场达 149 亿美元，并且预期到 2018 年将达到 250 亿美元，而 2014 年 CRO 开展的临床试验的市场达 231 亿美元，预期到 2020 年将升高至 358 亿美元（http://www.pharmsource.com/market/how-big-is-the-market-for/）。将 CRO 服务于由一个内部小组管理人员来统筹管理的并与其他战略合作伙伴合作推进的模式已成为虚拟研发的综合模式。

虚拟研发模式可定义为一个使用有限数目的内部人员，并按需使用外部资源、技术和设施来高效地开发其研发项目的高度网络化的组织。虚拟研发模式具有众多优势，例如降低了资本要求和财务风险，降低了间接成本，限制了基础设施成本，并提高了运营灵活性。多家公司已成功地运用了这一模式进行新药研发，例如 Chorus、Shire、Protodigm、Debiopharm 和 Endo 制药公司等。

Chorus 是礼来内部一个小型的运营上独立的实体，专门从事从临床前候选产品选择至临床概念验证的药物开发过程[14]。该实体最初设立的目的是专注于优先级低的资产，例如具有新的靶点但临床适应证不明确的项目，有边际效益结果史的项目，位于核心利益领域外的项目等。Chorus 的运营原则是，在最短的时间内，使用最少的支出，获得最少的数据来消除关键风险。每个项目均由一个资产经理和一个临床研究协调员联合进行管理。资产经理由有博士学位的，且在前期药物开发以及临床研究的设计和实施上经验丰富的资深科学家来担当，负责总体项目领导和资产管理。临床研究协调员为临床项目管理、供应商管理与监督以及研究实施领域的专家。这两人团队负责时间进度和预算，并与其他 Chorus 职能合作人员共同设计和监督计划中的具体工作模块。这两人团队可以同时处理大约 3 个资产，具体取决于开发阶段、临床研究中心数目、地理位置、科学复杂性等。这两人与其他合作人员（例如 CMC、毒理学、监管、PK/PD、统计学、质量、采购和医学代表）构成了项目实施轮子的一个"中心辐射型"结构（图 4-4），但其周围具有同一个较大的管理与职能专家团队，来

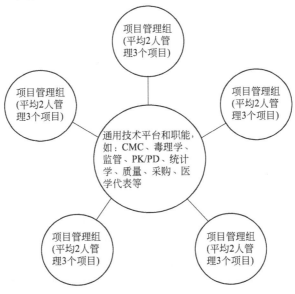

图 4-4　虚拟研发的"中心辐射型"组织架构

确保统一的跨职能支持和监督。另外，可在外部使用精简的签约过程获得团队内部未包括的治疗或职能专家的支持。

作为一个整体，Chorus 使用大约 40 名全职员工，在 19 个国家对从候选产品选择阶段至 PoC 阶段的 15～17 个项目的组合进行了管理。同时，组织架构为扁平层次模式，即 Chorus 团队内的所有专家均向一名总经理报告。这种组织架构消除了职能-团队矩阵架构的缺点并避免了缓慢的决策过程。Chorus 预算的大约 25％为内部固有 FTE 成本，其余 75％分配至外部采购[14]。

Chorus 模式显得相当成功。从 2002 年开始，Chorus 的产出比传统药物研发模式高 3～10 倍[14]。在传统药物研发模式中，从候选产品选择至 Ⅱ 期研究获得一个分子的周期时间和成本分别大约为 48 个月和 4200 万美元。Chorus 模式可在较短的时间内（28 个月）并花费显著更低的成本（约 630 万美元）对项目提前做出投资与否的决定。Ⅱ 期成功概率升高为提高整体研发效率提供了最大的可能性。

在独立的虚拟研发公司中，Chorus 模式并不是可以轻易复制的。Chorus 专注于产品组合效率，并享有稳定的早期项目流以及礼来内部广泛深厚的科研专业团队的支持。对于独立的小型生物科技公司来讲，由于产品组合较小和展示增量价值创造的需求，即使发现潜在的早期失败信号，也会向候选产品投入大量的资源、周期时间和机会成本。

4.5.2　开放式创新和公私合作伙伴关系

开放式创新的基础在于透明度，运营自由度，所有人对结果和产品的获取权限，协同改进，对贡献者无财务奖励，但对其提供更佳的问题解决途径给予认可。由于制药行业的 IP 驱动性，开放式创新通常只在竞争前领域进行，比如由安进、赛诺菲和小野制药联合创办并由其他 6 家制药公司和 3 家研究机构参与的"G 蛋白偶联受体（GPCR）联盟"[15]。在这一联盟中，绝大多数结果将会在科学期刊上发表，G 蛋白偶联受体的结构解析将有利于各联盟成员和公众。GPCR 是药物发现的最丰富的蛋白质靶点家族，其详细的结构信息将毫无疑问地对新药的合理设计具有重大的价值。

随着互联网的广泛普及，开放式创新也可以鼓励一般公众的参与，来解决制药公司面临的技术挑战，即所谓的"众包"。InnoCentive© 和 YourEncore 等数项计划是非常成功的众包策略。InnoCentive©（http://www.innocentive.com）是一个由来源于大约 200 个国家的超过 365000 名注册问题解决者组成的全球性网络。诸多问题发布公司（例如阿斯利康、礼来、NASA、宝洁、先正达等）已与 InnoCentive© 达成了合作伙伴关系来通过"众包"获得创新性思路。自 2001 年 InnoCentive© 启动以来，已发布了超过 2000 个外部挑战和超过 40000 条解决方法，并且迄今为止已给出了超过 1500 份奖励。YourEncore（http://www.yourencore.com）是一个科技行业（例如生命科学、消费者和食品工业等）的专家网络，支持公司获得专业知识来辅助解决公司的问题。制药行业的专业领域包括临床前和临床开发、临床操作、生产、监管事务、组织效率、安全性、药物警戒以及质量管理等。

另外，众包还可以带来新的思路，例如新药靶点建议。如果评价结果积极，可以纳入研发产品线。在 2009 年，拜耳医药启动了自己的众包平台 Grants4Targets（https://grants4targets.bayer.com），并向提交具有研发价值的靶点结构等的任何人提供了两种类型的奖金（5000～10000 欧元和 10000～125000 欧元）。该众包平台受到了全球行业内的认可，每月大约有 2000 名感兴趣的专家点击此网站。迄今为止，大多数建议来源于德国（21％）、欧洲（德国除外，39%）和美国（23%），治疗领域为肿瘤学（64%）、心脏病学（26%）和妇科学（8%）。大多数靶向方法为小分子（63%）。迄今为止，已提交了超过 110 项申请，其中 13% 获得批准，并收到了总价值 320 万欧元的奖金，获得 6 个先导化合物、1 个先导化合物优化和 2 个临床前开发项目。

在被忽视的疾病领域，即发展中国家流行但无能力支付市场融资创新产品的疾病领域，有公私合作伙伴关系（PPP）参与的开放式创新模式，在为患者带来新的药物方面发挥着至关重要的作用。这样的开放式创新通常以虚拟研发模式的方式运作：将项目、合作伙伴和人力广泛选择的优势与资本投入的灵活性和需求减少结合起来。例如，疟疾药物开发项目（MMV）（http://www.mmv.org/）是一个创立于 1999 年的 PPP 组织，旨在发现、开发和提供新的抗疟疾药物。它的研发资金主要来源于政府拨款和慈善捐献。MMV 的运营由一个专家科学咨询委员会来就项目的选择和审核为内部管理人员提供支持。MMV 也具有一个由 65 个项目构成的产品组合，这是有史以来规模最大的抗疟疾在研新药项目组合，其中 9 个候选药物正处于临床开发中。这些候选药物中有许多由制药公司捐赠，或者与制药公司合作进行临床开发。例如，诺华公司已与 MMV 合作开发一项候选药物，其中由诺华公司主导临床开发，而 MMV 使用比尔及梅琳达·盖茨基金会的资金支持担任申办方。从 2001 年开始，诺华公司已通过其疟疾倡议向疟疾肆虐国家的公共部门无偿提供了超过 7.5 亿次治疗，其中包括由诺华公司与 MMV 协作开发的 3 亿儿童分散片治疗。诺华公司也与 GSK 和拜耳医药在全球结核病联盟中进行合作（http://partnerships.ifpma.org/partnership/global-alliance-fortb-drug-development-tb-alliance）。制药行业开放式创新的其他例子如旨在为被忽视的疾病提供平价医疗的开源药物发现计划（http://www.osdd.net/home）和 2008 年启动的非洲药物与诊断创新网络（ANDI）（http://www.andi-africa.org）。

4.5.3 大学和独立研发机构的新药研发管理

虽然历史上有一定数量的上市新药的发现起源于学术界，但学术界在新药研发中的主要作用还是科学背景支持，即通过基础研究以及发表科学文献来增进行业对人类疾病和生物学的了解，从而支持新药研究科学的向前推进。在过去 40 年中，有许多大学的研究人员将研究成果转化成立小型生物科技初创公司，例如 20 世纪 70~80 年代兴起的生物科技行业。另一科研成果转化途径是早期授权给制药公司或与制药公司进行合作来开发新药。许多这种合作已向临床提供了优质的候选药物。有研究声称，公共资助的科研机构对 FDA 批准上市的新药（分子实体和生物制剂）的贡献在 16%~50% 之间[16]。

近些年来，越来越多的学术机构开始设立药物发现中心或部门，以与制药行业相似的方式开展更雄心勃勃的新药研发活动[16]。很明显，资助机构正在激发学术界的新药研发。据不完全估计，仅在英国，每年投入学术界新药研发的资金就高达约 5000 万英镑。在被忽视的疾病领域和不确定的人类生物学领域该趋势尤为明显。中国政府于 2009 年启动了一项特别的药物研发资助项目：重大新药创制项目（MNDIP），其中 58.6 亿元的启动资金和接下来 5 年内 78.1 亿元的后续资金中的大多数被投入至学术机构进行新药研发（http://www.nmp.gov.cn/gzxgz/zdxy/）。

这些学术界的新药研发中心以非常不同的模式运行，从仅包括内部项目管理的虚拟组织到在内部实施大多数临床前研究的多学科小组，从松散的合作到在一个完整管理架构下的全功能研发（如：邓迪大学和北卡罗来纳大学的新药研发中心）。例如，邓迪大学的新药研发中心（http://www.drugdiscovery.dundee.ac.uk/）已开发了一套包括早期药物发现所需的几乎所有关键路径学科和基础设施的能力，包括对高成药性化合物库进行中高通量筛选来发现靶点，计算化学、药物化学、DMPK 和临床药理学等。新药研发小组（DDU）的组织与制药行业的新药研发架构非常相似，例如它们都采取了由定义明确的目标产品特征（TPP）和化合物推进标准（CPC）为指导的项目动态管理。由多学科团队在一个类似矩阵组织架构下进行合作，并在必要时增加、调整和终止项目来最佳地利用现有资源。

DDU 注重吸引富有生物医药行业工作经验的科研人员，声称其约 80 人的团队在制药行业内（如：在阿斯利康、葛兰素史克、默克和辉瑞等公司中的工作履历）总共积累的工作经验超过 600 年。其员工在过往的工作经历中，共参与了 59 种临床候选产品和 8 种上市产品的研发。通过招揽这些有医药行业丰富新药研发经验的科研人员，该部门在一个学术环境中为研发可以直接对接工业界的新药产品创造了一个独特的环境。

学术机构以与制药行业相似的具有凝聚力和协调一致的方式运行尚不常见。对于这些学术机构，存在的挑战在于协调一致不同科研小组的学术利益与多学科团队协同的研发需求，从而使得项目可以一种有意义和及时的方式推进。项目优先级确定和终止是比较困难的。科研上很新颖的项目可能具有高风险，并且可能难以通过现有的融资途径获得资金支持。随着开放式创新和 PPP 的出现，学术界的新药研发有可能成为药物研发的一个重要途径。

4.6 总结性评论

新药研发的主要驱动力在于更安全有效地解决人类病患的需求和改善人民健康。只要人类存在，这就会是一个永无止境的追求。尽管新药研发成本越来越高，产出相对越来越少，但制药行业在新药研发上的投入持续不断已超过一个世纪。对于投身新药研发的科学家而言，这不仅仅是一项业务或一份工作，同时也是一项使命，即把药物研发作为一种信念，或者认为这是一项被号召的事业。因此，通过设计合理的药物研发组织架构，利用致力于服务患者的科学家的内在驱动力并促进个体与不同团队间的紧密合作具有至关重要的意义。

尽管各大制药公司中存在研发绩效低迷的总体趋势，但部分公司的产出仍然明显高于行业平均水平。所有这些绩效高的研发组织均具有高组织效率的共同特征。一项对全行业 200 名研发高层的调查显示，与组织效率有关的因素被广泛地评定为对于研发产出最重要的因素。绩效最高的研发团队表现出更高的灵活性、协作能力和全方位的员工工作投入[17]。

一个合理的研发战略应该专注于未满足的医疗需求，并且基于坚实的科学基础如对人类生物学的深入了解，这对于提高组织效率至关重要。本章中讨论了少数具体的指导原则，但是不同公司达到组织效率和提高新药研发产出的途径并不相同。因地制宜、知彼知己才是制胜的法宝。

参考文献

［1］ Lichtenberg FR. Pharmaceutical innovation and longevity growth in 30 developing and high-income countries, 2000-2009. NBER Working Paper 18235，http://www.nber.org/papers/w18235.

［2］ Schuhmacher A，Gassmann O，Hinder M. Changing R&D models in research-based pharmaceutical companies. J Transl Med，2016，14（1）：105-115.

［3］ Biotechnology Innovation Organization，Biomedtracker and Amplion. Clinical Development Success Rates 2006-2015. June 2015. https://www. bio. org/sites/default/files/Clinical％ 20Development％ 20Success％ 20Rates％202006-2015％20-％20BIO，％20Biomedtracker，％20Amplion％202016. pdf.

［4］ Miller KL，Lanthier M. Innovation in biologic new molecular entities：1986-2014. Nature Rev Drug Disc，2015，14：83.

［5］ Paul SM，Mytelka DS，Dunwiddie CT，Persinger CC，Munos BH，Lindborg SR，Schacht AT. How to improve R&D productivity：the pharmaceutical industry's grand challenge. Nature Rev Drug Disc，2010，9：203-214.

［6］ David E，Tramontin T，Zemmel R. Pharmaceutical R&D：the road to positive returns. Nature Rev Drug Disc，2009，8：609-610.

［7］ Deloitte Centre for Health Solutions. Measuring the return from pharmaceutical innovation 2015：Transforming R&D returns in uncertain times. 2015. https://www2. deloitte. com/content/dam/Deloitte/uk/Documents/life-sciences-health-care/uk-deloitte-lshc-pharma-innovation-2015. pdf.

［8］ Carter PH，Bernt ER，DiMasi JA，Trusheim M. Investigating investment in biopharmaceutical R&D. Nature Rev Drug Disc，2016，15：673-674.

［9］ LaMattina JL. The impact of mergers on pharmaceutical R&D. Nature Rev Drug Disc，2011，10：559-560.

［10］ Nelson MR，Tipney H，Painter JL，Shen J，Nicoletti P，Shen Y，Floratos A，Sham PC，Li MJ，Wang J，Cardon LR，Whittaker JC，Sanseau P. The support of human genetic evidence for approved drug indications. Nature Genetics，2015，47：856-860.

［11］ Franco JC. Productivity Assessment in Roche's R&D Following Genentech 2009 Acquisition. MSc dissertation at Universidade Católica Portuguesa，September 2015.

［12］ Adeusi SO. Pharmaceutical R&D：An Organizational Design Approach to Enhancing Productivity. MSc dissertation at Massachusetts Institute of Technology，June 2011.

［13］ Tollman P，Panier V，Dosik D，Biondi P，Cuss F. Organizational effectiveness：a key to R&D productivity. Nature Rev Drug Disc，2016，15：441-442.

［14］ Owens PK，Raddad E，Miller JW，Stille JR，Olovich KG，Smith NV，Jones RS，Scherer JC. A decade of innovation in pharmaceutical R&D：the Chorus model. Nature Rev Drug Disc，2015，14：17-28.

［15］ News & Analysis. Nature Rev Drug Disc，2016，15：80.

［16］ Frearson J，Wyatt P. Drug discovery in academia-the third way. Expert Opin Drug Discov，2010，5 (10)：909-919.

［17］ Tollman P，et al. Can R&D be fixed? Lessons from biopharma outliers. BCG Perspectives. September 2011. https://www. bcgperspectives. com/content/articles/biopharmaceuticals _ innovation _ can _ r _ and _ d _ be _ fixed/.

第 5 章

新药研发和制药业的未来

毛艳艳　刘丽丽　黄瑶庆

5.1　药物发现的未来：制药业研发模式的转变

这些年来，尽管药物研发的经费不断增加，但每年获批的新药数目却不见增多，再加上药品专利悬崖的到来，制药行业赖以生存的"重磅炸弹式药物"研发模式已出现种种问题。面对尚未满足的临床需求，是大力发展仿制药还是继续投入原创药，是埋头研发小分子药物还是转而开发生物药，制药企业的出路究竟在何方？

5.1.1　原创药与仿制药：一枚硬币的正反两面

19 世纪以来，在现代医学理论和方法的指导下，发展出化学药、生物制剂、血液制品等现代药物，根据创新程度，又可分为"原创药"（original drug）和"仿制药"（generic drug）。原创药一般是指通过全面的药学、药理学和毒理学试验研究，经过临床试验证实了安全性、有效性，并被药监部门首次批准上市（在全世界范围内）的全新分子结构的药品。严格来说，作为"好的"原创药还要满足以下需求[1]：①分子结构应当完全不同于已上市的产品，而非规避已有药物分子专利保护范围的"me-too""me-better"药物；②针对全新靶点或作用机制进行开发；③临床定位区别于已上市药物或药效学优势明显，能满足尚未获得满足的临床需求。

美国是全球最大的医药消费市场，也是生物医药研发创新体系的中坚力量，大部分原创药都会选择在美国上市，是世界新药研发的风向标。据艾美仕市场研究报告《Lifetime Trends in Biopharmaceutical Innovation》统计，新药上市后的前 5 年全球销售额的 61% 以上来自美国市场，平均每年有 34 个新活性物质上市。纵观近 20 年来 FDA 批准的新药，癌症领域的治疗药物占比最多，达到 18%（图 5-1）；其次是抗感染药物的 14%，包括抗生素和抗病毒药物等；中枢神经系统疾病和精神疾病领域新药占比为 9%；心血管和糖尿病药物分别占上市新药总量的 6% 和 3%；余下其他疾病领域新药占比 31%。也就是说，大约七成原创药是针对癌症、感染、神经精神系统疾病、心血管和糖尿病这五大疾病领域；半数以上的药物是以治疗慢性疾病为目的。不仅仅是阿尔茨海默病和其他退行性疾病，癌症、高血压和糖尿病等慢性病的发病率也随着年龄的增加而增高。随着世界人口老龄化程度的加剧，针对慢性病以及退行性疾病开发药物的需求更为迫切。

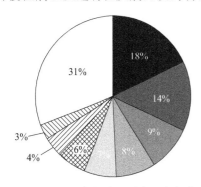

图 5-1　近 20 年间美国所有上市新药针对的适应证（来自"Lifetime Trends in Biopharmaceutical Innovation"）
■ 肿瘤；■ 传染病；■ 中枢神经和精神疾病；■ 血液病；■ 消化系统疾病；⊠ 心血管疾病；▨ 免疫疾病；▧ 糖尿病；□ 其他疾病

制药公司投入巨资用于开发原创药物，在这些药物挽救成千上万患者健康或生命的同时，制药公司也获得了丰厚的利益。从经济学角度来说，制药公司会选择技术上可以实现、将来销路看好且价格高昂的产品。尽管临床上有许多疾病领域并无有效的治疗方案，但由于开发难度、风险和市场规模等原因，治疗这些疾病的药物很难受到制药公司的"重视"。针对制药公司和患者的矛盾处境，欧美等发达国家的政府出台了各种政策激励机制以鼓励原创药的开发，并更加注重创新药物的临床价值，将原创药的研发方向向更迫切的临床需求引导。如 FDA 自 20 世纪 80 年代起陆续出台并逐渐完善了快速通道(fast track)、加速审批（accelerated approval）、优先审评（priority review）、突破性治疗认定（breakthrough therapy designation，BTD）等政策，显著缩短了批准时间，使得患者可以更快地获得治疗严重或致命疾病的药品。除了缩短审批时间以外，BTD 药物在开发过程中会得到审评人员的密切关注，并且会收到专业的建议以及快速有效的临床试验方案，研发时间也会相应缩短且上市成功率得到提高。据统计，2013~2016 年间，BTD 药物共 163 个，其中有 61 个药物成功上市，上市成功率达到 37%。BTD 抗癌药物从研发到上市的平均时间为 5.2 年，比非 BTD 抗癌药物少 2.2 年；2/3 的 BTD 抗癌药物在临床Ⅰ期或Ⅱ期就被允许上市，而对于非 BTD 抗癌药物，这一比例仅为不到 1/4[2]。另外一个对研发决策产生较大影响的是孤儿药认定（orphan drug designation，ODD），受益于孤儿药研发生产的激励政策，美国上市药物中 ODD 药物的比例在二十年内翻了一番，近年来占到所有批准药物数目的四成左右。在 2016 年 FDA 批准的 22 个新药中，有 16 个药物获得快速通道、加速审批、优先审评、BTD 和 ODD；未获得这些政策"红利"的药物成了少数派。可以预见的是，这些政策在未来成功引导制药企业开发未满足临床需求的药物方面也将起到非常积极的作用。

"仿制药"是与"原创药"相对的概念，一般是指专利到期后由非原研厂商制造生产的药物，即原创药是仿制药所仿制的对象。仿制药的安全性与有效性的质量控制问题，是仿制药能否在临床上替代原创药的关键。尽管仿制药与上市参比制剂（reference listed drug，RLD）采用相同的活性成分、相同的剂量、相同的剂型和相同的给药途径，并用于相同的适应证，但由于辅料、制作工艺的不同，仿制药的质量与原创药相比，可能会存在较大的差异。例如 2014 年在中国化合物专利到期的药品"万艾可"，由于仿制药的药效问题，2014 年"万艾可"的销售额不降反升，增幅达 47%。为了避免仿制过程中的质量误差，各国纷纷采取措施规范仿制药市场。如美国开展仿制药的生物等效性（bioequivalence，BE）研究，并从 2007 年开始针对每个制剂药品的剂型、剂量、适应证、患者群体、药动学及药效学特点，陆续制定公开单个药品的 BE 指南[3]。美国将仿制药和原创药信息列入"橙皮书"（Orange book：Approved Drug Products with Therapeutic Equivalence Evaluations），指定了参比制剂和参比制剂的药品持有者，为患者使用仿制药替代原创药提供了依据[4]。我国的仿制药市场存在低水平重复、工艺落后、质量参差不齐等问题。对此，我国政府于 2016 年 2 月发布了《国务院办公厅关于开展仿制药质量和疗效一致性评价的意见》（国办发〔2016〕8 号），之后又出台了一系列政策，对仿制药质量和药效的一致性评价进行了规范，并计划于 2018 年年底前完成仿制药一致性评价品种目录（共 289 个）。政策还要求基本药物口服固体制剂在 2018 年年底前完成一致性评价，其他仿制药自首家品种通过一致性评价后，原则上应在 3 年内完成一致性评价。

尽管原创药与仿制药之间并非直接竞争关系，但不可否认的是，原创药代表的"创新"与仿制药代表的"药物可及性"之间存在着平衡。1984 年美国出台的《药品价格竞争与专利期补偿法案》（Drug Price Competition and Patent Term Restoration Act），均衡了仿制药厂商、原创药厂商的利益与大众用药的需求，为美国仿制药行业的发展奠定了基础，也为其他国家提供了有益的借鉴。该法案对仿制药的主要内容包括：简化了仿制药申请的流程，允许仿制药企业在原创药专利到期前就着手研制仿制药，并添加了 180 天首仿企业的市场专营保护期条款和 30 个月的专利诉讼条款；在原创药方面，为其增加了最长 5 年的专利补偿期。之后，美国的仿制药产业得到了规范和发展，仿制药在临床上大量取代了价格昂贵的原创药，逐渐蚕食了原创药的市场份额；仅用了 25 年时间，仿制药的处方药占比就从 1984 年的 13% 上升至 2009 年的 75%，为美国政府、雇主和患者节约了数以万亿计的医药费用[3]。仿制药与原创药正如一枚硬币的正反两面，原创药负责填补用药空白，仿制药负责解决大众用药问题，二者缺一不可。运用知识产权制度，建立合理的创新激励机制和专利补偿制度，平衡好原创药和仿制药之间的关系，才更有利于未来的制药行业健康发展及卫生保健体系的不断完善。

5.1.2　小分子还是大分子：不是问题的问题

近十年来，大分子药物大有与小分子药物分庭抗礼之势。小分子药物一般是由人工合成，或是改造动植物及天然矿物的有效成分获得的，分子量一般小于 500；而大分子药物一般是取自或借助于活体组织合成获得的，主要包括抗体、疫苗、融合蛋白、生长因子、受体、细胞因子、重组血浆因子等。与 20 年前相比，美国上市的新药中大分子药物（生物药）占比显著增大，20 年前 FDA 批准上市的药物中仅有约 1/7 的药物是生物药，而最近几年这一数字已增长至三成左右；同时，小分子药物（化学药）所占新药的比例逐渐减少（图 5-2）[5]。在市场方面，2016 年全球销售额排名前十名的药物中，小分子药物仅占两席（分别是哈维尼和来那度胺），大分子单抗类药物就有 5 个（分别是阿达木单抗、英夫利昔单抗、利妥普单抗、贝伐珠单抗和曲妥珠单抗），此外还有依那西普、甘精胰岛素和肺炎球菌疫苗。值得注意的是，生物制药由于生产、储存和运输环节的成本颇高，其定价也显著高于化学药。

尽管大分子药物风头正劲，但不可否认的是，即便在今天小分子药物仍然占据了研发和临床使用的主导地位。这是由于小分子药物具有许多大分子药物所不具备的优点：由于分子量比较小，小分子药物容易穿过血脑屏障，能够透过细胞膜作用于胞内靶点，可以做成多种剂型发挥药效，特别是可以通过口服给药，易于患者使用。而大分子药物无法穿过血脑屏障和细胞膜，只能作用于细胞表面的靶点，多做成注射剂，因而患者的顺应性差。此外，生物药的销售价格也是一个重要因素。同为癌症靶向药物，在我国使用曲妥珠单抗治疗一年的费用在 40 万元左右，而使用小分子药物吉非替尼治疗一年的花费在 10 万元以内。除了价格以外，由于大分子药物特异性较高而脱靶作用少，并且除化合物外可在工艺、纯化等的专利方面获得多层保护，受到制药公司的欢迎。也许在不久的将来，大分子药物就会赶超小分子药物，但两者一定是共同向前发展，只不过大分子药物是加速前进，而小分子药物是稳步前行。

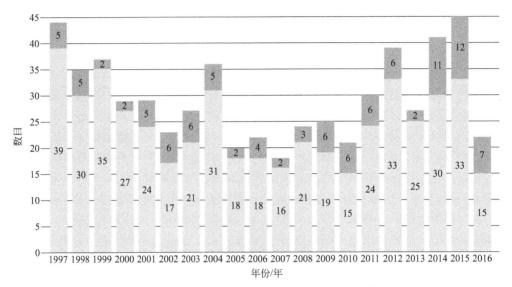

图 5-2　近 20 年来 FDA 批准的化学药与生物药数目

◎化学药；●生物药

大型制药公司似乎更擅长于小分子药物的研发，而往往选择收购生物技术公司来丰富他们的产品线和生物技术平台。如罗氏从 20 世纪 90 年代起逐步收购了仅次于安进的世界第二大生物技术公司基因泰克，阿斯利康收购了剑桥抗体公司和 MedImmune 公司，辉瑞以 680 亿美元收购惠氏等。除了收购整合生物技术公司以外，制药公司不遗余力地找寻小分子药物试图替代目前大分子药物比较成熟的领域，如在被大分子药物垄断的肿瘤免疫和蛋白-蛋白相互作用抑制剂领域。

除了小分子药物与大分子药物以外，近 20 年来兴起的细胞治疗、基因治疗甚至活体药物，以及将小分子和大分子结合的小分子-抗体偶联药物也都为未来的药物发展带来了更多可能。但需要清楚地认识到的是，现已发现的药物，无论是小分子还是大分子或是其他类型的药物，目前在药物开发中都受到了很多限制，远远不能满足许多疾病治疗的要求。未来医药市场仍会不断扩大，各种类型的药物还需要科学技术的进一步推动。

5.1.3　后"重磅炸弹式药物"时代的故事

所谓的"重磅炸弹式药物"（blockbuster drugs，简称重磅药），现在是指年销售额超过 10 亿美元的药物，在 20 世纪 80 年代的时候，这一评价标准还是 5 亿美元。随着新药研发成本的节节升高，重磅药的标准也水涨船高，未来这一标准可能会继续提高。1986 年，上市第三年的泰胃美（Tagamet）销售额一举突破了 10 亿美元，开启了重磅药的新时代，并帮助史克公司从一个籍籍无名的小药企跻身世界最大的制药公司之列[6]。此后,重磅药的故事总是与大型药企联系在一起。20世纪90年代,全球前十名制药公司的收入中,有26%的收入来自重磅药;到了2010年,这一比例已经变成了62%[7]。近年来,修美乐(阿达木单抗)作为年销售额过百亿美元的超级重磅药,一直占到艾伯维年销售额的六成以上,2016年修美乐更是以全球销售161亿美元占到艾伯维年收入的82%。重磅药的研发成本可能并不比一个每年只能销售1亿美元的药物要高,但开发重磅药却越来越困难。并非制药公司不想开发重磅药,实际上在缺乏有效治疗药物的领域,如阿尔茨海默病、精神分裂症、脑卒中等疾病,甚至取得了部分治疗效果的癌症、糖尿病等领域,已有多个项目处于临床研究中。但由于现阶段我们对疾病的认识和技术发展的局限性,尽管市场需求巨大但新批准的重磅药越来越少。随着原来的重磅药逐渐失去专利保护,这几十年来大型制药企业依靠重磅药支撑的发展模式亟需转变。

制药公司开始着手后重磅药时代的一些可行性对策。一是加强并购,大型制药公司素来热衷于并购一些中小型科技公司,以获得他们的药物研发生产平台及其产品线。但近来大型制药公司之间的强强联合也屡见不鲜。2009年,辉瑞斥资680亿美元鲸吞惠氏,成就10年来最大的并购案,以摆脱其多个重磅药络活喜、仙特明、伊立替康和立普妥等专利到期带来的负面影响。默沙东在面临销售额近840亿美元的专利药品保护期即将失效时,同样选择花费巨资收购先灵葆雅,以获得后者在心血管、呼吸系统和抗肿瘤等领域的研发新药。除了产品线的补充以外,合并带来的开支的削减为企业利润的提高做出了巨大的贡献。二是组织企业战术联盟,加强学术合作和外包服务,摊薄研发风险。这些策略将新药研发的过程分散到不同的机构,使其在各自的优势领域发挥作用,并共同承担新药研发的高风险共享成果收益,也有利于药企的生存和发展。三是筹划精准医学时代,今天药物基因组学的发展和人们对疾病理解的加深使得个性化药物的开发成为一种自然。制药企业通过收购和技术引进等各种途径,不断提高其开发生物标志物的能力,试图在精准药物时代占得先机。

5.2 老药新用

老药新用并非一个全新的概念,临床上老药新用的例子比比皆是,但是近来老药新用的概念颇受瞩目。究其缘由,还是因为在新药研发难度不断增加的今天,为老药开发新用途更能节约时间和金钱成本,从而使资源利用最大化。尽管与全新药物相比,老药新用开发的成本有所降低,但仍面临着药物保护力度、策略方法等方面的难题。

5.2.1 老药新用的背景

老药新用,与药物再定位(repositioned drugs 或 drug repurposing)的概念基本相同,前者是指为已经上市的药物开发新的适应证,后者开发针对的对象更为广泛,还包含在临床阶段失败的药物。老药新用(也包括药物再定位)的策略与开发全新药物相比,具有以下优势:生物利用度、药理学、毒性和生产路径都是现成的,没有研发风险;对于已经通过 I 期安全性试验的"老药"来说,其"新用"可以直接进入 II 期临床试验,从而大大降低了时间成本和金钱成本。今天,几乎所有的制药企业都在试图为自己已经获得成功的药物寻找新的治疗用途。

正是成本因素推动了老药新用的发展。自从20世纪60年代"沙利度胺事件"后,美国新药研发的投入产出比遵循倒摩尔定律（Eroom's Law）[8]——新药研发的效率每 9 年就减半，10 亿美元投入在 70 年代还能产出 10 个药，而到了 2010 年左右就仅能产出 0.4～0.5 个药；而现在每个药大概要花费 20 亿～30 亿美元，研发平均需要 13～15 年。老药新用的策略可将新药研发的成本降低到原来的 1/10，即 3 亿美元左右，研发时间降低到平均 6.5 年。尽管业界很多人士对老药新用的创新性不以为然，但不可否认的是，将一个安全有效药物的所有用途充分开发，对于制药公司、社会和患者都有益处。

老药新用成功与否的一个关键点在于专利保护的力度[9]。原创药物可以通过化合物专利、用途专利、剂型专利、晶型专利和工艺专利等进行全方位专利布局；但对于非原研企业开发老药新用来说，一般只能通过新用途、新剂型或新配方来获得专利保护，其保护力度较弱。以美国为例，在通过行政手段获得市场独占期方面，与新化合物药物的 5 年的独家上市许可相比，新用途药物仅可获得 3 年的独家上市许可，明显处于劣势。对于老药新用来说，"老药"分为已经上市或从未上市两种情况。一般而言，若开发企业未拥有该药物的化合物专利，进行老药新用开发时，会优先考虑不侵犯专利权的上市药物，如该药物的专利已经或快要过保护期。如有仿制药上市，还存在仿制药超说明书范围使用，立即攻击再定位药物的风险。在肿瘤领域，超说明书范围使用药物的情况非常普遍。据美国国家综合癌症网络中心（National Comprehensive Cancer Network）预计，在美国癌症治疗中超范围使用药物或生物疗法的情况占到 50%～75%。比较安全的情况是新的用途与新剂型或新配方结合，使得原有剂型或配方的仿制药无法发挥效果。若是对未上市的药物（至少已经通过了Ⅰ期临床试验，否则就失去了老药新用的意义）进行再定位开发则更有优势：由于该药从未上市，则能获得强大的市场独占期的保护；并且没有仿制药攻击的风险。

5.2.2 老药新用的研发现状

最近发表在《自然》上的一篇文章提供了一系列数字[8]：从 2011 年到 2016 年，发表在科学类杂志上药物再定位的论文数目翻了 6 倍，2016 年平均每月有 30 篇论文发表。2015 年，该领域还专门推出了名为《药物再利用、救援和重新定位》（Drug Repurposing，Rescue and Repositioning）的期刊。并且每年会有 3～4 家专注于药物再定位的初创公司成立。有评估机构透露，进入审批流程的再定位药物数量正在逐年上升，近年来达到每年审批药物的 30%。更有专家乐观的估计，理论上 75% 的药物都可以成为老药新用的"候选者"。

今天，几乎很少有药物仅仅局限于一个适应证的开发，当某个药物被证明有效之后制药企业往往将其用于类似适应证的开发中，老药新用与新适应证研发的界限似乎越来越小：两者都是制药企业通过为药物增加适应证寻求药物利益最大化的表现。而两者的不同在于，已有适应证无法为老药新用的新用途给出提示；而新适应证研发中"老适应证"与"新适应证"的联系已经被其他药物所揭示。

阿司匹林是老药新用的"常青树"。19 世纪末，阿司匹林就被制造出来用于镇热止痛，但到了 1975 年，人们才确认了它是通过抑制前列腺素的合成来发挥疗效的。阿司匹林用于伤口止痛时会产生流血不止的副作用，提示了阿司匹林有抗血小板聚集作用，据此开发出防治老年人心脑血管疾病的治疗方案。另外，阿司匹林还被用于抗风湿、抗炎和预防中风，尚待开发的适应证包括抗肿瘤、眼病及糖尿病的辅助治疗等。2012 年，英国、加拿大和澳大利亚的科学家成功发现水杨酸分子的作用靶点，为最终揭示阿司匹林的抗肿瘤机理打开了一扇门[10]。

在老药新用开发中，联合用药与合成致死策略提供了新的思路。在人体复杂疾病中，由于存在着复杂的分子网络机制，单一药物往往不能发挥很好的疗效。联合用药采用两种或以上药物同时作用，用药种类数量的增加提升了药物相互作用的发生率，影响了药物疗效或毒性增加。而合成致死是指两种基因（或通路）分别单独失活时并非致命但同时失活时具有致命性，该策略可以用于寻找单独使用疗效欠佳但有潜力运用于药物组合物的药物。这些策略使得一些老药焕发出青春，在肿瘤和免疫治疗领域中非常常用。制药企业常常将自己的药品与"一线用药"相结合，若能从临床试验的数据层面证明两者合用可以缩短疗程或减少毒副作用等，则更容易获批上市。据统计，联合用药的研究数目逐年增加，至 2014 年，全球每年约有 5000 例联合用药的临床试验及 25000 例联合用药的临床前试验开展[11]。在我国，联合用药模式还可以分为西药-西药联用、中药-西药联用和中药-中药联用。但据药品审评中心（CDE）公布的数字，2013～2016 年在 CDE 登记在案的联合用药的临床试验不足 250 例，且超过一半与抗肿瘤机理相关[12]，这与全球一年 5000 例的数字形成巨大的落差，说明我国制药企业并未重视联合用药的开发策略。

5.2.3　老药新用开发过程的关键点

表型筛选和靶点发现是药物发现的两种重要方法。有人做过统计，在 2008～2011 年期间被 FDA 批准具有全新的作用机制的新药共有 75 个；其中，有 28 个药物是通过表型筛选发现的，这一数字高于基于靶点发现的药物（17 个）[13]。通过表型筛选发现药物具有一定的偶然性，这在老药新用的开发中也同样适用；而想要通过靶点机制来发现重定位的药物，则需要对药物的靶点机制与疾病的关系有新的认识。抗癌药物阿扎胞苷（azacitidine）的开发就是一个例子[14]。阿扎胞苷是胞苷的核苷类似物，可通过捕获 DNA 甲基转移酶特异性抑制 DNA 甲基化。它最初是被作为细胞毒性剂开发，并且申请 FDA 批准时被拒绝。20 世纪 80 年代初，人们发现它是一种低甲基化剂，并阐明了 DNA 甲基化在癌症中的作用，促使该药物被重新评价，最终在 2004 年获批用于骨髓增生异常综合征。

药物副作用及临床超范围使用也是老药新用的重要来源之一。最著名的例子莫过于"万艾可"（俗称"伟哥"），该药物本来是作为治疗心血管疾病的药物进入临床研究，但临床结果未达预期，无法成长为一个成功的心血管疾病药物。但受试者报告中的"副作用"引起了研究人员的注意，发现该药物可改善患者性生活的质量。之后，"万艾可"的拥有者辉瑞公司果断调整研究方向，一举扭转了研发失败的"困境"。上市后"万艾可"大获成功，在第一年就成为销售过 10 亿美元的"重磅炸弹式药物"。

传统的药物再定位方法很难满足目前的需求，目前发展出越来越多融合了计算机技术的生物信息学、化学信息学、网络生物学及系统生物学方法来开发老药新用。这些方法可以突破真实试验的局限性，在短时间内将大量药物在已知的疾病上"筛选"一遍。根据已有信息，这些方法可分为药物导向（drug-oriented）、疾病导向（disease-oriented）和治疗导向（treatment-oriented）；根据对生物及药理学知识的掌握及药物作用机制的需求的理解，这些方法又可分为基于靶点（structure-based）、基于知识（knowledge-based）、基于签名（signature-based）、基于通路（pathway-based）和基于网络（network-based）等[15]。

传统的基于表型的筛选方法不需要先验知识，新用途的开发可能只是源于偶然的发现，或是在体内或体外模型中针对某种疾病进行表型筛选，当然这种方法既可以知道也可以不知道疾病相关的靶点。而基于靶点的方法需要对靶点有特定的了解，如解析出靶点蛋白质的三维结构，使用计算机构建蛋白质模型将药物分子"对接"到作用位点，挑选出"得分"较高的药物分子。Melior 制药发现的 MLR1023 的新用途就是一个使用表型筛选获得成功的例子。该药物最初被辉瑞用来治疗胃溃疡，但由于疗效不佳而停止开发，现在作为治疗 2 型糖尿病的"首创药物"（first-in-class）进入临床 Ⅱ 期试验阶段。基于知识的开发方法需要了解药物和疾病的知识，如药物副作用、药物说明书、临床试验结果、疾病生物标志物及疾病通路等。基于签名的方法主要是利用组学数据中的"基因签名"。基于通路或网络的方法通常使用通路分析或网络生物学方法，从疾病的遗传、基因组、蛋白质组学和代谢数据发现基本通路，找到重新定位药物的新靶点。

老药新用的例子举不胜举，每个成功的药物背后都有一段曲折的传奇故事。不管是阿司匹林的"另辟蹊径"、沙利度胺的"起死回生"、砒霜的"化毒为宝"、阿瓦斯丁的"节外生枝"，还是万艾可的"歪打正着"，虽然或多或少都带有一些偶然因素，但都为现在的老药新用研发思路提供了启示。

5.3　罕见病药物研发

罕见病，顾名思义是指发生概率比较小的疾病，其特点为发病率低、多与遗传相关。罕见病患病人群少、市场需求小、研发成本高，制药企业对该类疾病药物研发的关注度较低，因此，这些药也被形象地称为"孤儿药"。罕见病病因复杂、种类繁多，大多缺少有效的治疗药物，故开发空间大。近些年，孤儿药的研发逐渐获得重视。

5.3.1　全球罕见病的定义及立法

世界卫生组织（WHO）对罕见病的定义为患病人群占总人口的 0.65‰～1‰的疾病或病变。对于罕见病的定义，在不同的国家、不同的时期也有不一样的认定，与其对罕见病药物研发的激励政策及对罕见病诊疗费用的覆盖范围有关。美国将罕见病定义为每年患病人数少于 20 万人（或发病人口比例小于 1/1500）的疾病，约占人口的 0.75‰；欧盟的罕见病定义是患者人数少于 25 万的疾病（或发病率低于 1/2000），患病率一般低于 0.5‰；日本规定，罕见病为患病人数少于 5 万（或发病人口比例为 1/2500），即每 1 万人中少于 4 人的疾病，约占人口的 0.4‰；中国台湾则以万分之一以下的发病率作为罕见病的标准。目前，中国对于罕见病没有正式的定义，传统意义上称之为疑难杂症[16~19]。

罕见病的全球范围的立法是有一定过程的，各国有一定的区别，认定的标准也存在一定的差异。世界各国根据自己国家的具体情况，分别对罕见病药物的开发、疾病治疗补助的申请、支付、审查管理都有明确的规定。最早的罕见病法案是美国于 1983 年通过的《罕见病药物法案》，该法案对罕见病临床研究的基金资助、加速药物注册审批程序、专利保护期限延长、临床研究费用减免税等方面从立法上予以了保证，《罕见病药物法案》对罕见病药物的研发具有开创性作用，造福了美国数百万罕见病患者。20 世纪 90 年代开始，新加坡、日本、澳大利亚、欧盟先后出台了《罕见病药物特许令》《罕见病用药管理制度》《罕见病药物纲要》《欧洲联盟罕见疾病行动方案》等一系列支持罕见病药物开发的办法；我国台湾地区也于 2000 年颁布了《罕见疾病防治及药物法》，同时出台《罕见疾病医疗补助办法》《罕见疾病药物专案申请办法》等法律法规[20]。我国大陆地区目前没有出台罕见病药物的相关法案，罕见病的救治依赖于公众认知和筹措资金等社会公益组织及相关活动的开展。

5.3.2　罕见病药物市场容量巨大

根据美国国立卫生研究院估计，目前全球已知的罕见病有 7000 多种，且患者数量不断增加[18]。虽然每种罕见病可能只涉及少部分罕见病患者，但总的来看，全球罕见病患者是一个庞大的群体，罕见病药物属于远未饱和的医疗需求[21]。

目前确定的罕见病约占人类疾病的 10％，其中，约 50％ 在婴儿阶段或儿童时期发病，仅约 1％ 有药可治。从罕见病的发病原因来看，80％ 与基因缺陷或染色体畸变相关[22,23]。罕见病的种类非常多，但能有药物治疗的却极少，开发空间很大，所以这类药物的研发任重道远。罕见病的防治以预防为主导性，这一措施可大大降低罕见病的发病率，但并不能从根本上彻底解决罕见病的社会问题。

近年，随着精准医疗的迅速兴起，有助于提高人们对罕见病机制的认识。2015 年初，美国前总统奥巴马推出"精准医疗"计划，由于罕见病相当一部分是由基因缺陷所导致的遗传性疾病，故可通过对基因信息的分析来了解疾病的形成机制，研发相应药物并实施精准用药，故精准医疗或可提高罕见病药物研发的成功率，降低罕见病药物开发的风险，为罕见病药物研发带来新机遇[21]。

从市场的角度来看，由于罕见病药物研发成本高，市场需求量小，许多药企缺乏研发动力，罕见病药物的价格居高不下，故许多政府对孤儿药开发会给予政策的倾斜。在美国，联邦政府给予孤儿药研发资助项目支持：FDA 自 1983 年启动研发项目计划，每年提供 12～15 个资助项目，至今已经资助 500 多项罕见病药物临床研究；药物注册方面，政府给予罕见病新药申请费用豁免，同时为其审批开通绿色通道；市场方面，美国政府给予税收优惠和较长的市场独占权，使得孤儿药可拥有 7 年的市场独占期[21]。

未来罕见病药物开发的市场较为可观。据 Evaluate Pharma 发布的 2015 年孤儿药市场报告显示，2015～2020 年全球孤儿药市场将以 11.7％ 的年均复合增长率增长至 1780 亿美元，其增长率数值几乎两倍于整个处方药市场，也远高于非孤儿药市场（4.7％）。孤儿药的市场前景普遍被业界看好，2014 年，全球孤儿药销售额较 2013 年增长 7.7％，达 970 亿美元；2015 年，仅全球最畅销的前 25 个孤儿药的销售总额就达 555.4 亿美元[24]。据药渡网最新数据显示，2016 年，孤儿药销售额为 1140 亿美元，比 2015 年增长 12.2％，未来五年，孤儿药的销售总额将达到 2090 亿美元，年均复合增长率为 11％（2017～2022 年），是处方药市场增长率的 2 倍。到 2022 年，孤儿药将占全球药物销售额的 21.4％。

5.3.3　全球罕见病药物研发现状

美国自 20 世纪 80 年代制定了罕见病相关法案，大大加快了孤儿药的开发进程。据咸达数据显示，截至 2014 年，FDA 共认证近 3000 个孤儿药，其中获批的已超过 400 个，涉及近 447 种罕见病的治疗。2015 年批准的 45 个新药里就有 21 个属于孤儿药，2016 年批准的 22 个新药中有 9 个是孤儿药，所占比例维持在 40％ 以上。从 2002 年至 2016 年，FDA 批准的孤儿药数量持续增长（图 5-3），这也验证了《罕见病药物法案》对全球制药巨头增强罕见病药物的研发兴趣和动力所起到的积极作用；在欧盟，自 2000 年孤儿药法规实施至 2015 年年底，欧盟共计收到 2385 个孤儿药认定申请，其中 1596 个获得孤儿药资格，121 个获得上市许可[25]；亚洲地区日本做得相对较好，厚生劳动省授予"孤儿药"资质的药物已将近 200 个。

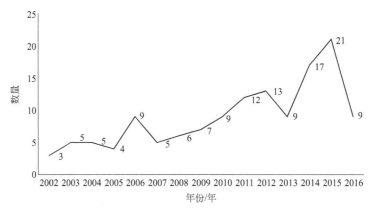

图 5-3 2002～2016 年 FDA 年批准的孤儿药数量（FDA）

罕见病和孤儿药逐渐得到全球的重视，药物研发及获批数量逐年增长。据 Evaluate Pharma 数据显示，在美国，2014 年通过资格认定的孤儿药数量增长 12%，达 291 个，创历史新高，2015～2016 年间，孤儿药获得批准的数量占总数的 40% 以上；在欧盟，孤儿药认定数量从 2013 年的低谷强劲反弹，增长 62%；在日本，孤儿药认定数量增长 7%，达 32 个[26]。全球孤儿药研发较为活跃的公司有新基（产品瑞复美）、百时美施贵宝（产品 Opdivo）、罗氏（产品美罗华）等，前五强孤儿药厂商将占孤儿药市场近 1/3 的份额。孤儿药产品方面：新基公司的 Revlimid 是全球最畅销的孤儿药，于 2005 年 12 月获 FDA 批准用于罕见病骨髓增生异常综合征的治疗，随后又被批准用于罕见病适应证——非霍奇金淋巴瘤和多发性骨髓瘤，而且目前其还在被开发用于其他若干罕见病适应证。相比于 2016 年，Revlimid 的年均复合增长率为 12%，销售额达到 135 亿美元；百时美施贵宝公司的 Opdivo 以销售额 91 亿美元位列第二位，它的年增长率为 16%；Roche 公司的 Rituxan 表现不佳，可能会出现负增长情况。研发方面，Evaluate Pharma 数据显示，每个孤儿药 Ⅲ 期临床试验的平均成本仅为非孤儿药的 1/2，由于政府的激励政策，成本可能会更少，且审批时间较非孤儿药短，投资预期回报率也较非孤儿药高[24]。

5.3.4 中国罕见病药物研发现状

对于罕见病，目前我国尚无官方的权威定义，对罕见病的发病情况尚不十分清楚。2015年我国罕见病发展中心（CORD）发布的《中国罕见病参考名录》，共有 147 种疾病被列入这一名录，包括白化病、肢端肥大症、脊髓性肌萎缩症、特发性肺动脉高压病、苯酮尿症、线粒体病、血友病、戈谢病、杜氏肌营养不良症、马方综合征等。目前我国罕见病总患病人口约为 1680 万，其中 95% 的患者尚缺乏有效的治疗方法。罕见病病人少、病种多。

由于社会特殊性，相比于欧美等发达国家，我国对罕见病人群的关注和关爱相对不足。且我国孤儿药的研发几乎处于空白阶段，治疗药物基本依赖国外进口，加强罕见病药物即孤儿药研发已经成为当务之急。欧美市场已经证明，孤儿药研发是具有大利润的。在中国，孤儿药研发缺乏动力的背后是激励和保护机制的缺乏。且国外数据不一定适合中国国情，这也是目前中国罕见病政策制定的困难和瓶颈。

所幸，近两年已有越来越多的人开始关注罕见病，中国的罕见病研究已经启动。2016年 9 月，我国"罕见病临床队列研究项目"正式获批立项，将建立我国首个国家罕见病注册系统，是我国首次进行的、全国范围的大规模罕见病注册登记，有望推动我国罕见病研究实现跨越式发展，为我国罕见病患者带来新的曙光；2015 年 4 月，中国孤儿药创新联盟成立；2017 年两会，全国人大代表、贝达药业董事长丁列明提交了支持罕见病治疗药物研制的方案。国内孤儿药开发也开始追赶国际的脚步。

在全球罕见病药物研发如火如荼的大环境下，我国急需相关政策的支撑。2017 年 5 月，中国国家食品药品监督管理总局发布关于征求《关于鼓励药品医疗器械创新加快新药医疗器械上市审评审批的相关政策》（征求意见稿）意见的公告（2017 年第 52 号）："由卫生计生部门公布罕见病目录，建立罕见病患者注册登记制度。支持罕见病治疗药物研发，罕见病治疗药物申请人可提出减免临床试验申请，加快罕见病用药审评审批，对于国外已批准上市的罕见病治疗药物，可有条件批准上市，上市后在规定时间内补做相关研究。"相信在不久的将来，会有更加明确的罕见病药物研发相关政策出台。

对于我国罕见病药物研发来说，需要结合我国自身的国情，除了要尽快制定国家罕见病定义外，还需要在药品申报、临床试验给予绿色通道待遇，研发费用给予补助，市场准入、上市后的医保报销方式、销售形式、定价等政策方面给予一定的支持。当然，制药企业致力于孤儿药研发确实给患者带来了福利，政府一定会给予强大的支持。

5.3.5　孤儿药市场支付问题突显

自美国《孤儿药法案》颁布以来的 30 多年，孤儿药得到了井喷式开发，已上市的孤儿药达上百个。法律的保障加速了孤儿药的发展，引发全球医药开发者竞相追逐孤儿药，然而，面对全球医保支付体系的刚性约束，孤儿药制度的一些漏洞逐渐突显出来：如一些孤儿药资格的滥用现象，一旦取得孤儿药认证，即使那些大批量生产、用途广泛、市场广阔的常用药品后来才获得孤儿药"殊荣"，也能够享受孤儿药所特有的市场独占权和税费优惠政策，这似乎背离了孤儿药政策的初衷，被一些药企用来推高常用药的价格；此外，孤儿药获批后，一些药企会向 FDA 提出扩大适应证申请，每得到一个罕见适应证的批件，都会享受法定的 7 年市场独占权，这俨然成为巨大的商机；孤儿药定价过高，如新获批的用于治疗杜氏肌营养不良症（duchenne muscular dystrophy，DMD）的皮质类固醇药物地夫可特（deflazacort）和 Exondys 51（eteplirsen）都遭遇到了价格麻烦，孤儿药给医保支付体系和保险公司带来了沉重的负担，最终仍服务不到患者。这些现象使人们对孤儿药政策产生了质疑，到底该如何评估孤儿药的价值、药品价格如何定位，随着市场上大批孤儿药的涌入，支付问题将会成为政府医保支付方、药企和患者面临的难题。

5.4　儿童与老年人用药

儿童与老年人作为社会的特殊群体，药物在体内的吸收、分布、代谢、排泄等过程均与正常成年人存在差异，故在用药时要给予特别的关注。儿童，特别是婴幼儿时期，各器官功能尚未发育成熟，机体对药物的处理及反应同成人区别很大，儿童药品存在品种、规格及剂型少，儿童药品说明书不规范，临床试验数据缺乏，超标签用药等诸多用药安全问题[27]；而老年人由于身体各种机能的衰退，用药种类繁多、用药疗程长，导致用药依从性差、不良反应多，合理用药就显得尤为重要[28]。随着人口老龄化的加剧及新生人口的不断增加，针对儿童及老年人的特殊药物开发是临床的迫切需求。

5.4.1　儿童用药研发面临多重挑战

根据世界银行数据，2016 年全球 0～14 岁儿童人数达 19.38 亿，数据呈现增长态势。儿童药物市场潜力巨大，且市场较为稳定，随着儿科医学的不断发展，儿童用药的临床需求远未被满足。与此同时，人民生活水平的日益提高、医疗体制改革及非处方药（OTC）市场的不断扩大，使得儿童用药疗效及安全性越来越受到社会的广泛关注。然而，目前仍有很多儿童疾病无药可治，开发儿童药品具有重要的市场前景和现实意义。

儿童用药具有以下几个特点：首先，儿童身体处于生长发育和成熟过程中，其功能比成人差很多，用药的不良反应情况要比成人高；其次，儿童的免疫力较成人低，代谢能力差；再次，儿童用药往往同年龄、身高、体重和体表面积有关，不同年龄阶段的用药剂量也有所不同；此外，在心理上，儿童对药物的色香味、外观有一定的要求，吞咽能力较差导致服药困难等对儿童用药的剂型设计提出了要求[27]。

目前，儿童药物开发存在一些普遍问题[27,29]。

① 品种少，剂型不足。据 CFDA 数据显示，药品名称明确标注"儿童"或"小儿"用药信息仅占所有信息的 1.55％。据北京首都儿科研究所的数据统计，我国 3500 多种化药中，专供儿童使用的仅 60 多种，所占比例不足 2％；儿童专用药物剂型同现有药物剂型的比例仅为 1∶59，90％以上的药品没有适宜儿童的专用剂型。

② 儿童药物临床试验匮乏。目前，尽管已经有很多药物用于儿童疾病的治疗，但大多数并无充分的临床用药资料，故很多儿童药品缺乏使用说明，造成了使用过程存在诸多风险。儿童药物临床试验本身对伦理学的要求高，试验方案设计需要考虑到儿童人群的特点及承受能力，同时，临床研究者要具有很高的管理学、儿童医学、护理学、伦理学、心理学等方面知识和经验的积累。截至 2016 年 6 月，CFDA 网站上列出的"药物临床试验机构名单"显示，共有临床研究单位证书 822 件，但其中具备儿科试验资格的临床研究单位只有数十家，而且专业分布并不均衡。

③ 成人化现象严重。由于缺乏相应的儿童药物剂型，儿童用药常常采用成人剂型药片分隔捣碎或取胶囊内药物溶解于水给儿童服用。目前，有超过半数用于儿童的药物未经过测试和被授权使用。儿童通常被给予成人的药物，而一些成人药物完全没有儿童用药安全数据。通过 CFDA "国产药品"数据库查询发现，截至 2016 年 6 月，我国共有 16.2673 万个药品文号。其中，据不完全统计，儿科专用药物有 3000 多个文号，仅占总文号数量的 1.8％。

④ 药品使用不合理，安全性问题突出。目前，国内市场绝大部分的药品包装粗糙、标识不明、警示不清，不仅给患者带来极大的不方便，还容易出现儿童错食、误食现象。药品说明"说而不明"会直接影响到儿童的健康，用药量不规范不仅会出现与成人一样的毒性反应，而且还会给生长发育造成极大的影响。儿童药物滥用现象常见于抗生素、激素、维生素等，超说明书用药是儿科最为常见的不合理用药现象，2013 年国家药品不良反应监测年报数据显示，小于 1 岁儿童、1～4 岁儿童和 5～14 岁儿童不良反应占比分别为 2.6％、3.4％和 4.6％，合计 10.6％。

⑤ 专用药品类集中，生产成本高。由于儿童呼吸道及肠道方面发病率较高，我国市场上此类药品种类过于集中。同时，儿童用药剂量偏小，企业市场占有率相对分散，加之呼吸、消化类药品的季节性要求较高，为生产效率的提升和生产成本的降低带来了很大的

障碍。

据中国第六次人口普查结果显示，截至 2013 年，我国 0～14 岁儿童超过 2.2 亿，约占人口总数的 16.6%，到现在人数已是更上一层楼，加上二孩政策全面放开，新生儿面临爆发式增长，儿科用药市场面临较大机遇。我国儿童人口占全国总人口的 16.5%，但儿童专属药品却不足 2%。儿科特色药物研发是国家的重大需求。儿科特色疾病领域新药研发的重要方向主要包括以下几个方面：我国临床急需的小儿特有疾病如手足口病、小儿痉挛症、小儿精神分裂症、新生儿肺扩张、肺表面活性剂、新生儿免疫治疗等的治疗药物研究；适于小儿服用的专用剂型改良，如选择临床儿科常见病、多发病，建立儿童生长发育、哮喘、呼吸道、消化道感染等疾病治疗的透皮贴剂，儿童皮肤科疾病的洗剂、凝胶乳膏剂，小儿退热等临床急需治疗的灌肠剂等适合儿童临床用药的外用制剂研究；同时应开展针对小儿用药特点的药物代谢及安全性相关技术研究。

5.4.2 各国儿童药物政策

儿童专用药品缺乏及药品说明书中缺少儿童用药信息，是一个世界范围内的共性问题。近年来，儿童用药问题日益受到重视，美、日、欧盟等各国都对儿童用药进行了立法和监管，鼓励儿童用药临床研究。随着我国新生儿出生率的提高以及国民对儿童医疗健康服务需求的不断增加，国家各级监管当局也密集发布了诸多相关政策文件，旨在规范及促进我国儿童医疗健康服务[29～31]。

（1）美国鼓励儿童用药研发的相关措施

从 20 世纪 70 年代开始，美国加强儿童用药研发及儿童用药数据管理，通过了一系列法规，形成了较为完善的"激励＋强制＋帮扶"模式。法规上，从 1994 年开始，分别通过了《儿科标签规则》《美国食品药物管理局现代化法》（Food and Drug Administration Modernization Act of 1997，FDAMA）、《儿童最终规则》，2002 年修订了《儿童最佳药品法案》（Best Pharmaceuticals of Children Act，BPCA），并成立了儿科治疗办公室负责伦理和上市后的安全性问题。2003 年出台的《儿科研究公平法案》（Pediatric Research Equity Act，PREA）取代了《儿童最终规则》，并明确要求持有者必须在药品和生物制品上市前对其进行儿科临床试验。目前，美国在儿童用药方面所遵循的法律主要是 2012 年后永久性授权的 BPCA 和 PREA。

美国对儿童用药的激励措施主要体现在通过儿科独占鼓励儿童用药的临床试验，以获得儿童用药数据。若 FDA 认为某种药物研究可能对儿童产生健康利益，则会向药品持有者发放书面请求，该药品持有者如同意进行儿科研究，会与 FDA 就儿科研究的具体细节签订书面协议。药品持有者按照书面请求和书面协议中规定的期限完成儿科研究要求的所有研究项目，并以新药申请或补充申请的形式向 FDA 提交儿科研究的研究报告，该研究报告的内容与书面请求和书面协议的要求如完全相符，无论结果是否能在儿科中使用，FDA 都会授予该药品 6 个月的儿科独占保护期。

美国对获得儿童用药数据的强制措施主要表现在 PREA 法案。法案对药品和生物制品新有效成分、新适应证、新剂型、新给药剂量或新给药途径等提出的新药申请或补充申请要求，对药品评价、允许免除、延期、标签等进行了规定。美国对儿童用药研究的帮扶措施按照 BPCA 法，新修订的内容包含谁必须提交初始儿科研究计划（pediatric study plan，PSP）。

（2）欧盟鼓励儿童用药研发的相关措施

欧盟儿童用药研发激励措施同美国相似，也是"激励＋强制＋帮扶"模式。相关法规较美国晚，现行的主要相关法规为 2006 年《儿科药品管理条例》（The Pediatric Regulation，PR），列入了欧共体理事会规则的第 1901/2006 号规则，在 2006 年年底由欧盟官方正式发布，并于 2007 年 1 月 26 日起在各成员国生效，其中主要涉及了儿科独占和儿科专卖。

儿科独占作为欧盟儿科药品管理条例的核心和重要组成部分，是欧盟对儿童用药研发最主要的激励措施。与美国不同的是，欧盟的儿科独占政策不仅适用于专利药和独占保护药品，也适用于仿制药。欧盟对儿童用药研究的帮扶措施主要是通过欧共体（EC）框架计划或 EC 其他组织对无（或已失去）专利保护或其他独占保护的药品的儿科研究提供资助。

（3）日本鼓励儿童用药研发的相关措施

日本目前关于药物研发的法案仍然是《药事法》（Pharmaceutical Affairs Law，PAL），尚无类似于美国和欧盟的针对儿童用药研发的专门法案。但日本厚生劳动省为了简化儿童药的审评，1999 年 2 月 1 日医药审第 104 号规定：药品未批准的适应证，如相关学会有要求，又被认定医疗必需，可基于临床试验的结果，考虑通过补充申请追加适应证。

提高药品价格对企业研发儿童用药来说是一种激励。日本新药定价主要有 3 种方法：类似药效比较法、成本定价法和比价法。除以上的激励措施外，日本也鼓励进行儿童临床试验以获得用药数据。

（4）中国鼓励儿童用药研发的相关措施

与欧美发达国家相比，中国从法规角度促进儿童用药的研发进行得较晚，但近年来，随着国家对儿童用药问题的重视，出台了多个儿童用药研发生产相关的政策和措施。在政策方面，2011 年通过了《中国儿童发展纲要（2011~2020 年）》，鼓励儿童专用药品研发和生产，扩大国家基本药品目录中儿科用药的品种和剂型范围，完善儿童用药目录；在 2012 年《国家药品安全十二五规划》中，也提出鼓励儿童适宜剂型研发；2013 年，CFDA 发布《关于深化药品审评审批改革进一步鼓励创新的意见》，鼓励生产企业积极研发仿制药的儿童专用规格和剂型，对儿童专用规格和剂型的申请，立题依据充分且具有临床试验数据支持的注册申请，给予加快审评，会同有关部门研究在招标、定价、医保等方面鼓励儿童用药研发的综合措施；2014 年，六部委联合印发《关于保障儿童用药的若干意见》，对保障儿童用药提出了具体要求，鼓励研发创制、加快申报审评、确保生产供应、强化质量监管、推动合理用药、完善体系建设、提升综合能力等。

在具体鼓励措施方面，2014 年 CFDA 发布了《儿科人群药代动力学研究技术指导原则》，为计划在儿科人群中开展药代动力学研究的注册申请人和科研机构提供指导性建议，并鼓励注册申请人针对儿科人群药代动力学研究中的技术问题与药品注册监管部门进行沟通交流。2015 年，卫生计生委成立儿童临床用药专家委员会，充分发挥儿科专业学会的学术优势，完善儿童用药数据，促进儿童用药安全，科学合理地使用儿童药物，保障儿童基本用药需求。发布关于征求《儿科人群药物临床试验技术指导原则》意见通知，目的在于进一步推动和规范我国儿科人群的药物临床试验，提高我国儿科临床试验的研究质量。2016 年 6 月，国家计委、工信部、CFDA 组织专家制定了《首批鼓励研发申报儿童药品清单》，清单中的药品涵盖治疗神经、心血管、内分泌、血液等多个系统的常见疾病，大多是在国外已上市、但国内缺乏的儿童适宜剂型和规格，将有利于引导儿童药品研发，引导企业合理组织生产。2017 年，CFDA 相继发布了《儿科用药非临床安全性研究技术指导原则》《关于鼓励药品医疗器械创新加快新药医疗器械上市审评审批的相关政策》《成人用药数据外推至儿科人群的技术指导原则》等意见公告，进一步鼓励研制儿科用药。此外，在"十三五"期间，新药专项将儿童及老年等特殊人群用药的研制列入重点创新领域。与此同时,我国在儿科用药研发给予优先审评,并在儿童药品定价、医保与采购方面给予诸多优惠政策。

近年来,各国在儿童用药领域加强了交流与合作,致力于发展一个框架,促进科学和伦理问题以及其他儿科发展信息的交换,包括报告儿童不良反应、交流不良反应数据库的统计等,以使儿童避免参与不必要的试验。目前已知的此类机构包括儿童药物开发欧洲协作网、青少年药物开发欧洲工作组、儿童药物研究网、儿科药理学研究单位协作网等。

5.4.3 老年人用药及老年病药物研发

老年人因为年龄的增长,在生理、心理方面均处于衰退状态。生理功能逐渐衰退,机体对于药物的吸收、转化、代谢等能力逐渐下降,对药物的处置能力也相对降低。人进入老年期后,由于体内代谢机制减弱,患病概率增加,老年人往往身患数病,需要多种药物联合治疗,这样药物相互作用发生的可能性也上升,据美国的一项研究,药物相互作用的发生率从同时应用 2 种药物时的 13% 上升到应用 7 种药物时的 82%[32]。在心理方面,老年患者安全用药常识相对缺乏,自我风险管理能力较弱,药物滥用和依从性差是老年人用药存在的较为严重的问题。

另外,随着年龄的增长,老年慢性疾病的患病情况日益严重。因老年人机体各器官功能减退,呼吸道、消化道、传染病等感染性疾病及循环系统、内分泌系统、恶性肿瘤等非感染性疾病不断发生。就诊率比较高的老年疾病主要是高血压、糖尿病、恶性肿瘤、类风湿性关节炎和心脑血管疾病,这些疾病比较容易发现和识别。此外,还有一系列经常被忽视的老年退行性病变,这些疾病与机体衰老的关系更为紧密,在老龄人群中知晓率、识别率、就诊率都非常低,老年退行性病变包括阿尔茨海默病、帕金森病、老年退行性骨关节炎、年龄相关性黄斑病变、老年性耳聋、老年退行性瓣膜病等。

5.4.4 老年人用药市场容量大

我国人口老龄化严重,老年疾病给社会带来沉重的负担。据国家统计局 2014 年公布的国民经济和社会发展统计公报显示,截至 2014 年末,我国 60 岁以上人口为 2.12 亿,占总人口的 15.5%,其中 65 岁以上人口为 1.37 亿,占总人口的 10.1%。2030~2050 年,我国老年人口总量预计超过 4 亿,老龄化水平将达到 30% 以上。卫生统计结果显示,60 岁以上老年人慢性病患病率是全部人口患病率的 3.2 倍;60 岁以上老年人中,有将近一半患有高血压等慢性病;我国 65 岁以上老年人群中,痴呆的患病率达到 6.6%,80 岁以上人群的痴呆患病率则超过 22%;据世界卫生组织统计,抑郁症老人占老年人口的 7%~10%,老年躯体疾病的发生率高达 50%。未来很长一段时间,重度老龄化和高龄化问题将显得越来越突出,随之而来的老年疾病给我国经济带来沉重的负担,老年疾病药物研发需求紧迫。

老年疾病新药研发需求明显。随着患者教育和诊疗检测水平的提高,老年慢性疾病越来越受到社会的重视。然而,这些疾病的致病原因还不清楚,部分疾病的治疗现状并不乐观,因此,这些疾病领域的新药研发活跃,新药层出不穷,如老年退行性病变成为医药市场最为活跃的类别之一。此外,肿瘤、慢性病和老年疾病的防治性药物也是药物研发的主要方向。

5.5 未满足的医药需求

药物研发的本源是满足患者尚未满足的临床需求,目前可用的药物还远不能满足临床需求,对临床需求进行挖掘,未满足的医药需求包括:从临床医生实际使用出发,如麻醉可控药物的开发;从医学认知变化可获知临床观念的变化,如肝硬化的未来药物治疗重点是解决血管增殖问题,而不是单纯意义上的瘢痕导致的血管减少与扭曲;减少现有药物的不良反应,如选择性长效镇痛药的开发等。另外,从疾病角度来看,未满足的医药需求涵盖了包括罕见病在内的各个疾病领域。

5.5.1 未满足医药需求的领域

目前,严谨地说,药物用于治愈绝大多数疾病均处于未满足状态。近五年,归功于吉利德公司索非布韦系列药品,丙肝治疗药物取得了前所未有的成功,也给人们对其他疾病领域的治疗带来新的希望。我国"十三五"重大新药创制专项重点关注的十大类未满足医药需求的治疗领域包括恶性肿瘤、心脑血管疾病、神经退行性疾病、精神性疾病、糖尿病、自身免疫性疾病、耐药性病原菌感染、肺结核、重大病毒感染性疾病和其他常见病及多发病。

从具体疾病的临床需求来看,①肿瘤类药物:靶标过度开发,创新点少。肿瘤是研发热度最高的领域,也是难点,临床上小分子药物集中在替尼类,近年肿瘤免疫治疗广泛兴起,但扎堆竞逐新靶标现象明显(如PD-1、EGFR等),盲目跟风,因此,寻找未被满足的新靶标及新机制探寻是肿瘤治疗的关键。②心血管用药:高血压、高脂血症、血栓等难治性疾病近年突破性药物较少,首仿药尚未被逆袭。2015年安进公司开发的前蛋白转化酶枯草溶菌素9(PSCK9)抑制剂属当前的明星产品,正在不断拓展心血管领域适应证。③神经退行性疾病:药物需求巨大但研发较缓慢。神经退行性疾病中最典型的是老年痴呆用药和帕金森病,二者的药物开发可谓是艰难中摸索前行,远远未满足需求,β蛋白抗体药历练失败再尝试,百健生物的aducanumab成为万众期待的药物。④糖尿病药物:组合新药申报活跃。近一年批准的糖尿病药物Soliqua、Xultophy、Inisync、Synjardy等均是复方制剂,但它们均是大分子类药物,寻找口服小分子药物仍是糖尿病领域的不懈追求。⑤自身免疫性疾病:生物大分子占主导地位。该类疾病患者的死亡率低但生存质量较差,昂贵的大分子治疗费用造成巨大的经济负担,寻求便宜好用的小分子药物是临床的迫切需求。⑥感染性疾病:丙肝药物的成功让人们对感染性疾病的攻克充满了期待,乙肝和艾滋病等难治型感染性疾病成为开发热点。

5.5.2 有望突破的治疗领域

肿瘤作为重点开发疾病领域,药物研发持续升温。肿瘤免疫抑制剂的开发近年引人瞩目,自2015年首个程序性死亡受体1及其配体(programmed death 1/programmed death ligand 1,PD-1/PD-L1)单抗获得批准后,PD-1/PD-L1类单抗处于快速推进阶段,已经开始进入肿瘤的常规治疗,适应证从最初的黑素瘤和肺癌扩展到膀胱癌、头颈癌、霍奇金淋巴瘤、肾癌等癌症类型,此外,免疫抑制剂与化疗药等的联合治疗也取得了较好的治疗效果,被业界广泛看好[33];细胞生物疗法也是肿瘤的新兴治疗手段,表现较为出色的嵌合抗原受体T细胞技术(chimeric antibody receptor engineered T cell,CAR-T)在血液性肿瘤治疗中表现出广阔的应用前景，近期开始尝试在实体瘤中应用，有望实现突破性进展。基因编辑技术在肿瘤的治疗中也取得了阶段性成功，2016 年，四川大学华西医院卢铀团队采用基因编辑 CRISPR-Cas9 技术，以 *PD-1* 为目标基因，将患者外周血或肿瘤组织中特异性 T 细胞提取出来，利用 CRISPR-Cas9 系统敲除 *PD-1* 基因，修饰后重新输入肺癌患者体内发挥抗癌作用。该研究在全球引起广泛关注，为基因编辑技术与肿瘤的治疗相关研究开辟了新的里程[34]。在肿瘤治疗中，每年不乏各种突破性进展，2016 年肿瘤领域获得突破性疗法认定的药物如表 5-1 所示。

表 5-1　2016 年 FDA 授予抗肿瘤药物的突破性疗法认定情况（www. iddds. cn）

公司	产品名	适应证	突破性疗法	授予日期
艾伯维	Venetoclax	慢性淋巴细胞白血病	与 rituximab（利妥昔单抗）联用治疗复发性或难治性慢性淋巴细胞白血病	2016/1/20
艾伯维	Venetoclax	急性淋巴细胞白血病	治疗无法接受标准诱导疗法的急性髓性白血病患者	2016/1/28
阿斯利康	Olaparib（奥拉帕尼）	去势抵抗的前列腺癌	治疗接受过紫杉烷类药物化疗和至少一种激素类药物，并且伴随 BRCA1/2 或 *ATM* 基因突变的去势抵抗性前列腺癌患者	2016/1/28
Immunomedics	Sacituzumab govitecan	转移性乳腺癌	针对至少经历过两次治疗失败的转移性三阴性乳腺癌患者	2016/2/5
Adaptimmune	GSK-3377794	滑膜肉瘤	用于 *HLA-A* * 201、HLAA * 205 或 *HLA-A* * 206 等位基因阳性患者，适用于表达有 NY-ESO-1 肿瘤抗原的手术不可切除或转移性滑膜肉瘤患者	2016/2/10
阿斯利康	Durvalumab	膀胱癌	用于 PD-L1 阳性的不能手术的或转移性膀胱移行细胞癌患者,适用于经过标准的基于铂类药物治疗方案后肿瘤进展的患者	2016/2/17
基因泰克	Ocrelizumab	多发性硬化症	用于治疗原发性进展型多发性硬化症（PPMS）患者	2016/2/17
诺华	Midostaurin（米哚妥林）	急性髓性白血病	用于治疗新诊断的 *FLT3* 突变阳性的急性髓性白血病成年患者	2016/2/19
默沙东	Pembrolizumab（派姆单抗）	霍奇金淋巴瘤	治疗复发性或难治性经典霍奇金淋巴瘤	2016/4/18
百时美施贵宝	Nivolumab（纳武单抗）	头颈鳞状细胞癌	针对经铂为基础的化疗后复发或者转移的头颈鳞状细胞癌	2016/4/25
Celator Pharmaceuticals	Cytarabine/daunorubicin	急性髓性白血病	用于患有与治疗有关的急性骨髓性白血病(t-AML)，或患有骨髓异常增生相关的急性骨髓性白血病（AML-MRC）	2016/5/19
Incyte	Ruxolitinib phosphate	移植物抗宿主病	用于治疗急性移植物抗宿主病	2016/6/23
百时美施贵宝	Nivolumab（纳武单抗）	尿路上皮癌	用于含铂化疗期间或治疗后病情进展的不可切除的局部晚期或转移性的尿路上皮癌	2016/6/27

续表

公司	产品名	适应证	突破性疗法	授予日期
Pharmacyclics	Ibrutinib（依鲁替尼）	移植物抗宿主病	单药治疗经一线或多线治疗无效的慢性移植物抗宿主病	2016/6/29
Loxo Oncology	Larotrectinib	实体瘤	针对伴有 NTRK 蛋白融合的不可切除或转移性实体瘤的患者，这些患者既往接受过系统性治疗，且治疗后仍进展或无其他可选治疗方案	2016/7/13
Genmab	Daratumumab	多发性骨髓瘤	联合来那度胺加地塞米松，或联合硼替佐米加地塞米松，用于治疗既往已接受至少一次治疗的多发性骨髓瘤患者	2016/7/26
MEI Pharma	Pracinostat hydrochloride	急性髓性白血病	与阿扎胞苷联用治疗 75 岁以上或者不适合密集化疗的初诊急性髓性白血病患者	2016/8/1
诺华	Ribociclib	乳腺癌	与来曲唑联用治疗激素受体阳性、人表皮生长因子受体 2 阴性（HR$^+$/HER2$^-$）的晚期或转移性乳腺癌	2016/8/3
Stemline Therapeutics	DT388IL3	急浆细胞样树突状细胞肿瘤（BPDCN）	用于治疗急浆细胞样树突状细胞肿瘤（BPDCN）	2016/8/23
默沙东	Pembrolizumab（派姆单抗）	非小细胞肺癌	用于未经治疗的 PD-L1 阳性的非小细胞肺癌患者	2016/9/7
中外制药	Alectinib hydrochloride（艾乐替尼盐酸盐）	非小细胞肺癌	用于一线治疗 ALK 阳性的非小细胞肺癌患者	2016/10/4
Gamida Cell	774831	血液肿瘤	治疗高风险血癌（包括白血病和淋巴癌）患者	2016/10/11
Seattle Genetics	Brentuximab vedotin	皮肤 T 淋巴细胞瘤	用于治疗接受过系统治疗的 CD30 阳性的原发性皮肤间变性大细胞淋巴瘤（pcALCL）患者	2016/11/10
Seattle Genetics	Brentuximab vedotin	蕈样肉芽肿	治疗 CD30 阳性的蕈样真菌病（MF）患者	2016/11/10
Juno Therapeutics	JCAR-017	B 细胞淋巴瘤	用于难治、复发性侵袭性的大 B 细胞非霍奇金淋巴瘤，包括弥漫性大 B 细胞淋巴瘤、原发性纵隔 B 细胞淋巴瘤以及滤泡性淋巴瘤 3B 级	2016/12/20

糖尿病治疗领域中，近两年复方药物成为主流，不同机制的药物相互弥补起到了较好的疗效。2016 年底，糖尿病巨头诺和诺德向 FDA 提交了糖尿病新药 Semaglutide（索马鲁肽）的新药申请（NDA），同时也向欧洲药品管理局（EMA）提交上市许可申请（MAA）。Semaglutide 是一种新型长效胰高血糖素样肽-1（GLP-1）类似物，业界对 Semaglutide 的前景十分看好，因为它兼具降糖、减肥、降低心血管风险三大功效，无疑将为心血管高风险 2 型糖尿病群体提供一种非常重要的治疗选择。此外，糖尿病患者心血管并发病也取得了突破性进展，2016 年，全球首个可降低心血管死亡风险的降糖药 Jardiance（恩格列净）获美国 FDA 批准，标志着并发心血管疾病的 2 型糖尿病患者群体在临床治疗上的一个重大里程碑[35]。

心血管疾病是全球第一位死亡原因，近期最受瞩目的当属 2015 年安进公司降脂药 PCSK9 抑制剂依伏库单抗（evolocumab，商品名 Repatha），2016 年，安进公司公布了 Repatha 治疗心脏疾病的关键Ⅲ期临床试验数据，表明该药联合他汀类药物能够显著降低患者的冠状动脉粥样硬化症，这一数据也开启了 Repatha 除了降低胆固醇之外的其他心血管适应证。此外，在高血压治疗领域，以嘌呤 P2X3 受体为靶标的抑制剂可能成为创新降压新策略，目前 P2X3 抑制剂 AF-130 用于治疗难治性高血压处于Ⅰ期临床研究中[36]。

阿尔茨海默病药物研发难度大、失败率高，已经被各大制药公司的折戟所证明，备受关注的 β 淀粉样蛋白抑制剂开发在曲折中艰难前行，2016 年 11 月下旬，礼来宣布其投入数亿美元研究经费的 AD 药物 β 淀粉样蛋白抗体 Solanezumab 的Ⅲ期临床试验没有达到预期结果，在此之前，辉瑞/强生的 Bapineuzumab、罗氏的 Gantenerumab 等已经在Ⅲ期临床试验中付出了惨痛的代价。但值得注意的是，人们对 Biogen 的同类药物 Aducanumab 仍然充满期待，该药于 2016 年 9 月获 FDA 快速审批资格，近期公布的临床Ⅰb 期（PRIME）研究的最新数据表明，针对早期 AD 的治疗功效显著，目前正在进行全球性临床Ⅲ期评估，成为挽救 β 淀粉样蛋白机制的一线生机，有望为 AD 治疗带来突破[35]。

药物开发周期长、风险大、成本高，目前临床可用的药物远不能满足需求，新药研发与临床需求不匹配。药物研发继续保持增长势头，各疾病领域不乏新的药物治疗理念和明星药物的出现，实现突破性治疗效果。近几年，制药产业持续繁荣，研发产品线不断扩张，医药企业重组并购规模不断扩大。与此同时，药物创新研发热情不减，人们对行业研发创新难度的认知也不断增加。但值得庆幸的是，创新成为行业的一致追求，药物开发工作者正为实现每一次突破性治疗进行不懈的努力。

5.6　制药业的资金流和新药研发的风险投资

新药研发不仅风险高、周期长，而且投资巨大。新药研发从药物发现、临床前研究到临床试验的各个阶段，都需要雄厚的资金作为保障。无论是对于大型跨国制药企业还是小型创新型研发企业，合理地筹集和配置研发资金，是保障企业健康快速发展的基石。制药企业筹集研发资金的途径很多，除自有资金以外，政府资金、风险资本、股票市场以及通过建立战略合作关系来筹集新药研发资金都是有效的手段。近年来，我国的创新药物研发企业也开始崭露头角，特别是涌现了一批专注于研发的小型创新药物企业，资本市场逐渐成为它们募集研发资金的重要来源。除此之外，"license out"模式逐渐在我国创新医药行业兴起，通过海外专利授权获得研发资金屡见不鲜。

5.6.1　新药研发无法避免的"三高一长"

无论是大型跨国制药企业还是中小型创新药企，都必须面对创新药物研发"三高一长"的特点，即高投入、高回报、高风险、长周期。新药研发是一个漫长的过程，从早期的基础研究、药物发现、临床前研究到后期的Ⅰ～Ⅲ期临床研究、监管部门审批，再到上市后的安全性监测，每一个阶段都存在极大的风险并且需要巨额的资金作为保障。美国药品研究和制造商协会（PhRMA）报告称，2000 年至今，研发一款新药平均耗资 26 亿美元，过去几十年来，这个数字一直在持续增长[37]。艾美仕公司于 2016 年年底发布统计数字，1996～2015年期间上市新药从初次专利申请到在美国市场上市所花费的平均时间为 12.8 年[38]。新药研发费用及时间不断增长的影响因素主要包括：临床试验越来越复杂；临床试验规模越来越大；当今的新药研发更多针对高难度的慢性及退行性疾病；药物在临床试验阶段的失败率更高等。最新研究表明[39]，新药从进入临床Ⅰ期到批准上市的成功率仅为9.6%。既然进入临床Ⅰ期的药物有90%以上都不能成功进入市场，那么无论是对研究者还是对投资者来说，都会承担巨大的风险。

尽管从事新药研发失败率高、风险巨大，但是药物上市后给研发者和投资者带来的回报也很可观，所以制药行业的研发投入一直在各行各业中处于领先地位。据 Evaluate Pharma 统计，2014 年全球制药企业的研发投入总额达到 1416 亿美元，2006～2014 年研发投入年复合增长率为 3.4%，预计到 2020 年将达到 1600 亿美元。然而，从研发投入占处方药销售总额的比例来看，2006 年研发投入的占比为 20%，随后略有下降，预计 2020 年会下降到 16.2%[40]（图 5-4）。

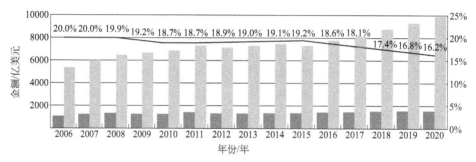

图 5-4　全球制药企业研发投入及其占处方药销售额的比例（2006～2020 年）
研发投入；　　处方药销售收入；——研发占比

2014 年，全球制药行业研发投入排名前 20 的公司几乎都是耳熟能详的大型跨国制药企业，诺华公司以 93 亿美元的研发投入位居榜首，而研发投入占处方药销售额比重最高的公司是百时美施贵宝，占比高达 32.7%[40]（图 5-5）。

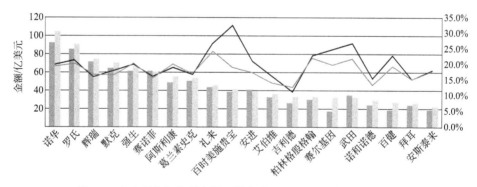

图 5-5　全球制药行业研发投入排名前 20 的公司研发费用与占比
2014 年研发费用；　　2020 年研发费用；
——2014 年研发费用占处方药收入比；——2020 年研发费用占处方药收入比

5.6.2　制药企业研发资金的主要来源

新药研发资金需求巨大，大型跨国制药企业财力雄厚，拥有完整的研发管线，成熟的产品和良好的市场销售可以提供源源不断的资金支持，但是对于新兴的初创制药企业来说，利用自有资金来保证足够的研发投入显然不现实，如何寻求外部资金显得非常重要。总的来说，制药企业研发资金的来源途径多种多样，包括自有资金、风险资本、私募股权投资基金、政府资金、股票市场、债务市场、私立基金会以及通过建立战略合作关系来筹集新药研发资金等[41]。

5.6.2.1　自有资金

大型制药公司的研发投入资金主要来自自有资金，外部融资比例相对较小，原因主要在于自有资金成本低，大多来源于销售收入，有助于研发项目的长期发展。例如艾伯维的修美乐、辉瑞的立普妥以及吉利德的索非布韦等，这些超级"重磅炸弹"药物年销售峰值超过百亿美金，为公司扩张以及后期的研发提供了充足的资金保障。

5.6.2.2　风险资本和私募股权投资基金（VC/PE）

对于中小企业来说，风险资本（venture capital，VC）是筹集资金的重要渠道。从投资行为的角度来讲，风险投资是把资本投向蕴藏着风险的高新技术及其产品的研究开发领域，旨在促进高新技术成果尽快商品化、产业化，以取得高资本收益的一种投资过程[41]。风险投资人往往热衷于高风险、高收益的行业，虽然生物医药产品的成功经营会给风险投资者带来丰厚的回报，但是投资医药企业的风险也是显而易见的：新药研发周期漫长，很难在短期内回笼资金；药品研发的成功率低，研发后期遭遇滑铁卢或者上市后由于安全性问题被迫撤市的药物事件屡见不鲜；医药市场瞬息万变，充满不确定性，来自同类产品的激烈竞争以及对知识产权保护不当等各种因素都会给投资带来不利影响。但是，高额的回报依然可以为创新型药物研发企业吸引充足的风险资本。风险资本的介入，对欧美的新药研发企业来说早已成为常态，在我国也逐渐成为研发资金的重要来源。近年来，风投届普遍看好创新药市场，曾经耗费巨资建立研发中心的研发模式逐渐成为过去，新型的 VIC 模式逐渐流行起来，即"VC（风险资本）＋IP（知识产权）＋CRO（医药研发服务外包）"。据 Evaluate Pharma 数据显示，2015 年生物医药领域风险投资项目的数量和金额近乎疯狂，439 笔投资总金额达107 亿美元，2016 年风险投资形势相对缓和，全年的投资总额为 80 亿美元[42]（图 5-6）。

私募股权投资基金（private equity，PE）与 VC 类似，也是融资的重要模式。私募股权投资基金是指通过私募形式对私有企业，即非上市企业进行的权益性投资，在交易实施过程中附带考虑了将来的退出机制，即通过上市、并购或管理层回购等方式，出售持股获利。此类基金的规模期限与风险投资类似，风险偏好较风险投资低，适合研发中后期阶段的介入[43]。

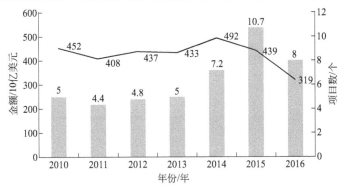

图 5-6　2010～2016 年生物医药领域风险投资项目的金额、数量

总金额；——项目

5.6.2.3　股票市场

除此之外，当企业的自有资金无法满足新药研发后期所需，也可以借助股票市场来获取资金。通过IPO或者增发新股是制药公司筹集资金用于新药研发的一种重要手段，对于生物科技企业来说，股票市场不仅为前期投入的风险资本提供了绝佳的退出机制，而且满足了继续项目研发的巨大资金需求。2015年在美国交易所上市的药物公司有55个首次公开发行股票（IPO），而2016年IPO速度有所放缓，这个数字仅为29个。主要原因在于生物技术股票指数表现不佳，阻碍了这些初创企业寻求到愿意购买他们的初始产品的投资方。

5.6.2.4　政府资金与政策

生物医药产业的发展是利国利民的大事，具有国家战略意义，很多国家和地区都制定了相关的优惠政策，鼓励和扶持新药研发项目。这些优惠政策包括直接的资金支持、优惠的税收政策以及对于重大疾病或者罕见病等项目研发的特殊政策等。

美国生物医药行业的发展一直处在全球领先地位，也是美国经济的支柱产业之一，除了科研机构、风险投资和企业本身的努力之外，美国政府在其中起到了不可忽视的推动作用，下面以美国为例，介绍政府资金和一系列优惠政策。美国政府在早期就意识到生物医药产业的重要性，为行业的发展出台一系列相应的法律法规和优惠政策，并提供资金资助。美国政府资金主要来自联邦政府研发基金、州政府基金。美国联邦政府向美国国立卫生研究院（NIH）拨款，通过NIH来资助生物技术的基础性研究，企业可以直接申请NIH的基础研究基金，也可以与高校及研究机构联合申请。近年来，美国国会对NIH的投资一直保持快速增长的势头，2017财年NIH的财政总预算为331亿美元，相比上一年增长2.6%。高校的基础研究一直是NIH资助的重点，近年来获得资助最多的大学有约翰霍普金斯大学、宾夕法尼亚大学、加州大学等。2014年，NIH花费1450万美元资助新一代基因测序技术研究，五所大学（斯克里普斯研究所、加州大学圣地亚哥分校、加州大学圣克鲁兹分校、华盛顿大学、宾夕法尼亚大学）和三家公司（Illumina、Caerus分子诊断公司、Eve Biomedical公司）获得了NIH的资助，其共同的目标是降低测序成本。此外，一些有潜力的小型创业公司也会获得NIH的青睐，2005年，一家小型生物科技公司Structural Genomix就获得了NIH近5000万美元的资金用于新药开发。2016年，专注于糖尿病的Dexcom和Tandem Diabetes Care公司与数字健康公司TypeZero Technologies联合开发的一种用于血糖控制的闭环系统，也得到了NIH的资助，将在糖尿病闭环试验中进行测试。除了直接的资金支持，美国政府还出台了一系列税收优惠政策。美国联邦政府的抵税政策出台于1981年的经济复兴税法案，税收优惠主要包括研发抵扣和投资抵扣。生物医药企业可以将研发支出、研发设备购买和产业升级等支出在计算应税所得时予以减免，不同的州的税收优惠政策会有所不同。

5.6.2.5　建立战略合作关系

近年来，药企与药企合作开发新药、药企与高校以及科研院所合作开发的研发模式越演越热。一方面，传统的大型制药企业拥有充足的研发资金，但是仅仅依靠自身的研发团队难免效率低下。而另一方面，大量新型的创新药物研发企业的兴起，带来了专业的技术和研发人才，拥有具有潜力的创新药研发项目，却苦于资金短缺。因此，这些公司联手往往可以打造共赢的局面，共同推动新药项目的进展，企业与科研院所合作开发也是同样的道理。合作研发的方式多种多样，可以通过专利授权获得资金，也可以通过建立合作达到资源互补来共同进行新药开发。通过"license out"实现全球化收益的韩国黑马药企韩美药业，为中小型创新药企指明了发展道路。韩美药业目前共有 28 个全球性研发项目。2015 年，韩美药业共推动了 6 个 "license out" 项目，合作伙伴包括 Spectrum、礼来、勃林格殷格翰、再鼎、赛诺菲、杨森等公司，共获得研发预付款 6.56 亿美元及未来里程金 64.26 亿美元[44]。另外，在近年来大热的 CAR-T 细胞治疗领域，也涌现了一系列合作开发的案例，包括新基（Celgene）与蓝鸟（Bluebird）、辉瑞与 Cellectis、诺华与牛津大学等，这些合作的达成都是基于双方技术或者资金的资源互补，生物医药行业充满了激烈的竞争，一切可以带来共赢的合作都会为早日抢占市场带来希望。

5.6.3　我国生物医药企业融资现状

近年来，我国医药市场稳步发展，已经成为仅次于美国的第二大医药市场。但是，我国创新药物研发企业起步较晚，由于缺乏有效的创新激励机制和创新动力，导致企业创新能力严重不足，长期以仿制药业务为主。随着我国科技的进步、人才的积累，医药行业涌现了一批专注创新药物研发的小型生物科技公司，一些传统药企也逐渐由仿制药研发向创新药物研发转型。

5.6.3.1　政府资助、社会资本与合作授权

目前，我国政府对创新药物研发的扶持力度逐渐加强，生物医药产业受到政府的高度重视。2008 年我国开始实施 "重大新药创制" 重大专项，以鼓励创新药物研发。截至 2015 年年底，"重大新药创制" 国家科技重大专项共立项课题 1595 个，中央财政投入近 128 亿元，各方配套经费近 200 亿元。"重大新药创制" 对我们创新药物研发的推动作用是不言而喻的，从新中国成立到新药专项实施前的 50 年间，我国共批准了 5 个 1.1 类新药，而 "十二五" 期间我国共批准了 21 个 1.1 类新药。贝达药业主导开发的肺癌药埃克替尼是我国首个小分子靶向抗癌药，拥有完全的自主知识产权，自立项以来，在十年的研发历程中得到了各级政府部门的大力支持，包括科技部的创新基金、"863 计划" 和国家 "重大新药创制" 专项等。

除了政府投入，风险资本和 IPO 也逐渐成为我国创新药物企业募集资金的有效渠道。风险投资在我国仍然处于初始发展阶段，体制机制还不完善。风险投资在中国对于新药早期的介入仍然较少，主要原因在于退出机制不完善，在美国，新药研发进入 Ⅱ 期临床，企业即可上市，风险投资基金的退出相对容易。而在中国，即使在创业板上市，也要具备最近 2 年连续盈利或其他条件才可通过审批。因此，建立健全的资金投入机制，引导风险投资进入生物医药领域尤为重要。2016 年我国创新生物科技公司信达生物和基石药业分别获得 2.6 亿美元和 1.5 亿美元的融资。我国的中小型创新药企业也顺利走上了 IPO 的道路。2016 年 2 月，百济神州作为我国具有创新性的肿瘤新药研发公司成功登陆纳斯达克，成为 2016 年美国 IPO 第一单，截至 2017 年 3 月 16 日，市值为 13.25 亿美元。2016 年 11 月，贝达药业也凭借着自主知识产权的抗癌药埃克替尼的稳定营收，成功登陆深交所，截至 2017 年 3 月 16 日，市值为 288.32 亿元。

另外，我国创新生物科技公司逐渐跨出国门，打开了国际市场，通过与大型跨国制药企业合作开发或者通过专利授权获得研发资金。近年来，我国新药专利海外授权比较普遍[45]（表 5-2）。2015 年 9 月，恒瑞公司就与美国 Incyte 公司达成协议，以高达 7.95 亿美元的价格（首付款＋里程金），售出 PD-1 药物 SHR-1210 的海外权益。这些超过 1 亿美元的新药海外授权项目，适应证主要集中在肿瘤领域，并且以生物制剂为主。

表 5-2　我国新药专利海外授权项目

时间	许可方	被许可方	金额(首付款＋里程碑付款)
2011.11	和黄医药	阿斯利康	1.2 亿美元
2013.06	百济神州	默克雪兰诺	2.3 亿美元
2015.03	信达生物	礼来	23 亿美元
2015.09	恒瑞医药	Incyte	7.95 亿美元
2015.09	信达生物	礼来	10 亿美元
2015.12	康方生物	默沙东	2 亿美元
2016.02	正大天晴	强生	2.53 亿美元

5.6.3.2　信达生物——我国研发驱动型小型生物科技公司的融资之路

近年来，研发驱动型的小型生物技术公司逐渐进入人们的视野。类似于信达生物、百济神州、歌礼药业、再鼎医药、复旦张江等这样的小型研发型药企的实力在未来的竞争中不容小觑，是我国生物制药行业的未来。这些药企没有雄厚的自有资金作为新药研发的保障，多数依靠风投、政府扶持、合作开发以及技术转让等手段获取资金，下面以信达生物为例介绍这类企业的融资之路。

信达生物成立于 2011 年 8 月，目前已经建成一条包括十二个新药品种的产品链，涵盖肿瘤、眼底病、自身免疫疾病、心血管病等四大疾病领域，已有四个产品获批进入临床研究，其中三个已经正式进入临床Ⅲ期研究；两个品种入选国家"重大新药创制"专项；两条 1000L 生产线已于 2016 年 9 月通过了合作方国际制药集团的 GMP 审计，成为中国第一条符合美国 FDA GMP 标准的生物药生产线。

2016 年，信达生物药物研发取得了重大进展，利妥昔单抗（美罗华）生物类似药 IBI301、阿达木单抗（修美乐）生物类似药 IBI303、贝伐珠单抗（安维汀）生物类似药 IBI305 相继进入了Ⅲ期临床试验研究阶段；此外，PD-1 抗体 IBI308 也获得了 CFDA 批准，进入临床研究。

成立以来信达生物已获得全球知名创投高达 4.1 亿美元的投资，形成了利用全球资本支持创新的新格局；2015 年，信达两次与美国礼来达成全面战略合作，获得首付款及潜在里程碑款等 33 亿美元：

2011 年 10 月，完成 A 轮融资 500 万美元，主要投资人为美国富达投资集团；

2012 年 6 月，完成 B 轮融资 3000 万美元，由礼来亚洲基金领投，富达跟投；

2015 年 1 月，完成 C 轮 1.15 亿美元融资，由联想君联资本、淡马锡领投；

2015 年 3 月，与美国礼来签署合作协议，包含三个单抗药物的研发，里程碑付款总金额超过 23 亿美元（首付款 5600 万美元＋潜在里程碑款），第一次将自主创新生物药的国际市场开发成功授权给全球 500 强的企业；

2015 年 10 月，与美国礼来再就三个肿瘤免疫治疗双特异性抗体药物的全球开发签署合作协议，里程碑付款总金额超过 10 亿美元；

2016 年 11 月，完成 D 轮 2.6 亿美元融资，由国投创新主导。此次融资由国投创新投资管理有限公司（"国投创新"）管理的先进制造产业投资基金领投，国寿大健康基金、理成资产、中国平安、泰康保险集团等新投资人及君联资本、淡马锡、高瓴资本等原有投资人共同出资完成。

信达生物作为一个成立才短短六年的新药研发公司，便能取得如此成绩，一方面离不开公司的团队领导和先进技术；另一方面也离不开全球资本的帮助。信达生物的发展之路也为我国创新制药企业指出了道路。当前我国生物制药企业的发展形势一片大好，如何才能在全球创新药研发领域获得一席之地，研发和资本缺一不可。小型创新性药企必须迅速凝聚一批高水平的研发人才，以此赢得资本的青睐；获得的资本可进一步吸引人才，创新技术，形成产品；优秀的产品可通过授权合作开发等方式获得更多资本；从而形成了人才、技术、产品和资本的良性循环。

5.7　展望

制药业能成为风险投资的热门行业之一不外乎两个原因：①行业规模大且利润高，投资回报率优于平均水平；②随着世界老龄化程度的加剧，制药业的发展前景持续看好，行业增长始终高于 GDP 增长。从全球范围来看，美国的创新能力最强市场份额也最大，其次是欧洲发达国家及日本；但代表了新兴市场的"金砖四国"的增长速度远高于发达国家水平，是未来制药业的新兴力量。据艾美仕市场研究公司（IMS Health）预测，未来五年药品支出将增量 24%，其主要归因于人口老龄化、新兴市场的发展及医疗覆盖面的拓宽。到 2020 年，美国将占据全球药品市场总额的 41%；欧盟、日本及其他发达国家共计占据全球药品市场的 22%；而中国将达到全球药品市场的 11%，高于其他"金砖国家"的总和（8%）。随着我国宏观经济的高速增长，加上城市化及人口老龄化水平增加，国内制药行业还将继续保持高速增长态势。

作为新药研发的主力军，大型制药企业的开发模式发生了转变，但从未停止过对原创药开发的热情。随着新药研发成本越来越高，始于 20 世纪 80 年代的"重磅炸弹式药物"研发模式已经陷入困境，制药企业纷纷寻找新的出路。在寻求"重磅炸弹式药物"的同时，希望能通过开发孤儿药、老年人用药、儿童用药，为现有药物扩大适应证和开发重定位药物，以及资本运作，逐渐摆脱依靠少数几个重磅专利药品的现状。值得一提的是，随着"个性化医疗"和"精准医学"的概念深入人心，全基因组测序、大数据、各种组学技术手段的发展，以及人们对疾病发病机制理解的不断深入，越来越多的药物以"个性化治疗"的身份面向世人。这些疗法的出现，细化了患者人群，使得药物的命中率提高、副作用降低，惠及患者人群，是未来药物发展的重要方向。

参考文献

[1]　鲁先平. 做中国真正的原创药. 光明日报，2015-05-23（001）.

[2]　Shea M，Ostermann L，Hohman R，Roberts S，Kozak M，Dull R，et al. Regulatory watch：impact of breakthrough therapy designation on cancer drug development. Nat Rev Drug Discov，2016，15：152.

[3]　雷继峰，杨建红. 美国仿制药审评审批制度的经验分析与研究. 中国新药杂志，2016，19：2240-2249.

[4]　Boehm G，姚立新，韩亮，郑强. 美国仿制药行业发展头 25 年的经验教训. 中国新药杂志，2012，16：1849-1860.

[5]　Mullard A. 2016 FDA drug approvals. Nat Rev Drug Discov，2017，16：73.

[6]　Li J J. "重磅炸弹"药物医药工业兴衰录. 张庆文，译. 上海：华东理工大学出版社，2016.

[7] 苏月，关镇和，耿向楠，濮润，敖翼．"重磅炸弹"药物对全球药物研发趋势的影响．中国新药杂志，2014，12：1354-1358，1397.

[8] Nosengo N. Can you teach old drugs new tricks? Nature，2016，534：314-316.

[9] 徐文杰，邵蓉．美国对再定位药品的专利保护和行政保护研究及其启示．中国医药工业杂志，2013，11：1184-1188.

[10] Hawley S A，Fullerton M D，Ross F A，Schertzer J D，Chevtzoff C，Walker K J，et al. The ancient drug salicylate directly activates amp-activated protein kinase. Science，2012，336：918-922.

[11] He B，Lu C，Zheng G，He X，Wang M，Chen G，et al. Combination therapeutics in complex diseases. J Cell Mol Med，2016，20：2231-2240.

[12] 边界．联合用药研发的正道与歧途．医药经济报，2016-08-29（008）.

[13] Swinney D C，Anthony J. How were new medicines discovered? Nat Rev Drug Discov，2011，10：507-519.

[14] Jin G，Wong S T C. Toward better drug repositioning：prioritizing and integrating existing methods into efficient pipelines. Drug Discov Today，2014，19：637-644.

[15] Issa J P，Kantarjian H. Azacitidine. Nat Rev Drug Discov，2005，Suppl：S6.

[16] "首届中国孤儿药研发论坛"专家观点．药学进展，2015（5）：321-334.

[17] 孙赛男，董江萍．国外孤儿药现状分析及对我国的启示．中国医药工业杂志，2015，46（10）：1146-1150.

[18] 张冀．建立中国罕见病医疗保障体系的几点探讨．哈尔滨医药，2014，34（2）：85-86.

[19] Randhawa G K. Orphan diseases and drugs. Indian J Pharmacol，2006，38：171-176.

[20] 谷景亮，鲁艳芹，钟彩霞，段永璇，徐凌忠．国外罕见病药物政策发展现状对比分析．卫生软科学，2013（7）：393-396.

[21] 陈永法，薛小鎏．美国制药企业热衷研发罕见病药的原因分析．中国新药杂志，2016（22）：2587-2589.

[22] 田苗，田红，解学星，沈雪砚，陈常青．罕见病用药现状分析．现代药物与临床，2014，29（7）：701-707.

[23] U S Food and Drug Administration（FDA）. Rare diseases take spotlight in annual event.（2011-02-24）[2014-04-09] http：//www. fda. gov/ForConsumers/ ConsumerUpdates/ucm244408. htm.

[24] Evaluate Pharma. 2015 年孤儿药研发分析报告（Ⅱ）.药学进展，2016（1）：230-234.

[25] 李轩，都晓春，宗欣．2000—2015 年欧盟孤儿药认定及上市情况分析．中国新药杂志，2016（24）：2761-2765.

[26] Evaluate Pharma. 2015 年孤儿药研发分析报告（Ⅰ）.药学进展，2016（2）：145-155.

[27] 邢花，富丽娟，董丽，曹洪．关于开发儿童药品市场的思考．中国药业，2006，15（1）：19.

[28] 宋义军，沈莉红．老年人用药特点及合理用药分析．世界最新医学信息文摘：连续型电子期刊，2015，15（73）：180.

[29] 萧红街，周梦蝶，孙阳，钟武．中国儿童用药现状及监管政策概述．国际药学研究杂志，2016，43（4）：579-584.

[30] 赵岩松，洪兰，叶桦．加快我国儿童用药研发的政策与法规分析．中国药事，2017，31（1）：1-6.

[31] 张雅慧，闫根全，张文，张鉴．国内外儿童用药鼓励研发政策比较．国际药学研究杂志，2016，43（4）：591-596.

[32] Delafuente J C. Understanding and preventing drug interactions in elderly patients. Crit Rev Oncol Hematol，2003，48：133-143.

[33] Postow M A，Chesney J，Pavlick A C，Robert C，Grossmann K，et al. Nivolumab and ipilimumab versus ipilimumab in untreated melanoma. New Engl J Med，2015，372：2006-2017.

［34］ Cyranoski D. CRISPR gene-editing tested in a person for the first time. Nature，2016，539：479.

［35］ 刘丽丽，毛艳艳，高柳滨. 新靶点新技术涌现，精准治疗前景可期——2016 药物研发热点回眸. 科技导报，2017，35（1）：100-106.

［36］ Pijacka W，Moraes D J，Ratcliffe L E，Nightingale A K，Hart E C，et al. Purinergic receptors in the carotid body as a new drug target for controlling hypertension. Nat Med，2016，22：1151-1159.

［37］ Pharmaceutical Research and Manufacturers of America（PhRMA）Report：2016 biopharmaceutical research industry profile. http://phrma-does. phrma. org/sites/default/files/pdf/biopharmaceutical-industry-profile. pdf.

［38］ Quintiles IMS Institute Report：Lifetime Trends in Biopharmaceutical Innovation. https://www. iqvia. com/institute/reports/lifetime-trends-in-biopharmaceutical-innovation-recent-evidence-and-implications.

［39］ BIO Industry Analysis Report：Clinical Development Success Rates 2006-2015. https://www. bio. org/sites/default/files/Clinical％20Development％20Success％20Rates％202006-2015％20-％20BIO，％20Biomedtracker，％20Amplion％202016. pdf.

［40］ Evaluate Pharma Report：World Preview 2015，Outlook to 2020. http://info. evaluategroup. com/rs/607-YGS-364/images/wp15. pdf.

［41］ 李中华. 美国新药研发的资金来源筹措及其工具. 中国医药技术经济与管理，2007，1：35-40.

［42］ Evaluate Pharma Rport：Pharma & Biotech 2016 in Review. http://info. evaluategroup. com/rs/607-YGS-364/images/EPV-PHREV16. pdf.

［43］ 李晓婉. 我国药品生产企业新药研发的融资困境和解决途径. 上海：复旦大学，2013.

［44］ 张佳博，徐佳熹. 我国创新药研发模式与价值评估（Ⅱ）. 药学进展，2016，40：945-953.

［45］ 张佳博，徐佳熹. 我国创新药研发模式与价值评估（Ⅰ）. 药学进展，2016，40：835-847.

第 6 章

抗体药物的兴起和展望

王春河　万亚坤　黄　鹏　李　佳

6.1　抗体药物简介

根据《中华人民共和国药典》2015 年版的定义，生物制品（biologics）指以微生物、细胞、动物或人源组织和体液等为起始原材料，用生物学技术制成，用于预防、诊断和治疗人类疾病的制剂，如疫苗、血液制品、生物技术药物、微生态制剂、免疫调节剂、诊断制品等[1]。生物制品与小分子化学药物在靶点选择、分子量、复杂性、毒副作用、代谢、给药途径、制剂和储存方式以及产品的均一性方面都存在着巨大的差异。

当今用途最广泛，社会价值和经济价值最大的一类生物制品是由氨基酸残基构成的治疗性生物大分子药物。按照分子量和复杂程度的不同，它们大致可以分为分子量小于 5000 的多肽药物（如胰岛素）、介于 10000～70000 的蛋白质药物（如 γ-干扰素），以及介于 15000～200000 的抗体药物（如阿达木单抗）。现代抗体药物的本质是具有疾病治疗或预防作用的单克隆抗体（monoclonal antibody，mAb，单抗）或其衍生物。以单抗为基本结构骨架，又可衍生出双/多特异性抗体、抗体-药物偶联物（antibody-drug conjugate，ADC）和 Fc 融合蛋白等大分子药物。近年来从羊驼、骆驼和鲨鱼中发现的单域抗体，又称纳米抗体（nanobody），也成为抗体药物研发的热点。纳米抗体的基本结构与人类及其他哺乳动物的抗体有巨大的差异，因此被单独归为一类，除明确说明以外，在本文中"单抗"一词不包括纳米抗体。本章内容着重介绍单抗、纳米抗体和 ADC 药物分子的市场和研发现状。双/多特异性抗体的分子发现以单抗分子和纳米抗体分子的发现为基础，Fc 融合蛋白[2]分子的发现通常不涉及单抗分子的发现。限于篇幅，在此不对双/多特异性抗体和 Fc 融合蛋白药物做赘述。

6.2　单克隆抗体药物

6.2.1　单抗药物的发展简史

1890 年，埃米尔·阿道夫·冯·贝林（Emil Adolf von Behring）与日本北里研究所创始人北里柴三郎在《德国医学杂志》上发表了关于破伤风和白喉在动物中的免疫机理的文章[3]，他们发现免疫过的动物的血清可用于预防和治疗疾病。贝林因为针对白喉的血清疗法在 1901 年获得了第一届诺贝尔生理学或医学奖。这种从病人或免疫过的动物中提取的抗血清（antiserum）就是抗体药物的雏形。抗血清制备简单，含有多种抗体，至今依然是治疗或预防毒蛇咬伤、狂犬病、埃博拉病毒等人畜急性传染病症的特效药，其缺点是含有的杂质多、易引起受体的排异反应并可传播疾病。

20 世纪 70 年代的两项里程碑式的重大发现把抗体药物研发推进到了新的时代，一项是 Stanley Cohen 和 Herbert Boye 于 1973 年发明的重组 DNA 技术[4]；另外一项是 Köhler 和 Milstein 于 1975 年发明的杂交瘤技术[5]。正是这两项发明奠定了现代工程抗体药物蓬勃发展的基础。1986 年美国食品药品监督管理局（FDA）批准了 Ortho biotech 公司（现属杨森生物）研发的全球第一个单抗药物 Muromonab-CD3[6]，正式宣告了抗体药物已经进入了单抗时代。

Muromonab-CD3 是一个从小鼠中获得的鼠源单抗，注入人体以后引起强烈的人抗鼠抗体（human anti-mouse antibody，HAMA）反应，使药物迅速失活。因此，除了少数化疗用鼠源单抗仍在临床上使用以外，鼠源单抗药物基本已经被淘汰。为了减低 HAMA，人们把抗体重链和轻链恒定区（包括重链的 Fc 和 CH1，轻链的 C-kappa/lamda）的氨基酸残基序列替换为人类抗体的相应序列，保留鼠源的可变区，形成人鼠嵌合抗体。FDA 于 1994 年批准了 Centocor（现杨森生物）与礼来公司联合开发的第一个嵌合抗体阿昔单抗（abciximab，anti-gPIIb/IIa）。"重磅炸弹"（全球年销售额超过 10 亿美元）药物英夫利昔单抗（infliximab，anti-TNFa）、利妥昔单抗（rituximab，anti-CD20）和妥西单抗（cetuximab，anti-EGFR）也属于嵌合抗体。由于嵌合型抗体的鼠源可变区内的基架区（framework，FR）仍可诱发较强的 HAMA 反应，在今天也基本不再采用。人源化抗体是在嵌合型单抗的基础上把抗体的 FR 置换为对应的人抗体序列，并对互补决定区（complementarity-determining region，CDR）表面的残基进行人源化修饰。人源化抗体诱发 HAMA 反应的概率显著减小，成为已经上市和在研发阶段的抗体药物的主力军。全人源单抗顾名思义，就是完全来源于人类抗体基因的工程抗体，这类抗体在人体内引起 HAMA 反应的理论概率最小。2015 年全球药物销售冠军阿达木单抗即是全人源单抗药物分子的代表。虽然现在已经上市的单抗药物中只有两个是全人源的，但是它们代表着单抗药物未来的发展方向。

6.2.2 单抗药物的优缺点

以单抗分子为代表的现代抗体药物与传统的小分子化学药物相比，具有明显的优越性。首先，好的抗体药物的专一性和安全性极高，很少产生脱靶毒性，所以它们在临床上的成功率明显高于化学药物。在美国，约有 25%～30% 的大分子药物在进入临床测试阶段以后，最终被批准上市；而化学药物的相应成功率只有 7%～10%。其次，抗体药物在人体内可存在数日、数星期甚至数月，因此，有的抗体药物（如 denosumab）的注射间隔时间可达到惊人的一年之久，大大减少了用药的不便。相比之下，化学药物往往在人体内只能存在数小时。另外，抗体药物受药物专利过期的影响要明显小于小分子药物。这是因为抗体药物无法精确仿制，只能做生物类似药（biosimilar）。在美国，开发一个化学仿制药的周期是两年，成本约 1 万～500 万美元；而开发一个生物类似药的周期是 6～8 年，成本高达 1000 万～1500 万美元，与开发一个全新的抗体药物的成本差别不大，这严重地限制了其商业回报。最后，在抗体药物的研发过程中，科学家可以直接对可能致病的靶分子进行定向研发，而不需要对庞大的化合物文库进行海量筛选，分子改造的工作量也远远小于化学药物开发过程中的经典的结构和活性关系（structure-activity relationship，SAR）研究。所以，总体来讲，抗体药物的开发风险和研发投入均明显小于化学药物，而一个成功的抗体药物和一个成功的化学药物的平均市场收益基本持平。因此，创新单抗药物的投资收益（ROI）明显高于创新小分子药物。根据 Eric David 等发表的经济模型，在欧美国家进行创新型小分子药物研发的投资收益率仅为 7.5%，接近资本使用成本，而创新型大分子药物研发的收益率则为可观的 13%[7]。

由于抗体药物的前期开发投入要显著少于化学药物，它们很适合在资源上无法和全球医药寡头竞争的科研机构、生物技术公司或是中小型制药公司来研发。事实上，很多优秀的抗体药物分子正是由科研机构或小型生物技术公司完成前期发现后，再与大型医药公司进行合作开发的。例如治疗类风湿性关节炎的首选抗体药物之一，杨森制药公司的英利昔最初就是由中科院上海药物研究所毕业生乐俊明和他在纽约大学的同事首先发现的。另一治疗类风湿性关节炎的首选抗体药物之一，依那西普（Enbrel），则是由美国德州大学西南医学中心的研究人员首先发现以后，再转让给 Immunex 公司（现属于安进）的。值得一提的是，英利昔和依那西普分别占据了 2015 年全球医药销售额排行榜的第三位和第四位。因此，由研究机构与药企合作进行抗体药物的研发是可行的，并可带来巨大的社会效益及经济效益。

与化学药物相比，抗体药物也有一些不足之处。第一，抗体药物尚无法有效地进入细胞内部，因此，目前只能针对分泌型和细胞膜表面抗原（antigen），而无法有效地调节细胞内激酶和转录因子的活性。第二，业界在研发针对 GPCR 和离子通道的功能型抗体时屡屡碰壁。第三，普通抗体药物难以穿越血脑屏障（BBB），在中枢神经系统的分布往往只有血浆浓度的 1/300 甚至更低[8]。然而值得一提的是，Biogen IDEC 的靶向寡聚状态的 β 淀粉样蛋白的抗体 aducanumab 在 I 期临床中显示了治疗中枢神经系统疾病的潜力[9]。抗体分子也可以通过结合转铁蛋白受体（transferrin receptor）而克服 BBB 的影响[10]，因此，抗体药物在治疗中枢神经系统疾病方面仍有前景。第四，抗体药物本身属于蛋白质抗原，易引起人体抗药物免疫反应（anti-drug antibody，ADA），导致药效消失。第五，这类药在体内的半衰期长，一旦发生毒副作用的话，难以进行补救。第六，抗体药在室温下不如化学药稳定，大多需要冷藏。第七，抗体药多需要皮下或静脉注射给药，不如口服药方便。当然，超长的体内寿命和病人自助注射装置的发明已经在很大程度上弥补了这一不足。第八，大分子药物生产设备投资大，单位生产成本明显高于化学药物（原料生产成本达到 2 美元/g）。在美国，引进一套 GMP 标准的化学制药系统只需要 2000 万美元，而一套 GMP 标准的细胞发酵系统的费用则可高达 2 亿美元。高昂的成本必然要靠不菲的售价来支撑，比如美国礼来公司的牛皮癣特效药 ixekizumab 的售价是 1.3 万美元/支，3 个月的治疗费用高达 10 万美元。不可否认，费用在一定程度上限制了抗体药物的市场普及，在无医疗保险人群中和经济尚不发达的国家和地区尤是如此。

6.2.3 单抗药物的研发现状及市场分析

近年来，西方制药寡头深受传统化学药物专利过期及临床试验成本飙升的困扰，开始向生物医药公司转型，在抗体药物的研发、生产和销售上注入了大量的资源。2015 年全球抗体药物的销售额在 980 亿美元左右[11]，其中最畅销的 10 个药物中有 5 个是单抗药物（表 6-1），一个是 Fc 融合蛋白药物，合计销售额达到 513.5 亿美元。阿达木单抗 2014～2015 年连续两年蝉联全球药物销售冠军。到 2020 年抗体药物的全球销售额预计将达到 1500 亿美元。经过多年的竞争、兼并和调整，现在西方国家的生物医药市场基本被欧美制药寡头所垄断，其中 2014 年市场销售前十名的公司分别是罗氏、安进、诺和诺德、艾伯维、赛诺菲、强生/杨森、辉瑞、默沙东、礼来和 Biogen IDEC[12]。我国单抗药物市场目前的规模不大，2015 年总体规模仅为 70 亿元人民币，其中 80％的市场被跨国药企占领，但是潜力巨大，预计至 2025 年将达到 450 亿元人民币的规模。

我国大部分从事单抗类药物的生物制药公司都成立于 2001 年前后，起步晚，在研发水平、发酵工艺和产品质量控制上相对滞后，而且研发以生物类似药为主，靶点也比较集中，在创新单抗药的研发能力上与西方大公司之间有着巨大的差距。但随着近几年国家对抗体药物研发的逐步重视，民间资本的投入呈爆炸式增长，有抗体研发和生产经验的海外华人的不断归国，我国在抗体药物研发方面发展迅速。据估计，我国现有规模不等的生物制药和生物技术公司数百个，而其中很多公司都拥有抗体药物研发或生产业务。截至 2016 年 3 月，我国药品审评中心公开受理抗体药物约 280 个，其类别分布如图 6-1 所示。但是迄今为止，我国仅有 11 个国产抗体药物上市，并且这些药物主要是跟踪和仿制欧美大药厂已经上市的畅销单克隆抗体药物的生物类似药，创新靶点不多，自主知识产权少，易带来法律纠纷。另外，我们自身的产品重复严重，例如共有六家规模较大的国内公司都有 TNF 的仿制单抗药，加上早已占领市场的几个国际品牌的 TNF 单抗药，市场已经非常拥挤；在创新单抗药物的研发上也是如此，国内仅在研发创新型 PD-1 抗体药物的企业达到上百家之多（个人通讯）。

表 6-1　2015 年全球市场销售前十名中的单克隆抗体药物（来源：亚化生物数据库）

销售排名	通用名	品牌名	中文名	销售额/亿美元	靶分子	公司	适应证
1	adalimumab	Humira	阿达木单抗/修美乐	140.12	TNFα	艾伯维	类风湿
4	infliximab	Remicade	英利昔单抗	83.55	TNFα	强生/杨森	类风湿
6	rituximab	Rituxan	利妥昔单抗/美罗华	70.45	CD20	罗氏	肿瘤、自身免疫疾病
7	bevacizumab	Avastin	贝伐单抗/阿瓦斯汀	66.97	VEGF	罗氏	实体瘤
8	trastuzumab	Herceptin	曲妥珠单抗/赫赛汀	65.50	HER2	罗氏	HER＋乳腺癌

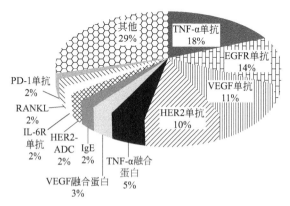

图 6-1　截至 2016 年 3 月 CFDA 受理的抗体药物类别
（数据来源：http://www.cde.org.cn）

国内在抗体药物的生产设备方面与欧美大公司的差距呈缩小趋势。很多生物制药公司如上海三生国健、嘉和生物、上海张江生物、上海百迈博、恒瑞制药、浙江海正、浙江特瑞斯、苏州信达、泰州迈博泰克、河南华兰、山西亚宝、北京凯因、百泰生物、康岱生物、赛金生物、齐鲁药业、山东新时代（鲁南制药）、烟台迈百瑞（荣昌）、四川科伦、中山康方等都拥有规模不一的细胞发酵设备。它们大多都可以提供医药研发/生产的合同外包服务（CRO/CMO）以达到充分利用设备产能的目的。我国的一些专职的 CRO 服务商，如药明康德等，也提供抗体的代生产服务。然而，我国仍缺乏在抗体分子发现和改良、工艺开发和质量控制方面的专业人才，在临床前和临床研究方面的经验也显得不足。海外人才回国以后大多被迫拓宽自己的专业领域，负担多种技术工作。总体来讲，我国目前的单抗研发技术水平与国外相比还是有一定的差距，特别是在创新抗体分子的发现和保证产品质量的稳定性方面有明显不足。

研发成功的创新单抗与仿制单抗药物相比，具有效益巨大的市场垄断优势。在我国，创新单抗药物的开发仅比仿制单抗药多出约 1～2 年的时间。然而，抗体前期开发的人才和技术的匮乏，以及在经验、信心和对资本回收的相对较长周期的耐心等方面的欠缺造成我国在创新单抗药的研发上依旧困难重重。

6.2.4　单抗药物的临床前研发

一个单抗药物分子从实验室走到临床需要生物学、免疫学、蛋白质工程、药理、ADME、安评、细胞培养、生产、质控、制剂和临床等多部门共同协作。图 6-2 是一个单抗药物分子的临床前研发的基本流程图。尽管每个新药项目的目标都是找到尽可能安全有效的药物分子，但是由于每个项目的具体情况千差万别，实现目标的策略也是可见仁见智。因此，研发者需要根据项目的情况，在充分调研和讨论的基础上确定出适合自己的研发策略。本文是个人从事抗体药物研发工作的一些经验总结，错误、纰漏和以偏概全之处难以避免。

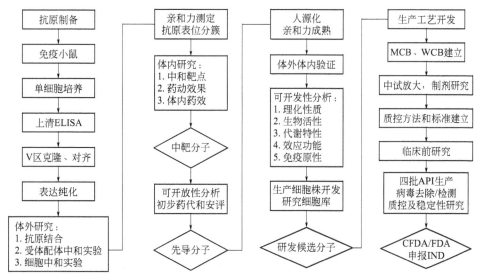

图 6-2　一典型单克隆抗体药物分子的临床前研发的基本流程图

6.2.4.1　立项

靶点选择不当是超过 50% 的抗体药物项目失败的原因，所以立项之前应对靶位点在疾病发生发展中的作用进行多角度、多层次的评估。评估的范围应包括靶点是否已有确切的临床或临床前数据，在基因（如 GWAS 和 polymorphism 数据库）、mRNA（TCGA 数据库）和蛋白表达（proteinatlas.com）水平上是否与疾病相关。如果竞争分子已经进入临床，立项之前建议查阅 Cortellis 和 Trialtrove 等临床研究数据库，对竞争者的临床研究设计和结果进行深入分析，做到"知己知彼"。抗体药物发展到今天，"first-in-class"的机会已经非常罕见。因此，研发者需要有行之有效的差异化策略，以避免恶性竞争。当然，靶点的验证度与其创新度往往是"鱼与熊掌不可得兼"，因此，研发者应该根据公司的研发策略和市场定位对于是否立项进行综合评估。另外，研发者可先建立筛选反应，再立项，以避免遇到免疫后无法筛选抗体的尴尬。

6.2.4.2 抗体 V 区的发现策略

除了 Fc 融合蛋白以外，其余几种抗体药物的研发都开始于可变区（V 区）的发现。研发者应尽可能增加 V 区的多样性，以扩大先导分子的选择范围。条件许可时，可同时采用两种以上的抗体 V 区发现策略。以下对几种被广泛采用的策略进行简要介绍。

（1）动物免疫

现在已经上市的多数单抗药物分子都来源于小鼠免疫，兔子、大鼠、羊、骆驼和羊驼等虽然也有应用，但是尚未有在临床上取得成功的例子。小鼠的品系与要产生抗体的亚型有关，如 BALB/c 和 C57BL/6 分别是产生 IgG1 和 IgG2a 亚型抗体的首选[13]。如果抗原是分泌蛋白或单跨膜蛋白，那么用抗原蛋白或抗原蛋白胞外区与人 Fc 的融合蛋白来免疫动物通常可以达到很好的效果。如果抗原是多跨膜蛋白，则可能需要使用 DNA 或稳定表达抗原的细胞系，或把抗原构建在脂质体或纳米粒上进行免疫。敲除小鼠的抗原基因可以消除对抗原的免疫耐受，提高抗体的亲和力并增加抗体同时识别人和小鼠抗原的机会。采用人和动物抗原交叉免疫也是增加抗体同时识别人和动物抗原概率的有效策略。能同时识别人和鼠抗原的抗体可以在小鼠模型上直接进行药效、药代和毒理评价，从而加快研发速度并节省资源。

小鼠免疫一般是在皮下或皮间注射弗氏或铝佐剂与抗原的免疫混合物。当使用弗氏佐剂时，免疫匀浆制备的质量非常关键。制备方法有匀浆、研磨、超声和双注射器推拉法等。铝佐剂匀浆制备比较简单，只需将佐剂与抗原混合均匀即可。我们实验室摸索出一套使用弗氏佐剂的快速免疫法，把免疫时间缩短到了 4 周以内，效果非常理想。当免疫动物的血清抗体滴度达到 10^5 以上时，即可收集脾脏和淋巴结，制备单细胞悬液。杂交瘤技术是现在绝大多数上市抗体药物的来源，被广泛采用。但是常规的 PEG 诱导法已经逐渐被融合率更高的电融合法所代替。

动物免疫技术成熟可靠，前期投入不大，得到的抗体的亲和力和理化性质一般符合后续开发的要求。缺点是筛选的工作量极大，周期长。为获得生物学功能和成药性俱佳的抗体，技术人员常常要筛选 50 块以上的 96 孔细胞培养板。因此，机械手搭配自动洗板机的方法可以用来提高筛选的通量。此外，免疫原性低的抗原难以诱导产生高亲和力的抗体。

为了提高效率，可用单细胞技术来代替细胞融合。这种方法先用抗原对免疫过的小鼠的脾脏和淋巴结细胞进行筛选，然后在饲养细胞的刺激下继续分化成为成浆细胞或浆细胞，最后通过 ELISA 筛选出阳性克隆，也可以直接使用单细胞 PCR 技术克隆出筛选到的 B 细胞的抗体基因。我们实验室通常利用免疫鼠的脾脏细胞 mRNA 构建噬菌体展示文库，然后筛选出阳性抗体克隆。这种文库的多样性可以达到 $10^8 \sim 10^9$，筛选方便，与杂交瘤技术的互补性非常强。

从普通小鼠中得到的抗体还要进行人源化，耗时 3 个月左右。为了省去人源化步骤，可以采用人 Ig 转基因小鼠。这些小鼠的 V、D 和 J 基因片段被人源片段所代替。第一代的人抗体转基因小鼠由 GenPharm（现属于施贵宝）[14] 和 Cell Genesys（现属于安进）[15] 发明。再生元（Regneron）公司的第二代转基因小鼠显著地提高了抗体的亲和力和特异性[16]。现在多家公司（如 Kymab、Harbour 和 Ablexis）可提供人 Ig 转基因小鼠，但是会收取较高的年费（约百万美元）或产品收入分成，国内公司基本上都不采用。烟台绿叶公司及和铂医药也建立了人 Ig 转基因小鼠技术平台（个人通讯），但是使用的实际效果尚不清楚。

（2）人抗体基因文库的构建和筛选

人体内天然成熟 B 细胞（naïve mature B cells）产生的抗体主要以膜 IgD 和 IgM 的方式存在，多样性高达 10^{16}，并保持着对包括自身抗原在内的多种抗原的反应能力[17]。构建和筛选人抗体基因文库就是把人体内与特定抗原相结合的抗体找到并扩增出来。噬菌体、酵母、哺乳动物细胞等都可以作为载体来构建文库，其中噬菌体展示技术是应用历史最长的展示系统。英国 MRC 公司发现可以把鸡蛋清溶菌酶抗体基因的 V 区展示在 M13 蛋白外壳的表面，并通过亲和色谱和"滤纸提揭"（filter lift）技术分离出来[18]。多个实验室使用这种技术构建了展示人抗体基因的单链可变区（single chain Fv，scFv）的组合文库[19~23]，然而初期文库的多样性不高（$10^7 \sim 10^8$）。剑桥抗体技术公司（CAT，现属于阿斯利康旗下的 MedImmune）的学者通过改进把文库的多样性提高到 10^{10} 以上，筛选出了亲和力达到 nmol/L 级的抗体[24]。由于 scFv 不稳定，结合性质与 Fab 也不完全一致，所以直接展示 Fab 相对于 scFv 具有一定的优势，加州 Scripps 研究所的 Barbas 三世博士的实验室首先实现了在噬菌体上直接展示 Fab[25]。Barbas 三世博士生前为全球的研发者免费提供 pComb 系统。现在 pComb 被寄放在 Addgen 公司，研发者可以免费索取。对于阳性率要求较高的公司，可以购买 MorphSys 和 Dyax 等公司提供的商业化载体系统，或直接购买已经构建好的文库。

噬菌体展示文库来源的抗体的多样性受限于所使用的文库的基因容量。如果不同的公司使用相同的文库，会导致产品过度近似。另外，在西方国家应用人抗体的噬菌体展示文库通常需要向 MedImmune、Dyax、Shire 或 MorphoSys 等公司支付昂贵的技术使用费。

除了噬菌体展示技术以外，近年来酵母和哺乳动物细胞展示技术也开始在业界得到应用。美国的 Adimab 使用酵母展示系统筛选到了高亲和力的 PD-1 抗体，并转让给了苏州信达生物。酵母展示的优势是可以使用流式细胞分选仪来直接筛选高亲和力的抗体。要实现 10^{10} 以上的多样性，研发者需要提高酵母的转化效率[26]。哺乳动物细胞也可以用来展示抗体，然而其应用受限于文库的多样性。细菌和核糖体展示在业界应用不多。

（3）人 B 细胞的单细胞培养和测序

这种方法用流式细胞分选仪分选出抗原特异性染色的 IgG+ B 细胞，与饲养物（包含饲养细胞和特异性添加剂等）共培养，以促进 B 细胞的增殖和 IgG 抗体的分泌，经 ELISA 方法验证以后，克隆到抗体的 V 区基因进行测序。这个技术的多样性不受转化效率的限制，可以快速产生全人源单克隆抗体，为不易通过免疫法或文库构建法获得的抗体药物的发现带来了新的可能性。

6.2.4.3　先导分子的筛选和鉴定

筛选抗体的方法有很多种，研发者需要根据反应的重要性、难易程度、通量和成本来决定哪些反应进入关键路径（critical path），哪些进入可选路径（optional path）。所有的分子必须通过关键路径才能进入下一步，而可选路径中的反应用来对关键的分子进行深入鉴定。

（1）蛋白水平的抗原结合验证

抗原结合往往是抗体筛选的第一步。ELISA 方法由于其灵敏度高、操作简单和成本低等原因而被广泛应用，新的技术如 MSD、Mirroball 等也开始被接受。展示抗体的噬菌体和杂交瘤细胞上清都可以直接用 ELISA 方法进行结合筛选。如果靶点是多次跨膜蛋白，可以构建稳定表达细胞株，利用流式或细胞 ELISA 来进行初筛和验证。初筛完成以后，对获得的抗体 V 区进行测序和对齐（alignment）研究以淘汰重复的、过于相近或是不完全的序列。其次，研发者需要将抗体的 scFv、Fab 或 mAb 表达以后再进行抗原结合验证。如果使用噬菌粒系统展示 scFv，可在细菌中直接表达；使用其他系统时，可将 V 区克隆在哺乳动物细胞表达载体上，然后在 CHO 或 HEK293 细胞中进行小量的（0.2～50mL）瞬时表达。由于前期验证要表达的抗体个数多，对抗体的蛋白产量、纯度和质量要求不高，可以直接使用上清或粗纯的抗体，并考虑建立高通量的表达和纯化体系以提高工作效率。

（2）蛋白水平的功能筛选

对于功能性抗体，应尽量建立蛋白水平的功能反应作为功能初筛反应。这个反应可以是 ELISA、MSD、Mirroball 等形式，也可以在 Biacore 8K 和 Fortebio Octet 等非标记分子相互作用分析仪上进行，目的是快速地对几十到上百个抗体进行功能初筛。

（3）细胞水平的抗体筛选和鉴定

细胞水平的功能反应受通量的限制，大多放在蛋白水平的筛选反应之后。如果蛋白水平的筛选反应难以实现（比如靶点的配体不明或难以制备等），细胞水平的功能反应也作为功能初筛反应。根据项目的不同，可以构建稳定表达抗原的细胞株，或使用现成的肿瘤细胞系及人外周血单核细胞（PBMC）系统。

如果抗原是膜蛋白，研发者有必要对抗体诱导抗原内吞的能力进行评价，这一点在研发膜蛋白的激动剂或拮抗剂时尤其需要注意。由于抗体在血浆中的寿命很长，一个具有内吞诱导能力的抗体会导致抗原从细胞膜上消失，达到拮抗剂的效果。上海锐意生物研发的治疗非酒精性脂肪肝的大麻素受体 1（CB1）的抗体正是利用了这个机制达到了拮抗剂的效果[27]。

"中靶分子"（hits）这一术语在新药研发中被普遍使用，然而定义并不严格。有的研发者把所有与抗原结合的抗体分子都称为中靶分子，有的则专指有体外或体内生物学功能的抗体分子。

（4）亲和力（affinity）测定

由于传统的抗体与抗原的亲和力测定技术的通量较低，所以多安排在功能筛选以后进行。随着高通量的非标记分子相互作用分析仪（如 Biacore 8K 和 Octet 384）的出现，通过亲和力测定对抗体进行初筛已经成为可能。根据需要，研发者可以根据 K_D 或 K_{off} 值对抗体进行筛选。Biacore 和 Octet 的实验数据存在一定的差异，所以不能直接将两个平台上得到的数据进行比较。此外，我们建议将抗体固定在芯片或传感器上，在流动相中使用抗原的单体（如带有 His 标签的抗原蛋白）而不是二聚体（如 Fc 融合蛋白）来测定亲和力的绝对值，以避免 avidity 效应对亲和力测定产生影响。

（5）抗原表位分簇（epitope binning）

抗原表位分簇是确定两个或多个抗体是否结合同一或相近的抗原表位的研究，可以用 ELISA、Biacore 或 Octet 来测定。如果两个抗体结合的抗原表位相同或非常相近，它们在结合抗原时会相互竞争。反之，二者则结合不同的抗原表位。据此，研发者可以把多个抗体放入不同的抗原表位组，避免在体内试验中重复评价抗原表位和亲和力过于相似的抗体。根据分簇的结果、功能反应以及亲和力常数，可以找到与功能最相关的抗原决定簇。另外，通过对同一簇抗体的 EC_{50} 和亲和力常数进行排序，可以确定抗体的功能强弱与亲和力高低的相关性，这将为先导分子的亲和力成熟提供参考依据。最后，研发者可以通过确定自己的 "first-in-class" 抗体分子的抗原结合表位，加强分子的专利保护。如果竞争者已经对其抗体的抗原表位申请了专利，抗原表位分簇可以使研发者避开专利中发表的表位，以降低侵权的风险。近来安进公司以侵犯抗原表位专利为由，请求法庭禁售赛诺菲和再生元公司的 PCSK9 抗体药物 Praluent® 。现在安进公司已经在一审中获胜[28]，这一标杆性案例预示着抗原表位的分析和鉴定在未来的抗体药物分子研发中将越来越被重视。

（6）IgG 亚型的选择

抗体的可变区确定以后，研发者需要根据应用确定抗体药物分子的 IgG 亚型。人 IgG1 分子是血清中最丰富的抗体分子，分子稳定，血浆半衰期长达 21 天，具有良好的生化性质和表达水平，也是抗体依赖的细胞介导的细胞毒性（antibody-dependent cellular cytotoxicity，ADCC）和补体依赖的细胞毒性（complement-dependent cytotoxicity，CDC）效应功能最强的分子，因此是杀伤性抗体的首选。根据需要，也可以通过突变降低 IgG1 分子的效应功能，用于中和或激活等非杀伤性生物学功能。因此，现在约有 70% 的已经上市和处在临床研发阶段的抗体药物分子采用了人 IgG1 作为骨架。IgG4 诱导效应功能的能力非常弱，血浆半衰期也是 21 天，是中和或激活型抗体的理想选择。然而，IgG4 容易出现 Fab 臂交换（Fab-arm exchange）的问题，即两个不同抗体间的 HL 单位（抗体分子的一半，包括一条重链和一条轻链）交换导致双特异性抗体的形成。原因是人 IgG4 抗体分子在重链铰链区的 "Cys-Pro-Ser-Cys"（人 IgG1 为 "Cys-Pro-Pro-Cys"）序列中的两个半胱氨酸残基容易形成链内二硫键，从而妨碍两条重链之间形成链间二硫键。同时，IgG4 分子间的非共价结合也比较弱。另外，IgG4 的 CH3 上的 Arg409 对 Fab 臂交换也有促进作用。Fab 臂交换破坏抗体分子的亲和力和特异性，常用的解决方法是对 IgG4 重链的铰链区进行 S228P 突变，形成空间位阻以抑制链内二硫键的形成[29]。采用 IgG4 骨架较多的公司有 Biogen-IDEC、HGS（现属于葛兰素史克）、强生、Medimmune（现属于阿斯利康）和礼来公司等。IgG2 的 ADCC 和 CDC 效应也较弱，铰链区有四个二硫键，分子非常稳定，是构建半胱氨酸偶联的 ADC 分子的首选，缺点是容易形成分子间二硫键及二硫键异构化等。安进（Panitumumab 和 Denosumab）和辉瑞（Tremlinunab 和 Figitumumab）偏爱使用人 IgG2。人 IgG3 的铰链区偏长（62 个氨基酸残基），内有 11 个二硫键[30]，然而易被蛋白酶降解，在血浆中的半衰期太短（5～7.5 天），不适合作抗体药物。

为了避免人 IgG 在小鼠中引起 ADA 反应而影响试验结果，研发者有时需要使用小鼠 IgG 的形式在小鼠模型中对分子进行体内评价。根据效应功能与结合抗原种类的不同，可以用小鼠的 IgG2a 代替人 IgG1，小鼠的 IgG3 代替人 IgG2，小鼠的 IgG1 代替人 IgG4。尽管不常用，小鼠的 IgG2b 可以代替人 IgG3。

（7）体内药效、代谢和毒性研究

体内药效研究常被称作概念验证（proof-of-concept）研究，在新药的发现研究中处于重要的枢纽位置。由于体内研究在通量和成本上都受限，因此，研发者需通过体外筛选把待选抗体的数目缩小至可以操作的范围。对于抗原表位和亲和力均差别不大的抗体，可以选择有代表性的分子在体内进行研究。在实验前，研发者要确定合适的动物模型，并制备出足够的抗体（几十到上百毫克）。在小鼠中，抗体初步研究的剂量推荐为 8～10mg/kg 体重，可以通过皮下、腹腔或静脉注射。实验结束时可以收集实验动物的血浆和目标组织进行药物暴露研究。因此，需要建立 ELISA 或质谱方法来定量血浆或组织中的抗体浓度。如果抗体的体内药效不明显，应分析抗体在目标组织中的浓度是否足够，并评估是否可以通过加大剂量或提高亲和力的方式来弥补。如果抗体有药效，可以选择 1～2 个抗体在体内进行多剂量研究，以确定它们在体内的 EC_{50} 值和最低有效剂量。

由于抗体分子大都不识别鼠源抗原，因此，靶点和 Fc 受体介导的抗体分子代谢以及毒副作用难以在啮齿类动物中进行准确的评价，研发者可以结合体内药效模型对抗体在血浆和目标组织的分布以及肝肾功能和血液毒性进行一些初步的评价。另外，可以测定一下抗体分子的血浆稳定性。对于潜在毒副作用较大的抗体分子，则宜提前在猿中开展初步的安全性评价，以降低开发风险。

如果适应证没有合适的动物模型，可以使用相似机理的替代模型。比如实验性自身免疫性脑脊髓炎（EAE）是多发性硬化症的模型。然而，EAE 和银屑病的发病机理都与 IL-17 有关，所以在研发针对银屑病的 IL-17 中和抗体时，可以采用 EAE 作为体内模型。如果抗体分子不识别鼠源抗原，则无法直接在鼠源动物模型中进行药效研究。研发者可以尝试以下三种替代策略：一是如果适应证有类人猿的药效模型，可以直接在猿中进行药效试验；二是使用替代（surrogate）抗体分子做药效试验，替代抗体分子应该与被评价的抗体分子结合同样的抗原表位；三是使用"毛茸茸的试管"（furry test tubes），即在动物中注射人源抗原，诱发抗原依赖的生物学反应，然后用抗体分子中和注入的抗原。这个策略简便快速，在抗体药物研发中被广泛应用。

（8）药物动力学（pharmodynamics，PD）模型

PD 模型可以弥补体内药效模型的通量短板，在小分子药物的研发中具有重要的地位。尽管抗体药物研发的筛选压力显著地小于小分子药物，但是如果可以建立合适的 PD 模型依然可以加快研发速度。成功建立 PD 模型的关键是找到合适的 PD 指示物（biomarker），如血液中 B 细胞的数目可以作为 CD20 抗体的 PD 指示物等。因为靶分子的变化并不能体现机体是否对药物做出反应，所以靶分子本身一般不作为 PD 指示物。如果无法找到合适的 PD 指示物，直接使用药效模型进行抗体药物的体内筛选也是可行的。

（9）可开发性评价（developability assessments）

抗体药物分子必须具有优良的生物化学和生物物理学性质，以便应对苛刻的生产和储存条件。现在业界多倾向于在到达先导分子里程碑以前即开展可开发性评价，以筛除那些具有明显问题的抗体分子。在前期的分子筛选过程中，可以加入加热、光照、氧化和加酸等步骤来筛选噬菌体或杂交瘤上清。当筛选范围被缩小至几个分子以内时，可以进行更详尽的可开发性评价。这些评价包括以下全部或部分指标：热稳定性、冷冻和融化稳定性、低温稳定性、低和高 pH 稳定性、溶解度、聚合倾向、疏水性、等电点和糖基化等。研发者还需要对抗体的序列进行扫描，优先选择 CDR 区不含 Cys（二硫键）、Asp（异构化）、Asn（脱氨基）、Met（氧化）和 Trp（氧化）等氨基酸残基的抗体分子。CDR 区中过多的强疏水性或带电荷氨基酸残基会降低抗体分子的特异性。另外，可以利用电脑软件和体外试验对分子的免疫原性进行预测。最后，研发者需要比较不同的抗体分子在 CHO 细胞中进行瞬时或多克隆稳定（bulk）表达的表达量，因为在 CHO 细胞中表达困难的抗体分子的开发难度很大。

（10）先导分子宣示（lead declaration，LD）

研发者需要综合实验数据选取 1～2 个表现最优的分子作为先导分子。它们之间要有所区别，比如结合不同的抗原表位，或者一个分子的药效较好而另外一个分子的可开发性占优

等。研发者在 LD 时还需要设定研发候选分子的各项指标，包括人源化程度、亲和力（K_D 或 K_{off}）、体内体外药效、可开发性、代谢（C_{max}、$T_{1/2}$）、安全性等参数以及差异化策略等，作为先导分子优化的终点目标。另外，需要对研发候选分子甄选（candidate selection，CS）的时间做出预测（一般是 12 个月以内）。这些工作完成以后，即可生成研究报告，并申请到达 LD 的里程碑。

6.2.4.4　从先导分子到研发候选分子

先导分子还要经过一系列的改进、优化和筛选，才能达到研发候选分子的标准。分子改造的每一步骤都需要通过分子亲和力、药效和成药性等关键路径验证，以确保分子优化不偏离目标。

（1）抗体分子的人源化

如前所述，绝大多数通过动物免疫和杂交瘤技术制备的单抗都是鼠源抗体分子，在人体内会因为诱发 HAMA 而失活。因而需要对鼠源抗体分子进行人源化改造，以减少免疫原性。归纳起来，主要有以下几种人源化策略。

① CDR（complementarity determining region）移植、SDR（specificity-determining region）移植与超级人源化（superhumanization）。目前应用较多的人源化方法是将鼠源抗体可变区内的互补决定区（CDR）部分与人抗体可变区内的框架区（framework，FR）进行拼接，这个过程被称为"CDR 移植"。CDR 移植以后的抗体同嵌合抗体比较，减少了诱发 HAMA 的概率。特异性决定区（SDR）移植是将异源抗体中与抗原结合直接相关的少数残基移植到人抗体的相应位置上，进一步降低了抗体的异源性。CDR 移植和 SDR 移植都是根据框架区的同源性来选择人框架区，超级人源化与 CDR 移植和 SDR 移植相似，区别是后者是根据 CDR 区与人源抗体 CDR 区的同源性来选择人源框架区。不管采取哪一种人源化策略，都应保留关键的框架残基。关键的框架残基是指那些可能参与到轻重链 V 区配对、与 CDR 相互作用，或影响结合点的整体结构的位于框架区的残基。关键的框架残基的保留可以通过序列比对和基于 X 射线衍射晶体结构的 SDR 设计两种方式进行。序列比对是以序列相似性为标准分别选择相似性最高的抗体轻链和重链可变区的人源抗体模板序列，在经过 CDR 移植后的轻重链序列基础上，针对可能影响结合能力的框架残基分别构建一系列突变体，筛选合适的突变组合。这种方法需要对各突变体进行独立制备并测试抗原结合能力，然后将较好的突变组合起来，步骤繁杂。基于 X 射线晶体结构的 SDR 设计是利用周期性设计反馈实现抗体的最优人源化。研发者首先通过分子模拟软件的抗体模块分析鼠源抗体的氨基酸序列，构建可变区的三维结构模型，并找到适合的人抗体框架序列（模板），在选择的框架中进行回复突变，然后构建人源化和嵌合抗体序列，测试各突变体。回复突变的筛选方法是多样的，可以构建噬菌体组合文库来进行筛选，也可使用抗体表面重现（resurfacing）进一步精简框架序列数量后实施更精确的回复突变。

② 框架区轮换（framework shuffling）。这是基于筛选的人源化方法，有两种不同的方法。一种是排列组合法，即在保持鼠源 CDR 区的前提下，人工排列组合不同的人源抗体重链和轻链框架区的 DNA 序列，然后比较各种组合形成的抗体 V 区的亲和力。为了使工作量可控，可以把重链和轻链的选择范围限定在使用频率最高的前十位的种系（germline）基因中。另外一种方法是构建框架区轮换的噬菌体展示库。这种文库仅保留鼠源抗体的 CDR 区，重链和轻链的每一段框架区被置换为人源框架区的组合文库。通过筛选文库得到亲和力最高的框架区序列组合。此方法可以筛选到更多的种系基因框架区，并且可以为同一 V 区的每

个框架区分别筛选最佳匹配的人源序列,极大地提高了筛选到最优框架区组合的可能性,是人源化的终极解决方案之一。然而,一个完整的重链和轻链的框架区轮换文库的多样性超过10^9,文库构建和筛选的工作量都很大。

③ 导向性选择。这是一种通过筛选人天然抗体的噬菌体展示文库进行人源化的策略。做法是首先固定鼠源抗体的重链 V 区,筛选到可以与之匹配的人抗体的轻链 V 区,然后固定人抗体的轻链 V 区,筛到与之匹配的人抗体的重链 V 区。这种策略的优点是成功率高,阿达木单抗即是通过这种方法得到的;缺点是研发者必须已经构建好人天然抗体的噬菌体展示文库并掌握成熟的筛选方法。

(2) 抗体分子的 CDR 区优化

天然抗体文库筛选出的抗体的亲和力常数(K_D 值)一般在 1~50nmol/L 之间,杂交瘤技术得到的抗体的亲和力虽然更高,但是人源化过程会导致亲和力减低,因此,研发者常常需要通过亲和力成熟将抗体的亲和力提高 1~2 个数量级或更高。抗体的特异性一般会随着亲和力的提高而改善,但是研发者仍然需要设定合适的对照进行确证。CDR 区优化同时可以改善先导分子的理化性质。CDR 区优化可以通过随机突变和理论设计两种不同的策略来实现。随机突变主要是通过易出错的 PCR 反应、加入非天然核苷酸以及 DNA shuffling 等手段在 V 区引入随机突变,配合合适的筛选技术,随机突变可以将抗体的亲和力提高 4 个数量级[31],但是得到的高亲和力突变体的突变位点往往并不在 CDR 区[32,33]。Bowers 等在 HEK293 细胞中模拟 AID 诱导的体细胞超级突变,较好地解决了突变位点不在 CDR 区的问题,把抗体的亲和力提高到皮克摩尔浓度(pmol/L)级[34]。理论设计是一种对 CDR 区定向突变的策略,通过对大量的抗体的 CDR 区的序列对齐、与种系基因序列的比对以及同源建模来推测突变率最高的氨基酸残基位点。由于 CDR-H3 和 CDR-L3 对抗体与抗原的结合影响最大,这两区是突变的主要部位。突变位点确定以后,可以通过退化(degenerate)引物引入突变,并构建噬菌体或酵母的组合文库,筛选出高亲和力的突变体。这种策略可以把抗体的亲和力提高到 pmol/L 级[35,36],但是抗体分子亲和力的提高并不总是可以转化为药效。因此,具有一定通量的功能筛选反应是必需的。另外,在进行亲和力成熟的同时,宜同时建立对抗体分子突变体的稳定性、聚合性、溶解度和表达量进行筛选的反应。

(3) 抗体分子的 Fc 优化

抗体的 Fc 段介导抗体的效应功能,并影响抗体在体内的寿命和稳定性。因此,当抗体的 V 区改造完成以后,可通过改造抗体的 Fc 区来取得更好的药效、代谢特性和安全性[37]。

首先,在选择理想的亚型的基础上,Fc 的改造可以进一步加强对效应功能的精确调控。抗体的铰链区(hinge region)和 CH2 区是与 FcγR(IgG Fc 受体,参与 ADCC 和 ADCP)相互作用和与补体 C1q(参与 CDC)结合的部位[38],因此,多数对 Fc 的改造都集中在这一区域。如前所述,IgG1 是肿瘤靶向杀伤型抗体的理想选择。当研发者追求更强的细胞杀伤效力时,可以对 IgG1 的 Fc 进行 E333A 突变以增强 ADCC 和 CDC,S239D、A330L 和 I332E 突变以增强 ADCC,S239D、I332E 和 G236A 突变以增强 ADCP,以及 K326W 和 E333S 突变以增强 CDC。当需要减弱或消除 IgG1 的效应功能时,可以采用 E233P、L234V 和 L235A 突变以减弱 ADCC 和 CDC,A327G、A330S 和 P331S 突变以减弱 ADCC 和 CDC,以及 K322A 突变以减弱 CDC。

Fc 突变可以进一步弱化 IgG2 和 IgG4 的效应功能,可以通过 IgG2a 的 L235E、E318A、K320A 和 K322A 突变,以及 IgG4 的 L235A、G237A 和 E318A 突变来实现。IgG4 的 Fc 上

这些丙氨酸突变与减少 Fab 臂交换的 S228P 突变[39]一起，合称为"PAA 突变"。

抗体的 Fc 可以 pH 值依赖性地与新生儿 Fc 受体（FcRn）结合而延长抗体在体内的半衰期[40~42]。FcRn 的结合位点位于下铰链区（CH2-CH3 elbow region），通过 T250Q、M428L、M252Y、S254T、T256E、H433K、N434F、N434A、P257I、D376V 和 N434H 等突变增强 IgG1 的 Fc 与 FcRn 的亲和力以延长抗体在体内的寿命。

抗体 CH2 上的 N297 是抗体的通用糖基化位点。N297Q/A 突变可以去除糖基化，从而消除抗体与 FcγR 及 C1q 的结合，减低分子的效应功能[43~45]；反之，通过改造生产 CHO 细胞消除或降低 N297 上的寡聚糖的岩藻糖基化（fucosylation），可以提高抗体的 ADCC[45~48]；同样，降低 N297 寡聚糖末端的唾液酸（sialic acid），也可以达到提高 ADCC 的目的[49]。

（4）成药性和可开发性评价

在确定研发候选分子以前，研发者需要对分子的热稳定性、冻融稳定性、低温稳定性、耐酸耐碱性、聚合性、溶解度、疏水性、表达量、糖基化、易氧化性、片段化、脱氨基、异构化、去赖氨酸化、二聚体、解链、半抗体、Fab 臂交换、游离轻链、V 区糖基化和 V 区半胱氨酸等进行详细的分析。因为这些分析需要消耗掉大量的抗体样品，可以用稳转 CHO 细胞株或多克隆稳转（Bulk）CHO 细胞表达的方式来制备。在此阶段不建议采用 HEK293 细胞表达抗体，一是避免不同的表达系统带来的差异，二是 HEK293 表达难以得到足够的抗体量。根据推算出的有效剂量、分子的 PK 特性和预计的给药频率，研发者可推算出抗体分子的浓度范围。如果抗体的物化性质达不到要求，可以通过分子改造或尝试不同的制剂来解决。分子免疫原性也是候选分子可开发性评价的一部分，可以运用电脑模拟和体外试验两种不同的方法进行分析。类人猿内的免疫原性分析多安排在研发候选分子确定以后。抗体分子的效应功能也需要被进一步评估，并建立测量抗体与 FcγR 以及 C1q 结合的 ELISA 反应。最后，研发者应该与下游开发部门合作，建立和确证检测抗体分子活性的生物反应（bioassay），用于对抗体的质量控制。

（5）药效以及非 GLP 的 PK/PD 和安评

在确定研发候选分子前，研发者需对入围分子进行初步的非 GLP 的药效、药代、药动和安全性评价。在此阶段，多使用啮齿类动物模型，并根据药物分子的最小有效剂量（MED）和最大耐受剂量（MTD）对 I 期临床的起始剂量范围进行初步预测。

（6）生产用工程细胞株的开发、研究细胞库（RCB）和初级细胞库（PCB）的建立

抗体药物需要通过细胞发酵来进行生产。近年来，工程 CHO 细胞逐渐淘汰了 NSO 等其他哺乳动物细胞而成为抗体表达的主力细胞。CHO 生产细胞株的建立通常安排在 CS 以前，以确保项目可以被产业化，同时也可以产生足够的抗体分子进行成药性分析和 CS 前的体内评价。

当今全球使用最广泛的 CHO 细胞表达系统是由 Lonza 公司在 CHO-K1 细胞的基础上开发的谷氨酰胺合成酶（GS）系统。GS 是哺乳动物细胞合成条件性必需氨基酸谷氨酰胺所必需的酶。第一代 GS 系统使用的是经过悬浮驯化的高产型 CHO-K1SV 细胞，通过在无谷氨酰胺的培养基中添加蛋氨酸亚氨基代砜（methionine sulfoximine，MSX）的方式来抑制内源性 GS 活性，从而使基因组整合了带有 MSX 耐受 GS 编码基因标签的表达载体的细胞得到扩增。第二代 GS 系统彻底敲除了 CHO-K1SV 细胞中的内源性 GS 基因，因而可以省去添加 MSX 的步骤。Lonza 公司的第二代 GS 系统具有产量高、筛选简单和质量稳定的优点，但是其要求的产品销售分成较高。由于 Lonza 的 GS 系统的专利已经过期，多个公司在

CHO-K1 的基础上产生了自己的 GS 敲除系统，但是应注意 CHO 细胞的来源和敲除技术的专利问题。另外一个比较常用的系统是二氢叶酸还原酶（DHFR）缺陷系统，如 Sigma 公司的 DG44 细胞。Thermo 公司的 CHO-S 细胞是通过外加氨甲蝶呤（methotrexate，MTX）来抑制其内源的 DHFR 活性的。

真核细胞表达载体需要与所选用的细胞系统搭配，一般由细胞供应商提供。搭载目的基因的质粒线性化以后用脂质体、电转化或 PEI 的方式转入细胞中，加压以后进行克隆筛选。研发者可以使用传统的有限稀释法或 Molecular Device 公司的 Clonepix 仪器对细胞克隆进行初步筛选，然后移入高通量的微型生物反应器进行进一步的筛选。CFDA 要求在生物反应器中通过补料分批（fed batch）发酵法的抗体产量必须达到 1g/L 以上。在国外药企中，做到 10g/L 以上也并不罕见。达到产量的同时还需要对抗体的质量进行鉴定，并且开展不低于 60 代的表达和基因稳定性研究，以保证细胞株适合大规模生产。一般从几十个表达克隆中最后筛选到一个主细胞克隆和一个替补细胞克隆。细胞克隆的单一性最好配有录像验证，否则必须进行至少两轮的亚克隆以确保克隆的单一性。在细胞株开发过程中建立的备份用冷冻细胞库称为 RCB，在获得主细胞克隆和替补细胞克隆以后制备的冷冻细胞库称为 PCB。

生产用细胞株、RCB 和 PCB 可以在普通的无菌实验室环境中产生，然而其开发过程需要严格合规，并需要接受监管部门的现场核查。使用的表达细胞的来源要清楚、可追溯，培养基需要检测细菌、内毒素、渗透压及支原体等项目。实验室应该有严格的质量管理文件，各种标准操作规程（SOP）以及仪器维护记录。国内的 CRO 服务公司构建生产细胞株的收费在 100 万～300 万人民币之间，国外公司的收费在 100 万美元以上。从成本上看，生产细胞株开发大概占整个工艺开发的 5% 左右，但其质量关系到整个项目的成败。基于其重要性，经验不足的研发者应考虑将此部分工作外包，以加快研发进度，并降低技术与合规风险。

（7）研发候选分子甄选（candidate selection，CS）

通过对先导分子的多轮优化和筛选，最后分子的筛选范围缩小到 1～2 个分子左右。这些分子需要通过全部的关键路径，所有参数均达到 LD 时预设的甄选标准，分子的理化性质可以满足临床研究的剂量和储存要求，并且生产细胞株的表达量达到 1g/L 以上。此时，研发者可以在与利益相关人充分讨论的基础上，提出 CS 申请，其中一个分子定为研发候选分子，另外一个作为候补分子。

6.2.4.5 CMC 和临床前研究

研发候选分子确定以后，项目正式进入 CMC 工艺开发阶段。CMC 即 chemistry、manufacturing and controls 的缩写，是指申请新药临床批件前药物开发的三部分工作。chemistry 部分主要是提供包括一般性知识，鉴定和药物组成方面的信息。manufacturing 部分包括材料、生产商、生产过程、生产过程验证和质控。controls 部分包括技术参数、生物检测、标准品、批次检验、杂质检验和稳定性分析。CMC 与临床药物制剂的质量直接相关，是药物分子完成从实验室到临床飞跃的关键。CMC 和临床前研究的步骤较繁杂，大致可以分为生产工艺的开发，建立主细胞库（master cell bank，MCB）和工作细胞库（working cell back，WCB），中试放大，质控方法和质量标准的建立，临床前药效，GLP 标准的代谢和安全评价，cGMP 三批（CFDA 和 FDA 双报需要四批）样品生产，病毒灭活/去除工艺验证，包材选型与验证，参考品制备、检验与标定，产品稳定性研究等。最后撰写申报材料，申报临床批件并准备迎接现场核查。

　　大部分 CMC 工作的开发环境、质量保证和控制体系等均应参照现行药品生产管理规范（cGMP）标准。美国 FDA 和欧洲 EMA 要求 MCB 和 WCB 构建必须在 cGMP 标准的种子室内完成，CFDA 暂无类似要求。MCB 系由来源于 PCB 的细胞种子培养至特定倍增水平或传代水平，并经一次制备获得的同质和均一的悬液分装于容器制备而成[1]。WCB 系由主细胞库的一支细胞冷冻备份经培养至特定倍增或传代水平，并经一次制备获得的同质和均一的悬液分装于容器制备而成[1]。研发者如果计划申报欧美国家的临床批件，应该将 MCB 和 WCB 部分工作转包给符合 cGMP 标准的 CRO/CMO 公司完成。在临床研究使用的有效药物成分（active pharmaceutical ingredients，API）及制剂（formulation）则必须在符合 cGMP 标准的车间内制备和分装。根据 2015 年 11 月 4 日全国人大常委会第十七次会议审议通过的《关于授权国务院在部分地方开展药品上市许可持有人制度试点和有关问题的决定》，无 cGMP 标准车间的研发单位可以通过与有条件的 CRO/CMO 的合作来完成临床报批及后续生产。

6.3　纳米抗体

6.3.1　纳米抗体的发现

　　随着抗体研究的不断深入，完整抗体的复杂结构并不是必需的，抗体小型化成为基因工程抗体发展的热点之一。近年来，一种新型抗体逐渐引起研究人员的关注。1989 年，比利时布鲁塞尔自由大学 Hamers 教授将冰箱中剩余的半升用于研究昏睡病的骆驼血让学生 Muyldermans 等尝试从中提纯骆驼的抗体。Muyldermans 等惊奇地发现，从骆驼血液中提纯的抗体中有一部分不属于所有脊椎动物的标准类型，而是一种完全新型的、更简单的变种抗体，这样的结果让所有人都很疑惑。因此，Hamers 立刻成立了研究小组对这种抗体进行专门研究。至此，骆驼抗体就从一个学生的实验迅速演变为 Hamers 和同事研究的主要项目。1993 年，比利时科学家 Hamers-Casterman 等首次在《自然》杂志中报道，在骆驼科及鲨鱼科动物的血清中大量存在一种天然缺失轻链的重链抗体（heavy-chain antibody，HcAb)[50]。与常规单克隆抗体相比，除了缺少轻链外，其重链可变区与铰链区之间没有 CH1 区，只含有一个重链可变区（VHH）和两个常规的 CH2 区与 CH3 区（图 6-3）。重链抗体的 VHH 片段与常规抗体的 VH 特征不同，但单独克隆并表达出来的 VHH 结构具有与原重链抗体相当的结构稳定性以及与抗原的结合活性，是目前已知的可结合目标抗原的最小单位。结构解析结果表明，VHH 晶体宽 2.5nm，长 4.8nm，分子量只有约 15000，因此也被称作纳米抗体（nanobody）。

6.3.1.1　纳米抗体的结构特征

　　与常规单克隆抗体的 VH 折叠结构相似，纳米抗体的晶体和水溶性结构由两个 β 片层组成支架。VHH 的 CDR3 区较长，人和小鼠抗体 VH 的 CDR3 区平均长度为 9～12 个氨基酸，VHH 的 CDR3 区为 16～18 个氨基酸。可变区的扩大能够形成更丰富的抗原结合构象，在一定程度上弥补了轻链缺失导致结合力下降的不足，从而使得纳米抗体本身具有较强的抗原结合能力。纳米抗体的 CDR3 区可形成一个特殊的凸环，凸环大部分折叠在 FR2 上，这里疏水残基受到保护，可避免与外界水环境接触。凸环中的半胱氨酸与 CDR1（或 FR2）区的半胱氨酸形成二硫键，从而使其结构稳定。该凸环结构能够结合酶的裂隙或是凹穴，因此能够很好地成为酶的抑制剂、受体的激动剂或拮抗剂。

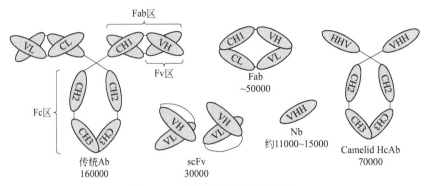

图 6-3　不同形式的抗体示意图

在常规单克隆抗体 VH 的 FR2 区，有四个氨基酸参与了与 VL（variable region of light chain，VL）的相互作用，这四个氨基酸分别为 V42、G49、L50、W52。而在纳米抗体 VHH 中，这四个氨基酸发生了突变，分别为 F42、E49、R50、G52。这四个位点的变化不但使 VHH 保持了较好的特异性和亲和性，还使其具有高亲水性，从而能够保持稳定的结构（图 6-4）。

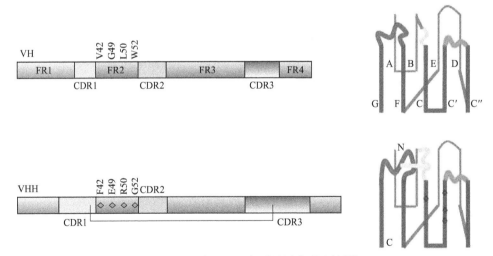

图 6-4　VH 与 VHH 胚系基因序列比较[51]

纳米抗体 VHH 基因由 VH 家族的亚族 III 进化而来，其丰富的基因序列多样性使得重链抗体可形成大量不同结构形式的凸环。人类 VH3 与骆驼 VHH 胚系基因具有高度的同源性，因此，只需对 VHH 基因进行较少的改变即可实现抗体人源化，通过基因工程技术获得高亲和力、高特异性、高稳定性的纳米抗体。

6.3.1.2　纳米抗体的生化性质

纳米抗体作为一种严格的完整单体，其特殊的结构特征和性质赋予了其一些其他常规抗体或抗体片段所不具有的特性。

① 免疫原性弱。免疫原性与分子量及化学结构等有关，分子量越小免疫原性越小。由于纳米抗体的分子量只有常规抗体的 1/10，只有一个结构域，因此，刺激机体形成特异性

抗体或是引起体液和细胞免疫应答的概率大大降低。同时，纳米抗体无 Fc 段，避免了 Fc 引起的补体反应，对人体的免疫原性很低，与人的生物相容性较好。但也有研究表明纳米抗体作为药物长期反复使用会增加免疫原性，影响治疗。无论如何，相比于传统抗体，纳米抗体在免疫原性方面表现得更弱。

② 可溶性高、耐受性强。纳米抗体的 FR2 中四个位点的突变，使自身的溶解性增加，从而提高作为药物的利用率。纳米抗体内部的二硫键使其抗热性和耐酸碱能力变得极强。常规单克隆抗体的稳定性差，容易出现聚集现象，并发生不可逆的热聚合。而纳米抗体在高温环境中长期放置仍然具有生物活性，并且在强变性剂条件下也表现出较高的耐受性。

③ 组织渗透性强。分子量仅有 15000 的纳米抗体能够穿透血脑屏障，为大脑中疾病的研究及治疗提供新的方法。纳米抗体能够很容易地从肾小球滤过，导致其很快从血清中被清除，半衰期变短。高渗透性的纳米抗体可进入致密的组织，而多余未结合的纳米抗体很快被清除，这有利于疾病的诊断。此外，纳米抗体也适合作为胞内抗体（intrabody）靶向胞内乃至核内蛋白。一种特殊的胞内抗体（chromobody），结构为纳米抗体与荧光蛋白融合，可以用于监测胞内生化过程。

④ 表达高效、纯化简单。纳米抗体结构简单，适合于原核和各种真核表达系统进行高效表达。重组纳米抗体通常在 *E. coli* 中的表达量为 5～10mg/L。在酵母和真菌中的产量更高，从 1L 振荡培养的酵母菌培养基中能产出 100mg 蛋白。纳米抗体研发巨头 Ablynx 公司利用酵母反应器酿造纳米抗体的产量可达到 0.5g/L。不同抗体由于其序列差异表达产量的差异也较大。其特点表现为：a. 当 VHH 与常规 VH 相似时，VHH 在酵母中的表达量会下降；b. 当 VHH 的 C 端形成二硫键时，VHH 的表达量会下降；c. 含有 N 端糖基化位点的序列，在酵母中的表达量会显著提高。纳米抗体的生产价格相对低廉，可大规模生产用于开发治疗性抗体药物、诊断试剂、亲和纯化基质和科学研究等领域。

纳米抗体可用多种方式进行纯化，并且纯化工艺简单方便。利用酵母培养物上清液纯化的纳米抗体纯度可达到 80%～90%。细菌提取物通过简单的渗透压冲击，纯化的纳米抗体的纯度能够满足酶联免疫吸附法（enzyme-linked immunosorbent assay，ELISA）和蛋白质印迹法的使用标准。利用 C 末端 His6-tag 通过 Ni-NTA 柱提纯，可以获得纯度将近 80% 的纳米抗体。如果需要进一步纯化，则可以通过离子交换或凝胶过滤色谱等方法，可以大大提高纯度。

⑤ 改造容易。纳米抗体通常是经过基因工程的方法从骆驼血液中克隆出 VHH 基因，再利用原核或真核细胞进行表达获得的。因此，人们容易对现有的纳米抗体进行修饰或对相应的 VHH 基因进行改造。纳米抗体是理想的多价和多特异性抗体的构建单元，可通过短小的链接序列（linker）聚合在一起转换成多价或多特异的形式。多价抗体比单价抗体具有更高的抗原亲和力，多特异性抗体比单价抗体具有更高的抗原识别能力。此外，由于是单域抗体，能够很容易与其他分子偶联，如连接放射性同位素、连接毒素制备 immunotoxin 等；或是通过基因工程技术与其他结构形成新的融合分子，如能延长半衰期的物质酶、抗菌肽或是显影物等（图 6-5）。

纳米抗体诸多方面优于传统抗体。基于羊驼重链抗体的 VHH 单域抗体的特殊结构，兼具了传统抗体与小分子药物的优势，几乎完美克服了传统抗体的开发周期长、稳定性较低、保存条件苛刻等缺陷，逐渐成为新一代治疗性生物医药与临床诊断试剂中的新兴力量。

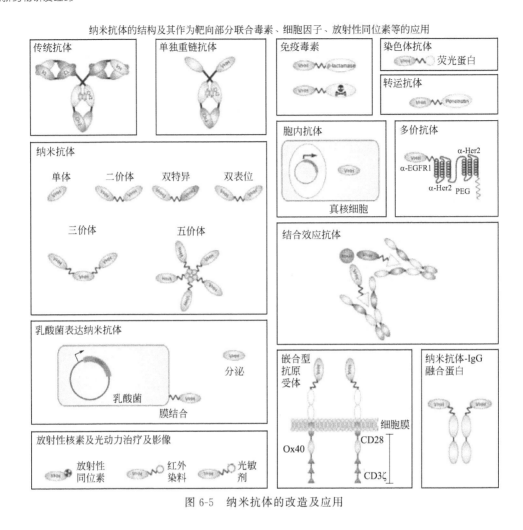

图 6-5　纳米抗体的改造及应用

6.3.2　纳米抗体筛选方法介绍

6.3.2.1　噬菌体展示纳米抗体文库类型及筛选方法

　　目前，研究人员已经建立起噬菌体表面展示、酵母表面展示和核糖体展示技术筛选抗原特异性的纳米抗体。其中，克隆 VHH 基因到特定噬菌体展示载体上构建纳米抗体文库，然后利用固相化抗原筛选鉴定特异性抗体已经成为制备纳米抗体最为常规的方法（图 6-6）。噬菌体展示技术为筛选鉴定抗原特异性的抗体提供了一个方便的平台，一般可以通过构建不同类型的文库从中鉴定出抗原特异性的纳米抗体，主要分为三种类型的文库：免疫文库、天然文库和合成文库。

　　（1）纳米抗体免疫文库

　　噬菌体展示纳米抗体免疫文库是目前筛选特定的抗原特异性纳米抗体最为通用的方法。构建免疫文库最为特殊而重要的步骤是动物免疫，使骆驼重链 V 区胚系基因片段 V、D 和 J 在 CDR3 结构域随机位点处发生组合性重排。促使骆驼身体产生特异性重链抗体的方法类似于从其他动物中获取传统抗体，主要是周期性的连续给动物注射偶联有佐剂的抗原一段时间，使机体对抗原产生充分的免疫反应以生成特异性强、亲和力高的重链抗体。免疫结束后，从骆驼血液中分离淋巴细胞，提取总 RNA，再以 RNA 为模板，进行反转录得到 cDNA

文库；根据重链抗体保守区域设计引物，采用巢式 PCR 技术经过 2～3 轮 PCR 扩增 VHH 基因片段，同时引入合适的酶切位点（如 *Pst* I 和 *Not* I）。接着，将 VHH 基因克隆到噬菌粒载体（如 pHEN4 和 pMECS）上，与噬菌体基因Ⅲ蛋白（gⅢp）融合表达，从而展示在噬菌体表面以供特定的抗原识别筛选。再将重组的噬菌粒载体转化入大肠杆菌细胞并进行文库扩增，从而形成抗原倾向性的免疫文库（图 6-7）。文库的质量一般可以从文库库容和多样性等方面进行评估。纳米抗体的亲和力和特异性等分子特征的优劣与文库的库容和多样性两大因素密切相关。

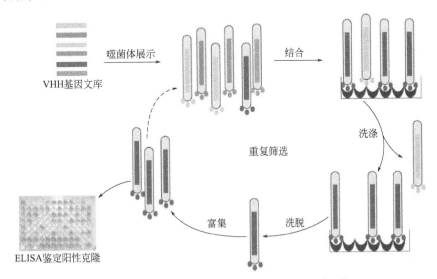

图 6-6　噬菌体展示技术流程图（改编自文献［52］）

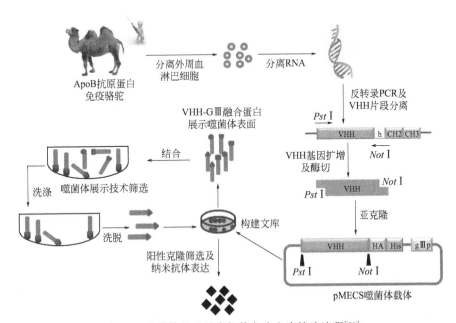

图 6-7　噬菌体展示纳米抗体免疫文库筛选流程[53]

　　一般利用固相化的特定抗原从文库中筛选纳米抗体。在酶标板反应孔中包被特定抗原，利用抗原-抗体结合反应的原理，可以将特异性结合的 VHH-噬菌体留下，并用特定试剂洗脱结合的 VHH-噬菌体用于进一步的扩增。经过几轮淘选富集获得亲和力高的 VHH，并利用间接 ELISA 鉴定阳性 VHH。最后将含有特定 VHH 基因的噬菌粒载体转化入大肠杆菌或酵母等表达宿主内进行抗体的表达和纯化。

与其他类型的抗体库相比，纳米抗体文库的构建更为简单、有效。通常一对简并引物扩增就足以获得骆驼重链抗体的全套 VHH 基因。免疫文库的库容量一般情况下比天然文库和合成文库低，但易于筛选到能够识别特定抗原的功能性高亲和力抗体。然而，该类文库最大的缺陷在于针对每一种新抗原都必须重新免疫骆驼并构建文库，工作量大，周期相对较长。此外，在一些特殊情况下，如抗原具有转染性、高毒性、致死性，或是一些免疫原性弱甚至是没有免疫原性的小分子化合物时，动物体内免疫将无法实行。这样的弊端催生了天然文库和合成文库的出现和发展。

（2）纳米抗体天然文库

噬菌体展示纳米抗体天然文库也是纳米抗体制备较为常用的文库。天然抗体文库是指从未经人工免疫抗原的骆驼外周血淋巴细胞或脾脏淋巴细胞中扩增得到 VHH 基因，随后重组到噬菌粒载体中并转化细胞形成的抗体文库（图 6-8）。由于免疫文库的构建需要定期地给骆驼注射特定抗原，动物的饲养、管理以及免疫过程中对于抗原的分配和免疫时的烦琐操作都相对麻烦，同时花费高昂；此外，如前文介绍，当出现抗原会对骆驼身体产生致命危害或无法促使免疫系统产生免疫反应而不能实行体内免疫时，免疫文库的构建将无法实现。天然文库作为一种不需要进行骆驼体内免疫就能够实现抗原特异性纳米抗体筛选的文库，已然成为免疫文库的重要补充和支持，是纳米抗体获得的重要文库选择，并且已经被大量应用于纳米抗体的筛选。

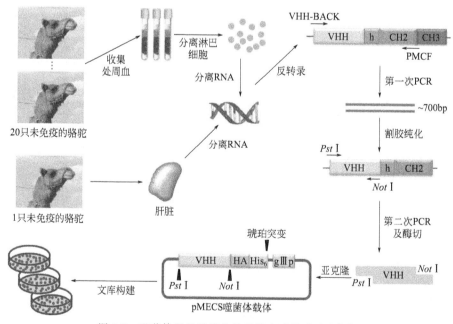

图 6-8　噬菌体展示纳米抗体天然文库筛选流程[54]

然而，同免疫文库一样，由于骆驼重链 V 区胚系基因片段在 CDR3 结构域重排和位点变异的可控性及建库过程中转化效率不高等因素，一般很难得到具有丰富多样性和较大库容

[10^9 CFU (colony-forming units) 以上] 的文库。此外，天然文库来源的纳米抗体特异性和亲和力相对较低，只有库容足够大时 ($10^9 \sim 10^{11}$ CFU)，才比较有可能筛选到亲和力高的纳米抗体。Yau 等报道称，他们利用核糖体展示技术从天然文库中只获得了微摩尔（μmol/L）级亲和力的纳米抗体，但并没有说明文库的库容大小。尽管如此，如果能够构建库容足够大的天然文库，同时又无法构建抗原倾向性免疫文库时，天然文库将是一种重要的纳米抗体筛选来源文库。

（3）纳米抗体合成文库

由于免疫文库和天然文库存在文库库容不足和多样性不够丰富等问题，有时难以满足抗原特异性纳米抗体的筛选需求。基于三联体核苷酸突变技术（trinucleotide mutagenesis，TRIM）的合成抗体文库作为一种新型的文库，同天然文库一样，能够作为免疫文库的强力支持，是功能性纳米抗体筛选的重要文库资源，克服了文库多样性的局限。合成文库的构建，一般先选择某一种 VHH 框架（如 cAbBCII10）为框架结构，利用三核苷酸盒（trinucleotide cassettes）为单位原料生成氨基酸随机组合排布的 CDRs DNA 序列，接着通过搭桥 PCR 的方法将 VHH 每个区域的 DNA 组装起来形成完整的 VHH 基因，再将基因克隆至噬菌粒载体上并转化入细胞形成文库。文库构建者可以选择在 3 个 CDRs 都进行氨基酸随机化，也可以只在 CDR3 进行随机化，同时，每个 CDR 的具体氨基酸数量可以根据模板框架确定，尤其是 CDR3 的氨基酸数量较为多变（图 6-9）。合成文库作为一种利用基因工程技术构建的人工文库，对免疫文库和天然文库起着很大的互补作用，已经被越来越多地应用于抗原特异性纳米抗体的筛选。

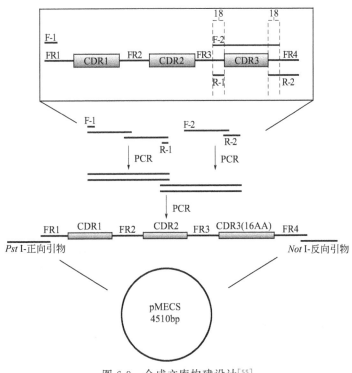

图 6-9　合成文库构建设计[55]

分子克隆技术和各类展示技术的引入促进了纳米抗体的发展，使得纳米抗体的获得变得更加方便和高效。在纳米抗体制备过程中，文库的类型较为多样，同时，文库的质量直接影响纳米抗体筛选制备的结果。目前，通过噬菌体、酵母和核糖体展示技术，从免疫、天然和合成纳米抗体文库中筛选抗原特异性纳米抗体的方法已经建立。其中，利用噬菌体展示技术从免疫文库中鉴定纳米抗体成为最为常用的方法。由于经过了骆驼体内的自身选择和亲和力成熟过程，从免疫文库中筛选到的功能性纳米抗体往往亲和力高，特异性强。但是，免疫文库需要针对每一种新抗原进行骆驼免疫和文库构建，工作烦琐，周期相对较长。此外，当抗原量少，或者抗原具有转染性、高毒性、致死性或免疫原性不足时，动物体内免疫将无法实行。这样的弊端催生了天然文库和合成文库的产生和发展。天然文库和合成文库作为不同类型的抗体文库，已经成为免疫文库的重要补充，是功能性纳米抗体获得的重要文库选择。但是，天然文库和合成文库来源的纳米抗体特异性和亲和力相对较低，一般认为只有库容足够大时才比较有可能筛选到亲和力高的纳米抗体。因此，免疫文库、天然文库和合成文库各有优劣，三者均成为特异性和功能性纳米抗体筛选的巨大资源。

6.3.2.2 酵母展示技术筛选纳米抗体

噬菌体表面展示在抗原表位分析、抗体筛选、抗体酶和蛋白酶抑制剂研究等方面得到广泛、成功的应用，但是噬菌体表面展示利用原核表达系统，能展示需糖基化、二硫键异构化等翻译后修饰才表现功能活性的复杂真核蛋白。酵母表面展示系统弥补了噬菌体展示技术的此项不足，能使复杂真核蛋白得到展示，同时又保留了噬菌体表面展示技术的便于筛选、扩增等优点。

酵母是单细胞真核生物，根据交配型的差异分为两种单倍体：MATα 和 MATa，其细胞表面分别表达 α2 凝集素和 a2 凝集素，它们可以介导细胞之间的交配融合。酵母表面展示系统应用的是酿酒酵母的 a2 凝集素，外源蛋白借助它在细胞表面得到展示[5]。a2 凝集素由核心亚单位（Aga1p）和结合亚单位（Aga2p）两部分组成，Aga1p 共有 725 个氨基酸，它与酵母细胞壁的 β2 葡聚糖共价连接。Aga2p 共有 69 个氨基酸，它通过 2 个二硫键与 Aga1p 结合，表达于酵母细胞表面。Aga2p 的 N 端部分参与二硫键的形成，外源蛋白通过与 Aga2p 的 C 端融合可展示于酵母细胞表面，其原理如图 6-10 所示。

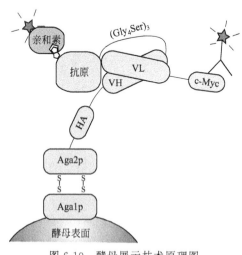

图 6-10　酵母展示技术原理图

酵母展示系统继承了噬菌体展示的表现型与基因型一致和易于扩增的特性，可根据编码蛋白的特性对目的基因进行筛选。它不但可以应用传统的生物淘洗方法进行筛选，还可用荧光激活细胞分选仪进行筛选（即流失细胞分选术）。通常将展示文库与靶分子一起孵育，表面表达有靶分子配体的酵母细胞就会与靶分子结合；洗去未结合的靶分子，随后加入荧光标记的抗体；洗去游离的抗体分子，将荧光标记了的细胞悬液用 FACS 分选，可以得到表达目的蛋白的酵母。FACS 分选的原则通常是"标记—低严谨性分选—扩增—提高严谨性再分选"，这对于保证文库筛选过程中目的分子的产量和纯度至关重要。筛选条件越严谨，阳性克隆纯度越高，但产量越低。FACS 能从亲和力相差仅 2～3 倍的文库中筛选到目的克隆，同时，单步分离阳性克隆的比例可达 125～600 倍。因此，FACS 筛选酵母文库能大大提高检测的灵敏度和阳性克隆富集比率，其显而易见的优越性是简便高效。酵母表面展示技术不仅可用于抗体文库的构建，结合各种基因突变技术还能实现抗体酶蛋白的定向化和抗体的体外亲和力成熟（图 6-11）。由于酵母细胞的颗粒较大，利用荧光活性细胞分选容易实行高通量抗体库的筛选，得到新的特异性结合的抗体。

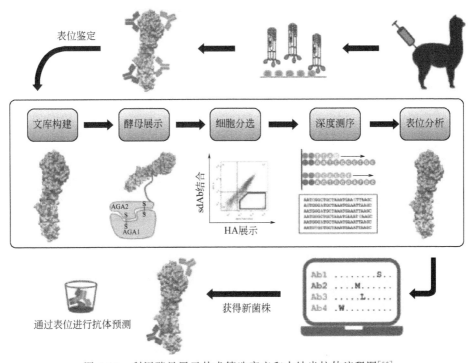

图 6-11　利用酵母展示技术筛选高亲和力纳米抗体流程图[56]

6.3.3　纳米抗体在基础科学研究中的应用

自 1993 年纳米抗体得到报道以来，纳米抗体得到了广泛的关注。经过二十余年的研究与发展，其相比于传统抗体具有诸多优良性质，包括分子量、稳定性、可溶性、免疫原性、人源化简单、基因工程改造便利等相关理化分子特性。凭借其独特的结构和功能特性，纳米抗体越来越被研究人员重视，在化学诊疗、生物医学等研究领域扮演着重要的角色。

6.3.3.1　纳米抗体作为亲和捕获体的研究应用

相比于常规抗体、抗原结合片段（fragment of antigen binding，Fab）或单链抗体片段（single-chain antibody fragment，scFv），纳米抗体分子小、结构简单，具有更高的表面结合能力和更少的非特异性结合。在纳米抗体以单价模式结合配体时只需温和的条件即可进行洗脱，这一点对于那些高度敏感的分子尤其重要。此外，纳米抗体的高稳定性和易复性有利于它们适应反复、严格的再生条件。这些特点都使得纳米抗体成为合适的亲和捕获试剂。

基于纳米抗体的亲和捕获被用于研究蛋白质-蛋白质相互作用，染色质免疫沉淀后全基因组范围的体内 DNA-蛋白质相互作用，追踪蛋白构象，示踪细菌感染和纯化重组蛋白等。此外，纳米抗体还被用于血浆中毒素的清除和高丰度蛋白质的去除（如白蛋白和免疫球蛋白G 等），以初步排除高丰度蛋白质的干扰，完成血样蛋白质组学分析。Klooster 等[57]用赖氨酸-天冬氨酸-谷氨酸-亮氨酸序列（Lys-Asp-Glu-Leu，KDEL sequence）特异性纳米抗体捕捉内质网驻留蛋白，使得信号肽特异性纳米抗体作为常用工具参与生理和病理条件下蛋白质的高通量定位。然而，对于一些位点保守性较差的信号肽，如棕榈酰化、Sumo 化和亚硝基化的肽可能会有较大难度。而且这些信号肽多定位于蛋白质较柔性区域，即抗原性较弱，对其特异性纳米抗体的获得也是一个挑战。尽管如此，免疫染色质共沉淀和 KDEL 的例子表明，基于纳米抗体的亲和捕获试剂，无论是单独使用还是与其他蛋白质组学工具联用，都将会很好地服务于现代蛋白质组学研究。

6.3.3.2 纳米抗体在蛋白结构解析领域的研究应用

纳米抗体作为分子伴侣对具有挑战性的蛋白进行示踪结晶表现出杰出的优势，已有多篇报道发表纳米抗体在蛋白解析乃至高难度蛋白，诸如 G 蛋白偶联受体解析领域获得突破性进展[58]。纳米抗体作为单域抗体可通过特殊的结构锁住蛋白质，稳定蛋白内在易变区域形成特定构象，使聚合的表面避免与溶剂接触，从而促进结晶过程。纳米抗体的优良性质使得许多高度动态的蛋白结构和未知的蛋白构象得以被鉴定，从而对这些蛋白与抗原反应的内在机制进行探究。与此同时，纳米抗体亦可成为解析部分无序或淀粉状蛋白空间结构的重要工具。例如，构象敏感型纳米抗体能够稳定淀粉状-β 原纤维并阻碍成熟淀粉状纤维的形成。这些被干预的淀粉状中间体结构的获知或许能够解开复杂的结构聚合过程，从而加深我们对导致这些复杂结构产生病变的机制的理解。

6.3.3.3 纳米抗体在胞内靶向成像和免疫调节领域的研究应用

作用于细胞内部的抗体被称为"细胞内抗体"（intrabodies），即使在较弱的细胞内环境下纳米抗体也能形成功能性的实体。因此，胞内表达纳米抗体与荧光蛋白的融合蛋白能够形成有用的显色体或游离体，从而用于跟踪活细胞中的抗原。基于纳米抗体这样的应用性能，科学家已经开发出了先进的超分辨率成像技术。

纳米抗体是连接催化位点的稳定分子，可作为免疫调节剂干扰蛋白的构象、定位或功能。由于胞内高耐受性和靶标调节活性使得其成为修复胞内抗原活性的理想工具，能够实现胞内抗原活性的功能性敲除。将纳米抗体与导肽融合在一起，能够直接定向于特定的亚细胞组分，于这些组分进行纳米抗体的表达，甚至是一些无靶标抑制活性的纳米抗体的表达，能够从原本的亚细胞定位位点将目标分子隔离，从而实现抑制抗原的功能发挥，比如病毒外壳蛋白和融合于分泌型信号肽和 KDEL 肽碳端的纳米抗体具有隔离内质网上抗原的功能。此外，含有 PEST 基序的胞内纳米抗体能够将靶标抗原重新定向于蛋白酶体降解通路。类似的，将绿色荧光蛋白特异性的纳米抗体与 F 框功能域融合表达后可以招募多泛素化分子发生泛素化降解作用，靶向降解融合有绿色荧光蛋白（green fluorescent protein，GFP）的靶蛋白[59]。尽管如此，基于上述方法实现的蛋白敲除仍只限于所报道案例，若要推及至更大范围仍要进行独立验证。目前此系统已经用于人体，监视雌激素受体从细胞质到细胞核的转移。

6.3.3.4 纳米抗体作为分子探针在新型生物传感器领域的研究应用

生物传感器的发展一直是热门的研究领域，许多领域都需要敏感的检测装置用于待分析物的精确测定，如医学诊断、环境监测和食品分析检测等。尺寸和定向固定是评价分子探针质量的重要标准，许多创新性的生物传感器都依赖于微小、耐受性和特异性高的亲和探针。纳米抗体尤其适用于可控制和可重复性的偶联，由于可比较容易地引入位点特异性的功能性基团，从而实现共价和定向结合，最低程度地减少特异性和亲和力的损失。由于纳米抗体体积小，能在传感器表面高密度地结合，同时，纳米抗体的高稳定性和易复性使其能够忍受严格的洗涤和变性条件。

此外，纳米抗体定向结合于固体传感器的表面使得免疫反应发生在非常接近传感器的溶液界面，因此灵敏度得以增加。此外，用于待分析物捕捉的纳米抗体可以标记上生物素分子等功能性基团，有助于放大信号，从而增加检测的灵敏度。

6.3.3.5 纳米抗体在无创活体成像领域的研究应用

无创分子成像是指利用标记的示踪物对整个身体进行分子和细胞标志物实现可视化而不对宿主产生干扰的成像技术。这项技术适用于动物模型中的生物过程发生的研究，如今此技术已推广至临床发展出了如单光子发射计算机断层成像术（single photon emission computed tomography，SPECT）和正电子发射型计算机断层显像（positron emission computed tomography，PET）等扫描手段。以人体正常组织结构含有的必需元素^{11}C、^{13}N、^{15}O、^{18}F 或放射性核素^{99}Tc、^{89}Zr、^{68}Ga 等正电子发射体标记的葡萄糖、氨基酸、胆碱、胸腺嘧啶、受体的配体及血流显像剂等药物作为示踪剂，利用解剖图像的方式，从分子水平显示机体及病灶组织细胞的代谢、功能、血流、细胞增殖和受体分布状况，为临床提供临床分期、疗效评价、检测复发及转移等信息。

理想的示踪物应能稳定地存于体内，可以到达身体的各个部位并对大范围的生物标志物浓度产生信号。此外，还应高特异和高亲和力的与生物标志物反应，易于标志染料或核素，廉价而无毒害等。目前，临床上采用以放射性元素或其他方法标记的单克隆抗体作为显像剂的分子显像技术确定病人体内的肿瘤分布情况。但单克隆抗体在血液中的保留时间过长，导致检测背景值过高，显像效果不理想。而纳米抗体稳定性好，易于标记，免疫原性弱，亲和力高，其小分子结构使其拥有优良的组织穿透性，可以更好地渗入癌变组织，在数小时内于成像部位实现显像，同时，纳米抗体识别传统抗体无法靶向的活性位点并且具有较快的血液清除速率。因此，纳米抗体凭借其上述优良的理化性质满足了理想示踪物的所有要求，从而有潜力发展成为通用的活体成像示踪物及理想的显像剂载体。

纳米抗体的靶标特异性已通过基因缺陷动物或共注射无标记竞争物的方法验证。在临床前期的动物模型中，科研人员已证实病灶处癌细胞肿瘤标志物、肿瘤浸润的巨噬细胞、关节炎病变组织、动脉粥样硬化斑块和免疫器官能够摄入放射性标记的纳米抗体[60]。Vaneycken 等筛选出 38 种标记人表皮生长因子受体 2（human epidermal growth factor receptor-2，HER2）的纳米抗体，其中 2Rs5d 已用于临床转化前期研究的化合物，进入Ⅰ期临床试验，用于 HER2 靶向的^{68}Ga 标记的纳米抗体在健康人和乳腺癌患者的 PET 显像安全性评价[61]。

6.3.3.6 纳米抗体在延长药物半衰期中的研究应用

包括纳米抗体在内的抗体片段在血浆中都存在半衰期短的问题。许多治疗方面的研究及应用都要求具有较慢的药物清除速率，从而避免高剂量和频繁的给药。已报道的增加血浆半衰期的方法有很多，例如聚乙二醇化修饰，用血清白蛋白特异性的小分子化合物修饰，与构象无序的多肽进行基因融合，与血浆半衰期长的蛋白（如白蛋白）或能够结合于血浆中高丰度蛋白的分子融合。然而，这些修饰有可能会对抗体的功能产生不利的影响。

血浆高丰度蛋白，如白蛋白和免疫球蛋白 G（immunoglobulin G，IgG）特异性的纳米抗体具有较长的血浆半衰期。将治疗性的化合物与此类纳米抗体进行融合，提供了一种在治疗中延长血浆半衰期的通用方法。此外，也有其他报道称，通过将纳米抗体进行聚乙二醇化修饰，与 IgG-Fc 或毒素融合延长纳米抗体的血浆半衰期。然而，显然我们还是要避免一些会对纳米抗体产生不利影响的方法。例如,将纳米抗体与白蛋白或 IgG 融合或许会使抗体在微生物中的表达复杂化,将纳米抗体与毒素融合会增加免疫原性。值得一提的是,通过与 IgG 特异性纳米抗体融合以延长血浆半衰期的方法有可能会引起 IgG 调节的免疫效应细胞在一些人们不希望发生的部位被激活。

自首个骆驼源天然单域抗体被报道至今,纳米抗体由于其自身独特的特性优势,结合噬菌体展示技术被广泛应用于诸多领域的研究应用中,纳米抗体技术已被推广至酶联免疫相关和生物传感器检测等研究领域。在生物大分子结构解析领域,纳米抗体也扮演着越来越重要的角色。目前纳米抗体主要用于疾病的体外诊断,但亦有多项纳米抗体药物研发已进入临床试验阶段。随着纳米抗体在分子显像剂(示踪剂)、药物载体等方面的发展,我们相信纳米抗体将会在人类癌症等重大疾病的临床诊断和治疗中发挥着越来越重要的作用。

6.3.4 纳米抗体药物发展状况

在 20 世纪 90 年代早期,Hamers-Casterman 及其研发者偶然在骆驼科成员中发现了一种新型的抗体。该抗体跟传统的 IgG 类抗体不同,为一种缺乏轻链的抗体,即"只有重链的抗体"(HcAbs)。这些 HcAbs 由两个恒定区(CH2 和 CH3)、一个铰链区和一个抗原结合区构成。抗原结合区即重链可变区(VHH),又叫纳米抗体(Nb),该区域保留着完整的抗原结合能力。

尽管纳米抗体并非来源于人,但它跟人的 VH 基因Ⅲ在序列上有着很大的一致性,因此,纳米抗体的免疫原性很低。虽然纳米抗体本身的免疫原性比较低,但在临床前应用时,对纳米抗体进行人源化改造是必要的。对于纳米抗体的人源化改造策略,Vincke 等已经描述过。需要注意的是在人源化之后,抗体的结合特异性、稳定性和可溶性仍需保留。Vincke 等设计了一个人源化纳米抗体构架,可以直接将特异的纳米抗体抗原结合环(CDRs)嫁接到这个构架上。据统计,在 9 个人源化纳米抗体的临床试验中,在患者体内出现抗药抗体的概率很低,只有 3%;而且这些抗药抗体的出现都很短暂,它们不影响纳米抗体的安全性以及有效性。然而也有人报道过由于免疫副反应比较严重而导致纳米抗体的临床试验无法继续进行的案例[62]。

作为一种亲水性的单域抗体,纳米抗体可以使用大肠杆菌(*Escherichia coli*)、毕赤酵母(*Pichia pastoris*)和酿酒酵母(*Saccharomyces cerevisiae*)等表达系统进行制备,这些表达系统不但经济实惠,而且有很好的批次间一致性。纳米抗体在益生菌中亦可以很好地表达,使用乳酸乳球菌(*Lactococcus lactis*)或者是副干酪乳杆菌(*Lactobacillus paracasei*)表达的纳米抗体称为"lactobodies",这些"活体炸弹"在对抗肠道致病菌的时候很有用。

单体的纳米抗体大小在 15000 左右,而传统的单克隆抗体大小约为 150000,单体纳米抗体的大小约为传统单克隆抗体大小的 1/10。通常小的蛋白会被肾小球过滤掉。当蛋白的分子量小于 10000 的时候,会自动地被肾小球过滤掉。随着蛋白分子量的增大,其被肾小球过滤掉的概率就会变小。分子量比白蛋白大的蛋白通常通过溶酶体进行分解代谢或者是被泛素蛋白降解。白蛋白和免疫球蛋白可以通过结合到细胞表面的 Fc 受体上,进而免于被溶酶体降解。因此,白蛋白和免疫球蛋白在体内可以有较长的存在时间,据报道,白蛋白在体内的半衰期长达 17~19 天,而 IgG1、IgG2 和 IgG4 在体内的半衰期长达 21 天。纳米抗体由约 360 个碱基对的单一基因(*Vhh*)编码,这使得其成为能够通过共价方式结合到其他的分子或者药物前体上的模块。将纳米抗体与白蛋白或者是免疫球蛋白的 Fc 结合,将大大提高其在体内的半衰期。另外，纳米抗体小且亲和力高的特性，可以将识别不同抗原决定簇的纳米抗体或者是有不同作用方式的纳米抗体与其他分子结合以产生多价的高亲和力或者高潜力的融合蛋白[63]。

　　纳米抗体技术从发明至今发展十分迅速。目前世界上从事纳米抗体药物或者是基于纳米抗体的药物研发公司有很多（Ablynx、121 Bio、ConfoTherapeutics 等）。当前临床试验表明纳米抗体是人类医学中非常有价值的工具。纳米抗体可以用来治疗一些炎症和自身免疫疾病。IL-6 能够引起多种炎症疾病，一种靶向 IL-6R 并且可以跟 IL-6R 结合的纳米抗体 ALX-0061 已经进入 II 期临床试验（NCT02437890）。目前对自身免疫疾病的治疗因使用抗肿瘤坏死因子（TNF）疗法而得到实质性改善，Ablynx 开发了一个人源化的三价双特异性纳米抗体——ATN-103，对 TNF 有很高的亲和力，该抗体在初期的临床试验中没有引起病人严重的副反应，并在随后的临床试验中观察到比较显著的效果（NCT01063803）。ALX-0761 是一种中和促炎症因子 IL17A 和 IL17F 同时结合 HAS 的纳米抗体，该抗体已经进入一项多中心、随机的临床试验（NCT02156466）。此外，还有一种靶向 IgE 引起的哮喘的纳米抗体 ALX-0962，因其与竞争产品没有太大的差异而没有进入 I 期临床试验。纳米抗体还可以用来进行肿瘤治疗。死亡受体 5（DR5）是肿瘤细胞上的一个主要受体，该受体可以激活下游的半胱天冬酶从而促进细胞的死亡。因此，多个 DR5 的协同剂被研发出来，然而大多在临床试验的时候不能有效地激活 DR5 而失败。TAS266 是一个四聚体的协同类纳米抗体，可以有效地促进 DR5 聚集成有活性的三聚物，在多个异种移植模型中，TAS226 均显示出强烈的抗肿瘤效应。此外，纳米抗体药物还可以用于治疗血液病、感染以及神经系统疾病，还可用于解毒。Caplacizumab 用于治疗获得性血栓性血小板减少性紫癜已经进入临床 II 期试验（NCT01151423）；用于治疗婴儿呼吸道合胞体病毒感染的 ALX-0171 已经进入临床 II a 期试验（NCT02309320），一种治疗恒河猴轮状病毒引起的腹泻的纳米抗体药物 ARP1 已进入临床 II／III 期试验（NCT01265355），对于治疗因细菌感染、真菌感染以及寄生虫感染引起的疾病的纳米抗体药物大都处于临床前研究阶段；Biparatopic Nb BI1034020 是一种治疗阿尔茨海默病的纳米抗体药物，I 期的临床试验（NCT01958060）因患者出现严重的药物相关不良反应而被迫终止；目前用于解毒作用的纳米抗体大多仍在临床前研发过程中，尚未有该类纳米抗体药物进入临床试验的报道。

　　尽管纳米抗体可以用作治疗药物，也有不少正面效应，然而在使用纳米抗体的过程中仍有一些阻碍。用于治疗神经退行性疾病的纳米抗体药物需要极大的提高。虽然噬菌体展示是一种强大的筛选目的纳米抗体的技术，有些分选的纳米抗体亲和力低，部分原因是这些纳米抗体为单价的。在临床应用的时候，亲和力更高的纳米抗体比较可取。通过构建多价体可以解决部分问题，此外，纳米抗体的成熟也是一种解决办法。考虑到抗体的亲和力成熟过程可以提高它们的诊断和治疗效率，对纳米抗体采取这种方法也是可取的。还有一点，当纳米抗体被释放到环境中，它们可能对环境造成影响。一些筛选出来的纳米抗体比一般的抗体要稳定，当它们暴露在外部环境中时不能够被及时的生物降解。这是发生在使用添加到洗发水中的纳米抗体治疗头皮屑的情况。抗菌抗病毒的纳米抗体对耐药菌的产生还需要进一步的研究。

6.4　抗体-药物偶联物

　　抗体-药物偶联物 ADC 是一种从单抗分子技术中衍生出来的生物导弹技术。在抗体的引导下，具有抗癌活性的小分子化合物可以定向地攻击表达靶点的癌变细胞或肿瘤组织，从而增强药效并减轻毒副作用。采用 ADC 技术，自身疗效有限的单抗分子和毒性太强的小分子有望通过组合而获得临床应用。近年来，ADC 逐渐发展成为全球生物医药研发的一个热点。

6.4.1　ADC 分子的基本特征

ADC 分子可以被定义为一种前药，其主要组成成分包括抗体、连接子和小分子载荷三部分（图 6-12）。但理想的 ADC 分子并不是抗体、连接子和载荷药物之间的简单组合，其设计需要寻求三者之间的最佳组合方式。

6.4.2　ADC 分子的作用机理

ADC 分子通常采用系统暴露给药方式进入血液循环系统。待抗体与靶细胞膜受体发生特异性结合以后，多数 ADC 分子会发生内化，进入细胞的溶酶体。在溶酶体中，连接子被特异的蛋白酶或低 pH 值的环境所裂解，释放出

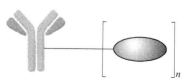

抗体连接子小分子载荷药物 n=连接个数

图 6-12　ADC 分子组成示意图

具有细胞毒性的小分子药物。小分子药物通过抑制微管蛋白形成、DNA 复制、RNA 转录、蛋白质翻译或细胞代谢等机制对肿瘤细胞造成生长抑制或杀伤。也有少数 ADC 分子不内化，它们在细胞外即释放出小分子，并通过肿瘤局部微环境扩散发挥疗效[64]。

6.4.3　ADC 分子的发现研究

6.4.3.1　ADC 分子的靶点及抗体选择

靶点的选择是 ADC 分子设计的起点，也是项目成败的关键。靶点的选择直接决定 ADC 分子的治疗窗口、临床适应证和患者群体的选择标准，并影响毒素和连接子的选择。ADC 分子的靶点可以是单次或多次跨膜蛋白，甚至是锚定的糖基磷脂酰肌醇（glycosylphatidylinositol，GPI）。理想的靶点应该在肿瘤组织中有高水平的表达，而在正常组织中不表达或表达水平非常低，并可以被诱导产生内化或自身正常内化，从而将 ADC 分子的特异性导入肿瘤细胞中。然而，特异性肿瘤抗原在所有的正常组织中都不表达或表达水平都很低的例子非常罕见。事实上，即使有些正常器官或组织较高水平地表达 ADC 靶点，也并不一定会导致严重的毒副作用，因为这还取决于表达靶点器官或组织对于机体生命活动的重要性，以及它们的组成细胞所处的分裂周期和代谢状态等。因此，研发者需要综合考虑各种因素来选择合适的 ADC 靶点。

抗体是 ADC 分子的载体部分，质量约占 ADC 分子的 98%。ADC 分子的很多药学特征，如吸收、分布、代谢、清除及效应功能等都与抗体分子本身直接相关。现代抗体分子的发现研究和开发技术越来越成熟，但并非所有的抗体都可以作为 ADC 分子的载体。理想的 ADC 抗体一般包含以下特征。①靶向性：能够高效地结合肿瘤表面抗原，对非肿瘤靶点的非特异性结合低；②可内化：与肿瘤细胞表面的靶抗原结合后，能够有效地诱导靶点的内化或被靶点携带内化；③可偶联：具有合适的偶联反应位点，偶联毒素对抗体的稳定性、亲和力、内吞及药效等不会造成严重的影响；④成药性：作为 ADC 载体的抗体需要具有良好的物化性质以及较低的免疫原性。

现在业界对于作为 ADC 载体的抗体是否应该具有抗体依赖的效应功能如 ADCC、CDC 和 ADCP 尚无定论。已上市的 T-DM1 保持了其裸抗体曲妥珠单抗（trastuzumab）的

ADCC 活性，而 brentuximab vedotin 抗体的 ADCC 效应很弱，并且也检测不到 CDC 活性。一般说来，ADC 分子多采用非常强力的细胞毒素，且多数肿瘤病人的免疫力低下，因此，效应功能对 ADC 的肿瘤细胞杀伤作用的增强有限。另外，ADC 分子与效应细胞的结合可能会影响其对肿瘤细胞的靶向性，从而引起脱靶毒性。因此，无效应功能的抗体可能更适合于构建 ADC 分子。

现阶段处于临床试验中的 ADC 分子大多采用了 IgG1 亚型抗体，也有少数的 IgG2 和 IgG4 亚型抗体。IgG1 可以通过 Fc 突变减低效应功能。以 IgG2 和 IgG4 作为载体偶联形成的 ADC 分子不具备 ADCC 和 CDC 效应，可能会具有一定的应用优势。然而 IgG4 由于"臂交换"的问题，不适合构建半胱氨酸偶联的 ADC 分子。IgG3 亚型抗体因为其潜在的免疫原性及较短的半衰期（7 天，其他抗体为 21 天），一般不被用于治疗性抗体及 ADC 分子的开发。

抗体与靶细胞表面抗原的特异性稳定结合，是 ADC 分子发挥抗肿瘤作用的一个核心环节。但并不是抗体与靶点的亲和力越高就越好。亲和力提高的同时也加大了 ADC 对表达靶点的正常组织的毒副作用。同时，高亲和力抗体的内吞速率和降解速率加快，有可能会限制其对肿瘤细胞的穿透能力，尤其是对于实体瘤；相反的，亲和力稍低的抗体，内吞速率和降解速率稍慢，在肿瘤细胞表面的滞留时间延长，反而能够更加有效地穿透肿瘤组织。由此可见，ADC 分子抗肿瘤的能力并不依赖于抗体分子的亲和力高低。

因此，在选择 ADC 分子的抗体时，要综合考虑肿瘤细胞表面抗原表达的情况和数量、亲和力和特异性、细胞内化的速率以及靶标从细胞膜上脱落等影响因素。理想的抗体可以高效率地识别及结合绝大部分肿瘤细胞表面的抗原或受体，但与正常组织的结合低，能够被肿瘤细胞所吞噬，进入溶酶体并最终破坏肿瘤细胞的分裂和生长。

6.4.3.2　ADC 分子的载荷选择

许多传统的肿瘤化疗用药已经被用于 ADC 分子的研发，但是在其后的临床试验中往往无法达到预期的抗肿瘤活性，这可能是因为 ADC 分子可以带入肿瘤细胞内的小分子有限。由于 ADC 的靶向性可以降低小分子的毒副作用，因此，近年来 ADC 的研发重点开始转向具有强力细胞毒性的天然产物及其衍生物。这类分子因为毒性过高，往往在临床上无法单独使用[65]。在 ADC 分子中应用较多的载荷分子有奥利他汀类（auristatins）和美登素类（maytansine）等微管合成抑制剂，以及刺孢霉素类（calicheamicins）、吡咯开苯并吖庚三烯（pyrrolobenzodiazepine，PBD）、duocarmycin、SN-38 和 PNU-159682 等 DNA 抑制剂。

奥利他汀类化合物是海兔毒素（dolastoxin）的衍生物。海兔毒素是从海洋无壳软体动物截尾海兔中分离提取的天然毒性多肽，它杀伤细胞的机制是通过与微管蛋白结合，抑制其聚合，从而导致细胞周期阻滞及细胞凋亡。此类多肽结构除了包含丰富的羟基酸、噻吩、D 型氨基酸与 α-氨基酸之外，部分分子中还含有烯键与炔键。这些基团在一定程度上提高了此类化合物的生物活性及稳定性。虽然海兔毒素类化合物在以单药形式开发时存在较大的局限性，但其高效的细胞杀伤能力恰好满足了 ADC 分子对毒素分子的要求。

Monomethyl auristatin（MMAE）（图 6-13）是由海兔毒素-10 衍生的合成五肽，通过将其 N 端的叔氨基结构转换为可与连接子相偶联的仲氨基，并通过合成在 C 端引入一个 2-氨基-1-苯基丙基-1-醇。MMAE 较好地保持了原有的细胞杀伤活力，在多种人肿瘤细胞系中，IC$_{50}$ 为 $10^{-9}\sim10^{-11}$ mol/L，是传统小分子化疗药物长春碱的 200 倍。MMAE 不仅对多种人血液恶性肿瘤和实体瘤细胞（黑素瘤、肺癌、胃癌、前列腺癌、卵巢癌、胰腺癌、乳腺癌、结肠癌和肾癌等）均具有较强的生长抑制活性，并且在上述细胞系中，产生耐药的现象非常少。MMAE通过可裂解的连接子与抗体偶联之后，对阳性肿瘤细胞的选择性抑制活性仍可超过传统化疗药物多柔比星的10～1000倍。MMAE现已被广泛应用于ADC分子的开发之中。

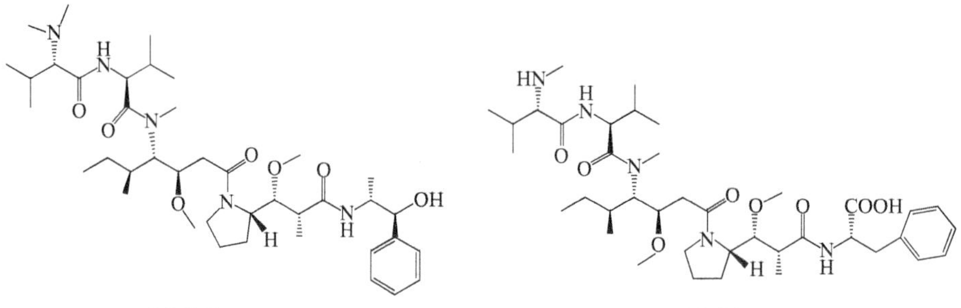

MMAE　　MMAF

图6-13　MMAE和MMAF的化学结构

另一个常用的auristatin类毒素MMAF也是海兔毒素-10的合成衍生物（图6-13）。除了与MMAE一样包含仲氨基偶联位点之外，MMAF在C端还包含一个极性较大，同时可以作为偶联位点的羧基。羧基的引入较为明显地提高了MMAF的离子化效应和脱靶毒素的代谢速率，这对减小药物的毒副作用有着非常重要的意义。研究表明，单体的MMAF由于透膜能力较差，体外细胞活性较MMAE显著降低；但与抗体偶联之后，通过抗体的内吞作用将MMAF带入细胞，使其杀伤细胞活性提高2200倍。如在CD30表达阳性的细胞系L428中，单体MMAF的IC_{50}为68nmol/L，而与抗体偶联后的cAC10-MMAF则为0.021nmol/L，提高了3200倍；在KMH-2细胞系中，单体MMAF的IC_{50}为45.4nmol/L，与抗体偶联后的cAC10-MMAF为0.009nmol/L，活性更是提高了5000倍。目前ADC分子在循环系统中发生毒素提前脱靶是其主要的安全性问题之一，利用MMAF在偶联抗体前后所体现出的活性差异，可能会在一定程度上提高此类ADC的疗效风险比。

美登素（maytansine）属于苯醌类天然产物，最早分离自埃塞俄比亚灌木。这类药物也是通过干扰肿瘤细胞微管装配发挥其细胞毒性效应，抑制肿瘤细胞生长。在体外试验中，美登素类衍生物的细胞毒活性比临床常用抗癌药物高1000倍。在不影响其细胞毒性的前提下，通过引入可与抗体偶联的化学基团等，对美登素进行结构修饰，产生的衍生物如DM1（图6-14）和DM4可用于ADC的偶联。

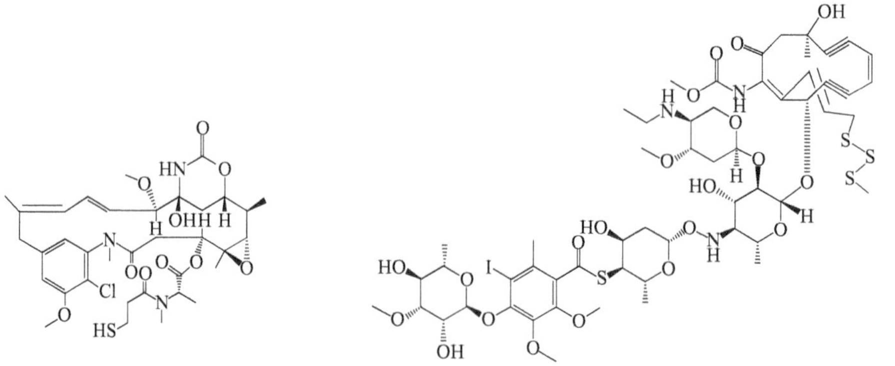

DM1　　calicheamicin

图6-14　DM1和calicheamicin的化学结构

calicheamicin（图 6-14）属于烯二炔类抗生素，分离自 *Micromonospora echinospora* ssp.calichensis 是 calicheamicin 的主要组分之一。calicheamicin 的生物活性包括低原噬菌体诱导浓度（＜ 1pmon/L），高抗菌活性，对小鼠 P3883、L1210 白血病、Colon26 结肠癌、B16 黑素瘤细胞株等均具有很强的杀伤活性。calicheamicin 分子由两个具有生物学功能的结构区域组成。较大的结构区域是一个伸展的糖基结构，包括四个单糖单位和一个六元取代苯环。其中，六元取代芳香环上的极化碘基团可以通过与 DNA 分子 3′AGGA 5′序列中的两个鸟嘌呤氨基相互作用，使 calicheamicin 产生其与 5′TCCT 3′的序列特异性结合。calicheamicin 分子的另一个结构区域是其糖苷元部分，由一个带有两个羟基侧链的刚性烯二炔核心构成，称为 calicheamicinone。calicheamicinone 是 calicheamicin 分子产生生物学活性、断裂 DNA、杀伤癌细胞的关键性组分。calicheamicin 分子侧链的巯基基团经化学修饰后可用于 ADC 分子的偶联。

PBD 是一类从土壤放线菌中提取的天然产物，其二聚体可以嵌入 DNA 小沟中，通过亲电子的 C11 与鸟嘌呤的 N3 形成缩醛胺键，将两条 DNA 链共价交联在一起，从而使肿瘤细胞的分裂终止，最终导致细胞凋亡。PBD 二聚体对 DNA 序列没有选择性，因此可以克服肿瘤细胞基因突变带来的耐药性。最近，Seattle Genetics 公司的 vadastuximab talirine（anti-CD33-PBD dimmer）在Ⅲ期临床中导致 6 例（300 左右总病人）肝毒性，其中 4 人死亡。这使 PBD 二聚体的用药安全性受到质疑。

duocarmycin 是从链霉菌中分离到的一类具有强力抗癌活性的天然产物。它们可以嵌入 DNA 的小沟中，在 N3 位置烷基化 DNA 中的腺嘌呤。荷兰 Synthon 公司的 vc-seco-DUBA（图 6-15）是在 DNA 抑制剂 duocarmycin 的基础上设计的连接子和小分子载荷的组合。使用这一组合的 ADC 分子 SYD985（anti-HER2-vc-seco-DUBA）在临床前和临床上都显示了优于 T-DM1 的疗效。

SN-38 是 DNA 拓扑异构酶Ⅰ抑制剂伊立替康的活性代谢物，其抗癌活性和毒性都相对较低。Immunomedics 公司的 sacituzumab govitecan（IMMU-132）就选用了 SN-38 并在临床上取得了不错的效果。另外一个在 ADC 中采用的 DNA 拓扑异构酶Ⅰ抑制剂是 PNU-159682，它是多柔比星类似物 nemorubicin 的活性代谢物，但是活性比多柔比星提高了 3000倍。NBE Therapeutics 公司是采用这一载荷的先驱者。

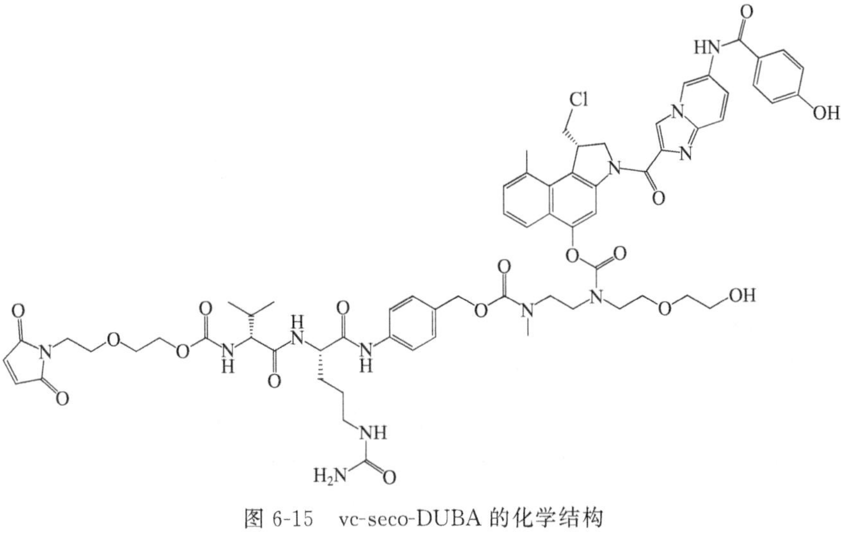

图 6-15　vc-seco-DUBA 的化学结构

在选择小分子载荷时，还要考虑是否是多药耐受蛋白（multiple drug resistance protein，MDR），比如 MDR1（又称 P-glycoprotein）的底物。多药耐受蛋白是多个表达在细胞膜上的糖蛋白，它们可以把 MMAE 和 DM1 等小分子化合物泵出肿瘤细胞，从而使细胞获得耐药性。化疗可以上调多药耐受蛋白在病人的肿瘤组织中的表达量，因此，选择非多药耐受蛋白底物的小分子药物如 duocarmycin 和 PNU-159682 等可以克服因这类蛋白上调带来的耐药性。

6.4.3.3　ADC 分子的连接子技术

ADC 分子中载荷的高效率释放是影响 ADC 分子活性的一个重要因素。而这一过程是通过断裂抗体和载荷之间的化学连接子实现的，所以选择适当的连接子、在适当的位点偶联适当个数的载荷，是 ADC 发挥疗效的关键。一般的，理想的连接子要在外周血液循环中足够稳定，从而避免因细胞毒分子释放产生的毒性。同时，ADC 被内吞进入细胞后，要能够有效地释放载荷。

ADC 分子的连接子从性能上可分为可裂解的和不可裂解的两类[66]。可裂解的连接子又包括化学裂解和酶催化裂解两种。目前常用的化学裂解连接子有酸不稳定腙键连接子和二硫键连接子；二肽连接子属于酶催化裂解连接子；硫醚键和酰胺键属于不可裂解的连接子。

酸不稳定腙键连接子在溶酶体等酸性条件下不稳定，而在外周循环系统等中性条件下较为稳定。其被应用于抗体-刺孢霉素偶联的 ADC 中，部分腙键连接子在外周循环系统中 24h 约有 5%～6% 的细胞毒分子脱落，而在癌细胞内可高达 97%～98%。但是，腙键连接子在循环系统中的半衰期仍较短（43h），而很多裸抗体本身在人体内的半衰期可达数天甚至数周。因此，其选择性仍相对较低。二硫键也是目前 ADC 常用的连接子之一。它在循环系统中稳定，在胞内还原条件下被裂解，从而释放出载荷。

二肽偶联链如缬氨酸-瓜氨酸，主要是被特定的溶酶体蛋白酶裂解，比化学裂解性连接子在人类循环系统中的稳定性高 100 倍，在小鼠和猴体内的半衰期约为 6～10 天。与其他二肽相比，缬氨酸-瓜氨酸在血液中表现出相对较好的稳定性，在胞内组织蛋白酶等的催化作用下更容易被裂解，因此是目前应用最广泛的 ADC 肽链连接子之一[67]。

硫醚连接子是不可裂解的稳定的连接子。应用此类连接子的 ADC 被肿瘤细胞内化以后，抗体部分在溶酶体内被降解，释放出带有硫醚连接子的小分子细胞毒分子，发挥抗肿瘤效应。稳定的硫醚键也越来越多地被应用，其目的是提高 ADC 分子在血液循环和细胞内环境中的稳定性和耐受性。不过，需要注意的是其释放小分子毒素的速率较慢，并会与人血清白蛋白发生巯基交换，从而限制了其临床应用。

6.4.3.4　定点偶联和非定点偶联

以 Adcetris 和 Kadcyla 为代表的 ADC 制剂是通过非定点偶联方式实现的，即载荷被偶联到任意一个或多个可能的半胱氨酸或赖氨酸上。这种分子实际上是多种不同 DAR 值（drug antibody ratio，即一个抗体连接 MMAE 分子的个数）和不同偶联位点的 ADC 分子的混合物，例如 Adcetris 分子中的 DAR 值在 0～8 之间，其中 DAR 值为 4 的成分最多，同时也有少部分的抗体没有携带任何药物分子。再加上偶联位点的不同，非定点偶联 ADC 分子的成分极为复杂，为生产和质控带来巨大的挑战。

采用定点偶联的策略可以部分解决这个问题，例如通过生物技术在抗体中引入非天然氨基酸或人工半胱氨酸残基以提高药物偶联的特异性，通过酶催化引入全新的偶联官能团，优化偶联的化学反应模式（比如硫桥键等）等增加偶联的选择性[68]。

PolyTherics 公司开发的 ThioBridge™ 技术是利用抗体的双硫键还原后形成的两个巯基距离适中的特点，通过两次 Michael 加成反应成环，形成一个结构独特的 ThioBridge™。这种 ThioBridge™ 不仅稳定性较高，而且反应特异性强。通过该技术制备的基于 MMAE 的 ADC 分子，DAR 值为 4 且偶联位点相同的单一成分占 78%，远远高于传统的制备方法。因此，ThioBridge™ 技术能明显提高 ADC 分子的均一性，而且这种均一的 ADC 分子在循环系统中的稳定性更高。小鼠肿瘤模型实验表明，这类 ADC 分子的疗效也得到了较为明显的提高。

Catalent 公司开发的 SmartTag™ 技术的核心是 GPEx 蛋白表达系统。该专利系统通过甲醛甘氨酸生成酶（FGE）选择性地修饰 CxPxR 序列的半磺胺酸，生成醛基标签（SmartTag™），再通过和醛基特异性的反应制备偶联位点特异的 ADC 分子。在抗体多处位点引入醛基以及相关的效应分子都不影响 ADC 对相关靶点的特异性和稳定性。通过 SmartTag™ 技术制备的 ADC 的化学均一性高，并且绝大部分以单体形式存在（95%）。

Sorrento/Concortis 公司开发的 C-Lock™ 偶联技术和 ThioBridge™ 技术的原理类似，也是利用抗体的二硫键还原后形成的两个巯基距离接近，通过两次取代反应成环。采用此方法制备的 ADC 基本上没有裸抗体残留，其中含 4 个 MMAE 的单一成分远远高于传统的制备方法。产生的"硫桥键"不仅稳定性较高，反应特异性也较强，而且 ADC 分子的药物动力学特征也有所提高。该公司的另外一种偶联技术，K-Lock™ 偶联能特异性地靶向抗体 80 多个赖氨酸当中的两个。通过 K-Lock™ 制备的 ADC 虽然只含有 2 个效应分子，但均一性较高。

Mersana 公司开发的 Fleximer 高聚物能够在连接 7.5～26 个效应分子的同时，避免导致传统 ADC 制备中常见的沉淀聚合现象。Fleximer 能引入大量疏水性的抗癌药，同时还能提高 ADC 分子的药物动力学特性和血浆稳定性。通过 Fleximer 高聚物制备的 DolaFlexin™ 含有高达 26 个效应分子，同时保持对抗原靶点的亲和力无明显降低。脱落效应分子的浓度和 ADC 效应分子相比低 1 万倍左右。在小鼠肿瘤模型中，5mg 剂量的 DolaFlexin™ 能完全消除肿瘤，安全窗达到 15 倍。

定点偶联虽然可以显著地提高 ADC 分子制剂的均一性，简化质控工艺，但是同时也增加了生产工艺的步骤和难度。另外，大多数定点偶联技术都有专利保护。最后，尚未有采用定点偶联技术的 ADC 药物上市，因此存在一定的技术风险。

6.4.3.5 ADC 分子的鉴定分析

与单抗分子相比，ADC 分子在结构上更加复杂，除了抗体本身的属性外，还包含连接子、偶联工艺、负载药物等其他相关属性。因此，要对 ADC 药物进行有效的理化性质表征、药代动力学和药效学研究以及免疫原性评价等研究工作。

ADC 制剂中存在多种不同 DAR 值以及不同偶联结合的位点分子，采用非定点偶联技术的 ADC 尤其如此。另外，以目前的生产工艺制得的 ADC 分子中通常还含有非 ADC 形式的物质，包括裸抗体（DAR 值＝0）以及游离的小分子毒素药物等。当 ADC 分子进入体内后，其上的小分子毒素会逐渐脱落下来形成更加多样化且动态变化的 DAR 值分布，同时还会出现一些新的分子形式，包括与小分子毒素结构相关的代谢产物，水解后的不完整抗体分子片段以及因诱发免疫反应而形成的抗药物抗体（anti-therapeutic antibody，ATA）等。

针对 ADC 分子及其酶解产物进行色谱分析能够获得游离药物含量和 DAR 值等重要信息。同时，色谱分离技术可以纯化不同 DAR 值组分用于进一步分析。基于极性或疏水性

［反相高效液相色谱（RP-HPLC）、疏水相互作用色谱（HIC）］、电荷分布差异［离子交换色谱（IEC）］和分子大小［分子排阻色谱（SEC）］不同进行分离的色谱技术，已被广泛应用于 ADC 分子的分析当中。其中，RP-HPLC 可以对不同药物载量的完整 ADC 分子、抗体轻重链以及游离药物进行分离和定量。反相高效液相色谱柱一般将烷基链共价结合到非极性固相表面，在高柱温（60～80℃）条件下，可以实现完整抗体蛋白的高分辨率分离。不过需要注意的是，高柱温和有机流动相会破坏 ADC 分子的天然结构。疏水相互作用色谱（HIC）是另一种用于分析 ADC 分子的色谱分离技术。不同的固定相（苯基、丁酰基、己基等）具有不同的疏水性和选择特性。通常采用高盐浓度流动相使蛋白结合到固定相，然后通过降低盐浓度进行洗脱。这种结合与洗脱均是在温和的条件下完成的，因此可以保持 ADC 分子的天然构象。该技术也可以用来纯化完整的 ADC 分子。其他色谱方法如离子交换色谱法，可以用于评价电荷异质性和 ADC 分子的载荷分布。分子排阻色谱可以用于评价 ADC 分子的聚集，污染物的去除、降解情况，药物分布以及热稳定性等。

采用色谱法分析 ADC 药物仍面临诸多挑战，比如基于赖氨酸残基偶联的 ADC 分子存在高度的异质性，难以使用色谱法分离和分析。理论上可以使用 HIC 或 RP 色谱法分离和分析基于半胱氨酸残基偶联的 ADC 分子的不同组分，但是某些疏水性药物可能会导致分子的疏水性发生极大改变，体现在保留时间延长和峰拖尾等方面[69]，增加了分析难度。

质谱（mass spectrometer）技术可用于评价连接子的稳定性，分析游离药物、代谢物、不同 DAR 值组分和相对比例等。液质联用（LC-MS）技术，如 HIC 或 RP-HPLC 与质谱联用，已被广泛应用于 ADC 分子的结构和组成分析当中。Xu 等建立了一种免疫亲和捕获 ADC 分子的方法，他们采用了包被特异性抗原的磁珠分选 ADC 分子，然后进行 RP-HPLC 分离和电喷雾四极杆飞行时间质谱（ESI-Q-TOF）分析，获得了不同 DAR 值成分的相对百分比[70]。基质辅助激光解吸/电离（MALDI）是另一种可用于生物大分子分析的软电离技术，与紫外联用（UV MALDI-TOF）质谱也可用于分析 ADC 分子。

质谱检测 ADC 分子的前提是不论抗体载药量的高低，都假定所有物质同未偶联单抗具有相同的离子化效率、回收率和电离情况。但是实际情况也有例外，例如药物与带正电的胺的偶联有可能会导致所带电荷和疏水程度的改变。因此，在进行质谱检测方法开发的过程中，对所有成分是否发生同样的电离的评价是很重要的。此外，易水解的连接子（例如含有腙的连接子）可能受酸性的液相条件或激光基质辅助激光解吸/电离质谱分析中常采用的酸性基质的影响，最终检测获得与实际情况不相符的 DAR 值[71]。

基于质谱的分析方法能轻松实现对赖氨酸残基偶联的 ADC 药物的分析。在这种情况下，尽管存在色谱和电离过程的变性条件，但抗体的二硫键不被破坏，抗体轻重链不会发生解离。然而，在分析半胱氨酸残基连接的 ADC 分子时，则会面临较大的挑战。药物与半胱氨酸残基偶联破坏了抗体轻重链之间的二硫键，使得它们之间只能通过氢键和范德华力等非共价键作用结合在一起。这样轻重链会在色谱分离和电离过程中发生解离，从而会影响 DAR 值的分析。Valliere-Douglass 等证明在不使用有机溶剂和酸性的离子配对试剂的情况下，ADC 分子的轻重链在软电离分析中仍互相结合在一起[72]。因此，采用 SEC 中性液相条件的非变性天然（native）质谱是检测完整 ADC 分子的一个重要手段。相关质谱厂商也都开发了各自的天然质谱的解决方案。例如，Waters 公司通过 UPLC 串联 Q-TOF 质谱进行天然质谱的测定。UPLC 采用 SEC 柱或者结合 HIC 的 2D-LC 对 ADC 进行分离。最终数据处理由 UNIFY 集成软件完成。Agilent 公司也有类似的实验方法，并且针对 ADC 的分析，专门开发了 DAR 值的计算程序。

针对 ADC 分子本身的多样性，需要将多种分析手段结合起来，例如通过质谱、毛细管电泳、iCIEF、DSC、SPR 等先进的技术手段对其进行结构表征，以及对异质性、稳定性、活性等关键特性进行分析。在药代动力学研究方面，一般应用酶联免疫吸附法对抗体偶联物和总抗体进行定量，应用液相色谱-质谱联用法对结合型和游离的小分子毒素药物以及相关代谢物进行精确定量。在免疫原性测定方面，一般采用 ELISA 等方法对 ATA 进行定性或半定量分析[73]。针对不同类型的分析物，需要根据药物开发和评价的不同目的以及待测物的特点，选择不同的分析手段，以不同的标准来完成检测任务。

6.4.4　ADC 分子的研发历程

ADC 分子的概念最早可追溯至 100 多年前 Paul Ehrilich 提出的"魔术子弹"（magic bullets）。而真正意义上的 ADC 概念诞生于 1958 年，但当时技术比较落后，困难重重。直到 1975 年，第一个现代版的 ADC 才被报道。

第一代 ADC 药物使用的单克隆抗体主要是鼠源单抗，由于存在人抗鼠免疫反应，造成抗体快速失活；早期使用的载荷包括多柔比星（doxorubicin）、长春碱（vinblastine）和氨甲蝶呤（methotrexate）等，它们的抗癌活性较低、选择性差。这些不利因素限制了第一代 ADC 的疗效。

第二代 ADC 分子注重提升靶点的选择性、抗体的人源化、载荷分子的活性、连接子的稳定性以及裂解效率等 ADC 分子作用机制的关键节点[74]。2000 年，辉瑞公司的 gemtuzumab ozogamicin（Mylotarg）成为美国 FDA 批准上市的第一个 ADC 分子，被用于复发性急性粒细胞白血病的治疗。但由于其疗效有限，且毒副作用较高，该药在 2010 年被撤市。不过，Mylotarg 这一并不完美的实例，却预示着 ADC 全面发展时代的来临。

Brentuximab vedotin（SGN-35）是人源化 CD30 抗体与 MMAE 的偶联物，连接子为可以被溶酶体蛋白酶 B 裂解的缬氨酸-瓜氨酸二肽。其 I 期临床试验结果表明，SGN-35 的推荐治疗剂量为 1.8mg/m^2。II 期临床试验结果表明，对于复发或难治的间变性大细胞淋巴瘤（ALCL）患者，SGN-35 的有效率高达 86%。其中 53% 的患者完全缓解，33% 的患者部分缓解，3% 的患者稳定，5% 的患者进展。药物毒性方面，主要不良反应为外周神经系统病变、乏力、恶心、上呼吸道感染、腹泻。3 度或 4 度毒副作用主要为嗜中性白细胞减少症、外周神经系统病变、血小板减少症、贫血。2011 年 8 月 19 日，FDA 通过加速审批，批准应用 SGN-35（商品名 Adcetris）治疗霍奇金淋巴瘤或系统性间变性大细胞淋巴瘤患者[75]。

Trastuzumab Emtansine（T-DM1）是 HER2 抗体 herceptin 与美登素衍生物 DM1 的偶联物，连接子为非裂解的硫醚键[76]。T-DM1 的推荐治疗剂量为 3.6mg/kg，在最大耐受剂量下，T-DM1 的血浆半衰期为 3.5 天。II 期临床试验结果表明，对于已接受过蒽环类、紫杉醇、卡培他滨、herceptin 及拉帕替尼等药物治疗且 HER2 受体阳性的转移性乳腺癌患者，T-DM1 的有效率为 34.5%，临床受益率为 48.2%。III 期临床试验结果表明，与卡培他滨＋拉帕替尼对照组比较，T-DM1 单药的无进展生存期为 9.6 个月，卡培他滨＋拉帕替尼组则为 6.4 个月。另外，T-DM1 也有效延长了患者的中位总生存期，但组间差异略低于事先定义的终止试验的统计学阈值。药物毒性方面，T-DM1 组 3 级或 3 级以上血小板减少以及天冬氨酸转氨酶和丙氨酸转氨酶升高的发生率更高；而卡培他滨＋拉帕替尼组腹泻、手足综合征和呕吐的发生率更高。T-DM1 组 3 级或 3 级以上不良事件的总发生率大约比联合治疗组低 1/3。2013 年 2 月 22 日，FDA 通过优先审查程序批准 T-DM1（商品名 Kadcyla）用于治疗 HER2 阳性的晚期（转移性）乳腺癌患者。

基于定点偶联技术开发的 ADC 可以被认为是第三代 ADC 分子。此外，在一个单抗上偶联多个不同的药物分子，即"一弹多星"的设计也是未来 ADC 技术发展的趋势之一。现如今也有很多的抗体偶联毒素、抗体偶联放射核素、抗体偶联细胞因子以及纳米抗体 ADC 分子等各种新型抗体偶联物形式的 ADC 分子。

6.4.5 ADC 分子在研产品回顾

ADC 分子现已成为一类重要的新型抗肿瘤药物。目前，处于临床研究阶段的 ADC 候选药物已达 54 种。表 6-2 列出了其中的一部分。对于 ADC 分子的研究，国外起步较早，目前已形成基因工程、蛋白质工程、抗体工程和化学合成、合成生物学等跨学科的技术平台。国内研究虽起步较晚，但紧跟国际步伐。特别是近几年，无论是研究论著的产出，还是专利的获批，都有很大提高。

成立于 2015 年的中国科学院上海药物研究所的生物技术药物研发中心，是国内生物大分子药物发现研究的领军单位之一。目前已研制出具有独立知识产权的连接子技术并部署了多个新型 ADC 分子项目，其中获得 1 个候选药物分子及多个先导分子。我们通过对抗体、毒性小分子以及连接子各部分进行优化设计并整合，制备获得的 ADC 分子在多种肿瘤的体外细胞水平及体内肿瘤模型上均显示强力的杀伤活性。通过对连接子的修饰，我们改善了 ADC 分子的成药性和药效，并降低了毒副作用。

21 世纪以来，ADC 分子的研发大潮已拉开序幕。Brentuximab vedotin 和 Trastuzumab emtansine 的上市以及数十个临床试验中 ADC 分子的不俗疗效使这一领域正越来越受到关注。当然，ADC 分子的研发是一个非常复杂的过程，抗体、毒性小分子、连接子以及它们的组合方式都会影响到 ADC 最终的药效、安全性和成药性，因此，探索高效的针对 ADC 设计各环节的体内外评价方法非常重要。同时，寻找新的治疗靶点、开发更高效的小分子载荷、探索新型的偶联方法、优化连接子等策略可以使 ADC 分子在稳定性和毒素释放效率等方面达到最佳平衡，从而扩大治疗窗口。最后，ADC 分子的应用领域可望从癌症拓展到自身免疫性疾病等适应证。在科研工作者的不断努力下，ADC 分子作为靶向治疗药物在肿瘤以及其他疾病中可望展示出更多的惊喜。

表 6-2　部分处于临床研究阶段的 ADC 分子

药物名称	公司	靶点	毒性小分子	连接子	临床阶段	适应证
Inotuzumab ozogamicin	Pfizer	CD22	CalichDMH	腙键	Ⅲ 期	B 细胞-非霍奇金淋巴瘤,急性淋巴细胞白血病
SAR3419	Sanofi	CD19	DM4		Ⅱ 期	非霍奇金淋巴瘤
Glembatumumab vedotin	Celldex Therapeutics	NMB	MMAE	vc	Ⅱ 期	乳腺癌
Labetuzumab-SN-38	Immunomedics	CEA	SN-38		Ⅱ 期	结肠癌,乳腺癌,肺癌
MLN-0264	Takara	GCC	MMAE		Ⅱ 期	胃癌,胰腺癌
Lifastuzumab vedotin	Roche	NaPi2b	MMAE		Ⅱ 期	卵巢癌
Polatuzumab vedotin	Genentech	CD79b	MMAE	vc	Ⅱ 期	非霍奇金淋巴瘤

药物名称	公司	靶点	毒性小分子	连接子	临床阶段	适应证
Pinatuzumab vedotin	Genentech	CD22	MMAE	vc	Ⅱ期	非霍奇金淋巴瘤
PSMA ADC	Progenics	PSMA	MMAE	vc	Ⅱ期	前列腺癌
ABT-414	AbbVie	EGFR			Ⅱ期	实体瘤
Resimmune	Angimmune	CD3e	白喉类毒素		Ⅱ期	皮肤 T 细胞淋巴瘤,黑素瘤
Lorvotuzumab mertansine	ImmunoGen	CD57	DM1	SPDB	Ⅱ期	小细胞肺癌,黑素瘤
IMGN-901	ImmunoGen	CD56	DM1	SPP	Ⅱ期	转移性结直肠癌,小细胞肺癌
BT-062	BioTest	CD138	DM4	SPDB	Ⅱ期	多发性骨髓瘤,实体瘤
IMMU 130	Immunomedics	CEACAM5	SN-38	CL2	Ⅱ期	结直肠癌
IMMU-132	Immunomedics	EGP-1	SN38		Ⅱ期	实体瘤
SAR-408701	ImmunoGen/Sanofi	CEACAM5	美登素衍生物		Ⅱ期	实体瘤
AMG-172	Amgen	CD27L	DM1	非裂解	Ⅰ期	肾癌
AMG-595	Amgen	EGFRvⅢ	DM1	非裂解	Ⅰ期	神经胶质瘤
ASG-5ME	Agensys	SCL44A4	MMAE	vc	Ⅰ期	胰腺癌,前列腺癌
BAY 94-9343	Bayer	间皮素	DM4	SPDB	Ⅰ期	实体瘤
DEDN-6526A	Roche(Genentech)	ET8R	MMAE	vc	Ⅰ期	黑素瘤
IMGN 529	ImmunoGen	CD37	DM1	SMCC	Ⅰ期	非霍奇金淋巴瘤
IMGN 853	ImmunoGen	叶酸受体 1	DM4		Ⅰ期	卵巢癌,实体瘤
MDX-1203	BMS(MeDAR 值 ex)	CD70	MGBA	vc	Ⅰ期	非霍奇金淋巴瘤,肾细胞癌
MLN-0264	Millennium	鸟苷酸环化酶 C	MMAE	vc	Ⅰ期	胃肠道肿瘤,实体瘤
PSMA-ADC-1301	Progenics	PSMA	MMAE	vc	Ⅰ期	前列腺癌
RG-7458	Genentech	MUC16	MMAE		Ⅰ期	卵巢癌
RG-7636	Genentech	内皮素受体	MMAE		Ⅰ期	黑素瘤
SGN-75	Seattle Genetics	CD70	MMAE	vc	Ⅰ期	非霍奇金淋巴瘤,肾细胞肿瘤
SGN-CD19A	Seattle Genetics	CD19	MMAE	vc	Ⅰ期	急性淋巴细胞白血病,非霍奇金淋巴瘤
RC48	荣昌生物	HER2	MMAE		Ⅰ期	HER2 阳性晚期恶性实体瘤

6.5　抗体药物面临的挑战和展望

自从美国 FDA 于 1984 年批准了第一个抗体药物 Muromonab-CD3 至今,全球共有超过 50 个抗体药物陆续上市[77]。最近,PD-1 抗体分子的临床效果第一次使人们看到了彻底治愈恶性实体肿瘤的希望[78,79]。现今,所有的跨国药企都无一例外地把抗体药物作为公司发展的重点之一,新分子、新技术、新工具不断涌现,风险投资流入,抗体药物研发进入了一个前所未有的黄金发展期。

然而，机遇背后也伴随着巨大的挑战。首先，多个"重磅炸弹"级抗体药物的专利已经或即将过期，生物类似药的上市将冲击这些药物的市场，并使得这些药物所针对的靶点也失去吸引力。事实上，已知的优良抗体药物靶点正在被快速地耗尽。然而，受制于科学和自然条件，人类发现药物新靶点的速度缓慢。DNA 测序结果表明，人类共有 19628 个蛋白编码基因，其中 8500 个编码膜蛋白或分泌型蛋白[80]。考虑到与疾病相关，且抗体药物尚不能有效靶向的中枢神经系统靶点的现状，真正可用的抗体药物作用靶点估计只有几十到几百个，最终也将被全部靶向完毕。因此，产业界和学术界须加强合作共同致力于新靶点的发现研究。

同时，积极发掘现有靶点的剩余价值也很重要。近几年，纳米抗体、ADC 以及双特异性抗体等新抗体药物分子形式的研发热潮正是得益于对老靶点的发掘，预计在很长的一段时间内都会是抗体药物研发的热点。

抗体药物研发的竞争日趋激烈。企业需要充分运用差异化和个性化用药策略来拓展市场空间。例如，2013 年全球生物医药销售额最高的三个药都是治疗类风湿性疾病的 TNFα 抑制剂，加上多个生物仿制药已经或正准备上市，市场非常拥挤。然而，仍有约一半的类风湿性病人使用 TNFα 抑制剂无效[81]。这些对 TNFα 抑制剂不响应的病人的发病机制可能不同于响应的病人。因此，阐明这些不响应病人的发病机制可以为开发全新的治疗类风湿性关节炎的抗体药物奠定基础。因此，总体来讲，抗体药物在全球市场的竞争激烈，但是只要有差异化的研发策略，前景依然很广阔。

由于技术及历史的原因，市场上现有的单抗类畅销药主要是针对自身免疫病和癌症等适应证。感染、过敏、心血管、代谢、骨骼、肌肉甚至神经性疾病等疾病也有抗体药物上市或正在研发，但是竞争环境相对宽松，许多"孤儿病"仍缺乏有效的疗法。未来的抗体药物在非热门适应证中的市场巨大。

最后，监管部门对抗体药物的质量标准不断提高，制造和研发成本居高不下，而病人和医疗保险公司支付能力增长缓慢等也是制约全球抗体药物市场发展不可忽视的因素。

近年来，欧美制药公司对抗体药物进行了大量的临床研究，验证了很多有效的治疗靶点，降低了我国药企的靶点选择风险。随着我国人民生活水平的逐渐提高和医保的改革，抗体药物的市场潜力将被进一步激发。继互联网之后，生物技术药物已经成为我国风险投资的热土，2015/2016 年度该领域的投资增长 27.5%，远远超过全球的平均值 9.8%[82]。当今制约我国抗体药物研发的瓶颈仍然是人才问题。每一个欧美制药寡头经过多年耕耘都已经成长为抗体药物研发专业人才的航空母舰，技术和资金实力非常雄厚。而我国的抗体药物研发企业一般只有少数具有海外抗体药物研发经验的专家，难以与西方药企展开一对一的竞争。因此，我国企业之间，以及企业和科研院校之间应建立起战略合作关系，解决人才短板，优化资源配置，以实现抗体药物研发和产业化的成功。

抗体药物的生产和质控的工艺复杂，软硬件投资巨大，尤其不适合科研机构或资金有限的生物技术公司建设。我国在 2015 年以前对国产药品实行上市许可与生产许可合一的管理模式，没有生产能力的新药研发机构在获得新药证书后只能将产品转让给企业。由于种种原因，我国的新药转让市场不成熟，对新药知识产权的估价偏低，这种状况影响了科研院所抗体药物研发人员的积极性，也造成生产设备的重复投资。全国人大常委会于 2015 年 11 月通过了《关于授权国务院在部分地方开展药品上市许可持有人制度试点和有关问题的决定》，这使得无生产条件的研发单位可以通过与 CRO 和 CMO 合作的策略来完成上市和生产，使研发人员可以真正拥有自己的科研成果。预计我国药物上市和生产管理模式的改革将极大地激发抗体药物研发人员的积极性和创新性，促进"产学研"之间的合理分工和合作，有利于我国抗体药物研发事业的健康发展。

参考文献

［1］　国家药典委员会. 中华人民共和国药典：第三部（2015 年版）. 北京：中国医药科技出版社，2015：XIX.

［2］　Czajkowsky DM，Hu J，Shao Z，Pless RJ. Fc-fusion proteins：new developments and future perspectives. Embo Mol Med，2012，4：1015-1028.

［3］　Behring，Kitasato. On the development of immunity to diphtheria and tetanus in animals. Dtsch Med Wochenschr，1965，90：2183.

［4］　Cohen J，Bhullar S，Kasuga D，et al. Retinal pigment epithelial detachment in ABCA4-associated Stargardt's disease. Ophthalmic Surg Lasers Imaging Retina，2013，44：401-404.

［5］　Köhler G，Milstein C. Continuous cultures of fused cells secreting antibody of predefined specificity. Nature，1975，256：495-497.

［6］　Todd PA，Brogden RN. Muromonab CD3. A review of its pharmacology and therapeutic potential. Drugs，1989，37：871-899.

［7］　国家食品药品监督管理总局药品审评中心. 受理品种目录浏览，2017.

［8］　Frank RT，Aboody KS，Najbauer J. Strategies for enhancing antibody delivery to the brain. Biochim Biophys Acta，2011，1816：191-198.

［9］　Sevigny J，Chiao P，Bussiere T，et al. The antibody aducanumab reduces Abeta plaques in Alzheimer's disease. Nature，2016，537：50-56.

［10］　Friden PM，Walus LR，Musso GF，et al. Anti-transferrin receptor antibody and antibody-drug conjugates cross the blood-brain barrier. Proc Natl Acad Sci USA，1991，88：4771-4775.

［11］　亚化生物. 2015 全球销售额 TOP 5 单克隆抗体药物国内市场表现. 中国生物医药月报，2016：6.

［12］　PMlive. Top 15 pharma companies by biologic sales. http：//www. pmlive. com/top _ pharma _ list/biologic _ revenues.

［13］　Slack JD，Brauer J. Anti-arrhythmic agents. Update on new drugs and their classification（Part 2）. Indiana Med，1987，80：226-229.

［14］　Lonberg N. Human antibodies from transgenic animals. Nat Biotechnol，2005，23：1117-1125.

［15］　Green LL，Hardy MC，Maynard-Currie CE，et al. Antigen-specific human monoclonal antibodies from mice engineered with human Ig heavy and light chain YACs. Nat Genet，1994，7：13-21.

［16］　Dechiara TM，Poueymirou WT，Auerbach W，et al. VelociMouse：fully ES cell-derived F0-generation mice obtained from the injection of ES cells into eight-cell-stage embryos. Methods Mol Biol，2009，530：311-324.

［17］　Schroeder HJ，Cavacini L. Structure and function of immunoglobulins. J Allergy Clin Immunol，2010，125：S41-S52.

［18］　McCafferty J，Griffiths AD，Winter G，et al. Phage antibodies：filamentous phage displaying antibody variable domains. Nature，1990，348：552-554.

［19］　de Kruif J，Boel E，Logtenberg T. Selection and application of human single chain Fv antibody fragments from a semi-synthetic phage antibody display library with designed CDR3 regions. J Mol Biol，1995，

248：97-105.

[20] Griffiths AD，Malmqvist M，Marks JD，et al. Human anti-self antibodies with high specificity from phage display libraries. Embo J，1993，12：725-734.

[21] Marks JD，Hoogenboom HR，Bonnert TP，et al. By-passing immunization. Human antibodies from V-gene libraries displayed on phage. J Mol Biol，1991，222：581-597.

[22] Barbas CR，Crowe JJ，Cababa D，et al. Human monoclonal Fab fragments derived from a combinatorial library bind to respiratory syncytial virus F glycoprotein and neutralize infectivity. Proc Natl Acad Sci USA，1992，89：10164-10168.

[23] Kang AS，Barbas CF，Janda KD，et al. Linkage of recognition and replication functions by assembling combinatorial antibody Fab libraries along phage surfaces. Proc Natl Acad Sci USA，1991，88：4363-4366.

[24] Vaughan TJ，Williams AJ，Pritchard K，et al. Human antibodies with sub-nanomolar affinities isolated from a large non-immunized phage display library. Nat Biotechnol，1996，14：309-314.

[25] Barbas CFI，Burton DR，Scott JK，G S. Phage Display：A Laboratory Manual. Cold Spring Harbor，New York：Cold Spring Harbor Laboratory Press，2001.

[26] Kawai S，Hashimoto W，Murata K. Transformation of Saccharomyces cerevisiae and other fungi：methods and possible underlying mechanism. Bioeng Bugs，2010，1：395-403.

[27] BirdRockBio. Our pipeline：Namacizumab. http：//www. birdrockbio. com/our-pipeline/namacizumab/. 2016/12/05.

[28] Research ZE. Amgen Wins PCSK9 Lawsuit，Sanofi and Regeneron to Appeal. http：//www. nasdaq. com/article/amgen-wins-pcsk9-lawsuit-sanofi-and-regeneron-to-appeal-cm594702. 01/14.

[29] van der Neut KM，Schuurman J，Losen M，et al. Anti-inflammatory activity of human IgG4 antibodies by dynamic Fab arm exchange. Science，2007，317：1554-1557.

[30] Michaelsen TE，Aase A，Norderhaug L，et al. Antibody dependent cell-mediated cytotoxicity induced by chimeric mouse-human IgG subclasses and IgG3 antibodies with altered hinge region. Mol Immunol，1992，29：319-326.

[31] Swers JS，Yeung YA，Wittrup KD. Integrated mimicry of B cell antibody mutagenesis using yeast homologous recombination. Mol Biotechnol，2011，47：57-69.

[32] Daugherty PS，Iverson BL，Georgiou G. Flow cytometric screening of cell-based libraries. J Immunol Methods，2000，243：211-227.

[33] Wedemayer GJ，Patten PA，Wang LH，et al. Structural insights into the evolution of an antibody combining site. Science，1997，276：1665-1669.

[34] Bowers PM，Neben TY，Tomlinson GL，et al. Humanization of antibodies using heavy chain complementarity-determining region 3 grafting coupled with in vitro somatic hypermutation. J Biol Chem，2013，288：7688-7696.

[35] Hemminki A，Niemi S，Hautoniemi L，et al. Fine tuning of an anti-testosterone antibody binding site by stepwise optimisation of the CDRs. Immunotechnology，1998，4：59-69.

[36] Yang WP，Green K，Pinz-Sweeney S，et al. CDR walking mutagenesis for the affinity maturation of a potent human anti-HIV-1 antibody into the picomolar range. J Mol Biol，1995，254：392-403.

[37] Steurer W，Nickerson PW，Steele AW，et al. Ex vivo coating of islet cell allografts with murine CTLA4/Fc promotes graft tolerance. J Immunol，1995，155：1165-1174.

[38] Shields RL，Namenuk AK，Hong K，et al. High resolution mapping of the binding site on human IgG1 for Fc gamma RI，Fc gamma RII，Fc gamma RⅢ，and FcRn and design of IgG1 variants with improved binding to the Fc gamma R. J Biol Chem，2001，276：6591-6604.

［39］ Labrijn AF，Buijsse AO，van den Bremer ET，et al. Therapeutic IgG4 antibodies engage in Fab-arm exchange with endogenous human IgG4 in vivo. Nat Biotechnol，2009，27：767-771.

［40］ Petkova SB，Akilesh S，Sproule TJ，et al. Enhanced half-life of genetically engineered human IgG1 antibodies in a humanized FcRn mouse model：potential application in humorally mediated autoimmune disease. Int Immunol，2006，18：1759-1769.

［41］ Dall′Acqua WF，Woods RM，Ward ES，et al. Increasing the affinity of a human IgG1 for the neonatal Fc receptor：biological consequences. J Immunol，2002，169：5171-5180.

［42］ Dall′Acqua WF，Kiener PA，Wu H. Properties of human IgG1s engineered for enhanced binding to the neonatal Fc receptor（FcRn）. J Biol Chem，2006，281：23514-23524.

［43］ Tao MH，Morrison SL. Studies of aglycosylated chimeric mouse-human IgG. Role of carbohydrate in the structure and effector functions mediated by the human IgG constant region. J Immunol，1989，143：2595-2601.

［44］ Walker MR，Lund J，Thompson KM，Jefferis R. Aglycosylation of human IgG1 and IgG3 monoclonal antibodies can eliminate recognition by human cells expressing Fc gamma RI and/or Fc gamma RII receptors. Biochem J，1989，259：347-353.

［45］ Bolt S，Routledge E，Lloyd I，et al. The generation of a humanized，non-mitogenic CD3 monoclonal antibody which retains in vitro immunosuppressive properties. Eur J Immunol，1993，23：403-411.

［46］ Shields RL，Lai J，Keck R，et al. Lack of fucose on human IgG1 N-linked oligosaccharide improves binding to human Fcgamma RⅢ and antibody-dependent cellular toxicity. J Biol Chem，2002，277：26733-26740.

［47］ Niwa R，Natsume A，Uehara A，et al. IgG subclass-independent improvement of antibody-dependent cellular cytotoxicity by fucose removal from Asn297-linked oligosaccharides. J Immunol Methods，2005，306：151-160.

［48］ Shibata-Koyama M，Iida S，Okazaki A，et al. The N-linked oligosaccharide at Fc gamma RⅢa Asn-45：an inhibitory element for high Fc gamma RⅢa binding affinity to IgG glycoforms lacking core fucosylation. Glycobiology，2009，19：126-134.

［49］ Naso MF，Tam SH，Scallon BJ，et al. Engineering host cell lines to reduce terminal sialylation of secreted antibodies. MABS-AUSTIN，2010，2：519-527.

［50］ Hamers-Casterman C，Atarhouch T，Muyldermans S，et al. Naturally occurring antibodies devoid of light chains. Nature，1993，363：446-448.

［51］ Flajnik MF，Deschacht N，Muyldermans S. A case of convergence：why did a simple alternative to canonical antibodies arise in sharks and camels? Plos Biol，2011，9：e1001120.

［52］ Fernandez LA. Prokaryotic expression of antibodies and affibodies. Curr Opin Biotechnol，2004，15：364-373.

［53］ Li H，Yan J，Ou W，et al. Construction of a biotinylated cameloid-like antibody for lable-free detection of apolipoprotein B-100. Biosens Bioelectron，2015，64：111-118.

［54］ Yan J，Wang P，Zhu M，et al. Characterization and applications of Nanobodies against human procalcitonin selected from a novel naive Nanobody phage display library. J Nanobiotechnology，2015，13：33.

［55］ Yan J，Li G，Hu Y，et al. Construction of a synthetic phage-displayed Nanobody library with CDR3 regions randomized by trinucleotide cassettes for diagnostic applications. J Transl Med，2014，12：343.

［56］ Gaiotto T，Hufton SE. Cross-Neutralising Nanobodies Bind to a Conserved Pocket in the Hemagglutinin Stem Region Identified Using Yeast Display and Deep Mutational Scanning. Plos One，2016，11：e164296.

［57］ Klooster R，Eman MR，le Duc Q，et al. Selection and characterization of KDEL-specific VHH antibody fragments and their application in the study of ER resident protein expression. J Immunol Methods，2009，342：1-12.

[58] Isogai S，Deupi X，Opitz C，et al. Backbone NMR reveals allosteric signal transduction networks in the beta1-adrenergic receptor. Nature，2016，530：237-241.

[59] Caussinus E，Kanca O，Affolter M. Fluorescent fusion protein knockout mediated by anti-GFP nanobody. Nat Struct Mol Biol，2011，19：117-121.

[60] Broisat A，Hernot S，Toczek J，et al. Nanobodies targeting mouse/human VCAM1 for the nuclear imaging of atherosclerotic lesions. Circ Res，2012，110：927-937.

[61] Xavier C，Blykers A，Vaneycken I，et al.（18）F-nanobody for PET imaging of HER2 overexpressing tumors. Nucl Med Biol，2016，43：247-252.

[62] Holland MC，Wurthner JU，Morley PJ，et al. Autoantibodies to variable heavy（VH）chain Ig sequences in humans impact the safety and clinical pharmacology of a VH domain antibody antagonist of TNF-alpha receptor 1. J Clin Immunol，2013，33：1192-1203.

[63] Riazi A，Strong PC，Coleman R，et al. Pentavalent single-domain antibodies reduce Campylobacter jejuni motility and colonization in chickens. Plos One，2013，8：e83928.

[64] Smaglo BG，Aldeghaither D，Weiner LM. The development of immunoconjugates for targeted cancer therapy. Nat Rev Clin Oncol，2014，11：637-648.

[65] Polakis P. Antibody Drug Conjugates for Cancer Therapy. Pharmacol Rev，2016，68：3-19.

[66] Chudasama V，Maruani A，Caddick S. Recent advances in the construction of antibody-drug conjugates. Nat Chem，2016，8：114-119.

[67] Hamblett KJ，Senter PD，Chace DF，et al. Effects of drug loading on the antitumor activity of a monoclonal antibody drug conjugate. Clin Cancer Res，2004，10：7063-7070.

[68] Jain N，Smith SW，Ghone S，et al. Current ADC Linker Chemistry. Pharm Res，2015，32：3526-3540.

[69] Rodriguez-Aller M，Guillarme D，Beck A，et al. Practical method development for the separation of monoclonal antibodies and antibody-drug-conjugate species in hydrophobic interaction chromatography，part 1：optimization of the mobile phase. J Pharm Biomed Anal，2016，118：393-403.

[70] Xu K，Liu L，Saad OM，et al. Characterization of intact antibody-drug conjugates from plasma/serum in vivo by affinity capture capillary liquid chromatography-mass spectrometry. Anal Biochem，2011，412：56-66.

[71] Debaene F，Boeuf A，Wagner-Rousset E，et al. Innovative Native MS Methodologies for Antibody Drug Conjugate Characterization：High Resolution Native MS and IM-MS for Average DAR and DAR Distribution Assessment. Anal Chem，2014，86：10674-10683.

[72] Valliere-Douglass JF，McFee WA，Salas-Solano O. Native intact mass determination of antibodies conjugated with monomethyl Auristatin E and F at interchain cysteine residues. Anal Chem，2012，84：2843-2849.

[73] 李秀立，陈笑艳，钟大放. 抗体偶联药物研发中的生物分析. 药学学报，2016（04）：517-528.

[74] Gebleux R，Casi G. Antibody-drug conjugates：Current status and future perspectives. Pharmacol Ther，2016，167：48-59.

[75] Younes A，Yasothan U，Kirkpatrick P. Brentuximab vedotin. Nat Rev Drug Discov，2012，11：19-20.

[76] Verma S，Miles D，Gianni L，et al. Trastuzumab emtansine for HER2-positive advanced breast cancer. N Engl J Med，2012，367：1783-1791.

[77] Ecker DM，Jones SD，Levine HL. The therapeutic monoclonal antibody market. MABS-AUSTIN，2015，7：9-14.

[78] Nghiem PT，Bhatia S，Lipson EJ，et al. PD-1 Blockade with Pembrolizumab in Advanced Merkel-Cell

Carcinoma. N Engl J Med，2016，374：2542-2552.

[79]　Topalian SL，Hodi FS，Brahmer JR，et al. Safety，activity，and immune correlates of anti-PD-1 antibody in cancer. N Engl J Med，2012，366：2443-2454.

[80]　Uhlen M，Fagerberg L，Hallstrom BM，et al. Proteomics. Tissue-based map of the human proteome. Science，2015，347：1260419.

[81]　Murdaca G，Gulli R，Spano F，et al. Pharmacogenetics and future therapeutic scenarios：what affects the prediction of response to treatment with etanercept? Drug Dev Res，2014，75 Suppl 1：S7-S10.

[82]　TeamIRI. The 2016 edition of the EU Industrial R&D Investment Scoreboard. The 2016 edition of the EU Industrial R&D Investment Scoreboard 2017.

第 7 章

传统药物研发的现状与展望

果德安　吴婉莹　侯晋军

7.1 传统药物与现代科学技术

据世界卫生组织（WHO）的定义，传统医药（traditional medicine）是人类在长期实践和探索中以理论、信仰和经验为基础，以不同文化为背景，无论可否解释，逐步形成的保健和疾病预防、诊断、改善、治疗的知识、技能和实践的总称[1]。传统医药是世界各民族经过世代相传留下的文化瑰宝，数千年来，为人类的健康与繁衍生息做出了不可磨灭的贡献。据调查，占世界人口80%的发展中国家，仅有占他们人口15%的人受益于西方医药，而绝大部分人的医疗保健要依靠传统医药。国际社会对于传统药物的接受程度也越来越高。

传统药物是传统医药的重要组成部分。它具有以下特点与内涵[2]：民族性，与使用的那个民族的文化、宗教、风俗习惯等有密切联系；地域性，与该民族居住的地域、动植物区系和自然资源密切相关；传统性，与该民族的历史和人文条件等有密切联系。对于传统药物的认识与理解更多的是对不同民族、不同地域在长期历史、文化发展进程中形成的来自天然药物的使用经验。

2015年10月，诺贝尔生理学或医学奖半数颁给了屠呦呦，这是中国科学家在中国本土进行的科学研究首次获得诺贝尔科学奖。该工作是基于传统中医药的经典古籍记载，采用现代的提取分离技术，从而获得了高效抑制疟原虫的化学成分青蒿素。正如屠呦呦在其获奖感言中所讲"青蒿素是中医药贡献给世界的一份礼物"。屠呦呦获奖无疑会引起人们对包括中医药及欧洲、非洲、美洲等在内的其他传统医药更大的研究兴趣。这一奖项的颁发正是对传统药物与现代科学技术结合最高的肯定。将传统药物的研究通过现代化的技术进行发掘，得到更有利于人类健康的发现，这是传统药物研究者们已经和继续要走的路。

近年来，传统药物研究者开始寻求与化学、生物信息、数学、计算机等工作者进行跨学科合作，采用先进的分析测试技术，力争在传统药物研究方法和手段上有所突破。随着科学技术的进步，如现代分析仪器和软件的发展，许多新的研究方法得以建立和应用，另外，包括代谢组学、蛋白质组学、基因组学等组学技术的兴起，也为传统药物复杂化学成分与药理作用机制的研究提供了有力支持。应用最新的"组学"方法对传统药物进行研究，对科学认识传统药物的安全性、提高传统药物的研究水平将起到积极的推动作用。

中国、日本、韩国、印度、泰国等亚洲国家与德国、法国等欧洲植物药大国，在传统医药产业结构和产品结构调整中，除需要继承和发扬传统医药学理论外，还需要运用现代科学理论和先进技术，建立国际认可的药物标准规范体系，创制符合国际医药市场标准和要求的产品，才能振兴传统药物。

面对现代科学技术迅速发展的新形势，传统医药通过传承与创新，成为医药创新的主体，必将会彰显出更强大的生命力。

7.2 世界各地传统药物的研发现状

7.2.1 亚洲

亚洲可以说是世界传统药物的一个重要地区，中国和印度均有悠久的传统医药历史，亚洲人民更是重视传统医药的发展，形成完整的传统医药的理论体系，其中以中医药学与阿育吠陀医学为主，从中医药学还派生出汉方医药学、韩医药学，并积累了十分丰富的使用经验。另外，新加坡、越南、马来西亚等传统药物的发展也都有其特色，为亚洲传统药物的发展做出了重要贡献。

7.2.1.1 中国中药与民族药物

（1）中药有效成分研究

中药是在中医理论指导下应用的天然药物及其制品，包括中药材、中药饮片和中成药。

中药有效成分研究是中药开发与应用的关键科学问题，是新药创制的重要源泉，基于中药有效单体成分的新药开发是研发具有自主知识产权新药的一条重要途径[3]。

石杉碱甲是从中药千层塔中提取到的一种高效、高选择性的中枢乙酰胆碱酯酶抑制剂。1972年，中国科学家首次报道了千层塔中所含生物碱在动物实验中有松弛横纹肌的作用，随后的研究工作成功发现了石杉碱甲以及其高效、低毒的乙酰胆碱酯酶抑制作用。石杉碱甲是中国自行开发的新药，1994年在国内上市用于临床改善老年性记忆障碍（商品名：哈伯因），FDA于1999年批准石杉碱甲在美国作为食品添加剂使用。与美国FDA批准的同类阿尔茨海默病治疗药物他克林、多奈哌齐、利斯的明等相比，石杉碱甲具有作用时间长、易透过血脑屏障、口服生物利用度高以及毒副作用低等多种优点。临床上除了用于阿尔茨海默病的治疗，还用于治疗血管性痴呆。石杉碱甲的药理作用机制研究表明，它具有多靶点作用，除抑制乙酰胆碱酯酶活性，增强脑内胆碱能功能外，还通过抗氧化应激、抗细胞凋亡的途径，对细胞产生保护作用。石杉碱甲在千层塔中的含量仅为万分之一左右，自然资源匮乏，且其结构特殊，其骨架中的桥环结构难以合成，目前所有的合成方法均步骤复杂，难以实现工业化。在对其进行的系列结构优化中，研究者发现石杉碱与5-氯邻香草醛缩合而成的希夫碱希普林（schiprine）对改善老年性记忆障碍的药效优于石杉碱甲及他克林，目前正在进行临床试验。该化合物已申请了专利，可望成为另一个治疗老年痴呆症的新药。

丁苯酞是由中国医学科学院药物研究所与石药集团共同研制、生产的用于治疗急性缺血性脑卒中的国家一类新药，是中国心脑血管领域第一个拥有自主知识产权的新药。丁苯酞（恩必普）拥有17项国内及国际PCT专利，也是中国第一个通过专利授权走向国际市场的原创药物。丁苯酞的研究始于1978年中国科学家对一个民间验方——用芹菜籽治疗癫痫的研究；研究工作成功分离得到了具有广谱抗惊厥作用的丁苯酞，并于1980年完成了首次化学合成。但随后发现其有效剂量接近毒性剂量，限制了进一步的开发，直到1986年才转为开展其用于脑缺血治疗的研究。随后几十年间的研究表明，丁苯酞具有多靶点抗脑缺血、血栓形成、血小板聚集，改善脑缺血区微循环和血流量及脑功能代谢、清除自由基等作用。2002 年丁苯酞成功获得新药证书，2005 年获得生产批件。2014 年，丁苯酞（恩必普）软胶囊及注射液一年的总销售额即可达 14 多亿元。由于丁苯酞极难溶于水，限制了其在临床上的广泛应用，故上市后研究人员继续对其进行多方面的结构修饰与改造。

此外，还有很多重要的单体成分也在被开发成新药，如：双环醇、穿心莲内酯、川芎嗪、靛玉红、三氧化二砷、青蒿素、冬凌草素、人参皂苷 Rg_3、粉防己碱、鹤草酚、山莨菪碱、延胡索乙素、一叶萩碱、关附甲素、长春新碱等。

（2）中药有效部位研究

中药有效部位是经过药效筛选确定的某一中药或复方中的各类有效成分的组合，仍然是个混合物，只不过把无效成分去除，使疗效更强、作用更专一，所以有效部位新药仍然具有中药多成分、多靶点的作用特点，符合中医药理论。有 25 种以上该类药物应用于临床，多为心血管疾病治疗药物[4]。其中康莱特注射液在俄罗斯上市，并在美国 FDA 开展临床研究，地奥心血康胶囊获准在欧盟注册上市。

丹参多酚酸盐的开发被认为是中药现代化的示范性成果，2014 年，丹参多酚酸盐的医院销售额达 46 亿元人民币。丹参是一种传统的活血化瘀中药，在临床上被广泛用于治疗冠心病、心绞痛、缺血性中风等疾病。从 1992 年起，上海药物研究所开展了丹参的水溶性成分的系统研究，发现丹参的水溶性有效成分均以盐的形式存在于生药材中，这些成分主要为丹参乙酸镁以及同系物：紫草酸镁、迷迭香酸钠、丹参乙酸二钾、丹参素钾和紫草酸二钾等。通过活性筛选和药理学研究发现，丹参乙酸镁和它的同系物均为活性成分，其中以丹参乙酸镁的药理作用最强，并阐明以丹参乙酸镁为主要成分的多酚酸盐是丹参治疗心血管疾病最重要的有效成分。在此基础上，创新性地提出了以丹参乙酸镁作为质量控制标准，利用现代中药提取精制工艺，充分富集有效成分，成功研制出丹参多酚酸盐及注射用丹参多酚酸盐，新的质量标准能充分反映该药的临床疗效。丹参多酚酸盐及注射用丹参多酚酸盐的有效成分明确，丹参乙酸镁的含量超过 80%，其余成分为同样有效的多酚酸盐类化合物，有效部位含量近 100%。为确保产品的高质量，生产过程采用指纹图谱，质量标准针对药材、原料药和制剂进行全面的质量控制。Ⅱ期临床试验 115 例冠心病心绞痛患者和Ⅲ期临床试验 352 例冠心病心绞痛患者的研究结果表明，注射用丹参多酚酸盐治疗冠心病心绞痛，在心绞痛疗效、心电图疗效、中医症状的改善方面疗效确切。作为治疗冠心病心绞痛的现代中药，注射用丹参多酚酸盐在大规模的临床试验病例中，采用了国际公认的运动试验作为药物疗效的评价标准，显示该药能显著地增加治疗前后患者的运动耐量和运动级别。同时，开展了人体药物代谢动力学的研究，为该药在临床上的广泛应用提供了充分的实验依据[5]。

（3）中药复方研究

中药复方（中成药）是中医临床用药的主要形式，充分发挥了中医整体观念和辨证论治的特色。目前中药复方已经涌现出一批引领中药国际化进程的产品，天士力的复方丹参滴丸已经完成美国 FDA 的Ⅲ期临床试验。桂枝茯苓胶囊、扶正化瘀片、连花清瘟胶囊等也处于Ⅱ期或Ⅲ期不同阶段。

复方配伍科学性的研究对中药现代化有重要作用。2008 年《PNAS》发表了中药复方青黛片（由雄黄、青黛、丹参、太子参组成）治疗白血病的机理，从分子水平阐明了中药方剂"君、臣、佐、使"配伍原则的科学性[6,7]。该研究利用有效组分进行复方配伍研究，雄黄中的硫化砷、丹参中的丹参酮、青黛中的靛玉红为主要有效成分，联合应用治疗白血病小鼠产生协同效应。其中硫化砷可延长白血病小鼠的生存期，起到"君药"作用；丹参酮可使促进细胞分化的基因表达明显提高，抑制细胞分化的基因表达显著降低，发挥"臣药"作用；靛玉红为"佐药"，可使促进细胞周期的蛋白明显地压缩，而抑制细胞周期的蛋白显著增多；而丹参酮和靛玉红都能增加负责运输硫化砷的蛋白的基因表达，促使进入白血病细胞的硫化砷明显增多，起到"使药"作用。这些成分的作用不是简单相加，而是三药联合应用明显强于单药或两药联合应用的治疗效果，起到协同效应。该实例充分反映了中药整体治疗的智慧。

中药复方的二次开发是中药新药的重要研究方向。由于历史原因，中药科技基础相对薄弱，导致中成药临床定位模糊、制药工艺粗放、质控技术落后、过程风险管控薄弱，这些因素制约了中药品种的做大做强。中药复方成分过于复杂，有效成分不够清楚也使质量难以得到有效控制。针对某一疾病或者某一疾病的特殊阶段（病证），尽量筛选特异性有效组分，去除无效或质量难以控制的成分，将更有利于中药制剂的安全性提高、质量可控性增强。在此基础上研发的中药新药，保留或改进了原方的有效组分，且适应证更明确，生物利用度更高，质量安全可控，必然会保持或提高原方的疗效，有利于中药品种的做大做强。

精制清开灵研发的源头是清开灵注射液[8]。清开灵注射液由北京中医药大学研制，临床应用20余年，是久负盛名的中成药制剂。它来源于《温病条辨》所载，素有中医"三宝"之称的安宫牛黄丸。清开灵注射液已明确脑血栓形成、脑出血两种适应证。精制清开灵注射液是在清开灵注射液的基础上简化处方，并将适应证进一步限定为脑血栓形成急性期。选用栀子、黄芩等药物有效成分组成的精制清开灵注射液抑制脑缺血后的炎症反应，改善脑梗死患者的神经功能，是符合中医理论和现代病理基础的。确定中药复方物质基础，进行处方优化，从而确定安全、有效的新药处方，并建立对应的生产工艺与质量控制方法，最终达到提高疗效的目的。此外，参麦注射液、清咽滴丸、京万红软膏、通脉养心丸、精制血府逐瘀胶囊、养血清脑颗粒及肾炎康复片等三十多个中成药品种均完成二次开发。

（4）民族药物的研究

民族药物是我国传统医药的重要组成部分，同样具有悠久的历史、鲜明的地域性和民族特色，数千年来为中华民族的繁衍生息做出了不可磨灭的贡献。

民族药物的使用数量逐年增加，据统计[9]，中国民族药的总数为7734种，其中植物类占7020种。使用最多的民族依次为藏族3105种，土家族1453种，傣族1236种，蒙古族1234种，瑶族1230种。民族药物的新产品、新制剂也发展迅速，如彝药"灯盏细辛"胶囊、维药"贯叶连翘"提取物、藏药"沙棘"果实制成的"心达康"胶囊等。民族药物质量控制水平不断提高，国家卫生健康委员会先后对藏、蒙、维三个民族颁布了药材和成方制剂的质量控制。目前，可生产的藏、蒙、维、傣、苗、彝、壮、景颇等民族的成药品种已超过900种，都建立了相应的质量控制体系。其中，奇正藏药的消痛贴膏、独一味胶囊、如意珍宝丸、祖卡木颗粒、复方木尼孜其颗粒以及白脉软膏在2014年均销售过亿。另外，部分民族药的研究成果已进入国际市场，如蒙药降脂成分莘荑宁提取自莘荑的果实。在国家政策的鼓励和扶持下，民族药产业得到了较大发展，如贵州苗药的年销售产值达到150亿元。

7.2.1.2　印度传统药物

印度是四大文明古国之一，同时也是三大传统医学的诞生地之一。在印度的传统医药体系中，存在阿育吠陀（Ayurveda）、瑜伽（Yoga）、尤纳尼（Unani）、悉达（Siddha）和顺势疗法（Homoeopahy）等多个组成。其中，阿育吠陀医学，类似于中国传统医学中的中医学，在印度传统医学体系中占主导地位。梵文中，"阿育"意指生命，"吠陀"意指知识，阿育吠陀意为生命的科学，主要通过恢复和加强机体自身功能的排毒疗法、药物、合理饮食、运动和养生法等消除引起机体功能失衡的因素，预防或减少疾病的发生。

印度在传统药的使用上有着悠久的历史，季风型亚热带森林气候和季风型热带草原气候，让印度的药用植物、药用动物等资源非常丰富。著名的传统药包括大黄、余甘子、胡黄连、印度车前子、檀香、降香、番泻叶、车前、金鸡纳、马钱子等。早在 2010 年，印度药用植物的出口总额就已达到 7.91 亿美元，位居世界第二，仅次于中国[10]。

印度传统药的研究包括单味药和复方药的研究。活性成分研究是单味药研究的重要内容，通过对植物成分的提取分离、药理筛选，发现新的有效成分。印度科学家在 20 世纪末就已对 200 科 1000 多属的 3000 多种印度传统药用植物进行了成分筛选研究，对于新药开发的意义重大。复方药的研究注重组方研究和制剂研究，其中组方研究方面，印度对加工炮制和配伍疗效的研究较少，多以单味药的药效说明疗效；制剂研究旨在寻找新工艺、新材料和新剂型。

印度自独立后，陆续出版了七版《印度药典》，所收录的药材均附原形彩色图谱，除极个别外，均有外形、显微和薄层色谱的记载，质量控制采用各种色谱方法（液相色谱、气相色谱、薄层色谱）检测。官方的《印度药典》对于传统药的收载较少，如 2010 版《印度药典》只收载了 89 种（味）草药及草药制品。传统药的整理和收载主要出版在民族医药体系的药典《印度阿育吠陀药典》（1990～2008 年）上，《印度阿育吠陀药典》共收载单味药 540 种[11]。

在《印度阿育吠陀药典》记载的 540 种单味药中，在我国也有分布的约 364 种，占总数的 67.4%。有学者对比了《印度阿育吠陀药典》前 5 卷所载的与我国传统药物相对应的 299 味药的用法和疗效[12]，其结果显示约有 1/3 具有相同或类似的疗效，这说明了印度的草药资源和中国存在交叉，且两国在传统药的使用上具有相似之处；而另外 2/3 用法上的不同，则一定程度地反映了两国在地理环境、历史文化以及传统医药体系上的差异。

以印度传统药方中使用频率最高的三果汤为例[13]。三果汤由余甘子、诃子和毛诃子组成，同样是藏药二十五味余甘子等众多复方的基础方。在三果汤配伍配比上，印度传统医药将三种药材的比例确定为 1:1:1，而藏医药中其比例会根据情况的不同而有所变化。在药方的疗效上，印度传统医学根据三体液（气、胆汁、黏液）学，三果汤主要用于促进消化。其中诃子是一种温和的缓泻剂，对气和胆汁具有平衡和修复的作用；毛诃子对消化、呼吸和泌尿系统里的黏液堆积物有一定的缓泻性能。而藏医学根据构成人体物质的三大因素（隆、赤巴、培根），将三果汤用于治疗瘟疫热症初期与后期、劳累过度所诱发的疾病。其中被誉为藏药中"草药之王"的诃子主治"隆""赤巴""培根""血"病及其四者合并病；毛诃子主治"赤巴""培根"诸症；余甘子主治"隆""赤巴""血"诱发的疾病。三者配伍使用具有清热、调和气血的作用。

7.2.1.3　韩国传统药物

韩国的传统医学习称"东医"或"汉医"，起源于传统中医学。公元 5 世纪中医古籍已传至朝鲜半岛，16 世纪时，许浚摘选中国明代以前多种医学古籍，编纂出版了《东医宝鉴》，是韩国传统医学的重要典籍。19 世纪时，李济马创立了"四象体质医学"，形成了较为独特的医学理论。韩国政府非常重视对韩国传统医学的保护，1986 年医疗法规定统称"汉医"为"韩医"，2009 年又成功地将《东医宝鉴》申报列入世界记忆遗产名录。

目前韩国实行西医和韩医并立的二元医疗体系，两者相互独立互不兼容，即西医师不能开韩药，韩医师也不能用西药及西医诊疗手段。截至2012年，韩国共有韩医医院237所，韩医诊所13139所，注册韩医师2万多名，约占韩国医生数量的20%。韩国政府承认韩医的合法性，并将56个成方制剂、68个单方制剂和传统疗法如针灸、艾灸、拔罐疗法等列入了医疗保险[14]。

韩国属大陆性季风气候，70%以上为山地，其气候与土壤非常适合人参的生长，所产人参被称为"高丽参"，是名贵的滋补中药。韩国种植人参的历史非常悠久，得益于得天独厚的气候和土壤条件，韩国生产的人参质量品质优良。在韩国政府的大力扶持和推广下，高丽参已成为韩国传统药物，甚至成为农业产品中的拳头产品，精心打造的"正官庄"高丽参品牌蜚声国际，形成了强大的品牌效应。与之相比，我国人参的出口量虽为韩国高丽参的6倍，但由于单品的出口价格相差悬殊，出口额反而只有韩国高丽参的70%。韩国非常重视人参的原形加工，原形加工产品分为天参、地参、良参、切参、尾参等不同规格。同时对人参进行深加工，开发了高丽红参精、红参粉、红参胶囊、红参茶等多种便于口服的产品。此外，还利用人参下脚料，生产了多种人参系列产品，如人参糖、人参饮料等，从而扩大了人参的加工品种。通过上述从人参原形加工、现代剂型加工到副产品加工，韩国形成了完整的人参产业链，带来了丰厚的经济效益。

朝鲜白头翁是一种韩国常用的传统药用植物，用于治疗疟疾和阿米巴痢疾等疾病。主要有效成分为三萜皂苷类，其中白头翁皂苷D（SB365）可以通过调节AKT/mTOR信号通路，抑制人结肠癌细胞的生长和增殖，并诱导细胞凋亡。同时能够抑制HIF-1a和VEGF的表达，发挥抗血管生成活性。动物实验表明，其能有效抑制肿瘤生长，与常用药物5-氟尿嘧啶相比效价更高，是一种很有潜力的治疗结肠癌的天然产物[15]。

韩医起源于中医，并十分重视对传统医学理论和典籍的保护，在传统医药的各个领域，包括医药管理、政策法规、市场规范、科研教育等方面都具有领先优势，其成熟的高丽参产业对我国人参产业的健康发展也具有一定的借鉴意义。

7.2.1.4　日本传统药物

日本的传统医学被称为汉方医学（Kampo medicine），起源于传统的中医学理论。公元4世纪中期，中医药已经由朝鲜间接传入日本；到唐朝时，中日间形成大规模的医药交流，中医药直接传入日本。在日本历史上曾经形成过两种重要的医学流派，一种是以我国金元时期李东垣、朱丹溪等人的医学理论为基本内容的后世派医学，另一种是以我国东汉末期张仲景所著《伤寒论》为宗旨的古方派医学。18世纪左右，日本医学主流逐渐从"后世派"转向"古方派"。古方派重视实践经验和方剂的研究应用，排斥脏腑经络等中医基础理论，这既为以后日本汉方药的研制开发奠定了基础，同时由于脱离了传统中医学理论，也为小柴胡汤不良反应事件的发生埋下了伏笔。明治维新之前，汉方医学一直是日本的主流医学体系。18世纪60年代以后，随着日本的明治维新，西方医学逐渐渗入，并被确立为日本的官方医疗体系。尽管被官方废除，但是汉方医学在民间依然被广泛使用。20世纪中后期，随着世界范围内的回归自然潮流，日本政府逐渐恢复了对汉方药物的使用，并投入大量资金进行汉方研究。1974年，日本发布《一般用汉方制剂承认基准》，其中共包括210个汉方，至今已增加至294个；1976年，厚生劳动省又将146个汉方纳入国家医疗保险（NHI），可享受医保报销，至今已增加至148个。这些政策的发布极大地促进了日本汉方药的研制和发展，汉方药的生产金额逐年递增，于1992年达到顶峰，之后由于药价降低、汉方药可能被排除出医保名单及小柴胡汤不良反应事件等，生产金额迅速降低，直到近十年来才逐渐回升。

日本汉方制剂的形式一般为药材提取物的颗粒剂，种类并不多且生产相对集中，处方来源主要为《一般用汉方制剂承认基准》，因为对于《一般用汉方制剂承认基准》的处方，企业可以自主确定成品剂型、制定制备工艺及质量标准，并申请生产，而且只要在制备工艺中不使用水以外的溶剂，即可免除药理和临床研究而直接申请生产许可。而研制新的汉方制剂，除需进行药学研究外，还需进行药效、毒理以及临床研究，需要花费大量的资金，因此，真正自主研发的新汉方制剂相对较少[16]。在日本汉方制剂主要分为两类：医疗用汉方制剂和一般用汉方制剂，类似于处方药和非处方药的区别。尽管日本的汉方药市场已经非常成熟，然而与西药市场相比仍微不足道。根据日本 2014 年《药事工业生产动态统计年报》数据，2014 年日本药物总产值为 6589762 百亿日元（约 653 亿美元），其中草药产值为146395 百亿日元（约 14.5 亿美元），只占总产值的 2.2%。其中处方药占 83.6%，OTC 药占 15.8%。汉方制剂中销量最高的为补中益气汤，2014 年总销售额约 0.9 亿美元，之后分别为大建中汤、柴苓汤、六君子汤、加味逍遥散、芍药甘草汤、麦门冬汤、牛车肾气丸、小青龙汤、葛根汤等。曾经在日本风靡一时的小柴胡汤 2014 年总销售额约 0.08 亿美元，仅仅排在第 30 位。

大建中汤（daikenchuto）方出自《金匮要略》，由蜀椒、干姜、人参和饴糖四味中药组成，具有温中补虚、降逆止痛的功效，适用于各种胃肠道疾病，在日本主要用于术后肠梗阻的保守治疗。自 2005 年至今，津村先后在美国进行了 8 项临床 I 期、II 期试验，分别考察大建中汤对于术后肠梗阻、功能型便秘、肠易激综合征和克罗恩病等胃肠道疾病的作用，目前已完成了其中的 6 项，另有一项正在招募志愿者。2009 年，日本津村株式会社与美国梅奥诊所合作进行了临床 I 期试验，结果表明，大建中汤能够显著促进健康受试者的胃肠道运动，患者的耐受性好，是一种治疗便秘型肠易激综合征和功能性便秘的潜在药物[17]。津村积极推进大建中汤的临床试验，以期通过美国 FDA 严格的审查，进入国际市场，率先完成中成药零的突破。

小柴胡汤（Sho-Saiko-to）最早出自《伤寒论》，由柴胡、黄芩、人参、半夏、甘草、生姜、大枣七味中药组成，是一种常用的和解少阳的中药复方，现代主要用于治疗慢性肝炎、肺炎、肺结核及各种急性和慢性炎症性疾病等。20 世纪 70 年代，津村制药研制出小柴胡汤颗粒剂，并证明其可用于慢性肝炎的治疗，随后小柴胡汤在日本得到了广泛的应用。然而从 1989～1994 年，一共报道了小柴胡汤导致的 88 例不良反应事件，并有 10人死亡[18]。调查表明，小柴胡汤与干扰素同用可能会增强干扰素的副作用，导致间质性肺炎，随后厚生劳动省宣布禁止小柴胡汤与干扰素联用，同时对患有肝硬化或潜在性肺病的患者使用应谨慎，注意使用剂量和用药时间，防止不良反应。此外，还有一种观点认为，小柴胡汤不良反应事件的发生与日本对传统医学"废医存药"的政策有关。由于日本的汉方医学摒弃了中医学的基本理论，讲究"方证对应"，由西医根据西医的病名来确定处方，忽视了中医对于疾病发展过程的解释，中西医理论不能有效结合，导致了不良反应的发生。小柴胡汤不良反应事件给予人们两点教训：首先，传统药物和天然药物并不是完全无害无副作用的，使用不当也会发生严重的不良反应，因此不能在无医嘱的情况下长期连续服用；其次，在开发传统药物时，既要根据现代医学理论科学地阐明药物的作用机制，也要借鉴传统医学理论对药物作用的解释，不能顾此失彼，只有将两者合理结合，才能更好地发挥传统药物的优势。

日本的汉方医学在传统中医学的基础上，借鉴其他医学体系，逐渐形成了独具特色的汉方医学，并开发了多种高质量标准的汉方制剂，是世界传统药物市场的重要组成部分。汉方制剂从源头出发，实行药材 GAP 规范化种植，保证药材质量稳定均一，防止农药和重金属残留；生产过程实行 GMP 规范化管理，采用先进技术如喷雾制粒、低温干燥、真空干燥等，提高产品的质量和科技附加值；产品包装精良，便于服用，说明书内容详细，格式规范。通过从头到尾贯穿整个生产流程的高质量控制，日本的汉方药最终获得了世界各地人们的信赖，这是值得我们学习的。

7.2.2 非洲

非洲，全称"阿非利加洲"，大体为高原大陆，地处热带，气候复杂，沙漠、草原与热带雨林气候并存，赤道横跨大陆中部，几乎全年都是夏天，故有"热带大陆"之称。15 世纪以来，西方殖民者在非洲长达 400 多年的统治给非洲人民带来了巨大的灾难，非洲因此成为世界上"最贫困的大陆"，大多数非洲人没有经济能力接触现代医药，转而依靠更为廉价且易获得的传统医药。

非洲传统医学包含草药学和精神学，疾病被认为是人与外界环境或精神相平衡的一种感知功能，在治疗手段上包括草药和咒语[19]。草药应用上，非洲有着悠久的历史，早在公元 1500 年前，《依伯本草》中就记载了约 700 种草药，如芦荟、罂粟、欧龙胆等。据统计，非洲约有药用植物 5000 种。但由于文化、医药受欧洲的影响较大，非洲传统药在多个国家不受重视，除个别国家，如埃及拥有自己国家的《埃及药典》外，其余各国或颁布了传统医药的相关法律法规，或对传统药的使用没有限制。在药材的标准上，多数国家参照《欧洲药典》或 WHO 药材标准，并具有法律约束力。

7.2.2.1 撒哈拉沙漠以南非洲

撒哈拉沙漠以南，共包括 50 个国家和地区，总人口中大部分为黑色人种，被称为"撒哈拉沙漠以南非洲"。撒哈拉沙漠以南非洲传统医药有着丰富的民间医药实践，代表国家有扎伊尔、几内亚、南非等。撒哈拉沙漠以南非洲的草药种类约有 1000 种，如：南非传统草药血红白叶藤（*Cryptolepis sinensis*），几内亚比绍用其水提取物治疗黄疸和肝炎；扎伊尔和塞内加尔用该植物根的浸液治疗胃肠疾病；加纳用该植物根的浸液治疗如疟疾、尿道与上呼吸道感染、风湿病和性病引起的发热；刚果用该植物根皮的浸液治疗阿米巴痢疾。非洲大陆西部地区最常见的罗望子树（*Tamarindus indica* Linn），果实被用作泻药和退热药；树皮和叶子用来处理伤口[20]。卡宾达树（*Pausinystalia macroceras*），安哥拉当地土著民族用该植物提高生育，亦用于治疗神经衰弱和感冒[21]；中非和南非的传统草药臀果木（*Pygeum africanum*），可用于治疗泌尿系统疾病，其提取物可增加前列腺的分泌作用，被西方一些国家用于前列腺肥大、骨盆和前列腺充血。除植物药外，撒哈拉沙漠以南非洲的传统药还包括一些动物药，如蝙蝠的四肢、麝香鹿的腺体以及鸟类。至少 354 种鸟类在撒哈拉沙漠以南非洲的 25 个国家中作为传统药使用。

撒哈拉沙漠以南非洲是艾滋病、疟疾、霍乱等疾病的频发区，尤其是艾滋病。世界上死于艾滋病的人中 80% 来自撒哈拉沙漠以南非洲。在防控艾滋病的本土模式中，就包括本土药物的开发。例如，在南非的开普敦就设有传统医药咨询中心，加强本土药物的开发与利用；肯尼亚内罗毕的国际发展研究中心，建立了传统草医与研究专家、社区与企业家、发展机构与政府之间的一个连接网络，以促进医用植物的有效利用；马达加斯加把约 600 种药用植物归档，成功开发了名为玫瑰长春花（Vinca Rosa）的植物药；乌干达的企业筛选出能治愈带状疱疹和艾滋病相关腹泻方面的一些地方草药。

7.2.2.2　非洲大陆北部地区

非洲大陆北部地区位于撒哈拉沙漠北侧，濒临地中海，包括埃及、苏丹、利比亚、突尼斯、阿尔及利亚、摩洛哥等 6 个国家。非洲大陆北部地区传统医学以阿拉伯传统医学为主，有比较丰富的医药实践经验。非洲大陆北部地区气候干燥，土壤贫瘠，约有 1000 种草药，大多为荒漠草原或旱生药用植物，如阿拉伯金合欢（Acacia arabica）的树皮用于收敛、止血和驱虫；阿米芹（Ammi visnaga）的种子用于解痉、止喘和心绞痛；罂粟（Papaver somniferum）的乳汁用于止痛、镇痉和麻醉；枯茗（Cuminum cyminum）用于止痛和止咳。

7.2.3　美洲

7.2.3.1　南美洲

拉丁美洲地处热带地区，属热带雨林和热带草原气候，森林面积占到世界森林总面积的 23%，生物多样性极为丰富。自公元 10 世纪前后，印第安人开始创造光辉的印加文化，随着社会的发展，当地土著开始用植物治疗疾病，随之产生了拉丁美洲传统医学和传统草药。

拉丁文明古国利用草药治病的历史可追溯到原始土著人，尽管各个国家的情况不一，但天然药物及矿物的使用较为普遍，尤其是偏僻乡村和印第安部落。药用植物的理论尚待完善，没有权威的配方，仅停留在草方茶剂和单味药方阶段，部分国家还是以西医为主，如墨西哥。拉丁美洲的传统药物资源丰富，拥有的植物药物达 5000 种，目前墨西哥药用植物所已将这些药用植物资料计算机化[22]。由于地处热带雨林，因此，这些传统草药多为乔木或灌木，入药部位也主要为叶子、果实和根，代表性南美草药如古柯、金鸡纳、箭毒、吐根等，除此之外也有部分草本植物。

随着现代技术的发展和研究的深入，药物的化学成分和药理活性更为清晰和明确，新的生物活性和药理作用被发现，如柯柏油用于抗炎有几百年的历史，又有研究表明其具有一定的镇痛作用。基于上述研究，一些传统草药由于具有明确的化学成分和药理活性而被开发为新药、保健药（玛卡、雅贡）或者是功能性饮料（巴拉圭茶）。

2012 年，南美秘鲁巴豆的提取物 Fulyzaq 获 FDA 审批，成为 FDA 批准的第一个口服植物药制剂。秘鲁巴豆是南美洲西北部常见的植物，在南美洲其红色乳胶常用于治疗腹泻和促进伤口愈合，红色乳胶纯化后可得原花青素低聚物 crofelemer。20 世纪 90 年代，Shaman 制药公司申请获得 crofelemer 专利，并向 FDA 提交了临床研究申请。2002 年，Napo 制药公司购买得到 crofelemer 专利，2008 年授权 Salix 制药公司进行研发和注册审批。2011 年 12 月，Salix 制药公司向 FDA 递交 crofelemer 新药申请。鉴于此前，FDA 未批准任何治疗 HIV/AIDS 相关腹泻的药物，2012 年 2 月，FDA 授予 crofelemer "优先评审" 资格。2012 年 12 月 31 日，经过 2 次审批时间延迟后，FDA 批准 crofelemer 上市。Fulyzaq 的获批，为南美洲草药的进一步开发提供了一种有益的参考[23]。

一些南美草药由于其显著的保健功能和抗癌活性而具有相当的开发前景，肖培根课题组曾总结了 14 种具有开发前景的传统草药（表 7-1），其中以抗肿瘤活性的绒毛钩藤最具开发价值。

表 7-1　具有开发前景的南美洲草药举例

药名	主要有效成分	药理作用
巴西莓 Euterpe oleracea	花青素（procyanidin）	抗氧化、抗癌
波尔多树 Peumus boldus	波尔丁（boldine）	抗氧化、保肝
巴西坚果树 Bertholletia excelsa	硒元素（Se）	食物补充剂
喀穆果 Myrciaria dubia	维生素 C（vitamin C）	抗氧化
绒毛钩藤 Uncaria tomentosa	钩藤碱（rhynchophylline）帽柱叶碱（mitraphylline）	治疗胃溃疡、痢疾、风湿性关节炎、肿瘤
柯柏油 copaiba oil	石竹烯（caryophyllene）	抗炎
南美血竭 dragon's blood	斯塔品碱（taspine）3′,4-O-dimethylcedrusin	愈合伤口、抗炎、抗病毒以及抗肿瘤，可能开发成治疗水泻脱水的药物
刺果番荔枝 Annona muricata	乙酰精宁（annonaceous acetogenins）	抗肿瘤多药耐药性
瓜拉那泡林藤 Paullinia cupana	咖啡因（caffeine）	促进新陈代谢、延缓衰老
玛卡 Lepidium meyenii	葡萄糖异硫氰酸盐（glucosinolates）异硫氰酸盐（isothicyanates）	增强体力、壮阳
巴拉圭茶 mate	咖啡因（caffeine）可可碱（theobromine）马黛皂角苷（matesaponins）	抗氧化、抗肿瘤、降胆固醇、减肥、抗心脑血管疾病以及助消化
保哥果 Paud'Arco-Lapacho	拉帕醇（lapachol）β-拉帕醌（β-lapachone）	抗肿瘤
甜叶菊 Stevia rebaudiana	甜菊素（stevioside）	甜味剂
雅贡 Smallanthus sonchifolius	果糖寡聚体（oligofructans）	对高血糖、肾病有治疗作用

7.2.3.2　北美洲

美国传统草药资源缺乏，且对于传统草药的应用非常谨慎，以 1806 年吗啡的分离与纯化作为植物药应用的转折点，FDA 在相当长的时间内对植物药持排斥态度，因为植物药在西方未进行过系统的研究，更没有明确的毒理和临床信息，质量控制方法也不完善，植物药的安全性和有效性存在很大的不确定性。

直到 20 世纪 90 年代美国兴起回归热后，植物药品逐渐受到关注，1994 年通过《食品补充剂健康与教育法》，将植物药纳入食品补充剂的范畴，1997 年美国草药产品协会出版《植物药安全手册》，对 500 多种植物药确定了安全等级。2004 年，5 家机构联合组织有关专家撰写《中草药安全指南》，2004 年 FDA 正式公布《植物药研制指导原则》，承认植物药为药品，《植物药在美国上市的批准法》开始接受植物药复方制剂作为治疗药物。

虽然美国对于植物药的态度有了很大的改观，但美国植物药的研发基本上是效仿欧洲，特别是德国的经验，着重于提取物的研究，对于药物配伍及复方的基础研究关注较少，如美国国立肿瘤研究所曾筛选过 67500 种提取物，其中约有 4% 的提取物有效。美国对新药临床试验控制十分严格，尤其是植物药Ⅲ期临床的技术要求居高不下，因此，来源于传统药物的新药寥寥无几。截至目前，FDA 共批准两个植物药，第一个为德国 MediGene 公司的绿茶提取物 Veregen，于 2006 年 10 月 30 日获得批准，用于治疗 18 岁和以上免疫受损患者的外生殖器和肛周尖锐湿疣，但属于外用药。然后直到 2012 年 12 月 31 日，FDA 才批准第一例口服植物药，来自南美洲的巴豆提取物 Fulyzaq，用于治疗艾滋相关性腹泻。除此之外，近年来 FDA 还批准了少数来源于植物药并直接作为药物的天然化合物，见表 7-2。

　　由于 Veregen 是 FDA 批准的第一个植物药制剂，因此，Veregen 的获批对植物药的发展具有里程碑式的意义。Veregen 的研究始于 1997 年，Epitome 制药公司从日本东京的 Mitsui Norin 公司得到绿茶提取物 Polyphenon® E 治疗外生殖器疣的专利权，合作进行了两项多中心 II 期临床试验后将专利权移交给德国 MediGene 公司。2004 年，MediGene 公司分别在美国和欧洲进行了两项 Polyphenon® E 治疗外生殖器和肛周疣的 III 期临床试验。2005 年 12 月，MediGene 公司向 FDA 递交新药申请。2006 年 10 月，申请获批，Veregen™ 成为第一个获得 FDA 批准的植物药。Veregen 的获批主要基于两方面的研究，第一个是对活性成分的研究，MediGene 公司对 Veregen 中的活性成分 kunecatechins 进行了深入细致的研究，阐明了 Veregen 混合物的构成：85% 以上为儿茶素，未知成分仅占 7.5%。第二个是临床研究，MediGene 公司完成了两项多中心、随机、双盲、平行、安慰剂对照的 III 期临床试验，向 FDA 提交了充分的药品有效性数据[24]。

表 7-2　近年来 FDA 批准的来源于植物药的单体成分

通用名	商品名(年份)	来源	效用
高三尖杉酯碱 (omacetaxine mepesuccinate)	Synribo(2012)	*Cephalotaxtus haringtonia*	慢性和加速期慢性粒细胞性白血病
巨大戟醇甲基丁烯酸酯 (ingenol mebutate)	Picato(2012)	*Euphorbia peplus*	光化性角化病
加兰他敏(galanlamine)	Reminyl(2001)	*Galanthus caucasicus*	阿尔茨海默病

7.2.4　欧洲

　　欧洲植物药市场作为世界上最大的植物药市场之一，有 700 多年的悠久历史，并从传统的草药逐渐发展为现代植物药。欧盟各国对植物药的认识和管理不尽相同，在德国、法国及意大利，由卫生当局进行管理的植物疗法体系已经很好地建立起来，植物药被纳入医疗保险体系中，许多植物药可以向医疗保险机构报销。在欧洲其他国家如英国、荷兰等，草药类制剂被列在营养补充剂中，医疗保险公司不承担其费用，在大多数情况下，其疗效没有进行临床验证，产品质量明显低于德国、法国的植物药。为了加强在欧洲范围内植物药制造、管理的标准化和规范化，1989 年，德国、法国、比利时、瑞士和英国联合成立了欧洲植物疗法联合会（ESCOP），旨在建立对草药制剂评价的协作标准，为植物药的科学研究提供资助。

7.2.4.1　德国

　　作为欧洲植物药市场中最典型的消费国，德国有着较悠久的利用草药治病的历史，在 1976 年 8 月 24 日颁布的《药品法》中明确将草药列为药品，被誉为"全球草药市场的温度计"。德国是草药法规最完善的国家，对草药的管制也是世界上最严格的。在德国，植物药实行注册管理政策，利用现代医学科技成果，对植物进行系统研究、开发成药物，采用化学药物监督管理框架，对产品上市进行注册管理，地位与化学合成药物完全相同。德国制药工业发达，有从植物中提取药物的传统，尤其是在植物化学成分的检测、组织培养和化学分类等现代药学研究方面处于国际领先地位。德国植物药的剂型主要以胶囊剂和片剂为主，新药研发模式以单味（或极少数药味）制剂为主，采用现代技术从单味药中提取活性成分或有效部位组方，以现代药理和生产工艺为基础，利用标准物质或标准提取物控制质量。

德国有百余个植物药药厂以及众多的植物药研究机构，对活性成分的提取、质量检测、体内代谢和制剂特性的研究一直处于世界前沿，尤其是在某些植物药产品领域，已经成为世界标准的制定者，并且已经将这些标准专利化。

银杏叶为银杏科植物银杏（*Ginkgo biloba* L.）的干燥叶，其药用有效成分主要为黄酮及银杏内酯等。药理研究表明，银杏叶提取物具有抗氧化、抗自由基、改善微循环、降低血液黏度、增加脑血流量、改善记忆力、减轻脑损伤、保护脑微血管平滑肌细胞、提高神经可塑性、改善神经退行性疾病等多种药理作用。1965 年，德国 Dr. Willmar Schwabe 药厂从银杏叶中得到银杏叶提取物，并于 1972 年申请了专利，定名为 EGb761，将其用于治疗和预防阿尔茨海默病（老年性痴呆）、末端血管阻塞等疾病。从 20 世纪 70 年代开始，该银杏叶制剂的发展经历了 4 代[25]。第 1 代：银杏叶制剂的有效成分含量低于 16%，只能作为保健品，无药理作用，一般为银杏叶茶。第 2 代：银杏叶产品，其有效成分为 16% 的银杏黄酮。第 3 代：银杏叶产品，可含 24% 的银杏黄酮，其药理作用均为清除自由基，目前许多银杏叶制剂处于这一阶段。第 4 代，银杏叶制剂要求：①提取浓缩比例为 50 : 1；②银杏叶酸的含量 $<5 \times 10^{-6}$；③含 24% 的银杏黄酮、6% 的萜类（3.1% 的银杏内酯、2.9% 的白果内酯）。第 4 代银杏叶制剂的药理作用：①清除自由基；②拮抗血小板活化因子；③保护神经细胞。目前只有 Dr. Willmar Schwabe 药厂生产的金纳多（Ginaton）符合这一条件，该制剂的 27 个提取工艺在欧洲获得永久专利，生产标准已成为国际银杏叶产品的标准。金纳多有针剂、溶液剂、静脉注射用针剂、糖衣片及长效缓释片等五种制剂，在 60 多个国家上市销售，颇受患者欢迎。该银杏制剂是德国开发最成功的拳头产品，在国际市场上，几十年来始终占据着全球高端市场。此外，Dr. Willmar Schwabe 公司的产品 Venoplant® 是欧洲七叶树（*Horse chestnut*）种子的干燥提取物，从 20 世纪 30 年代上市以来稳固的占领市场，适应证为腿部的静脉疾病（慢性静脉功能不全），疗效显著。

7.2.4.2　法国

法国是仅次于德国的欧洲植物药生产大国，所有的植物药都必须遵循药品法规总则，与化学药品和生物药品一样，也必须做到符合质量、安全、有效的标准。法国卫生部门规定：植物药制剂只可用于非严重疾病的治疗，复方草药制剂中的药用植物种数不得超过 5 种。关于草药制品，法国分为两类：①注册药物，有的草药作为处方药，在药房出售，纳入法定医疗保险范畴，有的则注册为非处方药，常通过认可的临床有效证据而得到批准，在药品疗效说明时应冠以"传统用于……"的字样。②作为保健品、食品补充剂，不许宣传治疗效果，一般在药店、食品店、百货店等大众市场销售。因为不进入药品市场，可以不必按《国际药典》标准审批[26]。法国的传统药物主要用于慢性疾病的治疗，最受欢迎的是用于减肥、催眠、便秘和风湿病的药物，主要剂型有胶囊、茶剂、粉剂以及精细微胶囊（将极小油滴包入小珠内再放进胶囊中）、纯新鲜植物悬浮液等[27]。

欧洲山楂 *Crataegus oxyacantha* Linn.，是法国最常用的药物之一，有着久远的文化背景和历史传统。与中国山楂 *Crateagus pinnatifida* Bunge 不同，欧山楂以花入药。欧山楂的花、叶、果中含有维生素 C、黄酮类（槲皮素、金丝桃苷、芦丁等）、原花青素、花青素、矿物质、有机酸、蛋白质、香豆精等成分，花中所特有的成分是三甲胺，树皮中特有的成分是山楂素和尖刺碱[26]。药理研究表明，欧山楂对心血管系统有增加冠脉流量、降低血压、强心、心肌保护、提高心肌能量转换、降低氧耗量、调节心律等作用，此外，还有降血脂、抗氧化、抗炎和抗病毒等作用。法国 VIDAL 药典中共记载有 280 余种植物药，其中 71 种使用欧山楂药材[28]。欧山楂在法国主要按"植物药法规"的简化程序注册，主要上市的单味和复方制剂有：Cardiocalm（心安稳）和 Biocarde，传统用于成年人非器质性心率不稳、情绪不稳和睡眠不良；Euphytose，传统用于精神紧张及睡眠不良；Nicoprive，用于戒烟辅助用药。《法国药典》中提及的类黄酮是欧山楂药材质量控制的指标成分。中药要想进入欧洲，必须确定好指标成分，并借鉴《法国药典》对药材的要求，打好质量控制和标准化的基础。

7.2.4.3 英国

英国是继德国、法国之后的欧洲第三大植物药市场，占欧洲植物药市场的 10%[29]。作为老牌制剂强国之一，与美国一样，英国在植物药的立法方面十分谨慎。至今只有少数几种植物药可以作为药品上市，部分植物药制剂均只能以食品、功能食品或食品补充剂的名义上市。英国草药市场产品以人参、大蒜制剂占草药市场的总值最高，约占 1/6；此外，鱼油、月见草油胶囊、湿疹颗粒剂较为畅销。亟待开发的药物是降脂药、免疫增加剂、防治牛皮癣、糖尿病、哮喘、风湿性关节炎、斑秃、脱发、老年痴呆、慢性疲劳综合征等药物[29]。

英国的传统药物申请可以分为两类：新的活性物质申请和简化申请。根据申请的数据，简化申请分为三类：简单申请、标准简化申请和复杂申请[27]。①简单申请：指该产品与市场上已有产品相同，但名称不同，许可号不同。②标准简化申请：标准简化申请中的适应证、剂量、给药途径、活性成分的组合及适应证与已得到批准的类似的产品相同，如以大蒜胶囊为例，一系列新产品已进行了下列适应证的评审："可缓解咳嗽、感冒、黏膜炎、鼻炎、鼻窦炎"，如果对一种类似产品，即同样剂量、同样给药途径和适应证的产品，提出新申请称为标准简化申请。③复杂申请：指这种药的适应证、剂量、给药途径、活性成分或目标病人组尚未得到批准，此类申请需要必要的支持数据。例如大蒜胶囊，如果一项申请标明的功效是："降低血脂、降低血压、降低血小板凝聚，防止心血管栓塞"，并且目前还未经批准过，则属此类。

传统药物因为不同国家的传统文化继承性的差别而显示出多样化。传统药物发展多样性的基因，或将给传统药物的发展带来新的视角。上述传统药物，均需要利用现代技术保存和挖掘其传统用药经验则是重中之重。

7.3 传统药物的研发模式

不同于化学合成新药，从传统药物中研发新药是新药产生的另一个主要来源。其研发过程交融着传统与现代的碰撞，在新药研发领域有着特有的研发模式。

按药物研发流程区分传统药物研发模式，可以分为以下五种：
① 以化学成分及其配伍为基础的新药研发模式；
② 以成分群及其配伍为基础的新药研发模式；
③ 以传统药物及其配伍为基础的新药研发模式；
④ 以古代经典名方为基础的新药研发模式；
⑤ 以现有市场品种的二次开发为基础的新药研发模式（中药大品种二次开发）。

7.3.1 以化学成分及其配伍为基础的新药研发模式

传统药物作为新化合物实体（new chemical entities，NCEs）的来源是现代药物研发的主流模式之一。传统药物多为具有悠久使用历史的植物药或者动物药，其人体功效已经明确，因此，其开发成功率远高于从大规模随机活性筛选中得到 NCEs 的可能性。据统计，在 1981～2010 年间上市的 1073 个 NCEs 中，超过 60％ 是来自传统药物、天然产物的衍生物或者天然产物合成的类似物[30,31]。

吗啡（morphine）是在 1817 年第一个从植物中分离的阿片类单一成分，标志着从传统药物中分离单一化合物模式的开始。此后紫杉醇、喜树碱、青蒿素等广为熟知的药物也均是采用此种研发模式得到的药物。

传统药物由于有长期的药用记录，将其作为一种天然组合物库（natural combinatorial libraries）进行筛选开发，将提高发现 NCEs 的概率。以 Picato 凝胶剂为例，Picato 发现的过程就具有典型的传统药物开发的特点。它是 2012 年美国 FDA 批准上市的用于局部治疗日光性角化病（AK）的新药。Picato 的成分是一种巨大戟二萜酯类成分（PEP005；ingenolmebutate），具有蛋白激酶 C（PKC）激活样作用，能够通过诱导坏死和招募体内固有的免疫系统发生作用。该成分来自澳大利亚大戟属植物南欧大戟（Euphorbia peplus）。该植物在澳大利亚被称作"radium weed"，有着悠久的药用历史；其树液用作泻药治疗哮喘、黏膜炎和一些肠道肿瘤，此外，还局部外用治疗疣、皮肤肉刺、皮肤蜡状增生和一些皮肤癌变。Picato 开发源头来自澳大利亚一名叫作 Jim Aylward 的医生，其家族在 20 世纪中期一直使用南欧大戟的树液给自己治疗皮肤癌；直到 1996 年他找到昆士兰医学研究所（QIMR）的 Peter Parsons 教授，希望从该植物中开发治疗皮肤癌的新药。两人一拍即合，随即首先对该植物的树液进行了一系列体外抗肿瘤细胞的筛选，包括皮肤癌细胞。研究发现，该树液对正常成纤维细胞的生长抑制需要较高浓度，而对 MM220、M229 等人黑素瘤细胞有较好的生长抑制活性，仅需要极低的浓度就可以达到生长抑制作用，提示有较好的治疗窗。尤为有意思的是，在筛选中发现该树液对 MM96L 人黑素瘤细胞虽然抑制活性较差，但能够将 MM96L 肿瘤细胞多分支形态分化成双分支形态（图 7-1），该现象提示南欧大戟的树液具有一定的专属性，而不是像其他细胞毒药物。Aylward 医生也敏锐地利用这个现象，将其作为活性追踪分离的指标之一。随后组建的研究团队对该南欧大戟的树液进行了系统生物活性跟踪的分离。首先系统比较了植物鲜品和干燥品的生物活性，发现二者均有活性；然后采用不同溶剂进行提取比较，结果发现含水醇的效果更好；进一步采用乙酸乙酯萃取发现活性主要在乙酸乙酯层，而不在水层，至此将活性部位锁定在乙酸乙酯层；然后采用柱色谱分离（正相色谱、凝胶色谱等）结合高效液相制备分离，通过逐个流分筛选的方法，锁定了一个活性部位，里面含有三个化合物，分别是 ingenol-3-angelate（图 7-2）、20-O-acetyl-ingenol-3-angelate 和 20-deoxyingenol-3-angelate（命名为 PEP005、PEP008 和 PEP006）；最终选择活性最佳且适合工业生产的 PEP005 作为主要活性成分。在进行系统分离追踪前，研究团队还针对南欧大戟树液进行了临床Ⅰ期和Ⅱ期性质的研究，选择基底细胞癌（BCC）、鳞状上皮细胞癌（SCC）和表皮内癌（IEC）进行研究；对临床 48 个患者进行了为期 1 个月的治疗，证明了南欧大戟的传统功效，并确定了针对非黑素瘤皮肤癌的治疗方向。2004 年该化合物申报临床研究，2012 年获得批准上市[30]。

我国现行《药品注册管理办法》（局令第 28 号）针对从传统药物中提取单一成分的新药注册管理，分别可以按中药 1 类新药或者化学药 1 类新药申报。对于按中药一类新药申报的要求为"国家药品标准中未收载的从植物、动物、矿物等物质中提取得到的天然的单一成分及其制剂，其单一成分的含量应当占总提取物的 90％ 以上"；对于按化学药 1 类新药申报的注册类别有：1.2 类"天然物质中提取或者通过发酵提取的新的有效单体及其制剂"；1.5 类"新的复方制剂"和 1.6 类"已在国内上市销售的制剂增加国内外均未批准的新适应证"。

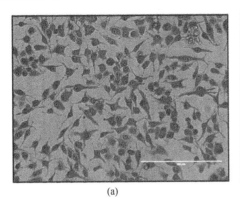 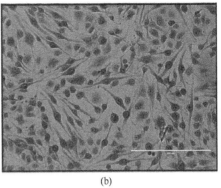

(a)　　　　　　　　　　　　　　　　(b)

图 7-1　南欧大戟树液干预前后，MM96L 细胞形态[30]：
从多分支形态（a）分化为双分支形态（b），标尺 $=200\mu m$

从中药中分离得到的青蒿素、三氧化二砷等单一成分药物在我国主要按化学药管理。而随着现代药物的研究和应用，老药新用也给这些从传统药物中发现的单一成分药物带来新的契机。如东北制药集团新近获得临床批件的化学药 1.6 类新药盐酸小檗碱（黄连素）及其颗粒剂，就是主要从黄连、黄柏或者三颗针药材中提取分离获得的；其传统治疗范围主要用于肠道感染；而新获得临床批件的治疗范围为糖脂代谢综合征。

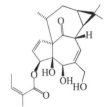

图 7-2　ingenol-3-angelate（PEP005）的化学结构

单一成分协同配伍的新药还未见报道，但相关基础研究已经有系列报道。采用单一成分为目标的传统药物开发模式，虽然具有更高 NCEs 的发现概率，但是对于多数从传统药物活性追踪分离到的单一化合物的活性并不显著，而更多见到的是以成分群的形式（或称作有效部位）共同发生作用。

7.3.2　以成分群及其配伍为基础的新药研发模式

来源于传统药物成分群（有效部位）研发的新药是现代药物和传统药物的结合点。新药研发不再限制在单一化合物为有效物质，而是承认一类或几类成分群具有更好的药效形式。该类研发模式在传统药物研发中具有重要的意义。

传统药物主要以植物性药物为主，其作为药物的成分主要为植物的二次代谢产物，常见的有黄酮类成分、酚酸类成分、香豆素类成分、木脂素类成分、倍半萜类成分、二萜类成分、三萜类成分、皂苷类成分、生物碱类成分、多糖类成分等。这些成分在同一植物中常常形成结构类似的成分群。

如银杏叶提取物（EGB761）就是以成分群开发成药物的典型代表。银杏叶药用记录最早可以追溯到我国宋代（960～1279 年）；而银杏叶提取物（EGB761）则是由德国一家植物提取物药物公司所生产的（Dr Willmar Schwabe Pharmaceuticals）。其生产的 EGB761 的主要成分群为黄酮醇苷（22%～27%）和萜内酯（其中倍半萜内酯白果内酯的含量为 2.6%～

3.2%；银杏二萜内酯的含量 A、B 和 C 的总量为 2.8% ～3.4%)[32]，而具有毛细血管网过度扩张副反应的烷基酚类成分（如银杏酸）的含量则控制在 $5×10^{-6}$ 以下。其制备工艺以水-丙酮为提取溶剂，首先经浓缩后加入水，在 12℃下冷藏以除去部分烷基酚类成分；然后加入硫酸铵，用甲基乙基酮和丙酮的混合溶液萃取；萃取液再次浓缩，并加入乙醇至 50%，然后加入碱式乙酸铅除去鞣质类成分；上清液再加入正己烷萃取以再次除去烷基酚类成分；最后加入硫酸铵，并再次用甲基乙基酮和丙酮的混合溶液萃取，分离有机相，洗涤除去硫酸铵，浓缩、干燥，得到 EGB761[33]。我国银杏叶提取物受限于专利的限制主要采用稀乙醇提取，经大孔吸附树脂纯化工艺获得。

以成分群开发的药物特点是随着对成分群的认识，可以开发出不同成分组成的新药。如以 EGB761 制成的 Tebonin 片剂，其主要成分是黄酮醇苷（24%），银杏内酯 A、B、C、J、白果内酯（6%）和少量原花青素（7%）及儿茶素（2%）等，而随着对银杏提取物的深入研究，还开发出了只含有银杏叶内酯的新药（如银杏内酯注射液），主要成分是银杏内酯 A、B、C、J（共计 58%）和白果内酯（42%），不含有黄酮醇苷等成分；此外，研究者发现银杏内酯 B 具有明显的抗血小板聚集作用，进一步开发出了银杏二萜内酯葡胺注射液，主要成分为银杏内酯 B 和少量银杏内酯 A 及 K。

美国对此类新药的研发模式较为保守，在 2006 年才批准了第一个绿茶提取物 Veregen，用来外用局部治疗人类乳突病毒（human papilloma virus，HPV）所引起的生殖器疣。其成分群包括 85%～95% 的儿茶素类成分，大约 2.5% 的没食子酸、咖啡因和可可碱成分，以及其他少量未知成分；其儿茶素类主要由八种成分组成，包括最主要的表没食子儿茶素没食子酸酯（EGCg），约占 55%，其余为表儿茶素（EC）、表没食子儿茶素（EGC）、表儿茶素没食子酸酯（ECg）、没食子儿茶素没食子酸酯（GCg）、没食子儿茶素（GC）、儿茶素没食子酸酯（Cg）和儿茶素（C）[34]。

FDA 关于此类药物的质量要求对我国传统药物的研发具有借鉴意义。如在原料源头，就要求正确鉴别绿茶的品种和栽培品种，并要求只能将研究所用的栽培品种用于该药品的生产，以保证药品成分组成的稳定性；同时要求后期如变更栽培品种，应当得到 FDA 的批准。在药材鉴别方面，还专门针对绿茶叶的种、亚种在分子生物学［限制性片段长度多态性（RFLP），扩增片段长度多态性（AFLP），随机扩增多态性 DNA（RAPD）］方面及所含二羟基儿茶素和三羟基儿茶素比例方面的差异进行了分析。在药材种植方面要求固定产地（茶场）、生长条件、收割方法，甚至对繁殖方式都明确规定仅能用扦插等园艺手段，以保证品种的遗传稳定性。在生产方面，Veregen 每次生产需要使用多批次的绿茶提取物混合生产出一批合格的制剂产品。这是由于绿茶中的儿茶素类成分的含量有一定的波动，而 Veregen 的质量标准中规定了儿茶素类成分的含量限度范围，直接采用绿茶提取物投料难以符合要求，提取物勾兑投料成为提高批次间均一性的重要方式。在质量标准方面，FDA 不要求明确提取物中的活性成分，但要求对提取物所有成分尽可能进行质量控制。因此，在质量标准中对每种主要和次要儿茶素类成分都进行了含量控制，并严格控制高效液相色谱峰的比例关系。尤其是在含量限度方面，仍然按照化学药要求控制在标示量的 90%～110% 之间；而前期申请人曾要求根据 63 批产品中每种儿茶素含量的平均值正负 3 倍的标准差作为含量限度的标准，未获得 FDA 的许可。FDA 认为含量限度范围的确定只能以临床试验验证为有效样品含量为依据，且含量限度对于确保样品的均一性非常重要[34]。上述要求也体现了美国 FDA 对此类成分群类药物研发的管理模式。2012 年美国 FDA 再次批准了第一个口服植物药制剂

Fulyzaq 缓释片，其组成成分群是低聚原花青素混合物，主要用于 HIV 感染 HIV/AIDS 患者中解除腹泻的症状[35]。

成分群类（有效部位）药物由于保留了传统药物多成分作用的优势，同时物质基础相对明确，而疗效能够按照化学药物进行临床试验验证，逐渐成为传统药物研发的主要方向之一。我国药品管理对此类药物按照中药 5 类新药和 6.2 类新药管理。其中 5 类新药包括"未在国内上市销售的从植物、动物、矿物等物质中提取的有效部位及其制剂"，是指国家药品标准中未收载的从单一植物、动物、矿物等物质中提取的一类或数类成分组成的有效部位及其制剂，其有效部位含量应占提取物的 50% 以上；而将由两个有效部位组成的新药按照 6.2 类新药"未在国内上市销售的天然药物复方制剂"管理。对于已经上市的此类药品容易形成较大的市场规模，如注射用血栓通（三七皂苷类）、注射用丹参多酚酸盐（丹参酚酸 B 镁盐为主的酚酸成分群）、康莱特软胶囊（三酰甘油类）、注射用红花黄色素（查尔酮类）和地奥心血康胶囊（薯蓣皂苷类）等药物。

成分群配伍的新药研发模式已经有研究报道，如苦参总碱和西洋参皂苷的配伍研究[36]，黄连提取物和肉桂提取物的配伍研究[37]，女贞子皂苷、多糖和墨旱莲总黄酮的配伍研究[38]。但由于此类新药需要增加配比和配伍合理性等研究，需要研发机构对此类成分群配伍投入更多的人力和物力，因此，更多的研究还处在基础研究阶段。

以成分群及其配伍为基础的新药研发模式，在按照化学药药品注册管理的思路下，给传统药物研发带来了极大的困难，但也引发了传统药物分析手段的急剧变革，如多成分定量分析思想和超高效液相色谱（UPLC）的广泛运用，超高效液相色谱与高分辨质谱技术联用（UPLC-HRMS）技术与化学计量学辅助分析结合的复杂体系分析技术，多成分的体内、外代谢物鉴定技术和药代动力学分析技术。这些技术的应用为深入认知传统药物带来了新的契机。

7.3.3 以传统药物及其配伍为基础的新药研发模式

传统药物及其配伍的新药是传统药物新药研发的原有形式，也是我国中药新药的研发主体。在我国主要按照 6 类新药"未在国内上市销售的中药、天然药物复方制剂"管理，具体包括：6.1 类新药，中药复方制剂；6.2 类新药，天然药物复方制剂和 6.3 类新药，中药、天然药物和化学药品组成的复方制剂。

对于基于中医药的此类药物，多数的研发起源不是来自实验室，而是首先来自临床的经验处方、名老中医的有效处方或者中医古籍文献的数据挖掘，经合理的配伍优化而获得。这类新药的特点是需要在中医理论的指导下使用，用于治疗中医中特定症候的疾病；这些疾病多数是化学药物的治疗效果不好或未关注的领域，或者是在疾病中进一步细分的领域。如对于妇科类疾病，化学药物一般缺乏合适的治疗药物，而中药在此方面具有较好的疗效，通过研发成合适的剂型，以方便服用和携带。鲜益母草胶囊就是由单一新鲜的益母草提取制成的胶囊剂，用于血瘀所致的月经不调、产后恶露不绝。在心脑血管领域，化学药物的治疗效果好，但中药更具有自己的特色，如安宫牛黄丸，就是在长期使用中固定下来的处方，由人工牛黄、水牛角浓缩粉、人工麝香、珍珠、朱砂、雄黄、黄连、黄芩、栀子、郁金、冰片共 11 种中药组成，具有清热解毒、镇惊开窍等作用，可用于中风昏迷及脑炎、脑膜炎等急症的救治。

麝香保心丸的研发就是典型的从中医古籍中出发，研制成用于冠心病的复方药物。1974

年由上海中药一厂（现上海和黄药业）牵头，以上海华山医院戴瑞鸿教授为主的专家组为临床牵头单位，以宋代著名方书《太平惠民和剂局方》上的苏合香丸为基础开始了新的组方研制工作。自宋代以来，苏合香丸一直是历代岐黄高手治"卒心痛"的首选良药。研究组研究发现苏合香丸治疗冠心病心绞痛的临床疗效确切，但是丸药太大，且并非十三味药都有保护心血管作用。如其中的朱砂即硫化汞，会造成人体重金属蓄积。另一成分青木香中的马兜铃酸则具有肾脏毒性，不宜长期服用，遂去除了这两种有毒且临床作用不明显的成分。就这样，研究组不断地对组方进行修改，历经冠心苏合丸、苏冰滴丸、人参苏合丸，最终经过了反复的论证和修改，于 1981 年正式确定了现有麝香保心丸的 7 味药组方和含量。其主要构成有七味中药，含：麝香 6%、人参提取物 27%、牛黄 4%、肉桂 24%、苏合香酯 8%、蟾酥 4% 以及冰片 19%，定名麝香保心丸[39]。

以传统药物及其配伍为基础的药物，一般是以中药材或饮片直接粉碎制成蜜丸剂型，或者经溶剂提取后，制成现代剂型如颗粒剂、片剂、口服液、栓剂，甚至注射剂。这类药物的研发过程首先是选定合适的处方和临床适应证；既要是临床缺乏的药物，也必须是临床试验能够开展的处方。其次是针对处方配伍和剂量进行合理的优化；然后开展剂型的设计和工艺路线设计，保证所提取的成分与临床使用的成分一致。在药物研发阶段，除传统的药学工艺研究和质量标准研究外，药材基源和产地的确定也逐渐受到重视。最后采用中试生产的制剂样品进行安全性评价和药效评价以获得药物的临床研究批件。

此外，还有一些此类药物是根据现代药理对传统药物的认识，经实验室研究优化配比获得的天然药物新药。如针对功能性消化不良，研究者认为现有化学药物西沙比利、多潘立酮等药物对该疾病虽然有一定的效果，但副作用较大。研究者从 15 种传统植物药中，根据传统应用，采用体外胃肠动力筛选模型筛选出牵牛子和延胡索进行药物开发，最终获得二者的最佳配比，研发成新药 DA-9701[40]。

以传统药物及其配伍为基础的新药研发模式是传统药物特有的模式，其虽与现代药物研发模式有较大差异，难以采用现代筛选体系和靶点理论进行筛选和解释，有些甚至药效也难以在实验动物上验证；但其临床有效性的可验证性保证了此类新药研发的合理性和必要性。

7.3.4　以古代经典名方为基础的新药研发模式

以古代经典名方为基础的新药研发，是中药研发必不可少的一种模式。我国《药品注册管理办法》明确规定，"源于古代经典名方的中药复方制剂"按照 6.1 类新药管理。2016 年 12 月 25 日颁布《中医药法》第三十条更是明确规定："生产符合国家规定条件的来源于古代经典名方的中药复方制剂，在申请药品批准文号时，可以仅提供非临床安全性研究资料"，并进一步定义"古代经典名方，是指至今仍广泛应用、疗效确切、具有明显特色与优势的古代中医典籍所记载的方剂"。

古代经典名方是中医药体系中最具特色的部分。像汉代张仲景写的《伤寒论》就是公认的经典名方，共记载 113 首方子。这些方剂配伍精当，组方严谨，药味组成少；对于原古籍的适应证，按照原方比例使用药物，在当代依然能够起到效如桴鼓的作用。像小柴胡颗粒、小青龙口服液、麻仁丸、桂枝茯苓丸、大黄䗪虫丸等都是来自张仲景的经典名方，这些方子依然具有很好的临床适应证。2018 年 4 月，国家中医药管理局发布了首批《古代经典名方目录》，共 100 首，可仅提供非临床安全性研究资料，直接申报生产。

日本对古代经典名方的应用模式值得我们借鉴。日本从我国《伤寒论》《金匮要略》《和剂局方》《万病回春》《外台秘要》《千金方》等经典古籍中选出 263 个方剂，同时参考日本的《经验汉方处方分量集》《汉方诊疗的实际》等书中的用药量，编撰成《一般用汉方制剂承认基准》。书中对每一处方均明确其配伍、用法用量以及功能主治，是日本汉方药研究及生产的基础。任何企业均可生产该基准中收载的汉方药，可以自主确定成品剂型、制定制备工艺及质量标准，并申请生产。而且只要在制备工艺中不使用水以外的溶剂即可免除药理和临床研究而直接申请生产许可。

由于经典名方多以药材粉末入药或以水煎服，因此，在制药工艺方面，日本汉方更多还是倾向于传统药材粉末入药或保留中药材水煎的特点。为了保证药物成分在提取过程中不被破坏，更多地采用温度略低的提取方式，如温浸提取；在后续的浓缩干燥工序也是大多采用减压浓缩、喷雾干燥、甚至真空冷冻干燥等技术和设备，从而最大限度地保证药物的有效成分不被破坏。在剂型选择方面，日本汉方药以颗粒剂为主，其颗粒颜色美观、粒度均一，包装精美，而且口感好，甚至许多汉方颗粒剂可以不需要水送服而直接口服[16]。

我国目前正在积极推进经典名方的研究，包括近期出台的《中药配方颗粒管理办法（征求意见稿）》，也借鉴了汉方颗粒的一些特点。配方颗粒目前规定为"由单味中药饮片经水提、浓缩、干燥、制粒而成，在中医临床配方后，供患者冲服使用"，表明我国配方颗粒是推行经典名方研究的先行者，但其要求颗粒制备工艺必须"与标准汤剂相应指标比较"，正强调了传统药物的用药特点。

相信随着《中医药法》的实施，《古代经典名方目录（第一批）》的出台，我国此类新药的研发模式也会有进一步的突破与发展。

7.3.5　以现有市场品种的二次开发为基础的新药研发模式

中药大品种二次开发是我国现阶段特有的传统药物研发模式。该模式是针对现有临床疗效较好、市场占有率较高，而技术壁垒不足的中药品种进行二次开发，通过科技再创新，培育出名优中成药大品种。通过中成药二次开发，一方面可以形成我国自己的"重磅炸弹"级药品；另一方面也可以实现中药产业的"优胜劣汰"，扩大优质品种的市场占有率，推动中药产业的健康发展。

中药大品种二次开发的核心思想就是仿照成分群药物的研究模式，将我国中成药做成说得清（物质基础和作用机制基本清楚）、管得住（生产工艺稳定，质量标准严格）、用得好（临床疗效确切，用药安全）的现代新药。该研发模式针对中成药大品种现有的问题提出了五种解决策略：①基于临床循证评价的中药二次开发技术策略，以解决中成药临床定位不清、疗效不确切的问题；②以网络药理学为导向的中药二次开发技术策略，以解决中成药药效物质基础和作用机制不清的问题；③以药品安全性为导向的中药二次开发技术策略，以解决中成药安全性问题；④以质量标准提升为导向的中药二次开发技术策略，以解决中成药质量标准控制水平低的问题；⑤以制药工艺品质优化为导向的中药二次开发技术策略，以解决中成药生产工艺稳定性问题[41]。

以现有市场品种的二次开发为基础的新药研发模式是解决现阶段我国已有中成药低水平重复的问题，是短期内快速提升我国中成药整体水平的解决路径之一。通过中成药二次开发项目，凝聚了新药研发产业链最先进的仪器设备、最雄厚的资金和最专业的团队，必将对我国中成药产业产生深远的影响。

7.4　传统药物研发的展望

7.4.1　传统药物研发面临的问题与挑战

在过去的几十年里，世界传统药物经历了快速的发展期，取得了很多成绩，如传统药物的研究论文呈几何速度增长，整个传统药物产业处于繁荣发展阶段，传统药物的研发成果也在逐年递增。随着我国经济实力的提升，我国近年逐渐加强对传统药物的研究；十八大以来，我国政府把发展传统医药摆上更加重要的位置，并做出一系列重大决策部署。2016年12月6日，《中国的中医药》白皮书的首次发表，体现了我国对传统药物作为国家战略的高度重视，以及推动传统医药振兴发展的决心。然而传统药物在未来仍然面临着巨大的挑战。传统药物基于经验的属性应该向基于证据和基于科学的方向转换。下面就研发面临的主要问题包括传统药物可持续利用的资源、质量控制、药效评价方法以及复方研究等四个方面的内容进行阐述。

7.4.1.1　保护传统药物资源的可持续利用

传统药用植物资源丰富，可一旦某一药用植物研发成新药后，将面临资源持续利用的问题，目前植物资源保护已成为国际社会瞩目的重大环境问题之一，同时也是传统药物生存与发展的大事。由于人们盲目采挖开发和生态环境的破坏，不少名贵中药品种濒于灭绝的危险。传统药物资源的保护，应该抓住拯救、研究和合理利用这三点。拯救包括建立基因库，用于保存药用动、植物的基因；迁移珍稀濒危动植物至饲养地和植物园以保证物种；建立专门的自然保护区以保护当地的生物和生态系统。研究则应围绕利用先进的方法和手段（如生物技术）来快速繁殖一些珍稀濒危品种；研究在自然或人工控制条件下个体更新的速率及规律等。合理利用应特别注意防止中药资源的过度采伐，积极发展软科学的研究，根据市场需求和资源现状，进行科学的规划和调控。以保护求发展，以开发促保护，就地保护与迁地保存相结合，天然野生与人工培育相结合，将是中药资源可持续利用的基本对策。上海药物所朱大元老师曾经研究野生黄芪和当地人工栽培黄芪的比较[42]。从外表看人工栽培的黄芪粗壮，经生药切片、化学成分含量及免疫药理三方面比较研究，结果显示野生黄芪优于人工栽培黄芪，说明人工栽培研究还要进一步加强。现在已有不少品种尤其是大批量应用和产量不高的品种如丹参、石斛等均开展人工栽培或生物工程方法来解决资源问题。

7.4.1.2　重视传统药物的质量控制

传统植物药的质量非常重要。因为植物属于天然产物，所以其生长环境、产地、采收季节、加工工艺等诸多因素促成了植物之间质量上的差异，进而影响传统药品的质量稳定性。传统植物药所含化学成分非常复杂，包括赖以防治疾病的有效成分、辅助成分及无效成分。国际上对植物药的质量控制，主要是依据植物药的化学成分，植物药可以是包含有多种成分的组分群，并不要求化学成分完全清楚，包括活性成分的确定也并不是必须的；在质控对象上强调植物原药材严格的质量控制以及生产过程中，从原料药、中间体、半成品到成品的监督、控制与检验。在质控上可以采用替代方法来保证植物药的纯度、品质、规格、药效、稳定性和一致性，如指纹图谱法、生物效价法等多种测定评价方法，此外，多成分整体控制虽然不是十分确定的有效成分被监控，但更多成分的定性、定量分析同样可以达到保证植物药质量的目的。

传统植物药仅靠少数指标性成分显然不能保证其质量控制的准确性，需要整体质量控制。《欧洲药典》考虑到检测成本的问题，花费较大且含量较低的化学成分的含量测定被放弃。对照提取物及对照药材并没有应用在标准中，薄层部分的工作主要是采用表格的形式通过对条带位置及颜色的描述完成尽可能多成分的鉴别与检识，而含量测定则多选择一个指标性成分。《美国药典》非常重视植物药的研究，2013 年专门建立了《草药卷》（Herbal Medicines Compendium，HMC）。《美国药典》在薄层鉴别与含量测定中始终都坚持一个原则：让更多的能够代表该植物的指标性成分或者有效成分用来鉴别药材真伪和评价质量优劣。为了减少标准执行的成本，《美国药典》中主要采用对照提取物作为对照物质，进行薄层色谱各条带检识和特征图谱各色谱峰指认，确定待测成分，辅助含量测定。在含量测定中，《美国药典》主要提倡使用的是一测多评方法，采用一个对照品同时对多个成分进行测定，降低了对照品给标准执行带来的昂贵成本。《中国药典》在整体质量控制中也做出了努力，但因为前期研究基础薄弱，目前药典中收载的 600 余个药材品种中，依然有 1/3 的品种没有含量测定项，还有许多工作待完成。

除欧美地区外，世界上还有许多国家对传统药物建立了标准，如在日本具有法律效力的《日本药局方》、印度遵从民族医药体系的包括《阿育吠陀药典》《尤纳尼药典》《西达药典》三大药典以及韩国的《韩国药典》等。除了各国药典以外，一些组织、机构、协会和地区也积极致力于传统药物的标准研究，制定了相关的植物药专论，也对植物药与其相关产品的合理使用起到了促进作用。这既是对传统医药的认同和期待，也是国际传统医药进一步发展的必经阶段。

7.4.1.3 建立传统药物研发合理评价方法

在传统药物发展过程中，应重视适合传统医药复杂体系特点的评价方法，并构建国际普遍认可的评价标准。

随着现代科学技术的高速发展，更多的现代检测手段对传统医药的疗效、安全性给予科学的评价，是传统医药从"经验型"向"科学型"转变的最佳途径。基于作用靶点的筛选和评价技术、基于内源性功能网络平衡评价技术、基于体液药理学研究方法评价技术（体液药理学，包括血液药理学、脑脊液药理学、组织液药理学等）等，这些都已成为传统药物进行药效评价研究的重要方法。基于上述新技术新方法，针对不同疾病、不同病理环节、不同靶点，建立了系列动物模型，包括各种自发性疾病模型、基因工程动物模型、药物诱导或手术动物模型、模式生物模型等，也包括各种人源、哺乳动物来源细胞模型，较好地应用于中药药效作用评价。

现代检测手段的发展，使中药药效评价从整体动物病理形态、基本功能评价向细胞、分子水平的直观阐释发展，为从多层次、多环节、综合评价中药药效作用提供了支撑。很长一段时间，我们对于化合物作用的认识是滞后的，如麻黄碱的平喘作用是在发现麻黄碱三十年后才被认识到的。高通量药物筛选是 20 世纪后期发展起来的新药发现技术，它的出现对于高效、快速地从传统药物中发现新的活性化合物或者认识化合物新的活性具有重大的推动作用。高通量药物筛选技术的应用，改变了传统药物的发现模式。传统的药物发现过程是从疾病或组织器官的变化开始的，这种模式与新药研发是相一致的，是直观可靠的方法。而高通量筛选，主要依赖于大量化合物的样品库、计算机控制的自动操作系统和微量灵敏的生物反应及检测系统，与药物在整体动物药理的作用结果还是存在较大的差异，筛选的结果仅仅是为新药研究提供了可候选的化合物。

建立合适的动物模型对传统药物的药效评价及研发尤为重要。近年来，传统药物药理动物模型的研究取得了较大的进展，所建立的动物体内评价模式是基于病因理论分为疾病动物模型、证候动物模型和病症动物模型。有些人类疾病至今仍不能用人工诱导的方法在动物身上复制出来。因此，对自发型动物疾病模型的建立就十分重要，这类模型在疾病的发生、发展与人类相应的疾病十分相似，在遗传疾病、免疫缺陷疾病及代谢性疾病等方面的应用日益增多。如大鼠的自发性高血压、山羊的遗传性甲状腺肿、快速老化小鼠、小鼠的自发性胃癌等。证候动物模型是与传统医学相结合的评价模式，如基于中医整体观念及辨证论治建立中药药理动物模型，一方面对揭示中医"证"的本质以及对中药药理、中药组方的研究都起到了推动作用；另一方面对传统药物的研发评价模式起到了有效的补充，目前已有200多种方法建立了100余种证候动物模型，如寒证、热证、心虚证、肝郁证、脾虚证等。病证动物模型既具有现代医学疾病的特点，同时又具有传统医学证候的特征。建立病证结合的动物模型在传统药物药效评价时，将中医传统理论与现代科学技术相结合，探讨疾病的病理生理变化与中医证候之间的关系表现出显著的特点与优势。用于传统药物有效性评价的动物模型的建立，既不能完全借助西医的方法，用生物化学、血液流变学、组织形态学等指标来评价模型，也不能完全遵循临床模式的"望、闻、问、切""四诊八纲"，这对于动物缺乏可行性。动物模型的准确性、可重复性和实用性还有待加强，动物模型的评价指标应该不断完善，及时引入新技术、新方法。

另外，传统药物的药效评价具有特有的复杂性，用单一的评价指标很难客观、全面地体现传统药物的优势，因此需要建立适用于传统药物的科学的方法学评价体系。在传统药物药效综合评价方法学体系中，主要包括评价参数和数学模型两个方面。评价参数是用来衡量药效的指标，数学模型的作用在于综合各药效参数值，把样品的综合药效客观真实地体现出来，如模糊数学和矩阵。药效的评价除了使用更科学的评价参数和数学模型外，对药效评价公式在各个药理领域的验证是衡量其可信度的一个很好的方法。基于目前的研究形势，对中药药效进行评价是非常必要的，尽管目前的这些评价方法还存在着各种问题，评价体系还需要进一步达成共识，但是建立该方法的体系却是势在必行，通过综合评价，我们可以更科学地阐明传统药物的作用特点，增强我们对传统药物研究的信心[43]。

7.4.1.4 加强传统药物的复方研发

传统药物是包含着丰富化学成分的复杂体系，如人参中至少含有10000种成分，而我们只知道其中的几百种。目前对于传统药物的研究，主流的一种方式就是将其视为天然化合物库，采用活性追踪分离法从中筛选活性化合物，于是引发了单一活性成分研究热潮，且一度成为传统研究模式的主流。诚然，这种基于西方还原论思想的研究模式从单味药这个"相对"复杂体系入手，绕开了复方这个"绝对"复杂体系，客观上简化了研究对象，筛选出了以青蒿素、紫杉醇为代表的一批药理作用显著的高生物活性成分，用于特殊疾病的治疗，但这仅仅只是解读到了传统药物精华的很小的一部分。进入21世纪以来，人类疾病谱发生了很大变化，传统药物通过多成分、多环节、多靶点的整合调节作用对于解决慢性复杂多因素疾病的治疗问题具有单体药物无法比拟的优势；另外，以鸡尾酒疗法为代表的多联药物抗HIV取得的重要成果进一步激发了人们对复合药物的兴趣，国际主流医药界开始关注传统药物的复方研究。传统药物真正的药效在于通过组方配伍形成方剂（复方）而得以发挥。复方功效不是多个单味药的简单叠加，单味药物间的组合是复杂的非线性加和关系，存在较多的交互作用。单一成分研究模式割裂了药物之间的系统关系，药物之间的交互作用亦不复存在。要想充分发掘传统药物的宝库，复方的复杂性和系统性是我们不能回避的首要问题，复方应该在传统药物研发中受到重视。

　　然而，传统药物复方的药效物质基础和药理作用机制十分复杂，特别是缺乏一种有效的理论方法体系作为指导，导致复方的研究发展缓慢。复方的研究应从传统思路的条条框框中走出来，利用新方法和技术，将复方多组分、多靶点、多途径的作用特点与现代生物技术相结合，建立行之有效的现代中药复方研究体系。以系统生物学与网络生物学作为主要技术支撑，进行包括化学物质基础研究、现代药理学研究在内的现代中药复方的系统研究。在中药复方研究中，不能片面强调整体而不清楚局部，或者仅仅只看局部而忽视整体，要全面地揭示中药复方的科学内涵，系统、深刻地揭示中药的药效物质基础和作用规律，从而更好地指导更多传统复方药物的研发[44]。

7.4.2　传统药物的未来

　　传统药物的认识并不是静止不动的，而是应该纳入不断地确认、适应和创造的连续过程中，随着社会的发展而发展。传统药物最大的优势就是有长期的应用历史，其安全性和有效性的记录是一笔宝贵的财富。从传统药物使用经验中，充分利用现代科学技术进行有效的开发和利用，形成新药，依然是未来传统药物的发展方向。

　　随着现代化学信息学和生物信息学的发展，从传统药物中发现潜在创新药物的热潮再次显现。从传统药物中发现新结构、新活性的可能性大大增强，相信更多现代小分子化合物将产生于传统药物。而相比传统单一的小分子药物，以化合物组合配比形成的新药将更加符合传统药物的特色。如复方黄黛片，研究人员从其原有组成药物：雄黄、青黛、丹参和太子参中，提取出主要单一成分：硫化砷、靛玉红和丹参酮ⅡA 进行配伍研究，发现三个成分之间具有互相促进、协同治疗的作用。如虽然硫化砷单一成分就可以诱导急性早幼粒性白血病细胞分化，阻断癌变，但当加入丹参酮后就能进一步促进幼稚的造血细胞正常分化，而当加入靛玉红后则能保持细胞生长周期的正常；同时，二者还可以增加负责运输硫化砷的水甘油通道蛋白 9 的含量，促使进入白血病细胞的硫化砷含量明显增多。这一研究结果表明传统药物中多成分用药具有其潜在的科学内涵，也对现代药物的研发有积极的借鉴意义。以成分群作为药物的研发，将随着美国 FDA 对植物药的逐渐认可而逐渐增加，也能逐渐被世界所认可。这些药物的研发以药理活性、临床疗效为标准，达到化学药物难以达到的功效。但其化学组成和作用机制挑战着人们对其认知，也给科学带来了发展的契机：对复杂体系的认知。

　　而对于一般传统药物，受文化和地域的影响，依然仅能作为局部地区使用的药物。基于中医理论的中药在东亚地区的使用，基于印度阿育吠陀医学的传统药物在南亚的使用，而南美也有自己的传统药物，这使得传统药物之间的交流较少，难以被世界接受。但受现代科学技术理念的影响，各国传统药物也逐渐要求加强对其物质组成的了解及其临床疗效的确证，使得传统药物得以在世界范围内进行讨论和交流。而随着美国 FDA 对复方丹参的逐步认知，传统药物也许能寻找到一种和现代主流药物认知体系沟通交流的方式，进而被世界所接受。

　　国际社会对传统医药的接受程度越来越高，发展世界传统医药是世界卫生组织倡导回归自然的人类健康理念的重要途径。建立国际传统药物交流平台，让亚洲、非洲、欧洲等国家和地区通过建立传统医药开发、交流、合作的平台，形成了强大的世界传统医药体系，这对促进以合理方式共享资源理念的传播和推动传统医药文化产业的发展将产生积极的作用。

参考文献

［1］　梅智胜，肖诗鹰，黄璐琦，等．对我国传统药物知识内涵的认识．中国中医药信息杂志，2007，3（14）：5-6.

［2］　肖培根．国外传统药物概况．中国中药杂志，1981，6（5）：40-43.

［3］　杨鸣华，刘祎，孔令义．基于重要有效单体成分的新药研究．世界科学技术（中医药现代化），2016，18（3）：329-336.

［4］　Wu W Y，Hou J J，Long H L，et al. TCM-based new drug discovery and development in China. Chin J Nat Med，2014，12：241-250.

［5］　王逸平，宣利江．中药现代化的示范成果——丹参多酚酸盐及其注射用丹参多酚酸盐的研究与开发．成果与应用，2005，20（5）：377-380.

［6］　Wang L，Zhou G B，Liu P，et al. Dissection of mechanisms of Chinese medicinal formula Realgar-Indigo naturalis as an effective treatment for promyelocytic leukemia. Proc Natl Acad Sci USA，2008，105：4826-4831.

［7］　朱大元．中药活性成分研究是中药现代化的重要组成部分．化学进展，2009，21（1）：24-29.

［8］　程发峰，王庆国．浅谈名优中药二次开发的思路和途径——兼析精制清开灵注射液的研发思路．北京中医药大学学报，2010，33（5）：300-303.

［9］　贾敏如，张艺，严铸云，等．中国民族药的品种和使用现状．世界科学技术（中医药现代化），2015，17（7）：1546-1550.

［10］　胡艳敏．中印传统医学现代发展对比研究［D］．北京：中国中医科学院，2014.

［11］　贾敏如，王张，邝婷婷．简介2010年版《印度药典》中收载的草药及其草药制品．华西药学杂志，2013，28（3）：321-325.

［12］　贾敏如，王张，邝婷婷，等．《印度阿育吠陀药典》所载药物与中国相应传统药物的比较（上）．中国民族医药杂志，2011（5）：28-31.

［13］　杨继家，张艺，冀静，等．藏医药与印度传统医药对三果汤传统应用及现代研究概述．世界科学技术（中医药现代化），2012，14（1）：1311-1316.

［14］　Shin H K，Jeong S J，Huang D S，et al. Usage patterns and adverse experiences in traditional Korean medicine：results of a survey in South Korea. BMC Complement Altern Med，2013，13：340.

［15］　Son M K，Jung K H，Hong S W，et al, Pulsatilla saponin D suppresses the proliferation of human colon cancer cells and induces apoptosis by modulating the AKT/mTOR signalling pathway. Food Chem，2013，136：26-33.

［16］　杨瑾，加茂智嗣，能濑爱加．汉方药在日本的发展现状．中草药，2016，47（15）：2771-2774.

［17］　Manabe N，Camilleri M，Rao A，et al. Effect of daikenchuto（TU-100）on gastrointestinal and colonic transit in humans. Am J Physiol-Gastroint Liver Physiol，2010，298：G970-G975.

［18］　Suzuki H，Kumada H，Sato A，et al. Guidelines of Sho-saiko-to/Xiao-Chaihu-Tang treatment in patients with chronic hepatitis C. J Tradit Med，2000，40：103-109.

［19］　Appiah B. African traditional medicine struggles to find its place within health care. Can Med Assoc J，2012，184：E831-E832.

［20］　Havinga R M，Hartl A，Putscher J，et al. Tamarindus indica L.（Fabaceae）：patterns of use in traditional African medicine. J Ethnopharmacol，2010，127：573-588.

［21］　王万朋，李瑶函，宫明华，等．非洲传统药用植物卡宾达树皮化学成分研究．中国药学杂志，2016，51（14）：1183-1185.

［22］　许利嘉，肖伟，马培，等．具开发前景的南美洲常用草药简介．现代药物与临床，2011，26（2）：

84-90.

[23]　Chordia P，MacArthur R D. Crofelemer，a novel agent for treatment of non-infectious diarrhea in HIV-infected persons. Expert Rev Gastroenterol Hepatol，2013，7（7）：591-600.

[24]　罗瑞芝，祝国光，孙鹤，等 . FDA 批准的第一个植物药及给我们的启示 . 国外医药·植物药分册，2007，22（1）：21-22.

[25]　洪坦，周红梅 . 金纳多对中国植物药发展的启示 . 中国医药导报，2007，4（35）：98-99.

[26]　刘铜华，肖诗鹰 . 国内外中药市场分析 . 2 版 . 北京：中国医药科技出版社，2010：216-252.

[27]　萧伟，陈凤龙，章晨峰，等 . 国内外天然药物研究的发展现状和趋势 . 中草药，2009，40（11）：1681-1687.

[28]　鞠利雅 . 欧山楂（*Aubepine*）在法国植物药中的应用 . 中国中药杂志，2005，30（8）：634-640.

[29]　苏芮，陈岩，孙鹏，等 . 英国传统植物药销售过渡期结束 . 中国医药信息杂志，2014，21（12）：5-7.

[30]　Ogbourne S M，Parsons P G. The value of nature's natural product library for the discovery of New Chemical Entities：the discovery of ingenol mebutate. Fitoterapia，2014，98：36-44.

[31]　Rodrigues T，et al. Counting on natural products for drug design. Nat Chem，2016，8（6）：531-541.

[32]　杨扬，周斌，赵文杰 . 银杏叶史话：中药/植物药研究开发的典范 . 中草药，2016，47（15）：2579-2591.

[33]　Schwabe K-P. Extract from Ginkgo Biloba Leaves，Its method of preparation and pharmaceuticals containing the extract，in United States Patent. 1995，Dr. Willmar Schwabe GmbH & Co.；Germany.

[34]　周跃华，韩炜 . Veregen 的药学审评对中药新药质量控制研究的启示 . 中国新药杂志，2009，18（18）：1705-1708.

[35]　敬志刚，陈永法，叶正良，等 . FDA 批准的第一例口服植物药 Fulyzaq 情况及启示 . 现代药物与临床，2013，28（3）：421-423.

[36]　丁涛，温富春，纪凤兰，等 . 中药有效部位群组方配伍比例的筛选 . 中国医药导报，2012，9（18）：18-22.

[37]　李莉，曾艺玲 . 古方交泰丸镇静催眠有效部位配比研究 . 亚太传统药物，2008，4（10）：28-29.

[38]　姚干，等 . 二至丸有效部位群促进 T 淋巴细胞免疫活性的实验研究 . 中成药，2014，36（3）：441-446.

[39]　魏姗姗，詹常森，邓中平 . 麝香保心丸安全性研究概述 . 中成药，2015，37（5）：1080-1082.

[40]　Kwon Y S，Son M. DA-9701：A New Multi-Acting Drug for the Treatment of Functional Dyspepsia. Biomol Ther（Seoul），2013，21（3）：181-189.

[41]　张伯礼，范骁辉，刘洋，等 . 中成药二次开发战略及其核心技术体系 . 中国中药杂志，2013，38（22）：3797-3800.

[42]　朱大元 . 中药活性成分研究是中药现代化的重要组成部分 . 化学进展，2009，21（1）：24-29.

[43]　赵玉男，邢东明，丁怡，等 . 以数字模型对中药药效进行综合评价的意义和思考 . 世界科学技术，2002，4（6）：24-27.

[44]　严诗楷，赵静，窦圣姗，等 . 基于系统生物学与网络生物学的现代复方研究体系 . 中国天然药物，2009，7（4）：249-258.

第 8 章

药物发现中的筛选策略与展望

李静雅　周宇波　臧　奕

　　人类开展药物筛选的方法和策略与其社会文明和科学技术的发展密不可分，先后经历了活体评价、器官/组织筛选，再到现代的分子靶向、细胞表型以及多指标的高内涵筛选等多个阶段。最初的以人体直接进行药物发现的过程充满了曲折与艰辛，虽然包括很多中药在内的早期药物发现是源于偶然的生活实践继而总结所得，但有意识的通过人体试药进行药物筛选和发现的历史记载屡见不鲜，如我国的神农尝百草传说，这一药物发现模式一直延续到近现代。随着 19 世纪工业时代的到来，化学从炼金术的桎梏中得到解放，药物发现加速，药物开始成为工业产品，但药物评价仍然是通过志愿者、临床病人甚至化学家本人的大胆试药进行的，如 1899 年正式投产的阿司匹林的诞生就经历了这样的过程[1]。但随着越来越多的化学资源累积，直接人体试药的规模难以满足化学与临床需求，并且对人体也有较大的潜在危害。20 世纪 50 年代的"反应停"悲剧事件导致了约 1.2 万名畸形儿诞生，社会负面影响巨大，但也直接促成了严格的现代药物审批制度的完善：药品上市之前，必须要有合理的药品试验计划，并在试验过程中遵循严格的科学原则，以最大限度地保护人体健康。虽然以动物器官或者组织替代活体筛选可以一定程度的代替活性评价，但仍不能满足需求，药物的早期筛选迫切需要新的模式。1953 年 DNA 双螺旋结构的提出开启了分子生物学时代，使得药理学研究向前迈进了一大步，人们对药物靶点的认识深入到了基因和蛋白质的分子水平，从而拉开了分子靶向高通量筛选的现代药物发现新模式。如图 8-1 所示。

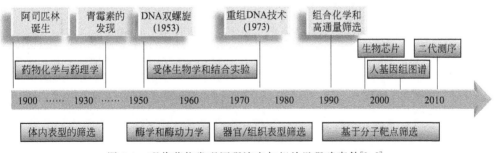

图 8-1　现代药物发现历程演变与相关里程碑事件[2~5]

8.1　分子靶向的高通量筛选策略

8.1.1　分子靶向高通量筛选发展概述

　　分子靶向高通量筛选是分子靶向治疗策略与高通量筛选技术的结合。分子靶向是以

DNA 双螺旋结构的发现为起点的现代分子生物学诞生后才有的概念。1973 年出现的 DNA 重组技术，使得人们对蛋白靶点的体外操控得以随心所欲。药物是生命科学研究的最终出口，所以几乎生命科学领域的每个重要技术突破以及重要里程碑事件都与药物（特别是药物靶点发现）密切相关：1998 年被美国《Science》杂志评为世界十大科技进展之一的生物芯片（biochip）技术，被誉为生命科学的"登月计划"的人类基因组计划（2001 年完成草图）以及近年成本被不断降低的二代 DNA 高通量测序技术等推动新的潜在靶点不断涌现。虽然不同研究者对于靶点数量有着不同的认识和看法[6]，但不可否认的是，靶点数的确在迅速增加。根据新加坡学者 Yu Zong Chen 所建立的治疗靶点数据库［Therapeutic Target Database（TTD），http：//bidd. nus. edu. sg/group/ttd/ttd. asp］的历年分析可见，药物靶点从 2002 年统计的 433 个增加到 2016 年的 2589 个，见表 8-1[7,8]。数据显示，虽然已有相关药物上市的成功靶点从 2010 年到 2016 年仅增加了不到 50 个，但处于临床阶段药物的靶点却有着显著增加，由 2010 年的 292 个增加到了 2016 年的 723 个，不断被发现的靶点成为开展分子靶向高通量筛选的基石。

表 8-1　2002～2016 年药物靶点统计[7,8]

年份/年	2016	2014	2012	2010	2002
所有靶点	2589	1959	2025	1894	433
成功靶点	397	388	364	348	—
临床靶点	723	461	330	292	—
临床前研究靶点	1469	1110	1331	1254	—

除了分子靶标种类与数目的与日俱增，化合物类型和数量在不断增加也是分子靶向高通量筛选得以迅猛发展的重要因素。从 19 世纪合成化学诞生开始，尤其是近 20 年来组合化学等高效合成技术的快速发展，使得人们在短时间内便可以合成大量不同结构的化合物，由此也催生了不同结构类型、各具属性特色的小分子化合物库。此外，分子靶向高通量筛选的另一大特色在于通量高，面对不断增加的潜在靶点和不断累积的化合物，实验室常规方法已不能满足相关需求。高通量筛选技术（high throughput screening，HTS）[9,10]产生于 20 世纪 90 年代，是将化学、基因组研究、生物信息以及自动化仪器等先进技术有机组合，发展而成的高自动化、高程序的药物发现新模式。该技术具有快速、高效等特点，在短短数年内，就已成为新药发现过程中最主要的技术手段之一，受到国际制药公司和科研机构的极大重视。机器自动化顺其自然介入，一定程度上可以视为人工智能在药物研发中的最早应用。对 PubMed 数据库检索"HTS"，结果显示最早的"HTS"相关研究论文出现在 1991 年，而且到 1997 年之间，每年都不超过 10 篇文章。直到 1999 年，微孔板标准化极大地提高了各类设备之间的兼容性，从而在短短数年内就成为新药发现过程中的主要技术手段之一。简而言之，高通量筛选技术是将机器人、数据处理和控制软件、液体处理装置和敏感的探测器等多种技术方法有机结合而形成的一种新技术体系，可以快速地对数以千计甚至万计的样品数据进行分析处理，加快药物发现进程。按照传统药物开发模式，对 20 余种药物的靶点进行筛选，一年的通量只能达到 75000 次，1997 年高通量筛选技术发展初期，每年可以完成 100 余种靶点筛选，每年的筛选通量达到 100 万次以上；1999 年高通量筛选技术进一步完善后，每天的筛选量就能达到 10 万种化合物[10]，与传统筛选方法相比，体现出明显的优势（表 8-2）。

表 8-2 传统筛选与高通量筛选参数比较[11]

传统筛选	高通量筛选
微量离心管	微孔板(96/384 孔等)
反应体系 1mL 左右	小体积反应 50~100μL
化合物使用量 5~10mg	化合物使用量 1μg
多次加样	可以同时加样
机械作用 1:1	机械作用 1:96 或 1:384
溶剂多样	统一用二甲亚砜溶解
反应慢且费力	反应快且高效
每周筛选 20~50 个化合物	每周大于 10000 样次
数量和筛选多样性受限	无数量和筛选多样性限制

分子靶向高通量筛选是为快速发现先导化合物,在药物研发的早期阶段处于关键位置。开展高通量筛选需要考虑靶点、化合物获取难易程度以及筛选体系可操作性等 3 个因素。关于药物靶点的定义[12]、分类,靶点特点、选择的问题已有前人很好地综述过了。综合考虑靶点与疾病相关性是靶点选择的重要指标,但实际情况非常复杂,靶点的新颖性和有效性需要兼顾考量,此外,靶点过度调控是否带来毒性反应以及靶点是否容易被调控等问题也是选择靶点需要考虑的因素。目前能够被小分子化合物调控的靶点主要集中在 G 蛋白偶联受体、离子通道、酶等类型[6,13]。化合物获取的难易程度主要指化合物本身的理化性质是否稳定,是否符合类药结构。筛选的可操作性主要是因为当下的技术局限,有些靶点很难在体外建立灵敏的筛选模型,或者建立的筛选体系达不到质量控制标准。

高通量筛选体系主要由五个部分组成:①化合物样品库;②自动化操作系统;③检测系统;④样品库的管理;⑤数据采集传输处理系统。除以上部分之外,尚有一些辅助系统配合 HTS,如计算机辅助设计、高效天然化合物提取方法等。高通量体系的质量控制是高效准确命中苗头化合物的首要保障,主要通过对自动化仪器以及筛选体系各种成分和体积等条件的优化实现,多种不同参数(表 8-3)可综合反映体系的质量控制情况[14]。以基于酶学反应原理的高通量筛选为例,可通过在微孔板设置加酶组和非加酶阴性对照组,利用信噪比($S/N = M_{signal}/M_{background}$)考察检测方法的灵敏度,但该指标不能反映筛选体系的稳定性[15]。而变异系数 $[CV = 100 \times SD/M(\%)]$ 相对能够较好地表征体系是否稳定。Z' 因子 $[Z' = 1 - 3 \times (SD_{signal} + SD_{background})/|M_{signal} - M_{background}|]$ 是高通量质量控制评价的金标准,能够综合反映信号窗口和变异系数。Z' 取值范围在 0~1 之间,其与信噪比以及变异系数的关系如下:$Z' = 1 - 0.03 \times (|S/B| \times CV_{signal} + CV_{background})/|S/B - 1|$ [16]。通常 Z' 值最低不应小于 0.4,其即相当于 $S/B = 3$,$CV = 10\%$,或者在可以控制 CV 较小的情况,S/B 窗口小于 3,但不能低于 2,以免过多的假阳性出现或者活性化合物遗漏。所以在筛选质量标准制定方面,人们通常选择更为严格的筛选标准 $Z' \geqslant 0.5$,以更好地控制筛选质量。

表 8-3 高通量筛选参数举例[17,18]

参数	微孔板 1	微孔板 2	微孔板 3
$M_{signal}/(mOD/min)$	10.09	7.77	5.84
$SD_{signal}/(mOD/min)$	0.84	0.81	0.96
$M_{background}/(mOD/min)$	0.30	0.69	0.74

续表

参数	微孔板 1	微孔板 2	微孔板 3
$SD_{background}/(mOD/min)$	0.51	0.57	0.67
S/B	34	11	8
SW	9.8	7.08	5.09
S/N①	19	12	9
S/N②	10.0	7.1	4.6
$CV_{signal}/\%$	0.08	0.10	0.16
$CV_{background}/\%$	1.73	0.82	0.77
Z'因子	0.59	0.42	0.10

① $S/N=(M_{signal}-M_{background})/SD_{background}$。

② $S/N=(M_{signal}-M_{background})/[(SD_{signal})^2+(SD_{background})^2]^{-2}$。

8.1.2 分子靶向高通量筛选的应用与回顾

分子靶向筛选策略是过去 20 年来的主流药物研发思路。1999～2013 年间 FDA 批准的 113 个 first-in-class 药物分析显示高达 70％的药物是通过靶向发现策略获得的，其中小分子药物占比 40％ [图 8-2(a)]，而相关的分子靶点主要集中在 G 蛋白偶联受体、激酶以及蛋白酶方面 [图 8-2(b)]。分子靶向高通量筛选对于新药发现的推动作用效果明显，目前已知的多个上市药物在研发过程中均采用了高通量筛选的策略，见表 8-4。

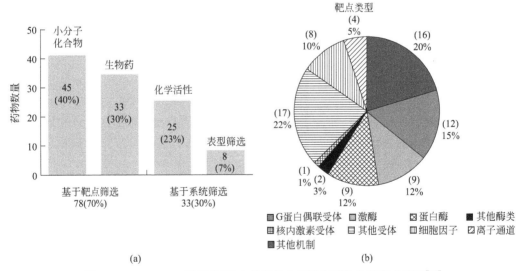

(a)   (b)

图 8-2 1999～2013 年间的 FDA 批准的分子靶向药物及其靶点概况[19]

表 8-4 通过高通量筛选发现的上市药物

药物(公司)	适应证	靶点类型	HTS 开始日期	FDA 批准日期
吉非替尼	肿瘤	蛋白酪氨酸激酶	1993	2003[20]
厄洛替尼	肿瘤	蛋白酪氨酸激酶	1993	2004[20]
索拉非尼	肿瘤	蛋白酪氨酸激酶	1994	2005[21]
替拉那韦	艾滋病	蛋白酶	1993	2005[22]

续表

药物(公司)	适应证	靶点类型	HTS 开始日期	FDA 批准日期
西格列汀	糖尿病	蛋白酶	2000	2006[23]
达沙替尼	肿瘤	蛋白酪氨酸激酶	1997	2006[24]
马拉维若	艾滋病	G 蛋白偶联受体	1997	2007[25]
拉帕替尼	肿瘤	蛋白酪氨酸激酶	1993	2007[20]
安立生坦	肺动脉高压	G 蛋白偶联受体	1995	2007[26]
依曲韦林	艾滋病	逆转录酶	1992	2008[27]
托伐普坦	低钠血症	G 蛋白偶联受体	1990	2009[28]
艾曲波帕	血小板减少	细胞因子受体	1997	2008[29]

开展高通量筛选背后的哲学逻辑是足够多样性的化合物中必然存在可以靶向蛋白质的小分子。高通量筛选是为发现苗头化合物（hit）和先导化合物（lead），为药物化学家提供分子靶向的新结构骨架。通过高通量筛选获得的化合物需要具备两方面的特质：一方面需要具有一定的生物活性，另一方面，也是药物化学家更看重的是，化合物是否具备改造成多种结构的可能性。以下 3 个实例能够充分体现分子靶向高通量筛选在药物发现中的作用与地位。

甲磺酸索拉非尼（sorafenib）是由拜耳与 Onyx 公司联合开发的用于治疗晚期肾细胞癌的药物[30]，在 2005 年 12 月被美国 FDA 批准上市。RAF/MEK/ERK 信号级联通路是调控细胞生长、分化和增殖最重要的通路之一。已经被证实在很多肿瘤细胞中，该通路存在突变或者异常活化[31]。拜耳与 Onyx 公司的研究团队相信靶向抑制 Raf-1 激酶的活性可以达到抗肿瘤的生物学效应。他们对 200000 个化合物进行高通量筛选，发现了一个活性微弱的 3-噻吩基脲。药物化学家对其结构进行改造发现在 3-噻吩基脲的苯环对位引入一个甲基，可以将化合物的抑制活性提高 10 倍。但利用传统的药物化学改造并没有发现 IC_{50} 低于 $1\mu mol/L$ 的化合物。为了进一步研究 3-噻吩基脲的构效关系，改善对 Raf-1 激酶的抑制活性，研究团队利用组合化学的平行合成技术，设计一个大约 1000 个双芳基脲的小分子化合物库。通过对组合库的筛选发现了 3-氨基异噁唑，对 Raf-1 激酶的 IC_{50} 为 $1.1\mu mol/L$。再对其进行结构优化，发现将尾端的苯基换成 3-吡啶环后，化合物对 Raf-1 激酶的 IC_{50} 降为 $0.23\mu mol/L$，体内抗肿瘤药理活性也显著增加。最后综合考虑药效、药代和安全性等指标确定了索拉非尼[32]。由甲磺酸索拉非尼的发现历史可见，在明确药物靶点的情况下，高通量筛选策略极大地提高了先导化合物的发现过程，有效地缩短了药物开发的周期。

马拉维若（maraviroc）的发现也是一个典型的例子。艾滋病是一种危害性极大的传染病，它像许多其他病毒一样，必须与人体细胞表面的蛋白分子相结合，才能进入细胞，入侵人类免疫系统。细胞上的 "CCR5" 就是这样一种受体，它的结构可以接纳艾滋病毒，成为病毒这把 "钥匙" 打开细胞内部的 "锁"，客观上成为艾滋病毒的 "共犯"。1997 年，Pfizer 公司希望能通过靶向拮抗 CCR5 实现抗艾滋病的目标。当时他们化合物库的规模在 50 万左右，筛选的原理是基于放射性配体结合受体试验。筛选完成后虽然发现了苗头化合物，其在细胞内基本没有抗病毒活性，但却为药物化学家展开结构优化提供了一个良好的开端。在随后三年，为了改善化合物的药理和药代活性，超过 4000 个化合物被合成，最后得到了化合物 UK-107543 即马拉维若（maraviroc）。马拉维若对 R5 HIV-1 显示高效的抗病毒活性，且不影响细胞表面 CCR5 水平以及细胞内的信号转导，对 CCR5 有高度的选择性。最终在

2007 年该化合物被 FDA 批准上市[33]。

  血小板生成素受体激动剂艾曲泊帕片（promacta，GlaxoSmithKline），2008 年被 FDA 批准用于治疗慢性特发性血小板减少性紫癜。该化合物是 1997 年史克必成公司和 Ligand 公司合作开发血小板生成素受体激动剂的衍生物。和上述例子类似，高通量筛选只获得了弱的生物活性苗头化合物，经过药物化学家的改造优化，最终诞生了一个上市药物。最初很多人认为只有多肽才可能调节其血小板生成素受体功能，根本不相信可以找到靶向细胞因子受体的小分子激动剂。通过这个案例让我们认识到小分子化合物具有无限可能。虽然通过高通量筛选获得的苗头化合物从结构上看被认为是"讨厌的化合物"，不具有类药性，但后续一系列的生物学实验证明了该系列化合物与细胞因子受体存在相关性[29,34]。

8.1.3　靶向药物筛选的重新定位与发展趋势

  过去的几十年，靶向激酶、G 蛋白偶联受体（GPCRs）以及离子通道等的分子靶向药物研究取得了巨大的成功，其中分子靶向高通量筛选技术在促进候选药物快速发现过程中的作用有目共睹。但长期以来，对于分子靶向高通量筛选的发展趋势，以及如何更加有效地应用于药物发现特别是我国的新药发现，仍是大家讨论和关心的话题。

  从技术角度讲，高通量筛选技术将会向着更微量、更快速、更灵敏、更智能的方向发展。高通量筛选是建立在自动化和微量化基础上的技术。目前的超高通量筛选技术，筛选样次已经可以达到 100000 次/d；微孔板已由以前的 96 孔、384 孔，逐渐升级到 1536 孔；反应体积从原先的微升级别降低到纳升级别[35,36]；自动机器人操作系统也在相应的更新换代。还有新的检测方法如基于无标记技术的具有更加灵敏和定量分析能力的高通量筛选平台也在出现。未来的微型化规模和操作速度还将不断被刷新，但对筛选数据信息挖掘整合、数据库管理的智能化需求将会越来越高。经过多年的发展，大量高通量筛选的数据已经可以从如 Pubchem 等数据库获取，高通量筛选将进入对品质的更高要求。产品如何在执行完一次高通量筛选后，迅速对以往高通量筛选结果甚至对网络公共数据库资源进行比较、整合、分析，并且能够自主学习，从而为用户提供一站式、可视化的全面精确的智能分析结果是用户真正关心和向往的。

  我国的高通量筛选实验室基本是清一色的先进的欧美产品装备，但人们对高通量筛选的认识还是存在一定的误区和片面性：重视对硬件设备的投入，忽视对信息分析的投入，导致高通量筛选过程与国际接轨，但在如何进行数据分析、如何最大化筛选结果方面还停留在手工操作的相对原始状态，这种不协调性在很大程度上限制了通过高通量筛选发现活性苗头化合物的效率，甚至让包括进行高通量筛选的工作者都对高通量筛选的效率产生怀疑。高通量筛选智能化虽然也需要高端高通量筛选硬件设备的支持，但其核心是对数据的有效智能分析。叶其壮博士曾利用机器学习算法对 MetAP 靶点的高通量筛选结果进行数据挖掘，提高 hit 发现率[37]。此外，关于对高通量筛选数据挖掘的算法以及如何降低高通量筛选系统误差的研究文章已有许多报道[38,39]，但鲜有中国学术界和工业界的身影。高通量筛选智能化的研究仍在路上，硬件设备生产商与数据分析生产商的整合尚需时日。我们正经历从以华为公司为代表的中国制造向中国创造的质变，正在体验大数据时代给我们带来的便利与惊喜，我们也呼吁和期待国产高通量筛选智能化技术的弯道超车。

  新的潜在药物靶点不断被发现，这为开展新的分子靶向药物高通量筛选提供了广阔的空间，同时也带来了挑战。一方面，新的筛选体系需要建立（如基于蛋白-蛋白相互作用原理的筛选体系就与以前基于酶活性的体系不同)，另一方面，长期以来积累的化合物结构类型又与包括激酶、蛋白酶等成熟靶点密切相关，这样可能会降低高通量筛选发现活性化合物的概率。所以化合物库的容量与质量是影响高通量筛选结果好坏的另一重要因素。位于上海张江高科技园区的国家化合物样品库目前已具有近 220 万个结构多样性化合物，对提升我国高通量筛选能力起着极大的提升和带动作用。天然产物在创新药物研究环节中占据着独特和不可替代的位置。在 1981~2012 年间，全世界批准上市的 1450 种药物中，约有 50% 的药物来源于天然产物或与天然产物的先导结构有关，其中 5% 的药物为天然化合物的直接应用[40,41]。我国具有天然药物资源优势，虽然国家化合物样品库的卫星库在着手开展系统的天然产物来源化合物库的收集和管理，但在规模化方面仍有待进一步提高，这些独特的资源可能是未来开发具有独立自主知识产权原始创新药物的重要物质基础。

　　另一个经常被提到的问题是到底该对规模庞大的随机结构分子库进行从头筛选策略，还是优先开展虚拟筛选，对潜在活性分子集中库进行筛选和后续验证的策略？分子靶向高通量筛选在新药研发中的定位不会改变，仍将是以高效发现潜在活性化合物，为化学家提供改造结构骨架线索为主要目标。以上两种策略各有所长，在对新靶点的筛选方面，它们将长期灵活并存，而且将会相互融合、相互补充，共同促进新靶向活性化合物的快速发现。

　　相信在筛选技术智能化、化合物库结构多样化以及与虚拟筛选技术的交叉融合趋势下，分子靶向高通量筛选将会更加有力地推动创新药物的研发进程。

8.2　基于生物学功能的表型筛选策略

8.2.1　表型筛选的回顾与展望

　　药物研发以发现安全有效的治疗人类疾病的药物为目的，而高效的药物筛选手段是药物研发成功的重要基石。回顾人类将近一个世纪的药物发现史（图 8-1），药物筛选经历了体内表型筛选、组织/器官表型筛选、分子靶向筛选和体外表型筛选等过程。在 20 世纪初期，经典的药物化学和药理学是药物发现的主导，而基于整体动物的表型筛选是药理学研究的主要内容，也是药物发现的基础和重要手段，这是早期的传统的药物表型筛选，即"经典药理学"[42]。20 世纪 50~60 年代，酶和酶动力学的深入研究使得基于组织/器官的表型筛选迅速发展，在这一阶段，大量的酶被发现并在体外表达纯化，成为药物发现中重要的分子靶点，为将来的分子靶向药物筛选奠定了基础[43]。到了 20 世纪 70 年代，生物学中的酶动力学被交叉应用于受体药理学，受体药理学也逐渐成为药物发现的热门研究领域[44]。20 世纪80 年代后期，分子生物学和基因组学的迅猛发展为分子靶向药物筛选（也被称为"反向药理学"）开启了大门，之后，重组 DNA 等技术方法的推广应用，促进了大量基于分子靶点的药物筛选模型的建立[45]，至此，分子靶向筛选的策略开始流行。到 20 世纪 90 年代组合化学的发展带来的高通量筛选，可利用分子模型或细胞株筛选庞大的化合物库，从而有效提高先导化合物的发现率[46]。在过去的几十年里，分子靶向药物筛选已成为药物发现的主要方法。然而，最近药物表型筛选作为先导化合物的重要发现手段又重新开始受到关注。

　　分子靶向药物筛选和基于表型的药物筛选是两种对立的药物筛选方法。前者是药物发现的传统方法，目标就是"药靶"（可以调控细胞内反应或组分），并通过多种形式来验证目标的正确性（如明确的人类遗传数据或相关模型中靶点与疾病表型之间的联系），然后利用生物化学、结构生物学、化学、自动化等技术，对大量化合物在分子靶标上进行高效高通量的筛选，得到在体外可以直接或间接影响靶标的化合物，再利用相关动物评价化合物的体内有效性，是 20 世纪 80 年代最常用的筛选方法[43]。基于靶点药物筛选的必备条件是有明确合理的药物靶点，因此，对于发现新表型和新生物领域具有一定的限制性。且这种方法对于"药靶"的可用空间相当严格，为此各种激酶和 G 蛋白偶联受体受到了广泛关注。例如，King 和他的助手发现泛素分裂酶 USP14 可以在体外及细胞系中抑制泛素-蛋白结合的降解，他们设计了一个可以筛选高选择性的 USP14 抑制剂，并证明了这样的化合物可以促进神经退行性疾病中多种蛋白泛素依赖性的降解[47]。另外，在体外通过"药靶"实验得到的化合物，除了要解决化合物在体内跨膜、抵御细胞代谢或外排、化合物的溶解性、生物反应性等问题外，还要特别注意脱靶效应。最大的问题是，在体外化合物可以选择性地抑制或激活目标，到了体内这种作用是否引发其他代偿性的信号通路或机制而抵消掉。

与分子靶向筛选相对，表型筛选在细胞或生物体中并不需要明确的靶标，传统的药物表型筛选方法是在疾病动物模型上筛选能够改变表型来治疗疾病的化合物，然后进一步探索化合物发挥药理作用的靶点以及作用机制。果蝇/苍蝇和斑马鱼等都是常用的表型筛选动物[48]，然而全基因组筛选是非常昂贵和耗时的，大型的化合物库筛选目前只在细胞或分子中实现。随着各种研究技术和仪器设备的发展（如高通量筛选平台和高敏感检测系统）及有效药物研发的迫切需求，表型筛选重新受到关注并顺应时代变化形成了现代表型药物筛选，通过检测化合物对复杂生物体及相关特异性靶分子或信号通路的改变（如杀癌细胞，激活/抑制相关信号通路，改变细胞自噬、凋亡、细胞周期分析、细胞分泌、细胞骨架重排等），从而获得使生物体发生表型改变的化合物，其涉及更多更复杂的生理和病理过程，可深入到细胞水平[49]。

据统计，1999~2008 年 FDA 批准的 183 个小分子药物中有 32%（58 个）来自表型筛选，而在 50 个 1 类新分子实体中有 56%（28 个）是通过表型筛选获得的，效率高于通过分子靶向筛选的 34%（17 个）[50]。现代表型筛选的主要优势在于可以靶向生物体的任何一个蛋白，无需优先知道靶点，这对一些病因不明、缺乏有效治疗药物的罕见病如神经退行性疾病的药物开发具有更重要的意义，也可应用于新的药物靶标的药物发现[51]，且可以直接淘汰掉化学特性不好（如毒性大或渗透性差）的化合物，此外，一些在细胞内影响蛋白功能如蛋白结合、亚细胞器定位、翻译修饰等的化合物也可以被淘汰。据推测，在 FDA 批准的一线药物中，尽管分子靶向药物比表型筛选所得的药物有更大的市场占有率[52]，然而后者因上述优势使得药物比前者显得更成功，表型筛选将成为具有远大发展前景的药物发现途径。药物发现历程中从"早期的体外表型筛选为主导，到分子靶向的高通量筛选的盛行，再到现代表型筛选的重归"的发展历程，显示出人们对药物发现模式的不断改进和探索。

8.2.2 表型筛选在药物发现中的应用

8.2.2.1 基于动物表型筛选

在传统的表型筛选中，小鼠、线虫、斑马鱼和果蝇等小动物被作为疾病模型用于药物筛选，相比于细胞可以更好地模拟人体复杂的生理环境，从而提供化合物吸收、分布、代谢、消除和毒性的相关信息。表型筛选的关键是有与病理直接相关的显著一致的表型可以被调节，虽然体内模型会淘汰吸收差、代谢快、限制细胞膜通透性和毒性的先导化合物，但亦有明显的缺陷。由于种属差异，模型动物与人类疾病的相关性差也加大了药物研发的失败率，且啮齿类或大动物的筛选因通量有限而使用受限，果蝇和斑马鱼等小动物的筛选模型虽然曾被优化于96孔板中进行试验，然而通量与细胞相比还是远远不如[53,54]。因此，基于动物表型的筛选方法多用于评估已批准药物或后期候选药物的重新定位，而基于细胞表型的筛选方法似乎更适于最初化合物筛选确定先导化合物对药物发展生理学和疾病相关。

8.2.2.2　基于细胞表型分析

基于细胞表型的生物学分析，可使用原代人类细胞株、永生化细胞系或近几年发展起来的来源于患者或正常人的可被诱导的多能干细胞分化的特定细胞类型（表8-5），综合了动物表型筛选和分子靶向筛选的优点，既保留了动物表型筛选本身的生物复杂性，使相互作用的蛋白有完整的细胞环境和信号网络，又保留了分子靶向筛选的高通量筛选能力[55]。在基于细胞表型的先导化合物发现中，细胞活力测定、细胞信号通路分析和疾病相关的表型分析是三种最常用的方法。

表8-5　表型筛选中使用的细胞实例[57~64]

相关疾病	细胞类型	试验
原代细胞		
甲状腺癌	甲状腺细胞	TSH反应蛋白
囊性纤维化	支气管上皮细胞	电生理学
永生原代细胞		
甲状腺癌	甲状腺细胞	细胞活力（ATP含量）
工程化细胞株		
亨廷顿病	PC12	蛋白聚集体（GFP）
脊髓性肌萎缩症	U2OS	RNA剪切（荧光素酶）
来自干细胞的人细胞		
家族性自主神经功能异常	神经嵴前体	RT-PCR
神经细胞增殖分化	神经上皮样干细胞株	细胞活力（ATP含量）

细胞活力测定实验是通过检测化合物杀死癌症细胞或外源性病原体包括细菌、真菌、原虫和寄生虫的能力，不同检测分析实验的原理不同，涉及线粒体活性、细胞代谢或伴随活/死亡细胞相关酶活性等。如MTT比色分析法通过细胞的生长和活性评估化合物的毒性，利用活细胞线粒体中的琥珀酸脱氢酶能使外源性MTT还原为水不溶性的蓝紫色结晶甲䐶并沉积在细胞中的特性[56]；Alamar-Blue分析法采用单一试剂，可以连续、快速地检测细胞的增殖状况、细胞毒性以及病原微生物，而不影响细胞代谢、细胞因子分泌、抗体合成等，可以对同一批细胞的增生状态进行连续观察和进一步的实验观察，适用于细菌、酵母类、昆虫类、鱼类、哺乳类等多种细胞[55]；通过细胞死亡时释放细胞内酶例如乳酸脱氢酶（LDH）分析和蛋白酶释放分析也可以测定细胞活力；Hoechst染料（细胞膜可渗透；活细胞染色）和碘化丙啶染料（不能透过膜；死细胞染色）通过定量荧光染料嵌入至DNA来检测化合物对细胞生长的影响；ATP含量分析通过测量活细胞中ATP水平来反映细胞活力。另外还有BrdU、CCK-8、WST-1等方法均可用于细胞活性检测。

信号通路分析用于检测部分表型的改变，如靶向已知信号通路如GPCR、核受体、MAPK/ERK和转录或泛素-蛋白酶体通路等，信号通路分析一般都借助于蛋白-蛋白相互作用整合一个复杂的调控网络至转录激活报道基因的表达（如荧光素酶，β-内酰胺酶或酶互补偶合）或荧光蛋白（GFP和YFP），产生一个可测量的发光或荧光信号，获得化合物对整体信号通路的影响[65]。其主要优点是靶向一个通路中的所有蛋白和组分，被鉴定的活性化合物可能在任何点或多个点与靶点作用。针对分子靶点的治疗理论上应该可以达到显著的治疗效果，然而实际上单靶点药物在治疗复杂疾病上并不理想，因它特异性作用于单靶点而对复杂的病理过程难以达到预期效果，或者产生较大的毒性，所以基于信号通路的筛选具有基于单一靶点药物筛选不能实现的一个优点。

疾病相关表型分析是通过检测细胞相对于正常细胞表型的疾病特征变化，如形态学改变、蛋白转运、表达或功能上的差别等。如可通过细胞活力试验检测亨廷顿病的突变体，其突变体的HTT基因长CAG三核苷酸重复序列的表达有细胞毒性，会导致细胞死亡；Niemann Pick疾病的C类患者细胞溶酶体胆固醇积蓄，可以通过Filipin染色试验检测[66]。检测伴随疾病细胞产生的细胞形态学变化和被化合物影响而改变的正常化的表型分析有许多实例，如分析阿尔茨海默病和帕金森病的轴突生长状况，测量肌病变和中枢神经系统疾病中异常的细胞骨架结构、核形态与许多疾病相关的细胞凋亡。细胞形态学分析也可达到高通量筛选，如利用含GFP-标记蛋白的细胞分析蛋白表达水平或标记蛋白易位和结构。一些由于疾病状态或基因突变下某些蛋白质活性或表达水平改变，导致重要的细胞信号通路或功能的失调，可在筛选中检测参与细胞周期的DNA含量、核形态学和蛋白水平，例如有丝分裂抑制剂[67]。生物荧光能量共振转移（FRET）和蛋白质片段互补实验可被用于确定抑制或增强细胞内蛋白-蛋白相互作用的化合物，报道基因分析可用作细胞信号通路中的变化探针[68,69]。

8.2.3 表型筛选在药物发现中的实例

早期FDA批准的药物大多是利用表型筛选发现的，在其作用机制或蛋白靶点被鉴定前已经被监管机构批准。如俗称"万灵丹"的阿司匹林，可退烧止痛、抵御中风、抗血栓等，人们花了将近100年的时间才确定其作用机制和分子靶点；降压利尿药钙离子通道阻滞剂也是通过筛选可松弛平滑肌扩张血管的化合物，最后找到其作用靶点是钙离子通道；著名的一线降糖药二甲双胍的作用机制至今还未完全阐明。

8.2.3.1 表型筛选在神经退行性疾病药物研发中的应用

在缺乏有效预防策略和治疗手段的大环境下，神经退行性疾病在老龄化人群中越来越普遍。然而神经退行性疾病的机理至今未完全明了，就无法为药物研发确定明确的靶点，使得相关药物的研发困难重重。

通过对患者来源的多能干细胞进行培养、分化和基因组操纵从而发展成为神经元和神经胶质，并应用于神经退行性疾病药物的表型筛选。如与神经退行性疾病相关的表型有细胞凋亡、改变疾病相关蛋白的定位和特定的细胞应激反应[70]，表型筛选的关键是采用与病理密切相关且表现一致的表型作为筛选的指标，其优势在于它在一定程度上高度模拟体内的生物复杂性，通过表型筛选获得的苗头化合物，在动物体内有效的成功概率得到极大提高。

对于神经退行性疾病药物的发现来说，表型筛选虽然更有优势，但它也有自身的局限，哺乳动物神经退化的细胞模型较为脆弱且易突变。例如，PD患者检测α-synuclein的表达量，但是过表达重组的α-synuclein于人类细胞系会产生毒性而难以用于筛选。其原因可能是在建立重组的人类细胞系时，培养过程中不可避免地导致更高的抗凋亡作用和细胞死亡率，以及增加了遗传和表观遗传的改变。基础的啮齿类动物神经元培养虽然提供了一个更符合的生理环境，但当 α-synuclein 过表达或者当细胞暴露于外源性 Aβ 或 α-synuclein 时是有明显毒性的[71]。总之，细胞的异质性和不宜扩大，病毒的转染冻结的严格和烦琐的要求，时间、成本和劳动力等的限制，使得高通量表型筛选并不适用于这些神经元。

8.2.3.2　表型筛选在原代细胞和干细胞中的应用

因重组细胞株和永生化细胞可迅速大量增殖至高通量筛选的要求，常被用于表型筛选来确定先导化合物，然而人源的原代细胞和患者来源的细胞因其生物学特性和疾病相关性更加适用于先导化合物的表型筛选，药物研究发现的人源原代细胞有更好的生物学相关性，只是分离的原代细胞寿命短和细胞类型等特性使其在先导发现中的大量应用受限制。人源的胚胎干细胞和多能性干细胞能够被分化扩展至祖细胞，进而分化成可用于药物筛选的多种类型的成熟细胞，例如神经元、心肌细胞和肝细胞。此外，来自患者皮肤、血液或其他细胞的多能干细胞可用于建立疾病模型，与人类疾病有更好的病理生理学相关性[72]。干细胞分化涉及的分化效率、扩大、重现性和成本效率等仍在改善，最近有报道表示已有化合物利用干细胞分化得到的祖细胞筛选得到。利用来自患者或正常干细胞分化而来的祖细胞的化合物筛选也已实现高通量，包括神经嵴干细胞（来自有家族性自主神经功能异常的多能干细胞，IKBKAP 表达）、神经祖细胞（来自正常的多能干细胞，Wnt/β-catenin 信号）、神经上皮样干细胞（来自正常的多能干细胞，细胞增殖和生存）和神经元（来自胚胎干细胞，AMPA 谷氨酸受体）[73]。另外，多种来自干细胞的人源细胞已用于评估药物疗效和评估化合物毒性[74]。

8.2.3.3　表型筛选在药物新适应证和新靶点研究中的应用

表型筛选在确定已知药物新适应证和对尚无有效治疗手段的疾病有重要作用。研究人员对已批准的药物进行收集并以此开展筛选发现新适应证的先导化合物，包括 NF-kB 信号、C 型 Niemann Pick 疾病、慢性淋巴细胞性白血病、脊索瘤、肾上腺皮质癌症和甲状腺癌等[75~79]。对已批准药物新适应证的鉴定，可大大缩减药物研发的时间和成本，同时降低早期临床试验失败的风险，此方法尤其适用于罕见病药物的研发，可以较低的成本、更快的速度获得有效候选药物。另外，药物对特定的蛋白、受体或酶的药理学特性已知，筛选已批准的药物可以鉴定发现新的作用靶点，而一旦新靶点被表型筛选验证，可直接应用于新药研发。

8.2.4　药物发现中表型筛选的优势

分子靶向筛选与表型筛选的比较见表 8-6，分子靶向筛选中，高通量筛选的可行性和先导化合物的优化方面有着明显的优势，且明确靶点有助于指导候选药物的毒性研究。然而其缺陷也很突出，有分析显示，Ⅱ期和Ⅲ期临床试验失败，靶点无效是一个很普遍的原因[6]。有文献报道，虽然人类基因组计划的成功已揭示总共约 20000 个人类基因编码，约 500000 个蛋白质，但在当前 FDA 批准的药物里只存在 435 个有效药物靶点[45]。所以基于分子表型筛选并不能满足当前药物研发和新靶标发现的需求，现代表型筛选的发展是必然趋势。

借助于表型筛选技术从小分子化合物资源中发现先导化合物具有重要意义。首先，从药物研究的角度，表型筛选不需要明确靶点信息，可以在靶点未知的情况下对疾病相关的表型进行操作来获得活性化合物，进而快速移至体内研究，这类筛选方式对于靶点未知、机制未明的疾病药物研究至关重要。其次，表型分析是生物学和药理学研究所必需的理论基础，细胞或生物体功能紊乱，如通过基因突变（自然突变或诱导突变）或小分子处理，可观察到表型的改变，从而探索其生物学机制，提高对基础生物学和疾病生物学领域的认识。这意味着除了酶抑制剂、受体激动剂或拮抗剂外，从表型筛选得到的小分子还可能发现变构调节剂或是蛋白-蛋白相互作用解除剂，丰富了分子靶向获得先导化合物的性质类型与多样性。

表 8-6　分子靶向筛选和表型筛选的比较

特点	分子靶向筛选	表型筛选
疾病的分子靶点	已知且必须知道	无需知道
筛选通量和试验	通量高，模型相对容易建立；试验与生物相关性较低	通量可高，生物学相关；成本可能较高
先导化合物作用机制	已知，可加速临床前药物研发；确定新机制的可能性受限制	靶点未知，可能靶向靶点或信号通路
验证先导化合物的方法	直接结合试验、模型分析、X 射线晶体学等进行分析；但是需要通过在有天然靶点和复合物的细胞或其他表型实验证实	可快速移至体内研究；可能需要确定靶点
SAR 优化方法	易得且直接	可能需要发展靶向实验
先导化合物的疾病相关性	靶点可能与疾病不相关	疾病相关，可能治疗更复杂的疾病

　　研究人员对通过分子靶向筛选和表型筛选研发新药所耗的时间和资金进行了一个粗略的估计（图 8-3），分子靶向筛选和表型筛选平均发现 1 个药物通常需要 10～12 年和将近 10 亿美元，而利用已知药物进行表型分析获得新的适应证的开发时间和成本可能要低得多，药物再利用筛选也可用于对新靶点的鉴定，因为许多活性药物有已知的作用机制，鉴定先导化合物可能指向一个新靶点和方向。所以针对已批准化合物的表型筛选可能也会成为未来新药发现的热点。

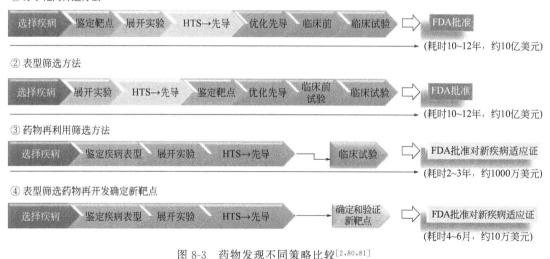

图 8-3　药物发现不同策略比较[2,80,81]

　　人们已认识到药物发现对高质量先导化合物的迫切需求。表型筛选试验因其生物学特性和疾病相关性，具有较大的潜能迎接这项挑战，通过首轮筛选很可能为先导化合物的发现提供更高质量的苗头化合物。但相对于传统表型筛选，现代表型筛选研究也亟待解决的局限性，需要不断开发新技术、新设备，整合传统筛选方法和现代先进技术方法；基于动物模型筛选的低通量和疾病相关性仍需继续改进；基于细胞表型筛选包括那些利用来自人类原代细胞和人源干细胞还需继续扩展类型；基于细胞和疾病表型的模型数量有待推陈出新，并不断优化其靶标确证的方法。表型筛选是一个多学科交叉的研究领域，需要化学和生物学方面的学者共同努力来解决，现代表型筛选将成为发现作用于新靶标的新化合物最有效的途径。

8.3　基于多指标的高内涵筛选策略

8.3.1　高内涵筛选概述

8.3.1.1　高内涵成像分析技术是新的技术平台

高内涵筛选（high content screening，HCS）或自动显微筛选用来检测细胞甚至整个有机体的多种生物学活动，最经典的是用来检测细胞或有机体在经过多种染色后的多种生物学特征，它是一种在保持细胞结构和功能完整性的前提下，结合荧光显微成像和定量图像分析的自动化高通量筛选技术，因此有时也被称作高内涵分析（high content analysis，HCA）、高内涵成像（high content imaging，HCI）或流式成像（image cytometry，IC）。其中，HCA 也可以归于 HCS 的一部分，然而它们均优于低通量自动显微分析（小于十万样本量或数据）。

HCS 一词在 1997 年首次使用[82]，被认为是临床组织的自动化分析方法[83]和高通量筛选（high throughput screening，HTS）[84]的升级，而 HTS 则是自计算机终端管理系统出现以来具备自动图像分析技术的早期版本，例如 Oncor Videometric150、BDS chromosome painting 和 Meridian ACIS Ca^{2+} image tracker。现如今的系统不仅拥有它们原始的功能，并且能进行视化和量化。这种多特征多通道的特点赋予 HCS 强大的性能和极富挑战的复杂性。相比于 HCS 的前身 FMAT（fluorometric microvolume assay technology），HCS 操作更加简单，且能改进信号、剔除干扰，也能在多相的环境下对单个细胞或特定的细胞亚群进行靶点和表型的实时动态分析，这些是其他仪器所不能比拟的。重要的是，HCS 能够模拟生理学的细胞系统进行药物的药效学检测，尤其是对原代细胞或分化的干细胞以及 3D 培养（three-dimensional cell culture，3DCC）系统来说效果更加明显。

8.3.1.2　高内涵分析技术具有自动化和智能化的特点

HCS 最经典的应用是用单一终端法对药物进行初步筛选。但在大多数情况下，在初步筛选中需要更多的筛选形式，诸如细胞活性及各项生理活动，此时，HCS 展现出其强大的优势。例如 HCS 能用来检测细胞间的间隙连接情况。将用荧光染料染色的细胞和未染色的细胞混合，便可通过观察荧光强度及位置的变化或细胞表面特异蛋白的表达来反映细胞的连接形成。结合终端法的初步筛选，这样的可视化检测方式能够使结果更加直观可靠。

细胞形态学变化如神经突增生依靠分子标志物检测也是远远不够的，需要靠显微成像给予实际考察。细胞分化[85]同样也需要进行细胞形态学的检测，如上皮细胞向间质细胞的转化[86]或前体细胞向少突胶质细胞、星形胶质细胞及神经细胞的转化等，当然这也需要结合分化标志物检测进行证实和分类。细胞内的形态学也可以运用 HCS 进行监测，如蛋白质的表达、转运和易位或细胞质与细胞核及其他细胞器的物质交换，或是细胞器与细胞表面的物质运输，甚至是细胞器或囊泡内部蛋白质的各项变化等。此外，细胞的迁移、侵袭或趋药性也都可以进行实时监测[87,88]。

然而，HCS 的应用远不止寻找合适的先导化合物，而是贯穿在整个药物研发当中，包括先导化合物的优化和毒性预测、表型筛选中药物靶标或信号通路的鉴定，还有临床数据的分析，甚至是超越生物学分析检测，能够在物理或化学领域范畴内进行化合物结晶条件或抗腐蚀能力的筛选。相比于其他分析手段，HCS 的突出特点是：筛选结果多样化，多指标多靶点共同作用，检测体积不会因检测指标的增加而增加，操作简单可行且自动化，获取信息是以细胞为单位而非以微孔板为单位，尤其是自动化方面，HCS 能够进行高速激光自动聚焦、多色彩实时自动成像、自动剔除碎屑荧光干扰等。

HCS 的发展得益于生物化学和计算机科学的进步，比如基因和分子研究手段与高通量实现了兼容，各种适于 HCS 分析的试剂应运而生以及各种硬件软件的改善[89]，尤其是显微荧光定量方法和与之配套的计算机图像处理及数据分析软件的出现，都使得 HCS 在传统的HTS 基础上实现了一次跨越，使基础的生物化学研究进入大数据高通量的精准科学时代。

8.3.1.3 高内涵筛选工作流程

HCS 流程一般包括样品制备、图像获取、图像检测分析、数据处理、信息学统计，因此，所对应的系统分别是：全自动高速显微成像系统、自动化荧光获取系统、检测仪器、全自动图像分析系统、数据管理系统（图 8-4）。

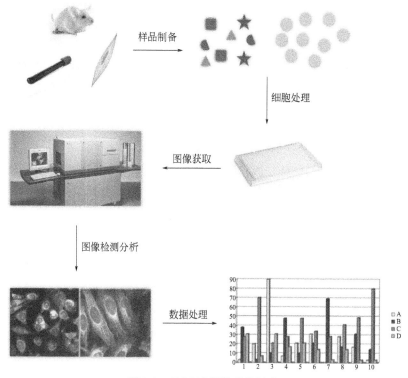

图 8-4　HCS 流程及系统组成

荧光显微系统中，细胞结合荧光标记物可反映出细胞生理条件上的变化，并通过将光源引入到细胞内的荧光探针以捕获细胞变化的丰富图像信息。在观察到荧光标记的细胞变化后，高分辨率相机可用来拍摄图像。自动化荧光图像获取系统可快速并精确地移动细胞培养板载玻片，自由转换各种波长的激光机散射滤光片以满足多种研究需要。另外，还可以增加温度控制系统以维持细胞活性，也可以增加自动加样系统及白光系统等功能，便于灵活运用。获取图像后，检测仪器能将变化重点监测和动态活细胞检测相结合来进行分析，并通过图像处理软件转变成生物学信息，最终保存或管理在数据管理系统。

HCS 高效地结合了自动显微成像技术与图像分析技术，实现了对各类细胞表型的多靶点多参数的同时检测，具有快速、高特异性、高灵敏度，主要是高通量的特点。更重要的是，高内涵药物筛选是以细胞为单位进行的，包括细胞大小、形态、胞质或胞核的染色强度，并能自动剔除细胞碎屑的荧光干扰，具有选择细胞群体和检测细胞变化的能力。与分子水平的筛选相比，细胞水平的筛选免去了对靶标蛋白的纯化，使靶标蛋白的构象及所处的环境更接近天然的生理状态，同时，那些具有细胞毒性或不能透过细胞膜的化合物将被排除。

对于 HCS 而言，其对软件的要求较高，全面高效的后期数据处理分析系统是 HCS 成功的决定性因素之一，目前较为常用的分析系统包括 BD Biosciences 公司的 BD Pathway855/435 系统、Perkin Elmer 公司的 Opera/Operetta 系统、GE Healthcare 公司的 IN Cell Analyzer6000/2200 系统等。

8.3.2 高内涵筛选技术的新趋势

8.3.2.1 高内涵筛选技术在个性化药物研发中的应用

高内涵成像分析技术可以加速新的生物标志物的发现，对个体水平的生物标记情况进行快速准确的检测。同时，在转化医学领域，如肿瘤学转化医学领域[90]、代谢转化医学领域[91]，一方面可以加速基础研究，如发现疾病的发病机制及信号通路改变，寻找新的治疗药物靶点及标识物，完成多药靶点化合物筛选，发现新的 hits 等；另一方面，可加快基础研究向临床研究的转化，如评价药物的安全性、毒性及副作用等。

其中在肿瘤学研究中，由于肿瘤是在体内外各种因素的作用下由系列基因连续突变导致细胞生长失去控制所致，故每个肿瘤患者，即使是同一种肿瘤，其致病因素和体内病变特征也不同，因而每一个患者的肿瘤都有其独特的生物特征，这就是肿瘤的异质性。肿瘤的个性化治疗应运而生，在进行医治的过程中可以根据个体差异"对症下药"（图 8-5）。但个性化治疗的实施同时需要多学科/交叉学科，如基因组学、药物基因组学、蛋白质组学、代谢组学的共同介入，同时更需要新的快速检测技术及平台来完成个体化水平的大规模数据的采集及分析。涉及肿瘤细胞的形态学、功能学（细胞黏附、肿瘤侵袭等）、蛋白质表达和基因调

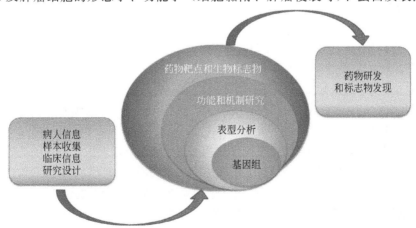

图 8-5 从癌症基因组学到个性化药物[90]

注：癌症基因组学个体化医学，文氏图中强调关键的科学挑战和相互依存关系。

控等一系列的复杂观察和改变，同时涉及肿瘤药物的药效和细胞毒性作用的研究。高内涵成像分析系统是在保持细胞结构和功能完整性的前提下，同时检测被筛样品对细胞形态、生长、分化、迁移、凋亡、代谢途径及信号转导各个环节的影响，在单一实验中获取大量与基因、蛋白质及其他细胞成分相关的信息，确定其生物活性和潜在毒性的过程。

随着高内涵分析技术的应用，组织蛋白质组学进入了一个崭新的阶段。利用免疫荧光、荧光蛋白报道基因、特异性染料和功能性基因组筛选的方法，对蛋白质组学中疾病相关蛋白的表达量、细胞器分布情况、组织表达差异及信号通路转导情况进行大规模、高通量的分析和处理，通过蛋白质组学研究，进一步了解疾病的发病机制和个体差异。

8.3.2.2 基于3D培养技术的高内涵筛选应用

临床实践中，常发现体外药物敏感的肿瘤细胞与患者体内实体瘤临床评估的药效偏差较大，造成这种差异的原因与体内肿瘤细胞以三维致密空间形态结构存在并独立生长且具有去黏附能力有关，而临床应用前抗肿瘤药物的评估和筛选，通常是以检测体外二维培养细胞的药敏试验来进行的，这种培养并不是细胞生长的天然状态，细胞的基因表达、信号转导和形态学都可能和天然状态不同，因而基于三维培养技术的高内涵筛选逐渐受到越来越多的关注。

3D培养技术是一种模拟体内微环境的体外培养方法，在体外培养细胞再造基质蛋白或骨架与各种因子，使细胞呈空间立体方式生长，提供了一种近似于体内环境的体外微环境，与传统的二维培养技术比较，三维培养技术既保留了体内细胞的形态，又体现了细胞培养的直观性及条件可控性，使培养的体外细胞更接近于体内的模式生长——空间立体方式，形成类似体内的组织结构，发挥其功能。

随着三维培养技术的成熟，越来越多的科研人员根据该领域的实际需求对其进行优化改进，使其更好地在高通量药物筛选中发挥作用。例如瑞典科学家Wojciech Senkowski等同时利用二维单层细胞模型和三维培养技术对1600个临床活性化合物进行筛选，对比两种模型的筛选结果：除个别化合物外，大部分在二维模型药效良好的化合物在三维模型中药效都很微弱[92]，最终仅获得了5个具有明显多细胞球状肿瘤治疗活性的候选药物，进一步结合药物代谢动力学和安全性指标，选定硝唑尼特为治疗结肠癌的临床试验候选药物（图8-6）。产生这种差异的主要原因是静息态癌细胞主要位于实体瘤氧气和营养匮乏的区域，且细胞增殖慢，因此，大部分细胞毒药物无法有效地杀死该类癌细胞。体外三维实体瘤模型的优势正是尽可能地模拟体内真实的肿瘤微环境，如利用绿色荧光蛋白GFP标记的结肠癌细胞HCT116在384孔板中连续培养7天使其形成实体瘤，与传统培养方法不同的地方在于，培养过程中不进行培养基更换，使其形成一个低糖、营养匮乏且pH值较低的类实体瘤的微环境。而GFP的荧光值则作为指示实体瘤存活状况的指标。另外，Perche等通过构建癌细胞的三维结构——球状体来评估化疗药物的疗效，模型中，阿霉素作为单一药物或与其他抗肿瘤药联合使用，在癌症细胞的三维结构中药物渗透性能局限于外层细胞层，这说明了球状体较单层细胞具有更高的耐药性[93]。

在肿瘤生物学特性研究中，3D培养也发挥了重要的促进作用。Morales等采用体外3D模型模拟体内炎性的乳腺癌转移过程，结果表明，3D体外培养模型中胶原基质对细胞的形态及细胞间信号转导的影响与体内微环境相似，影响了肿瘤细胞的迁移行为[94]。与传统单层平面二维细胞培养技术相比，三维体外培养技术对于细胞培养将是一种更加理想的模拟体内微环境的新方法，而微环境调控着细胞的生物学行为变化，它的稳定是保持细胞正常增殖分化代谢和功能活动的重要条件，其成分的异常变化可使细胞发生病变，而三维体外培养从

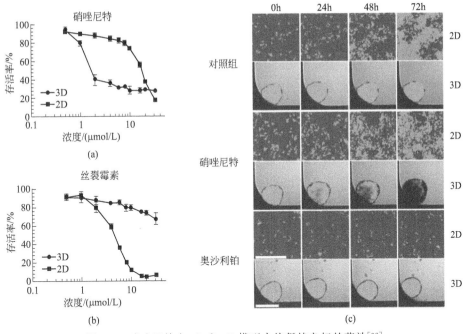

图 8-6　硝唑尼特在 2D 和 3D 模型中均保持良好的药效[92]

某种程度模拟了这一过程。因此，将三维体外培养技术应用于高通量筛选体系中，将更好地模拟真实的病理状况。

但目前的三维细胞培养技术仍需发展，一方面其成本仍较高，另一方面由于培养条件尚处于不成熟状态，细胞的生存能力和分化程度有限，与真实的人体尚存在差异，所以如何通过技术上的继续完善使培养条件尽可能地模拟体内的条件，是摆在研究人员面前的重要任务。

8.4　展望

药物筛选作为药物发现过程中的重要环节与必要环节，随着人类基因组学、生物信息学、生物化学、材料学等学科的高速发展，对药物筛选的硬件设施更新、数据软件装备以及药物筛选的本质性内容都产生了深远的影响。分子靶向明确的高通量筛选、补充功能性的表型筛选、多指标性能的高内涵筛选和接近于靶标在体性质的 3D 筛选，都是药物筛选在药物研发的历程中应运产生的筛选手段，它们也必将为现代新药研发做出举足轻重的贡献。各类药物筛选的模式与手段，并不能代替其他方式在药物研发中的位置，虽然它们本身都有着不可替代的重要作用。在药物研发的立题阶段，如何更好地选择与利用分子靶向筛选、功能筛选以及多指标筛选为新药研发服务，是新药研发中项目管理始终要面对的重要命题。药物筛选方法的正确选择以及功能指标的明确指向，是新药研发立足于正确轨道并高效运行的必要保障。

参考文献

[1]　迪尔米德·杰弗里斯. 阿司匹林传奇. 暴永宁，王惠，译. 北京：生活·读书·新知三联书店，2010.

［2］ Zheng W，Thorne N，McKew J C. Phenotypic screens as a renewed approach for drug discovery. Drug Discovery Today，2013，18（21-22）：1067-1073.

［3］ Schena M，Shalon D，Davis R W，Brown P O. Quantitative Monitoring of Gene-Expression Patterns with a Complementary-DNA Microarray. Science，1995，270（5235）：467-470.

［4］ Lander E S，Linton L M，Birren B，et al. Initial sequencing and analysis of the human genome. Nature，2001，409（6822）：860-921.

［5］ Mardis E R. Next-generation DNA sequencing methods. Annual Review of Genomics and Human Genetics，2008，9：387-402.

［6］ Overington J P，Al-Lazikani B，Hopkins A L. Opinion - How many drug targets are there? Nature Reviews Drug Discovery，2006，5（12）：993-996.

［7］ Yang H，Qin C，Li Y H，et al. Therapeutic target database update 2016：enriched resource for bench to clinical drug target and targeted pathway information. Nucleic Acids Research，2016，44（D1）：D1069-D1074.

［8］ Ohlstein E H，Ruffolo R R，Elliott J D. Drug discovery in the next millennium. Annual Review of Pharmacology and Toxicology，2000，40：177-191.

［9］ Schmid I，Sattler I，Grabley S，Thiericke R. Natural products in high throughput screening：Automated high-quality sample preparation. Journal of Biomolecular Screening，1999，4（1）：15-25.

［10］ Hann M M，Oprea T I. Pursuing the leadlikeness concept in pharmaceutical research. Current Opinion in Chemical Biology，2004，8（3）：255-263.

［11］ Thurow H F K. Automation Solutions for Analytical Measurements：Concepts and Applications. Wiley-VCH，2016.

［12］ Gashaw I，Ellinghaus P，Sommer A，Asadullah K. What makes a good drug target? Drug Discovery Today，2012，17：S24-S30.

［13］ Landry Y，Gies J P. Drugs and their molecular targets：an updated overview. Fundamental & Clinical Pharmacology，2008，22（1）：1-18.

［14］ Broach J R，Thorner J. High-throughput screening for drug discovery. Nature，1996，384（6604）：14-16.

［15］ Zhang J H，Chung T D Y，Oldenburg K R. A simple statistical parameter for use in evaluation and validation of high throuput screening assays. Journal of Biomolecular Screening，1999，4（2）：67-73.

［16］ Iversen P W，Eastwood B J，Sittampalam G S，Cox K L. A comparison of assay performance measures in screening assays：Signal window，Z' factor，and assay variability ratio. Journal of Biomolecular Screening，2006，11（3）：247-252.

［17］ Sui Y X，Wu Z J. Alternative statistical parameter for high-throughput screening assay quality assessment. Journal of Biomolecular Screening，2007，12（2）：229-234.

［18］ WP J，B P. High throuput screening. Methods and protocols. 2nd ed. Preface Methods in Molecular Biology，2009，565：v-vii.

［19］ Eder J，Sedrani R，Wiesmann C. The discovery of first-in-class drugs：origins and evolution. Nature Reviews Drug Discovery，2014，13（8）：577-587.

［20］ Fry D W，Kraker A J，McMichael A，et al. A Specific Inhibitor of the Epidermal Growth-Factor Receptor Tyrosine Kinase. Science，1994，265（5175）：1093-1095.

［21］ Wilhelm S，Carter C，Lynch M，et al. Discovery and development of sorafenib：a multikinase inhibitor for treating cancer. Nature Reviews Drug Discovery，2006，5（10）：835-844.

［22］ Thaisrivongs S，Watenpaugh K D，Howe W J，et al. Structure-Based Design of Hiv Protease Inhibitors-4-

Hydroxycoumarins and 4-Hydroxy-2-Pyrones as Nonpeptidic Inhibitors. Journal of Medicinal Chemistry，1994，37 (20)：3200-3204.

[23] Thornberry N A，Weber A E. Discovery of JANUVIA (TM) (Sitagliptin)，a selective dipeptidyl peptidase IV inhibitor for the treatment of type2 diabetes. Current Topics in Medicinal Chemistry，2007，7 (6)：557-568.

[24] Das J，Chen P，Norris D，et al. 2-aminothiazole as a novel kinase inhibitor template. Structure-activity relationship studies toward the discovery of *N*-(2-chloro-6-methylphenyl)-2-[[6-[4-(2-hydroxyethyl)-1-piperazinyl]-2-methyl-4-pyrimidinyl]amino]-1,3-thiazole-5-carboxamide (Dasatinib，BMS-354825) as a potent pan-Src kinase inhibitor. Journal of Medicinal Chemistry，2006，49 (23)：6819-6832.

[25] Norton B L，Hicks C B. Maraviroc：the first chemokine coreceptor 5 inhibitor. Future Virology，2011，6 (3)：283-294.

[26] Riechers H，Albrecht H P，Amberg W，et al. Discovery and optimization of a novel class of orally active nonpeptidic endothelin-A receptor antagonists. Journal of Medicinal Chemistry，1996，39 (11)：2123-2128.

[27] De Corte B L. From 4，5，6，7-tetrahydro-5-methylimidazo [4，5，1-jk] (1，4) benzodiazepin-2 (1*H*) -one (TIBO) to etravirine (TMC125)：Fifteen years of research on non-nucleoside inhibitors of HIV-1 reverse transcriptase. Journal of Medicinal Chemistry，2005，48 (6)：1689-1696.

[28] Yamamura Y，Ogawa H，Chihara T，et al. Opc-21268，an Orally Effective，Nonpeptide Vasopressin-Vi Receptor Antagonist. Science，1991，252 (5005)：572-574.

[29] Duffy K J，Darcy M G，Delorme E，et al. Hydrazinonaphthalene and azonaphthalene thrombopoietin mimics are nonpeptidyl promoters of megakaryocytopoiesis. Journal of Medicinal Chemistry，2001，44 (22)：3730-3745.

[30] Kane R C，Farrell A T，Madabushi R，et al. Sorafenib for the Treatment of Unresectable Hepatocellular Carcinoma. Oncologist，2009，14 (1)：95-100.

[31] Marais R，Marshall C J. Control of the ERK MAP kinase cascade by Ras and Raf. Cancer Surveys，1996，27：101-125.

[32] Wilhelm S，Carter C，Lynch M，et al. Discovery and development of sorafenib：a multikinase inhibitor for treating cancer (vol 5，pg 835，2006). Nature Reviews Drug Discovery，2007，6 (2)：126.

[33] Dorr P，Westby M，Dobbs S，et al. Maraviroc (UK-427，857)，a potent，orally bioavailable，and selective small-molecule inhibitor of chemokine receptor CCR5 with broad-spectrum anti-human immunodeficiency virus type 1 activity. Antimicrobial Agents and Chemotherapy，2005，49 (11)：4721-4732.

[34] Duffy K J，Shaw A N，Delorme E，et al. Identification of a pharmacophore for thrombopoietic activity of small，non-peptidyl molecules. 1. Discovery and optimization of salicylaldehyde thiosemicarbazone thrombopoietin mimics. Journal of Medicinal Chemistry，2002，45 (17)：3573-3575.

[35] Hassig C A，Zeng F Y，Kung P，et al. Ultra-High-Throughput Screening of Natural Product Extracts to Identify Proapoptotic Inhibitors of Bcl-2 Family Proteins. Journal of Biomolecular Screening，2014，19 (8)：1201-1211.

[36] Janzen W P. Screening Technologies for Small Molecule Discovery：The State of the Art. Chemistry & Biology，2014，21 (9)：1162-1170.

[37] Fang J W，Dong Y，Lushington G H，et al. Support vector machines in HTS data mining：Type I MetAPs inhibition study. Journal of Biomolecular Screening，2006，11 (2)：138-144.

[38] Dragiev P，Nadon R，Makarenkov V. Two effective methods for correcting experimental high-throughput screening data. Bioinformatics，2012，28 (13)：1775-1782.

[39] Riniker S，Wang Y，Jenkins J L，Landrum G A，et al. Using Information from Historical High-Throughput

Screens to Predict Active Compounds. Journal of Chemical Information and Modeling, 2014, 54 (7): 1880-1891.

[40] Newman D J, Cragg G M. Natural products as sources of new drugs over the last 25 years. Journal of Natural Products, 2007, 70 (3): 461-477.

[41] Vuorela P, Leinonenb M, Saikkuc P, et al. Natural products in the process of finding new drug candidates. Current Medicinal Chemistry, 2004, 11 (11): 1375-1389.

[42] Takenaka T. Classical vs reverse pharmacology in drug discovery. Bju International, 2001, 88: 7-10.

[43] Segel I H. Citation-Classic - Enzyme-Kinetics - Behavior and Analysis of Rapid Equilibrium and Steady-State Enzyme-Systems. Current Contents/Life Sciences, 1987 (16): 14.

[44] Kulkarni S K, Ninan I. Current concepts in the molecular diversity and pharmacology of dopamine receptors. Methods and Findings in Experimental and Clinical Pharmacology, 1996, 18 (9): 599-613.

[45] Rask-Andersen M, Almen M S, Schioth H B. Trends in the exploitation of novel drug targets. Nature Reviews Drug Discovery, 2011, 10 (8): 579-590.

[46] Diller D J. The synergy between combinatorial chemistry and high-throughput screening. Current Opinion in Drug Discovery & Development, 2008, 11 (3): 346-355.

[47] Lee B H, Lee M J, Park S, et al. Enhancement of proteasome activity by a small-molecule inhibitor of USP14. Nature, 2010, 467 (7312): 179-184.

[48] Giacomotto J, Segalat L. High-throughput screening and small animal models, where are we? British Journal of Pharmacology, 2010, 160 (2): 204-216.

[49] Camus S, Quevedo C, Menéndez S, et al. Identification of phosphorylase kinase as a novel therapeutic target through high-throughput screening for anti-angiogenesis compounds in zebrafish. Oncogene, 2012, 31 (39): 4333-4342.

[50] Lee J A, Uhlik M T, Moxham C M, et al. Modern Phenotypic Drug Discovery Is a Viable, Neoclassic Pharma Strategy. Journal of Medicinal Chemistry, 2012, 55 (10): 4527-4538.

[51] Sykes M L, Avery V M. Approaches to Protozoan Drug Discovery: Phenotypic Screening. Journal of Medicinal Chemistry, 2013, 56 (20): 7727-7740.

[52] Swinney D C, Anthony J. How were new medicines discovered? Nature Reviews Drug Discovery, 2011, 10 (7): 507-519.

[53] Pandey U B, Nichols C D. Human Disease Models in Drosophila melanogaster and the Role of the Fly in Therapeutic Drug Discovery. Pharmacological Reviews, 2011, 63 (2): 411-436.

[54] Ridges S, Heaton W L, Joshi D, et al. Zebrafish screen identifies novel compound with selective toxicity against leukemia. Blood, 2012, 119 (24): 5621-5631.

[55] Wei G X, Campagna A N, Bobek L A. Effect of MUC7 peptides on the growth of bacteria and on Streptococcus mutans biofilm. Journal of Antimicrobial Chemotherapy, 2006, 57 (6): 1100-1109.

[56] Inglese J, Johnson R L, Simeonov A, et al. High-throughput screening assays for the identification of chemical probes. Nature Chemical Biology, 2007, 3 (8): 466-479.

[57] Ashburn T T, Thor K B. Drug repositioning: Identifying and developing new uses for existing drugs. Nature Reviews Drug Discovery, 2004, 3 (8): 673-683.

[58] Fulcher M L, Gabriel S E, Olsen J C, et al. Novel human bronchial epithelial cell lines for cystic fibrosis research. American Journal of Physiology-Lung Cellular and Molecular Physiology, 2009, 296 (1): L82-L91.

[59] Im W, Ban J J, Chung J Y, et al. Multidrug resistance protein 1 reduces the aggregation of mutant huntingtin in neuronal cells derived from the Huntington's disease R6/2 model. Scientific Reports, 2015, 5.

［60］ Lee G，Ramirez C N，Kim H，et al. Large-scale screening using familial dysautonomia induced pluripotent stem cells identifies compounds that rescue IKBKAP expression. Nature Biotechnology，2012，30 (12)：1244-1280.

［61］ McLaren D，Gorba T，Marguerie de Rotrou A，et al. Automated Large-Scale Culture and Medium-Throughput Chemical Screen for Modulators of Proliferation and Viability of Human Induced Pluripotent Stem Cell-Derived Neuroepithelial-like Stem Cells. Journal of Biomolecular Screening，2013，18 (3)：258-268.

［62］ Neumann S，Huang W，Titus S，et al. Small-molecule agonists for the thyrotropin receptor stimulate thyroid function in human thyrocytes and mice. Proceedings of the National Academy of Sciences of the United States of America，2009，106 (30)：12471-12476.

［63］ Xiao J B，Marugan J J，Zheng W，et al. Discovery，Synthesis，and Biological Evaluation of Novel SMN Protein Modulators. Journal of Medicinal Chemistry，2011，54 (18)：6215-6233.

［64］ Yuan H，Myers S，Wang J，et al. Use of Reprogrammed Cells to Identify Therapy for Respiratory Papillomatosis. New England Journal of Medicine，2012，367 (13)：1220-1227.

［65］ Butcher E C，Berg E L，Kunkel E J. Systems biology in drug discovery. Nature Biotechnology，2004，22 (10)：1253-1259.

［66］ Xu M，Liu K，Swaroop M，et al. delta-Tocopherol Reduces Lipid Accumulation in Niemann-Pick Type C1 and Wolman Cholesterol Storage Disorders. Journal of Biological Chemistry，2012，287 (47)．

［67］ Barabasz A，Foley B，Otto J C，et al. The use of high-content screening for the discovery and characterization of compounds that modulate mitotic index and cell cycle progression by differing mechanisms of action. Assay and Drug Development Technologies，2006，4 (2)：153-163.

［68］ Lettau M，Janssen O. Post-transcriptional regulation of FasL expression：Molecular insights into storage，activation-induced mobilization and shedding of a prototypic death factor. Wiener Klinische Wochenschrift，2008，120：22.

［69］ Margineanu A，Chan J J，Kelly D J，et al. Screening for protein-protein interactions using Forster resonance energy transfer (FRET) and fluorescence lifetime imaging microscopy (FLIM) (vol 6，28186，2016) . Scientific Reports，2016，6.

［70］ Khurana V，Tardiff D F，Chung C Y，et al. Toward stem cell-based phenotypic screens for neurodegenerative diseases. Nature Reviews Neurology，2015，11 (6)：339-350.

［71］ Treusch S，Hamamichi S，Goodman J L，et al. Functional Links Between A beta Toxicity，Endocytic Trafficking，and Alzheimer's Disease Risk Factors in Yeast. Science，2011，334 (6060)：1241-1245.

［72］ Eglen R，Reisine T. Primary Cells and Stem Cells in Drug Discovery：Emerging Tools for High-Throughput Screening. Assay and Drug Development Technologies，2011，9 (2)：108-124.

［73］ McNeish J，Roach M，Hambor J，et al. High-throughput Screening in Embryonic Stem Cell-derived Neurons Identifies Potentiators of alpha-maino-3-hydroxyl-5-methyl-4-isoxazolepropionate-type Glutamate Receptors. Journal of Biological Chemistry，2010，285 (22)：17209-17217.

［74］ Scott C W，Peters M F，Dragan Y P. Human induced pluripotent stem cells and their use in drug discovery for toxicity testing. Toxicology Letters，2013，219 (1)：49-58.

［75］ Miller S C，Huang R，Sakamuru S，et al. Identification of known drugs that act as inhibitors of NF-kappa B signaling and their mechanism of action. Biochemical Pharmacology，2010，79 (9)：1272-1280.

［76］ Nilubol N，Zhang L，Shen M，et al. Four clinically utilized drugs were identified and validated for treatment of adrenocortical cancer using quantitative high-throughput screening. Journal of Translational Medicine，2012，10.

[77] Shen M，Zhang Y，Saba N，et al. Identification of Therapeutic Candidates for Chronic Lymphocytic Leukemia from a Library of Approved Drugs. Plos One，2013，8（9）．

[78] Xia M H，Huang R，Sakamuru S，et al. Identification of repurposed small molecule drugs for chordoma therapy. Cancer Biology & Therapy，2013，14（7）：638-647.

[79] Zhang L S，He M，Zhang Y P，et al. Quantitative High-Throughput Drug Screening Identifies Novel Classes of Drugs with Anticancer Activity in Thyroid Cancer Cells：Opportunities for Repurposing. Journal of Clinical Endocrinology & Metabolism，2012，97（3）：E319-E328.

[80] Agdeppa E D，Spilker M E. A Review of Imaging Agent Development. Aaps Journal，2009，11（2）：286-299.

[81] Collier R. Drug development cost estimates hard to swallow. Canadian Medical Association Journal，2009，180（3）：279-280.

[82] Giuliano K A，DeBiasio R L，Dunlay R T，et al. High-content screening：A new approach to easing key bottlenecks in the drug discovery process. Journal of Biomolecular Screening，1997，2（4）：249-259.

[83] Sen R，Baltimore D. Inducibility of Kappa-Immunoglobulin Enhancer-Binding Protein Nf-Kappa-B by a Posttranslational Mechanism. Cell，1986，47（6）：921-928.

[84] Shelat A A，Guy R K. The interdependence between screening methods and screening libraries. Current Opinion in Chemical Biology，2007，11（3）：244-251.

[85] Chang K H，Zandstra P W. Quantitative screening of embryonic stem cell differentiation：Endoderm formation as a model. Biotechnology and Bioengineering，2004，88（3）：287-298.

[86] Lim J，Thiery J P. Epithelial-mesenchymal transitions：insights from development. Development，2012，139（19）：3471-3486.

[87] Mastyugin V，McWhinnie E，Labow M，Buxton F，et al. A quantitative high-throughput endothelial cell migration assay. Journal of Biomolecular Screening，2004，9（8）：712-718.

[88] Vidali L，Chen F，Cicchetti G，Ohta Y，Kwiatkowski D J，et al. Rac1-null mouse embryonic fibroblasts are motile and respond to platelet-derived growth factor. Molecular Biology of the Cell，2006，17（5）：2377-2390.

[89] Usaj M M，Styles E B，Verster A J，et al. High-Content Screening for Quantitative Cell Biology. Trends in Cell Biology，2016，26（8）：598-611.

[90] Chin L，Andersen J N，Futreal P A. Cancer genomics：from discovery science to personalized medicine. Nature Medicine，2011，17（3）：297-303.

[91] Liu X F，Gao J，Chen J X，et al. Identification of metabolic biomarkers in patients with type 2 diabetic coronary heart diseases based on metabolomic approach. Scientific Reports，2016，6.

[92] Senkowski W，Zhang X，Olofsson M H，et al. Three-Dimensional Cell Culture-Based Screening Identifies the Anthelmintic Drug Nitazoxanide as a Candidate for Treatment of Colorectal Cancer. Molecular Cancer Therapeutics，2015，14（6）：1504-1516.

[93] Perche F，Torchilin V P. Cancer cell spheroids as a model to evaluate chemotherapy protocols. Cancer Biology & Therapy，2012，13（12）：1205-1213.

[94] Morales J，Alpaugh M L. Gain in cellular organization of inflammatory breast cancer：A 3D in vitro model that mimics the in vivo metastasis. Bmc Cancer，2009，9.

第 9 章

计算机辅助分子对接与药物设计

王桂敏　朱维良

9.1 计算机辅助药物设计研究与应用现状

众所周知，创新药物研发是风险高、周期长、投入大的系统工程。一个新药的成功上市大约需要花费 18 亿美元，耗时 13 年[1]。因此，如何缩短创新药物研究的周期，提高创新药物研究的成功率就成为药物研究的两个重点科学问题。据统计，传统药物研发过程一般需要合成数以千计的化合物并完成生物测试才能发现并优化出一个上市药物分子[2]。为了提高化合物发现与优化的效率，人们将计算模拟的手段引入了创新药物的研究过程中，从而诞生了计算机辅助药物设计（CADD）这门新学科。近三十年来，与实验研究互为补充并相互促进，计算机辅助药物设计已经成为创新药物研究的主要技术方法之一，特别是将药物分子设计与成药性预测结合起来，可明显地提高活性化合物发现与优化的成功率，降低创新药物研究的成本[3~5]。

9.1.1 分子对接

计算机辅助药物设计可分为基于靶标蛋白三维结构的药物设计和基于活性化合物的药物设计两种主要方法。对于已知三维结构但没有活性配体的靶标蛋白，一般多采用基于分子对接的虚拟筛选方法，可从现有化合物库中计算预测潜在的活性化合物，并与生物活性评价相配合，采用"虚拟筛选—活性评价—构效关系—药物化学—活性评价"的研究模式，迅速获得结构新颖的先导化合物供进一步的临床前研究。现有小分子的化学空间十分巨大，可以购买获得的可用于虚拟药物筛选的化合物数目就已经超过 3500 万[6]。主要制药公司一般也有数十万甚至百万计的化合物实体样品库，而且这个数量随着新化合物的合成与新天然产物的发现仍在不断增加。针对一个靶标蛋白，要完成如此众多化合物的活性实验测试既昂贵又费时。如果应用高性能的计算机开展并进行计算，计算机辅助虚拟筛选方法可以在数天甚至更短的时间之内完成这些化合物活性的计算预测，将显著地加快研究进展并大大降低研发成本。

现有的分子对接方法是基于配体和受体结合具有几何形状和理化性质上的互补性而发展起来的。基于靶标蛋白的三维结构，选择合适的化合物分子结构数据库，利用计算机模拟方法将化合物库中的分子逐一对接到靶标蛋白的结合位点中去，获得相应的结合模式和评价打分。在综合考虑打分结果、作用模式及理化性质的基础上，挑选具有代表性的分子进行活性测试，如此迭代可得到活性较好的商品库化合物，用于结构改造等后续研究工作。

分子对接方法可分为刚性对接、柔性对接和共价对接（Covalent docking）等类型[7~9]。刚性对接指的是对接过程中靶标的结构是固定不动的，小分子的构象可以通过旋转单键而产生。柔性对接指的是进行对接时，能够同时考虑结合位点的部分氨基酸残基的结构柔性，如改变残基的空间取向。共价对接在分子对接时能够处理结合位点中的氨基酸残基与配体形成化学键结合的问题，共价对接前一般需要先指定共价键形成的原子对。

9.1.2　活性化合物的结构优化设计

分子对接虚拟筛选作为药物设计中最常用的技术，目前已取得一系列研究成果，一些应用分子对接技术开展研究的创新药物已经上市或处于临床及系统的临床前研究（图 9-1）[10~16]。如盐酸诺拉曲塞（nolatrexed dihydrochloride），它是利用分子对接方法发现活性化合物 **1** 可以和靶标蛋白的结合位点很好地契合，然后经过结构改造，将一个甲基替换为氨基从而可以和主链形成氢键使得活性提高，进而得到候选药物 **2**，目前正在进行临床Ⅲ期研究[16]。化合物 **3** 是 Manglik、Lin 和 Aryal 三位科学家通力合作，使用 DOCK 软件针对靶标 μ-阿片受体，对含分子量3000000的小分子的化合物库进行虚拟筛选，然后经过活性测试，所找到的没有副作用的活性分子，经过两轮结构改造，最终得到了镇痛药物候选化合物的新分子实体 **4**（PZM21），该分子在小鼠上有较好的镇痛疗效，同时没有发现副作用，为开发新一代镇痛药物提供了基础[11]。化合物 **5** 是 Kilchmann 等使用其课题组开发的虚拟筛选软件 xLOS，针对 Aurora A 激酶靶标以及其他激酶靶标，对 ZINC 化合物库（ZINC database）进行虚拟

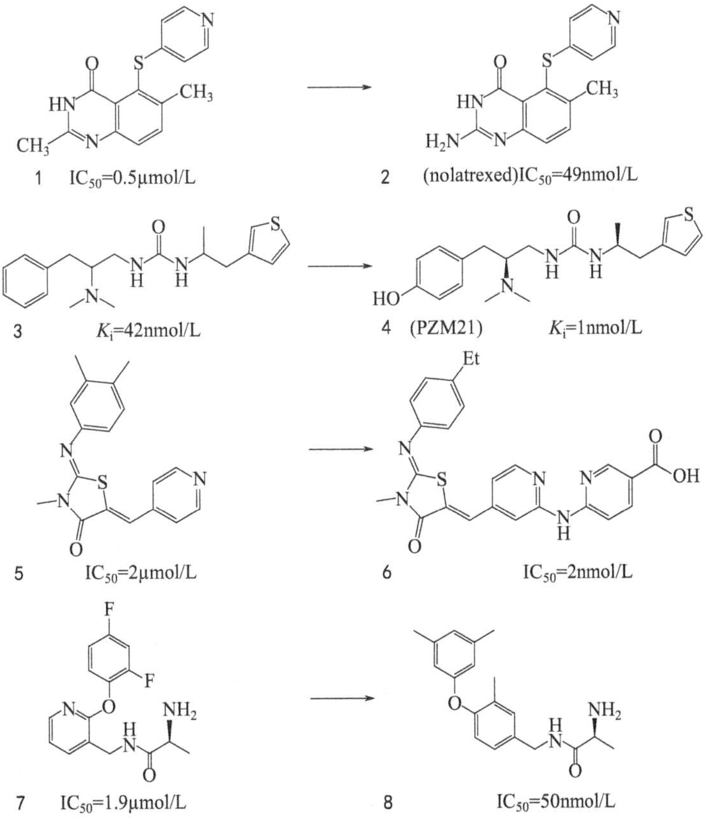

图 9-1　应用分子对接技术或虚拟筛选的药物研究案例

筛选所得的活性分子，经过活性测试和结构优化，最终得到了一个靶向 Aurora A 的高效且高选择性的抑制剂 6[12]。化合物 **7** 是 De Freitas 等利用 Glide 软件，对共激活因子相关的精氨酸甲基转移酶 1（CARM1）进行药物虚拟筛选，同样使用的是 ZINC 化合物库，经过活性测试和结构改造，得到了化合物 **8**（SGC20185），具有较高的活性和理想的选择性[13]。这些成功的案例都是合理应用计算机辅助药物设计所取得的成果，也为计算机辅助药物设计的使用和发展提供了很好的参考和指导。

9.2 打分函数与自由能计算

一个药物发现的研究项目通常需要筛选的化合物库的规模可达数十万甚至数百万个化合物，它对分子对接方法和软件最基本的要求是快速准确。为此，人们发展了多种分子对接算法，实现了高通量分子对接虚拟筛选。即使使用普通的台式计算机，针对一个靶标蛋白，一天也能完成数以千计甚至更多化合物的分子对接工作。

分子对接软件众多，比较常见的有 Dock[9]、AutoDock[17]、AutoDock Vina[8]、GOLD[18]、Glide[7]、FlexX[19]、3D-Dock[20] 等。这些方法不仅实现了小分子化合物在靶标蛋白结合位点口袋中结合构象的搜寻，而且可以应用其打分函数预测两者之间的结合作用强度[21,22]。现有的打分函数可分为三大类，即基于力场、基于经验和基于知识的打分函数。

基于力场的打分函数利用传统的分子力学方法来计算分子间结合能。力场函数包括范德华作用、静电作用、键长键角及二面角作用、氢键作用等。为了进一步提高准确度，一些基于力场的打分函数也考虑了溶剂化能（Solvation energy）及熵效应等因素对结合作用的贡献。早期的虚拟筛选方法，如 Dock 及 AutoDock 等多采用基于力场的打分函数。基于经验的打分函数是将不同能量项加上权重来计算靶标与配体的结合能。常见的能量项包括氢键、疏水作用、静电作用等，同时还包含构象限制、旋转键及立体碰撞等能量惩罚项。各项的权重可通过统计已知结构的蛋白质-小分子复合物三维结构而获得。GlideScore 及 FlexX 即采用了基于经验的打分函数。与基于力场的打分函数相比，基于经验的打分函数具有计算速度快和虚拟筛选效果相对较好的特点。基于知识的打分函数是根据蛋白质与活性化合物的复合物三维结构信息，采用统计的方法，通过分析蛋白质与活性化合物之间的原子作用对而发展起来的一类打分函数。GOLD/ASP 及 PMF 等采用基于知识的打分函数。与基于力场及基于经验的打分函数相比，基于知识的打分函数能够更好地平衡虚拟筛选的速度和准确度。随着更多的蛋白质与活性化合物形成的复合物的三维结构被解析出来，基于知识的打分函数可以不断得到更新以进一步提高其准确度及适用范围。合理应用这些打分函数，虚拟筛选时就可以遴选出潜在的活性化合物，进而开展进一步的活性评价研究。

9.2.1 打分函数存在的问题

打分函数是分子对接虚拟筛选的一个核心技术，人们已经发展了数以百计的打分函数。但对于大多数体系来说，虚拟筛选预测的化合物活性与实验测定的化合物活性的相关性仍然差强人意。为了解决这个问题，人们发展了多种结合自由能的计算方法[23]，如自由能微扰（free energy perturbation，FEP）、热力学积分（thermodynamic integration，TI），以及一些相对近似的方法，如线性响应近似方法（linear interaction energy，LIE）、分子力学/泊松-玻尔兹曼表面积方法（molecular mechanics/Poisson-Boltzmann surface area，MM-PBSA）、分子力学/广义玻恩表面积方法（molecular mechanics/generalized born surface area，MM-GBSA）及 λ-dynamics 等方法。这些方法的预测结果比一般的打分函数更加精确，但它们需要比较多的计算机资源，难以满足高通量分子对接虚拟筛选的实际需求。

一般认为，打分函数的预测结果与实验结果的相关性不理想的原因主要来自小分子化合物与靶标蛋白结合过程中的溶剂化能及熵变影响[24]。除此之外，靶标与药物分子的分子间作用力的计算也存在诸多挑战。配体与靶标蛋白的结合作用主要包括范德华作用、静电作用、氢键作用等。近年来，人们发现，除了上述经典的分子间结合作用外，配体和靶标蛋白之间还广泛存在一些非传统的相互作用，人们对此知之甚少，如卤键（halogen bond）作用。卤键作为一类与氢键类似的非共价分子间相互作用[25,26]，是由卤素原子 X（X＝Cl、Br 或 I）作为路易斯酸，与中性或者带负电荷的路易斯碱 D（D＝O、N、S 等）相互吸引而形成的非共价相互作用[27,30]。卤素原子 X 通常与原子 Y（Y＝C、X 等）共价连接，Y—X···D 的角度接近 180°，作用距离（X···D）小于两个原子的范德华半径之和，其结合作用强度类似于普通的氢键作用强度。然而，基于力场的打分函数中，原子的静电性质以均一的原子点电荷（atomic partial charge）表示。由于卤素原子 X 具有较大的电负性，通常被赋予负电荷，因而与同样带有负电荷的其他重原子 D（如 N、O 等原子）的相互作用会被计算为排斥作用，使得这些打分函数无法正确地描述卤键相互吸引作用，从而出现分子对接打分结果的假阴性现象。因此，基于力场的打分函数一般不能用于与靶标蛋白形成卤键作用的含卤药物的发现与结构优化研究[26]。据统计，高通量筛选中，有 1/3 左右的有机小分子化合物是卤代化合物，而在临床或已上市的小分子药物中，1/4 左右的药物分子结构中含有卤素原子，因而发展能够合理描述卤键相互作用的打分函数是十分必要的[28]。又如，药物小分子结构中的脒基和靶标蛋白结合位点中的精氨酸之间可以形成阳离子-阳离子型的相互吸引作用[29]。由此可见，分子间的相互作用是相当复杂的，值得更进一步的研究。毋庸置疑，现有打分函数对复杂的分子间作用的描述也是需要不断完善的。有关靶标蛋白与配体的分子间相互作用的深入研究将进一步推动打分函数的发展，从而提高其可靠性和准确度。最近我们还发现，天冬酰胺及谷氨酰胺残基的酰胺 N 及 O 原子在蛋白质结构解析中可能存在错误。如果将一些结构中的 N 和 O 原子位置互换，不仅能保持原有的氢键作用网络，而且会形成新的卤键作用，会进一步增强靶标蛋白与配体的结合作用，应该是更加合理的复合物结构[30]。

9.2.2 结合自由能计算的意义与挑战

根据热力学原理，要准确地预测化合物的活性（K_i），就必须能准确地计算化合物与药物靶标的结合自由能变化（ΔG），它们之间有如下关系（式 9-1）：

$$\Delta G = -RT\ln K_i = \Delta H - T\Delta S \tag{9-1}$$

如果能够准确计算结合自由能变化，就可以准确预测化合物与蛋白质结合的平衡常数 K_i，从而预判化合物的活性情况。因此，准确计算这种自由能变化是分子对接虚拟筛选的重要目标。到目前为止，还没有一种高通量分子对接方法能够比较可靠地预测所有或大部分的靶标蛋白与配体的结合自由能。在小分子化合物与靶标蛋白的结合过程中，小分子从自由的溶液状态进入蛋白质的结合位点，为了得到最佳的几何匹配和能量匹配，小分子和蛋白质的构象都可能发生变化。同时，在结合过程中，部分溶剂分子伴随着小分子和配体的去溶剂化过程会发生重排，这个去溶剂化过程既包含着焓的变化，也伴随着熵的变化。如式（9-1）所示，只有当我们能够准确计算靶标蛋白与配体小分子结合过程中的焓变及熵变，才可以获得可靠的结合自由能。如前所述，由于我们对分子间作用力的认识还不完全彻底，焓变的准确计算还存在诸多问题，而熵变的计算更是一个巨大的挑战，现有打分函数往往未予以充分考虑，这些问题都值得分子模拟及药物设计工作者继续开展深入的研究。

9.3　蛋白质结合位点与溶剂分子的影响

靶标蛋白即使未结合配体，其活性位点（或结合位点）也并非处于真空状态，而是会充满溶剂水分子，还可以结合环境中存在的其他小分子或离子。当其与活性化合物结合时，活性化合物将占据部分溶剂或离子分子等的结合位置。由于不同化合物的三维结构不一样，在活性位点占据的位置并不完全相同；而同一化合物也可能以不同的构象结合在结合位点的不同位置。这些因素都进一步增加了分子对接的复杂性。

9.3.1　结合位点的一般处理方法

分子对接虚拟筛选时，一般会将结合位点的所有溶剂及其他小分子化合物删除，留下处于真空状态的结合位点供下一步的分子对接。这种处理方法的优点是操作过程比较简单，容易通过程序进行处理。然而，正是这种简单的处理方法导致了分子对接结果的假阳性，降低了虚拟筛选的实际命中率。蛋白质结构数据库表明，一些蛋白质的结合位点中存在保守水分子，在所有解出的三维结构中都存在这些水分子，它们往往与极性氨基酸残基形成非常强的氢键等作用，通常的配体是难以取代这些水分子的占据位置而和蛋白质结合的[31]。对于结合位点中存在金属离子的靶标蛋白，去除金属离子后进行分子对接也将出现类似的问题。这是因为离子往往和结合位点中的一些氨基酸残基形成配位键，有机小分子化合物几乎不可能将这些金属离子从结合位点置换出来，对接结果的可靠性也就可想而知了。即使是对于那些没有保守水分子或结合离子的蛋白体系，结合位点中存在的水分子实际上对分子对接的结合构象及能量的计算也是有影响的。

9.3.2　溶剂分子处理的难点

为了能够比较可靠地处理溶剂环境对分子对接的影响，人们发展了一些方法。例如，WaterMap 是通过基于不均一溶剂理论的水簇统计热力学分析而开展显式溶剂的分子动力学（MD）模拟的，GRID 可计算一个水探针在结合位点附近的相互作用能，3D-RISM 运用积分方程来预测蛋白质周围的溶剂小分子的位置、密度和性质[32]。尽管如此，这些新方法的对接结果仍然存在巨大的改进空间，对接过程中溶剂水分子的准确处理仍然是一个有待解决且很难解决的问题，挑战主要来自两个方面。首先，现有的结构生物学（structural biology）方法无法提供氢原子的准确坐标，甚至整个水分子的坐标都会出现误差，这会直接影响氢键作用及其网络的预测及强度计算[33]。其次，不同的小分子化合物或同一小分子化合物的不同构象对结合位点中的原有氢键网络的影响不同，结合后形成的新的氢键网络也不同，导致溶剂等小分子化合物对配体结合位置与强度的影响难以用简单的计算模拟方法进行准确预测[31]。更进一步来说，结合位点的氨基酸残基的取向及其变化将直接影响水分子的作用网络，从而影响分子对接的结果。另外，一些氨基酸残基（如天冬酰胺）上的重原子位置的错误指定，将直接导致氢键作用的类型变化，可能引起假阳性或假阴性结果的出现。

9.4 配体及靶标蛋白结构的柔性

药物和靶标蛋白结合的过程是一个相互选择、相互作用和相互适应的过程，两者形成的复合物结构、电荷分布，甚至是电子排布方式都可能发生变化。整个过程十分复杂，涉及从以近乎光速进行的电子分布变化到毫秒甚至秒级时间变化尺度的蛋白质三维几何结构的变化。而这些变化都将会影响到药物与靶标结合的强度与生物活性，是分子对接过程应该予以考虑但到目前为止还无法完全考虑的因素。

9.4.1 配体的柔性

药物小分子一般由数十个原子组成，分子量较小，模拟的挑战性相对较小。但对于可旋转键数目较多的分子或柔性较大的环状结构，它们的构象空间也是相当大的，更具挑战性的是一些差异明显的分子构象却拥有相近的能量。如寡糖和多糖结构，到目前为止，还没有理想的计算方法能够准确地处理，包括用于分子模拟的分子力场和药物虚拟筛选的打分函数等方法[34]。而含有糖单元的小分子化合物及糖基化的蛋白质是比较常见的，如何准确描述它们是分子模拟药物设计在今后研究中需要解决的一个问题。有关配体柔性的另一个挑战是大环结构，特别是含有多个单键的大环结构。理论上讲，当与靶标蛋白结合的分子构象和其自身的低能构象相同，且此分子构象能与靶标形成明显的分子间结合力，则该大环化合物的活性应该比较好。但这样的低能构象的计算预测也是分子模拟研究的一个难题，加之常规分子对接中存在的一系列困难，使得大环化合物的对接工作极具挑战性[35]。

9.4.2 蛋白质的柔性

靶标蛋白的三维结构在生理状态下总是运动变化的，存在多种不同的构象，这些构象间的相互转变往往与其生物学功能密切相关。当药物小分子和靶标蛋白结合时，既可以直接和溶液中的主要蛋白质构象结合，也可能会诱导蛋白质构象变化，以实现最强的结合作用，这也就催生了比较为大家所共识的两种对小分子-蛋白质结合的认识：构象选择（conformational selection）和诱导契合（induced-fit）。现有实验方法只能测定蛋白质在特定条件下的结构，而难以捕捉构象间的变化过程或诱导契合构象的转变过程。如晶体衍射方法所测定的是蛋白质在晶体状态下的三维结构，可能与真实环境中的三维结构存在显著差异。对于处于细胞膜上及其他柔性大的蛋白质，测定所得结构和真实结构的差异可能十分明显。因此，如何获取蛋白质的主要三维结构，以及如何模拟蛋白质和药物的结合过程并预测由此带来的对结构的影响成为药物设计的一个极具挑战性的研究领域。

从结构层次上讲，蛋白质的运动应该包括从化学键到结构域，再到整体蛋白的运动，常用的蛋白质结构变化模拟方法多是基于分子力场的分子动力学模拟方法。每一步的模拟时间尺度为飞秒（fs）级，因此，模拟到毫秒或秒级时间长度所需的计算工作量十分巨大，对于一般由数百个氨基酸构成的靶标蛋白很难开展大规模构象变化的计算模拟，因而获得蛋白质的主要构象空间仍是十分困难的（图9-2）。

为了提高模拟效率，人们致力于发展各种高效取样模拟方法，这些方法被称之为增强型取样方法，可以实现在较短的模拟时间范围内捕捉到蛋白质的较大动态行为，明显地缩短模拟所需的时间，引起了人们的关注。常用的增强型取样方法主要可以分成两种类型，一种是以靶向动力学或者伞取样方法为主，通过在体系中额外加入外力，人为地增加在高能区域的构象分布，从而可以观察到蛋白质从一个构象向另一个构象的转变过程[36]。但由于此类方法加入了额外的力或势能，因此，通过这些方法计算得到的构象变化路径和能量变化将会受所加力和势能的影响。另一种是使用副本互换（replica exchange）的方法，通过改变体系温度，使体系容易跨过能垒[37]。这种方法虽然没有额外加入外力的作用，但是由于需要在所有温度空间同时进行模拟，其所需的计算量仍然是相当大的，另外，该方法对由熵变主导的复杂蛋白体系仍然无能为力。除此之外，近年来还发展了一些其他可用来提高模拟效率并适用于大蛋白体系的模拟方法，如粗粒化方法。此方法对体系进行了简化，大大减少了模拟体系的空间自由度，因此，其能模拟的时间和空间尺度得到极大的提高，已经在 G 蛋白偶联受体（GPCR）的大规模构象变化、膜自组装等方面得到应用，但是如何保证体系空间自由度的合理简化、得到可靠的模拟结果仍然是有待深入探究和讨论的[38]。另一种在蛋白质构象变化中广泛使用的方法是简振模式分析（normal mode analysis，NMA）[39]。为了能够更好地研究蛋白质构象变化，并且同时获得构象变化过程中的自由能变化，笔者发展了一种首先使用NMA 产生构象变化的路径，然后使用伞取样模拟方法计算得到路径能量的方法（NUMD）[40]。计算结果显示，这种方法可以有效结合 NMA 快速获取蛋白质构象变化路径和伞取样准确计算自由能变化的优点，因此可以广泛应用于蛋白质大规模构象变化的模拟计算中。

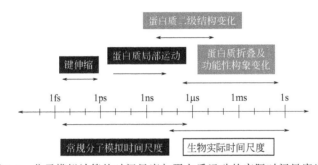

图 9-2　分子模拟计算的时间尺度与蛋白质运动的实际时间尺度比较

纵观现有的直接模拟方法，仍然没有一个理想的方法可以实现在有限的计算机资源的情况下完成毫秒或秒级时间尺度的蛋白质柔性变化的模拟。因此，如何高效地对靶标蛋白构象空间进行采样，获得可用于药物设计的一系列合理构象就成为需要解决的一个核心问题。目前，已有一些统计分析方法应用于蛋白质构象变化的研究，其中 2009 年 Pande 等提出的马尔科夫状态模型（Markov state models，MSMs）可以利用多条平行模拟、达到局部平衡的轨迹，构建出蛋白质构象变化的全局模型，时间尺度可以达到毫秒级别，相关研究正在不断发展和报道，有望得到更加广泛的认可和应用[41]。

9.4.3　诱导结合过程模拟的挑战

药物和靶标蛋白的结合是一个动态相互适应并不断调整而结合的过程。但目前的分子对接药物虚拟筛选都没有考虑这个动态过程。一般情况是固定靶标蛋白的三维结构不变，仅仅考虑药物小分子的构象变化而进行分子对接，这与实际情况相差甚远。虽然也有一些方法在分子对接时能够处理蛋白质的柔性，但这种柔性处理多是局部的，一般只是考虑结合中的氨基酸侧链的不同空间取向。对于整个结合位点的形状和大小都有变化的蛋白质，目前的理论方法还不能进行可靠的模拟计算。特别是对于由柔性较大的结构域构成的结合位点，如

HIV 蛋白酶、β-分泌酶（BACE）等靶标蛋白，在蛋白质结构周期性运动过程中，结合位点有显著的形状和大小的变化。当其与药物小分子结合时，小分子会优先结合蛋白质的某个或某些构象，而其与小分子两者之间的相互作用又可能会推动两者构象的大幅度变化，包括蛋白质主链结构的变化等，最终达到最佳结合状态。如果要同时考虑蛋白质整体结构的柔性、结合位点氨基酸残基的柔性，以及小分子本身的结构柔性，按目前的理论方法和软件程序开展分子对接虚拟筛选所需要的计算资源将是十分巨大的，在实践中难以实施[42]。因此，如何有效地模拟药物与靶标蛋白的诱导结合过程就成为分子模拟药物设计研究领域的一大挑战，也将是未来的研究热点。

另外，限于现有打分函数的准确性，小分子和蛋白质结合的最佳构象很有可能因其打分结果排名不够靠前而被摒弃掉，给后续的结构优化设计研究带来误导和困难。这也提醒我们，除了发展更好的打分函数以外，在运用现有的打分函数时，结果的分析处理需要格外谨慎。

9.5 结合与解离的动力学过程

9.5.1 药物-靶标结合和解离过程与药效

绝大多数药物和靶标蛋白的结合是通过分子间作用力而实现的一种非键作用，存在结合和解离的动态平衡。结合亲和性是药物-靶标相互作用达到平衡时的热力学性质，可用平衡常数 K 表示，由结合自由能决定。而药物与靶标蛋白结合和解离的动力学性质主要由结合速率常数（k_{on}）和解离速率常数（k_{off}）决定，两者共同决定结合的平衡常数 $K = k_{on}/k_{off}$。基于分子对接的虚拟筛选应用打分函数估算药物与靶标蛋白的结合自由能，并据此对化合物进行遴选，本质上是一种基于热力学的理论方法。然而，近年来对已经上市药物的统计结果表明，药物与靶标的结合亲和性与药效没有直接的相关性，大多数药物的药效与药物-靶标蛋白结合的驻留时间成正比。而药物-靶标结合的驻留时间是解离速率常数（k_{off}）的倒数，解离速率常数越小，药效越好[43]。因此，一个好的虚拟筛选方法应该既可以预测结合自由能，又可以估算解离速率常数，实现从热力学和动力学两个方面对药物的药效进行全面的预测评价。

9.5.2 结合与解离常数预测面临的难题

结合自由能（ΔG）包含两部分的贡献，即焓变（ΔH）和熵变（ΔS）。实践表明，现有的分子对接打分函数无法准确计算这些焓变和熵变，活性化合物分子结构优化时焓变和熵变也难以完全兼顾[44]。为此，人们提出了一些方法和策略，例如焓优化（enthalpic optimization）、热力学优化曲线（thermodynamic optimization plots）和焓效率指数（enthalpic efficiency index），试图提高焓变和熵变的计算准确性，但总体来说这个问题还没有从实用的角度得到解决，仍然是药物设计所面临的巨大挑战[45]。相比较而言，结合动力学参数的计算预测更具有挑战性。到目前为止，没有一种药物设计的方法和软件能够实现对数以百万计的化合物开展基于动力学性质（k_{on} 和 k_{off}）的高通量虚拟筛选。近期，有学者发展了配体-靶标蛋白结合自由能全景图的构建方法，可以获得准确的配体-受体结合的热力学和动力学参数，预测药物的药效[46]。在测试体系上，理论预测结果与实验测定结果完全一致，为综合考虑热力学和动力学参数的虚拟筛选及药物设计提供了新的研究思路。

9.6　共价对接方法

与靶标蛋白形成共价结合是提高化合物的药效、延长作用时间的一个策略。和非共价结合的药物相比较，共价结合的药物还可以通过与结合位点中的非保守性残基相互作用而提高选择性。共价药物一般含有亲电结构，可与那些带有亲核结构的氨基酸残基形成共价键而难以解离，一旦发生脱靶就可能会导致严重的毒副作用，肝毒尤为明显。广为人知的共价药物有抗感染药物阿莫西林（Amoxicillin）（靶标为青霉素结合蛋白）、治疗多发性骨髓瘤药物万珂（Velcade）（靶标为蛋白酶体）、治疗帕金森病药物雷沙吉兰（Rasagiline）（靶标为单胺氧化酶 B）、治疗炎症的阿司匹林（Aspirin）（靶标为环氧化酶）、治疗 2 型糖尿病的沙格列汀（Saxagliptin）（靶标为 DPP4）等。近年来，人们逐渐意识到共价抑制剂的优点，对共价结合药物的关注越来越多，发现近 30％的酶抑制剂可以形成共价键[47]。可见，共价对接将成为分子对接的又一个研究热点。常见的可用于共价对接的软件包括 AutoDock、Glide、Gold、CovalentDock、CovDock-VS 等。不同于传统的分子对接，共价对接时首先要判断化学反应的可能性（图 9-3）。如果能发生化学反应并形成化学键，还需要把反应过程的能量变化与分子结构的其他部分与靶标蛋白的分子间作用力综合起来考虑，得到最终的对接打分结果。如果不能发生化学反应，就按照传统的分子对接流程进行分子对接。为了避免共价脱靶的副作用，人们提出了靶向共价抑制的概念。通过降低反应基团的活性，使得只有当分子与靶标蛋白实现非共价结合，保持合适的几何结构和足够长的结合时间，才能发生共价结合。

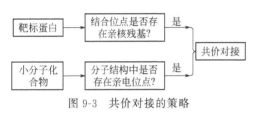

图 9-3　共价对接的策略

这样，只要整个化合物具有较好的靶标选择性，就很难发生共价脱靶现象。可见，考虑共价对接的虚拟筛选方法具有更高的复杂性，除了要考虑化学键形成对几何结构及能量的影响外，还面临一般分子对接所面临的所有挑战[47]，需要开展更多的研究工作，以取得突破性的进展。

9.7　展望

计算机辅助分子对接已经成为创新药物研究的一种常用技术方法，与实验研究互为补充，提高了药物研究的效率，已经在国内外学术及制药企业获得了广泛应用。随着结构生物学技术的不断进步，有关靶标蛋白及其结构与功能的关系将会得到更加详细的阐述，为基于分子对接的虚拟筛选及先导化合物优化（lead optimization）提供更加可靠的结构信息。可以预见，该技术将得到更加广泛的应用进而发挥更大的作用。但就目前的应用来看，分子对接与结构优化的成功率总体来说还有较大的提高空间。如对于 GPCR 等膜蛋白体系，虚拟筛选的命中率一般还不到 1/10。究其原因可以分解到分子对接每一步所存在的挑战，包括从小分子化合物和靶标蛋白的构象与能量，到结合位点的溶剂分子和内源性的金属离子处理，到结合热力学和动力学参数计算，到共价对接及药物与靶标的诱导契合等，目前的理论方法和程序软件都无法进行准确的处理，或者无法实现模拟速度与分子对接通量的平衡。

2017 年 1 月，由谷歌旗下的 DeepMind 公司开发的围棋计算程序 Master 连续战胜了包括中日韩三国一流选手在内的数十名世界围棋高手，让人们对人工智能（AI）和深度学习（deep learning）刮目相看。有别于传统的人工智能计算方法，Master 加入了深度神经网络，最重要的是两个决策步骤，一个是使用策略网络（policy network）负责选择下一步的走法；另一个是使用价值网络（value network）判断这步棋将会导致的最后胜负结果。通过将策略网络和价值网络与树搜索结合起来，靠着更精准的评估和更聪明的棋步选择战胜了世界一流的围棋高手，并且其计算量实际上还不到 20 年前的深蓝计算机计算量的 1%。Master 让我们懂得深度学习的无限潜力，在某些领域可以达到甚至超越人类智能的水平。

创新药物的研究过程充满了不确定性。到目前为止，我们还远远没有充分理解药物活性及成药性的内在规律。目前的研究开发模式更像一种试错的过程，只有通过体内外药理药效、代谢、安全性评价等所有测试的化合物才能推向临床研究。而临床研究的成功率也只有 10% 左右[2]。鉴于创新药物研究的数以十亿美元计的投入以及 90% 以上的失败率，我们有必要另辟蹊径，以彻底扭转创新药物研究的困难局面。随着生物学、药理学、化学信息学、生物信息学及药物信息学的发展，创新药物相关研究领域已经拥有了海量的数据信息，为药物研发的数据挖掘及深度学习提供了必要的条件。受 Master 的启发，我们有理由相信，人工智能计算机模拟将在未来的创新药物研究中发挥越来越大的作用，并最终真正实现药物的计算机设计与制造[48]。

参考文献

[1] Paul S M，Mytelka D S，Dunwiddie C T，Persinger C C，Munos B H，Lindborg S R，Schacht A L. How to improve R&D productivity：the pharmaceutical industry's grand challenge. Nat Rev. Drug Discovery，2010，9（3）：203-214.

[2] Silverman R B，Holladay M W. The organic chemistry of drug design and drug action. Academic press，2014.

[3] Everett J R. Academic drug discovery：current status and prospects. Expert Opin on Drug Discovery，2015，10（9）：937-944.

[4] Hillisch A，Heinrich N，Wild H. Computational chemistry in the pharmaceutical industry：From childhood to adolescence. Chem Med Chem，2015，10（12）：1958-1962.

[5] Kuhn B，Guba W，Hert J，Banner D，Bissantz C，Ceccarelli S，Haap W，Korner M，Kuglstatter A，Lerner C，et al. A real-world perspective on molecular design. J Med Chem，2016，59（9）：4087-4102.

[6] Irwin J J，Sterling T，Mysinger M M，Bolstad E S，Coleman R G. ZINC：a free tool to discover chemistry for biology. J Chem Inf Model，2012，52（7）：1757-1768.

[7] Friesner R A，Banks J L，Murphy R B，Halgren T A，Klicic J J，Mainz D T，Repasky M P，Knoll E H，Shelley M，Perry J K，et al. Glide：A new approach for rapid，accurate docking and scoring. 1. Method and assessment of docking accuracy. J Med Chem，2004，47（7）：1739-1749.

[8] Trott O，Olson A J. AutoDock Vina：improving the speed and accuracy of docking with a new scoring function，efficient optimization，and multithreading. J Comput Chem，2010，31（2）：455-461.

[9] Allen W J，Balius T E，Mukherjee S，Brozell S R，Moustakas D T，Lang P T，Case D A，Kuntz I D，Rizzo R C. DOCK 6：Impact of new features and current docking performance. J Comput Chem，2015，36（15）：1132-1156.

[10] Lionta E，Spyrou G，Vassilatis D K，Cournia Z. Structure-based virtual screening for drug discovery：principles，applications and recent advances. Curr Top Med Chem (Sharjah，United Arab Emirates)，2014，14 (16)：1923-1938.

[11] Manglik A，Lin H，Aryal D K，McCorvy J D，Dengler D，Corder G，Levit A，Kling R C，Bernat V，Hubner H，et al. Structure-based discovery of opioid analgesics with reduced side effects. Nature，2016，537：185-190.

[12] Kilchmann F，Marcaida M J，Kotak S，Schick T，Boss S D，Awale M，Gonczy P，Reymond J L. Discovery of a selective aurora a kinase inhibitor by virtual screening. J Med Chem，2016，59 (15)：7188-7211.

[13] Ferreira de Freitas R，Eram M S，Smil D，Szewczyk M M，Kennedy S，Brown P J，Santhakumar V，Barsyte-Lovejoy D，Arrowsmith C H，Vedadi M，et al. Discovery of a potent and selective coactivator associated arginine methyltransferase 1 (CARM1) inhibitor by virtual screening. J Med Chem，2016，59 (14)：6838-6847.

[14] Slynko I，Scharfe M，Rumpf T，Eib J，Metzger E，Schule R，Jung M，Sippl W. Virtual screening of PRK1 inhibitors：ensemble docking，rescoring using binding free energy calculation and QSAR model development. J Chem Inf Model，2014，54 (1)：138-150.

[15] Dighe S N，Deora G S，De la Mora E，Nachon F，Chan S，Parat M O，Brazzolotto X，Ross B P. Discovery and structure-activity relationships of a highly selective butyrylcholinesterase inhibitor by structure-based virtual screening. J Med Chem，2016，59 (16)：7683-7689.

[16] Talele T T，Khedkar S A，Rigby A C. Successful applications of computer aided drug discovery：moving drugs from concept to the clinic. Curr Top Med Chem (Sharjah，United Arab Emirates)，2010，10 (1)：127-141.

[17] Morris G M，Huey R，Lindstrom W，Sanner M F，Belew R K，Goodsell D S，Olson A J. AutoDock4 and AutoDockTools4：Automated docking with selective receptor flexibility. J Comput Chem，2009，30 (16)：2785-2791.

[18] Jones G，Willett P，Glen R C. Molecular recognition of receptor sites using a genetic algorithm with a description of desolvation. J Mol Biol，1995，245 (1)：43-53.

[19] Schellhammer I，Rarey M. FlexX-Scan：fast，structure-based virtual screening. Proteins，2004，57 (3)：504-517.

[20] Sternberg M J，Moont G. Modelling protein-protein and protein-DNA docking. Bioinformatics-From Genomes to Drugs，2002：361-404.

[21] Jain A N. Scoring functions for protein-ligand docking. Curr Protein Pept Sci，2006，7 (5)：407-420.

[22] Zheng M，Xiong B，Luo C，Li S，Liu X，Shen Q，Li J，Zhu W，Luo X，Jiang H. Knowledge-based scoring functions in drug design：3. A two-dimensional knowledge-based hydrogen-bonding potential for the prediction of protein-ligand interactions. J Chem Inf Model，2011，51 (11)：2994-3004.

[23] Reddy M R，Reddy C R，Rathore R S，Erion M D，Aparoy P，Reddy R N，Reddanna P. Free energy calculations to estimate ligand-binding affinities in structure-based drug design. Curr Pharm Des，2014，20 (20)：3323-3337.

[24] Yuriev E，Agostino M，Ramsland P A. Challenges and advances in computational docking：2009 in review. J Mol Recognit，2011，24 (2)：149-164.

[25] Parisini E，Metrangolo P，Pilati T，Resnati G，Terraneo G. Halogen bonding in halocarbon-protein complexes：a structural survey. Chemi Soc Rev，2011，40 (5)：2267-2278.

[26] Lu Y，Wang Y，Zhu W. Nonbonding interactions of organic halogens in biological systems：implications for drug discovery and biomolecular design. Phys Chem Chem Phys，2010，12 (18)：4543-4551.

[27] Dumas J，Peurichard H，Gomel M. CX_4 ··· base interactions as models of weak charge-transfer interactions-

comparison with strong charge-transfer and hydrogen-bond interactions. J Chem Research-S，1978（2）：54-55.

[28]　Xu Z，Yang Z，Liu Y，Lu Y，Chen K，Zhu W. Halogen bond：its role beyond drug-target binding affinity for drug discovery and development. J Chem Inf Model，2014，54 (1)：69-78.

[29]　Yang Y，Xu Z，Zhang Z，Yang Z，Liu Y，Wang J，Cai T，Li S，Chen K，Shi J，et al. Like-charge guanidinium pairing between ligand and receptor：An unusual interaction for drug discovery and design? J Phys Chem B，2015，119 (36)：11988-11997.

[30]　Zhang Q，Xu Z，Zhu W. The underestimated halogen bonds forming with protein side chains in drug discovery and design. J Chem Inf Model，2017，57 (1)：22-26.

[31]　Spyrakis F，Cavasotto C N. Open challenges in structure-based virtual screening：Receptor modeling，target flexibility consideration and active site water molecules description. Arch Biochem Biophys，2015，583：105-119.

[32]　Bodnarchuk M S. Water，water，everywhere…It's time to stop and think. Drug Discovery Today，2016，21 (7)：1139-1146.

[33]　Zheng H，Handing K B，Zimmerman M D，Shabalin I G，Almo S C，Minor W. X-ray crystallography over the past decade for novel drug discovery — where are we heading next? Expert Opin Drug Discovery，2015，10 (9)：975-989.

[34]　Xiong X，Chen Z，Cossins B P，Xu Z，Shao Q，Ding K，Zhu W，Shi J. Force fields and scoring functions for carbohydrate simulation. Carbohydr Res，2015，401：73-81.

[35]　Mallinson J，Collins I. Macrocycles in new drug discovery. Future Med Chem，2012，4 (11)：1409-1438.

[36]　Wang J，Yang H，Zuo Z，Yan X，Wang Y，Luo X，Jiang H，Chen K，Zhu W. Molecular dynamics simulations on the mechanism of transporting methylamine and ammonia by ammonium transporter AmtB. J Phys Chem B，2010，114 (46)：15172-15179.

[37]　Hansmann U H. Parallel tempering algorithm for conformational studies of biological molecules. Chem Phys Lett，1997，281 (1)：140-150.

[38]　Marrink S J，Tieleman D P. Perspective on the Martini model. Chem Soc Rev，2013，42 (16)：6801-6822.

[39]　Ma J. Usefulness and limitations of normal mode analysis in modeling dynamics of biomolecular complexes. Structure，2005，13 (3)：373-380.

[40]　Wang J，Shao Q，Xu Z，Liu Y，Yang Z，Cossins B P，Jiang H，Chen K，Shi J，Zhu W. Exploring transition pathway and free-energy profile of large-scale protein conformational change by combining normal mode analysis and umbrella sampling molecular dynamics. J Phys Chem B，2014，118 (1)：134-143.

[41]　Bowman G R，Huang X，Pande V S. Using generalized ensemble simulations and Markov state models to identify conformational states. Methods，2009，49 (2)：197-201.

[42]　Lexa K W，Carlson H A. Protein flexibility in docking and surface mapping. Q Rev Biophy，2012，45 (3)：301-343.

[43]　Blaney J. A very short history of structure-based design：how did we get here and where do we need to go? J Comput Aided Mol Des，2012，26 (1)：13-14.

[44]　Freire E. Do enthalpy and entropy distinguish first in class from best in class? Drug Discovery Today，2008，13 (19-20)：869-874.

[45]　Garbett N C，Chaires J B. Thermodynamic studies for drug design and screening. Expert Opin Drug Discovery，2012，7 (4)：299-314.

[46]　Bai F，Xu Y，Chen J，Liu Q，Gu J，Wang X，Ma J，Li H，Onuchic J N，Jiang H. Free energy landscape for the binding process of Huperzine A to acetylcholinesterase. Proc Nat Acad Sci USA，

2013，110 (11)：4273-4278.

[47] Kumalo H M，Bhakat S，Soliman M E. Theory and applications of covalent docking in drug discovery： merits and pitfalls. Molecules，2015，20 (2)：1984-2000.

[48] Wang G，Zhu W. Molecular docking for drug discovery and development：a widely used approach but far from perfect. Future Med Chem，2016，8 (14)：1707-1710.

第10章

新药研发化学平台技术和方法的评估和展望

张 丹 周 宇 柳 红

10.1 组合化学技术及其在药物研发过程中的应用

20 世纪 80 年代末期，由于高通量筛选技术和分子生物学研究的巨大突破和快速发展，使得新药开发所需要的新分子实体的数目越来越多，传统的合成技术和从天然产物中寻找化学分子的速度出现了瓶颈[1]，因此，作为一种能快速合成化合物库的组合化学合成技术应运而生。

组合化学（combinatorial chemistry）是一门将化学合成、组合理论、计算机辅助设计及机械手结合于一体，并在短时间内将不同构建模块用巧妙构思，根据组合原理，系统反复连接，从而产生大批的分子多样性群体，形成化合物库；并运用组合原理，以巧妙的手段对库成分进行筛选优化，得到可能的有目标性能的化合物结构的科学[2]。从理论上讲，组合化学就是如何排列众多合成砌块的问题，即将不同系列的合成砌块进行排列组合，得到多样化的分子实体群[3]，使得短时间内建立承载巨大数目的化合物库成为可能，为高通量筛选提供了充足的化合物资源[4]。组合化学的出现是药物合成化学上的一次革新，打破了传统合成思想，是近年来药物领域最显著的进步之一。早在 1998 年发表的"Science"杂志上，组合化学就被列为科学研究领域的九大突破之一，并被化学家们称为"21 世纪的化学合成"。

10.1.1 固相组合化学

20 世纪 60 年代，诺贝尔奖获得者 Merrifield 发明了固相多肽合成法，从某种意义上说，是组合化学的起源[5]。固相合成是一种将反应物连接到固相载体上，然后在非均相的条件下进行有机反应的合成技术。

固相合成的载体必须满足以下条件：在合成条件下具有反应惰性、不溶性，并能够对单体中的活性基团进行选择性保护和去保护，易于与反应物结合连接，反应完成时可以选择性的将目标产物解离下来。一般常用的固相载体有树脂、硅胶、玻璃、纤维素等；而连接基团大多是由肽化学和低聚物化学发展而来的，裂解后末端功能基多为羧酸或酰胺，经过不断的改进，裂解后产生的末端基团也有醇、胺等[6]，在固相合成中这些连接基团具有重要作用。

固相合成中液相反应物的大大过量，可促使固相反应物反应完全。然后通过简单过滤就能分离纯化产物，反应后的处理操作被大大简化，更易实现反应自动化，这些优点使得固相合成被广泛地应用于超大数目化合物库的建立[7]。

Migihashi 等建立了 2,3,4,5-四氢-1,4-苯并二氮杂䓬的固相合成方法（图 10-1）。他们通过酯化反应将氨基酸底物固定在树脂载体上，在氟原子上通过 $S_N Ar$ 反应引入胺，最终通过伯胺攻击酯部分中的羰基形成苯并二氮杂环得到目标化合物[8]。固相载体在前体的最终环化反应中充当离去基团，而未形成环化产物的化合物则保留在树脂上，因此，最终产品易于纯化，纯度较高。在建立 2,3,4,5-四氢-1,4-苯并二氮杂䓬的固相合成方法后，通过引入多样性的氨基酸和胺，利用 ACT-496 自动合成仪和 IRORI 射频编码分混法合成技术，合成了 400 多个化合物，构建了数目庞大的化合物库。

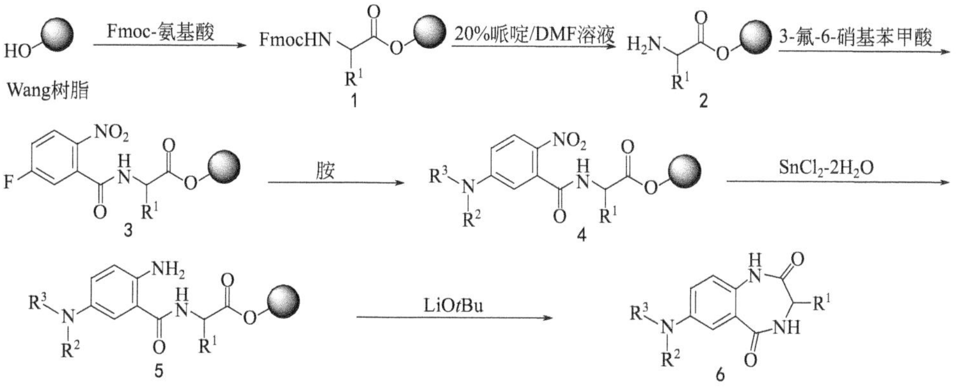

图 10-1　利用固相分混法合成 2,3,4,5-四氢-1,4-苯并二氮杂䓬骨架化合物库

Liskamp 等[9]利用固相合成法合成了三环萜类分子骨架（图 10-2）。由于三环萜骨架具有三个可能的连接位点，为了运用固相合成法，研究者保留一个位点用于将其连接到固相树脂上，将该位点暂时转换为"不变臂"，在其他两个反应位点上连接不同的氨基酸残基，最终利用酯交换反应将目标产物从载体上解离下来得到目标产物。整体路线每步反应的平均收率高达 96%。研究者在固相合成方法建立后，利用分混法成功合成了 2197 个不同的分子，构建了三环萜类的化合物库。

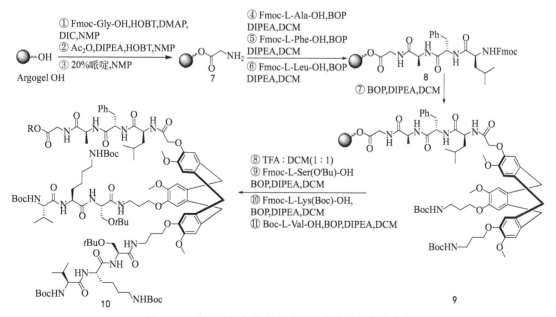

图 10-2　利用固相合成法合成三环萜类骨架化合物库

在基于传统组合化学技术方面，Liu 等通过固相平行合成技术及组合化学合成含喹唑啉的杂环化合物库，发现了一系列化合物具有较好的抑制 LPS 诱导的 TNF-α 释放作用和抗 HCV 活性[10]。他们进一步通过组合化学方法，研究喹喔啉酮母环结构改变所造成的生物学效能的变化，勾勒出了详细的构效关系（structure-activity relationship）（图 10-3）；发现该类化合物的作用机制并不依赖于 NS3/4A 氨酸蛋白酶和 NS5B RNA 依赖的 RNA 聚合酶，这为发现抗 HCV 新药靶点以及进一步研究抗 HCV 新药候选物提供了重要的线索。

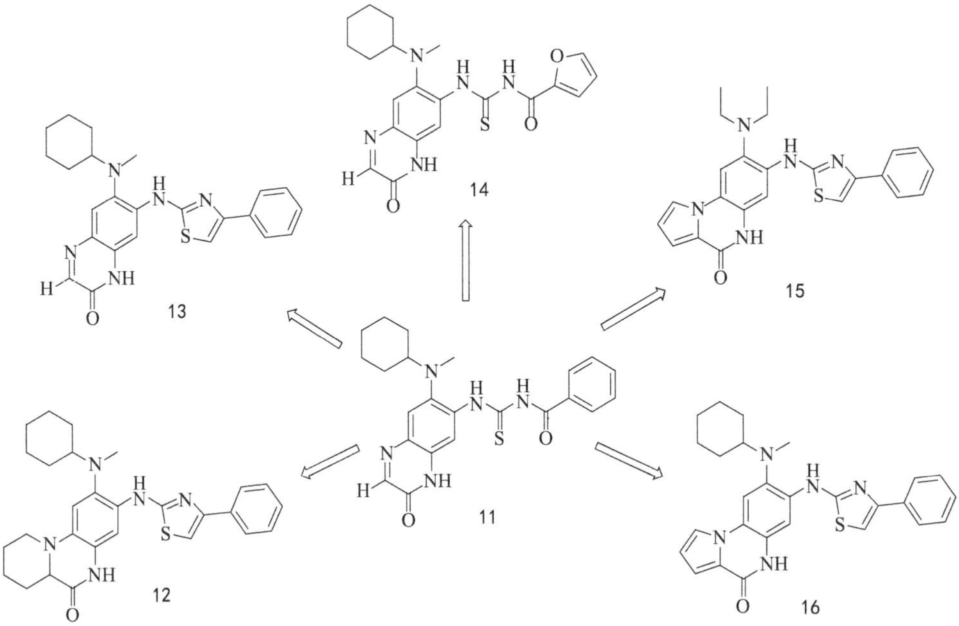

图 10-3　通过组合化学方法发现的抗 HCV 新抑制剂

1995 年，Bayer 公司和 Onyx 公司合作，通过对二十多万个化合物进行高通量筛选（high-throughput screening），发现了 3-噻吩基脲结构化合物对 Raf-1 激酶具有微弱的抑制活性。于是研究人员基于 3-噻吩基脲结构的先导化合物，利用组合化学的平行合成技术，设计并合成了 1000 个双芳基脲的小分子化合物，并进行活性测试筛选，发现了活性优越的化合物索拉菲尼[11]，临床前研究和临床试验提示索拉菲尼有广泛的抗肿瘤作用（图 10-4）。作为一种多靶点的生物靶向新药，索拉菲尼是第一个口服有效的 RAF 激酶抑制剂。2005 年，美国 FDA 批准了索拉菲尼用于治疗晚期肾细胞癌，这是近十多年来世界上被批准的治疗晚期肾癌的第一个新药，是晚期肾癌治疗的重大进展。

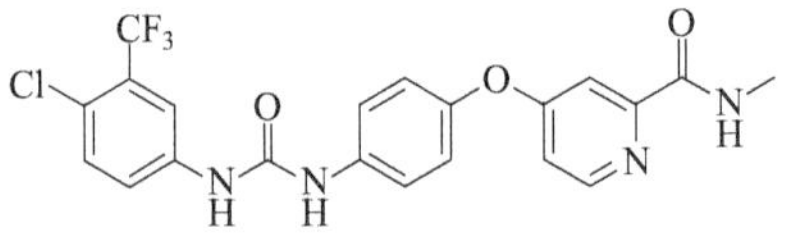

图 10-4　RAF 激酶抑制剂——索拉菲尼（sorafenib）

10.1.2　液相组合化学

从组合化学的发展进程上来看，在发展前期固相合成法一直占据主要地位，主要是由于固相合成法具有操作简单、合成效率高等特点，特别是对于多肽的合成，固相合成法更是具有极大的优势。相对于固相，人们对液相组合化学的研究起步较晚[12]。虽然液相合成操作不如固相简单，但液相合成中的反应类型为经典传统的有机合成反应，因此，反应类型多，应用范围广。液相合成更适用于对合成步骤少、结构多样性的小分子化合物库的合成[13]。这项技术与快速筛选、计算化学、实验室自动化、分离纯化及分析鉴定化学的进一步结合，在化合物库构建中发挥更大的优势[14]。

　　Kumar 等通过离子液相合成法开发出了用于合成 2-氨基噻唑和咪唑并 [1,2-a] 吡啶骨架的新方法[15]，如图 10-5 所示。他们利用离子液体负载的高价碘试剂，经过两步反应，获得高收率、高纯度的目标产物，并且可以轻易地监测反应进程。他们还扩展到对其他含氮杂环的合成，同样都获得了满意的产量。

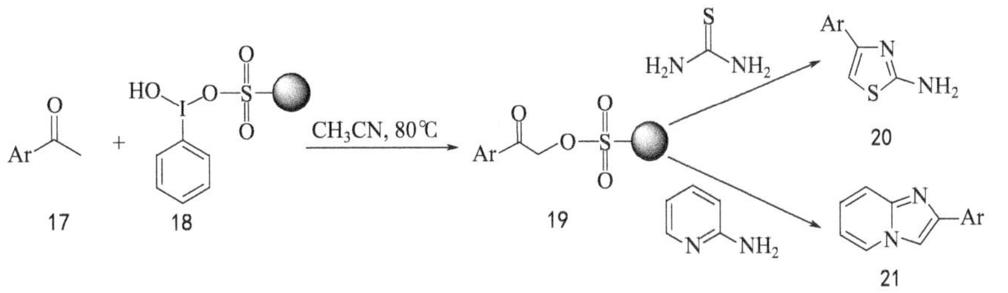

图 10-5　通过离子液相合成法用于合成 2-氨基噻唑和咪唑并 [1,2-a] 吡啶骨架

　　Bazureau 等[16]报道了一种利用羟基离子液体 $[HOC_2mim]$ $[PF_6]$ 作为液相合成方法中的可溶性载体，合成 3,5-二取代-1,2,4-噁二唑骨架的方法（图 10-6）。他们以与离子液体结合的氨肟 **24** 作为关键中间体，经酰化和脱水环化反应得到高产率的目标化合物，构建了 1,2,4-噁二唑骨架化合物库。

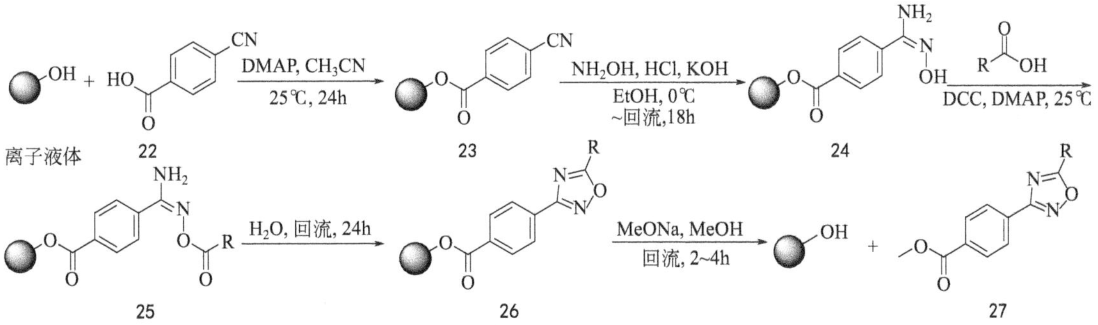

图 10-6　利用液相合成法构建 1,2,4-噁二唑骨架化合物库

10.1.3　动态组合化学

　　动态组合化学（dynamic combinatorial chemistry）是利用可逆反应构建动态组合物库，并在组合库中加入靶标蛋白，使组合库的构建单元和靶标蛋白发生识别作用，在动态库中诱导组装出与靶标分子具有最好结合效果的产物，并加以富集的过程。这种动态组合化学把合成、筛选、分离和靶标蛋白很好地结合在一个步骤中，为确认具有催化和药物活性的主客体化合物提供了新的思路，也称为蛋白导向的动态组合化学[17]。

　　传统的活性化合物筛选需要对化合物进行逐一合成，然后进行纯化、结构鉴定、活性测定等一系列工作，工作量大、周期长、成本高。相比于传统方式，动态组合化学是一种寻找底物、抑制剂新受体、催化剂和载体的有效方法[18]。

动态组合化学的概念最初是在 20 世纪 90 年代由 Brady 等提出的，经过不断发展，现在不仅在抗艾滋病药物、心脏病药物、抗生素等药物研发领域得以广泛应用，在材料化学、配位化学、分子自组装、环境化学等其他诸多领域也得到了长足的发展。

Liénard 等利用动态组合化学的方法[19]，得到了一类金属 β-内酰胺酶抑制剂。他们利用两个硫醇片段库构建了一个可以交叉可逆地形成二硫化合物的动态库（图 10-7）。整个组合库中，各种片段组合的二硫化合物的形成和解离都处于化学平衡之中。而当这个动态库与金属 β-内酰胺酶一起孵育之后，与金属 β-内酰胺酶结合能力强的化合物便结合在酶上，脱离了动态平衡体系。此后，整个平衡体系就不断地朝向生成结合能力最强的化合物的方向移动，达到富集化合物的目的。

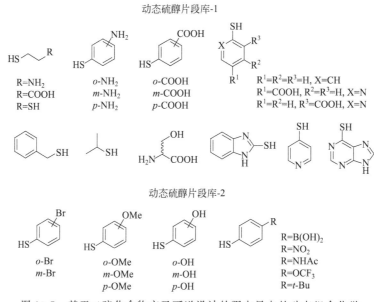

图 10-7　基于二硫化合物交叉可逆设计的蛋白导向的动态组合化学

10.1.4　微波组合化学

组合化学是一种快速合成大量化合物的新方法，其应用为高通量筛选提供了化合物资源保障。然而许多合成反应的反应速率过低，所需周期过长，成了组合化学的瓶颈之一。微波化学的概念最早出现在 20 世纪 90 年代，是指将组合化学技术与微波反应技术结合起来，实现了药物合成的自动化，在一定程度上加速了新化合物的产生。

微波是一种内加热，具有加热速度快、加热均匀、无温度梯度、无滞后效应、环境友好、操作方便、节能高效等优点，可以大大提高反应速率，节省反应时间。微波化学不仅符合绿色化学"快速"的要求，而且符合药物发现和优化策略中所要求的"高效"要求。微波技术适用的有机反应广泛，通过微波组合化学建立的化合物库也具有很强的多样性。微波反应技术的加入为传统的组合化学注入了绿色高效的新动力，为新药的合成展现了乐观的前景。

Bazureau 等利用液相组合化学方法与微波介电加热技术相结合[20]，快速高效地制备了二氢嘧啶酮类和二氢吡啶类系列化合物（图 10-8）。该方法在没有溶剂的均相溶液进行微波反应，效率高；而且可以通过用合适的溶剂进行简单的洗涤来纯化中间体，通过常规光谱方法在每个步骤验证结构，操作简单；最终可以通过酯交换、皂化/酸化或酯氨解反应释放目标产物，收率和纯度都较理想，高效地构建起用于生物筛选的 3,4-DHPM 和 1,4-DHP 化合物库。

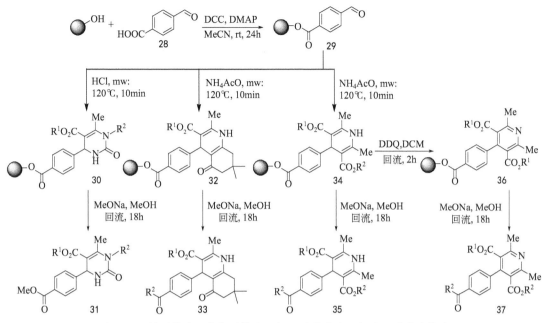

图 10-8　利用微波组合化学构建二氢嘧啶酮类和二氢吡啶类化合物库

10.1.5　虚拟组合化学

随着计算机辅助药物设计的广泛使用，虚拟组合化学应运而生。它通过计算机的模拟，在短时间内迅速建立拥有成千上万个化合物的虚拟库，并通过一些算法表征分子结构并优化化合物库，尽可能合理地减少库中化合物的数量，之后再有针对性地合成优化后的化合物库。虚拟组合化学方法极大地削减了传统组合化学的研究成本。

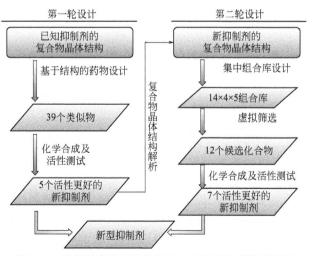

图 10-9　虚拟组合库用于先导化合物优化的策略流程图

中科院上海药物所蒋华良研究员和柳红研究员课题组利用虚拟筛选和组合库设计的策略，经过两轮结构优化，得到了一组具有很好的 FabZ 抑制活性和很高命中率的化合物库[21]，这是虚拟组合化学应用的一个典型例子（图 10-9）。在第一轮基于已有化合物的改造的基础上，通过对活性最好的 5 化合物单晶结构的解析和结合模式研究，将化合物骨架拆分成三个片段，建立了一个 $14 \times 4 \times 5$ 的包含 280 个化合物的虚拟组合库（图 10-10）。然后经过计算机对接模拟，有选择地合成了对接打分最高的 12 个化合物，其中有 7 个化合物获得了比第一轮改造更好的活性。经过两轮筛选，化合物的活性提高了 46 倍；命中率（hit rate）也提高到 66.7%。由此可见，组合化学和计算机辅助的虚拟筛选有力配合，大大加快了候选化合物的改造速率。

集中组合库A-L-B

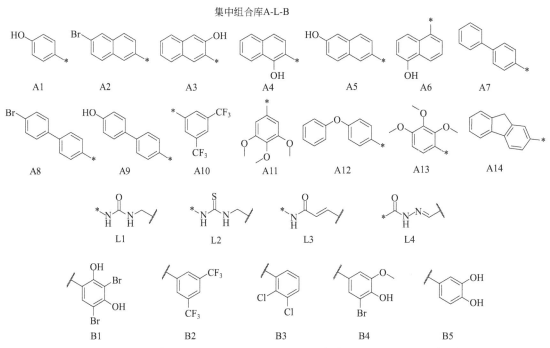

图 10-10　三片段（A-L-B）的 $14 \times 4 \times 5$ 的组合库用于筛选 FabZ 抑制剂

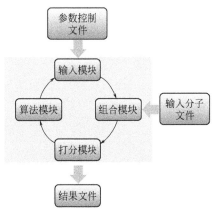

图 10-11　CCLab 中的功能模块流程图

中科院上海药物所沈竞康研究员课题组设计了一个名为 CCLab（组合化学实验室）的软件，用于基于多目标遗传算法的组合库设计[22]，如图 10-11 所示。研究者将其应用于组蛋白去酰催化酶（HDAC）抑制剂化合物库的设计，合成了所得组合库中的 16 种化合物（图 10-12），并且经过 HDAC 酶测定，证实有 14 种化合物在 $20 \mu g/mL$ 的浓度下对所测试的三种 HDAC 酶显示出大于 50% 的抑制率，其中 3 种化合物的 IC_{50} 值与 SAHA 相当。这些结果表明，CCLab 软件可以提高设计化合物库的命中率，并将有利于药物化学家设计药物开发中的重点化合物库。

不论是传统组合库、虚拟组合库还是动态组合库，组合化学的基本出发点还是要利用组合原理，"快速"合成数量巨大的化合物的库。这一理念毫无悬念地将"高效"的特点表现出来，在很长的一段时间内得到了整个学术界的推崇。但遗憾的是，现代组合化学对于整个药物研发的进度缩短和成本节省的贡献并没有预期的大，其最大的局限性在于：在追求数量的过程中主要考虑的是通过对相近骨架的小范围的改变，并没有考虑核心骨架的合理设计和改造。近年来，人们渐渐意识到，依靠组合化学方法也不可能穷尽所有化合物，组合化学方法必须与合理药物设计相结合，才能发挥更大的优势。

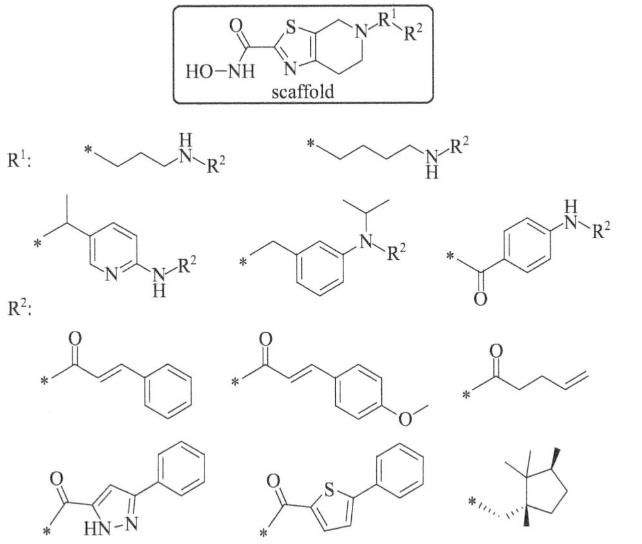

图 10-12　将 CCLab 应用于 HDAC 抑制剂化合物库的设计

10.2　多样性合成及其在药物研发过程中的应用

多样性合成的概念最初由哈佛大学的 Schreiber 教授于 2000 年提出[23]，是化学合成思维上的一次创新。传统的靶向合成（target-oriented synthesis，TOS）是经典的合成化合物的方法，广泛应用于天然产物全合成和药物合成。但 TOS 方式提供的化合物数目已经远远不能满足药物筛选的需求。组合化学可以高效地构建大规模的化合物库，打破了 TOS 逐一合成、逐一纯化、逐一筛选的模式，成为合成大量化合物的一种有效手段，但是组合化学合成却面临着化合物结构多样性不足的局限。

随着基因组学、蛋白质组学和结构生物学等突飞猛进的发展，带动了大量新型生物靶标的发现，但是这些靶标与传统靶标的相似性很小，这就需要合成结构多样、占据传统"化学空间"之外的新分子。因此，多样性合成应运而生[24]。相比较而言，靶向合成是一种汇聚式的合成，最后得到的是单一的结构复杂的目标分子；组合化学合成得到的是化学结构相似的一系列分子，在"化学空间"的分布也较为集中；而多样性合成是一种发散式的合成方法，旨在得到在"化学空间"中分布较为分散的多样性化合物库（图 10-13）。

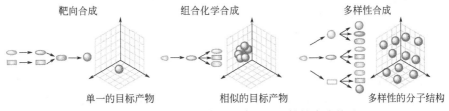

图 10-13　靶向合成、组合化学合成和多样性合成的对比

10.2.1 多样性导向合成

多样性导向合成（diversity-oriented synthesis，DOS）是以一种"高通量"的方式产生"类天然产物"化合物的合成概念。其合成是从单一的起始原料出发，以简便易行的方法合成结构多样、构造复杂的化合物集合体，再对它们进行生物学筛选。它的合成策略遵循正向合成分析法，在合成过程中尽量引入多样化的官能团，构建不同的分子骨架，并希望最终建立的小分子化合物库涵盖尽可能多的化学多样性。多样性合成旨在高效地构建取代基、官能团、立体化学和骨架多样的化合物库，进而发现多样性的生物学效应。

经过十多年的发展，已出现一些多样性合成的策略。例如，Spring 教授根据已报道的DOS 方法[25]，总结出了基于试剂（reagent-based approach）和基于底物（substrate-based approach）的策略。基于试剂的策略从相同的起始原料出发，通过与不同的试剂进行反应，得到不同分子骨架的产物［图 10-14(a)］。基于底物的方法则通过预先构建不同的起始反应原料，在相同或相似的反应条件下（大部分为分子内成环反应），转化成具有不同分子骨架的产物［图 10-14(b)］。

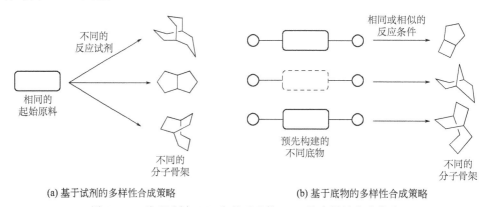

(a) 基于试剂的多样性合成策略　　　　　(b) 基于底物的多样性合成策略

图 10-14　基于试剂（a）和基于底物（b）的多样性合成策略

基于试剂的策略即从相同的起始原料出发，通过与不同的试剂进行支化反应，得到不同分子骨架的产物，包括利用高官能团化分子和利用多能官能团两种方法。这种策略既可以用于合成路线的早期以引入多样性的官能团，也可以用在合成路线的后期，将预先官能团化的分子转化为不同的分子骨架。

例如，Pizzirani 等[26]合成了手性氨基炔丙基醇的 4 种非对映异构体，这些高官能团化分子含有 4 种不同的官能团，即羟基、炔基、烯基和氨基，可以进行多种后续反应（图 10-15）。他们以（2R,3S）-**38a** 为例，通过烯炔复分解（路线 a）、酰化（路线 b）、铟催化重排（路线 c）、Smiles 重排（路线 d）以及钠氢介导的分子内环化反应（路线 e），分别得到不同分子骨架的产物 **39~43**。其中化合物 **40** 和 **43** 还可以进一步转化，如烯炔复分解生成产物 **44~46**，钴介导的 Pauson-Khand 反应生成产物 **47** 和 **48**。最终，通过这种基于试剂的 DOS 策略，共得到了 14 种分子骨架的化合物库，同时具有取代、立体化学和分子骨架的多样性。

Thomas 等[27]通过 2~5 步反应，构建了 18 种类天然产物骨架的 242 个小分子化合物库（图 10-16）。以固相负载的磷酸酯 **49** 作为起始反应原料，第一步与各种醛化合物进行Horner-Wadsworth-Emmons 反应得到 12 种 α,β-不饱和酰基化合物 **50**，其为多能官能团底物。化合物 **50** 的 α,β-不饱和键通过 3 条不同的对映选择性反应路径得到立体化学和分子骨架多样的不同产物，分别是 Sharpless 不对称双羟基化（路线 b）、[2+3] 环加成（路线 c）以及 [4+2] 环加成（路线 d）。这些产物经第三步支化反应，进一步得到结构多样性的产物。例如，化合物 **53** 通过反应路线 l~o，得到 5 种不同的分子骨架，包括经闭环-开环的串联复分解反应（路线 o）得到两种三环化合物 **59a**（7-5-7）和 **59b**（7-5-8）。部分产物还可以经过第四步转化，得到更为多样的分子骨架。该化合物库中的 18 种分子骨架大部分为不常见或全新的骨架，很好地说明了 DOS 策略可以合成占据新的"化学空间"的化合物。

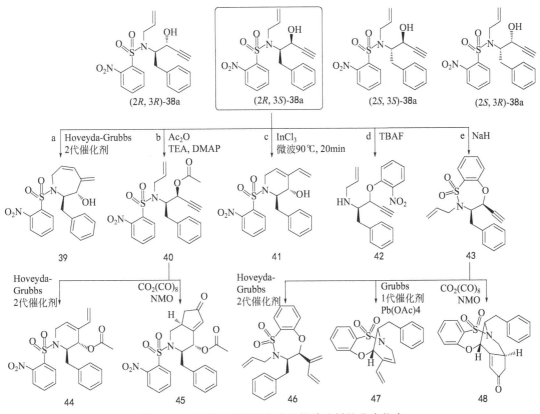

图 10-15　使用高官能团化分子构建多样性化合物库

　　与基于试剂的策略相反，基于底物的策略则通过预先构建一组含不同官能团的起始反应底物，在相同或相似的反应条件下（大部分为分子内环化反应），转化成具有不同分子骨架的产物，该策略又称折叠反应途径。Morton 等[28]报道了一种基于底物的多样性合成方法合成了多样性的类天然产物化合物库（图 10-17）。他们先将含不饱和炔基或烯基的"延展砌块"连接到氟标记载体上，脱除保护，再连接上"封端砌块"，得到各种不同的线性底物，底物的末端通过"封端砌块"中的单取代烯烃进行封闭。然后，选择合适的 Gruubbs 催化剂，串联烯烃/烯炔复分解反应从"封端砌块"的末端烯烃开始，到达"延展砌块"中的烯键或炔键，最后终止于氟标记物中的烯键。该策略通过变换 12 种"延展砌块"和 18 种"封端砌块"，得到了分子骨架多样的各种分子内环化产物。另外，氟标记连接载体保证了只有环化产物才能通过烯烃复分解反应从氟标记上脱除，便于固相分离纯化。通过这种基于底物的 DOS 方法，他们最终得到了 96 个化合物的小分子库，共含有 84 种不同的分子骨架，约65% 的骨架属于新颖骨架，另外，该化合物库还兼具立体化学多样性和结构复杂性。

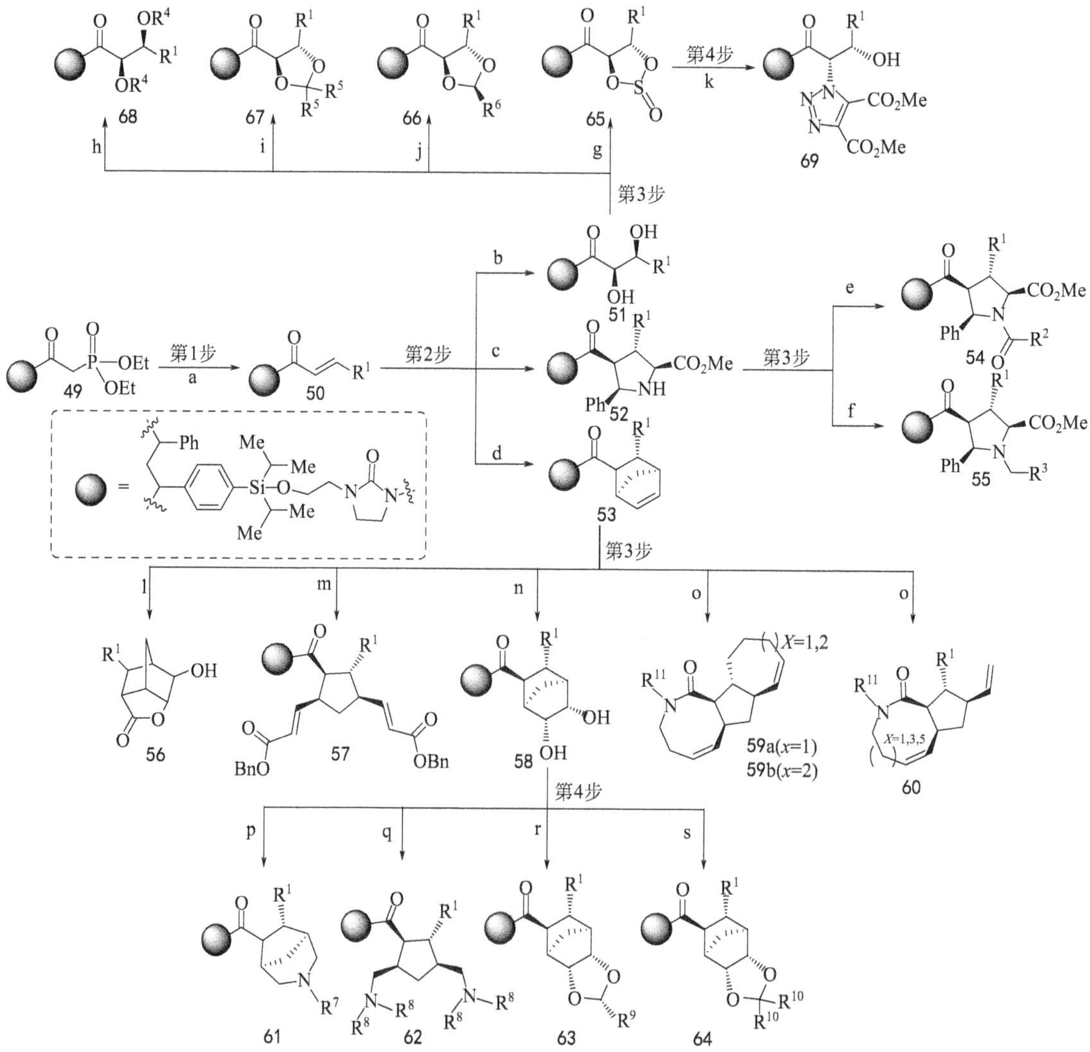

图 10-16 使用多能官能团构建 18 种分子骨架的多样性化合物库

Oguri 等[29]通过系统性地变换 3 种链取代基和 3 个立体化学中心，合成了含 6 种分子骨架的一系列三环化合物（图 10-18）。起始物环己烯酮 79 引入 3 种不同的链取代基，得到各种环状前体，再经烯炔复分解反应得到 6 种含二烯的三环骨架化合物 87～92。生物活性筛选发现了 87 和 88 为有效的抗锥虫化合物。在骨架中再引入过氧化物桥，得到了青蒿素类似物 93 和 94，其体外抗锥虫活性与青蒿素、优苏拉明或依氟鸟氨酸相当甚至更优。

当然，基于试剂和基于底物的策略并不孤立，可以两者同时使用。Robbins 等[30]报道了从 1 个对称的线性化合物 95 出发，合成了 12 种不同的分子骨架，包括单环、双环和三环化合物（图 10-19）。首先，化合物 95 中央的羰基可以转化成各种亲核官能团，然后与链端的 α,β-不饱和酯基反应，既可以得到对称的产物（例如化合物 99），也可以得到不对称的产物（例如通过羰基转化成肟，经氮杂 Michael 加成反应、[3+2] 环加成得到三环化合物 96）。从某种角度讲，这是联合使用了基于多能官能团（酮羰基和 α,β-不饱和酯基）和高官能团化分子（原位生成）的策略，随后进行基于底物的串联环化反应。另外，他们还合成了化合物 96 的一系列类似物，测试了它们对肿瘤细胞系（HL-60、THP-1、A549）的活性，大部分类似物对这 3 种肿瘤细胞系都表现出微摩尔级别的活性，最好的化合物 **108** 对其中两种细胞系的抑制活性低于 $10\mu mol/L$。

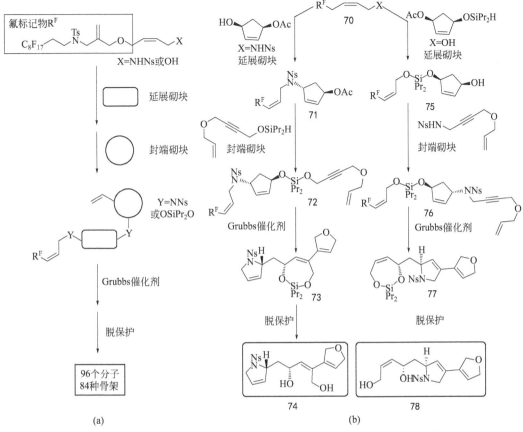

图 10-17　利用基于底物的策略构建 84 种分子骨架的多样性化合物库

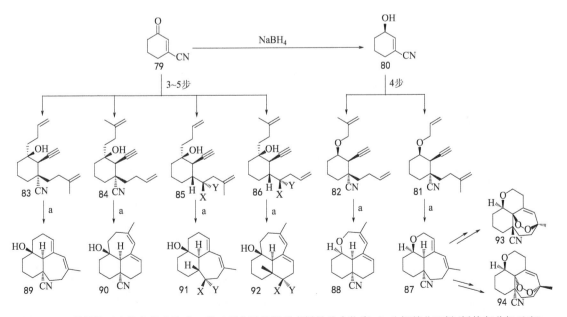

图 10-18　利用基于底物的策略构建 6 种三环分子骨架的多样性化合物库（a 为钌催化双烯/烯炔复分解反应）

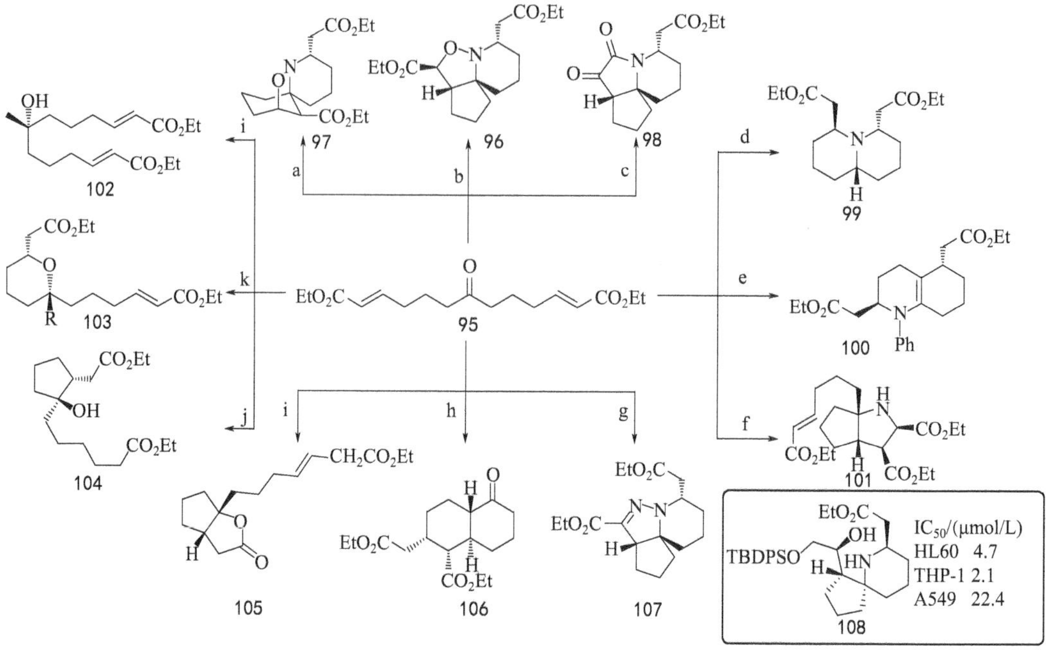

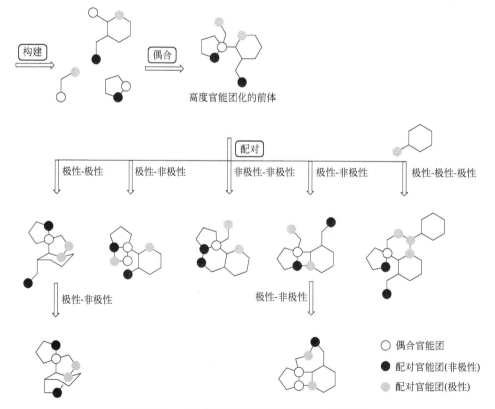

图 10-19　基于试剂和基于底物的策略构建 12 种分子骨架的多样性化合物库

Schreiber 等[31]整合了基于试剂和基于底物的策略，进一步提出了"构建-偶合-配对"策略（图 10-20）。首先，在"构建"阶段，准备合成砌块，需要预先选择官能团的类型，并

图 10-20　"构建-偶合-配对"的多样性合成策略

将其设置在合成砌块中特定的位置。然后进行"偶合",将不同的合成砌块通过化学反应连接在一起,通常可以采用多组分反应对 3 个或 3 个以上的合成砌块进行偶合。最后是"配对"阶段,将第一步"构建"阶段设置好的不同官能团,通过不同的分子内环化反应,形成多样性的分子骨架。官能团配对时可以采用基于试剂的反应,也可以采用基于底物的反应。如果配对反应产生了新的官能团,可以使其继续参与反应,产生更为复杂和多样性的产物。

例如,Schreiber 等[32]通过 Petasis 三组分反应和氨基炔丙基化"构建"了高官能团化底物 **111**(图 10-21),其立体化学通过底物乳醇 **109** 控制,因此,化合物 **111** 的所有手性异构体都可以得到,保证了分子立体化学的多样性。高官能团化底物 **111** 含有 4 种官能团:羟基、烯基、炔基和环丙烷,通过第一步"配对"衍生化,得到化合物 **112~118**,部分化合物经过二次"配对"反应得到化合物 **119~124**。例如,**111** 衍生化得到内酯 **117**,之后进一步转化可以得到化合物 **120~123**。另外,衍生得到 1,3-二烯产物(例如 **113**、**120** 和 **124**),通过 Diels-Alder 反应分别得到化合物 **119**、**125** 和 **126**,增加了分子结构的多样性。该反应路线图可以用其他的 Petasis 胺组分,从头重复构建其他取代基的化合物库。通过这种"构建—偶合—配对"的合成策略,他们合成了含有 15 种分子骨架的小分子库,综合了分子结构复杂性、取代多样性、立体化学多样性和分子骨架多样性。

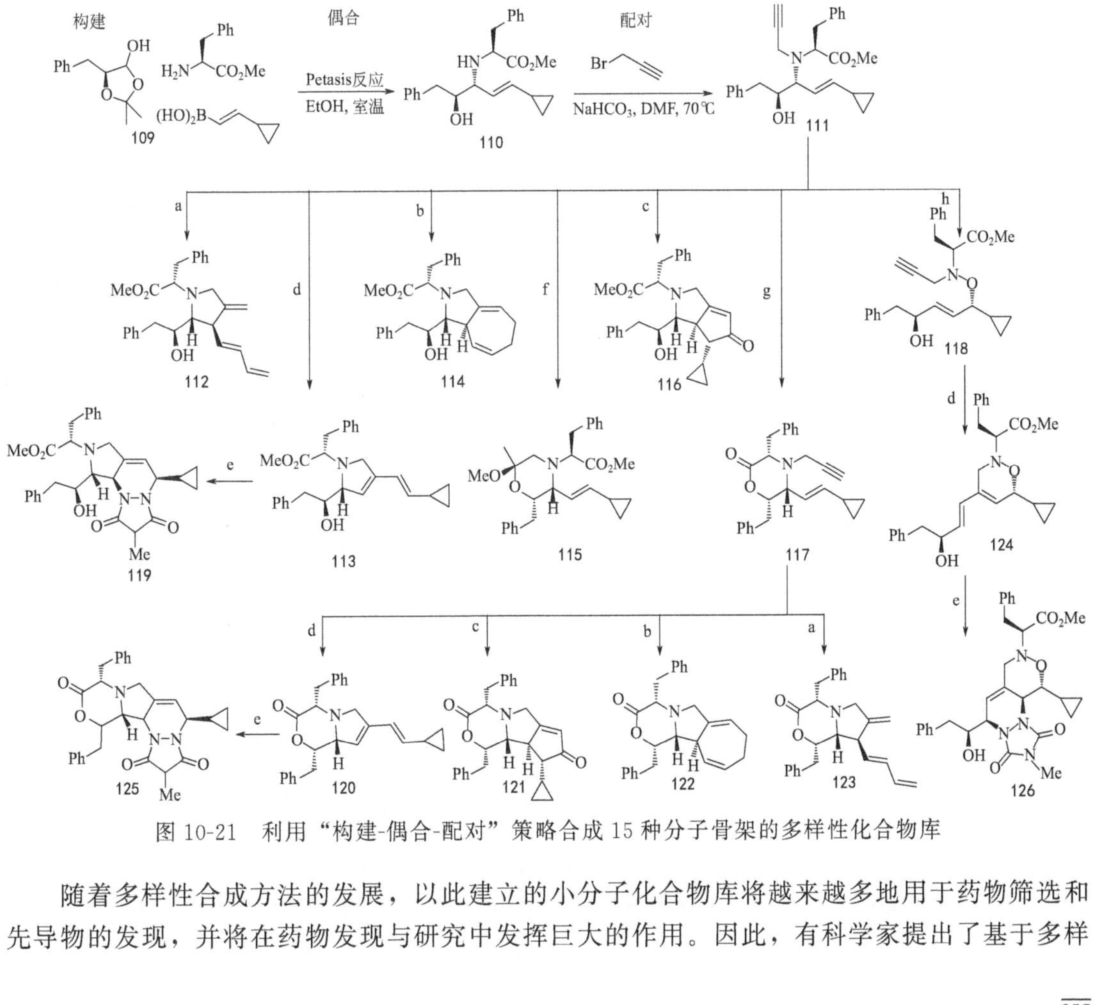

图 10-21　利用"构建-偶合-配对"策略合成 15 种分子骨架的多样性化合物库

随着多样性合成方法的发展,以此建立的小分子化合物库将越来越多地用于药物筛选和先导物的发现,并将在药物发现与研究中发挥巨大的作用。因此,有科学家提出了基于多样性合成的药物发现新途径（图10-22）：通过多样性合成构建化合物库，然后进行初步生物活性筛选，找到活性分子骨架，再利用组合化学的方法对活性骨架进行结构修饰，建立集中组合库，经第二次活性筛选，发现苗头化合物。

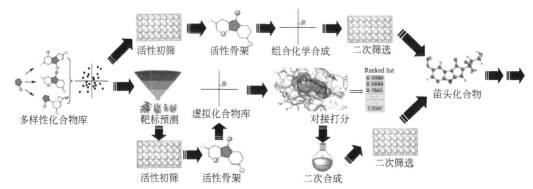

图 10-22　基于多样性合成的药物发现新途径

另外，鉴于计算化学的迅速发展，针对已知晶体结构的靶标，还可以采用另一种更为理性的药物发现途径，即：①通过多样性合成构建化合物库；②用计算化学的方法预测潜在靶标，例如，反向对接法、基于分子相似性的方法和基于药效团匹配的方法，理性寻找生物活性的测试方向，替代传统的盲目筛选模式；③进行生物活性的初步筛选，找出具有药理活性的分子骨架；④利用计算化学的方法，围绕该活性骨架，建立取代和官能团多样的虚拟化合物库；⑤将该虚拟化合物库与活性靶标进行对接，挑出评分较高的分子，并进行二次合成；⑥二次筛选，发现苗头化合物。第一种方法适合未知靶标、表型筛选和企业界的大规模筛选，第二种方法适合有晶体结构的靶标的筛选。这两种方法在药物发现中可以相互补充，发现苗头化合物后，即可进行传统的化合物结构优化和构效关系研究，直至发现候选药物分子。

10.2.2　基于优势结构的多样性合成

优质的化合物库不仅表现在化合物结构的多样性上，化合物的类药性也是一个重要的不可忽略的性质。Kola 等研究指出，筛选得到的化合物分子的功效、毒性、安全性和理化性质，直接决定了其最后成为药物分子的可能性[33]。化合物如果缺乏类药性，很可能会在药物研发的后期无法通过临床评价而退出研究，从而导致研发费用的大量增加以及资源的严重浪费。优势结构由于具有潜在的对多种不同生物靶标的药理活性，与不同的功能基团连接而对不同的生物靶标产生选择性，呈现出良好的类药性。

2011 年，利用 DOS 在产生分子多样性方面的优势，Park 等提出了基于优势结构的多样性合成（privileged substructure-based DOS，pDOS）的概念，以期在多样性化合物库构建的同时兼顾类药性，降低筛选得到的活性化合物骨架在药物研发后期因毒性较大或药动学较差惨遭淘汰的厄运，从源头入手，节约可观的研发费[34]。

Park 课题组[35]选择苯并吡喃为优势结构，主要通过两条多样性合成路线，得到了 22 种分子骨架（图10-23）。他们对这些含有苯并吡喃亚结构的化合物库进行了多种生物活性筛选，发现了多个活性化合物，包括雄激素受体非甾体类拮抗剂、AMPK 激动剂、成骨激动剂、RANKL 诱导的破骨细胞生成抑制剂、HMGB1 和 HMGB2 翻译后修饰调节剂等。这表明，优势结构苯并吡喃的引入提高了化合物库的生物功能多样性。此外，他们还发现，分子骨架比取代基对生物活性的影响更大。

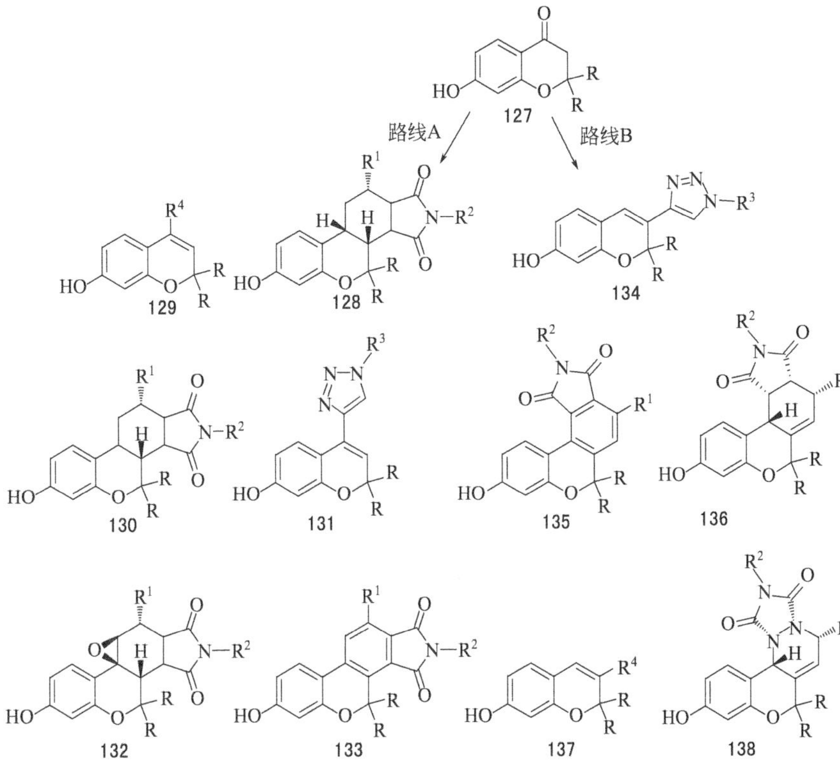

图 10-23　基于苯并吡喃优势结构的多样性合成

Park 课题组[36]选择嘧啶作为优势结构骨架，因为嘧啶属于核苷类似物，可以与生物系统中的核酸形成氢键，因而被广泛地应用于各种药物结构中（图 10-24）。他们选用化合物 **139** 作为关键的结构基质，可以通过环化反应得到关键中间体 **140**，这个关键中间体可以通过不同的反应得到五种不同的结构母核（**A**～**E**）。中间体 **2** 分别与丙二酸酯类、二氨基烷烃类、末端炔烃类进行环化反应，分别得到母核 **A**、**B**、**C**。为了得到更多样化的结构母核，他们采用格氏试剂在化合物 **2** 的 R^1、R^2 位置中引入不同的取代基，得到中间体 **141**，后经闭环复分解反应得到母核 **D**，而经 D-A 反应得到母核 **E**。他们利用基于优势结构的多样性合成得到了五种不同的母环结构，极大地丰富了结构的覆盖面，为化合物的活性筛查提供了良好的结构基础。

将多组分反应能够产生结构复杂性的特点、优势结构具有良好的类药性、微波合成快速高效的优点与多样性合成策略相结合，笔者课题组[37～39]构建了一个分子结构复杂、骨架多样和类药性的高质量化合物库（图 10-25）。选择吲哚作为优势结构，Ugi 四组分反应作为多组分反应，从高官能团化分子吲哚-2-甲醛 **143** 出发，首先合成了各种链状的 Ugi 产物 **144**～**147**；然后在微波辅助的条件下，基于不同底物的特点，采用各种选择性的分子内环化反应条件，最终以两步或三步反应，合成了基于吲哚优势结构的小分子化合物库，具有 10 种新颖的分子骨架。例如，化合物 **144** 在碳酸铯的作用下生成五元环化合物 **148**；在碘化亚铜的催化下进行吲哚 1 位氮原子环化，生成七元环化合物 **149**；而在乙酸钯的催化下得到的是吲

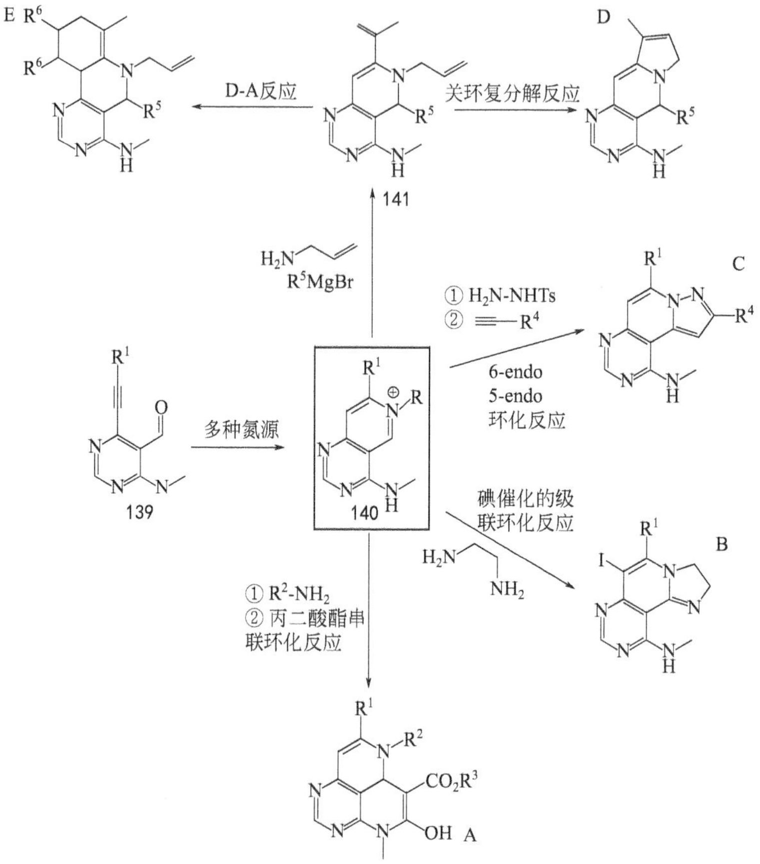

图 10-24　基于嘧啶优势结构骨架的多样性合成

哚 3 位碳原子环化产物 **150**。该合成策略具有多种优势，例如操作简单、步骤经济、良好的产率、短的反应时间、较宽的底物范围等。

同一底物采用不同的催化剂，产生分子多样性，这种方法又被称为"催化剂控制"。另外，还通过 PMI 的计算方法对该化合物库进行了化学信息学分析，结果表明，该化合物库在"化学空间"的分布比商业化合物库和组合化学集中库更为分散，且占据了商业化合物库和组合化学集中库无法涉及的部分球形区域，表现出较高的多样性；该化合物库的类药性参数接近 FDA 药物库和综合药物化学数据库，远高于商业化合物库和组合化学集中库，具有很好的类药性。

自诞生起，多样性合成就得到了迅速的发展，引入便于产生复杂结构的多组分反应、串联反应等合成方法，结合操作简便、纯化快速的固相合成技术，加快了化合物库的构建。另外，多样性合成也推动了化学合成技术的不断创新。可以预见，多样性合成尤其是兼顾类药性的多样性合成，将是未来构建优质化合物库的必然趋势，与此同时，新的多样性合成的方法和应用也将不断涌现，为生物靶标和生物筛选提供更多的新型结构，并有望提高化合物库筛选的命中率，加速新药发现的过程，继续推动药物化学和化学生物学等领域的研究。

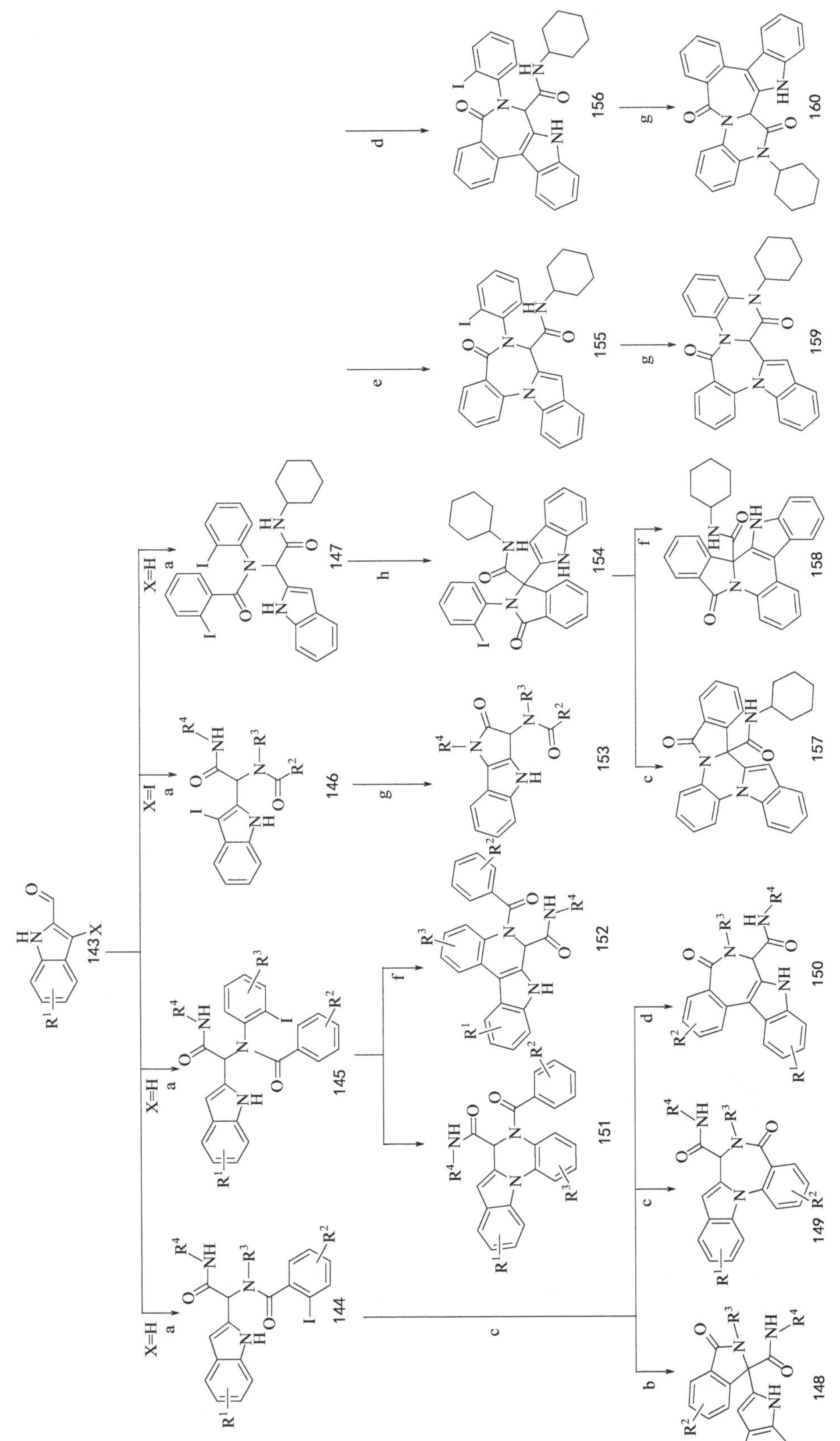

图 10-25　基于试剂和底物策略构建含吲哚优势骨架的多样性化合物库

10.3 化学平台其他新方法和新技术

随着社会科技的不断进步，越来越多的社会问题及环境问题的凸显，可持续发展成了全社会关注的焦点，并提升到了发展战略的高度，其中所涉及的包括环境、生态、经济、资源等方面的诸多问题。如何发展绿色化学、环境友好型化学，这都是我们面临的机遇和挑战。对于有机化学来说，如何实现原子经济性、如何最大限度地提高反应效率也一直是我们追求和研究的方向。近年来，有机化学技术取得了飞速的发展，在串联反应技术、不对称合成技术，尤其是 C—H 键活化技术等方面取得了一系列重大突破，同时，DNA 编码化合物库构建、化学蛋白质组学等新型技术方面也取得了长足的进步，为新时期的创新药物研发奠定了坚实的基础。

10.3.1 串联反应技术

串联反应（cascade reaction）是指通过在同一个反应操作中发生多个化学键的形成或者断裂，实现连续进行两步或两步以上的反应，即"一锅"合成结构复杂的有机分子。

在一般的反应过程中，许多复杂分子的合成往往需要经过多步反应完成，中间过程中涉及烦琐的分离和提纯，不符合经济环保的要求。而串联反应能够有效地减少反应步骤，可以使原来复杂的合成路线简单化，最大化地避免中间体的分离和提纯，既节省人力物力等资源，又提高了合成效率，具有良好的原子经济性和高效性。串联反应一般具有反应物较多，前一步反应的产物通常和初始反应物或自身发生下一步反应以及多步反应条件相似等特点。串联反应技术在药物合成中具有广泛的应用。

奥司他韦（oseltamivir）是罗氏公司研发的一种作用于神经氨酸酶的特异性抑制剂，目前已经成为禽流感治疗的主要药物之一。但是原始合成方法均是以莽草酸为起始原料，采用半合成的方式进行制备，路线长，收率低。目前，已经报道的对于奥司他韦的改进合成方法已达 20 余种。尤其是 Hayashi 课题组通过技术改进，采用"两锅"串联反应的策略，就能快速地制备奥司他韦，总收率达到 60% 以上[40]，如图 10-26 所示。

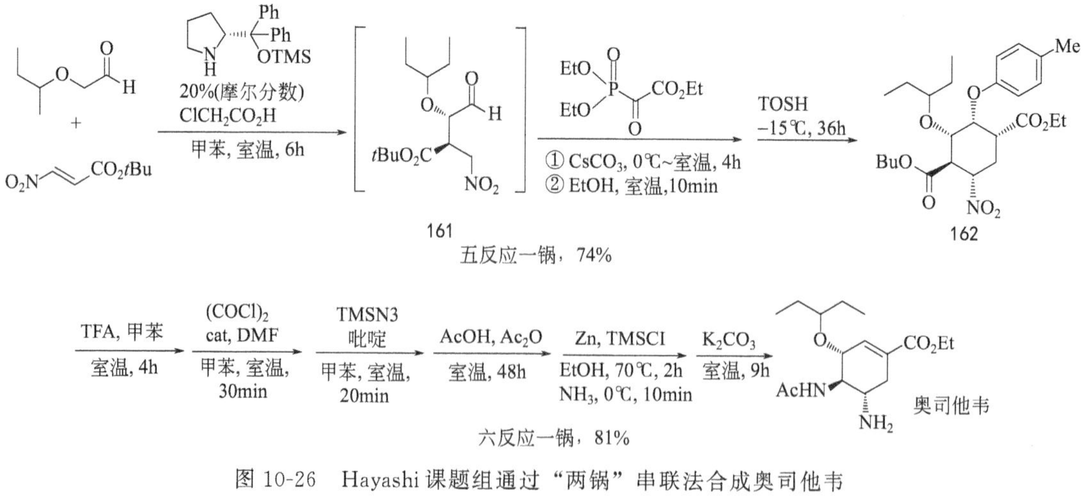

图 10-26 Hayashi 课题组通过"两锅"串联法合成奥司他韦

中国科学院上海有机化学研究所马大为研究员课题组也对奥司他韦的合成工艺做了大量的研究，他们发现乙酰胺基硝基烯可以在有机小分子的催化下与醛发生 Michael 加成反应[41]。基于此，他们从简单的原料出发，经过 5 步反应即可快速高效地合成奥司他韦（图 10-27）。该路线是目前合成奥司他韦最短的路线。由于所用试剂廉价，反应操作简单，收率高，这条路线具有巨大的商业价值。

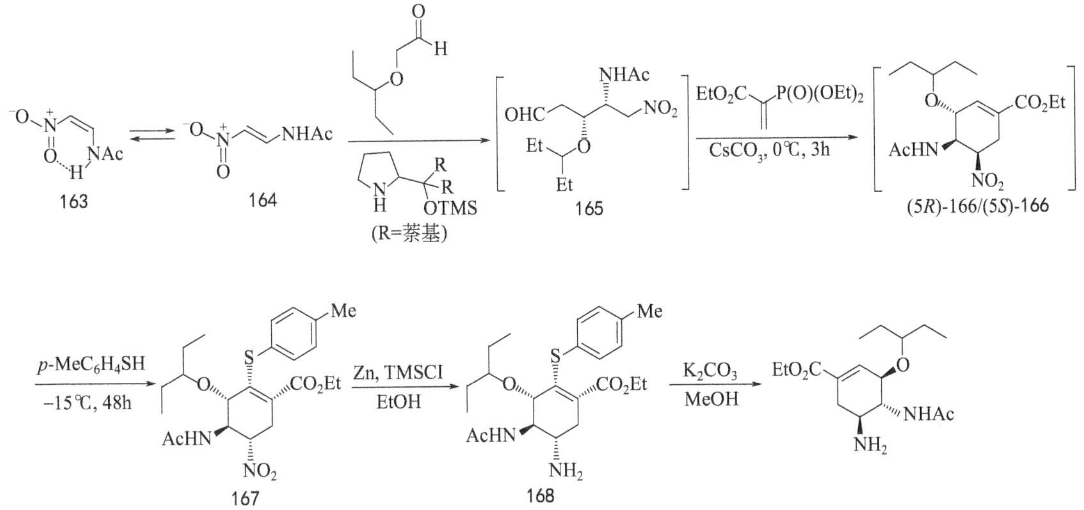

图 10-27　马大为课题组通过 5 步反应高效合成奥司他韦

ABT-341 是雅培公司开发的一个强效的口服 PP-IV 选择性抑制剂。原始合成路线长，且收率较低，其中关键的手性中间体环己烯甲酸甲酯需要通过手性制备柱分离。Hayashi 课题组巧妙地以硝基苯乙烯等原料，采用 Michael/Horner-Wadsworth-Emmons/retro-Aldol 串联反应，"一锅"就能快速地制备 ABT-341，总收率达到 63%（图 10-28）[42]。

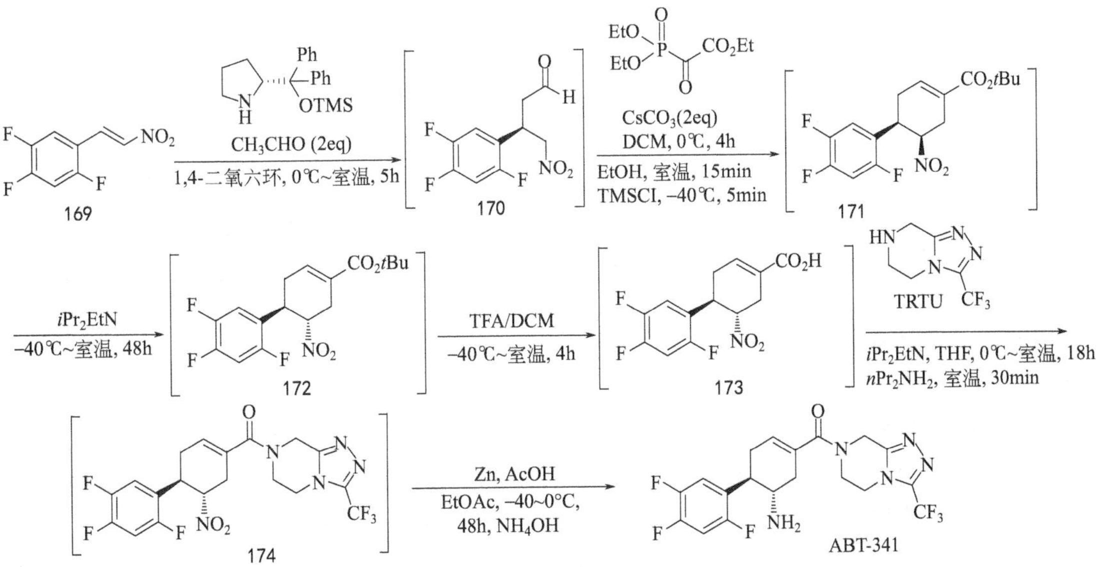

图 10-28　"一锅"串联合成 ABT-341

天然产物通常具有很好而独特的生物学效应，但是由于来源有限，开发有效的全合成或半合成有机合成方法显得十分重要。近年来，串联反应在天然产物分子全合成中发挥了越来越重要的作用[43]。替曲那新（tetronasin）是非常重要的抗生素、抗蠕虫药和反刍动物的生长促进剂。串联反应技术在其全合成过程中发挥着十分重要的作用，例如中间体 **176** 经历阴离子环化串联一锅反应得到关键中间体 **177**（图 10-29）。

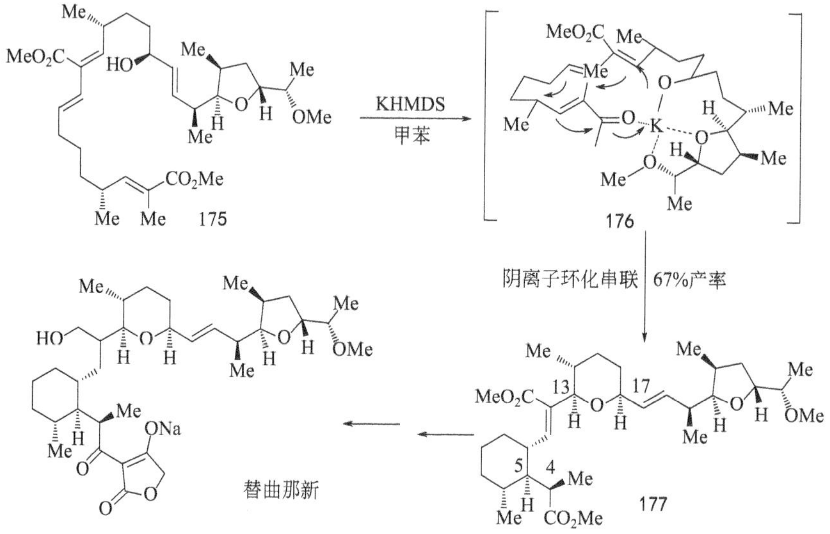

图 10-29　串联反应在替曲那新全合成中的应用

随着药物研发的推进，串联反应合成技术将会有更多的用武之地。尤其是在结构复杂化合物的合成中巧妙地引入串联反应，可以大大提高有机合成的效率。

10.3.2　不对称合成技术

手性是生命的基本属性之一，约有 50% 的上市药物都是手性化合物。2013～2014 年全球销售额前 25 位化药中，手性药物占比均超过 66%。因此，发展新颖、高效的不对称合成技术对构建手性药物骨架具有十分重要的意义。随着类药性、优势结构、靶向性等概念的引进，将高效不对称合成技术和定点结构修饰相结合，势必能推动手性创新药物的快速发展。

在过去的几十年里，不对称合成研究虽然取得了令人瞩目的成就，但仍然面临着诸多问题和挑战，如反应的高选择性和普适性及调控性，手性催化剂/配体的易得性，高效的催化反应体系及环境友好的水相反应等，因此，发展高效、实用的不对称合成方法是当前最重要和最具挑战性的课题之一。2001 年诺贝尔化学奖得主 Noyori 教授曾指出，"实用的不对称合成要求高选择性、高反应速率、高产率、原子经济性、低成本、操作简单、环境友好以及低能耗"，化学家需要为实现这样"完美的化学反应"而努力。

在早期，手性药物的获得一般通过从天然产物中提取和消旋体拆分。随着合成方法的不断进步发展，不对称合成为获取手性药物最有效的途径。不对称催化反应开始于 20 世纪 60 年代后期，而在 90 年代得到迅速发展，无论是在基础研究还是在开发应用上都取得了很大的成功。

γ-氨基丁酸（GABA）是分布最广泛的抑制性神经递质之一，在人体大脑皮质、海马、丘脑、基底神经节和小脑中起重要作用，对机体的多种功能具有调节作用。其衍生物 S-(+)-3-异丁基 GABA（普瑞巴林）是一种新的抗惊厥药物，传统合成路线中至少需要 5

个步骤，最后应用分离纯化以获得最终产物，合成效率较低。Zheng 等[44]利用金属铑催化，对 1,1-二取代的烯丙基邻苯二甲酰亚胺直接进行不对称加氢甲酰化反应，可得到高达95%ee 的高光学纯度产物，使普瑞巴林的合成路线缩短为 3 步，提高了合成效率（图 10-30）。

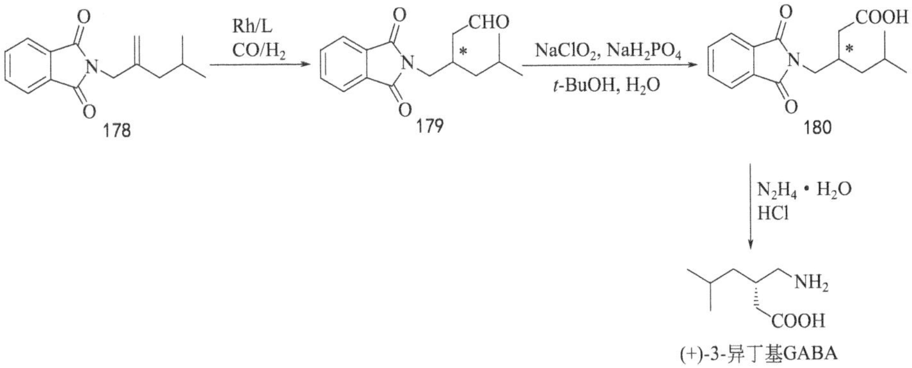

图 10-30　利用金属铑催化不对称加氢甲酰化反应

泰妥拉唑是一种新型的质子泵抑制剂，其用于预防和治疗胃酸分泌过多所引起的相关疾病，具有疗效显著、耐受性好、安全性高、理化性质稳定等优点，是目前已开发的同类产品中最具潜力的品种。Delamare 等开发了一种新的钛催化体系 Ti(O-i-Pr)$_4$/（+）-(1R,2S)-顺-1-氨基-2-茚满醇，用于泰妥拉唑的手性合成（图 10-31）。该体系使用氢过氧化枯烯（CHP）作为氧化剂进行高效不对称氧化，在极性非质子溶剂中，可得到高纯度高产率的（S）-泰妥拉唑（tenatoprazole），具有很高的实用价值[45]。

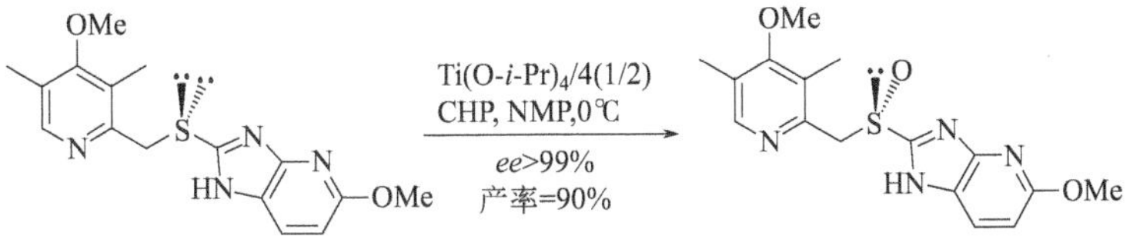

图 10-31　钛催化体系用于（S）-泰妥拉唑的合成

西他列汀（sitagliptin）是首个被美国 FDA 批准的 DPP IV 小分子抑制剂，用于 2 型糖尿病的治疗，但是其合成路线较长[46]。中国科学院上海药物研究所柳红课题组巧妙地运用新型镍螯合物诱导首次实现了 N,C 无保护的 β-氨基酸的化学拆分方法，仅通过 2 步即原位生成非对映纯的 β-氨基酸席夫氏碱 Ni（Ⅱ）螯合物，通过简单水解反应，获得光学纯的手性 β-氨基酸[47]。基于该手性非天然 β-氨基酸，可以将西他列汀的合成步骤从 9 步缩短成 5 步，且反应条件温和，操作简单，避免使用昂贵的手性催化剂，降低了西他列汀的生产成本（图 10-32）。

10.3.3　点击化学及其应用

点击化学（click chemistry）是由诺贝尔化学奖获得者美国化学家 Sharpless 在 2001 年发展的一个合成策略，主要是通过小单元的拼接，快速可靠地完成各种分子的化学合成[48]。它尤其强调以碳-杂原子键（C—X—C）合成为基础的组合化学新方法，并借助这些点击反应来简单高效地获得分子多样性。其核心是利用一系列可靠和模块化的反应生成含有杂原子的化合物，相比于微波化学的"快速"，点击化学的最大优点在于"简单"。如今，点击化学

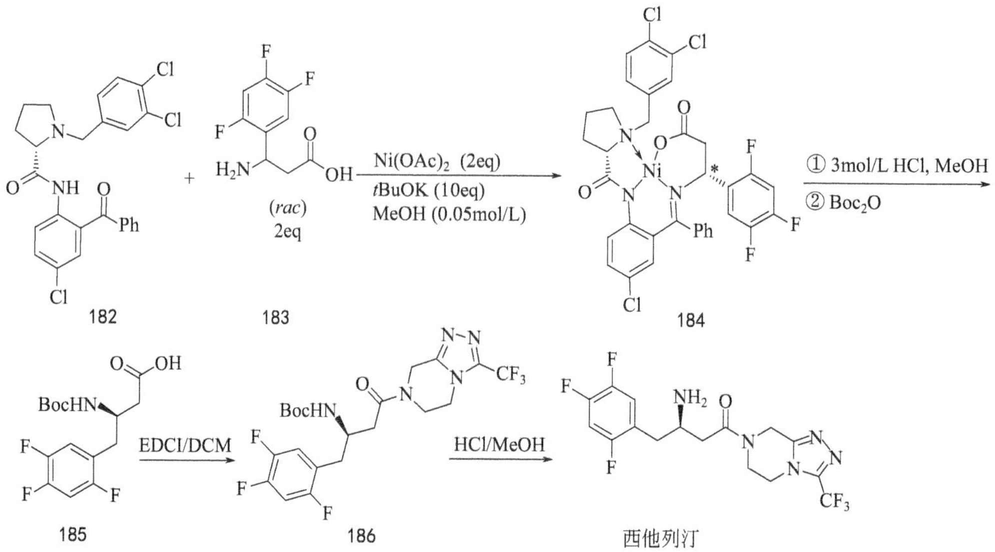

图 10-32 利用镍螯合物诱导氨基酸拆分方法缩短西他列汀合成路线

已经发展出了多种类型的反应，包括：环加成反应，特别是 1,3-偶极环加成、Diels-Alder反应等；亲核开环反应；非醇醛的羰基化学反应；碳碳多键的加成反应；环氧化反应等[49]。

叠氮化合物与炔烃在一价铜催化下发生的 1,3-偶极环加成反应形成三氮唑类产物是应用最广泛的一类点击化学反应。三氮唑结构具有一定的碱性，在药物设计中可以用来替代原有的碱性基团，如氨基、酰胺基、脲类、胍基等。Li 等将点击化学技术引入到扎那米韦（zanamivir）衍生物的合成与结构优化，用三氮唑替换了原有结构中的胍基，保持了化合物的抗流感病毒的活性（图 10-33）[50]。

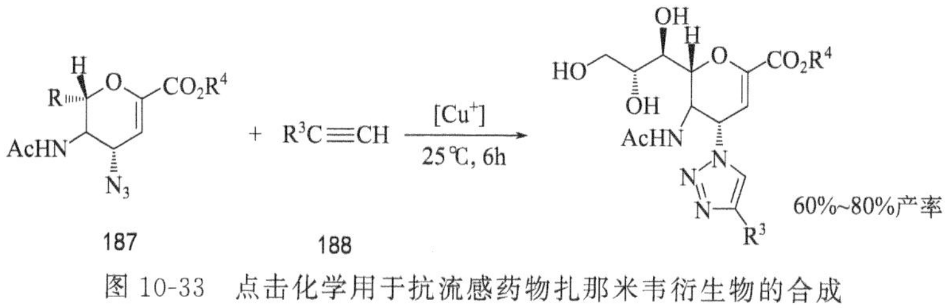

图 10-33 点击化学用于抗流感药物扎那米韦衍生物的合成

另外，三氮唑结构有较强的疏水作用，并含有带孤对电子的氮原子的特点，在药物开发中也得到了很好的应用。如 Zhang 等用点击化学将三氮唑引入 DPP-IV 抑制剂中，发现了一类具有较好 DPP-IV 抑制活性和选择性的化合物（图 10-34）[51]。

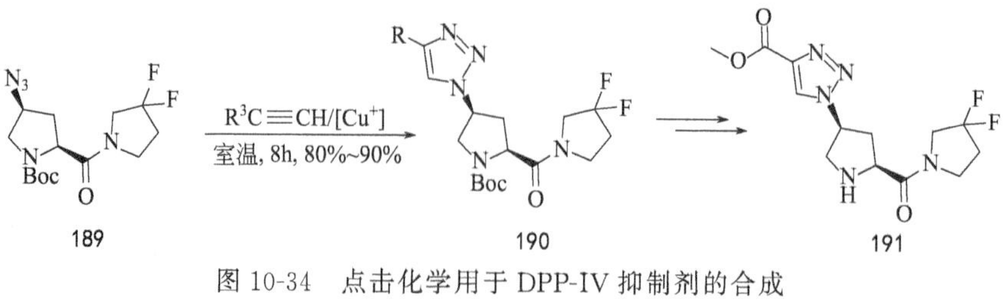

图 10-34 点击化学用于 DPP-IV 抑制剂的合成

分子杂交已经被广泛应用于药物化学研究中，点击化学技术为分子杂交提供了一个很好的桥梁。例如 Zhou 等[52]将有抗菌作用的药效团与可调节化合物性质的吗啉苯胺类母核利用点击化学反应拼接在一起，合成了具有良好活性的 mPTPB 抑制剂 I-A09，其抗结核分枝杆菌的效果十分显著（图 10-35）。

自点击化学被提出以来，无论是在化学合成还是在药物研发领域均被证明是一个非常简单和实用的合成方法。它不仅可以合成活性化合物，而且也越来越多地被用于化合物库的制备中。目前，对于点击化学的研究还在继续，而点击化学的问题也仍然存在。一是可用的反应类型较少，不能满足更大范围的底物适用性；二是真正依靠点击化学合成和开发的实体小分子药物依然很少，在一定程度上说明了目前的点击化学产物还不能满足药物研发中对多样性和类药性的较高要求。所以，在将来开发更多样的和更快速简单的点击化学反应，应该成为点击化学发展的方向。

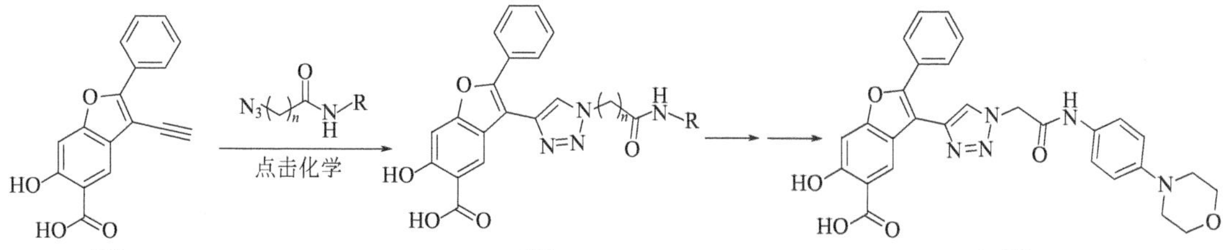

图 10-35　通过点击化学杂交合成的新型 mPTPB 抑制剂

10.3.4　碳氢键活化及其应用

碳氢键（carbon-hydrogen bond）以键能高和存在不确定的区域选择性问题历来是有机合成化学领域的难点，但是随着研究的深入，一系列突破性的成果被陆续报道。C—H 键活化，通过一步简单地对活性分子进行精准的官能团化，无需预先官能团化、步骤短、原子经济性，已被誉为"化学的圣杯"（holy grails of chemistry）。

近年来，Scripps 研究所的 Jin-Quan Yu 教授巧妙地通过各种导向基团实现了不同位置的 C—H 键活化，为化合物骨架的多样化修饰提供了强有力的方案。例如，他们通过氰基模板导向实现高效间位 C—H 键活化的方法[53]（图 10-36）。这种 C—H 键活化方式主要依靠线性氰基和 Pd(II) 金属中心之间的弱相互作用来实现。这种用于引导远程 C—H 键活化的新策略为制备甲苯衍生物、氢化肉桂酸、2-联苯羧酸、非天然氨基酸和具有难以使用常规 C—H 键的复杂取代模式的药物分子提供了新的活化方法。

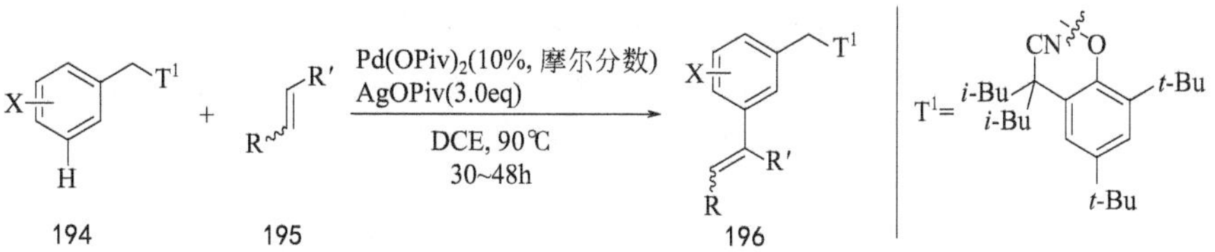

图 10-36　利用氰基模板导向实现高效间位 C—H 键活化

另外，他们通过降冰片烯作为过渡媒介实现间位 C—H 键活化的方法[54]（图 10-37）。该反应的特点是在邻位 C—H 键活化后通过降冰片烯将钯催化剂转运到间位，其中吡啶基配体在反应过程中发挥着至关重要的作用。该催化反应证明了在相同的底物催化剂对照的 C—H 键活化中将邻位选择性切换为分选选择性的可行性。

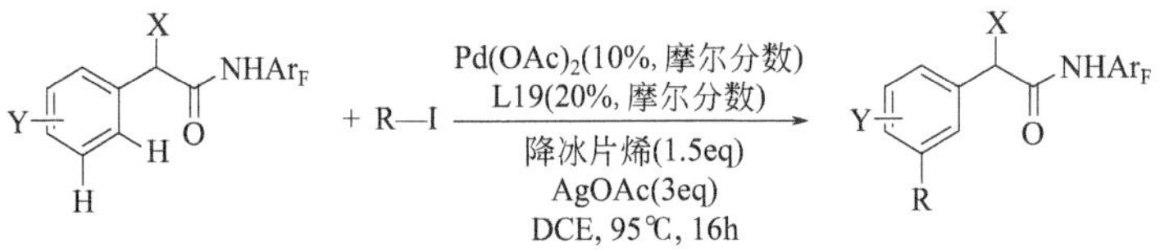

197 198 199

图 10-37 利用降冰片烯作为过渡媒介实现间位 C—H 键活化

他们还通过使用氨基酸作为一个瞬时导向基（transient directing group），巧妙地实现 C(sp^3)—H官能团化的方法[55]（图 10-38）。他们通过氨基酸试剂与醛和酮发生原位可逆反应，生成亚胺中间体来活化惰性 C—H 键。在钯催化剂和催化量的氨基酸存在下，可实现 β 位和 γ 位上多种醛和酮的芳基化。他们还证明了使用手性氨基酸作为瞬时导向基来实现对映选择性 C—H 键活化反应的可行性。

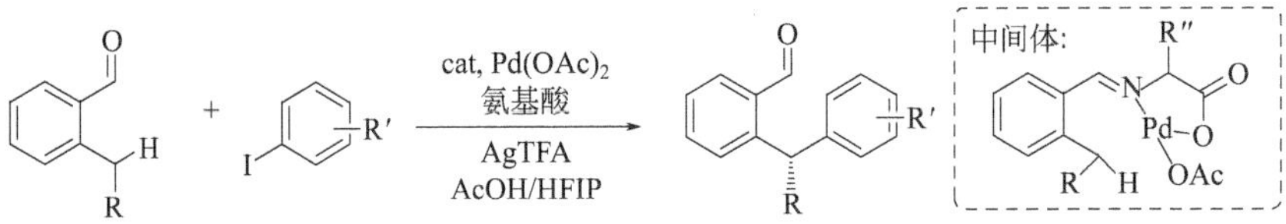

200 201 202

图 10-38 利用氨基酸作为瞬时导向基实现 C(sp^3)—H 官能团化

目前，对于实现饱和氮杂环 C—H 官能团化，特别是在远离 N 位置的 C—H 键活化的方法非常少。而 Melanie S. Sanford 课题组利用底物的船式构象，在钯催化下实现含氮杂脂肪环远程 C—H 键的芳基化[56]。这是一种跨环方法，选择性地活化位于远离氮的脂环族胺的 C—H 键（图 10-39）。该方法展现出了很高的官能团耐受性，并成功应用于阿米替丁、伐伦尼克以及天然产物胞苷酸的合成中。

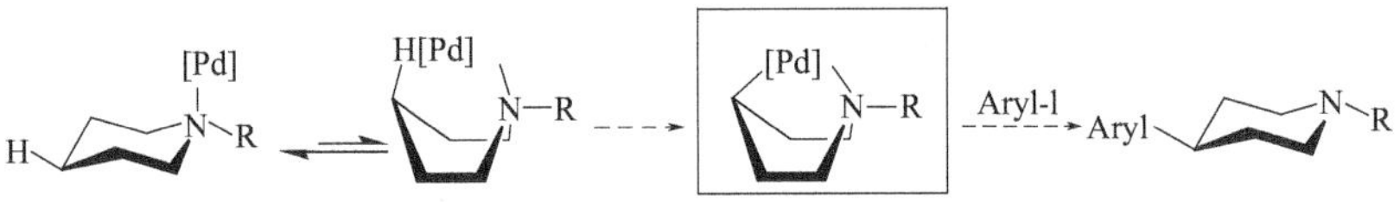

椅式 船式 bicyclo[2.2.1]palladacycle(1) 203

图 10-39 利用底物的船式构象实现含氮杂脂肪环远程 C—H 键活化

除了导向 C—H 键活化，直接的 C—H 键活化也在近几年中取得了很大的突破。例如 Robert H. Grubbs 课题组报道了一个由碱金属催化剂催化的交叉脱氢杂芳族 C—H 官能团化的方法[57]（图 10-40）。他们发现在叔丁醇钾催化下，应用氢硅烷可直接对芳族杂环进行甲硅烷基化。该方法不需要氢受体、配体和添加剂，反应条件温和。对于使用贵金属催化剂难以活化的底物，均可以高产率和高区域选择性地实现甲硅烷基化。

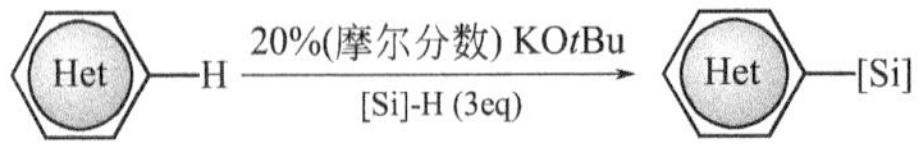

204 205

图 10-40 利用碱金属催化剂催化的交叉脱氢杂芳族 C—H 官能团化

近年来，C—H 键活化技术取得重大的突破，一系列突破性的成果被陆续报道，这个技术的革新为人们获得大量多样化的化合物提供了可能，在材料、天然产物合成尤其是对药物分子的合成方面逐渐展现出巨大的潜能。但是，如何将这些飞速发展的有机合成新技术应用到药物骨架的合成或特定药物分子的定点结构修饰中去，仍然是当前这些有机合成新技术具体应用的难点，也是药物化学家们亟待去解决的科学问题。

10.3.5　DNA 编码化合物库及其应用

DNA 编码化合物库（DNA encoded compound library，DEL）合成与筛选是指将组合化学与分子生物学相结合进行先导化合物筛选的技术[58]。在高通量测序技术的迅速发展下，DEL 技术的应用得到了巨大的推动，这使得先导化合物的筛选变得前所未有的快捷和高效。

DEL 技术的原理是指首先通过传统组合化学合成法快速得到数目庞大的化合物库后，将每一个具体的化合物与一条独特序列的 DNA 在分子水平连接，即对整个化合物库的每一个化合物进行 DNA 编码。在与相应靶点进行亲和筛选后，通过对 DNA 序列识别从而识别化合物的结构信息，然后将"被翻译"的化合物进行合成，与靶标进行活性确认，从而得到"先导化合物"。DEL 技术不仅发挥了组合化学合成法高效快速地构建巨型化合物库的优势，并且摒弃了传统的一对一筛选，将包含大量化合物的整个化合物库与靶点蛋白同时筛选，降低了筛选成本，缩短了筛选时间，提高了筛选效率，并且能实现对较难修饰或不能固载的靶点蛋白的有效筛选。DEL 技术的出现大大推动了化合物筛选的进程，实现了更为快速有效的筛选机制，改变了先导化合物发现的格局[59]。目前 DEL 技术不仅仅限于基础研究，国内外主要的药企在药物研发中也开始广泛采用，成为获得先导化合物的一种重要手段。

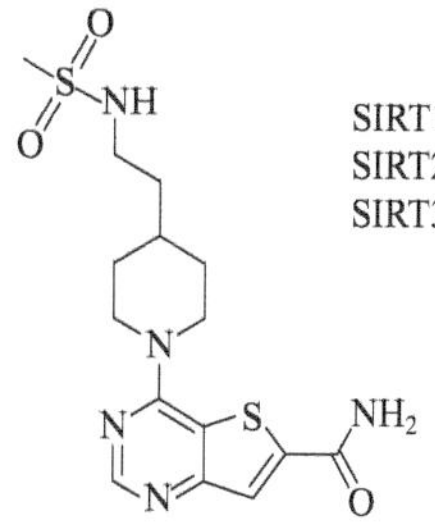

SIRT1:IC$_{50}$=4nmol/L
SIRT2:IC$_{50}$=1nmol/L
SIRT3:IC$_{50}$=7nmol/L

206

图 10-41　通过 DEL 技术筛选得到有效的
SIRT1/2/3 泛抑制剂

Sirtuins 是 NAD$^+$ 依赖的组蛋白去乙酰化酶，属于组蛋白去乙酰化酶的第Ⅲ亚族。Sirtuins 家族已被证实是众多细胞生理过程的重要调节器，并发挥与衰老相关的生理作用。GSK 公司通过利用编码文库技术来鉴定与 SIRT3 相互作用的分子，鉴定了一类新的有效的 SIRT1/2/3 泛抑制剂[60]。

研究发现了对 SIRT1、2、3 有广谱抑制作用的化合物 **206**，其 IC$_{50}$ 分别达到 4nmol/L、1nmol/L、7nmol/L（图 10-41）。基于 ELT 测序数据的分析证明了，噻吩并［3,2-d］嘧啶-6-甲酰胺母核是对化学型抑制功能至关重要的优势核心骨架。这类抑制剂成为阐述调节 SIRT1、SIRT2 和 SIRT3 脱乙酰酶活性的生物学效应的有价值的工具。

糖原合酶激酶-3（GSK-3）具有 GSK-3α 和 GSK-3β 两种亚型，是一种调节糖原代谢的多功能丝氨酸/苏氨酸激酶，在众多信号转导途径中起到关键的调节作用，例如细胞的生长增殖、细胞周期、肿瘤的发生与胚胎的发育等过程。Gentile 等利用 DNA 编码化合物技术，基于亲和筛选发现新的 GSK-3 抑制剂。通过研究发现了 5-芳基-4-甲酰胺-1,3-噁唑优势骨架结构，并且得到了多个具有良好 GSK-3 抑制活性和选择特异性的化合物[61]。其中化合物 **207** 的活性最优，并且作为一种脑渗透剂，在动物体内模型中表现出良好的药代动力学水平，具有很好的发展前景（图 10-42）。

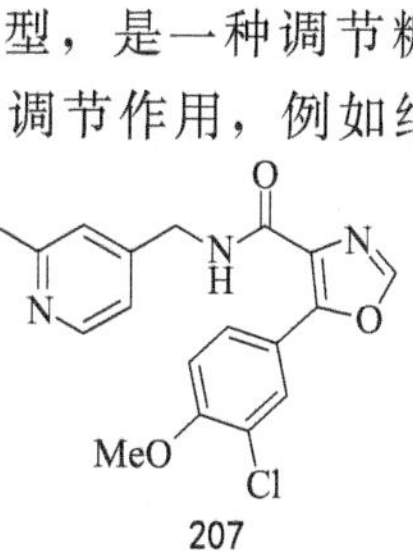

MeO　Cl
207
GSK-3β
IC$_{50}$=32nmol/L

图 10-42　通过 DEL 技术筛选发现
新的 GSK-3 抑制剂

Ding 等基于 5-甲酰基-3-碘苯甲酸骨架结构，运用组合化学分混法合成策略，在 96 孔板上经过酰化、Suzuki-Miyaura 交叉偶联和还原胺化三步反应，合成了 350208 个目标化合物分子，构建了联芳烃骨架的 DNA 编码化合物库（图 10-43）[62]。随后，他们将这 300 多万种化合物进行了 50 多种生物靶点筛选，发现了针对磷酸肌醇 3-α 激酶（PI3Kα）有效的选择性抑制剂。

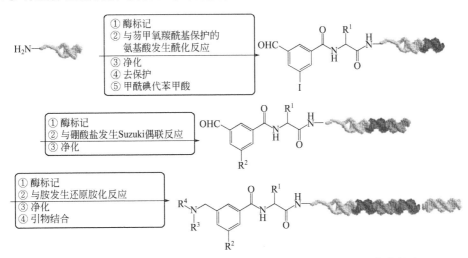

图 10-43　合成基于 5-甲酰基-3-碘苯甲酸骨架结构的 DNA 编码化合物库

Buller 等利用 2,4-己二烯和马来酰亚胺作为亲二烯体，通过环化加成获得双环 Diels-Alder 衍生物[63]，他们运用组合化学合成法中的分混法，共获得 4000 多个 DNA 编码的化合物，构建了数目庞大的化合物库（图 10-44）。在进行亲和筛选后，研究者发现了对肿瘤坏死因子（TNF）良好的抑制剂，其在体外可以完全抑制 TNF 介导的 L-M 成纤维细胞的死亡。

DEL 技术为药物开发提供了更有希望的起点、更加高效的筛选方式，已经成为药物筛选不可或缺的强大工具。然而化合物库的设计是 DEL 技术领域的关键问题，它直接影响到化合物"命中"的概率。但目前应用于合成 DEL 化合物库的化学方法仍然局限于偶联反应，因此，开发用于 DEL 的合成方法推进此项技术的进一步发展，将是药物化学家们面临的机遇和挑战。

(a)

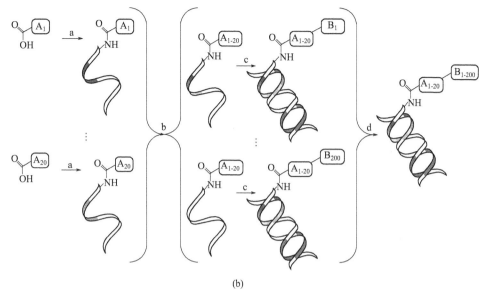

(b)

图 10-44　通过环化加成获得双环 Diels-Alder 衍生物的 DNA 编码化合物库

10.3.6　化学蛋白质组学在药物研发过程中的潜在应用

尽管后基因组数据快速增长，科学技术呈现快节奏进步，但药物发现仍然是一个冗长而困难的过程。鉴定和验证药物靶标是药物开发过程中的关键步骤，更有效的药物设计需要更好地了解候选药物在各种情况下所发生的靶点-靶点之间的相互作用。

化学蛋白质组学是一门集生物学、化学和质谱技术为一体的交叉学科。其原理是利用修饰后的药物或小分子探针与生物大分子靶标发生特异性结合，然后利用亲和色谱等方法分离出与探针结合的生物靶标，运用灵敏的质谱分析手段鉴定出这些靶蛋白，之后进行进一步的生物信息学分析。传统的蛋白质组学技术主要以蛋白质定性定量鉴定为基础，而化学蛋白质组学则是利用化学小分子直接从功能角度进行蛋白质组研究，在分子水平上系统地揭示蛋白质的功能以及与化学小分子的相互作用机制，实现在蛋白质组范围内直接分析蛋白质的活性，为阐明药物靶标、实施药物验证提供了更有价值更高效的技术支持[64]。

化学蛋白质组学实验技术主要有蛋白质活性表达技术（activity-based protein profiling，ABPP）和以化合物为中心的化学蛋白质组学技术（compound-centric chemical proteomics，CCCP）两种（图 10-45）。两者的主要区别在于 ABPP 技术是通过发展和应用有特定结构和生物活性的靶向探针去研究蛋白质的结构和功能，而 CCCP 技术则是运用生物活性已知的目标化合物结合到具有生物相容性的惰性树脂上通过与靶蛋白特异性结合来进行研究的。

ABPP 技术利用基于活性或亲和性的小分子探针与靶蛋白的活性位点共价结合来实现，可以描绘出正常生理状态和病理状态下酶活性水平的变化，是揭示潜在药物靶标的有力工具。Molloy 等通过 ABPP 技术阐明了双吲哚基马来酰亚胺的两个新的蛋白质靶标。双吲哚基马来酰亚胺化合物是蛋白激酶 C 的强抑制剂，其在几种信号转导级联中起重要作用[65]。研究人员采用生物素作为标志物来组装双探针，然后使用双探针在由蛋白激酶 C 激活剂刺激后，在 MDA-MB-231 乳腺癌细胞系中分离出结合蛋白并进行鉴定，发现了两个先前未报道的激酶靶标：SRPK1 和 PKR。

ABPP 技术也可用于发现蛋白酶有效的选择性抑制剂。首先将细胞或组织样品与酶抑制

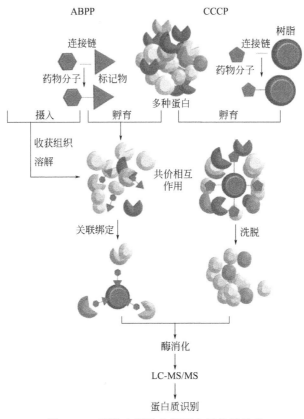

图 10-45　两种主要的化学蛋白质组学技术

剂孵育，然后与活性的探针一起孵育。如果蛋白酶已经被抑制剂修饰，则探针将不能标记酶，因此，通过 ABPP 技术可以用作酶抑制剂的竞争性筛选。例如，Thompson 等报道了基于荧光偏振活性的蛋白质分析方法，用于寻找新的蛋白精氨酸脱亚氨酶（PAD）特异性抑制剂[66]。研究人员选取了两种 PAD 不可逆抑制剂，并用罗丹明染料进行标记合成荧光探针。当探针结合到蛋白酶上时，复合物将发射高偏振光；相反，如果来自化合物库的分子与蛋白酶结合时，则不形成 RFA-PAD 复合物，将观察到较低的流质信号。经过筛选得到了10 个有潜力的 PAD 抑制剂。该研究还发现了链黑霉素是 PAD4 酶有效的选择性抑制剂。

相比于 ABPP 技术，CCCP 技术的重点则在于药物与靶蛋白的共价结合，因此，需要在不影响药物生物活性的前提下，将化合物固定在载体上，得到必需的药物-基质连接体。运用 CCCP 技术能够大规模快速地鉴定蛋白质-药物相互作用，也可用于发现和识别目标药物的靶蛋白。例如，Kim 等对可治疗骨质疏松的抗吸收剂的具体作用靶点进行了研究。他们选取了有效抗吸收剂 5-氯-1-(2,6-二甲基哌啶-1-基)-N-甲苯基戊-1-亚胺，将其通过 2-(2-甲氧基乙氧基) 乙基连接链固定在载体上，然后与 RAW264.7 细胞裂解物一起孵育，随后通过 SDS-PAGE 分离结合的蛋白并通过质谱分析鉴定[67]。研究结果显示，抗增殖蛋白为最强结合靶标之一。

CCCP 技术还用于激酶抑制剂的研究，可以提供激酶抑制剂的药物-蛋白结合作用的概况。Superti-Furga 等对用于治疗慢性骨髓性白血病药物 INNO-406 的作用靶点进行研究[68]。他们将修饰的药物类似物固定在活化的琼脂糖凝胶树脂上，并将与慢性髓性白血病细胞裂解物进行孵育。经过鉴定，发现了四种新的靶激酶，包括激酶 ZAK、DDR1/2 和各种 ephrin 受体。研究还表明，由于 INNO-406 只抑制淋巴细胞特异性蛋白酪氨酸激酶，而不抑制激酶 BTK，因此，INNO-406 预期表现出较少的免疫相关副作用。

化学蛋白质组学的应用，有助于在蛋白质组范围内发现疾病相关酶，提供关于药物作用的重要信息，加速设计药物的靶标识别，推进药物研发的进程。随着更快和更准确的质谱仪器的出现，可以预见，可识别的蛋白质范围将变得更宽更广，我们期望看到未来几年中可以应用化学蛋白质组学技术揭示出越来越多的药物分子蛋白质靶标。

10.4　总结与展望

新骨架、新化合物是化学药物最源头的创新，也是产生知识产权的核心。最近 20 多年来，美国 FDA 批准上市的新化学实体（new chemical entity）药物中，合成化合物库、高通量筛选仍然是新药发现的主要来源，其中合成化合物库随机筛选约占 50％，全合成天然产物类似物占 17％，两者合计约占 2/3。由此可见，化合物库筛选仍然是新药发现的主要来源，但是合成技术的瓶颈限制了高质量化合物库的建设。

组合化学自诞生时起，便显示出强大的生命力，多年来在新材料开发、催化剂筛选，尤其是在药物研发领域得到了蓬勃发展；但遗憾的是，组合化学技术的发展对于整个药物研发的进度缩短和成本节省的贡献并没有预期的大，其最大的局限性在于：在追求数量的过程中主要考虑的是通过对相近骨架的小范围的改变，并没有考虑核心骨架的合理设计和改造。

因此，开发出分子结构骨架多样性和类药性相结合的高效合成技术，才能推动高质量化合物库的建设，才能满足当前创新药物研发的新形势和新需求。近年来，人们渐渐意识到依靠组合化学方法也不可能穷尽所有化合物，组合化学方法必须与合理药物设计相结合，才能视为现代药物研究的重要方法之一。因此，DOS 和 pDOS 等多样性合成策略应运而生，其可以高效地合成在化学空间分布较为分散的化合物库，这些化合物不仅具有取代基的多样性，还具有分子骨架和立体化学的多样性；尤其是引入了优势结构的 pDOS 合成技术更多地考虑了化合物的类药性，更有望提高化合物库的筛选命中率。DOS 和 pDOS 技术的发展必将成为未来构建优质化合物库的理想手段之一。

随着有机化学的不断发展，人们除了要求合成反应有好的选择性之外，往往还追求合成的有效性，对环境和有限资源的保护性，以及合成成本最低化等。近年来，串联反应技术、不对称合成技术、碳氢键活化技术、DNA 编码的化合物构建等一系列新技术的出现和快速发展，无疑为高质量的化合物库构建注入高效、便捷的源动力。与过去传统的多步反应相比，串联反应往往从一些简单的起始原料出发，"一锅"合成复杂的有机分子，使原来复杂的合成路线简单化，从而为活性化合物，尤其是天然产物的合成提供了有效的手段。点击化学技术在药物开发和生物医用材料等诸多领域中也展现出其独特的优势，已经成为目前最为有用和吸引人的合成理念之一。C—H 键活化以键能高和存在不确定的区域选择性问题历来是有机合成化学领域的难点。随着研究的深入，一系列突破性的成果被陆续报道。众多的科学家不仅巧妙地通过各种导向基团实现了不同位置的 C—H 键活化，而且在直接的 C—H 键活化技术方面也取得了重大的突破，为化合物骨架的多样化修饰提供了强有力的方案，已被誉为"化学的圣杯"。手性是生命的基本属性之一，约有 50％的药物都是手性化合物，同时广泛存在于天然产物分子中。不对称合成技术通过使用催化量的手性原始物质来立体选择性地生产大量手性特征的产物，具有反应条件温和、立体选择性好等优点，是一种非常经济实用的合成技术，现已为全世界有机化学家所高度重视。DNA 编码化合物库技术和化学蛋白质组学都是化学与生物学完美结合的产物，充分发挥各学科的技术优势，为药物研发提供了更高的起点和平台，在日后的新药研发领域必将发挥重要的作用。

随着有机化学合成新技术的快速发展，众多新型的高效合成技术取得了长足的发展，尤其是近年来 C—H 键活化、不对称催化技术以及 DNA 编码化合物库等技术的突破，为人们获得大量多样化的化合物提供了可能。美国 CAS 数据库目前登记的化合物数量已将近 1 亿个，平均每天约有 1 万多个新化合物被合成出来。但是，与一般的有机合成方法学研究不同的是，用于药物研发的合成方法研究不仅要考虑"化学合成的可行性"，同时需关注"结构多样性"的拓展和"类药性"因素的引入。因此，如何将这些飞速发展的有机合成新技术、新方法应用到药物骨架的合成或特定药物分子的定点结构修饰中去，仍然是当前这些有机合成新技术、新方法具体应用的难点，也必将是药物化学家和有机化学家们亟待去解决的科学问题。

我们有理由相信，每一项新技术的出现必将带来现有技术的变革和升级，这些新型高效合成技术的快速发展，必将极大地推动类药性高质量化合物的建设，为新时期创新药物的研发注入新的源动力；但是随着整个行业的进步，这些新技术的不足也必将会逐渐显现出来。因此，在整个药物研发过程中，应充分了解各种高效合成技术的不同特点，根据不同需求，选择合适的高效合成技术，取其所长，避其所短，势必能推动创新药物的快速发展。

参考文献

[1] Moos W H，Hurt C R，Morales G A. Combinatorial chemistry：oh what a decade or two can do. Mol Divers，2009，13：241-245.

[2] Messeguer A，Cortés N. Combinatorial chemistry in cancer research. Clin Transl Oncol，2007，9：83-92.

[3] Chisholm B J，Potyrailo R A，Cawse J N，Shaffer R E，Brennan M，Molaison C A. Combinatorial chemistry methods for coating development. Prog Org Coat，2003，47：120-127.

[4] Capela R，Cabal G G，Rosenthal P J，Gut J，Mota M M，Moreira R，Lopes F，Prudencio M. Design and evaluation of primaquine-artemisinin hybrids as a multistage antimalarial strategy. Antimicrob Agents Chemother，2011，55：4698-4706.

[5] Mentel M，Breinbauer R. Combinatorial Solid-Phase Natural Product Chemistry. Topics Curr Chem，2007，278：209-241.

[6] Krajcovicova S，Soural M. Solid-Phase Synthetic Strategies for the Preparation of Purine Derivatives. ACS Comb Sci，2016，18：371-386.

[7] Messina I，Popa I，Maier V，Soural M. Solid-phase synthesis of 5-noranagrelide derivatives. ACS Comb Sci，2014，16：33-38.

[8] Migihashi C，Sato F. Solid-phase synthesis of a novel series of 2,3,4,5-tetrahydro-1,4-benzodiazepin-2,5-dione libraries. J Heterocyclic Chem，2003，40：143-147.

[9] Chamorro C，Liskamp R M J. Approaches to the Solid Phase of a Cyclotriveratrylene Scaffold-Based Tripodal Library as Potential Artificial Receptors. J Comb Chem，2003，5：794-801.

[10] Liu R，Huang Z，Murray M G，Guo X，Liu G. Quinoxalin-2（1H）-one derivatives as inhibitors against hepatitis C virus. J Med Chem，2011，54：5747-5768.

[11] Wilhelm S，Carter C，Lynch M，Lowinger T，Dumas J，Smith R A，Schwartz B，Simantov R，

Kelley S. Discovery and development of sorafenib：a multikinase inhibitor for treating cancer. Nat Rev Drug Discov，2006，5：835-844.

[12]　Jiang L-L，Li B-L，Lv F-T，Dou L-F，Wang L-C. Synthesis of PEG derivatives bearing aminophenyl and their application for liquid-phase synthesis of water-soluble unsymmetrical cyanine dyes. Tetrahedron，2009，65：5257-5264.

[13]　Lv J-L，Zhao Z-Y，Yang Z-Q，Liu D-S，Fan Q-H. Synthesis of dendritic oligodeoxyribonucleotide analogs with nonionic diisopropylsilyl linkage. Tetrahedron，2011，67：9080-9086.

[14]　Kurane R，Jadhav J，Khanapure S，Salunkhe R，Rashinkar G. Synergistic catalysis by an aerogel supported ionic liquid phase（ASILP）in the synthesis of 1，5-benzodiazepines. Green Chem，2013，15：1849.

[15]　Choudhary S，Muthyala M K，Kumar A. Ionic liquid phase synthesis（IoLiPS）of 2-aminothiazoles and imidazo [1,2-a] pyridines. RSC Adv，2014，4：47368-47372.

[16]　Duchet L，Legeay J C，Carrié D，Paquin L，Vanden Eynde J J，Bazureau J P. Synthesis of 3，5-disubstituted 1，2，4-oxadiazoles using ionic liquid-phase organic synthesis（IoLiPOS）methodology. Tetrahedron，2010，66：986-994.

[17]　Dydio P，Breuil P-A R，Reek J N H. Dynamic Combinatorial Chemistry in Chemical Catalysis. Isr J Chem，2013，53：61-74.

[18]　Moulin E，Giuseppone N. Dynamic combinatorial self-replicating systems. Top Curr Chem，2012，322：87-105.

[19]　Liénard B M R，Hüting R，Lassaux P，Galleni M，Frère J M，Schofield C J. Dynamic Combinatorial Mass Spectrometry Leads to Metallo-β-lactamase Inhibitors. J Med Chem，2008，51：684-688.

[20]　Legeay J-C，Vanden Eynde J J，Bazureau J P. Ionic liquid phase technology supported the three component synthesis of Hantzsch 1，4-dihydropyridines and Biginelli 3，4-dihydropyrimidin-2（1H）-ones under microwave dielectric heating. Tetrahedron，2005，61：12386-12397.

[21]　He L Y，Zhang L，Liu X F，Li X H，Zheng M Y，Li H L，Yu K Q，Chen K X，Shen X，Jiang H L，Liu H. Discovering Potent Inhibitors Against the beta-Hydroxyacyl-Acyl Carrier Protein Dehydratase（FabZ）of Helicobacter pylori：Structure-Based Design，Synthesis，Bioassay，and Crystal Structure Determination. J Med Chem，2009，52：2465-2481.

[22]　Fang G，Xue M，Su M，Hu D，Li Y，Xiong B，Ma L，Meng T，Chen Y，Li J，Li J，Shen J. CCLab--a multi-objective genetic algorithm based combinatorial library design software and an application for histone deacetylase inhibitor design. Bioorg Med Chem Lett，2012，22：4540-4545.

[23]　Steyn M，N'Da D D，Breytenbach J C，Smith P J，Meredith S，Breytenbach W J. Synthesis and antimalarial activity of ethylene glycol oligomeric ethers of artemisinin. J Pharm Pharmacol，2011，63：278-286.

[24]　CJ O C，Beckmann H S，Spring D R. Diversity-oriented synthesis：producing chemical tools for dissecting biology. Chem Soc Rev，2012，41：4444-4456.

[25]　Galloway W R，Isidro-Llobet A，Spring D R. Diversity-oriented synthesis as a tool for the discovery of novel biologically active small molecules. Nat Commun，2010，1：80.

[26]　Pizzirani D，Kaya T，Clemons P A，Schreiber S L. Stereochemical and Skeletal Diversity Arising from Amino Propargylic Alcohols. Org Lett，2010，12：2822-2825.

[27]　Thomas G L，Spandl R J，Glansdorp F G，Welch M，Bender A，Cockfield J，Lindsay J A，Bryant C，Brown D F，Loiseleur O，Rudyk H，Ladlow M，Spring D R. Anti-MRSA agent discovery using diversity-oriented synthesis. Angew Chem Int Ed，2008，47：2808-2812.

[28]　Morton D，Leach S，Cordier C，Warriner S，Nelson A. Synthesis of natural-product-like molecules

with over eighty distinct scaffolds. Angew Chem Int Ed, 2009, 48: 104-109.

[29] Oguri H, Hiruma T, Yamagishi Y, Oikawa H, Ishiyama A, Otoguro K, Yamada H, Omura S. Generation of anti-trypanosomal agents through concise synthesis and structural diversification of sesquiterpene analogues. J Am Chem Soc, 2011, 133: 7096-7105.

[30] Robbins D, Newton A F, Gignoux C, Legeay J -C, Sinclair A, Rejzek M, Laxon C A, Yalamanchili S K, Lewis W, O' Connell M A, Stockman R A. Synthesis of natural-product-like scaffolds in unprecedented efficiency via a 12-fold branching pathway. Chem Sci, 2011, 2: 2232.

[31] Nielsen T E, Schreiber S L. Towards the Optimal Screening Collection: A Synthesis Strategy. Angew Chem Int Ed, 2008, 47: 48-56.

[32] Kumagai N, Muncipinto G, Schreiber S L. Short synthesis of skeletally and stereochemically diverse small molecules by coupling petasis condensation reactions to cyclization reactions. Angew Chem Int Ed, 2006, 45: 3635-3638.

[33] Kola I, Landis J. Can the pharmaceutical industry reduce attrition rates? Nat Rev Drug Disco, 2004, 3: 711-716.

[34] Oh S, Park S B. A design strategy for drug-like polyheterocycles with privileged substructures for discovery of specific small-molecule modulators. Chem Commun, 2011, 47: 12754-12761.

[35] Zhu M, Lim B J, Koh M, Park S B. Construction of polyheterocyclic benzopyran library with diverse core skeletons through diversity-oriented synthesis pathway: part II. ACS Comb Sci, 2012, 14: 124-134.

[36] Kim H, Tung T T, Park S B. Privileged Substructure-Based Diversity-Oriented Synthesis Pathway for Diverse Pyrimidine-Embedded Polyheterocycles. Org Lett, 2013, 15: 5814-5817.

[37] Zhang L, Zhao F, Zheng M, Zhai Y, Wang J, Liu H. Selective Synthesis of 5, 6-Dihydroindolo [1, 2-a] quinoxalines and 6, 7-Dihydroindolo [2,3-c] quinolines by Orthogonal Copper and Palladium Catalysis. Eur J Org Chem, 2013, 2013: 5710-5715.

[38] Zhang L, Zheng M, Zhao F, Zhai Y, Liu H. Rapid generation of privileged substructure-based compound libraries with structural diversity and drug-likeness. ACS Comb Sci, 2014, 16: 184-191.

[39] Zhang L, Zhao F, Zheng M, Zhai Y, Liu H. Rapid and selective access to three distinct sets of indole-based heterocycles from a single set of Ugi-adducts under microwave heating. Chem Commun, 2013, 49: 2894-2896.

[40] Ishikawa H, Suzuki T, Orita H, Uchimaru T, Hayashi Y. High-Yielding Synthesis of the Anti-Influenza Neuraminidase Inhibitor (-)-Oseltamivir by Two "One-Pot" Sequences. Chem Eur J, 2010, 16: 12616-12626.

[41] Zhu S, Yu S, Wang Y, Ma D. Organocatalytic Michael addition of aldehydes to protected 2-amino-1-nitroethenes: the practical syntheses of oseltamivir (Tamiflu) and substituted 3-aminopyrrolidines. Angew Chem Int Ed, 2010, 49: 4656-4660.

[42] Ishikawa H, Honma M, Hayashi Y. One-pot high-yielding synthesis of the DPP4-selective inhibitor ABT-341 by a four-component coupling mediated by a diphenylprolinol silyl ether. Angew Chem Int Ed, 2011, 50: 2824-2827.

[43] Nicolaou K C, Edmonds D J, Bulger P G. Cascade reactions in total synthesis. Angew Chem Int Ed, 2006, 45: 7134-7186.

[44] Zheng X, Cao B, Liu T-l, Zhang X. Rhodium-Catalyzed Asymmetric Hydroformylation of 1,1-Disubstituted Allylphthalimides: A Catalytic Route to β3-Amino Acids. Adv Synth Catal, 2013, 355: 679-684.

[45] Delamare M, Belot S, Caille J-C, Martinet F, Kagan H B, Henryon V. A new titanate/ (+)-(1R, 2S)-cis-1-amino-2-indanol system for the asymmetric synthesis of (S) -tenatoprazole. Tetrahedron Lett,

2009，50：1702-1704.

[46]　Sharma N，Mohanakrishnan D，Sharma U K，Kumar R，Richa，Sinha A K，Sahal D. Design，economical synthesis and antiplasmodial evaluation of vanillin derived allylated chalcones and their marked synergism with artemisinin against chloroquine resistant strains of Plasmodium falciparum. Eur J Med Chem，2014，79：350-368.

[47]　Zhou S，Wang J，Chen X，Acena J L，Soloshonok V A，Liu H. Chemical kinetic resolution of unprotected beta-substituted beta-amino acids using recyclable chiral ligands. Angew Chem Int Ed，2014，53：7883-7886.

[48]　Kolb H C，Finn M G，Sharpless K B. Click Chemistry：Diverse Chemical Function from a Few Good Reactions. Angew Chem Int Ed，2001，40：2004-2021.

[49]　Kolb H C，Sharpless K B. The growing impact of click chemistry on drug discovery. Drug Discov Today，2003，8：1128-1137.

[50]　Li J，Zheng M，Tang W，He P L，Zhu W，Li T，Zuo J P，Liu H，Jiang H. Syntheses of triazole-modified zanamivir analogues via click chemistry and anti-AIV activities. Bioorg Med Chem Lett，2006，16：5009-5013.

[51]　Zhang L，Su M，Li J，Ji X，Wang J，Li Z，Li J，Liu H. Design，synthesis，structure-activity relationships，and docking studies of 1-(gamma-1，2，3-triazol substituted prolyl)-(S)-3，3-difluoropyrrolidines as a novel series of potent and selective dipeptidyl peptidase-4 inhibitors. Chem Biol Drug Des，2013，81：198-207.

[52]　Zhou B，He Y，Zhang X，Xu J，Luo Y，Wang Y，Franzblau S G，Yang Z，Chan R J，Liu Y，Zheng J，Zhang Z Y. Targeting mycobacterium protein tyrosine phosphatase B for antituberculosis agents. Proc Natl Acad Sci USA，2010，107：4573-4578.

[53]　Leow D，Li G，Mei T S，Yu J Q. Activation of remote meta-C-H bonds assisted by an end-on template. Nature，2012，486：518-522.

[54]　Wang X C，Gong W，Fang L Z，Zhu R Y，Li S，Engle K M，Yu J Q. Ligand-enabled meta-C-H activation using a transient mediator. Nature，2015，519：334-338.

[55]　Zhang F L，Hong K，Li T J，Park H，Yu J Q. Functionalization of $C(sp^3)$-H bonds using a transient directing group. Science，2016，351：252-256.

[56]　Topczewski J J，Cabrera P J，Saper N I，Sanford M S. Palladium-catalysed transannular C-H functionalization of alicyclic amines. Nature，2016，531：220-224.

[57]　Toutov A A，Liu W B，Betz K N，Fedorov A，Stoltz B M，Grubbs R H. Silylation of C-H bonds in aromatic heterocycles by an Earth-abundant metal catalyst. Nature，2015，518：80-84.

[58]　Raup D E，Cardinal-David B，Holte D，Scheidt K A. Cooperative catalysis by carbenes and Lewis acids in a highly stereoselective route to gamma-lactams. Nat Chem，2010，2：766-771.

[59]　Mullard A. DNA-encoded drug libraries come of age. Nat Biotechnol，2016，34：450-451.

[60]　Disch J S，Evindar G，Chiu C H，Blum C A，Dai H，Jin L，Schuman E，Lind K E，Belyanskaya S L，Deng J，Coppo F，Aquilani L，Graybill T L，Cuozzo J W，Lavu S，Mao C，Vlasuk G P，Perni R B. Discovery of thieno [3,2-d] pyrimidine-6-carboxamides as potent inhibitors of SIRT1，SIRT2，and SIRT3. J Med Chem，2013，56：3666-3679.

[61]　Gentile G，Merlo G，Pozzan A，Bernasconi G，Bax B，Bamborough P，Bridges A，Carter P，Neu M，Yao G，Brough C，Cutler G，Coffin A，Belyanskaya S. 5-Aryl-4-carboxamide-1,3-oxazoles：potent and selective GSK-3 inhibitors. Bioorg Med Chem Lett，2012，22：1989-1994.

[62]　Ding Y，Franklin G J，DeLorey J L，Centrella P A，Mataruse S，Clark M A，Skinner S R，Belyanskaya S. Design and Synthesis of Biaryl DNA-Encoded Libraries. ACS Comb Sci，2016，18：625-629.

[63] Buller F, Mannocci L, Zhang Y, Dumelin C E, Scheuermann J, Neri D. Design and synthesis of a novel DNA-encoded chemical library using Diels-Alder cycloadditions. Bioorg Med Chem Lett, 2008, 18: 5926-5931.

[64] Mo J, Chen X, Chi Y R. Oxidative gamma-addition of enals to trifluoromethyl ketones: enantioselectivity control via Lewis acid/N-heterocyclic carbene cooperative catalysis. J Am Chem Soc, 2012, 134: 8810-8813.

[65] Dolai S, Xu Q, Liu F, Molloy M P. Quantitative chemical proteomics in small-scale culture of phorbol ester stimulated basal breast cancer cells. Proteomics, 2011, 11: 2683-2692.

[66] Knuckley B, Jones J E, Bachovchin D A, Slack J, Causey C P, Brown S J, Rosen H, Cravatt B F, Thompson P R. A fluopol-ABPP HTS assay to identify PAD inhibitors. Chem Commun, 2010, 46: 7175-7177.

[67] Chang S Y, Bae S J, Lee M Y, Baek S H, Chang S, Kim S H. Chemical affinity matrix-based identification of prohibitin as a binding protein to anti-resorptive sulfonyl amidine compounds. Bioorg Med Chem Lett, 2011, 21: 727-729.

[68] Rix U, Remsing Rix L L, Terker A S, Fernbach N V, Hantschel O, Planyavsky M, Breitwieser F P, Herrmann H, Colinge J, Bennett K L, Augustin M, Till J H, Heinrich M C, Valent P, Superti-Furga G. A comprehensive target selectivity survey of the BCR-ABL kinase inhibitor INNO-406 by kinase profiling and chemical proteomics in chronic myeloid leukemia cells. Leukemia, 2010, 24: 44-50.

第11章

结构生物学与药物设计

赵　强　卢梦杰　杨振霖

11.1　简介

作为生命活动功能的行使者，蛋白质的结构和功能一直是药物研发的重要目标。相较于传统的高通量筛选药物开发模式，近年来由于 X 射线晶体学的发展而带来的庞大的结构数据库和计算机学的进步，使得基于蛋白质三维结构的药物设计得到了飞速的发展。这种新的设计方式是现代分子设计策略的标志，给药物化学带来了变革，也重塑了临床前药物发现的过程。到 2012 年，有 35 种经 FDA 新批准的药物都是基于结构设计的，这些药物主要用于治疗高血压、艾滋病、癌症等疾病[1]。

首例基于结构的药物设计成功案例是 Bristol-Myers Squibb（BMS）公司研发的用于治疗高血压的血管紧张素转换酶（ACE）抑制剂 captopril[2]，研究者们利用 ACE 的相似酶羧基肽酶 A（carboxypeptidase A）的三维晶体结构以及从蛇毒里提取的天然 ACE 抑制剂，成功研发了 captopril，该化合物 1981 年被 FDA 批准用于治疗高血压；在此之后，基于结构的药物设计很快被应用于其他疾病领域，例如：用于治疗艾滋病的 HIV-1 蛋白酶抑制剂 saquinavir（1995）、indinavir（1996）、darunavir（2006）[3~5]，以及 HIV 逆转录酶抑制剂 etravirine 和 rilpivirine[6,7]，这两者都是第二代非核苷类逆转录酶抑制剂，结合在逆转录酶的变构结合位点，etravirine（Intelence）2008 年获得了 FDA 批准，而 rilpivirine（Edurant）2011 年获得批准；用于治疗高血压的肾素（renin）抑制剂 aliskiren（2007）[8]；治疗流感的神经氨酸苷酶（neurainidase）抑制剂 zanamivir（1999）和 oseltamivir（1999）[9,10]；用于治疗癌症的蛋白激酶抑制剂 imatinib（2001）、nilotinib（2006）和 dasatinib（2006）[11~13]；用于治疗 HCV 的 NS3/4A 丝氨酸蛋白酶抑制剂 boceprevir（2011）和 telaprevir（2011）[14,15]；用于治疗复发性多发骨髓瘤的蛋白酶体抑制剂 bortezomin（2003）和 carfilzomib（2012）[16,17]；2010 年获 FDA 批准用于治疗静脉血栓症、抗凝血药物的凝血酶抑制剂 dabigatran etexilate[18] 等。

除了已经获批上市的药物之外，尚有一些基于结构设计的化合物处于临床试验期，β-分泌酶（β-secretase，BACE1）是治疗阿尔茨海默病的重要靶点，AstraZeneca 公司的 AZD3839[19] 和 CoMentis 的 CTS-21166[20]，以及 Merck 的 MK-8931[21] 都是基于结构设计的 BACE1 的抑制剂，目前都在临床（前）期。

本章将简要介绍蛋白质与药物分子复合物的三维结构研究方法、基于蛋白质结构的药物研发方法以及部分实例等。

11.2　蛋白质与先导化合物复合物三维结构研究手段

先导化合物是指具有独特化学结构并且有一定生物活性的化合物。但是先导化合物往往具有活性不强，选择性低，吸收性差，或毒性较大等问题[22]。因此，需要对先导化合物的结构做进一步改造和修饰，从而提高药效和对靶点的选择性，改善药物动力学性质。生物体内绝大部分药物靶点是蛋白质，对于靶点蛋白质与先导化合物复合物三维结构的研究能够直接阐明先导化合物与其靶点之间的作用机制，为先导化合物结构的理性改造和修饰提供思路。随着结构生物学的发展，越来越多的药物靶点的精确三维结构被解析，使得基于结构的药物设计（structure based drug design）成为药物分子设计的主要方法之一。目前解析蛋白质与先导化合物复合物三维结构的方法主要包括 X 射线衍射法（X-ray diffraction）、核磁共振波谱法（nuclear magnetic resonance，NMR）以及冷冻电镜法（cryogenic electron microscopy，Cryo-EM）。

11.2.1　X 射线衍射方法解析复合物结构

X 射线衍射法是目前解析复合物结构的研究手段中应用最广泛的。据统计，在蛋白质数据库（PDB）中，超过 90% 的蛋白质三维结构是通过 X 射线衍射法解析出来的。X 射线是在 1895 年由德国科学家伦琴发现的，也称为伦琴射线。1912 年，另一位德国科学家马克斯·冯·劳厄（Max von Laue）发现了 X 射线晶体衍射现象并获得了 1914 年的诺贝尔物理学奖。不久，威廉·劳伦斯·布拉格（William Lawrence Bragg）推导出著名的布拉格方程，即 $2d\sin\theta = n\lambda$。布拉格方程的创立，标志着 X 射线晶体学理论及其分析方程的确立[23]。

X 射线的本质是波长在 $0.01\sim100\text{Å}$（$1\text{Å}=10^{-10}\text{m}$）之间的电磁波。在晶体结构分析中所用的 X 射线波长一般在 $0.5\sim2.5\text{Å}$。此波长范围与原子的尺寸相近。当 X 射线入射到晶体上时，蛋白晶体中的电子会散射 X 射线。X 射线衍射实验通过测定散射波的强度，由此推导晶胞中的电子密度进而判断原子核的位置，解析蛋白质的三维结构（图 11-1）。

近年来，X 射线衍射法解析蛋白复合物结构已经取得了长足的发展。首先，X 射线的来源更加先进。目前广泛使用的是第三代同步辐射光源。同步辐射光具有频谱宽且连续可调、亮度高、高准直型、高偏振性、高纯净性、窄脉冲、精确度高以及高稳定性等性质，为 X 射线衍射方法解析蛋白质结构提供了有力支撑。我国的上海同步辐射装置（SSRF）属于第三代同步辐射光源，其光源能量位居世界第四，是世界上性能最好的中能光源之一，为国内外结构生物学的发展做出了巨大的贡献。此外，全球范围内更为先进的第四代光源［X 射线自由电子激光（XFEL）］也正在建设或已经投入使用；其次，蛋白结构解析的方法也更

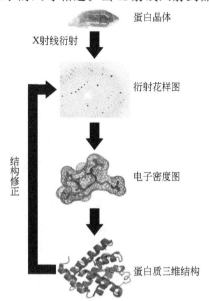

图 11-1　X 射线衍射法解析蛋白质晶体结构的流程

加成熟。在 X 射线衍射法解析蛋白复合物结构中，存在经典的"相位问题"，即在 X 射线衍射实验中只能收集衍射数据强度，而相位不能被测定。相位是电子密度函数中的一个重要参数，只有求解出相位才能计算出电子密度进而判断蛋白质分子中各原子核的位置。电子密度函数可用如下公式表示（其中 ρ 为电子密度函数，F 为结构因子，Φ 为相位）：

$$\rho(xyz) = \frac{1}{V} \sum_h \sum_k \sum_l |F(hkl)| \exp\left[2\pi i(hx + ky + lz) + i\Phi(hkl)\right]$$

目前求解相位的方法有直接法、同晶置换法、反常散射法、分子置换法等，相位的求解已经比过去容易许多；此外，多种 X 射线衍射分析软件的开发也加快了蛋白质结构解析的速度，X 射线晶体学的常用软件有 HKL2000[24]、XDS[25]、Phenix[26]、Phaser[27]、BUSTER[28]、REFMAC5[29] 等。

X 射线衍射方法解析蛋白质三维结构的技术优势主要有三点。第一，X 射线衍射法解析出的复合物三维结构具有较高的分辨率，能够在原子水平上研究配体与蛋白质之间的相互作用；第二，对于蛋白质的分子量没有限制，只要能够拿到高质量的蛋白质晶体，就能够解析出其三维结构；第三，一旦获得高质量的复合物晶体，收集衍射数据后能够准确、快速地解析其三维结构。近年来，利用此方法解析蛋白质与先导化合物复合物的三维结构，结合迅猛增长的计算能力，基于靶点蛋白质结构的药物设计在先导化合物的筛选和结构优化方面已经取得广泛应用。

目前，用此方法解析蛋白质复合物的主要瓶颈在于高质量蛋白质晶体的获得。蛋白质结晶是一个高度有序化的过程，最终蛋白质分子在空间上按一定规律周期重复地排列。影响蛋白质结晶的因素有许多，包括沉淀剂、温度、金属离子以及蛋白质的浓度、聚合状态、等电点等。目前还没有一套理论可以预测蛋白质的结晶条件，因此，需要不断优化结晶条件才可能获得高质量的蛋白质晶体。培养蛋白质晶体的方法主要有坐滴法（sitting drop method）、悬滴法（hanging drop method）、透析结晶法以及脂立方相法（lipidic cubic phase method）等。在药物研发中，X 射线衍射法的目的是获得先导化合物与蛋白质复合物的高分辨率三维结构，分析先导化合物与蛋白质之间的相互作用，为先导化合物结构的理性改造和优化提供结构基础。为了获得蛋白质与先导化合物复合物的晶体，可以采用浸泡法和共晶法。

浸泡法的原理是首先获得蛋白质晶体，之后将蛋白质晶体浸泡到含有先导化合物的溶液中。随着时间的推移，溶液中的先导化合物分子会逐渐与晶体中的蛋白质分子结合。当先导化合物与蛋白质的结合达到平衡后，用 X 射线衍射法收集此晶体的衍射数据进而解析其结构。浸泡法的优点在于操作简单，能够快速获得不同先导化合物与同一蛋白质的三维结构。但是此方法也存在明显的弊端，蛋白质在与先导化合物相互作用之前已经形成晶体，构象相对稳定，因此，解析出的复合物构象有可能与生理条件下的构象存在差异。

共晶法的原理是在蛋白质的表达与纯化过程中加入目标先导化合物。在获得先导化合物与蛋白质复合物后进行结晶实验。获得复合物晶体后用 X 射线衍射法收集复合物晶体的衍射数据，解析其结构。此方法的优点是能够获得先导化合物与蛋白质复合物的三维结构。但是此方法操作复杂、蛋白质消耗大、结晶难度大，难以获得不同先导化合物与同一蛋白质的三维结构。

11.2.2 利用 NMR 方法研究复合物结构与构象

20 世纪 40 年代人们发现了核磁共振现象，即磁矩不为零的原子核在外加磁场的作用下自旋能级发生塞曼分裂，共振吸收某一特定频率的射频辐射的物理过程。NMR 能够提供的参数主要有原子核自旋的化学位移、偶合常数和弛豫参数等。随后的几十年里，NMR 发展十分迅速，在物理、化学、生物以及医学等领域有着广泛的应用。NMR 在生物学领域中主要用来研究溶液中的蛋白质与配体间的相互作用，蛋白质的折叠及其动力学以及活细胞中的蛋白质-蛋白质相互作用等[30]。此外，在结构生物学领域，NMR 是研究生物大分子三维结构的一种重要手段。NMR 方法研究蛋白质结构与构象的流程是：①首先是样品的制备，包括蛋白质的表达纯化以及标记。NMR 的研究对象是分子量在 40000～50000 以下的蛋白质，一般采用 ^{13}C、^{15}N 同位素标记。②之后收集二维核磁共振图谱，进行谱峰归属，判别 NMR 信号与蛋白质所含各核的对应关系。③提取约束参数并进行结构计算。指认 NOE（nuclear overhauser effect）信号，提取约束参数。NOE 的原理是当两个原子的空间距离足够近时，会发生偶极-偶极弛豫效应。这一效应的大小与核间距离的六次方成反比，因此，使用特定的 NMR 脉冲会检测到这些原子基于偶极偶合作用的相关信号。NOE 信号可以转化为空间距离约束，进而测定蛋白质的三维结构。在结构计算过程中，既要满足从核磁共振图谱中得到的所有距离条件，也要满足二面角以及氢键的约束条件。经过反复计算后得到一组能量最低的三维结构[31]（图 11-2）。

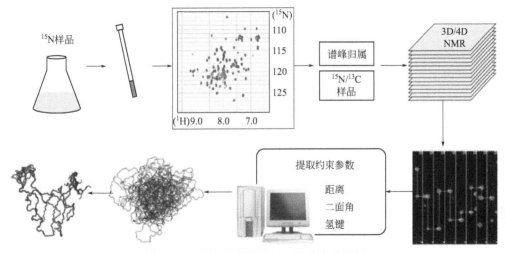

图 11-2　NMR 解析蛋白质三维结构的流程

截至 2016 年，PDB 中收录的生物大分子结构中约 9% 是通过 NMR 方法来测定的。在药物研发中，与 X 射线衍射方法相比，NMR 方法具有独特的优势。首先，应用 X 射线衍射方法的前提是蛋白质能够形成高质量的晶体。然而实验中许多蛋白质很难获得晶体，这限制了 X 射线衍射方法的应用。而 NMR 方法的研究对象是溶液中的蛋白质，不仅弥补了 X 射线衍射方法的缺陷，而且能够解析出在接近生理条件下的蛋白质与先导化合物复合物的三维构象。此外，NMR 方法还能够研究在溶液状态中的蛋白质与先导化合物之间的相互作用，为以蛋白质为靶点的药物研发提供强有力的支撑。

蛋白质中原子的化学位移取决于它所处的化学环境。当先导化合物与靶点蛋白质相互作用时，局部化学环境发生改变，相应区域原子的化学位移则会发生扰动。人们可以利用化学位移扰动（chemical shift perturbation，CSP）来研究蛋白质与先导化合物的相互作用[32]。此方法的标准步骤是用 ^{15}N 标记蛋白质，用未标记的先导化合物逐步滴定蛋白质，检测各个阶段的二维 HSQC 谱图，分析蛋白质中表现出显著化学位移扰动的氨基酸。化学位移扰动法具有较高的检测灵敏度，在药物研发中具有很高的应用价值。首先，此方法可以测定先导化合物与蛋白质的解离常数 K_D（dissociation constant）。其次，此方法可以鉴定先导化合物与蛋白质分子间的结合面。此外，还可以判断先导化合物与蛋白质分子的结合位点的数目。

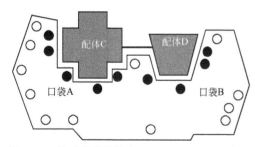

图 11-3　核磁共振构效法（SAR-by-NMR）原理

近年来，随着 NMR 技术的发展，人们开始利用 NMR 技术筛选先导化合物。前文已经提到，NMR 可以测定先导化合物与蛋白质的解离常数并且可以鉴定出结合位点处的氨基酸残基。因此，将化合物库中的多种化合物加入 15N 标记的靶蛋白中，通过化学位移变化检测配体结合，鉴定出能够与靶蛋白结合的先导化合物。有些靶蛋白能够同时结合两种或两种以上的先导化合物，可以在此基础上，将这些先导化合物/片段通过合适的基团连接形成一个新的亲和力更高的化合物，这种方法称为核磁共振构效法（SAR-by-NMR）。如图 11-3 所示。1996 年，Shuker 等利用此方法筛选到两个同时与 FK506 结合蛋白（FKBP）结合的片段化合物，之后通过接头连接这两种片段，成功获得一个 K_D 值为 19nmol/L 的高亲和力的先导化合物[33]。NMR 技术对于先导化合物的筛选以及结构优化的优势已经显现，具有广泛的应用前景。

11.2.3　利用电镜方法研究复合物结构

尽管 X 射线衍射法以及 NMR 方法在研究蛋白质与先导化合物的三维结构方面具有广泛的应用，但是各自仍有缺陷。生物大分子在体内经常相互作用并形成复合物而发挥功能。因此，复合物三维结构的研究对于理解生命过程以及药物研发至关重要。由于这些蛋白质复合物往往难以结晶，X 射线衍射法就显得束手无策。NMR 方法虽然可以研究蛋白质在溶液中的构象，但是只能用于研究分子量较小的蛋白质（小于 30000~40000），对于分子量较大的蛋白质则无能为力[34]。近年来，冷冻电子显微镜技术正在引领着结构生物学的变革，成为研究生物大分子尤其是超分子复合物体系三维结构的主要手段。冷冻电子显微镜技术是在 20 世纪 70 年代提出来的，随后的几十年里，尽管冷冻传输装置、场发射电子枪以及成像装置都有了很大的发展，但是冷冻电镜的分辨率一直没有取得重大突破。因此，冷冻电镜技术在结构生物学领域的发展非常有限。2013 年前后，冷冻电镜技术在电子探测器以及算法上取得划时代突破，以膜蛋白 TRPV1 接近原子分辨率（3.4Å）的结构为标志，冷冻电镜技术正式跨入"原子分辨率"时代，如图 11-4 所示。

冷冻电镜技术解析蛋白质三维结构的流程见图 11-5。首先是蛋白质样品的制备。样品的分子量一般要大于 150000 且保持均一构象（单颗粒）。为了降低电子束（electron beam）对样品的损伤以及保持样品在溶液中的构象，需要将样品快速冷冻（>10^4℃/s），使样品包埋在玻璃态冰中。然后，进行样品观测及图像采集。此时采集的图像是蛋白质在与电子束垂直方向上的二维投影。最后，将采集到的图像进行分类、叠加平均以提高信噪比（signal-to-noise ratio）并重构蛋白质的三维结构。冷冻电镜重构蛋白质三维结构的原理是基于中央截面定理（central section theorem），即三维函数投影的傅里叶变换（Fourier transform）等于该三维函数的傅里叶变换在垂直于投影方向的中央截面。据此定理，电镜中蛋白质在电子束方向上投影的傅里叶变换是此蛋白质三维傅里叶变换在垂直于电子束方向的中央截面。因此，通过收集蛋白质在各个方向上的二维投影就可以重构出蛋白质的三维结构[35]。

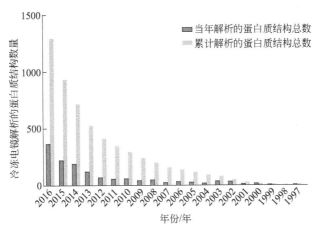

图 11-4　冷冻电镜法解析蛋白质结构的统计图

与 X 射线衍射法以及 NMR 方法相比，冷冻电镜技术在研究生物大分子，尤其是超分子复合物体系三维结构方面具有明显的优势，在结构生物学领域得到越来越多的重视。近几年来，冷冻电镜技术在研究蛋白质以及超分子复合物体系的三维结构上取得了一系列重大的进展。2013 年，UCSF 程亦凡教授领衔的科研团队成功解析了分辨率为 3.4Å 的膜蛋白 TRPV1 通道的三维结构之后[36]，又有一批近原子分辨率的冷冻电镜三维结构得以解析，标志着这项技术快速成熟并已经开始获得广泛的应用。同时，在这些高分辨率冷冻电镜三维结构中，蛋白质分子的氨基酸侧链以及与蛋白质分子结合的脂分子等都已清晰可见，基于冷冻电镜的蛋白-药物相互作用研究以及基于电镜结构的药物研发即将开始。

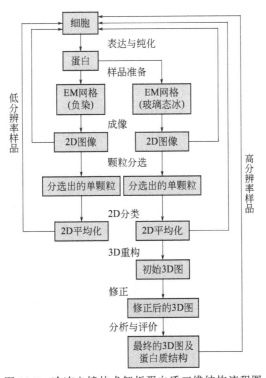

图 11-5　冷冻电镜技术解析蛋白质三维结构流程图

11.3 基于复合物三维结构的药物研发方法

前文介绍了目前获得靶点蛋白质与先导化合物复合物的三维结构的三种技术手段，即 X 射线衍射方法、NMR 方法以及冷冻电镜法。随着越来越多的靶点蛋白质、靶点蛋白质与先导化合物复合物的三维结构被成功解析，人们开始利用复合物三维结构进行药物研发，包括对先导化合物的筛选和优化等，此方法能够大大降低药物开发的难度和成本。目前基于受体结构的药物设计方法可以分为虚拟筛选、基于片段的药物设计以及全新药物设计等。

11.3.1 基于三维结构的虚拟筛选

虚拟筛选（virtual screening）是基于结构的药物设计的重要手段之一。这种方法首先要通过结构或者计算机模拟找到靶标蛋白表面适合小分子药物结合的活性位点，其次要选择并制备合适的小分子化合物库。对于一项旨在发现新颖药物的研究而言，化合物库的专利性、广泛性和多样性都是值得考虑的问题。通常可以通过建立定量构效关系（quantitative structure-activity relationship）模型来挑选符合类药性规则或者特殊性质（例如蛋白-蛋白相互作用抑制剂）的化合物组成具有针对性质的化合物数据库。当药物靶标结构和小分子化合物库准备完成后，就可以利用药效团模型（pharmacophore model）进行筛选，再使用分子对接技术进行对接和亲和力打分。通过虚拟筛选得到的化合物需要通过生物学实验测定其活性。半数抑制浓度 IC_{50} 或半数有效浓度 EC_{50} 是通常采用的评价指标。通常 IC_{50}（或 EC_{50}）值接近于 $\mu mol/L$ 量级的化合物可以作为先导化合物（lead）进行优化改造。

1982 年，Kuntz 等首次提出了分子对接的策略和算法[37]，并将其应用在受体-配体结合的研究中。分子对接（molecular docking）是基于靶点蛋白质三维结构来研究靶点蛋白质与药物分子间相互作用并预测其结合模式和亲和力的一种理论模拟方法。近年来，分子对接已成为计算机辅助药物设计领域的一项重要技术，在药物研发过程中发挥着重要作用。

药物分子的空间结构和药效基团与其靶点蛋白质活性部位的空间形状和功能的互补程度决定了靶点蛋白质与药物分子的相互识别和结合的强弱程度[38]。分子对接是依据"锁钥原理"（lock and key principle）来模拟化合物与靶点蛋白质的相互作用，可以筛选出与靶点蛋白质活性部位具有较高结合力的小分子化合物。其主要步骤是在靶点蛋白质三维结构已知的情况下，利用计算机技术分别将小分子化合物库中的几十万甚至上百万种化合物放置于靶点蛋白质的活性位点处，随后利用基于分子力学力场的能量函数或者经验性函数对这种分子对接的模式进行打分，进而筛选出与靶点蛋白质具有较好结合力的小分子化合物进行药理测试，从而发现新的先导化合物。

分子对接的种类主要包括刚性对接、柔性对接以及半柔性对接。刚性对接适用于大分子之间，对接过程中假定整个体系的构象不发生变化，计算速度快；而在柔性对接中，允许配体和靶点蛋白质的构象自由变化，因此，对接结果最精确，但其缺点是计算量大，效率较低；半柔性对接是假定靶点蛋白质的构象不发生变化而配体则具有一定的柔性，此方法适合处理小分子和蛋白质的对接。目前已经开发了许多分子对接软件，比较常用的有 Dock、Auto Dock、Surflex、Glide、Gold、MVD 等。

2009 年，Kobilka 等在已经解析的人源 $\beta 2$ 肾上腺素受体（$\beta 2AR$）三维结构的基础上，利用分子对接软件筛选了 ZINC 数据库中近一百万个化合物，对排名较高的 25 种候选化合物进行药理实验验证，发现有 6 种化合物的 K_i 小于 $4\mu mol/L$，结合力最强的为 $9nmol/L$，是目前最有效的反向激动剂[39]。同样，Katritch 等虚拟筛选了 Molsoft ScreenPub 的数据库[40]，Carlsson 等筛选了 ZINC 数据库，也挑选到了针对 A_{2A} 受体的不同骨架结构的高亲和力、高选择性的配体[41]。

11.3.2　基于片段的药物设计

基于片段的药物设计即 FBDD（fragment-based drug design），是另一种基于结构设计药物的方法，该方法由 Astex 制药集团最先提出，旨在针对某种蛋白质筛选出初始的与蛋白分子有相互作用的先导化合物。其方法是将化合物库里的小分子随机分配后，利用浸泡的方式得到蛋白-小分子复合物晶体（抑或蛋白质本身的晶体），经 X 射线衍射收集数据后，解析结构以判断小分子是否能够结合靶标蛋白。通过分析蛋白与小分子相互作用的分子结构，能够有效地对结合靶标蛋白的化合物提出改进方案，提高亲和力，得到先导化合物。2012 年 Astex 发表在 "Trends in Phamacological Sciences" 的文章报道了三个 FBDD 成功案例：①Plexxikon设计了 Zelboraf（vemurafenib，PLX4032），2011 年 8 月被 FDA 获批用于治疗晚期黑素瘤，其靶点是人类肿瘤中 B-RAF 激酶的突变形式。②分子伴侣蛋白 HSP90 本身是抗癌靶点，Astex 将 FBDD 应用于 HSP90，以此设计了 HSP90 抑制剂，一些 HSP90 抑制剂目前正在临床肿瘤学试验评估。③Schering-Plough 研究所的 Zhu 和 Merck 公司一起设计了亚氨基杂环，以此来抑制老年痴呆症的靶点天冬氨酸蛋白酶 BACE[42]。

11.3.3　基于三维结构的全新药物设计

在获得靶点蛋白或者靶点蛋白与先导化合物复合物的三维结构以后，除了可以利用分子对接法筛选小分子化合物库进行药物研究外，还可以基于三维结构进行全新药物设计（de novo design）。所谓全新药物设计，即根据靶点蛋白的三维结构，直接设计出与靶点蛋白活性部位性状和性质互补的配体分子。由于此方法能够设计出结构全新、具有启发性的化合物，因此称之为全新或者从头药物设计。

使用全新药物设计的方法，首先需要分析靶点三维结构中的活性部位或者配体结合口袋，找出其中与配体结合相关的氨基酸残基，表征活性部位或结合口袋的特征（如疏水区域、氢键供体区域、氢键受体区域、静电场分布、溶剂效应等）。随后将基本构建基团放置在活性部位，通过不同策略生成完整分子。最后计算新设计的分子与靶点蛋白的结合能，预测分子的药理活性。

具体来说，分析活性部位的常用方法有两种。一种是基于分子间相互作用力的分析，利用各种经验方程计算活性部位中的空间能量分布，从而确定各种探针分子的最佳结合区域。另一种是对现有的蛋白质结构数据库进行统计分析，获得各种分子间相互作用的经验规则。在分析完活性部位的性质之后，则需要按照互补原则来设计配体分子。全新药物设计的方法按照药物分子构建时所用基本单元的不同主要分为模板定位法、原子生长法以及分子碎片法等。模板定位法最早于 1989 年被提出，利用点和线构造出与活性部位空间互补的图形骨架，并根据前期分析的活性部位的性质赋予骨架具体的原子和化学键的约束，使骨架成为分子。原子生长法是在活性部位的表面逐个增加原子，形成与活性部位性状和性质互补的分子。在分子碎片法中，所谓"碎片"是指单一官能团（如羰基、羧基、苯环等）。此方法包括碎片生长法和碎片连接法，前者强调碎片逐个生长来构建药物分子；后者是将靶点蛋白活性部位中性质不同的各区域分为若干能够容纳一个碎片的子区域进而搜索碎片库，随后将各区域的碎片连接起来构建药物分子。

全新药物设计目前正处于快速发展之中，已经有许多应用此方法成功设计出高活性化合物的实例，如乙酰胆碱酯酶抑制剂等化合物的设计。但此方法也存在一些问题，例如往往会忽视分子各片段自身的柔性导致所设计分子的结构偏差较大，缺乏有效的方法来评价所设计的分子等。随着全新药物设计方法的研究和应用不断深入，此方法有望成为药物设计的一种重要的研究手段。

11.4　基于复合物三维结构的药物应用实例

11.4.1　基于结构的抗凝血药物的发现

传统的抗凝血剂主要是香豆素（coumarin）衍生物和肝素（heparin）[43]等。香豆素衍生物的凝血效果不明显，且药物在血浆中的浓度不稳定，需要时刻监控。而肝素则需要注射入体内，给治疗带来不便。为了研发一种更安全有效的抗凝血剂，凝血酶（thrombin）就成了新的研究目标[43]。最早的凝血酶抑制剂是取自吸血动物水蛭体内的 hirudo medicinalis。Hirudo 是分子量大小为 7000 的多肽，能与凝血酶结合形成非常稳定的复合物。然而，由于形成的复合物解离速度太慢，有引起治疗过程中出血的风险，而且 hirudo 作为生物小肽没有办法口服，因此，人们开始研发低分子量的能够口服的凝血酶抑制剂。此时，凝血酶的晶体结构被解析了，这为开发药物提供巨大的帮助[44~46]。

11.4.1.1　thrombin 的结构

凝血酶的非活性前体被称为 prothrombin，是一个膜结合蛋白。Prothrombin 被水解后形成活性的、水溶性的 alpha-thrombin。人体的 alpha-thrombin 由 A 链和 B 链形成，分别有 36 个和 259 个氨基酸残基。alpha-thrombin 的结构与糜蛋白酶的结构类似，B 链形成两个 β 桶结构域。该酶的活性位点 Ser195、His57 和 Asp102 处在两个 β 桶结构域的连接处，His57 和 Asp102 属于 N 端 β 桶，Ser195 属于 C 端 β 桶[44,46]。

11.4.1.2　dabigatran etexilate 的发现

Dabigatran 的设计起点是 1991 年与 thrombin/hirudo 共结晶的类肽化合物 **1**（NAPAP）[47]。从结构中（图 11-6）可以看到，NAPAP 的磺胺基的 N 以及甘氨酸羧基与 thrombin 的 Gly216 形成了两对氢键。磺胺基的氧原子由于暴露在溶剂中，没有与 thrombin 形成任何的相互作用。NAPAP 的末端带正电的脒基和 thrombin 的 Asp189 形成了盐桥。哌啶环和萘基处在由 60D 插入环上的四个残基以及 Trp215 和 Leu99 形成的疏水口袋里，这个疏水口袋可以分成两部分：包裹萘基环的末端（D）口袋和包裹哌啶环的邻近（P）口袋。SAR 实验得知 NAPAP 和 thrombin 的亲和力（IC_{50}）为 0.2 μmol/L。除了亲和力较强，NAPAP 的口服吸收能力也不好，而且体内注射后的半衰期也比较短。

Boehringer Ingelheim 的研究人员首先将 NAPAP 中间的甘氨酸用不同的环状结构取代[48]。他们希望能通过这样的改变使得化合物能够更好地与 D 口袋和 P 口袋吻合。所以他们决定忽略甘氨酸羧基与 thrombin 形成的氢键相互作用。第一个先导化合物是 *N*-甲基苯并咪唑（*N*-methyl benzimidazole）为骨架的化合物 **2**（图 11-7）。相较于 NAPAP，化合物 **2** 的体内半衰期延长了，但是化合物 **2** 会引起严重的心血管副作用。Thrombin 与化合物 **2** 的结构显示它的结合模式与 NAPAP 类似，末端的苯甲脒与 Asp189 形成盐桥相互作用，苯磺胺环处在 D 口袋，而甲基-苯并咪唑环非常好地落在了 P 口袋里。化合物 **2** 的亲和力比 NAPAP 降低了将近 10 倍

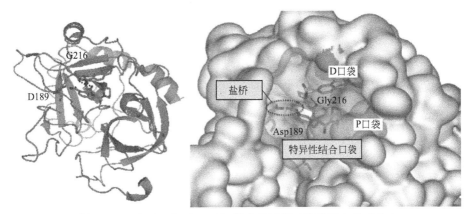

图 11-6　NAPAP 与 thrombin 结合的口袋（改编自文献 [1]）

（$IC_{50}=1.5\mu mol/L$），从结构上看，这是由于 **2** 与 thrombin 的作用键比 NAPAP 少一对氢键。

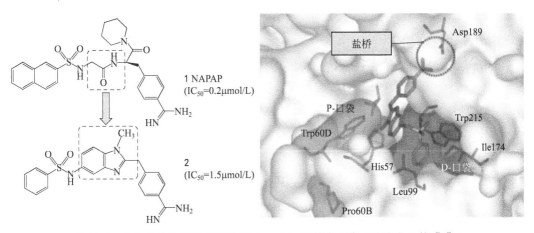

图 11-7　化合物 **2** 的结构式以及与 thrombin 的结合口袋（改编自文献 [1]）

　　研究人员以化合物 **2** 作为改造的先导化合物，他们改造了如图 11-8 所示的 Aryl、—X—Y—、R 以及 L 位点，结合与 thrombin 的晶体结构分析，合成了一系列化合物 **2** 的类似物，以期得到亲和力高、选择性好、且药代性质好的化合物。

　　从结构上可以看出，结合苯并咪唑的 P 口袋还有一部分空间，所以他们首先将苯并咪唑环外的 R 基由甲基换成了乙基（$IC_{50} = 2.4\mu mol/L$）和丙基（$IC_{50} = 4.0\mu mol/L$），尽管这两个化合物在空间上与 thrombin 的结合口袋更加匹配，但是它们的亲和力并没有提高。另外，将甲基去除了之后，亲和力明显降低了（$IC_{50} = 19\mu mol/L$），这说明甲基介导的疏水作用是很关键的。从结构上可以看到，结合苯环的 D 口袋还有一部分空间能够容纳更大的环，因此，研究人员将苯环换成了 2-萘

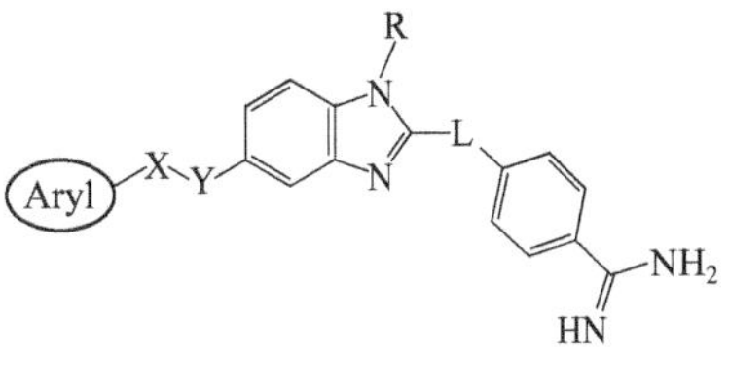

图 11-8　化合物 **2** 改造的方案

—L—：苯并咪唑与苯甲脒之间的连接；

　—X—Y—：氨磺胺或者氨甲酰基团

基和喹啉类、异喹啉类，其中一种异喹啉取代物 **3** 能将亲和力提高 10 倍至 $0.26\mu mol/L$。

　　磺胺基的 NH 暴露在溶剂中，不参与酶结合，在此处连接了一个极性的乙酸基团修饰 **4**，提高了化合物在胞质内的药代动力学性质。

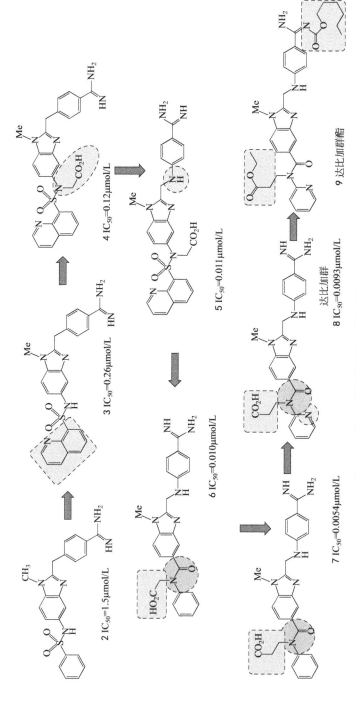

图 11-9 从 N-甲基苯并咪唑骨架化合物到达比加群酯

结构还显示，如果将连接苯并咪唑环与苯甲脒的连接处延长可以使芳香环和苯甲脒的正电基团处在各自的口袋里，从而提高亲和力。正如预期的一样，将该处延长了之后能够提高亲和力 10 倍以上。其中以氨基连接的化合物 **5** 最有潜质。

在 **5** 的基础上，研究人员又将 N 端的喹啉磺胺换成了芳基酰胺，他们认为酰胺键比磺胺键更为灵活，可以令苯环更好地与 D 口袋吻合。尽管与之前相比，化合物 **6** 的亲和力没有变化，但是药物代谢动力学性质更好。接着又优化了羧基到酰胺基的 N 的距离，当连接 linker 为三个 C 时，亲和力与之前的 **6** 相似（IC$_{50}$=0.010μmol/L），但是有着两个 C 的化合物 **7**（IC$_{50}$=0.0054μmol/L）比有着一个 C 的 **5** 的亲和力要高。为了进一步提高药代动力学性质，人们又用 2-吡啶基取代了 N 端的苯环，得到的化合物 **8**（IC$_{50}$=9.3nmol/L）对其他丝氨酸蛋白酶的选择性要好一些，而且体内试验也证明这个化合物有很好的抗凝血作用，所以化合物 **8**，也就是 dabigatran（达比加群）就成了先导药物（图 11-9）。

动物体内皮下注射 dabigatran 后起到了很好的抗凝血疗效，但是它的口服生物活性很差，这可能是由于在该化合物上有两处带电基团（羧基和脒基），以致其太过亲水，没办法被吸收。于是研究者们将这两处基团用体内可代谢降解的基团保护起来得到化合物 **9**，也就是 dabigatran etexilate（达比加群酯）。该化合物被用于临床研究，并且在 2010 年获得 FDA 批准成为治疗静脉血栓栓塞和心房颤动病人中风的药物。

研究人员解析了乙酯基-达比加群与 thrombin 的复合物晶体结构，发现它们之间的相互作用力主要还是靠化合物的苯甲脒与 thrombin 的 Asp189 形成的盐桥作用。化合物的中间苯并咪唑骨架处在疏水的 P 口袋，哌啶环被 D 口袋的 Leu199 和 Ile174 锚定。从结构的表面图看，小分子很好地占据了 D 口袋和 P 口袋，而且小分子和 thrombin 之间以疏水作用力为主。

11.4.1.3　总结

在 dabigatran 被发现之前，抗凝血的治疗主要有肝素或低分子肝素注射和口服香豆素两种方法，但是这两种方法需要医疗设备的辅助或者是要密切地监视病人的凝血情况，给治疗带来了诸多不便。来自 Boehringer Ingelheim 的研究人员在 thrombin 与 NAPAP 复合物晶体结构的基础上，以苯并咪唑为骨架结构设计了一系列的非肽类化合物抑制剂，通过共结晶、分析 X 射线晶体结构，他们一步步优化了化合物，将化合物的亲和力由最初的0.2μmol/L提高至9.3nmol/L。为了减少化合物对细胞膜的结合，他们在不参与结合的部分添加了羧基修饰以提高化合物的亲水性，但是由于极性过高以至于该化合物的口服生物效率不够，后续的修饰令他们得到了口服效果好的抗凝血分子，经过临床试验证实有效，该化合物 dabigatran etexilate（达比加群酯）在 2010 年被 FDA 批准上市。

11.4.2　基于结构的抗癌药物研发

11.4.2.1　BRAF 突变与黑素瘤

癌症是由于一些调控细胞增殖、分化和死亡的基因发生了突变而引起的。RAS-RAF-MEK-ERK-MAP 这条激酶通路应答了细胞中的增长信号，Raf 丝氨酸/苏氨酸蛋白激酶是重要的信号放大因子。在人体内有三种 Raf 蛋白：A-Raf、B-Raf 和 C-Raf，它们是由 RAF 基因编码的。研究发现，66％的患有转移性黑素瘤的病人体内 BRAF 基因存在突变，并且这种突变以较低的概率在其他癌症患者体内也存在。在癌症患者体内发现的所有 B-Raf 蛋白突变都发生在酶活中心区，其中单点突变 V600E 占据了 80％以上[49]。突变后的 B-Raf 蛋白活性增强，在 NIH3T3 细胞中具有转移能力，且存在 B-Raf（V600E）的癌细胞增殖不受 RAS 蛋白调控[50]。因此，B-Raf（V600E）突变体的抑制剂是对抗癌症，尤其是晚期黑素瘤的重要靶标。一些高亲和力（纳摩尔级）的 B-Raf 抑制剂也曾经先后被研发出来[51,52]，不过这些抑制剂由于口服生物活性差，以及存在非特异性结合等问题，无法成为药物[53,54]。

11.4.2.2　骨架化合物的筛选

Plexxikon 公司构建了一个 "scaffold-like" 的化合物库，目的是为了发现针对激酶的新的骨架结构。这个容量为 20000 的化合物库里的分子大小都在 150～300，都含有 8 个以下的氢键受体和供体，可旋转的化学键少且水溶性好。由于这些化合物分子小，可变性不大，所以 20000 左右的库就足够涵盖各种各样的化学空间[50,55]。2004 年，B-Raf 的结构被解析，这为基于结构的药物研发提供了重要的基础[56]。研究人员通过分析这个全长 766 个氨基酸的丝氨酸/苏氨酸蛋白激酶的结构，发现它含有三个 Raf 家族保守的区域：保守区域 1（conserved region 1，CR1）是 Ras-GTP 结合的自调控区域，保守区域 2 是丝氨酸富集的链接区域，保守区域 3 是激酶区域，这个催化区域与其他的激酶具有同源性。为了得到针对 B-Raf 的苗头化合物，他们用 200μmol/L 的化合物浓度筛选了 5 种蛋白激酶（B-Raf、FGFR1、Pim-1、p38 和 CSK），通过分析酶活发现，能够对其中至少 3 种激酶有抑制作用的化合物共有 238 种。因为用的化合物浓度很高，所以用这种方法得到的潜在化合物存在亲和力低、选择性差，甚至是假阳性的可能，如何从这 238 种化合物中挑选出骨架化合物进行接下来繁杂的优化显得尤为重要。

研究人员利用共结晶的办法解决了上述问题，通过结构分析化合物与蛋白激酶有无直接结合，他们将这 238 种化合物与重组表达、纯化，且达到结晶纯度的 5 种激酶片段蛋白混合后在结晶条件下培养，共得到了 100 多个结合化合物的结构。一开始，Pim-1 得到的共晶结构最多[57]，其次是 FGFR1（fibroblast growth factor receptor 1），而 B-Raf 的结晶条件尚处在优化阶段。在这些结构中，研究者们注意到了与 Pim-1 结合的 7-氮杂吲哚（7-azaindole），他们发现 7-氮杂吲哚结合在了 Pim-1 的 ATP 结合位点，7-氮杂吲哚的杂环处在 ATP 的腺嘌呤环的位置，这提示了该化合物是能够结合在酶活中心，起到抑制酶活作用的。计算化学家认为 7-氮杂吲哚具备了作为骨架化合物的一些标准：取代位点多，不同于以往的化合物的化学空间。不过由于筛选时用的化合物浓度比较高（>200μmol/L），化合物的亲和力不高，在 7-氮杂吲哚与 Pim-1 的结构里，一个不对称单元里不同蛋白质分子上结合的位点不一样。为了得到亲和力更高、特异性更好的化合物，人们对 7-氮杂吲哚做了一系列的结构优化。

11.4.2.3　骨架化合物的优化

在 7-氮杂吲哚上共有 7 处可以作衍生物的位点，研究人员首先是对这 7 处位点做了单取代衍生物，其中 3-氨基苯基（3-aminophenyl）的取代化合物 **1** 能够提高对 Pim-1 的亲和力至 100μmol/L，与 Pim-1 共结晶的结构显示，相比于最初的 7-氮杂吲哚，3-氨基苯基-7-氮杂吲哚在 Pim-1 上的结合位点单一。将此结构与其他的激酶结构做叠加（overlap）证明这个骨架结构能够与别的激酶的保守区域 2，即链接区域形成两对氢键作用，而且其他的位点还能做优化以提高亲和力和选择性。同 FGFR1 共晶的结果又得到了另外一个单取代化合物 3-(3-甲氧苯甲醇)-7-氮杂吲哚〔3-(3-methoxybenzyl)-7- azaindole〕，这个化合物与 FGFR1 的亲和力能够达到 1.9μmol/L，这是因为多出来的氧与 FGFR1 的激酶区域能够多形成一对氢键。通过分析解析的 17 种激酶结构的活性位点，研究者们将优化的策略集中在了 3 位、4

位和 5 位，构建了 7-氮杂吲哚的单取代和双取代的化合物库。

　　基于 Pim-1 和 FGFR1 的结果，研究人员已经得到了有潜力的化合物库，此时他们急需用 B-Raf 蛋白对化合物库进行筛选，得到针对 B-Raf 的抑制剂。为了解决 B-Raf 蛋白不好结晶的难题，他们构建了含有 16 个突变的 B-Raf 蛋白片段（448～723aa），大肠杆菌（*E.coli*）重组表达的蛋白质达到了 5～10mg/L 培养物，且纯化后的 B-Raf 蛋白十分稳定。将 B-Raf 野生型和 V600E 突变型蛋白筛选了新合成的上百个 3,4,5 位取代的 7-氮杂吲哚衍生物，发现带有二氟苯磺酸铵（difluoro-phenylsulfonamide）取代的一系列化合物对 B-Raf（V600E）有很好的亲和力和选择性。研究人员将这些化合物与 B-Raf 的野生型和突变体共结晶，分析拿到的结构，进一步对化合物进行改造发现了编号为 PLX4720 ｛propane-1-sulfonic acid［3-(5-chloro-1*H*-pyrrolo［2,3-b］pyridine-3-carbonyl)-2,4-difluoro-phenyl］-amide｝的化合物对 V600E 突变体的 B-Raf（IC$_{50}$=13nmol/L）的亲和力比野生型（IC$_{50}$=160nmol/L）的还要高 10 倍，且对其他的 70 种激酶都有选择性（IC$_{50}$>1μmol/L）。后续的动物实验中，他们发现在 PLX4720 基础上加了一个苯基的化合物 PLX4032 有更好的药物代谢动力学性质[58]。

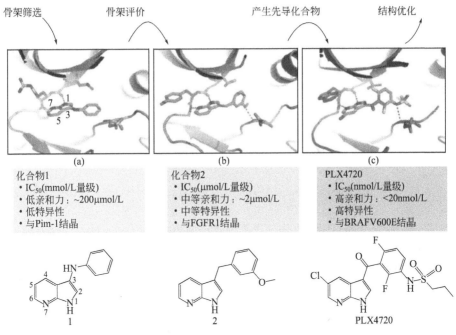

图 11-10　从骨架到先导化合物（改编自文献［52］）
图（a）为 3-氨基苯基-7-氮杂吲哚与 Pim-1 的结构；
图（b）为 3-（3-甲氧苯甲醇）-7-氮杂吲哚与 FGFR1 的结构；图（c）为 PLX4720 与 B-Raf 的结构

11.4.2.4　总结

　　B-Raf 的癌化突变 V600E 会令蛋白质处在偏激活的状态，针对此种突变体的小分子抑制剂是治疗晚期黑素瘤的有效手段。利用骨架化合物筛选、与蛋白质共结晶分析结合模式、改进化合物这样的循环方式（图 11-10），Plexxikon 公司得到了针对 B-Raf（V600E）的高选择性和高亲和力的配体 PLX4032，临床试验证明，PLX4032 在具有 B-Raf（V600E）突变体的黑素瘤病人上具有很好的治疗效果。因此，PLX4032（vemurafenib，威罗菲尼）在

2011 年被 FDA 批准用于治疗复发性黑素瘤，它也是首个基于骨架（scaffold-based）得到的上市药物。

11.5 总结与展望

结构生物学是研究生物大分子的结构与功能关系以及动力学进而阐明生命现象的科学。自 20 世纪 60 年代以来，已经有大量的蛋白质、核酸等生物大分子的三维结构被解析，其中包括受体、酶、离子通道等重要的药物靶点。特别是近年来，除了传统的 X 射线晶体学继续推动结构生物学的发展之外，NMR 以及冷冻电镜技术也不断取得突破，进一步加速了蛋白质结构解析的进程，蛋白质结构解析数目正成指数式增长。结构生物学的发展为基于结构的药物设计提供了宝贵的资源，直接推动了药物的研发进程。

基于结构的药物设计合理规避了一些负面的相互作用，同时也优化了化合物作为药物的性质，已经被越来越广泛地应用于新药开发研究中。本文以抗凝血药物以及抗癌药物的研发过程为例，详细介绍了基于靶点结构的药物设计的原理及过程。随着越来越多新的药物靶点的出现，基于结构的药物设计给新药开发提供了新的机会。笔者相信，随着结构生物学以及药物设计学方法的不断进步，基于结构的药物设计的应用会更加广泛，新药研发的过程也会更加高效。尽管这种方法显现出了很多优势，但是我们依然要意识到药物化学在先导化合物的优化和药物设计过程中的作用。分子生物学发现药物靶标，结构生物学让我们从分子层面认识了药物靶标，化学合成学则是药物合成的关键，只有这几种学科技术紧密相连，才能确保新药研发的成功。

参考文献

[1] Ghosh A K, Gemma S. Structure-based Design of Drugs and Other Bioactive Molecules. Weinhein: Wiley-VCH, 2012: 1-2.

[2] Cushman D W, Cheung H S, Sabo E F, Ondetti M A. Design of potent competitive inhibitors of angiotensin-converting enzyme: carboxyalkanoyl and mercaptoalkanoyl amino acids. Biochemistry, 1977, 16: 5484-5491.

[3] Roberts N A, Martin J A, Kinchington D, Broadhurst A V, Craig J C, Duncan I B, Galpin S A, Handa B K, Kay J, Krohn A, Lambert R W, Merrett J H, Mills J S, Parkes K E B, Redshaw S, Ritchie A J, Taylor D L, Thomas G J, Machin P J. Rational design of peptide-based HIV proteinase inhibitors. Science, 1990, 248: 358-361.

[4] Dorsey B D, Levin R B, Mcdaniel S L, Vacca J P, Guare J P, Darke P L, Zugay J A, Emini E A, Schleif W A, Quintero J C, Lin J H, Chen I W, Holloway M K, Fitzgerald P M D, Axel M G, Ostovic D, Anderson P S, Huff J R. L-735, 524: the design of a potent and orally bioavailable HIV protease inhibitor. J Med Chem, 1994, 37: 3443-3451.

[5] Ghosh A K, Dawson Z L, Mitsuya H. Darunavir, a conceptually new HIV-1 protease inhibitor for the treatment of drug-resistant HIV. Bioorg Med Chem, 2007, 15: 7576-7580.

[6] Das K, Clark A D, Lewi P J, Heeres J, deJonge M R, Koymans L M H, Vinkers H M, Daeyaert F, Ludovici D W, Kukla M J, De Corte B, Kavash R W, Ho C Y, Ye H, Lichtenstein M A, Andries K, Pauwels R, deBethune M P, Boyer P L, Clark P, Hughes S H, Janssen P A J, Arnold E. Roles of conformational and positional adaptability in structure-based design of TMC125- R165335

(etravirine) and related non-nucleoside reverse transcriptase inhibitors that are highly potent and effective against wild-type and drug-resistant HIV-1 variants. J Med Chem，2004，47：2550-2560.

[7] Imaz A，Podzamczer D. The role of rilpivirine in clinical practice：strengths and weaknesses of the new nonnucleoside reverse transcriptase inhibitor for HIV therapy. AIDS Rev，2012，14：268-278.

[8] Rahuel J，Rasetti V，Maibaum J，Rueger H，Goschke R，Cohen N C，Stutz S，Cumin F，Fuhrer W，Wood J M，Grutter M G. Structure-based drug design：the discovery of novel nonpeptide orally active inhibitors of human renin. Chem Biol，2000，7：493-504.

[9] Vonitzstein M，Wu W Y，Kok G B，Pegg M S，Dyason J C，Jin B，Phan T V，Smythe M L，White H F，Oliver S W，Colman P M，Varghese J N，Ryan D M，Woods J M，Bethell R C，Hotham V J，Cameron J M，Penn C R. Rational design of potent sialidase-based inhibitors of influenza virus replication. Nature，1993，363：418-423.

[10] Kim C U，Lew W，Williams M A，Wu H W，Zhang L J，Chen X W，Escarpe P A，Mendel D B，Laver W G，Stevens R C. Structure-activity relationship studies of novel carbocyclic influenza neuraminidase inhibitors. J Med Chem，1998，41：2451-2460.

[11] Druker B J，Lydon N B. Lessons learned from the development of an Abl tyrosine kinase inhibitor for chronic myelogenous leukemia. J Clin Invest，2000，105：3-7.

[12] Weisberg E，Manley P W，Breitenstein W，Bruggen J，Cowan-Jacob S W，Ray A，Huntly B，Fabbro D，Fendrich G，Hall- Meyers E，Kung A L，Mestan J，Daley G Q，Callahan L，Catley L，Cavazza C，Mohammed A，Neuberg D，Wright R D，Gilliland D G，Griffin J D. Characterization of AMN107, a selective inhibitor of native and mutant Bcr-Abl. Cancer Cell，2008，7：129-141.

[13] Lombardo L J，Lee F Y，Chen P，Norris D，Barrish J C，Behnia K，Castaneda S，Cornelius L A M，Das J，Doweyko A M，Fairchild C，Hunt J T，Inigo I，Johnston K，Kamath A，Kan D，Klei H，Marathe P，Pang S H，Peterson R，Pitt S，Schieven G L，Schmidt R J，Tokarski J，Wen M L，Wityak J，Borzilleri R M. Discovery of N-(2-chloro-6- methylphenyl)-2-(6-(4-(2-hydroxyethyl)-piperazin-1-yl)-2-methylpyrimidin-4- ylamino) thiazole-5-carboxamide (BMS- 354825), a dual Src/Abl kinase inhibitor with potent antitumor activity in preclinical assays. J Med Chem，2004，47：6658-6661.

[14] Foote B S，Spooner L M，Belliveau PP. Boceprevir：a protease inhibitor for the treatment of chronic hepatitis C. Ann Pharmacother，2011，45：1085-1093.

[15] Kwong A D，Kauffman R S，Hurter P，Mueller P. Discovery and development of telaprevir：an NS3-4A protease inhibitor for treating genotype 1 chronic hepatitis C virus. Nat Biotechnol，2011，29：993-1003.

[16] Groll M，Berkers C R，Ploegh H L，Ovaa H. Crystal structure of the boronic acid-based proteasome inhibitor bortezomib in complex with the yeast 20S proteasome. Structure，2006，14：451-456.

[17] McCormack P L. Carfilzomib：in relapsed, or relapsed and refractory, multiple myeloma. Drugs，2012，72：2023-2032.

[18] Sorbera L A，Bozzo J，Castaner J. Dabigatran/dabigatran etexilate：prevention of DVT, prevention of ischemic stroke, thrombin inhibitor. Drugs Future，2005，30（9）：877-885.

[19] AstraZeneca Clinical Trials（November 2013）A phase I, randomised, double-blind, placebo-controlled, parallel-group single ascending dose study to assess the safety, tolerability, pharmacokinetics, and effect on biomarkers of AZD3839 including an open-label food effect group in healthy male and female volunteers of non- childbearing potential.

[20] Hey J A，Koelsch G，Bilcer G，Jacobs A，Tolar M，Tang J，Ghosh A K，Hsu H H. Single dose administration of the b-secretase inhibitor CTS21166（ASP1702）reduces plasma Ab40 in human

subjects. International Conference on Alzheimer's Disease (ICAD 2008), Chicago, IL.

[21] Merck (July 2013) Merck presents findings from phase 1b study of investigational BACE inhibitor, MK-8931, in patients with Alzheimer's disease.

[22] 王江, 柳红. 先导化合物结构优化策略 (一) —— 改变代谢途径提高代谢稳定性. 药学学报, 2013, 48: 1521-1531.

[23] 麦振洪. X 射线晶体学的创立与发展. 物理, 2014, 43: 787-799.

[24] Otwinowski Z, Minor W. Methods Enzymol, 1997, 276: 307-326.

[25] Kabsch W. Acta Crystallogr D Biol Crystallogr, 2010, 66: 125-132.

[26] Adams P D, Afonine P V, Bunkoczi G, Chen V B, Davis I W, Echols N, Headd J J, Hung L W, Kapral G J, Grosse-Kunstleve R W, McCoy A J, Moriarty N W, Oeffner R, Read R J, Richardson D C, Richardson J S, Terwilliger T C, Zwart P H. PHENIX: a comprehensive Python-based system for macromolecular structure solution. Acta Crystallogr D Biol Crystallogr, 2010, 66: 213-221.

[27] McCoy A J, Grosse-Kunstleve R W, Adams P D, Winn M D, Storoni L C, Read R J. Phaser crystallographic software. J Appl Crystallogr, 2007, 40: 658-674.

[28] Smart O S, Womack T O, Flensburg C, Keller P, Paciorek W, Sharff A, Vonrhein C, Bricogne G. Exploiting structure similarity in refinement: automated NCS and target-structure restraints in BUSTER. Acta Crystallogr. D Biol Crystallogr, 2012, 68: 368-380.

[29] Murshudov G N, Vagin A A, Dodson E J. Refinement of macromolecular structures by the maximum-likelihood method. Acta Crystallogr D Biol Crystallogr, 1997, 53: 240-255.

[30] 张乃霞, 吴娟, 张华群, 刘霞. NMR 技术在蛋白质—蛋白质相互作用——泛素-蛋白水解酶体通路研究实例介绍. 波谱学杂志, 2012, 29: 183-188.

[31] Guntert P. Automated structure determination from NMR spectra. Eur Biophys J, 2009, 38: 129-143.

[32] Williamson M P. Using chemical shift perturbation to characterise ligand binding. Prog Nucl Magn Reson Spectrosc, 2013, 73: 1-16.

[33] Shuker S B, Hajduk P J, Meadows R P, Fesik S W. Discovering High-Affinity Ligands for Proteins: SAR by NMR. Science, 1996, 274: 1531.

[34] 施蕴渝, 吴季辉. 核磁共振波谱研究蛋白质三维结构及功能. 中国科学技术大学学报, 2008, 38: 941-949.

[35] Cheng Y. Single-Particle Cryo-EM at Crystallographic Resolution. Cell, 2015, 161: 450-457.

[36] Liao M, Cao E, Julius D, Cheng Y. Structure of the TRPV1 ion channel determined by electron cryo-microscopy. Nature, 2013, 504: 107-112.

[37] Kuntz I D, Blaney J M, Oatley S J, Langridge R, Ferrin T E. A geometric approach to macromolecule-ligand interactions. J Mol Biol, 1982, 161: 269-288.

[38] 曹冉, 李伟, 孙汉资, 周宇, 黄牛. 计算化学方法在基于受体结构的药物分子设计中的基础理论及应用. 药学学报, 2013, 48: 1041-1052.

[39] Kolb P, Rosenbaum D M, Irwin J J, Fung J J, Kobilka B K, Shoichet B K. Structure-based discovery of β2-adrenergic receptor ligands. Proc Natl Acad Sci USA, 2009, 106: 6843-6848.

[40] Katritch V, Jaakola V P, Lane J R, Lin J, Ijzerman A P, Yeager M, Kufareva I, Stevens R C, Abagyan R. Structure-based discovery of novel chemotypes for adenosine A_{2A} receptor antagonists. J Med Chem, 2010, 53: 1799-1809.

[41] Carlsson J, Yoo L, Gao Z G, Irwin J J, Shoichet B K, Jacobson K A. Structure-based discovery of A2A adenosine receptor ligands. J Med Chem, 2010, 53: 3748.

[42] Murray C W, Verdonk M L, Rees D C. Experience in fragment-based drug discovery. Trends in Pharmacological Sciences, 2012, 33: 224-232.

［43］ Markwardt F. Historical perspective of the development of thrombin inhibitors. Pathophysiol Haemost Thromb，2002，32：15-22.

［44］ Rydel T J，Ravichandran K G，Tulinsky A，Bode W，Huber R，Roitsch C，Fenton J W. 2nd The structure of a complex of recombinant hirudin and human alphathrombin. Science，1990，249：277-280.

［45］ Bode W，Turk D，Karshikov A. The refined 1. 9Å X-ray crystal structure of D-Phe-Pro-Arg chlorome-thylketone-inhibited human alpha-thrombin：structure analysis，overall structure，electrostatic properties，detailed active-site geometry，and structure-function relationships. Protein Sci，1992，1：426-471.

［46］ Bode W. Structure and interaction modes of thrombin. Blood Cells Mol Dis，2006，36：122-130.

［47］ Banner D W，Hadvary P. Crystallographic analysis at 3. 0- resolution of the binding to human thrombin of four active site-directed inhibitors. J Biol Chem，1991，266：20085-20093.

［48］ Hauel N H，Nar H，Priepke H，Ries U，Stassen J M，Wienen W. Structure-based design of novel potent nonpeptide thrombin inhibitors. J Med Chem，2002，45：1757-1766.

［49］ Davies H，Bignell G R，Cox C，Stephens P，Edkins S，et al. Mutations of the BRAF gene in human cancer. Nature，2002，417：949-954.

［50］ Bollag G，Tsai J，Zhang J，Zhang C，Ibrahim P，Nolop K，Hirth P. Vemurafenib：the first drug approved for BRAF-mutant cancer. Nature Reviews Drug Discovery，2002，11：873-886.

［51］ Smith R A，Dumas J，Adnane L，Wilhelm S M. Recent advances in the research and development of RAF kinase inhibitors. Curr Top Med Chem，2006，6：1071-1089.

［52］ Niculescu-Duvaz I，Roman E，Whittaker S R，Friedlos F，Kirk R，Scanlon I J，Davies L C，Niculescu-Duvaz D，Marais R，Springer C J. Novel inhibitors of B-RAF based on adisubstituted pyrazine scaffold. Generation of a nanomolar lead. J Med Chem，2006，49：407-416.

［53］ Li N，Batt D，Warmuth M. B-Raf kinase inhibitors for cancer treatment. Curr Opin Investig Drugs，2007，8：452- 456.

［54］ Wilhelm S M，Carter C，Tang L，Wilkie D，McNabola A，Rong H，Chen C，Zhang X，Vincent P，McHugh M，Cao Y，Shujath J，Gawlak S，Eveleigh D，Rowley B，Liu L，Adnane L，Lynch M，Auclair D，Taylor I，Gedrich R，Voznesensky A，Riedl B，Post LE，Bollag G，Trail P A. BAY 43-9006 exhibits broad spectrum oral antitumor activity and targets the RAF/MEK/ERK pathway and receptor tyrosine kinases involved in tumor progression and angiogenesis. Cancer Res，2004，64：7099-7109.

［55］ Tsai J，Lee J T，Wang W，Zhang J，Cho H，Mamo S，Bremer R，Gillette S，Kong J，Haass N K，Sproesser K，Li L，Smalley K S，Fong D，Zhu YL，Marimuthu A，Nguyen H，Lam B，Liu J，Cheung I，Rice J，Suzuki Y，Luu C，Settachatgul C，Shellooe R，Cantwell J，Kim S H，Schlessinger J，Zhang K Y，West B L，Powell B，Habets G，Zhang C，Ibrahim P N，Hirth P，Artis D R，Herlyn M Bollag G. Discovery of a selective inhibitor of oncogenic B-Raf kinase with potent antimelanoma activity. Proc Natl Acad Sci USA，2008，105：3041-3046.

［56］ Wan P T，Garnett M J，Roe S M，Lee S，Niculescu-Duvaz D，Good V M，Jones C M，Marshall C J，Springer C J，Barford D，Marais R. Cancer Genome Project. Mechanism of activation of the RAF-ERK signaling pathway by oncogenic mutations of B-RAF. Cell，2004，116：855-867.

［57］ Kumar A，Mandiyan V，Suzukki Y，Zhang C，Rice J，Tsai J，Artis D R，Ibrahim P，Bremer R. Crystal structures of proto-oncogene kinase Pim1：A target of aberrant somatic hypermutations in diffuse large cell lymphoma. J Mol Biol，2005，348：183-193.

［58］ Bollag G，Hirth P，Tsai J，Zhang J，Ibrahim P N，Cho H，Spevak W，Zhang C，Zhang Y，Habets G，

Burton E A，Wong B，Tsang G，West B L，Powell B，Shellooe R，Marimuthu A，Nguyen H，Zhang K Y，Artis D R，Schlessinger J，Su F，Higgins B，Iyer R，D'Andrea K，Koehler A，Stumm M，Lin P S，Lee R J，Grippo J，Puzanov I，Kim K B，Ribas A，McArthur G A，Sosman J A，Chapman P B，Flaherty K T，Xu X，Nathanson K L.Clinical efficacy of a RAF inhibitor needs broad target blockade in BRAF-mutant melanoma.Nature，2010，467：596-599.

第12章

组学技术在药物研发中的应用

谭敏佳　翟琳辉　潘露露

12.1 药物研发中的技术发展

12.1.1 现有药物研发技术及其局限性

药物研发手段从最初的在细胞或动物水平对小分子进行随机筛选，到近几十年来利用天然产物化合物库、组合化学以及计算机辅助药物设计等手段实现药物的高通量和合理筛选，研发技术多种多样，并在新药发现方面取得了巨大的成功。即便如此，目前的药物研发技术仍然效率颇低、成本高昂且周期漫长。传统药物研发技术的一个重要局限性在于：先导化合物的发现一般仅仅关注于单一靶标蛋白，聚焦于局部信号通路的改变。实际上大部分药物的作用机制非常复杂，作用靶点往往不止一个，并且可以同时调控多条信号通路，所以关注单一靶点会导致对药物作用机制、效应和毒性理解的片面性和局限性，这是导致新药研发失败的重要原因之一。显然，仅采用传统技术手段进行药物研发，对于复杂疾病的治疗是远远不够的。而相应的，能够系统全面地鉴定药物引起的所有细胞通路和网络的变化，直接鉴定和确证药物作用的所有关键靶标，将极大地提高新药研发的效率，也成为目前新药物研发中最具挑战性的技术难点之一。

12.1.2 组学新技术

随着生命科学技术的飞速发展，药物研发的技术手段和研发策略得到了极大的提高和转变。尤其是包括基因组学（genomics）[1]、转录组学（transcriptomics）[2]、蛋白质组学（proteomics）[3]、代谢组学（metabolomics）[4]等"组学"（omics，表示研究同一种类集合的学科）概念的提出和相关技术的发展，使得药物研发从低效、耗时、耗费劳力的传统模式日益转变为简捷、快速、高通量的大规模筛选研究新模式。同时，创新药物研究也正在从对特定生物功能、信号通路的研究向系统生物学研究转变。

随着科学技术的不断突破，生物大数据（big data）的持续产出以及生物信息学（bioinformatics）的发展，基因组学研究方兴未艾。通过系统的基因组学研究，目前已经鉴定出许多与人类疾病密切相关的驱动基因（driver gene），包括一些高突变率基因等。因此，基因组研究在药物研发和疾病治疗中也越来越彰显其重要性。以肿瘤研究为例，以美国"癌症基因组图集"（The Cancer Genome Atlas，TCGA）为代表的针对临床肿瘤样本的大规模基因组研究，极大地改变了人类对肿瘤发生发展遗传学基础的认识。例如人类发病和致死率最高的肿瘤类型——肺癌，TCGA 研究工作展示了非小细胞肺癌的基因组全景图[5]，并深入描绘了重要信号通路中的驱动基因突变信息，同时，针对非小细胞肺癌致癌基因信号通路中酪氨酸蛋白激酶（如 EGFR、ALK 等）的分子靶向抑制剂也获得了巨大的成功，使得基于肿瘤驱动基因分子分型的靶向"个性化"治疗成为可能。此外，最新发展的基因组（转录组）测序和生物信息学大数据分析等新技术和新方法，例如基因组编辑（genome editing）、基因表达关联图谱（connectivity map，CMAP）[6]、癌症细胞系百科全书（cancer cell line encyclopedia，CCLE）[7]、癌症相关药物-基因组相互作用全景图（landscape of pharmacogenomic interactions in cancer）[8]等，为药物研发提供了全新的思路和策略，使得大幅提高新药研发的通量性和成功率成为可能。

与基因组研究相辅相成的蛋白质组学和代谢组学研究等也在近几十年来取得了迅猛发展。在蛋白质组学领域，最新的高分辨率生物质谱技术凭借其高效深度和全局性对大量生物样本的整体蛋白质表达谱、修饰谱等进行定性和定量分析[9]，使得人类基因组终产物的全景图——人类蛋白质组草图也于 2014 年被首次构建和报道[10,11]。近几年基于蛋白质组学技术的新型药物研发技术发展非常迅速，如基于活性的蛋白质组分析（activity-based protein profiling，ABPP）、基于亲和色谱的蛋白质组分析（affinity chromatography-based profiling，ACBP）、基于药物-靶点亲和稳定性（drug affinity responsive target stability，DARTS）的蛋白质组分析[12]、基于蛋白质热稳定性的蛋白质组分析（thermal proteome profiling，TPP）[13]等，在很大程度上突破了传统药物靶标发现方面通量性低、研究对象片面的局限性，已经成为高通量、系统性、全局性的分析鉴定药物作用靶点（及脱靶效应）、作用机制、调控信号转导网络和药物筛选等方面的核心技术手段和科学趋势，在新药研发中显示出极强的应用前景。

代谢组学是近几十年来发展起来的另一门新兴研究领域，该领域致力于对某一生物或细胞特定生理时期内所有低分子量代谢产物同时进行定性和定量分析。代谢组学是以组群指标分析为基础，以高通量检测和数据处理为手段，以信息建模与系统整合为目标的系统生物学的一个分支。目前代谢组学已经得到了迅速发展并渗透到多项研究领域，尤其是在靶点发现、药物评价等方面发挥着越来越重要的作用。

生命活动、疾病的发生发展以及药物治疗等是一个受基因调控、表观遗传、蛋白质执行功能和小分子代谢产物等不同层面影响的复杂过程，因此，任何单一层面的分析都有其局限性。例如，虽然基因是遗传密码的携带者，但基因组测序分析并不能准确预测基因的功能及生物表型，而仅能提供给人们可能发生的生命现象的信息。蛋白质作为基因表达的终产物，在生命活动中起着最为直接的作用，是对生物性状最为直接的反映，但很多时候疾病的发生是由于基因改变导致的，所以单独研究蛋白质的变化不能准确地把握发病原因以及有效地治疗疾病。代谢小分子则是生物内源性代谢物质，在许多生理代谢和疾病病理发展中也起着重要的作用。因此，基因、蛋白质、代谢小分子这三者在研究内容上相互补充和对应。系统考虑和研究多层次组学的内容，从大局上把握生物体内不同分子层面、不同调控环节间的相关性，可以更为系统全面地深入理解生命现象的本质，有助于精准鉴定药物作用的关键靶标、研究药物的作用机制和毒性机理等，从而提高药物研发的效率和成功率。由此可见，多组学技术联合应用在创新药物研发中不仅非常重要，而且十分必要。

12.2 组学研究的发展

12.2.1 基因组学

12.2.1.1 基因组学简介

基因组是指一个物种含有的一套完整的遗传物质，包括核基因组、细胞质基因组等，该领域强调以全部基因为研究单位，主要研究生物体内全套基因的分子特征。其研究目标包括认识基因组的结构和功能，揭示基因组包含的全部遗传信息和相互关系等，最终为预防和治疗人类遗传疾病提供科学依据。基于基因组学在生命科学领域的重要性和潜在价值，有人评价基因组序列图谱将奠定 21 世纪生命科学研究和生物产业发展的基础。

12.2.1.2 从基因组草图计划到癌症基因组图谱计划

1990 年，"人类基因组计划"（Human Genome Project，HGP）正式启动，其主要目标包括：识别人类 DNA 中的全部基因，解析组成人类 DNA 的 30 亿个碱基对的核苷酸序列；构建人类 DNA 序列数据库等。2001 年，由美国、英国、法国、德国、日本和中国科学家共同参与的人类基因组计划与 Celera 基因公司共同公布了人类基因组 DNA 序列草图，揭示了人类的 DNA 序列信息，代表着人类在生命科学领域迈上了新台阶，该研究成果分别发表在国际著名期刊 "Nature"[14] 和 "Science"[15] 上。2003 年，"人类基因组计划"的完成实现了对人类 DNA 的全套碱基序列的解析，在人类发展史上具有里程碑的意义；构建了遗传图谱（又称连锁图谱，linkage map），首次标注出了人类基因或 DNA 在染色体上的相对位置和遗传距离；建立了利用表达序列标签（expressed sequence tags，ESTs）作为标记所构建的分子遗传图谱。"人类基因组计划"是当代生命科学领域中一项伟大的科学工程，在科学研究和商业应用上具有巨大的意义和价值。

随着人类全基因组图谱的解析完成，研究随即转入了对人类基因在疾病的发生发展及药物治疗中作用机制的研究。据统计，人类疾病中至少存在 200 种癌症类型以及更多的癌症分子亚型。大多数癌症是由 DNA 序列异常所导致的细胞无限增殖而产生的，因此，对于癌症相关基因信息的鉴定将会对疾病的早期诊断、治疗及药物筛选产生至关重要的作用。为此，在人类基因组计划完成后的第三年，美国国家癌症研究所（National Cancer Institute，NCI）和美国国家人类基因组研究院（National Human Genome Research Institute，NHGRI）斥资 1 亿美元共同启动了 "人类癌症基因组图谱计划"（TCGA），该计划由美国、加拿大、英国、澳大利亚、中国、西班牙、日本、德国等多个国家的研究机构共同参与，旨在通过应用大规模基因组测序分析技术，绘制出人类主要的 33 种癌症的基因组变异图谱，揭示不同癌症基因组的改变，提供不同癌症基因组变异目录，并对癌症进行深入的分子分型分析。该计划于 2009 年又在美国国立卫生研究院（National Institutes of Health，NIH）的资助下延长了 5 年多的时间。该计划产出了 2500kM 的数据，完成了对超过 11000 个癌症病人的癌症组织及相应癌旁组织的基因组分析工作，不仅建立了大规模基因组数据分析流程（包括样本收集、数据产出、数据分析等），先后在世界上率先破译了肺癌、皮肤癌、乳腺癌等常见癌症的全部基因密码，而且绘制了相应的肿瘤基因图谱，筛选出了不同癌症的致癌基因目录。这些肿瘤突变基因的绘制极大地深化了在基因组层面对肿瘤发生发展的认识，与肿瘤驱动基因生物标志物一起，革命性地推动了肿瘤精准医疗的发展；同时也为临床疾病的治疗和药物的研发提供了新的靶点和思路，极大地推动了靶向抗肿瘤药物的研发。

12.2.1.3　基因组学技术的现状

　　DNA 测序技术是现代分子生物学研究中最常用的技术之一，更是基因组学领域不可或缺的核心手段。20 世纪 70 年代逐渐发展起来的化学降解法、双脱氧链终止法（Sanger 法）测序、荧光自动测序技术等测序技术，形成了人类历史上第一代 DNA 测序技术。利用第一代测序技术，科研工作者于 1977 年在国际上首次完成了对噬菌体 X174 的全基因组测序工作，该技术也在"人类基因组计划"研究中发挥了重要作用。第一代测序技术有着极高的准确度，但其弊端是测序成本较高，而且通量性非常低，这严重限制了第一代测序技术的大规模广泛应用。随着 21 世纪初期生命科学研究的发展，传统的第一代测序技术已经远远不能满足人们对生物体进行大规模测序等需求，这直接促进了"第二代测序"（next generation sequencing，NGS）技术的诞生，包括 454 测序技术（罗氏 454 公司的 GSFLX 测序平台）、Solexa 测序技术（Illumina 公司的 Solexa Genome Analyzer）、SOLiD 测序技术（ABI 公司的 SOLiD 测序平台）等。第二代测序技术最显著的特征就是通量性高，能一次性完成对高达数百万条 DNA 分子的序列测序工作，同时也显著提高了基因组测序的深度。第二代测序技术凭借其高通量性在生命科学领域得到了广泛应用，也已经实现大规模的商业化，但其测序成本昂贵，且其测序理论仍然是建立在聚合酶链反应（polymerase chain reaction，PCR）的基础上，因此，其准确度会受到 PCR 技术带来的偏差。由于第二代测序技术的局限性，研究人员近几年开始致力于开发以单分子测序为主要特点的第三代测序技术。该技术不仅有着惊人的测序速度，而且精度非常高，并且可以实现对 RNA 和甲基化的 DNA 的直接测序。现今已开发出的第三代测序技术包括 HeliScope 单分子测序技术、基于 SMART 技术的单分子测序技术、基于纳米孔的单分子测序技术等。然而，由于第三代测序技术尚不成熟，因此，仅有少量实现了商业化推广，大部分还在进一步的完善和发展中（图 12-1）。

　　由于基因组测序技术的高速发展和不断革新，完成一个人的全基因组测序的成本已从最初的百万美元降至 1000 美元以下，并且仍在不断下降。基因组测序技术在临床疾病的诊断、治疗、预后等环节发挥着日益重要的作用，直接促进了从基因组水平上指导个人的医疗保健和创新药物的研究。

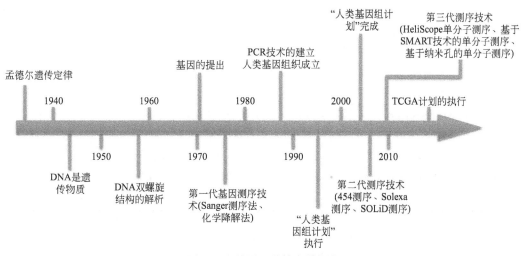

图 12-1　基因组学的发展历程

12.2.2 蛋白质组学

12.2.2.1 蛋白质组学简介

蛋白质组这一概念最早是由澳大利亚科学家 Wilkins 在 1994 年提出的，其最初的定义为表征基因组表达的全部蛋白质。随着研究和认识的深入，蛋白质组的概念进一步得到深化和扩展[16]，其研究对象不仅包括细胞、组织或器官内的全部蛋白质，而且还涵盖蛋白质的全部异构体、各种翻译后修饰（post-translational modification，PTM）类型、蛋白质结构以及蛋白质-蛋白质间相互作用等内容。蛋白质组学与基因组学既有联系又有区别。基因组学提供了生物个体的全部基因序列，从而在理论上提供了蛋白质表达的所有可能，因此二者相互关联。不同之处在于，基因组学的研究对象主要是性质较为稳定的 DNA，同时，PCR技术对微量样本的扩增提高了测序的准确性，从而降低了测序的难度；而蛋白质组的检测则受到多种因素的干扰，如样本不稳定易降解，动态表达范围宽广（跨越几个数量级），翻译后修饰类型多种多样，以及个体性差异显著等。因此，蛋白质组的分析研究远比基因组复杂，其研究难度更高，更具挑战性。

药物在体内作用往往涉及三个方面的研究内容。首先，药物研发的临床前阶段需要对候选药物作用的分子机制进行系统的研究，从而详细阐释该化合物在细胞内或者模式生物中的功能效应，这就需要对化合物的靶标蛋白以及脱靶蛋白等进行系统的研究。其次，大多数药物作用于靶点蛋白后，这些蛋白往往会与其他蛋白或者细胞内容物作用，从而影响细胞内的信号通路网络并发挥效应，因此需要对因药物作用而改变的信号通路进行深入的了解。最后，人体组织中不同细胞的各种蛋白质的种类和含量也各不相同，因此有必要全面研究不同细胞对药物的不同响应。蛋白质组学恰好能分别揭示这三个层面上细胞内蛋白质的复杂变化，为药物产生的不同效应或表型变化提供分子水平的解释，因此是创新药物研究的重要手段。

2001 年，人类基因组草图发布的同时，"Nature"和"Science"杂志也分别发表了对于蛋白质组学的述评与展望[17,18]。文中认为，虽然基因组的测序已经完成，但仍然有很多的问题亟待解决，尤其是许多基因尚未被充分注释（annotation），因此，基因组研究在生物医药行业的作用仍然有限，而与之互补的蛋白质组学将成为未来生命科学研究中的最大战略资源之一，这也将蛋白质组学研究的地位提高到前所未有的高度。同年，"人类蛋白质组组织"（Human Proteome Organization，HUPO，http://www.hupo.org）成立，该组织旨在致力于推动蛋白质组学研究领域的发展，包括加强各个国家及地区间的蛋白质组研究人员的合作，并为该领域制定标准和指导，促进蛋白质组学领域的技术发展。次年，亚洲地区又成立了"亚太人类蛋白质组组织"（Asia Oceania Human Proteome Organization，AOHUPO），致力于推动亚太地区的蛋白质组学的发展。我国也在 2003 年成立了"中国人类蛋白质组组织"（China Human Proteome Organization，CNHUPO），并领衔了"人类肝脏蛋白质组计划"（Human Liver Proteome Project，HLPP）[19]，这也是我国科学家在生命科学领域领导的一次重大国际合作项目。随着人类生理蛋白质组草图的初步构建，我国又于 2014 年 6 月在北京启动了"中国人类蛋白质组草图计划"（China Human Proteome Project，CNHPP），以中国人群的重大疾病防治为需求，发展蛋白质组学研究技术，绘制出中国人群多个器官组织（肝脏、肺、胃、胰腺、心脏、血液等）的蛋白质组草图，深入揭示疾病的致病机制，从而提高我国在疾病防治方面的技术水准，为中国医药产业的发展提供动力和支持。

蛋白质组学的发展历程虽然不长，但速度惊人，尤其是近年来随着高分辨率生物质谱技术的突飞猛进，蛋白质组学在生命科学领域包括细胞的增殖分化、临床疾病的诊断以及疾病的发生发展等诸多方面取得了众多成果和进展。蛋白质组学技术也越来越成为精准医学和个性化药物研发中不可或缺的最高效的技术手段之一，其中，化学蛋白质组学技术在药物靶标鉴定和分子机理研究中尤其表现出不可替代的作用。

12.2.2.2　从蛋白质组草图的绘制到临床蛋白质组谱图解析计划

在 2014 年，来自美国的 Pandey 和来自德国的 Kuster 领导的研究团队分别在"Nature"杂志上发表了利用高分辨质谱技术绘制的人类蛋白质组草图[10,11]，首次解开了人类蛋白质全景图谱。其中 Pandey 领导的团队收集了 30 种正常人的组织样本，包括 17 种成人组织、7 种胎儿组织和 6 种细胞，利用鸟枪法蛋白质组学技术进行了高通量蛋白质组检测分析，最终共鉴定了 17294 个基因（占编码蛋白基因总数的 84%）所编码的蛋白质。该团队研究分析了在特定细胞或组织中特异性表达的蛋白质，并对 808 个基因进行了新的注释。Kuster 领导的研究团队则通过收集国际上已产出的大规模人类组织或细胞样本的蛋白质组高分辨率质谱数据，包括 60 种组织样本、13 个体液样本和 147 个癌细胞样本等，利用新的数据库搜索和严格的质量控制策略进行数据解析，共鉴定了 19629 个基因（占编码蛋白基因总数的 92%）所编码的蛋白质。蛋白质草图的成功绘制为人类进一步解析疾病的分子机制提供了全局性的视角和指导，更为疾病的治疗和药物的靶标筛选等研究提供了全面的数据资源。

在肿瘤的诊断和药物治疗方面，癌症发生的分子机制逐渐清晰，一些针对癌症驱动基因的肿瘤分子靶向药物也已经投入市场，但目前对绝大部分具有癌症驱动基因突变的肿瘤和无明确致癌驱动基因的肿瘤而言，仍然缺乏有效的靶向治疗。这是因为基因组层面的研究远不能阐明该类疾病的机制，并且也缺乏明确的药物治疗靶点和药效指征生物标志物。这些因素在很大程度上限制了抗肿瘤药物的研发，也限制了针对具有不同病理机制的肿瘤的最佳治疗方案的确立。鉴于蛋白质作为基因的终产物和生命活动的执行者，蛋白质水平（如蛋白质表达量、蛋白质翻译后修饰）的动态变化与肿瘤的发生发展有密切关系。蛋白生物标志物更是临床上用于对癌症病人筛查、诊断和治疗的重要工具。但是如何判断和筛选出癌症的一个或一组蛋白标志物仍然是极具挑战性的困难。针对此难题，美国国立卫生研究院国家癌症研究所启动了"癌症临床蛋白质组学分析联盟"（Clinical Proteomic Tumor Analysis Consortium，CPTAC）计划，该计划利用高通量蛋白质组学技术系统性地鉴定与癌症基因组变异有关及相关生物过程的蛋白质，具体包括：①鉴定和筛选癌症与正常组织的蛋白质，并构建相应的蛋白质数据库；②关联癌症病人的基因组信息和蛋白质组信息；③发现和筛选癌症的潜在生物标志物；④对分析得到的信息在生物样本中进行进一步验证。该研究计划的基本目标是建立可应用于临床的、有效的、可重复的蛋白质组学新方法，达到从癌症基因组到蛋白质组，再到疾病表型的关联性分析，从而实现肿瘤机制的解析、肿瘤标志物的筛选以及提高肿瘤的药物治疗效果等。

12.2.2.3　蛋白质组学技术的现状

与基因组学的发展一样，技术的飞跃也是蛋白质组学发展最关键的环节。高分辨质谱技术是目前蛋白质组学研究重要的技术手段，从最早的磁质谱、四级杆质谱到后来的飞行时间质谱、离子阱以及到现在的高压静电场轨道阱（orbitrap），质谱的技术突飞猛进。以 orbitrap 为例，从 2005 年被第一次商用至今的数十年时间内，其扫描速度已由最初的 1Hz 增长为 >20Hz，分辨率也由最初的 100000（$m/z=400$）增加到 >450000（$m/z=200$）。蛋白质的解析通量也由十年前的 1d 鉴定上百个蛋白，到现在 1h 可以鉴定高于 4000 个蛋白，甚至达到在 1h 内完全覆盖大肠杆菌全蛋白的水平[20]，成为蛋白质组学研究中最广泛应用的质谱技术之一。

目前基于质谱技术的蛋白质组学研究，根据其分析方法不同，又分为自上而下（top-down）、从中间出发（middle-down）以及自下而上（bottom-up）的蛋白质组学技术（又称为"鸟枪法"技术）等。目前最常用的"鸟枪法"蛋白质组学研究分析策略（图 12-2）一般是将蛋白质样品首先酶解成肽段混合物，再通过离线色谱分离为多个简单组分，最后将各个组分在纳流级（nano-flow）HPLC/MS/MS 系统上进行分析。所获质谱数据进一步通过生物信息学软件进行蛋白质定性定量分析。随着样品制备方法、色谱分离方法以及质谱仪器的不断优化和创新，生物体内的蛋白质鉴定将更加趋于深度化，从而将为生命科学的探究、药物研发等提供更多的可用信息。

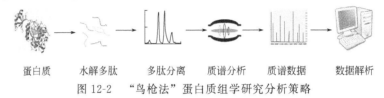

蛋白质　　水解多肽　　多肽分离　　质谱分析　　质谱数据　　数据解析

图 12-2　"鸟枪法"蛋白质组学研究分析策略

（1）蛋白质表达谱、修饰谱的高通量解析和定量技术

近年来随着蛋白质组学技术的迅猛发展，最新高分辨质谱技术可以实现高效、深度和全面地对大量生物样本的整体蛋白表达谱、修饰谱等进行定性和定量分析。正是由于这些特点，基于超高分辨质谱的蛋白质组学正逐渐成为继基因组学技术后在药物靶标筛选、药效预测、疾病相关生物标志物检测等方面的核心技术手段之一和科学趋势。基于质谱的蛋白质组学技术也被 2014 年"Nature Methods"杂志评为近十年来生命科学领域最重要的方法学突破之一[21]。随着技术的突破和研究的深入，蛋白质组学也逐渐从定性转向定量研究。蛋白质定量分析可以分为非标记定量和标记定量两大类。非标记定量是对不同待测样本进行平行实验操作和检测，根据各自在质谱检测时的信号强度等信息进行计算对比，该方法具有样本制备简单、分析成本较低等优点，但该技术对样本制备、质谱检测等实验操作的重现性有极大的依赖性，并且用时较长，通量不高，因此，在很大程度上限制了该方法的使用范围。在标记定量中，稳定同位素标记是一种常用技术，根据标记方法又可以分为体内代谢标记、酶促标记和体外化学标记等。当前，比较成熟的标记技术有 SILAC（stable isotope labeling with amino acids in cell culture）、iTRAQ（isobaric tags for relative and absolute quantitation）和 TMT（tandem mass tag）等，这些技术被广泛应用于药物研究中。

基于抗体的 Western blot 技术是定性定量分析蛋白质及翻译后修饰的核心生化手段，然而由于不同抗体的可获得性不一致，质量的可控性差，该方法只能适用于部分的蛋白质和修饰样本的鉴定。而基于质谱的靶向定量蛋白质组学技术（如 multiple reaction monitoring，MRM 等），由于其灵敏度高、重现性好以及理论上可以对所有蛋白质及修饰进行绝对和相对定量分析，在蛋白质组学研究中占据越来越重要的地位。

（2）完整蛋白复合物的质谱分析

随着近年来生物质谱技术分析完整蛋白复合物能力的日臻完善，新兴的原位质谱分析（native mass spectrometry）技术对于天然状态蛋白复合物的分析可以阐明蛋白复合物的组成、拓扑结构和动力学等特征，从而揭示蛋白质的相互作用网络以及生物功能。目前最常用的原位分析质谱之一是电喷雾离子化质谱（electrospray ionization mass spectrometry，ESI-

MS）。原位分析质谱要求蛋白质保持四级结构的完整，大多数用于结构分析的缓冲盐由于干扰或是阻碍蛋白质离子化过程而不适用于质谱分析。乙酸铵是一种挥发性缓冲液，可以在维持蛋白质结构的基础上，不影响 ESI-MS 中蛋白质的离子化，因此实现了蛋白复合物的质谱分析。原位质谱分析成功实现了溶酶体、RNA 聚合酶Ⅲ以及酵母菌外来体等蛋白复合物的解析。

（3）基于小分子探针的化学蛋白质组学技术

化学蛋白质组学是利用化学小分子对蛋白质或者蛋白质组进行标记、纯化和检测分析的一种新兴手段，其中应用最为广泛的是将亲和色谱与现代高分辨生物质谱检测手段相结合来研究药物靶点和机制。化学蛋白质组学与化学遗传学类似，其利用能够与靶蛋白发生特异性相互作用的化学小分子来富集蛋白质组，在分子水平上系统揭示特定蛋白质的功能以及蛋白质与化学小分子的相互作用，从而无偏向性地、高通量地从复杂蛋白质混合物中鉴定药物靶点。化学蛋白质组学新药研发技术在药物作用靶点鉴定和药物多靶点研究等方面都将起到重要的作用，并将大大提高药物发现的效率。

12.2.3　代谢组学

12.2.3.1　代谢组学简介

代谢组学同其他组学思想相同，也是从全局的角度出发，系统性地研究特定条件下生物体（一个细胞、组织或者器官）内的整体代谢产物的变化情况，从而系统性地研究生物个体的各种生物学功能[4]。由于代谢物是机体内的内源性物质反应后产出的，因此，代谢物的研究能直接揭示和反映出生命体内的诸多小分子在各个层面物质的变化，包括基因组层面、转录组层面、蛋白质层面等。在药物研发工作中，代谢物的研究是药物的药理学、代谢动力学、毒副作用等研究中必需的环节之一。传统的依靠有限的已知代谢物进行检测，不仅鉴定过程烦琐，而且只是微观和局部性的，其获取的信息量非常有限。相比较于传统的代谢物研究技术，代谢组学具有对机体损伤小、获取信息量更大等特点。代谢组学技术凭借高通量检测和快速数据处理的手段，以信息建模与系统整合为目标，通过对疾病状态或药物作用后引起的机体内代谢产物的改变的研究，找到与疾病的发生发展或药效相关的代谢过程，有针对性地研发靶向该过程或异常代谢物的药物[22]。此外，从代谢图谱中可以反映出药物作用后机体内代谢网络中的多条代谢途径的变化，以此判断药物对机体的作用机制及安全性（图 12-3）。

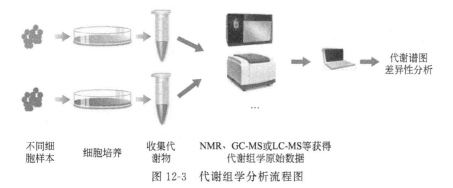

图 12-3　代谢组学分析流程图

12.2.3.2　代谢组学技术的现状

由于机体代谢小分子的结构、特性等多种多样，因此，代谢组学依赖的技术相对比较多，最常用的技术就包括核磁共振技术（nuclear magnetic resonance，NMR）、气相色谱-质谱联用技术（gas chromatography-mass spectrometry，GC-MS）和液相色谱-质谱联用技术（liquid chromatography-mass spectrometry，LC-MS）。另外，针对特别化合物的检测仪器也是必需的，譬如用于检测氧化还原活性化合物的电量阵列探测器，用于检测芳香族化合物的紫外和荧光光谱仪，用于检测金属的电感耦合质谱仪，用于检测脂质的蒸发光散射检测器等。

（1）核磁共振技术

核磁共振（NMR）是可以同时标识和量化微克级别的大多数有机化合物最常见的波谱分析技术，该技术能够在不破坏样本的结构和性质的前提下实现对样本的检测，同时对所有化合物具有一致的灵敏度，也具有较高的检测通量。基于这些优势，NMR 已被广泛用于代谢物指纹图谱建立和高通量分析。其主要限制在于灵敏度相对较低，不适合低丰度代谢物的分析。即便如此，基于以上优点，高分辨 NMR 仍是体液或组织提取物分析的理想技术。NMR 的使用使得生物样本中低分子量代谢产物的测定得到了广泛研究。

（2）气相色谱-质谱联用技术

质谱和色谱法在对化合物的定性和分离领域发挥着重要的作用。气相色谱-质谱联用技术（GC-MS）作为代谢组学分析方法的另一核心，是无偏分析尤其是易挥发样品分析的平台之一。基于气相色谱-质谱联用技术的代谢组学是通过标准的保留时间和质谱图来处理代谢样本的高通量技术。GC-MS 技术以其高效性和可重现性，已被广泛用于代谢组学。为了实现气相色谱柱上的分离，被分析样品要具有挥发性或通过衍生化反应产生挥发性化合物，非挥发性化合物则无法通过 GC-MS 技术来分析，这限制了其在代谢组学研究中的适用性。

（3）液相色谱-质谱联用技术

与气相色谱相比，高效液相色谱（high performance liquid chromatography，HPLC）更适合分离相对不稳定和非挥发性的化合物。液相色谱-质谱联用（LC-MS）技术可以提供一系列代谢分子的色谱保留时间、质荷比和相对丰度等信息。在代谢组学领域，LC-MS 常用于解析存在于复杂生物样品中的代谢物，为后续的数据处理和多元数据分析提供了基础。

12.2.4 多组学整合和精准医学

生命活动、疾病的发生发展和药物治疗是一个极为复杂的多环节级联式过程，涉及基因、表观遗传、蛋白质、代谢物等不同层面的综合调控。随着近年来基因组、转录组、蛋白质组、代谢组等多个领域高通量技术的不断发展和完善，综合分析生命活动中不同层面分子水平的变化成为可能（图 12-4）。

目前，为每一个癌症病人提供最合理的治疗策略（即精准医疗）是疾病治疗的新趋势。"精准医疗"（precision medicine）即通过多组学数据分析并结合系统生物学研究，在分子水平系统性地探索疾病的病理机制，并结合疾病和病人的特征，制定出针对性的药物靶向治疗策略。美国"癌症基因组图谱"（TCGA）研究团队和"临床蛋白质组肿瘤分析联盟"（CPTAC）团队在肿瘤的研究中均使用包括结合疾病的全基因组数据、转录组数据、DNA 甲基化数据、DNA 的拷贝数目、蛋白质组学数据在内的多组学数据，结合临床信息，深入系统地对人类的多种肿瘤进行了研究，寻找到了与肿瘤相关的突变基因，并在分子水平对肿瘤进行了全新的分型，这为肿瘤病理机制研究、药物作用靶标筛选、抗肿瘤药物研发等提供了全方位精准的策略和线索，直接推动了肿瘤"精准治疗"的发展。

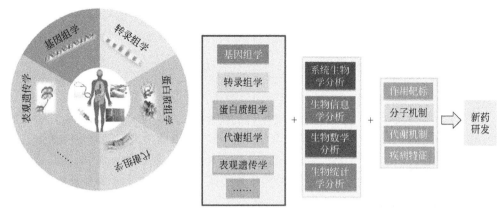

图 12-4　多组学技术联用在药物研发中的应用

12.3　组学技术在药物研发中的应用

12.3.1　基因组学技术的应用

12.3.1.1　基因组测序技术的应用

　　基因组测序能够帮助人类加深对生命活动机制的认识，也能为药物治疗等提供新的思路和靶标。通过基因组测序和分析，可以发现多种诱发癌症的驱动基因。2013 年，美国约翰霍普金斯癌症研究中心的科研人员在基于 TCGA 对大规模肿瘤样本基因组测序的基础上，于 "Science" 杂志上发表了题为 "Cancer Genome Landscape" 的综述[23]，提出大部分癌症的发生是由于 2～8 个驱动基因突变所致，目前认知到的癌症驱动基因共有约 140 个。

　　"全基因组关联分析"（genome-wide association study，GWAS）是近年来蓬勃发展的在人类全基因组中寻找编译序列的新方法，其以基因组中数以百万计的单核苷酸多态性（single nucleotide polymorphisms，SNP）为分子遗传标记，在全基因组水平上进行分析，通过比较发现引起性状改变的基因突变。得益于 2003 年 "人类基因组计划" 和 2005 年 "国际人类基因组单体型图计划" 的完成，以及海量的基因分子分型分析等，我们能从大量样本中快速高效地分析成千上万的 SNP，从而准确定位致病基因，实现精确治疗。比如，PCSK9 基因发生敲除突变时，人体内的极低密度脂蛋白的水平会降低[24]，因此，临床上研发 PCSK9 基因表达抑制剂可以应用于高脂血症的治疗，而且副作用低。再如，SLC30A8 功能缺失突变将显著降低 2 型糖尿病的患病风险[25]，而 LPA 的功能丢失性突变可以降低血脂水平和降低血管性疾病的风险等。随着基因组测序技术的发展成熟，已有越来越多的基因生物标志物运用于肿瘤的诊断和药物精准治疗中。Gorlov 等利用高通量基因组测序技术检测了 369 名肺癌患者和 287 名非肺癌患者的基因编码区域上的 83715 个 SNP 位点[26]，最终发现在肺癌病人 22q12.2 区域检测到的 SNP 位点要显著高于非癌症病人，这个结果与细胞系研究中的结果相同，这为肺癌药物研究提供了新的思路和靶标。

12.3.1.2　单细胞测序技术的应用

　　当前大多数基因组测序都是在组织或者细胞群落样本中完成的，这会忽视不同细胞之间的生物学差异，而高灵敏度的单细胞基因组和转录组测序技术的日益成熟为这些问题提供了解决方案。该技术不仅降低了样本复杂度，而且可以反映肿瘤细胞中基因及结构的变化，进而揭示疾病发生发展的过程。单细胞转录组测序可以区分细胞间的微弱差异，从而对细胞进行无偏向性的分类，同时也可以作为细胞功能以及细胞识别的标志。此外，该技术也使得对稀有细胞进行测序分析成为可能。

哈佛医学院的研究人员就利用微流控和单细胞测序技术对前列腺癌进行了研究[27]。雄激素阻断疗法是前列腺癌治疗的常用方法，但雄激素受体抑制剂对于复发的前列腺癌则疗效甚微。为此，研究人员们从13位雄性激素抵抗的前列腺癌患者中分离出循环肿瘤细胞，并对其进行了单细胞测序，发现患者的循环肿瘤细胞具有较高的细胞间异质性。通过将使用雄激素受体抑制剂治疗和未使用激素治疗的患者进行对比，发现了非经典Wnt信号通路在治疗组中的活性显著升高，并发现Wnt5a的异位表达减弱了雄激素受体抑制剂的抗肿瘤疗效。该研究结果对发现前列腺癌的耐药机制具有重要意义，为新药的研发提供了思路。

12.3.1.3 基因编辑技术的应用

基因组编辑技术（genome editing）在疾病模型的构建、药物研发等方面也具有重要的作用。精准的基因组编辑不仅能深入了解基因在癌症发生发展中的作用，更能为该疾病的治疗提供新的靶点。同时，通过对癌症关键基因的精准剪切或者关闭，能够在不影响正常细胞的情况下，精准治疗癌症。目前最主要的基因组编辑方法包括近年来新兴的CRISPR/Cas系统和传统的锌指核酸酶技术（zinc-finger nucleases，ZFN）、转录激活因子样效应因子核酸酶技术（transcription activator-like effector nucleases，TALENs）。尤其是CRISPR/Cas作为极富潜力的基因编辑技术，可以通过不同的导向RNA实现对基因序列的改变，进而影响生物功能。该技术能快速、简便、准确地实现基因组敲除、插入等编辑功能，因而成为一种强大的遗传筛选工具，在各种细胞系以及多种模式生物中均得到了大规模运用，在新药研究中也将扮演更为重要的角色。美国冷泉港研究所的科研人员就利用CRISPR-Cas9技术对基因上编码蛋白质功能结构域的外显子进行了靶向突变[28]，进一步大规模筛选在癌细胞生长过程中具有重要作用的蛋白结构域，从而确定药物的作用靶点。利用该方法，研究人员不仅分析推断出蛋白质不同结构域功能的重要性，并且通过对小鼠急性髓系白血病细胞的192个染色质调节性区域进行了筛选，最终鉴定到了6个已知的药物靶点，另外发现了19个新的潜在的药物靶点。该研究工作对于利用基因组编辑技术筛选药物作用靶点，进而开发疾病治疗药物具有重要意义。不仅在学术界已经注意到基因编辑技术在生物医药基础研究中的作用，同样的，制药界也正在密切关注新型基因编辑技术在疾病治疗、药物研发方面的潜力。2016年初，德国拜耳公司就宣布投资3亿美元与基因组编辑领域的CRISPR Therapeutics公司合作，致力于开发用于血液疾病、先天性心脏病等疾病治疗的新药。

12.3.1.4 药物基因组学与个性化药物研发

药物基因组学（pharmacogenomics）是20世纪90年代末发展起来的一门学科，主要从基因组水平出发，研究基因序列的多态性与药物效应之间的关系，即研究基因自身及其突变体对不同个体药物作用效应差异的影响，包括影响药物吸收、转移、代谢、消除等个体差异的基因特性，阐明药物代谢、药物转运、药物靶分子的基因多态性与药物效应及不良反应之间的关系，并以此为基础，研制和发现新药，并指导合理用药，从而提高用药的安全性和有效性，避免不良反应等。在肺腺癌的研究中，有1/3 KRAS突变和1/4无明确驱动致癌基因的肺腺癌缺乏有效的靶向治疗策略。美国国立综合癌症网络（National Comprehensive Cancer Network，NCCN）出版的《2015年非小细胞肺癌治疗指南》中也将KRAS突变列为无法靶向药物治疗和预后差的肺腺癌生物标志。最近有文献报道，基于TCGA基因组数据[29]，对 68 例 *KRAS* 突变肺腺癌样本进行了进一步分型分析，分为 KL、KP、KC 三个亚型，并进一步揭示了 KC 亚型细胞对 HSP90 抑制剂的敏感性增强。

12.3.1.5　基于大规模基因组数据集的创新药物研究

（1）基于基因表达数据库"关联图"（CMAP）的药物靶标和机理研究

新药研究领域的一个重大挑战是将疾病、生理进程以及药物作用机制相互结合起来，为了解决这个难题，Broad 研究所构建了 CMAP 这样一个大型基因表达数据库。该方法通过分析活性化合物处理人类细胞后产生的基因表达差异，建立了一个将小分子化合物、基因表达以及疾病相互关联的生物数据库，并据此建立了一套作用模式匹配工具来探测不同小分子对基因表达影响作用的异同。Justin 等在 2006 年通过对 164 个小分子化合物在人类细胞 MCF7、PC3、HL60 和 SKMEL5 上基因表达谱的研究，建立了第一个 CMAP 数据库。这些小分子包含了组蛋白去乙酰化酶（HDAC）抑制剂、雌激素类化合物以及精神疾病药物吩噻嗪类等，同时，作者还对多种疾病诸如肥胖症、阿尔茨海默病以及耐药急性淋巴细胞性白血病进行了基因标识（signature）的研究。迄今为止，CMAP 数据库已包含 5000 余种化合物以及 3000 余种基因药物作用于多种细胞上的基因表达谱数据。利用这一工具，通过识别和整理细胞处于不同状态的基因组分子标识，研究人员可以精确地预测新化合物的分子活性；可以将化合物（候选或上市药物）的识别标志与数据库比对，从而发现该化合物可能的新作用。Ozcan 等从天然产物中找到具有治疗肥胖作用的小分子就是这方面工作的代表。瘦素（或者叫瘦蛋白，leptin）能降低正常小鼠对食物的摄取并引起体重下降，但并不能对肥胖小鼠产生相同的作用。Ozcan 等发现，XBP1 蛋白水平的下降能引起内质网应激机制开启，从而使机体对瘦素脱敏，最终导致肥胖产生，而过表达 XBP1S（XBP1 spliced form）蛋白剪切体能增加瘦素的敏感性。同时，研究人员还发现 4-苯丁酸钠（4-PBA）和牛磺熊去氧胆酸（TUDCA）对减轻小鼠体重有微弱的效果，而该效果不依赖于 XBP1 蛋白的作用，所以代表不同的作用机制。基于这些结果，他们分别检测了 4-PBA 处理小鼠和 XBP1S 过表达小鼠的细胞样本中的基因表达谱，通过对比 CMAP 库，最后筛选出雷公藤红素（celastrol）作为候选药物进行深入研究，证明了其能够增加肥胖小鼠对瘦素的敏感性，降低对食物的摄取，最终使体重减轻[30]。此后，他们又以雷公藤红素作为标准药物，通过类似的方法，即将雷公藤红素处理后细胞的基因表达谱与 CMAP 库对比，得到了另一个候选分子醉茄素 A（withaferin A），证明其具有跟雷公藤红素一样通过使瘦素敏感性增加而降低体重的作用，同时还发现其对促进葡萄糖的稳态平衡有良好的效果[31]。

（2）基于"癌症细胞系百科全书"（CCLE）的药物靶标和创新药物研究

2012 年，Broad 研究所的 Barretina 等通过对 947 种人类肿瘤细胞基因表达谱、染色体拷贝数和大规模测序的研究以及 24 个抗肿瘤药物作用于 479 种细胞的药理学研究，汇编了一个肿瘤细胞的数据库（https://portals.broadinstitute.org/ccle/）。作者通过对数据的整合，除了发现一些已知的药物作用外，还发现了一些新的药物-基因表达关系，诸如浆细胞谱系与 IGF1 受体抑制剂的敏感性相关，在 NRAS 突变细胞中 AHR 的表达与细胞对 MEK 抑制剂的敏感性相关，SLFN11 表达与细胞对拓扑酶抑制剂的敏感性相关等。该研究表明，对药物作用与基因表达的关联和预测，可以在药物设计以及药物临床前研究过程中发挥重要的作用，从而加速个性化医疗的发展。同年，Sanger 研究所的 Garnett 等对来自不同肿瘤类型的 639 种肿瘤细胞的基因水平与 130 种抗肿瘤药物的敏感性进行了分析[32]。作者发现，肿瘤细胞中的基因突变与其对不同药物的敏感性有很强的相关性，而且某些常见的突变基因与肿瘤细胞对很多化疗药物的敏感性均有很强的关联。同时，作者还发现一些意料之外的相关性，例如 EWS-FLI1 基因易位的尤文肉瘤细胞（Ewing's sarcoma cells）对于多聚 ADP-核糖聚合酶（PARP）的强敏感性等。该研究通过将药物活性与肿瘤基因组有机地整合在一起，为肿瘤治疗策略中生物标志物的发现提供了有力的平台。

（3）基于"癌症药物基因组相互作用全景图"（landscape of pharmacogenomic interactions in cancer）的药物靶标和创新药物研究

Sanger 研究所的 Iorio 等通过对 29 种共 11289 例肿瘤组织的基因表达情况（包括体细胞突变、拷贝数变化、DNA 甲基化和基因表达），1001 例基因背景清楚的人类肿瘤细胞以及 265 种化合物的整合分析，构建了一个药物基因组学蓝图（http://www.cancerrxgene.org）。作者发现，这些肿瘤细胞可以很好地反映肿瘤组织样本中的致癌突变，并且这些变化与对药物的敏感性相关。此外，该研究通过无偏的药物基因组学筛选发现了已知化合物的大量分子标志物，为治疗不同肿瘤亚型时选择治疗方案提供了重要依据。该研究通过将药物作用和基因表达水平关联，并将肿瘤基因型与表型联系起来，加深对肿瘤生物进程的认识，并为新药研究的临床前试验提供了很好的指导作用。

12.3.2 蛋白质组学技术的应用

早期的科研人员也曾尝试通过蛋白质组学来研究化合物的作用模式，但是受当时蛋白质组学技术的限制，其产出的结果与科研人员的预期之间存在显著的差异，这导致蛋白质组学技术与药物研究的结合一度搁浅。不过，随着生物质谱技术以及其他蛋白质组学方法的迅猛发展，各种定量手段的出现以及低丰度蛋白质翻译后修饰研究方法的兴起，现在的情况已得到大幅改观。新兴的生物质谱技术可以对 5000～10000 个蛋白质进行深度定量，而这些蛋白质的丰度可以跨越 4～6 个数量级[33]。蛋白质组学技术在靶标的鉴定方面具有高效、高准确性的优势，因此，当前蛋白质组学已被广泛应用于药物的临床前研究中。

当前的药物研发策略有基于表型和基于靶标两种，无论哪种策略，为了实现精准医疗，都需要对相关的蛋白质组学进行研究，包括基于广谱蛋白质的表达差异分析和基于靶标蛋白的蛋白质组学研究（图 12-5）。两种研究的主要区别在于，广谱蛋白质组策略是从整体蛋白水平分析细胞对药物的反应情况，例如蛋白表达量的改变以及蛋白质翻译后修饰的变化等；而基于靶标的蛋白质组学则是揭示化合物在全细胞水平的靶标，并研究化合物与蛋白质的相互作用。

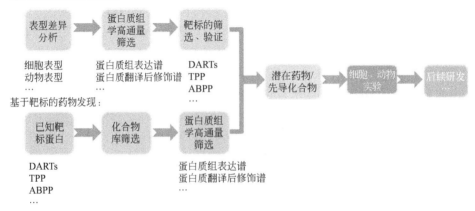

图 12-5 基于蛋白质组学技术的药物研发策略示意图

12.3.2.1　基于广谱蛋白质的表达差异分析

药物作用的广谱蛋白质组策略对于小分子化合物本身以及细胞或组织并没有特殊的要求，是一种无偏向性的药物作用分析方法。这种策略通常首先用药物处理细胞，再通过生物质谱以及不同的定量策略对差异蛋白质或者蛋白质翻译后修饰进行分析（图 12-6）。药物作用于靶标蛋白后，往往会引起该蛋白所在信号通路中其他蛋白表达水平或翻译后修饰水平的变化，从而激活或抑制该通路，并产生相应的生物学效应。通过比较加药组和对照组在全蛋白表达水平上的差异，并对这些差异蛋白进行生物信息学分析，可以揭示该药对细胞生理功能的影响，从而有助于加深对该药的用途以及作用机制的认识。然而，这种策略经常会受到分析深度的影响，当蛋白鉴定数目较少时，定量结果往往会偏向于高丰度蛋白，而不是全面覆盖药物的所有直接靶点或下游蛋白。为了消除这种蛋白丰度引起的偏向性，当前蛋白质组学领域采用对蛋白质或肽段水平进行分离的策略，例如 2D 凝胶电泳和高效液相色谱法等。Daub 等利用 SILAC 方法对细胞周期中激酶组的变化进行了系统的定量分析[34]。他们通过联合药物亲和色谱以及不同的非特异性激酶抑制剂，对细胞周期中不同阶段的激酶组水平进行了对比。该研究是激酶和激酶抑制剂研究领域的一个里程碑，他们成功地将化学、磷酸化组学和定量蛋白质组学有机地结合在一起，从而在分子水平上对激酶以及激酶抑制剂的作用机理进行了详细的阐述。

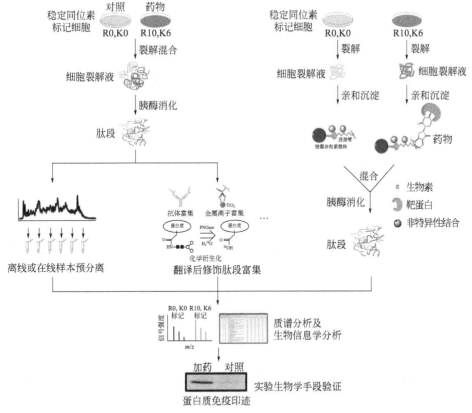

图 12-6　定量蛋白质组学在药物研发中的应用流程

注：从左往右依次为蛋白质表达谱、蛋白质翻译后修饰谱以及蛋白质相互作用谱的分析。

12.3.2.2 基于靶标蛋白的蛋白质组学及蛋白-药物相互作用分析

靶标鉴定也是蛋白质组学在药物研发中的另一个重要应用，即对活性化合物的全部靶点蛋白进行鉴定[35]。在传统的酶抑制剂的高通量筛选中，化合物的活性测试一般在体外的重组酶上进行，然而这种实验无法考虑到细胞内包括调控因子、体内构象和翻译后修饰等在内的许多因素对酶与药物相互作用的影响，因此，得到的结果无法反映药物在细胞内的真实活性。此外，传统的体外生化实验一般只用到一种或几种酶，筛选具有偏向性，而小分子化合物通常不会仅作用于单个蛋白，而是与多个蛋白相互作用，因此，通过蛋白质组学手段对与化合物结合的蛋白质进行鉴定，避免了偏向性，有利于了解药物的毒副作用及安全性等指标，从而有助于决定是否继续对该化合物进行进一步研究。此外，对药物作用蛋白的研究甚至可能因为新药物靶点的发现而引发对药物适应证的重新定位。用于蛋白靶标鉴定的新技术包括基于活性的蛋白质组分析（ABPP），基于亲和色谱的蛋白质组分析（ACBP），基于药物-靶点亲和稳定性（DARTS）的蛋白质组分析和基于蛋白靶点热稳定性的蛋白质组分析（TPP）（图 12-7）。

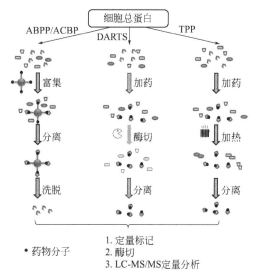

图 12-7 蛋白质组学新技术示意图

左（ABPP/ACBP）：目标蛋白通过与固定在树脂上的药物相互作用，从而富集到树脂上。中（DARTS）：由于目标蛋白与药物的相互作用，其对蛋白酶的敏感性降低，从而在酶切过程中被保留下来。右（TPP）：在加热的过程中，非目标蛋白由于变性聚集而沉降析出，而目标蛋白由于与药物相互作用，热稳定性增加，因而继续存在于溶液中。

（1）基于活性的蛋白质组分析（ABPP）

ABPP 是一种利用小分子与靶标之间的共价作用来富集靶标的蛋白质组学方法。Tan 和 Lin 等利用该方法研究了青蒿素在恶性疟原虫体内的靶标。他们合成了青蒿素的类似物 AP1，该化合物在与蛋白质发生共价结合后，能通过与带有生物素（biotin）的基团进行反应，并通过生物素与固定在固相基质上的亲和素（avidin）之间的强相互作用来富集靶标蛋白。通过该方法，作者用 LC-MS/MS 分析共鉴定到 124 个能与青蒿素进行共价结合的蛋白质，其中大部分都参与了疟原虫的重要生物过程，其中，血红素是在青蒿素作用下最主要的效应靶标。

这种方法的不足之处在于要在待研究的目标分子上进行化学修饰，而该修饰有可能改变原来分子的结合特性而影响检测结果。Cravatt 等发展了一套基于竞争性共价作用的组学方法（competitive activity-based profiling method）[36]，定量检测了体内一些亲电性小分子对人类蛋白质组中超过 1000 个半胱氨酸的反应活性，发现了一些能被脂肪类亲电小分子频繁修饰的蛋白质。其中，氧化应激下产生的小分子 4-羟基壬烯醛（HNE）能通过修饰 ZAK 激酶而抑制其活性，从而引发负反馈调节来抑制氧化应激引起的 JNK 通路的激活。

（2）基于亲和色谱的蛋白质组分析（ACBP）

Drewes 和 Kuster 等建立了一种基于竞争性亲和色谱（competitive affinity chromatography）来鉴定化合物-靶标相互作用的蛋白质组学方法（competitive affinity chromatography proteomics）。通过该方法，他们检测和定量分析了抑制剂与全细胞水平蛋白激酶（超过 500 种）的相互作用。在该方法中，几种激酶泛抑制剂（泛抑制剂，即对不同激酶之间没有或者具有低选择性的抑制剂）被连接到基质小珠上。这种小珠被称为"kinobead"（kino 来源于激酶的英文单词 kinase），所选取的抑制剂可以与激酶家族里不同亚型的酶相结合，从而使 kinobead 的作用范围基本覆盖整个蛋白激酶家族。因为该方法只是修饰了泛抑制剂，而没有对待研究的目标分子本身进行改变，所以与常规的基于亲和力的蛋白质组方法相比，完整地保留了其与蛋白质结合的特性。实验中，将不同浓度（比如 0μmol/L、10μmol/L、100μmol/L、1000μmol/L）待研究的目标化合物与细胞（或细胞裂解液）孵育一段时间，然后用 kinobead 来捕获未被目标化合物占据的相关蛋白。将被捕获的蛋白用 iTRAQ 标记后，通过 LC-MS/MS 进行定量分析。若报告离子（reporter ion）的丰度与目标化合物的浓度成负相关，则证明该蛋白为目标化合物的靶标分子，并且可以由该丰度计算出二者的亲和力。通过该方法，研究者确认了伊马替尼（imatinib）、达沙替尼（dasatinib）和博舒替尼（bosutinib）在 K562 细胞中包括 ABL 和 SRC 激酶家族在内的已知靶点，同时也发现了酪氨酸激酶 DDR1 和氧化还原酶 NQO2 是伊马替尼的新靶标。Drewes 等还用类似的方法研究了抑制剂与组蛋白去乙酰化酶（HDAC）的复合物之间的结合谱，发现了一个新的复合体 MiDAC，同时还发现了一些异羟肟酸类抑制剂的非 HDAC 靶标，并且发现抗炎药物丁苯羟酸（bufexamac）是Ⅱb 型 HDAC 的抑制剂。他们还发现在含有相同 HDAC 酶的不同复合物中，抑制剂显示出完全不一样的亲和力，这提示抑制剂选择性的评估应该以复合物为基础，而不仅仅是纯化的 HDAC 单体蛋白，这从侧面显示出在细胞水平进行无差别的酶结合谱研究的重要性。

（3）基于药物-靶点亲和稳定性（DARTS）的蛋白质组分析

基于 ABPP 和 ABCP 技术的药物筛选要求药物本身具有一个可以修饰的基团且其化学修饰不能影响到化合物的整体活性，这限制了该方法的广泛应用。而 Huang 等发明的 DARTS 策略则可以克服这些缺陷，其工作原理主要依赖于小分子与蛋白靶标结合后靶点蛋白的分子构象会发生变化从而影响其对蛋白酶的耐受性。DARTS 不需要对化合物进行任何额外的修饰，也不依赖于化合物本身的生物效应。这种方法使用非修饰的活性化合物进行靶标发现，从而在理论上可以适用于任何化合物、任何细胞或组织。Brett 等在纯化蛋白以及细胞裂解液中均对该方法进行了验证，他们通过 FK506 对 FKBP12 的保护作用对该方法进行了验证。同时，他们在细胞裂解液中对 DidemninB-EF1α、Rapamycin-TOR 等小分子-靶蛋白的关系进行了验证。此外，作者还通过 DARTS 发现了白藜芦醇的可能靶点 eIF4A，并进行了功能学验证。随后，DARTS 被广泛应用于药物研发领域，有很多药物靶标是通过此方法来寻找的，如塞来昔布（celecoxib）与 COX-2[12]、SMER3 与 Met30[37] 等。同时，作者也指出了 DARTS 的一些潜在缺陷，比如药物与靶标结合的强弱、部分蛋白对酶切的耐受、非靶标蛋白构象的改变等。随着蛋白质鉴定深度以及定量方法的不断发展，蛋白质组学正不断地拓展 DARTS 的使用范围。此外，DARTS 在降解组学方面也逐渐发挥出一定的作用。

（4）基于蛋白质热稳定性的蛋白质组分析（TPP）

细胞内热移位分析（cellular thermal shift assay，CETSA）是一种常用的直接测量药物分子定位及结合靶蛋白的方法，其利用了与 DARTS 相同的理论基础：当药物分子结合时靶蛋白通常会获得稳定。在 CETSA 方法中，细胞或裂解液经化合物处理后，被加热至不同温度，在指定温度下大多数蛋白质会发生聚集沉淀，而可溶性蛋白即被用来进行后续分析（如

Western blot 等），并根据结果绘制蛋白-聚集曲线，再以此来评估化合物对靶蛋白热稳定性的影响。Franken 等将 CETSA 方法与定量蛋白质组学手段有机地结合起来，形成了基于蛋白质热稳定性的靶标谱技术（TPP）的药物研发手段[38]。该方法被广泛应用于药物靶点和脱靶的鉴定以及测定药物对靶点的亲和力。

Mikhail 等通过对 10 个温度梯度下蛋白热稳定性的测试[38]，再结合 10 标 TMT 定量方法用质谱对 10 个温度下的细胞蛋白进行了定量。即先设置对照组和加药组细胞，再将各组细胞分为 10 个组分，随后每组样本在不同的温度下用 PBS 进行蛋白提取，再对残余在 PBS 内的蛋白进行酶切消化、TMT 标记和质谱分析。作者在 K562 细胞和蛋白提取物内，在 10 个温度梯度内对 5299 个蛋白进行了定量，这是第一个人类细胞的热稳定蛋白质组。细胞实验和细胞裂解液实验结果显示，两种状态下细胞内蛋白热稳定性有显著性差异，裂解液内蛋白的热稳定性有所增加。此外，细胞内 ATP 结合蛋白热稳定性明显增高，表明在细胞内内源性配体增加了 ATP 结合蛋白的稳定性，同时，向细胞裂解液中加入 ATP 后其 ATP 结合蛋白的热稳定性增高也对此进行了验证。此外，作者还针对 TPP 策略在药物靶点发现中的应用进行了验证。作者用两种低特异性激酶抑制剂星型孢菌素（staurosporine）和 GSK3182571 处理 K562 细胞裂解液，并用 TPP 方法进行了测试。结果发现大量激酶的热稳定性均被显著影响，同时，一些其他蛋白的稳定性也受到影响，如激酶复合物的调控单元等，血红素合成酶铁螯合酶［heme biosynthesis enzyme ferrochelatase（FECH）］也被鉴定出是激酶抑制剂的脱靶蛋白质。作者还发现 vemurafenib 在很小的浓度窗内即会占满其作用靶点 BRAF 以及脱靶蛋白质 FECH，暗示 vemurafenib 以及其他药物引起的光感型是由 FECH 造成的。此外，在细胞内 ABL 抑制剂达沙替尼（dasatinib）可以引起 BCR-ABL 下游蛋白热稳定性的改变，而且其作用浓度与该药抑制细胞生长使用的浓度保持一致。TPP 策略可以系统地分析细胞内蛋白-配体作用关系或者配体-蛋白质翻译后修饰的关系，可以为多种药物研发提供一种无偏的手段，并同时对药物的多个靶点以及脱靶蛋白进行鉴定，从而系统地反映药物的效应和毒性。

但是 TPP 方法要求蛋白裂解液中不含有去垢剂，这就让化合物限制在仅仅与可溶蛋白相互作用的范围内，然而很多药物靶点是膜蛋白，这就限制了 TPP 的使用。所幸的是，Mikhail 等后来又再次对 TPP 方法进行了拓展[39]，使其可以用于膜蛋白的分析，他们在细胞裂解过程中加入了一种温和去垢剂——0.4％NP40，这种裂解液不仅可以溶解很多膜蛋白，同时又不会对化合物与蛋白质之间的相互作用产生影响。当加入 NP40 后，K562 细胞的全蛋白质组中鉴定到 ATP 结合的膜蛋白热稳定性的显著变化。TPP 策略可以延伸到作用于膜蛋白化合物，大大拓展了该方法的使用范围，虽然低丰度蛋白以及热稳定性的微量变化的难检测性仍然困扰着该方法的使用，但是现在 TPP 策略仍然可以被广泛应用到药物靶点、脱靶蛋白质以及蛋白质组-代谢物相互作用研究等方面。

蛋白质组学技术在药物的靶标蛋白确认、药物作用机制、寻找病变基因等研究中具有极大的优势。在药物的治疗过程中，应用蛋白质组学进行药物疗效的评估，明显提高了药物发现的效率。

12.3.3 代谢组学技术的应用

12.3.3.1 核磁共振技术的应用

在药物发现和开发过程中，核磁共振可以提供关于一个化合物在体内代谢中结构转变的详细信息[40]，因此，可以利用核磁共振技术研究特定人群（比如癌症患者）的体液组成的变化。与其他技术相比，基于核磁共振的代谢组学在体液研究——特别是在非损伤性疾病诊断中（损伤性疾病诊断作为目前很常见的诊断方法，能造成严重的公共卫生问题）具有很强的潜力。

核磁共振提供了丰富的代谢物结构信息，为全面认识代谢物功能特性提供了可能，也势必会推动对许多生物过程的深入理解。从药物发现的角度来看，这些代谢物能实现很多有用的功能，如疾病生物标志物和药物疗效的替代标记等。事实上，核磁共振对分析对象没有偏好性，因此，所有低分子量化合物都可以在一次运行中被同时检测到。用基于核磁共振的代谢组学分析长期使用半胱胺治疗后的尿液和血清样本发现，尿液中琥珀酸、柠檬酸和血清乙酰乙酸盐水平减少，而血清乳酸水平增加，提示长期补充半胱胺可以干扰大鼠能量代谢[41]。代谢组学是研究机体正常生化过程稳态水平的一种强大的工具。特别地，尿液代谢组学提供了人类的代谢表型信息，因此适合于研究机体整体的状态。Jung 等为了确定与中风有关的代谢生物标志物，应用核磁共振代谢组学方法研究脑梗死患者的血浆和尿液样本[42]，发现中风患者血浆中的乳酸、丙酮酸、羧基乙酸和甲酸水平增加，谷氨酰胺和甲醇水平降低，尿液中的柠檬酸、马尿酸和甘氨酸水平降低，这些被检测到的生物标志物与无氧糖酵解和叶酸缺乏有关。这些研究表明核磁共振方法将在疾病监测中发挥重要的作用。

12.3.3.2　气相色谱-质谱联用技术的应用

Ma 等使用 GC-MS 的代谢组学方法探讨雌激素缺陷导致的肥胖大鼠模型体内内源性代谢物的改变，并且确定了潜在的生物标志物[43]。一系列潜在的生物标志物的识别研究提供了肥胖小鼠代谢组指纹图谱的变化，提供了与肥胖的发展相关的涉及葡萄糖代谢、脂质代谢，以及氨基酸代谢等多个代谢途径的概述。Kuhara 等利用 GC-MS 研究尿液代谢组，设计了一个更快速准确地诊断缺乏维生素 P 的病人的方法[44]。结果表明，基于 GC-MS 的非损伤的尿液代谢组学为缺乏维生素 P 的患者的诊断提供了一个更加可靠和快速的化学方法。

12.3.3.3　液相色谱-质谱联用技术的应用

基于 LC-MS 的非靶向代谢组学已经应用于新型卵巢癌代谢生物标志物的筛选和验证，六个主要的代谢物被视为潜在的生物标志物，目前准备进行早期检测[45]。在一项研究中，一个基于 LC-MS 的方法被成功应用于广泛的生物样本中亲水性代谢物的代谢组学分析[46]，研究人员在 8min 的运行时间的生物样本代谢物谱图中共获得了 112 个亲水性代谢物。最近，一个基于 LC-MS 的靶向性多反应监测方法成为分析复杂样本中数以百计的极性代谢物的重要工具，该研究通过靶向胆汁酸的 LC-MS 分析表明，共轭或非结合的胆汁酸水平的增加可能用于区别不同类型的肝胆管的损伤。

12.3.3.4　代谢组学在创新药物研发中的应用

代谢组学可为靶点研究和药物发现提供一种经济而有效的途径。许多重大疾病（例如心脏病、糖尿病、肥胖、高血压、抑郁症和肠炎）都有很强的代谢基础的改变或明确的代谢病因；在许多慢性疾病（包括自闭症、精神分裂症、哮喘、癌症和阿尔茨海默病）中也发现了较多意想不到的代谢相关病因。例如，Hanahan 和 Weinberg 于 2000 年发表了一篇关于癌症标志物的里程碑式的论文，虽然其中并未提及癌症中代谢异常调节的重要性，然而，许多研究中获得的代谢性证据以及对肿瘤发生中 Warburg 效应的认同，使得他们在先前论文的更新版本中将代谢异常作为癌症的另一个重要标志[47]。此外，通过对恶性胶质瘤细胞进行代谢谱图研究，鉴定出 2-羟基戊二酸（2-hydroxyglutarate，2-HG）作为异柠檬酸脱氢酶

（isocitrate dehydrogenase，IDH）突变时的异常代谢产物，可以阻断组蛋白的去甲基化，从而抑制了细胞分化等过程，可能与胶质瘤细胞的恶化相关，该研究提示 IDH 突变体的抑制剂有望成为靶向抗肿瘤药物。

最近，研究发现阿尔茨海默病患者存在糖脂代谢紊乱，由此产生了许多关于该疾病的发生发展和病因学的新理论，从而促进了对新药物靶点的研究。例如，三甲胺（trimethylamine，TMA）作为三甲胺氧化物（trimethylamine N-oxide，TMAO）的前体，被鉴定为胃肠微生物胆碱和肉毒碱代谢的副产物，从而导致两个蛋白靶点的发现：黄素单加氧酶 3（肝脏中）和细菌胆碱 TMA 裂解酶，其功能是降低 TMAO 水平，可用于预防和治疗动脉粥样硬化[48]。事实上，TMAO 被发现的几个月内，Hazen 等就发现了一个名为 3,3-二甲基丁醇（橄榄油中的一种天然产物）的潜在胆碱 TMA 裂解酶抑制剂[49]。

12.3.4 多组学整合分析的优势及应用

组学技术为科研工作者提供了一个系统性、全局性的研究视角，基因组学、蛋白质组学和代谢组学分别从不同分子层面对生物系统展开研究，而机体内环境的复杂性和连锁性，又使得任何分子层面的活动均不可能独立存在，各分子层面间存在着广泛的相互调控和相互影响，因此，多组学技术的联用将从大局上把握生物体内不同分子层面、不同调控环节间的相关性，系统性地把握生命活动的调控机制。多组学联用技术将直接有助于全局性、多维度地理解疾病的发生发展和药物疗效，从而有效地促进生物标志物的发现，提高疾病诊断的准确性和有效性，促进药物研发的高效性和成功率。美国国立卫生研究院主导的癌症基因组图谱和临床蛋白质组肿瘤分析计划两个大科学研究计划中，均使用了多维组学分析的手段，前所未有地展示了肿瘤的病理机制、分子分型等全景信息，为疾病的精确诊断和治疗提供了重要的科学依据，也为后续针对疾病治疗药物的研发提供了重要的方向和线索。比如，在进行乳腺癌研究时，科研人员便利用基因组学、蛋白质组学等技术对 105 例乳腺癌组织样本进行了研究[50]，探讨了基因拷贝数目的变化对蛋白质水平的影响，并发现 SKP1 和 CETN3 等基因与 EGFR 密切相关。此外，通过磷酸化蛋白质组的分析，研究人员发现 HER2、CDK12、PAK1、PTK2 等激酶的表达显著异常。这些为药物靶标的筛选和确定提供了指导，在很大程度上促进了治疗乳腺癌疾病的药物研发。基于类似的策略，该团队也在结直肠癌、卵巢癌中发现了癌症的相关重要标志物等，这些均为癌症的治疗、药物的研发等提供了新的思路。美国休斯医学研究所的研究人员通过结合全基因组测序和转录组测序的综合分析技术对 150 名雄性激素阻断疗法抵抗的前列腺癌患者进行了研究[51]，发现了众多新的基因突变，尤其是 BRCA1、BRCA2 等基因的突变频率显著高于原发性前列腺癌，这为前列腺癌的治疗也提供了新的潜在治疗靶点。

12.4 组学技术在药物研发中的展望

药物研发涉及有机化学、药物化学、分子生物学、结构生物学、药理学、细胞生物学和组学等学科的各个领域。组学技术在发现药物靶点、阐明药物作用机理和药物疗效评价方面日益显现出重要的作用，但现有组学技术仍有许多应用上的局限性。例如，为了发现具有一定生物活性的可供后续深入研究的"苗头"（hit）化合物，往往需要对成千上万个化合物进行筛选，因此，低成本、耗时短的体外高通量筛选是这类研究的首选。再比如，在利用组学技术对药物进行分析鉴定的过程中，组学技术仅在分子层面阐述药物的机制，得到的关于靶点或作用机理的结论需要通过传统的细胞生物学、生物化学手段进行交叉验证其正确性。进一步的，候选药物需要在动物模型上对药理、毒理、代谢等各个方面的指标进行评价才能进入临床研究。因此，发挥组学在药物研发中的优势，并将传统药物研发技术与组学分析相结合将是未来药物研究的趋势之一。

另外，从技术本身的角度讲，包括基因组学、蛋白质组学以及代谢组学在内的组学研究依然都还存在各自方法学上的局限性。基因组学的技术虽然目前已经发展最为成熟、应用最为普遍，具有非常高的测序深度和准确度，但是药物作用后引起表型的变化并不能直接通过基因型的改变表现出来，同时，大部分复杂疾病（如肿瘤等）通常是多基因改变和相互作用导致的结果，因此，基因型与疾病表型之间的关联极为复杂。基因组学研究在这二者关联方面的研究还比较薄弱，这对疾病研究以及相关药物的研发具有直接影响。就蛋白质组学而言，蛋白质作为生物体生命活动和疾病的直接体现者和执行者，同时也是大多数药物的直接靶标，但是蛋白质组学技术目前仍然存在着成本高、所需待测样本量大、质谱检测无法覆盖所有的蛋白质及其氨基酸序列，尤其是无法深入覆盖疾病人群中基因突变产生的蛋白质产物等问题，这在很大程度上阻碍了蛋白质组学在疾病研究和药物研发方面的应用推广。代谢组学在近几年来也取得了重大的进步，仪器和方法的速度、灵敏度、准确性和自动化程度都有所提高，然而代谢组学受研究对象的限制，其在药物研发领域更多的是充当技术平台的角色，无法独立开展药物的深层精细作用机制研究。单一组学研究各有优劣且都是针对生命体单一层面进行研究，无法多角度、全局性地研究完整的生物个体系统，这在很大程度上限制了药物研发的效率和质量。多组学整合分析则大大提高了组学的适用范围。所谓多组学整合，就是将转录组学、表观遗传学与基因组、蛋白质组、代谢组等相结合的泛组学/系统生物学 [panomics（phenomics）system biology]。随着计算机技术的迅猛发展，多组学研究能够提供越来越多的生命科学实验数据，一系列的成果都预示着生命科学大数据时代的到来。大数据时代的生命科学研究，不仅在实验数据方面呈现出跨数量级的快速增长，而且数据的复杂性也呈几何级增加，庞大的生物信息学平台也为大数据的整理分析提供了超高的速度和效率。因此，集合了多维组学研究成果的大数据平台能在大规模人群中高效鉴定能用于区分药物"有效"和"无效"人群的个性化生物标志物，也是目前新兴起的精准医学研究的核心技术手段。毫无疑问，处于大数据时代的多组学研究必将革命性地改变药物研发的模式，对人类的健康产生不可估量的影响。

参考文献

[1]　Munoz J, Heck A J. From the human genome to the human proteome. Angew Chem Int Ed Engl, 2014, 53 (41): 10864-10866.

[2]　Wang Z, Gerstein M, Snyder M. RNA-Seq: a revolutionary tool for transcriptomics. Nat Rev Genet, 2009, 10 (1): 57-63.

[3]　Aebersold R, Mann M. Mass spectrometry-based proteomics. Nature, 2003, 422 (6928): 198-207.

[4]　Fiehn O. Metabolomics—the link between genotypes and phenotypes. Plant Mol Biol, 2002, 48 (1-2): 155-171.

[5]　Cancer Genome, Atlas Research N. Comprehensive molecular profiling of lung adenocarcinoma. Nature, 2014, 511 (7511): 543-550.

［6］ Lamb J, Crawford E D, Peck D, Modell J W, Blat I C, Wrobel M J, Lerner J, Brunet J P, Subramanian A, Ross K N, et al. The Connectivity Map: using gene-expression signatures to connect small molecules, genes, and disease. Science, 2006, 313 (5795): 1929-1935.

［7］ Barretina J, Caponigro G, Stransky N, Venkatesan K, Margolin A A, Kim S, Wilson C J, Lehar J, Kryukov G V, Sonkin D, et al. The Cancer Cell Line Encyclopedia enables predictive modelling of anticancer drug sensitivity. Nature, 2012, 483 (7391): 603-607.

［8］ Iorio F, Knijnenburg T A, Vis D J, Bignell G R, Menden M P, Schubert M, Aben N, Goncalves E, Barthorpe S, Lightfoot H, et al. A Landscape of Pharmacogenomic Interactions in Cancer. Cell, 2016, 166 (3): 740-754.

［9］ Paik Y K, Omenn G S, Thongboonkerd V, Marko-Varga G, Hancock W S. Genome-wide proteomics, Chromosome-Centric Human Proteome Project (C-HPP), part II. J Proteome Res, 2014, 13 (1): 1-4.

［10］ Kim M S, Pinto S M, Getnet D, Nirujogi R S, Manda S S, Chaerkady R, Madugundu A K, Kelkar D S, Isserlin R, Jain S, et al. A draft map of the human proteome. Nature, 2014, 509 (7502): 575-581.

［11］ Wilhelm M, Schlegl J, Hahne H, Gholami A M, Lieberenz M, Savitski M M, Ziegler E, Butzmann L, Gessulat S, Marx H, et al. Mass-spectrometry-based draft of the human proteome. Nature, 2014, 509 (7502): 582-587.

［12］ Lomenick B, Hao R, Jonai N, Chin R M, Aghajan M, Warburton S, Wang J, Wu R P, Gomez F, Loo J A, et al. Target identification using drug affinity responsive target stability (DARTS). Proc Natl Acad Sci USA, 2009, 106 (51): 21984-21989.

［13］ Martinez Molina D, Jafari R, Ignatushchenko M, Seki T, Larsson E A, Dan C, Sreekumar L, Cao Y, Nordlund P. Monitoring drug target engagement in cells and tissues using the cellular thermal shift assay. Science, 2013, 341 (6141): 84-87.

［14］ Lander E S, Linton L M, Birren B, Nusbaum C, Zody M C, Baldwin J, Devon K, Dewar K, Doyle M, FitzHugh W, et al. Initial sequencing and analysis of the human genome. Nature, 2001, 409 (6822): 860-921.

［15］ Venter J C, Adams M D, Myers E W, Li P W, Mural R J, Sutton G G, Smith H O, Yandell M, Evans C A, Holt RA, et al. The sequence of the human genome. Science, 2001, 291 (5507): 1304-1351.

［16］ Pandey A, Mann M. Proteomics to study genes and genomes. Nature, 2000, 405 (6788): 837-846.

［17］ Abbott A. And now for the proteome. Nature, 2001, 409 (6822): 747.

［18］ Fields S Proteomics. Proteomics in genomeland. Science, 2001, 291 (5507): 1221-1224.

［19］ He F. Human liver proteome project: plan, progress, and perspectives. Mol Cell Proteomics, 2005, 4 (12): 1841-1848.

［20］ Hebert A S, Richards A L, Bailey D J, Ulbrich A, Coughlin E E, Westphall M S, Coon J J. The one hour yeast proteome. Mol Cell Proteomics, 2014, 13 (1): 339-347.

［21］ Ten years of methods. Nat Methods, 2014, 11 (10): 1000-1001.

［22］ Nicholson J K, Connelly J, Lindon J C, Holmes E. Metabonomics: a platform for studying drug toxicity and gene function. Nat Rev Drug Discov, 2002, 1 (2): 153-161.

［23］ Vogelstein B, Papadopoulos N, Velculescu V E, Zhou S, Diaz L A, Kinzler K W. Cancer genome landscapes. Science, 2013, 339 (6127): 1546-1558.

［24］ Dandona S, Roberts R. The role of genetic risk factors in coronary artery disease. Curr Cardiol Rep, 2014, 16 (5): 479.

[25] Rutter G A, Chimienti F. SLC30A8 mutations in type 2 diabetes. Diabetologia, 2015, 58 (1): 31-36.

[26] Gorlov I P, Meyer P, Liloglou T, Myles J, Boettger M B, Cassidy A, Girard L, Minna J D, Fischer R, Duffy S, et al. Seizure 6-like (SEZ6L) gene and risk for lung cancer. Cancer Res, 2007, 67 (17): 8406-8411.

[27] Miyamoto D T, Zheng Y, Wittner B S, Lee R J, Zhu H, Broderick K T, Desai R, Fox D B, Brannigan B W, Trautwein J, et al. RNA-Seq of single prostate CTCs implicates noncanonical Wnt signaling in antiandrogen resistance. Science, 2015, 349 (6254): 1351-1356.

[28] Shi J, Wang E, Milazzo J P, Wang Z, Kinney J B, Vakoc C R. Discovery of cancer drug targets by CRISPR-Cas9 screening of protein domains. Nat Biotechnol, 2015, 33 (6): 661-667.

[29] Skoulidis F, Byers L A, Diao L, Papadimitrakopoulou V A, Tong P, Izzo J, Behrens C, Kadara H, Parra E R, Canales J R, et al. Co-occurring genomic alterations define major subsets of KRAS-mutant lung adenocarcinoma with distinct biology, immune profiles, and therapeutic vulnerabilities. Cancer Discov, 2015, 5 (8): 860-877.

[30] Liu J, Lee J, Salazar Hernandez M A, Mazitschek R, Ozcan U. Treatment of obesity with celastrol. Cell, 2015, 161 (5): 999-1011.

[31] Lee J, Liu J, Feng X, Salazar Hernandez M A, Mucka P, Ibi D, Choi J W, Ozcan U. Withaferin A is a leptin sensitizer with strong antidiabetic properties in mice. Nat Med, 2016, 22 (9): 1023-1032.

[32] Garnett M J, Edelman E J, Heidorn S J, Greenman C D, Dastur A, Lau K W, Greninger P, Thompson I R, Luo X, Soares J, et al. Systematic identification of genomic markers of drug sensitivity in cancer cells. Nature, 2012, 483 (7391): 570-575.

[33] Beck M, Schmidt A, Malmstroem J, Claassen M, Ori A, Szymborska A, Herzog F, Rinner O, Ellenberg J, Aebersold R. The quantitative proteome of a human cell line. Mol Syst Biol, 2011, 7: 549.

[34] Daub H, Olsen J V, Bairlein M, Gnad F, Oppermann F S, Korner R, Greff Z, Keri G, Stemmann O, Mann M. Kinase-selective enrichment enables quantitative phosphoproteomics of the kinome across the cell cycle. Mol Cell, 2008, 31 (3): 438-448.

[35] Schirle M, Bantscheff M, Kuster B. Mass spectrometry-based proteomics in preclinical drug discovery. Chem Biol, 2012, 19 (1): 72-84.

[36] Wang C, Weerapana E, Blewett M M, Cravatt B F. A chemoproteomic platform to quantitatively map targets of lipid-derived electrophiles. Nat Methods, 2014, 11 (1): 79-85.

[37] Aghajan M, Jonai N, Flick K, Fu F, Luo M, Cai X, Ouni I, Pierce N, Tang X, Lomenick B, et al. Chemical genetics screen for enhancers of rapamycin identifies a specific inhibitor of an SCF family E3 ubiquitin ligase. Nat Biotechnol, 2010, 28 (7): 738-742.

[38] Franken H, Mathieson T, Childs D, Sweetman G M, Werner T, Togel I, Doce C, Gade S, Bantscheff M, Drewes G, et al. Thermal proteome profiling for unbiased identification of direct and indirect drug targets using multiplexed quantitative mass spectrometry. Nat Protoc, 2015, 10 (10): 1567-1593.

[39] Reinhard F B, Eberhard D, Werner T, Franken H, Childs D, Doce C, Savitski M F, Huber W, Bantscheff M, Savitski M M, et al. Thermal proteome profiling monitors ligand interactions with cellular membrane proteins. Nat Methods, 2015, 12 (12): 1129-1131.

[40] Zhang S, Nagana Gowda G A, Ye T, Raftery D. Advances in NMR-based biofluid analysis and metabolite profiling. Analyst, 2010, 135 (7): 1490-1498.

[41] Liu G, Wang Y, Wang Z, Cai J, Lv X, Zhou A. Nuclear magnetic resonance (NMR) -based metabolomic studies on urine and serum biochemical profiles after chronic cysteamine supplementation in rats. J Agric Food Chem, 2011, 59 (10): 5572-5578.

[42] Jung J Y, Lee H S, Kang D G, Kim N S, Cha M H, Bang O S, Ryu D H, Hwang G S. 1H-NMR-based metabolomics study of cerebral infarction. Stroke, 2011, 42 (5): 1282-1288.

[43] Ma B, Zhang Q, Wang G J, A J Y, Wu D, Liu Y, Cao B, Liu L S, Hu Y Y, Wang Y L, et al. GC-TOF/MS-based metabolomic profiling of estrogen deficiency-induced obesity in ovariectomized rats. Acta Pharmacol Sin, 2011, 32 (2): 270-278.

[44] Kuhara T, Ohse M, Inoue Y, Cooper A J. A GC/MS-based metabolomic approach for diagnosing citrin deficiency. Anal Bioanal Chem, 2011, 400 (7): 1881-1894.

[45] Chen J, Zhang X, Cao R, Lu X, Zhao S, Fekete A, Huang Q, Schmitt-Kopplin P, Wang Y, Xu Z, et al. Serum 27-nor-5beta-cholestane-3,7,12,24,25 pentol glucuronide discovered by metabolomics as potential diagnostic biomarker for epithelium ovarian cancer. J Proteome Res, 2011, 10 (5): 2625-2632.

[46] Lv H, Palacios G, Hartil K, Kurland I J. Advantages of tandem LC-MS for the rapid assessment of tissue-specific metabolic complexity using a pentafluorophenylpropyl stationary phase. J Proteome Res, 2011, 10 (4): 2104-2112.

[47] Hanahan D, Weinberg R A. Hallmarks of cancer: the next generation. Cell, 2011, 144 (5): 646-674.

[48] Brown J M, Hazen S L. The gut microbial endocrine organ: bacterially derived signals driving cardiometabolic diseases. Annu Rev Med, 2015, 66: 343-359.

[49] Wang Z, Klipfell E, Bennett B J, Koeth R, Levison B S, Dugar B, Feldstein A E, Britt E B, Fu X, Chung Y M, et al. Gut flora metabolism of phosphatidylcholine promotes cardiovascular disease. Nature, 2011, 472 (7341): 57-63.

[50] Mertins P, Mani D R, Ruggles K V, Gillette M A, Clauser K R, Wang P, Wang X, Qiao J W, Cao S, Petralia F, et al. Proteogenomics connects somatic mutations to signalling in breast cancer. Nature, 2016, 534 (7605): 55-62.

[51] Robinson D, Van Allen E M, Wu Y M, Schultz N, Lonigro R J, Mosquera J M, Montgomery B, Taplin M E, Pritchard C C, Attard G, et al. Integrative clinical genomics of advanced prostate cancer. Cell, 2015, 161 (5): 1215-1228.

第13章

临床前药效学评价模型回顾与展望

刘红椿　陈　奕　章海燕

药效学研究，是指在机体器官、组织、细胞、亚细胞、分子、基因等模型上，采用整体和离体的方法，进行综合和分析的实验研究，以阐明药物防治疾病的作用及其作用机制，是药物发现和药效临床前成药性评价的重要环节。按照疾病的适应证，可以分为抗肿瘤药物、神经精神系统药物、心脑血管系统药物、免疫系统药物、抗菌药物等的药效学研究。在新药研发过程中，药效学研究占据了至关重要的地位，贯穿了相关药物研发的先导化合物发现、先导化合物优化、候选药物发现、候选药物临床前系统成药性评价，以及药物临床评价整个过程。

常用的药物发现手段包括基于疾病表型的药物发现策略和基于关键靶标的药物发现策略，前者着眼于宏观的整体病理表现，而后者则是针对相对微观的病理分子生物学变化（包括受体、酶、基因等）。在人类药物发现的历史进程中，表型筛选是制药领域的基石。地高辛[1]、吗啡[2]、阿司匹林[3]、青霉素[4]等药物均是通过动物和微生物表型筛选发现的。相应于表型药物发现策略，基于疾病关键靶标筛选的组合化学和高通量筛选成为药物发现的另一有效手段，重要的靶标蛋白包括G蛋白偶联受体、离子通道和酶、基因等均成为成功的分子靶点[5]。相比于表型筛选策略，靶标筛选具有其自身优势，包括可以有效地指导化合物结构优化、临床前毒理学研究以及通量高等特点。两种药物发现策略在新药研发中占据的权重相当，1999～2008年期间FDA批准的1类新药中有28个是基于表型筛选发现的，而基于靶点筛选发现的药物为17个[6]。然而由于基于靶点的药物筛选方法针对单一的离子通道、受体等，目前在复杂的疾病如神经退行性疾病新药发现中取得的进展较慢，而表型筛选的方法更有利于发现针对复杂发病机制的新药。

在整个临床前研究阶段中，一旦疾病表型或者靶标有效性被确定，即开始进行药效学研究。首先需要建立以筛选和评价化合物的活性为目的的生物学模型，且通常要制订出筛选标准，如果化合物符合这些标准，则研究项目继续进行；若未能满足标准，则应尽早结束研究。这些生物学模型，或者称为药效学模型，通常包括了生化试验模型、细胞模型、离体器官模型及最终的整体动物模型。这些可定量可重复的体内外模型是我们评价候选药物活性的物质基础。药效学模型的提示度越强，药效学指标的特异性、敏感性、重复性、客观性以及量化性越好，就越能规避药物开发的后期风险。系统、规范的临床前药效学研究包含内容众多，总体而言，首先受试药物的稳定性、溶解性、纯度和拟用的制剂辅料需要合格，需根据药物特点选择合适的组织、细胞和动物实验方法和实验指标，在明确时效、量效关系后明确给药的剂量和周期，并且选定合适的给药方法和对照，其中动物药效学评价环节是临床前药效评价的重中之重。动物和人的种属差异很大，因此，需要尽可能选择与人同源性高的动物，并且尽可能多选择几个品系进行评价，通常会选择某一功能高度发达或者敏感性较高的动物。尤其是基于靶标发现策略开发的药物，需要评估药物在拟选用动物中的敏感性。上述任何一个环节的不合理均会影响临床前药物药效判断的准确性和后续临床药物研发的成功率和质量。

药物从最初的实验室研究到最终的市场销售平均需要花费 12 年的时间。在药物发现阶段的 10000 种化合物中通过理化性质及药效学、毒性、药物代谢特性等的评价，通常只有 5 种能进入到后续的临床试验。有报道在抗肿瘤候选药物的临床试验中，95％临床前模型中疗效显著的化合物在临床试验中以失败告终，超过 100 种进行Ⅰ期临床试验的化合物，最终仅有 5 种化合物可以得到上市批准。即便失败率已如此之高，在批准上市的抗肿瘤药物中，其临床有效率仍仅为 10％。如此大的花费和高损耗率，令科学家和研发企业在不寒而栗的同时，更希望能找出解决方法。回顾整个临床前研发过程，药效学评价模型的重要性与其本身的缺陷受到了极大的关注。科学家们致力于发展更为贴近临床的、更能反映预测化合物临床疗效的药效学模型，以期降低候选药物的临床失败率。

高通量筛选、组合化学技术、结构生物学、药物分子设计等生物技术的蓬勃发展，加速了新世纪药物研发的步伐。不同疾病领域的转化医学、预防医学、疾病分型、个性化治疗、精准治疗不断革新的理论赋予了药物研发崭新的视野，并取得了相当突出的成就，继而推动了药效学评价手段日新月异的变革。现有的药效学研究手段已经不能满足现代药学发展的需求，新一代高效、创新药物的成功研发需要进一步加强从微观和宏观两个方面关注药效评价指标与临床贴切程度，更加着眼于疾病靶标微观环境、发病阶段、患者群体特征等临床信息，以加速推动合理高效的药效学研究模式的建立和新型药物的研发。

本章将以肿瘤和阿尔茨海默病为例，概括介绍临床前药效学评价模型及其在药物研发中的应用和局限性，并对其未来的发展趋势进行展望。

13.1　抗肿瘤药效学模型

抗肿瘤药物在新药研发中占较大比例。一方面是因为肿瘤目前仍是威胁人类生命的难治性疾病；另一方面也是因为近年生命科学技术的迅猛发展为抗肿瘤药物的研发提供了理论基础。随着恶性肿瘤发生发展的本质和基本过程逐步被阐明，抗肿瘤药物研究也从传统的细胞毒类药物，转向分子靶向抗肿瘤药物、免疫调控抗肿瘤药物等的研究，并更注重于抗肿瘤药物的个性化应用，因此，传统的筛选方法已不能完全适应。此外，当前的药物研发模式其科学内涵已不同于以往的"疾病表型研发模式"和"从基因—靶标—药物"的模式，药物研究更加关注复杂疾病高度异质化的发病本质，更加关注疾病的分子分型和病人的分群研究，更加关注药物的分层研究和针对性治疗。这些新的科学内涵要求创新药物研究在原有研发模式的基础上发展新的理论、技术和方法，积累新的资源，在新资源的基础上开展应用研究，这在抗肿瘤药物的研究中表现得更为迫切和明显。此外，抗肿瘤药物研发面临的风险也很大，其主要问题之一是部分临床试验的新药并没有给患者带来明显获益。人们可以接受已知可控毒性的新药进入临床试验，但无明显疗效的新药在临床研究中最终会被淘汰。因此，抗肿瘤药物的研发应更为关注有效性的问题，就其非临床药效学研究而言，应考虑在尽量多的药效学试验中筛选出可能具有潜力的新化合物。因此，发展、建立贴近临床病理特征的，包括分子—细胞—组织—动物各层次的评价模型，使之适用于研究、探索基于基因变异的抗肿瘤药效评价及作用机制研究是保证抗肿瘤新药研发效率和成功率的重要因素，因此，一直是极具竞争的热点与前沿。

在肿瘤药物的研发中，当前的药效评价体系包括分子、细胞和动物多种不同水平的模型。分子层面的筛选通常因靶点不同而方法各异。体外细胞评价体系则通常是由一系列细胞株共同组成的一个筛选板块，其中最有代表性的就是美国国立癌症研究中心（US National Cancer Institute，NCI）的 60 个细胞株板块。而体内动物筛选体系则包括小鼠皮下移植瘤模型及进一步发展的更能代表人类肿瘤特性的人肿瘤细胞株免疫缺陷小鼠皮下移植瘤模型或原位模型，它们在抗肿瘤药物临床前活性评价中起着非常重要的作用，有着较为悠久的历史，为目前临床应用的抗肿瘤药物的研发做出了巨大的贡献。当然，原有的抗肿瘤新药研发模型也存在一定的缺陷，因此，近年来也受到关注并不断改进，我们将予以一一介绍。

13.1.1 细胞模型

13.1.1.1 细胞系或细胞株

由于细胞模型可广泛用于增殖抑制（细胞毒）活性评价、细胞周期、细胞凋亡、迁移、侵袭、衰老、分化等研究，且具有操作方便、研究周期短、结果重现性高、成本低等优势，在抗肿瘤药物的研发历程中，无论是早期的细胞毒类药物，还是近年来发展迅猛的分子靶向药物，细胞水平的药效评价都是早期药物研发过程中必不可少的一个中间环节，因此，细胞模型是抗肿瘤药物研发中非常重要的工具。

在 20 世纪中叶之前，细胞系主要是从自发的或者诱导的动物肿瘤中分离获得的，如 S180 来源于 1914 年纽约 Crocker 实验室的一只雄鼠腋部自发肿瘤[7]，L1210 来源于 0.2% 的甲胆蒽涂抹皮肤导致的淋巴细胞性白血病雌性小鼠[8]。1951 年第一例人源的人宫颈癌细胞 Hela 分离成功并建系[9]，随后更多的人源肿瘤细胞被分离并成功建系。20 世纪 80 年代，由每个肿瘤类型 5~8 株细胞系组成的著名的 NCI 60 细胞板块开始筹建[10]，并在 90 年代用于抗肿瘤药物的细胞水平高通量筛选，获得了顺铂、长春新碱、紫杉醇、阿霉素等多个我们耳熟能详且目前仍在临床应用的抗肿瘤药物[11]，极大地推动了抗肿瘤药物研发技术的进步和药物研发的进程。

然而，上述药物普遍是公认的细胞毒类药物，不仅对 NCI 60 细胞株有杀伤能力，对正常细胞也有很强的杀伤能力，造成了不可避免的严重毒副作用。不仅如此，有些药物仅对 NCI 60 细胞株中的少部分细胞株有细胞毒活性，对其他细胞株没有明显的作用，且随着基因分析技术的进步，不同细胞株的遗传学背景被逐步揭示，不同肿瘤细胞株的基因背景与其对药物的反应呈现一定的相关性，进而推动了基于 oncogene 的第二代分子靶向抗肿瘤药物的研发，靶点依赖的肿瘤细胞株成为该靶点抗肿瘤药物研发的重要工具，因此，需要更大规模的细胞板块来满足挑选合适细胞模型的需求。CMT1000（Center for Molecular Therapeutics 1000）是美国麻省总医院收集的一个总量超过 1000 株细胞系的细胞库的简称，并使用 700 余种细胞株对 127 个候选药物进行了作用 72h 的增殖抑制活性评价[12]，大数据分析结果表明，同一组织来源的肿瘤细胞对同一分子靶向药物的敏感性并不同，对分子靶向药物敏感的细胞株都具有相应靶点扩增、过表达或者突变的遗传特征，且具有这一基因背景和药物敏感性的细胞可能组织来源是不同的。2012 年，Barretina 和 Garnett 分别利用大规模细胞板块的遗传基因信息[13,14]，分别对 24 个和 130 个化合物进行了分析，预测基因-药物的对应关系和敏感性，并取得了相似的结论。因此，大规模细胞板块既可用于候选药物的临床适应证选择，也可以用于临床药物的临床适应证拓展，以及作为临床敏感病人招募的生物标志物选择依据。目前的分子靶向药物研发，尤其是酪氨酸激酶抑制剂的早期药效学评价，可根据靶点的不同，选择具有相应靶点异常激活（如扩增、过表达、缺失、突变、融合基因等）遗传特征的细胞株进行早期的药效评价，借此评价药物对靶点的有效性和靶向性，同时，选择非靶点依赖的其他细胞作为对照，确证药物的选择性，并在达到一定开发阶段时，选用更大规模的细胞板块，进行更深入的药物个性化特征和生物标志物的探索研究。

　　除了肿瘤细胞之外，正常细胞以及一些工具细胞也在抗肿瘤药物研发中起到了重要的作用。正常细胞主要用于评价细胞毒药物以及分子靶向药物的选择性和安全性。工具细胞（比如 NIH-3T3、BaF3 等）可以用于癌基因依赖的工程细胞株以及耐药突变位点细胞株的构建，用于评价药物在细胞水平上的有效性和靶向性，与自然获得的癌基因依赖的肿瘤细胞株平行用于抗肿瘤药物药效的评价。

　　另外，随着对肿瘤微环境在肿瘤的转移、耐药、免疫等生物学效应中的重要作用的认识[15]，模拟肿瘤微环境的细胞共培养模型也逐渐建立起来。针对肿瘤微环境与肿瘤相互作用的研究，主要采用肿瘤细胞与基质细胞的共培养作为研究体系，如肿瘤细胞与成纤维细胞、肿瘤细胞与血管内皮细胞共培养等。近年来，随着肿瘤免疫治疗的兴起，肿瘤细胞与免疫细胞的共培养，如肿瘤细胞与 $CD8^+ T$ 细胞、DC 细胞等共培养，也逐渐成为研究的热点领域[16]。从直接接触到间接接触，从二维到三维，细胞共培养模型更接近人体内环境，更有利于研究细胞与细胞之间的相互作用。通过观察细胞共培养后肿瘤细胞或者基质细胞在功能、性状和信号通路等方面的变化，人们可以发现肿瘤细胞与基质细胞之间的"对话"能够明确微环境在肿瘤发生、发展中的作用，以及发现所研发的药物对细胞形态、功能的影响以及相关机制，这些信息可以在更大程度上模拟药物对体内肿瘤及其生存环境的作用，为新药的后续研发和临床研究提供更加详尽的生物数据与重要技术支持。因此，共培养体系相较于单独研究肿瘤细胞具有更加明显的优势。当然，目前共培养在技术及应用上仍存在着一些问题：①仍不能完全模拟体内环境，毕竟微环境中存在着多种细胞，肿瘤细胞在体内是处于与多种细胞的交互作用中，而共培养体系仍然相对简单，一般涉及两种或者三种细胞的交互作用。如果通过共培养体系观察两两细胞之间的相互作用，将花费大量的时间、精力和费用，过多的基质细胞参与共培养也将会增加研究体系的困难度。②共培养体系的条件仍需优化，共培养的时间和细胞之间的作用方式等仍需要长期摸索。

13.1.1.2　肿瘤病人来源的肿瘤细胞模型

　　顾名思义，是从肿瘤病人手术切除的肿瘤组织中获取的原代肿瘤细胞。前述介绍的细胞系或者细胞株，应用最为广泛的是美国国立癌症研究所建立的细胞株板块，这些细胞株最早建立于 20 世纪 50～60 年代，基本都是从西方患者的肿瘤组织中分离获得的细胞株，历经数十年的培养在体外传代都已超过 100 代，由于与原生环境完全不同的培养环境，细胞的基因、组成和行为都难免会发生变化，不能完全代表临床肿瘤的多样性、异质性和耐药性等，与临床的相关性降低[17,18]，导致临床前的体外药效、体内药效和临床药效之间不能完全匹配，大量进入临床研究的药物临床试验失败[19]，浪费了宝贵的研发资源，延长了药物的研发进程。随着精准医学时代的来临，为减少个性化药物的研发成本，加快个性化药物的研发速度，降低新药研发的磨损率，遗传背景清晰且更加贴近临床的细胞模型成为必需的工具。从肿瘤病人来源的组织中分离获取的原代细胞即肿瘤病人来源的肿瘤细胞（patient-derived cells，PDC），与病人肿瘤的生物学和遗传学特性相似度高[20]，其实验结果更贴近药物的临床疗效，更有利于提高个性化药物从临床前研究到临床研究的转化成功率，是个性化药物研发的理想细胞工具。目前报道的 PDC 模型主要有两种，一种是直接从肿瘤病人手术后获取的肿瘤组织、腹水、胸腔积液等获取的肿瘤细胞；另外一种是先将肿瘤组织接种到裸小鼠移植瘤上进行扩增优化，再从长大的肿瘤块中分离得到肿瘤细胞。

PDC 模型建立的过程涉及的环节比较多，简单说来包括如下几个方面。①肿瘤组织的获取和保存。用于分离的肿瘤组织手术中取材时，要注意避开坏死区域，为了更好地保持细胞的活力和避免污染，获取的肿瘤组织需要保存在加入 4×常规抗生素浓度的无血清 EGM2、RPMI-1640 或 Hank's 液中，保持冰上或者低温储存，并尽快转移到实验室进行细胞的分离。②细胞悬液的制备。一般先用无菌小剪刀将肿瘤组织剪成约 1mm³ 左右的小组织块，再选用酶分离法、化学分离法或机械破碎法进行分离。其中酶分离法是应用最广的分离方法，可选用的酶包括胰酶、胶原酶、DNA 酶、透明质酸酶、链霉蛋白酶、木瓜蛋白酶、弹性蛋白酶等[21]，根据肿瘤类型和组织的特点，可以选用不同的酶或者酶的组合。化学分离法主要使用金属螯合剂如 EDTA 或者 EGTA 等螯合上皮细胞中的钙、镁等，使得肝癌、乳腺癌组织变得松散。机械分离法主要是通过匀浆、振荡、过筛等物理方法对组织块进行分离处理。上述三种方法可以组合使用。③细胞培养和维持。为了更好地保持 PDC 的特性，提高 PDC 的成功率，需要根据不同的肿瘤组织类型摸索最贴近生理环境的培养基，即需要添加组织特异性的细胞因子、生长因子、激素及其他添加剂等[21]。④PDC 纯化。分离获取得到的细胞是一个混合群体，其中成纤维细胞是主要的杂质细胞。PDC 的纯化可以采用差异消化法、磁珠分选法、单克隆挑选法等，提高 PDC 的纯度。⑤PDC 特性鉴定及遗传背景鉴定。将建立好的 PDC 模型进行短串联重复序列（short tandem repeats，STR）鉴定、分子表型分析、核型分析、生长曲线测定、成瘤性测定等，确定模型的生物学特性，并通过二代测序技术测定模型的遗传背景信息，便于进行分子靶向药物的 PDC 药效评价和分析，将 PDC 模型用于个性化药物的开发。

目前全世界各地都在开展相关 PDC 模型的建立工作，国内也有多家研究机构和公司开展了这方面的工作。基于 PDC 模型与临床肿瘤病人生物学和遗传学特性相似度高的特点，通过 PDC 库的大通量细胞株药敏反应测试，可以满足药物在细胞水平进行大规模不同个体中药物反应评估和适应证确定的需求，同时结合敏感 PDC 的遗传背景大数据分析，针对其共同信号通路寻找生物标志物，可以帮助药物通过敏感生物标志物找到有效病人群体，从而大幅提高药物开发的成功率，降低开发风险。

13.1.2 肿瘤病人来源的类器官模型

这是一种新的肿瘤研究技术，是利用病人来源的肿瘤组织在体外进行 3D 培养构建出的多细胞团，具有自我更新和自我组织能力，并且维持了其来源组织的生理结构和功能的特点。体外细胞培养的一个重要原则就是模拟体内细胞生长的环境。二维平面培养是目前体外构建肿瘤细胞模型的常用方法，利用这种模型人们可以对肿瘤的生长、分化、侵袭、转移、凋亡及药物反应进行分析，但是作为一种简单化并脱离机体生理学环境的培养方式，二维培养体系缺乏真实肿瘤组织的三维微环境，如缺少细胞外基质的支持，贴壁生长的细胞失去了原有的形态特征及生长分化的能力，因此，易因环境和条件筛选压力发生基因丢失和突变，造成与原发肿瘤异质性和基因多样性的差异。相对于二维扁平化培养的细胞模型，三维立体环境下培养的肿瘤病人来源的类器官模型（patient-derived organoids，PDO）能更好地保持人肿瘤细胞生长的特征，保持肿瘤细胞与微环境基质的接触极性，有助于维持肿瘤细胞的高度异质性，另外，PDO 在骨架形态、分化水平、迁移能力以及细胞之间相互作用和信号转导机制等方面更加接近于体内的真实情况。目前已经有结直肠癌、胰腺癌、胃癌、前列腺癌、肝癌、乳腺癌等成功建立 PDO 模型的报道，且研究表明，PDO 从基因拷贝数变化、突变图谱和组织形态学特征等多方面都能很好地维持肿瘤细胞在体内的特征[22]，其中结直肠癌中，PDO 与原发肿瘤的体细胞突变有 90％的一致性，与原发肿瘤基因拷贝数的相关系数为 0.89[23]，提示其与临床肿瘤的高度一致性。PDO 具有体外培养的无限增殖能力，最大限度地维持了肿瘤细胞在体内的特征，所以是一个可供药物测试和筛选的较为理想的模型，也是将基础研究转向应用研究的合适工具。Huang 等[24]利用建立起来的胰腺导管癌 PDO 培养体系测试其对临床药物的敏感性，发现不同 PDO 对于药物 A366、UNC1999 和吉西他滨的反应与临床上患者的反应是一致的，证明了肿瘤 PDO 作为药物筛选和个性化治疗工具的可行性。

在模型构建成功率方面，肿瘤 PDO 的构建成功率远高于 PDC 和病人来源的移植瘤模型 (patient-drived xenograft tumor，PDX)，在结直肠癌中可以高达 90％，而结肠癌 PDC 模型仅有 10％的成功率。而且 PDO 可以从非常小的肿瘤穿刺样品中获得，培养周期大概为 2～3 个月[22]，这对于模型构建的组织取材，尤其是对晚期不宜进行手术的肿瘤患者的个性化治疗方案的制订来说，都是非常有利的。另外，PDO 还具备肿瘤细胞系可进行遗传操作的优点，因此也可作为基因治疗的研究模型。

基于肿瘤 PDO 的上述优势，其在肿瘤的个性化治疗领域具有重要的转化价值，目前科研人员对建立肿瘤 PDO 库有着浓厚的兴趣。2015 年，桑格研究所和霍布雷希特研究所联合建立了首个肿瘤类器官库 (living organoid biobank)。研究人员利用这些 PDO 模型进行了 83 种试验药物及上市药物的测试，发现不同遗传背景的肿瘤 PDO 对这些药物的反应敏感性不同[25]。2017 年，Pauli 等建立了一个整合全基因组测序数据库和 PDO 库的高通量筛选平台，并尝试建立利用 PDC 进行初筛，PDO 作为三维模型验证，PDX 进一步体内验证的三级筛选的个性化药物开发模式[26]。另外，PDO 技术已经尝试应用于临床研究概念验证[22]，即在正式临床试验之前，先通过肿瘤穿刺获得肿瘤病人的组织进行 PDO 培养，进行不同临床给药方案的药敏试验，并根据结果，给病人提供更有针对性和有效性的临床化疗方案；另外，通过类似的操作，为研发中的个性化药物选择临床敏感用药人群，可提高个性化药物的临床有效率，加快药物的研发进程。

PDO 培养技术的发展时间还比较短，目前仍面临着一些需要解决的问题[27]：①PDO 培养体系与活体相比缺少肿瘤微环境成分 (如免疫细胞和血管内皮细胞)，因此，PDO 并不能完全代表对应肿瘤在体内所处的生理环境。②在 PDO 的培养体系中组分众多，包括多种通路抑制剂和细胞因子，且这些组分之间有些还存在功能上的联系，在要研究的目的信号通路中也扮演着重要的角色，无可避免地会对数据分析产生一定的干扰。所以，未来需要结合临床实践，完善和改进 PDO 培养体系。综上所述，肿瘤 PDO 取材方便，成功率高，在基因水平和形态特点等方面能够很好地模拟患者体内相应的肿瘤组织，也适用于高通量的药物筛选和基因操纵研究，为肿瘤的个性化治疗提供了更贴近临床的研究模型，提升了个性化药物从临床前研究到临床研究的转化成功率。

13.1.3　体内模型

无论是细胞还是后续的肿瘤类器官模型，其组成和培养环境总是相对简单，与体内真实生长的肿瘤存在极大的差异，因此，人们还是希望能模拟肿瘤发生的复杂体内环境，这就需要构建和使用肿瘤的体内模型。鼠源 L1210 白血病模型可能是最早建立的肿瘤体内模型，该模型成功构建于 1948 年[22]。此后，大量的模型逐步建立和运用，极大地推进了肿瘤生物学和抗肿瘤药物的发展。在早期肿瘤模型中，动物的使用很广泛，包括仓鼠、兔子、大鼠等，但至今小鼠的应用更为广泛和普遍，这可能与成本较低、获得容易以及模型的难易度相关。按照建立的方法及研究目的不同，肿瘤体内模型可分为：①移植性肿瘤模型；②诱发性肿瘤模型；③转基因肿瘤模型（表 13-1）。

表 13-1 常用抗肿瘤药物评价体内模型

分类	肿瘤诱导方式	应用特点
诱发性肿瘤模型	化学或生物的致癌因素诱导实验动物形成肝癌肿瘤	适合肿瘤发生机制研究
转基因肿瘤模型	通过稳定表达某些致癌基因或敲除某些抑癌基因来促使肿瘤的发生	适合肿瘤发生机制研究
移植性肿瘤模型	肿瘤组织块接种于实验动物体内所形成的荷肿瘤动物模型	适合药物研究

13.1.3.1 移植性肿瘤模型

这类模型是指将肿瘤组织块或肿瘤细胞接种于实验动物体内所形成的荷肿瘤动物模型（xenograft）。该模型的特点在于肿瘤接种的成功率高，可在同一时间内获得大量生长均匀的肿瘤，肿瘤组织学类型单纯，接种肿瘤的动物成模时间短，可以在短时间内对药物的抑瘤活性做出评价。根据其移植接种肿瘤的来源，又可将模型分为同种移植肿瘤模型和异种移植肿瘤模型。同种移植肿瘤模型是指在动物体内移植动物性的肿瘤细胞而形成的肿瘤模型[28]，如前述提及的 L1210 鼠源性白血病模型。此外，还有小鼠腹水瘤 S180 模型，小鼠 B16 黑素瘤模型，小鼠 Lewis 肺癌模型，小鼠 4T1 乳腺癌模型等。这类肿瘤的成瘤率高，模型建成所需时间短，但所形成的肿瘤非人源，与临床有较大差异。且肿瘤生长过于迅速，导致实验周期过短，不利于化合物作用的体现。

20 世纪 70 年代，随着免疫缺陷动物的产生，研究者尝试在免疫缺陷动物上如缺乏 T 细胞的裸小鼠（nude mice）、缺少功能性 T 和 B 细胞的 SCID（severe combined immuno deficiency）小鼠、缺少 T、B 和 NK 细胞的 NOD-SCID（non-obese diabetic-severe combined immuno deficiency）小鼠，以及 NK 活性也完全缺失的 NSG（IL2RGamma 缺失的 NOD-SCID）小鼠等，接种人肿瘤细胞株，继而得到异种移植瘤模型。直到现在该模型仍然是肿瘤学研究及抗肿瘤新药评价中运用最广泛、最经典的模型。这一模型由于建立相对容易、高效，而且能形成多种不同组织类型的人类肿瘤，且不似转基因动物模型那么狭窄，只局限在某种基因相关的肿瘤，另外，它表现的是人类肿瘤的特性，而不是转基因动物所表现的鼠源性肿瘤，因此，在新药筛选和评价中仍有着不可替代的作用。所以很多学者希望能进一步在已有模型中进行改进。

实验中肿瘤细胞株的接种也有不同的方法，包括皮下（subcutaneous）移植、原位（orthotopic）移植、静脉注射（intravenous）移植、肌内注射（intramuscluar）移植以及腹腔注射（intraperitoneal）移植。相对于原位移植，皮下移植显然方法更为简便，后续生长的肿瘤由于生长表浅也更易于观察和测量。但这种方法显然简化了条件，不如原位接种的肿瘤与临床真实情况更为接近。

13.1.3.2 诱发性肿瘤模型

自发性小鼠肿瘤模型是指小鼠未经任何有意识的人工处理，在自然情况下产生肿瘤。由于它们是在自然条件下发生的肿瘤，其发病特征和人类肿瘤很相似，对研究人类肿瘤有很高的价值，但由于这类模型的建立所需时间很长，重复性差，故在实验中应用得很少。

研究者很早就发现有些物质使用后可诱导肿瘤的产生，因此，就人为地使用这些致癌物质去构建模型。在肿瘤生物学的研究中，这类使用致癌物质诱导构建的实体瘤模型、血液瘤模型历史悠久且类型多样，在研究中做出了很大的贡献。具有致癌性的化合物主要有多环芳烃类、亚硝胺类和偶氮染料等，其中最常见的包括 N-亚硝基-N-甲基脲（N-nitroso-N-methylurea，NMU）诱导的乳腺癌模型[29,30]，二乙基亚硝胺（diethylnitrosamine，DEN）诱导的肝癌模型[31]，NMU 和 N-甲基-N'-硝基-N-亚硝基胍（N-methyl-N'-nitro-N-nitrosoguanidine，MNNG）诱导的胃癌[32]，氧化偶氮甲烷（azoxymethane，AOM）诱导的结直肠癌[33]，亚硝胺-4-甲基亚硝胺-1-（3-吡啶基）-1-丁酮［nitrosamine-4-(methyl-nitrosamino)-1-(3-pyridyl)-1-butanone，NNK］诱导的肺癌[34]等。总的看来，化合物诱导肿瘤发生的模型相对比较接近肿瘤发生的真实过程，较适合用于研究肿瘤发生发展的机制，但其通常耗时长，发病率不稳定，可重复性差，限制了其在抗肿瘤药物评价中的运用。

13.1.3.3　转基因肿瘤模型

转基因动物模型是一个强有力的实验工具，它的应用为阐明由于某个基因异常所产生的复杂生物学现象提供了可能。对于肿瘤来说，研究已发现很多癌基因和抑癌基因，相应的转基因动物模型显然是研究这些基因的极佳工具。对于以这些基因为靶点的药物研发，这些转基因动物的作用和重要性也是不言而喻的。这些模型在抗肿瘤药物的研发、相关转化研究中已经有广泛的应用。如 Apc^{CRO}、$Kras^{LSL\text{-}G12D}$ 和 $p53^{flox/flox}$ 转基因鼠[35]，该动物可自发形成结直肠癌；还有报道拥有突变 B-Raf（V600E）的自发性结直肠癌的转基因动物[36]等。

转基因肿瘤模型的优点在于，这类肿瘤为自发肿瘤且生长在相应的脏器，拥有肿瘤发生发展需要的肿瘤微环境，同时，发生肿瘤的动物具有完全的免疫功能。但这一模型相对忽略了肿瘤的复杂性，将多基因复杂调控异常造成的恶性肿瘤简单归一为单个重要的肿瘤基因或两三个肿瘤基因的作用结果，这显然与临床真实情况有一定距离。由此，在转基因动物模型上，我们通常也看不到转移的发生，这显然与临床病人有很大差异[37,38]。此外，该类模型在成模过程中也存在一些难以克服的困难，影响了它的应用[37,39]。首先，该类模型肿瘤发生、生长耗时长，如 Her2 转基因小鼠可能要 6～7 月龄才开始成瘤。而且该类肿瘤的发生率低，生长差异非常大，且很多发生于动物的内部脏器上，不便于观察。这些对于抗肿瘤化合物药效学评价来说，显然是非常大的障碍。这类模型还有一个缺点在于肿瘤发生的器官特异性差，有时是由于缺乏特异的组织器官的启动子，但也有情况是即便我们在构建转基因动物时加入这些特异的启动子，希望肿瘤能发生在指定的组织器官，但结果并没有那么理想。此外，该类模型仍为鼠源性肿瘤，即便小鼠与人的同源性较高，差异仍然存在。

13.1.3.4　肿瘤病人来源的免疫缺陷小鼠皮下或原位移植瘤模型[40~49]

如前所述，人们使用已建立并长期保存的人肿瘤细胞株，皮下或原位接种于裸小鼠或 SCID 等免疫缺陷小鼠，建成人肿瘤异位或原位接种的免疫缺陷小鼠模型，在化合物抗肿瘤活性的评价中仍有着不可替代的作用。近年来为了能客观评价该类模型在抗肿瘤研究中的价值，一些大规模使用这类模型进行新药研发的机构对已有的数据进行了回顾性研究。他们将新研发的抗肿瘤化合物在Ⅱ期临床试验中的表现与其临床前在人肿瘤细胞株免疫缺陷小鼠皮下移植瘤模型上获得的结果进行比较，发现不同组织来源的肿瘤细胞株构建的移植瘤模型在新药评价中的价值是不同的。例如，乳腺癌细胞株构建的动物皮下移植瘤模型其预测价值较弱，而如果化合物在肺癌细胞株模型，尤其是肺腺癌模型上有效，则其临床在肺癌的治疗中有效的可能性则较大。但是美国 NCI 的回顾数据表明，总体来看，在临床前人肿瘤细胞株免疫缺陷动物移植瘤模型上展示较好抗肿瘤效果的化合物，只有约 1/3 的化合物最后在Ⅱ期临床试验中也显示了一定的抗肿瘤效果。加拿大癌症研究中心的回顾研究所获得的结果也类似。在这些回顾性研究中所涉及的抗肿瘤新药绝大部分是传统的细胞毒类药物，因此，这类模型在新兴分子靶点类抗肿瘤新药的评价中的价值还有待进一步考证，极有可能其预测的价值更低，显然这些结果非常不如人意。

随着人们在抗肿瘤新药研发中遇到越来越多的打击，研究者们对人肿瘤细胞株来源的动物移植瘤模型进行了反思。目前使用的用于成瘤的肿瘤细胞株多数是在二三十年前建株的，甚至是在五十年以前，在体外传代都超过了 100 代，随着肿瘤细胞株体外培养时间的延长，利用这些细胞株建立的皮下移植瘤其组织学及细胞分化状态与临床病人肿瘤组织的特性已存在非常大的差异。Fiebig HH 等报道，通过人肿瘤细胞株建立的移植瘤由于所接种的细胞株经过长期的筛选，基本已不具有分化能力，肿瘤细胞株形成的肿瘤组织的结构与临床病理特征的差异超过 85%，因此，这种模型已不能很好地反映临床真实情况。而利用这类模型进行筛选，所得结果的临床预测准确性也必然降低。

然而，这一模型由于建立相对容易、高效，而且能形成多种不同组织类型的人类肿瘤，且不似转基因动物模型那么狭窄，只局限在某种基因相关的肿瘤，另外，它表现的是人类肿瘤的特性，而不是转基因动物所表现的鼠源性肿瘤，因此，在机制研究和新药筛选评价中仍有着不可替代的作用。所以很多学者希望能进一步在已有模型中进行改进，提出了采用病人的新鲜肿瘤组织建立免疫缺陷小鼠皮下或原位移植瘤模型（patient-derived tumor xenograft，PDX）的思路。实验数据表明，利用人新鲜肿瘤组织建立的动物模型较好地保存了原发肿瘤的基因特征、组织形态特征，因此能更好地模拟人的肿瘤的病理生理环境。病人肿瘤组织在裸小鼠皮下连续传了 5 代的肿瘤，其组织结构和基因表型与原代病人肿瘤组织几乎没有区别。采用这种改良后的裸小鼠皮下移植瘤模型评价临床常规使用的化疗药物，所得结果与药物在临床病人中的表现也非常一致。在药物有效时，该模型的预测准确率达到 90%（19/21）；而在无效时，该模型的准确率则达 97%（57/59）。此外，由于该模型很好地保存了原发肿瘤的基因、组织特征，因此能更好地提供预测评价分子靶向治疗药物的临床实际效果的临床前平台。该模型在接种过程中直接选用病人的肿瘤组织，其中也包括了肿瘤微环境，如一些促血管生成的因子、肿瘤间质细胞、周细胞等，因此也有助于我们研究肿瘤微环境对治疗的影响。因此，为了使药物筛选的结果能更好地反映临床特性，建立人新鲜肿瘤组织裸小鼠移植瘤模型用于抗肿瘤新药的筛选显得十分必要，这将更准确地评价抗肿瘤候选新药，更好地指导候选新药的临床评价，大大节约新药开发的成本。目前国内外多个科研机构、药厂都已开始投入巨大的人力物力建立这样的动物模型库，用于临床前评价，并被称为 "co-clinical trial"。Novatis 利用其已建成的包含有 1075 例 PDX 的模型库进行大规模的临床前研究，用以评价预测临床药物反应。美国 NCI 也正在大规模构建自己的 PDX 模型库，其目标为保有总量超过 1000 例的肿瘤 PDX，且每种疾病不少于 50 例。因此，PDX 模型正成为肿瘤研究中的新兴体内模型，特别是在抗肿瘤新药评价中的地位不容忽视，正逐步成为当前抗肿瘤药物评价的优势模型。

13.1.3.5　具有人免疫系统的 PDX 模型

PDX 模型在与临床特征的相符性来说较现有异种动物移植瘤模型有很大提高，但由于使用免疫缺陷动物，因此没有相应的完备的免疫系统，无法反映抗肿瘤药物在免疫系统存在时的作用特点和作用机制，特别是对当今如火如荼的调控肿瘤免疫检查点的抗体、化合物，又或者是对细胞免疫治疗等方法无法进行临床前评价。因此，人们在原有的肿瘤模型基础上，进一步在动物上重建人的免疫系统，重建具有人免疫系统的肿瘤模型，特别是带有免疫功能的 PDX 模型，即具有人免疫系统的 PDX 模型（humanized patient derived xenograft mouse models，hPDX），从而提供更贴近临床的在体抗肿瘤模型，成为抗肿瘤新药研发及肿瘤生物学研究的利剑[50~52]。

目前小鼠体内重建人免疫系统采用的方法有两种，即移植人造血干细胞或人外周血单核细胞[53~55]。人外周血单核细胞的获得相对更方便，但其建模的成功率稍低，且维持的时间也稍短，更大的一个弱点是该种方法容易引起动物体重的下降，造成动物的死亡。人造血干细胞的获得相对较烦琐，但该方法的成功率更高，且维持时间也较长。当小鼠体内重建获得正常的人免疫系统后，可以进一步在此基础上构建人肿瘤模型，这样的模型在完善地体现了免疫系统在肿瘤发生发展中的作用的同时，也可用于考察化合物是否通过影响人的免疫系统进而影响肿瘤的发生发展，因此更贴近临床病人的实际，具有较大的应用价值。

13.1.4　肿瘤药效学模型展望

综上所述，抗肿瘤药物药效学评价中，模型种类较多且包含了各种层次。每种模型均有其弱点和劣势，但也有其存在的理由。在模型的选用上更需要关注新药研发的阶段不同所导致的要求差异。在药物发现阶段，由于目前大部分化合物都是定向设计所得，因此分子、细胞水平的检测快速而直接，且重复性好，有助于获得构效关系从而指导后续化合物的设计合成，显然是第一层次的应用模型。当在细胞模型上获得活性化合物后，需要考虑进一步在动物水平验证药效，此时综合时间成本和经济成本及所提供结果的价值，人肿瘤细胞株来源的免疫缺陷小鼠移植瘤模型相对来说应该是该阶段最适宜的评价模型。当确定了候选化合物并全面进入临床前评价阶段时，PDX 模型使用所获得的结果应该具有更好的指导意义。它的应用不仅可提高所获结果与临床的相关性，而且能为该化合物的临床敏感人群的寻找及效应标志物的发现提供线索，可以指导临床试验入组人群的选择，加速临床试验的进行，提高成功率。当然，模型的选择更要考虑的是靶点相关性。比如靠调节免疫功能发挥抗肿瘤作用的化合物，肯定需要选择具有免疫功能的动物才能体现化合物的作用，此时鼠源性移植瘤模型显然就成了体内模型的首选。

在模型的不断发展完善中，我们也看到了不同模型之间互相弥补且不可替代的作用。因此，一个囊括分子—细胞—组织—动物各层面、立体的，且更贴近临床的抗肿瘤新药药效学评价体系，即分子-细胞株/PDC-PDO-PDX/hPDX 这样一个体系的建立非常重要，模型间互相配套，相互印证，可能在抗肿瘤新药临床前评价中能提供更贴近临床的研究效果。该体系还能用于病人的药物敏感性评价，直接指导病人的临床用药，并服务于肿瘤基础研究，具有良好的应用前景。

13.2　抗阿尔茨海默病药效学模型

阿尔茨海默病（Alzheimer's disease，AD）是威胁人类健康，尤其是老年人群健康的重大神经退行性疾病。《2015 年全球阿尔茨海默病报告》指出，全球目前约有超过 4600 万名失智患者，预计到 2050 年该数字将增长至 1 亿 3150 万。这一数目庞大的失智患者人群带来了沉重的社会负担和经济负担，2015 年全球失智症的总成本估计为 8180 亿美元。因此，高效抗阿尔茨海默病药物的研发已经成为影响人类健康，尤其是老年人群健康的重要社会问题。自 20 世纪 80 年代以来，医药工作者们致力于研发对抗阿尔茨海默病的药物，并且陆续研发出若干可供临床选择的治疗药物（图 13-1）。目前临床上应用的治疗药物主要是乙酰胆碱酯酶抑制剂（acetylcholinesterase inhibitors，AChEI），包括 FDA 批准的他克林、多奈哌齐、利斯的明、加兰他敏，以及中国国家食品药品监督管理总局（CFDA）批准的石杉碱甲。该类药物从本质上属于对症治疗药物，主要是通过抑制突触间隙的乙酰胆碱酯酶（acetylcholinesterase，AChE）活性来相对提高脑内乙酰胆碱（acetylcholine，ACh）水平，从而增强该神经递质促进学习记忆的作用，治疗效果仅能达到缓解病情而无法阻止或者逆转病理进程。因此，在全球范围内，寻找从根本上治疗阿尔茨海默病的药物已经成为刻不容缓的共同目标。

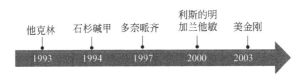

图 13-1　阿尔茨海默病临床治疗药物的研发历程

伴随着科技的持续发展，围绕阿尔茨海默病的基础和应用研究近年来取得了若干重要进展和突破，然而研发高效、安全的阿尔茨海默病治疗药物仍然面临着巨大的瓶颈问题。首先，成功研发有效治疗药物的关键之一是对疾病发病机制的系统精准理解。阿尔茨海默病是一种多种病因介导的进行性不可逆的疾病，其发病机制复杂，发病脑组织涉及的细胞种类和病理环节多样，并根据不同病因形成了多种发病假说，包括胆碱能缺损假说、Aβ 级联反应假说、Tau 蛋白过度磷酸化假说、炎症反应假说等，目前未有明确定论，导致药物研发仍然缺乏精准有效的关键主流学说导向。其次，目前仍然缺乏模拟阿尔茨海默病复杂发病机制的理想药效学评价模型，很大程度上阻滞了快速、有效地发现具备高临床转化效率的药物。以阿尔茨海默病为例的中枢神经系统疾病涉及的细胞包括神经细胞、胶质细胞及血管内皮细胞等，涉及的神经递质系统包括胆碱能系统、多巴胺能系统、5-HT 能系统等复杂的递质网络。此外，与外周系统疾病具备比较明确的诊断和疗效评价指标相应的，中枢神经系统尤其是神经退行性疾病的诊断和评估往往需要依靠各种认知、精神或者运动行为的综合表现进行系统分析和评价，受到主观因素的影响，大大增加了理想动物模型建立的难度，并且为基础研究和药物发现研究增加了复杂性以及评价难度。因此，需要系统了解阿尔茨海默病药物发现和评价模型研究的现状，准确选择合适的体内外药效模型进行相应药物的研发。同样的，阿尔茨海默病临床前药效学评价模型分为分子、细胞和动物水平，以下章节将进行概括介绍。

13.2.1　分子和细胞模型

阿尔茨海默病是复杂的神经退行性疾病，主要涉及的发病脑区包括皮层和海马，其组成细胞包括神经细胞和胶质细胞。神经细胞是脑组织的主要组成细胞之一，神经元群通过各个神经元的信息交换，实现脑的分析功能，进而实现样本的交换产出。神经元的基本功能是通过接受、整合、传导和输出信息实现信息交换，行使各种生理和病理功能。神经胶质是广泛分布于中枢神经系统内的、除了神经元以外的所有细胞，神经胶质细胞具有支持、滋养神经元的作用，也有吸收和调节某些活性物质的功能。目前应用于阿尔茨海默病活性化合物发现的主要细胞模型是基于神经细胞和胶质细胞的模型。

阿尔茨海默病药物的早期发现往往是基于发病脑区涉及的复杂神经递质环路以及疾病关键诱发因素，研究者也根据发病假说的不同建立了针对性的分子和细胞筛选模型。最早提出的阿尔茨海默病发病假说是"胆碱能缺损假说"，认为阿尔茨海默病发病影响的主要神经元是胆碱能神经元，其传递的神经递质是乙酰胆碱，而胆碱能神经传递主要涉及乙酰胆碱神经递质合成、转运、释放、灭活、受体激活等多重环节。研究者因此建立了基于上述环节的关键分子模型应用于药物发现，例如针对乙酰胆碱合成酶——胆碱乙酰转移酶、乙酰胆碱灭活关键酶——乙酰胆碱酯酶、乙酰胆碱传递关键受体——毒蕈碱乙酰胆碱受体（M 受体）和烟碱型乙酰胆碱受体（N 受体）的分子筛选模型，并基于上述模型和相应的动物模型发现了目前广泛应用于临床治疗阿尔茨海默病的胆碱酯酶抑制剂类药物。

尽管针对"胆碱能缺损假说"的干预策略在临床上取得了改善症状的作用，但这类药物并不能阻断阿尔茨海默病的发生和发展。伴随着阿尔茨海默病发病机制的不断更新，研究者们陆续提出了"Aβ 级联反应假说""Tau 蛋白磷酸化假说""线粒体功能障碍假说""炎症反应假说""神经递质紊乱假说"等发病假说，也因此掀起了阿尔茨海默病病因干预药物研发的热潮。围绕上述假说涉及的关键分子和表型建立了一系列分子和细胞模型，包括基于"Aβ 级联反应假说"的各环节建立了针对 Aβ 前体蛋白 APP 剪切关键酶——α、β、γ-分泌酶，Aβ 聚集、Aβ 清除关键酶——Neprilysin 和 IDE 等分子筛选体系和不同 Aβ 片段和聚集形式诱导的神经细胞损伤和胶质细胞炎症反应筛选模型；基于"Tau 蛋白磷酸化假说"的各环节建立了针对 Tau 蛋白磷酸化相关的蛋白激酶和蛋白磷酸酶——蛋白磷酸酶 PP1、PP2A、PP2B、细胞周期素依赖性激酶 5（CDK5）、糖原合成酶激酶-3（GSK-3）等的分子筛选体系；基于"炎症反应假说"的各环节建立了针对炎症通路关键因子——COX-2、TNFα 等分子筛选体系和不同炎症诱导剂例如 LPS 诱发的神经胶质细胞炎症模型；基于"线粒体功能障碍假说"的各环节建立了针对线粒体呼吸链关键酶——complex Ⅳ 等分子筛选体系和 complex Ⅳ 抑制剂叠氮钠等诱发的神经细胞损伤模型等。基于上述分子和细胞筛选模型研发的部分候选药物进入了 Ⅲ 期临床试验，包括针对 Aβ 的抗体 bapineuzumab、solanezumab 和 gantenerumab，γ-分泌酶抑制剂 avagacestat、semagacestat，Tau 蛋白靶向药物 TAIs。然而，令人沮丧的是，上述候选药物均未能达到预定的临床终点。

一方面，通过干预现有药物靶标或者重要疾病表型对抗阿尔茨海默病的有效性和可行性仍然有待系统深入的研究和确证；另一方面，应用于药物筛选和评价的分子和细胞模型与临床阿尔茨海默病发病事实的差异性和转化可行性也是影响候选药物成功的重要因素。事实上，神经元与神经元之间，神经元与不同神经胶质细胞间，以及神经细胞、胶质细胞与血管内皮细胞三元细胞之间均存在相互作用，并且阿尔茨海默病发病涉及的病理因素往往也是多重的。选用动物原代脑细胞，应用单一细胞培养体系，采用平面培养方式，使用单个毒性诱导剂，往往仅能片面模拟阿尔茨海默病患者脑内的真实情况，因而研究者们努力尝试建立阿尔茨海默病患者来源的诱导多功能干细胞分化的神经元模型，符合疾病发病细胞环境的二元/三元细胞培养模型、3D 细胞培养模型或者采用联合毒剂进行细胞造模，试图更好地还原阿尔茨海默病发生发展时细胞的环境和状态。2D 培养的细胞通常对于细胞间距离没有限制，培养的神经细胞间突触联系相对较少，而 3D 培养的体系可以较好地克服上述局限性[56]。此外，应用 3D 培养细胞可以更好地模拟阿尔茨海默病病理，包括加速 Aβ 聚集以及诱发神经纤维缠结的形成[57]。目前，通过人源神经细胞建立 3D 细胞培养体系已被广泛应用于新药物靶标的确证和新型活性化合物的高通量筛选[57~59]，并取得了可喜的进展。

13.2.2 体内模型

针对阿尔茨海默病而言，理想的动物药效评价模型需要在生化水平、行为学水平、病理水平等多方面模拟阿尔茨海默病患者。20 世纪 80 年代，阿尔茨海默病实验动物模型主要包括神经毒剂损伤动物模型和衰老动物模型，如老年啮齿类动物/老年猴、低氧缺氧处理啮齿类动物、铝损伤实验动物模型、兴奋性毒剂损伤大鼠/猴、东莨菪碱/密胆碱损伤实验动物模型、AF64A 损伤大鼠模型等[60]。伴随着阿尔茨海默病病理机制和转基因技术的不断进展，研究者们陆续建立了 SAMP8 早衰动物以及 Tg2576、APP/PS1、APP/PS1/Tau 等阿尔茨海默病转基因动物模型。然而，研究表明，上述动物模型均具有明显的局限性：老年动物模型的神经化学变化被证实更接近于自然衰老，但是不能模拟阿尔茨海默病特异的改变例如胆碱能功能障碍，并且该模型的造模时间长，实验耗费高，不适用于高效评价候选化合物的药效；缺氧/低氧实验动物模型能部分模拟衰老动物的神经化学变化和行为学障碍，该动物模型相对周期短，实验成本低，通常应用于改善衰老相关认知药物的初筛，然而该模型缺乏阿尔茨海默病患者的神经递质病变，尤其是胆碱能系统功能病变；铝损伤模型可以诱导神经纤维缠结和认知功能改变，然而在正常衰老和阿尔茨海默病患者脑内铝水平并无显著差异，并且该模型对胆碱能系统功能的影响也很小；而兴奋性毒剂、东莨菪碱、AF64A 等化学毒剂诱发的模型尽管可以模拟阿尔茨海默病患者脑内胆碱能缺失，但是该类模型通常缺乏阿尔茨海默病的典型病理学特征，并且不同损伤诱发的胆碱能缺损的特异性也具有很大差异；而多数转基因动物涉及的基因多为家族性阿尔茨海默病遗传相关基因，与散发性阿尔茨海默病患者发病诱发因素的关联性和相似度相对较差，并且仅具备阿尔茨海默病的部分典型病理，往往不会产生病程正相关的大脑萎缩。

鉴于阿尔茨海默病的发生发展涉及多环节复杂神经网络和信号通路，并且在不同发病进程呈现出多重病理表现和症状，迄今仍然缺乏全面模拟人类阿尔茨海默病的动物模型。无论是自然衰老、化学毒剂诱导还是转基因阿尔茨海默病动物模型，均不能从神经化学、行为学以及病理学上完全模拟临床阿尔茨海默病患者的发病情况。尽管如此，上述模型仍然不同程度地模拟了阿尔茨海默病的病理或发病症状，尤其为针对不同阿尔茨海默病发病假说的抗阿尔茨海默病药物评价提供了重要的研发平台。本文以下章节将根据不同阿尔茨海默病的发病假说对相关实验动物模型进行分类介绍。

13.2.2.1 胆碱能缺损假说相关药效评价模型

研究者提出阿尔茨海默病的第一个发病假说是胆碱能缺损假说[61]。该假说的主要内容包括：阿尔茨海默病患者脑内胆碱能系统有特异性的缺陷，包括其神经递质乙酰胆碱释放的显著下降，该缺损与认知功能障碍存在密切的联系。基于乙酰胆碱在调控高级认知功能如学习、记忆以及神经元发育和分化中的重要作用，阿尔茨海默病中的胆碱能缺失被认为与患者认知功能障碍存在密切的关联，而应用拟胆碱能药物可以有效改善认知障碍。因此，自 20 世纪 80 年代以来，针对胆碱能功能缺损的药物研发一直是抗阿尔茨海默病药物研发的重心之一，也是迄今为止被证实的最为成功地改善阿尔茨海默病症状的干预策略。根据胆碱能系统的上述特点，研究者建立了不同的胆碱能缺损动物模型用于药效评价[60]，主要包括以下几种。

（1）东莨菪碱损伤动物模型

研究发现，阻断胆碱能神经递质传递的重要受体之一——毒蕈碱乙酰胆碱受体可以诱发认知功能障碍。东莨菪碱是高效选择性毒蕈碱乙酰胆碱受体阻断剂，通常采用腹腔内注射进行实验造模，诱发动物认知功能障碍[62,63]。该模型造模时间短，实验耗费少，是评价通过提高胆碱能功能改善认知障碍药物的最常用模型之一。然而，东莨菪碱诱发的可逆性突触后受体功能阻断与阿尔茨海默病患者的不可逆突触前胆碱能功能退变的表现仍有很大差距，并且该模型无法模拟阿尔茨海默病的病理特征。

（2）兴奋性毒剂损伤动物模型

研究表明，阿尔茨海默病皮层和海马脑区的胆碱能缺损主要表现为胆碱能神经系统的神经元丢失。由于脑内胆碱能神经元主要位于 Meynert 基底核、Broca 斜角带及内侧隔核区域，因此，研究者们尝试对动物特异性胆碱能脑区注射神经兴奋性毒剂进行造模，模拟脑内胆碱能神经元功能缺损，常用的兴奋性毒剂包括海仁藻酸、鹅膏蕈氨酸、N-甲基天冬氨酸。上述兴奋性毒剂造模通常可以选择性诱导脑内胆碱能功能缺损，主要表现为脑内胆碱乙酰转移酶活性及乙酰胆碱水平下降，而对其他神经递质系统例如 GABA 能、去甲肾上腺素能、5-羟色胺能等神经系统的影响较小。该类模型可以应用于评价拟胆碱药物，尤其是乙酰胆碱酯酶抑制剂的药效作用。然而该类模型也存在以下局限性：只能针对性导致胆碱能神经元损伤，并且不具备阿尔茨海默病的主要病理特征；兴奋性毒剂的作用对象是注射部位的神经元胞体，该胞体功能缺失不仅仅局限于胆碱能神经递质，兴奋性毒剂还可能影响注射邻近区域非胆碱能神经元的功能，一定程度上局限了该模型作用于胆碱能系统的选择性；胆碱能缺损的区域局限于胆碱能神经核团的投射位置，并不影响海马区域胆碱能功能，与阿尔茨海默病多脑区胆碱能功能缺失仍有差距。

（3）AF64A 损伤动物模型

为了更好地模拟阿尔茨海默病临床突触前胆碱能功能退变，研究者采用脑内注射胆碱能神经递质乙酰胆碱前体——胆碱的结构类似物 AF64A 进行造模[60]。该模型表现出显著的认知功能障碍，并且主要通过不可逆地抑制了高亲和力胆碱转运体的活性，减少突触乙酰胆碱水平，较好地模拟了突触前胆碱能功能退变。然而，与东莨菪碱损伤动物模型一样，该模型无法模拟阿尔茨海默病的病理特征。

（4）192IgG-saporin 损伤动物模型

相比于上述胆碱能缺损实验动物模型，脑内注射 192IgG-saporin 损伤动物模型可以更高选择性地诱导胆碱能功能永久性损伤[64]。192IgG-saporin 胆碱能免疫毒剂由两部分组成，包括针对低亲和力神经营养因子受体 p75^{NTR} 的单克隆抗体 192IgG 部分和核糖体失活蛋白 saporin 部分。p75^{NTR} 选择性存在于基底前脑胆碱能神经元胞体和神经末梢，192IgG-saporin 通过免疫靶向含 p75^{NTR} 基底前脑胆碱能神经元后内吞，继而特异性靶向损伤相应胆碱能神经元，导致含 p75^{NTR} 基底前脑胆碱能神经元胆碱乙酰转移酶、乙酰胆碱酯酶、突触前胆碱摄取等胆碱能功能总体下降。该模型诱发的胆碱能功能损伤选择性高，除了能影响同样表达 p75^{NTR} 的浦肯野细胞外，对其他的细胞功能没有明显的作用。同样，该模型也缺乏阿尔茨海默病的典型病理学特征。

13.2.2.2　Aβ 级联反应假说相关药效评价模型

阿尔茨海默病的两大主要病理特征是老年斑和神经纤维缠结，其中老年斑的主要组成成分是 β 淀粉样蛋白，简称 Aβ。Hardy 和 Higgins 等提出阿尔茨海默病发病机制假说——"Aβ 级联反应假说"[65,66]，其核心内容包括：Aβ 是由 β 淀粉样前体蛋白（amyloid precursor protein，APP）经过水解产生的。在病理情况下，APP 经过 β 和 γ 分泌酶水解产生可溶性毒性多肽 Aβ$_{1-40}$ 和 Aβ$_{1-42}$，之后会聚集形成不同分子量的 Aβ 寡聚体，继而进一步老化成纤维状 Aβ，最后才聚集在细胞外成为老年斑。大量的研究提示，Aβ 具有明显的细胞毒性作用，其作用机制包括：诱发氧化应激，促使细胞凋亡，导致线粒体功能缺损，使细胞内钙稳态失调，激活小胶质细胞诱发炎症反应等（图 13-2）。随着研究的不断深入和研究技术的不断提高，"Aβ 级联反应假说"的理论也从最初的假设其毒性是由神经元外形成老年斑的 Aβ 纤维产生的，逐渐更新为更低分子量的 Aβ 寡聚体对神经元甚至胶质细胞更具有毒性，由细胞外 Aβ 的毒性逐渐转移到细胞内甚至是细胞器（包括线粒体）内 Aβ 的毒性，由不溶性 Aβ 纤维关注到可溶性 Aβ 聚合物的毒性作用[67]。

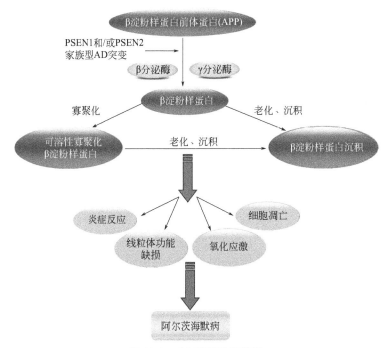

图 13-2　Aβ 级联反应假说

"Aβ 级联反应假说"中涉及的关键环节包括 Aβ 的生成、寡聚化、纤维化、清除等，研究者们也因此建立了不同的评价模型用于药物发现和机制研究，主要的动物模型包括 Aβ 注射和 Aβ 前体蛋白 APP 及其剪切酶 PS 相关转基因动物。

（1）APP 转基因动物[68]

第一代 APP 转基因动物是单转 APP 转基因小鼠，应用广泛的动物包括 PDAPP（APP^{V717F}）、Tg2576（APP$^{KM670/671NL}$）、J20（APP$^{KM670/671NL, V717F}$）以及 TgCRND8（APP$^{KM670/671NL, V717F}$）小鼠等。这些转基因小鼠表现为脑内 APP695 和 APP770 过表达，部分动物携带一个或者多个基因突变，其中最为常见的是瑞典型突变（K670N/M671L）。上述 APP 单转基因小鼠通常具有老年斑，部分动物在老年斑出现之前已经表现出认知功能障碍，然而这些动物均不能模拟阿尔茨海默病的另一病理特征——神经纤维缠结。基于单转 APP 小鼠的局限性，研究者们陆续建立了多种双转基因以及三转基因小鼠，试图通过结合其他基因突变的优势更好地模拟阿尔茨海默病的发生发展和病理症状。目前应用较为广泛的双转基因动物模型是 APP/PS1 双转基因小鼠。PS1 是 APP 重要的剪切酶——γ 分泌酶复合物的重要组成，在家族性阿尔茨海默病患者中有相当一部分人具有 PS1 突变。尽管文献表明单独的 PS1 突变或者 PS1 基因敲入并不能诱发 Aβ 病理进程，但是 PS1 转基因结合 APP 突变可以显著加速 Aβ 的生成、聚集及沉积，很大程度上缩短建模周期，提高基础研究和新药评价效率。常见的双转基因动物模型包括 $APP^{KM670/671NL}/PS1^{M146L}$、$APP^{KM670/671NL}/PS1^{A246E}$、$APP^{KM670/671NL}/PS1^{\Delta E9}$、$APP^{KM670/671NL\text{-}V717I}/PS1^{M233T/L235P}$、$5 \times FAD$（$APP^{K670N/M671L/I716V/V717I}/PS1^{M146L/L286V}$）。这些双转基因动物中出现病理最早的是 Oakley 于 2006 年建立的 $5 \times FAD$ 转基因小鼠，然而该转基因动物脑内仍然缺乏神经纤维缠结和 Tau 相关的病理变化。第一代 APP 转基因动物具有明显的局限性。APP 过表达不仅产生了大量的 Aβ，还产生了大量不同的 APP 片段，因而无法区分 APP 转基因动物出现的表型是否选择性来源于过量生成的 Aβ，部分表型可能来源于 APP 或者 APP/PS1 过表达。APP 动物的不同动物品系、启动子、转基因序列的差异也导致表型无法进行标准化。因此，仍然需要系统深入的研究以进一步确证该类转基因动物模型的病变与临床阿尔茨海默病病变的关联性。

为了克服第一代 APP 过表达转基因动物的缺陷，研究者们尝试应用 APP 基因敲入策略建立了第二代 APP 转基因动物，以达到选择性产生病理关键多肽 Aβ 而避免生成大量 APP 的目的。较成功的动物模型包括 $APP^{KM670/671NL,I716F}$（简称 $APP^{NL\text{-}F}$）[69] 和 $APP^{KM670/671NL,E693G,I716F}$（简称 $APP^{NL\text{-}G\text{-}F}$）[70,71]，携带的突变基因包括 Swedish 型突变（KM670/671NL）、Beyreuther/Iberian 型突变（I716F）以及 Arctic 型突变（E693G）。相比于 APP 过表达转基因动物，$APP^{NL\text{-}F}$ 转基因小鼠具有明显的优势：首先，模型动物没有出现明显的 APP 过量生成现象，在脑内 $Aβ_{1\text{-}42}$ 水平以及 $Aβ_{1\text{-}42}/Aβ_{1\text{-}40}$ 比率显著增加的同时，6 月龄模型小鼠大脑皮层和海马已经具有 Aβ 沉积；其次，Aβ 斑块中最主要的组成成分是 $Aβ_{1/3pE\text{-}42}$，与阿尔茨海默病患者脑内老年斑组成一致，而 APP 过表达转基因动物老年斑的主要组成是 $Aβ_{1\text{-}40}$[72]。另一种 APP 单基因敲入动物是 $APP^{NL\text{-}G\text{-}F}$ 小鼠，该转基因动物在敲入 $APP^{NL\text{-}F}$ 两种突变基因的基础上，增加了第三种突变 E693G。相比于 $APP^{NL\text{-}G\text{-}F}$ 品系，$APP^{NL\text{-}G\text{-}F}$ 小鼠中 Aβ 更易寡聚化或纤维化。第二代 APP 转基因动物很好地避免了 APP 过量生成及其可能诱发的非 Aβ 病理变化和表型特征，然而与第一代 APP 转基因动物一样，该类转基因动物模型也不能模拟阿尔茨海默病的神经纤维缠结。

（2）脑内注射 Aβ 动物模型

相应于 APP 转基因动物模型，应用于"Aβ 级联反应假说"相关药效评价的另一类常用动物模型是 Aβ 脑内注射或者脑室内注射动物模型[73]。总体而言，研究提示 Aβ 干预可以抑制胆碱乙酰转移酶活性，导致胆碱能神经元功能障碍，加剧 Tau 蛋白磷酸化，进而形成神经纤维缠结，导致钙失衡，诱导氧化应激和炎症反应，进而导致认知功能障碍。基础研究结果表明，脑内存在多种不同的 Aβ 片段，而研究最为广泛并且被认为与阿尔茨海默病发生发展关联最为密切的主要是 $Aβ_{1\text{-}42}$、$Aβ_{1\text{-}40}$、$Aβ_{25\text{-}35}$，这三种 Aβ 也是最常用于 Aβ 脑内注射的片段。通常认为全长 Aβ 片段（$Aβ_{1\text{-}42}$）相比于 $Aβ_{1\text{-}40}$ 具有更大的毒性，而可溶性 Aβ 寡聚体可能是其发挥毒性作用的重要形式。根据选用 Aβ 片段的类型、Aβ 片段制备的方式包括寡聚化处理的程度、Aβ 的浓度、注射的脑区位置，甚至是选用的溶剂不同，脑内注射 Aβ 产生的认知行为学改变和病理学效应具有很大差异。根据注射的方式不同，可以分为单次立体定位注射，或者脑内埋管后进行微量泵或者微透析仪器连续灌注。相比于 APP 转基因动物，脑室内注射 Aβ 周期相对较短，可以应用于候选化合物干预 Aβ 的早期发现和评价。与 APP 转基因动物类似，脑内注射 Aβ 动物模型不能诱导产生 Tau 相关病理学特征。此外，由于模型动物脑内 Aβ 来源于外源性注射，该类动物模型不能很好地模拟临床阿尔茨海默病患者的慢性、退行性神经病变。

13.2.2.3 Tau 蛋白过度磷酸化假说相关药效评价模型

阿尔茨海默病的另一主要病理特征是细胞内神经纤维缠结。基于该病变涉及的主要蛋白 Tau 形成了 Tau 蛋白过度磷酸化假说[74,75]。Tau 是一种微管关联蛋白，Tau 蛋白受磷酸化和脱磷酸化的调节，Tau 蛋白的过度磷酸化可降低其与微管的结合能力并促进微管的解聚。在多数阿尔茨海默病患者脑内，Tau 蛋白被异常修饰（包括磷酸化修饰、泛素化修饰、糖基化修饰），继而发生寡聚化，最后在细胞内形成双螺旋细丝相互缠绕而成的神经纤维缠结。阿尔茨海默病患者的 Tau 蛋白的磷酸化程度为正常同龄人的 3～4 倍，Tau 蛋白的异常病变的程度与临床上的神经精神状态密切相关。过度磷酸化的 Tau 蛋白与一系列的病理变化密切相关，包括晚期糖基化终末产物的生成、一氧化氮反应、Aβ 寡聚体导致神经突触损伤、Aβ 激活星形胶质细胞导致的 NGF 过剩等。研究发现，Aβ 与 Tau 可以相互作用，形成恶性循环，最终导致神经元死亡。上述一系列的反应综合在一起形成"Tau 蛋白异常磷酸化假说"[74,75]（图 13-3）。

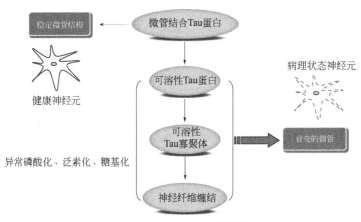

图 13-3　Tau 蛋白异常假说

概括而言，"Tau 蛋白过度磷酸化假说"涉及的病理环节主要包括 Tau 过度磷酸化、聚集、病理传输等。研究者也因此建立了不同的动物模型用于抗阿尔茨海默病相关药物评价[76]。

（1）Tau 过度磷酸化动物模型

神经纤维缠结的重要组成是过度磷酸化的微管蛋白，因此，Tau 过度磷酸化动物模型是应用于 Tau 病理研究和相关药物评价的常见阿尔茨海默病动物模型之一。目前报道有两类动物模型：一类通过激活内源性 Tau 过度磷酸化，另一类通过激活外源性 Tau 过度磷酸化。报道较多的内源性 Tau 过度磷酸化动物模型包括冈田酸定位注射动物模型[77,78]或者 Pin1 敲低动物模型。冈田酸是丝氨酸/苏氨酸蛋白磷酸酶 1 和 2A 的选择性抑制剂，定位注射可以诱导 Tau 过度磷酸化[77]、细胞凋亡以及 Aβ 样蛋白生成。Pin1 在 Tau 蛋白磷酸化/去磷酸化过程中发挥了重要的作用，它可以识别 Tau 的 pThr231-Pro232 结构单元，加速丝氨酸/苏氨酸去磷酸化[79]。Lu 等发现脯氨酰异构酶 Pin1 修复过度磷酸化 Tau 蛋白和促进微管组装[80]，并在此基础上构建了 Pin1 敲除动物模型[81]。Pin1 敲除动物表现出渐进性的 Tau 过度磷酸化、Tau 纤丝形成和神经退行性病变，并且呈现出年龄相关的运动行为障碍。然而，由于 Pin1 与 Tau 病理之间的关联没有在其他实验室得到重复，该动物模型仍然具有较大争议。外源性 Tau 过度磷酸化动物模型多数通过构建过表达人源 Tau 的转基因动物模型实现[82]，然而这些 Tau 转基因小鼠通常仅仅出现 Tau 过度磷酸化，而不会产生临床上出现的神经纤维缠结和其他 Tau 病理变化。

（2）Tau 蛋白病理性聚集动物模型

研究提示，过度磷酸化 Tau 蛋白发生进行性聚集，最终形成神经纤维缠结。聚集状态的 Tau，尤其是可溶性的 Tau 寡聚体，被认为可以诱发神经元退行性病变和死亡。研究高效阻止 Tau 聚集及其相关的神经元死亡已经成为阿尔茨海默病药物研究者关注的重要方向之一，因而迫切需要构建诱导 Tau 蛋白聚集的动物模型。最常见的 Tau 聚集动物模型携带 Tau 蛋白 P301L 和 P301S 突变位点，该突变位点位于 Tau 基因（Mapt）的微管结合区域，可以影响 Tau 与微管结合和纤维形成[76]。2005 年，Ashe 等建立的新型可诱导性 Tau 转基因动物品系（Tg4510，携带 Tet-off CaMKII）表现出显著的 Tau 过度磷酸化和聚集，以及明显的行为学障碍，而诱导性关闭 P301L Tau 基因表达可以显著改善行为学障碍。鉴于上述 Tet-off 转基因动物维持脑内不可溶性 Tau 状态，该研究提示干预可溶性的 Tau 策略更具研究前景[83]。上述动物模型多数出现进行性的 Tau 蛋白过度磷酸化，并且相对快速地形成不可溶 Tau 蛋白。然而，上述 Tau 转基因动物模型多数具有运动障碍，很大程度上干扰了认知行为学的测试和分析。此外，Tau 转基因动物出现的快速神经元丢失现象也与临床阿尔茨海默病患者的 Tau 病理进程有很大差距。另一种常见的构建 Tau 聚集动物模型的方式是采用脑内注射携带 Tau 目的基因片段的腺病毒（AAV），以期克服 Tau 转基因动物的不足之处。相比于 Tau 转基因动物模型，应用注射腺病毒方式构建的 Tau 动物模型可以相对快速地激发注射脑区 Tau 相关神经元退行性病变（几星期）。

为了更全面地模拟阿尔茨海默病患者的两大病理，研究者通过将 APP 转基因动物和 Tau 转基因动物杂交建立双转基因或者三转基因动物模型[84~88]，以期在保持 Aβ 病理的同时模拟阿尔茨海默病患者神经纤维缠结。早期建立的是双转基因小鼠，报道的小鼠包括 Tg2576 和 JNPL3 杂交鼠、APP23 和 JNPL3 杂交鼠。Oddo 在 2003 年创建了 APP/PS1/Tau 三转基因动物[88]，该动物携带 APP[K670N,M671L]、PS1[M146V] 和 MAPT[P301L]。该三转基因小鼠能较好地模拟阿尔茨海默病的老年斑和神经纤维缠结两大病理，以及重现阿尔茨海默病患者的脑内胶质细胞增生、突触损伤和认知功能障碍。尽管如此，该三转基因动物仍然具有一定的局限性，编码 Tau 的 Mapt 基因中的 P301L 突变并不能诱发阿尔茨海默病，另外，多基因突变很大程度上增加了产生人为表型的风险，进而增加了研究和评价结果的复杂性，尤其是不同品系杂交形成的双转基因动物。

（3）Tau 蛋白病理性传播动物模型

阿尔茨海默病的发生发展涉及多脑区和多环节神经退行性病变，关键病变蛋白在脑区间和细胞间会发生扩散和蔓延。Tau 病理变化表现出分层级的神经纤维化退变。在阿尔茨海默病中，Tau 等神经退行性病变首先出现在嗅皮层，进而扩散到海马和扣带回皮层，最终侵袭整个大脑皮层[89~91]。最早的 Tau 蛋白病理性传播动物模型采用在病变起始脑区注射 Tau 病理诱导剂的方式构建，在建模过程中需要选用严格的对照以区分注射物被动扩散和主动病理性传播。2009 年，Clavaguera 等首次建立了 Tau 蛋白病理性传播动物模型。通过将 P301S Tau 转基因小鼠的脑匀浆注射入过表达人最长 Tau 片段（ALZ17）的小鼠进行建模[92]，几个月后，在注射部位的相邻脑区发现 Tau 的病理性变化，验证了 Tau 的病理性传播过程。伴随着条件性基因表达转基因技术的进展，研究者们也成功地应用嗅皮层特异性表达 P301S Tau 转基因小鼠证实了 Tau 病理可以传播至海马脑区[93,94]。与上述小鼠发现一致的是，Buée 等通过脑内注射携带野生型或者突变型 Tau 的腺病毒证实了大鼠脑内发生了突触间 Tau 病理性传播[95]。上述模拟 Tau 病理性传播动物模型的成功建立将有效推动阻断 Tau 相关病理从病变脑区到全脑皮层大面积扩散的潜在新型干预策略的发现。

13.2.2.4 其他阿尔茨海默病发病假说和模型

前述围绕"Aβ 级联反应假说"和"Tau 蛋白过度磷酸化假说"建立的动物模型多数基于家族型阿尔茨海默病患者携带的突变基因，而并非占绝大多数的晚发型阿尔茨海默病患者携带的突变基因。研究还提示，在迟发型阿尔茨海默病患者出现 Aβ 和 Tau 异常病理之前，已经存在其他的发病机制[96]。这些现象在一定程度上解释了基于现有的"Aβ 级联反应假说"和"Tau 蛋白过度磷酸化假说"模型和靶标研发的药物在临床上的失利，并且为研发新干预策略提供了重要线索。研究提示，包括炎症反应[97]、线粒体功能缺损[98]、血管性病变[99]、氧化应激[100]、低氧等在内的病理变化均可能诱发并推动了阿尔茨海默病的发生发展。在此基础上，形成了独立于"Aβ 级联反应假说"和"Tau 蛋白过度磷酸化假说"的其他阿尔茨海默病发病假说及相应的动物模型。

（1）炎症反应假说和动物模型

研究认为，在多数神经退行性疾病包括阿尔茨海默病的发生发展过程中，炎症发挥了至关重要的作用。Krstic 等提出的迟发型阿尔茨海默病的"炎症反应假说"[97]中对炎症与阿尔茨海默病发生发展的关联进行了系统的阐述。假说提出阿尔茨海默病的两大病理的发生，包括 Tau 蛋白的磷酸化和 Aβ 前体蛋白 APP 的合成增加，均可能与神经炎症反应相关。在病理情况下，过度激活的脑内小胶质细胞可能丧失了正常保护神经元的吞噬和清除功能，并且释放大量的炎症因子，进行性损伤神经元功能。过度激活的小胶质细胞丧失了清除神经毒性分子例如 Aβ 聚集体和生成神经营养因子的双重能力，一方面造成毒性物质过量聚集，另一方面机体的抵御能力下降，加速了疾病的发生和发展。这一系列病理形成恶性循环，最终引发阿尔茨海默病。

鉴于目前的阿尔茨海默病转基因小鼠模型多数基于家族性基因突变，发病早期表现出 Tau 蛋白的磷酸化或者 Aβ 级联毒性反应，因此，在上述动物模型上观察到的炎症反应往往被认为是 Tau 和 Aβ 病理变化的继发反应，程度上弱于临床阿尔茨海默病中的炎症反应，并不能很好地模拟临床阿尔茨海默病患者早期的炎症反应[97,101]。因此，研究者建立了包括多糖（LPS）、PloyI：C、STZ、OKA、colchicine 等化学毒剂诱导慢性的神经炎症动物模型和 p25、IL-1β 等转基因动物模型，以模拟阿尔茨海默病的炎症反应[102]。研究认为，PloyI：C[103]、脑室内注射 STZ[104]动物模型以及 p25 转基因动物[105]的神经炎症反应和伴随疾病发展的不同阶段出现 Tau 蛋白过度磷酸化、老年斑沉积和记忆障碍，更能模拟阿尔茨海默病的病变。而脑内注射 OKA 和 LPS 诱发炎症动物模型与阿尔茨海默病的关联度仍有较大争议。

（2）线粒体功能缺损假说和叠氮钠动物模型

线粒体功能缺损被认为是阿尔茨海默病发病最早期以及最明显的变化之一，是阿尔茨海默病发病的重要致病因素，也由此产生了阿尔茨海默病发病的"线粒体功能缺损假说"[98]。该假说的核心内容包括：阿尔茨海默病患者发病早期即出现脑内线粒体功能紊乱，且早于临床病理特征的出现。早在 2 月龄（老年斑远未形成）的阿尔茨海默病转基因动物中出现与线粒体能量代谢相关的基因变化，细胞色素氧化酶活性下降，活性氧生成增加，蛋白氧化产物增加等；阿尔茨海默病患者脑内线粒体亚显微结构和形态出现显著变化，表现为线粒体数目减少、体积增大、线粒体内膜破损、线粒体呼吸链复合物Ⅳ活性下降；阿尔茨海默病患者脑内分裂/融合的动态变化过程也可能出现异常，具体表现为阿尔茨海默病患者中线粒体分裂相关蛋白 DLP1 表达降低，Aβ 寡聚体亦可诱导线粒体分裂/融合动态变化异常；脑内线粒体通常聚集在神经元胞体内，而在阿尔茨海默病患者的椎体神经元胞体中的线粒体水平下降。上述一系列的反应综合在一起形成阿尔茨海默病的"线粒体功能缺损假说"（图 13-4）。

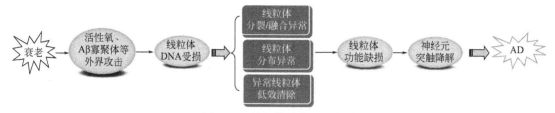

图 13-4　线粒体功能缺损假说

针对阿尔茨海默病的"线粒体功能缺损假说"的药物评价和模型也主要基于上述关键蛋白和酶，其中应用较为广泛的是叠氮钠动物模型[106]。通过慢性灌注叠氮钠，动物脑内可以检测到明显的氧化应激和胆碱能功能缺损，并且出现显著的认知功能障碍。该模型动物可以模拟临床阿尔茨海默病的认知功能障碍，可以应用于具备改善线粒体功能或者对症改善胆碱能功能作用的药物评价。

13.2.3　阿尔茨海默病药效学模型展望

本节概括了上述基于阿尔茨海默病发病假说建立的主要分子、细胞和动物模型，这些模型在不同层面上模拟了阿尔茨海默病发生发展的关键信号通路或表型。尽管任一单个模型均具有局限性，无法全面模拟阿尔茨海默病的临床症状和病理，然而上述疾病模型为针对疾病不同发病机制和不同发病阶段的新药研发提供了重要的评价对象，很大程度上推动了阿尔茨海默病药物研发策略从最早的改善疾病症状向有效对抗病因推进。鉴于目前仍然缺乏全面模拟阿尔茨海默病临床病理的模型，候选新药的临床前药效评价可以基于针对候选化合物作用的关键药物靶标或重要信号通路，或者根据候选化合物拟干预的目标疾病阶段选择针对性的药效学模型进行评价。伴随着阿尔茨海默病相关细胞生物学研究进展，选择性应用患者来源的 3D 培养细胞体系[107,108]或者二元/三元立体细胞评价筛选模型已经成为抗阿尔茨海默病新型活性小分子发现的新兴方向，尤其是基于疾病表型的模型有望成为崭新的药物靶标和新型抗阿尔茨海默病小分子发现的摇篮。在阿尔茨海默病药效评价中，认知行为学表现的准确评估占据了至关重要的地位，然而鉴于其涉及复杂因素，动物组内往往具有较大的个体差异。统计学研究认为，通常需要 35～160 只动物/组才能更为准确地反映认知行为学的显著性，为药物评价的准确度带来了很大的不确定性，因此，往往需要增加每组动物的数目以及行为学评价指标的数目以提高药效评价结论的可靠性。

阿尔茨海默病的发生发展还可能具有其他发病机制，例如血管病变假说、金属离子紊乱假说、氧化应激假说、兴奋性毒性假说等。此外，包括高血压、低血压、2 型糖尿病、高胆固醇、肥胖、血管性病变等因素被认为是阿尔茨海默病发生发展的高危因素，相当一部分的研究提示外周代谢性疾病的发生发展加速了阿尔茨海默病的进程，而事实上阿尔茨海默病患者在表现出认知障碍的同时往往伴随着复杂的代谢性疾病症状，这一复杂因素也有可能是限制临床药物研发成功率的原因之一。因此，鉴于阿尔茨海默病患者多病因、多危险因素、多阶段发病的特点，分层级分阶段个性化干预策略、多靶点干预药物或者协同干预策略可能具有更好的前景。

13.3 总结与展望

药物研发过程是涉及一系列环节的庞大的复杂的工程，其中药效学研究发挥了至关重要的作用，参与了包括药物发现、临床前药效评价、临床药效评价等重要环节。总体而言，药物发现阶段的药效学评价模型均是基于疾病发生发展的关键靶点、信号通路或者重要疾病表型的分子、细胞和动物模型，而临床前药效的评价往往需要应用能够全面模拟疾病生化、病理特点以及其他症状的动物模型。多数疾病的药效可以通过检测生化或者病理指标进行客观评估，然而中枢神经系统疾病药效的评估则往往要通过检测动物的行为学表现并且进行综合评价实现，带有一定的主观色彩，从而增加了高效建立药效学模型和准确评估药效的难度。因此，针对依赖于认知、精神等行为学表现为终点药效学评价指标的中枢神经系统疾病，需要结合准确检测动物行为操作仪器设施以及系统完善的综合分析体系，进一步增加药物药效评价的准确性。

鉴于分子和细胞药效学模型的快速和高通量特点，在今后相当长的时间内仍可能是新型活性小分子发现的主要手段，而具备临床高转化潜能的细胞模型是高效发现活性分子的重中之重。早期应用于药物发现的细胞模型往往来自动物细胞或者正常人体细胞，鉴于药效学评价的动物与人之间从基因表达谱、蛋白表达谱、表观遗传修饰以及疾病的发生发展病程的巨大差异，从源头上限制了高转化率药物的研发。自从1998年美国两个课题组培养出人源多能干细胞的重要突破以来，人源多能干细胞在动物和临床试验中取得了飞速发展，为未来的基础研究和临床应用领域提供了巨大的想象空间。现阶段，多能干细胞已经被成功分化为各种外周和中枢神经系统细胞，包括神经元[109,110]、胶质细胞[111]、心血管细胞[112]、肝脏细胞[113]，该类细胞除了用于疾病的治疗并取得重要的突破性进展外[114,115]，已经被广泛应用于疾病相关的药效评价模型[116]，尤其是患者来源的多能干细胞相关药效模型，为高效研发新型药物带来了新的希望。此外，研究提示，传统的2D培养模式与疾病细胞的真实状况具有很大差异，已经无法满足基础和应用研究的需求。伴随着新技术手段的发展，研究者们已经成功建立了不同疾病细胞的3D培养体系。选择应用患者来源的原代细胞或者诱导多能干细胞，通过建立目标细胞的3D和多元细胞培养体系进行新药发现，已经成为包括肿瘤[117]、包括阿尔茨海默病在内的神经退行性疾病[107,108,118,119]、糖尿病[120,121]等复杂疾病药物设计和发现的新兴工具。

在基于关键疾病靶标的药物研发策略取得局限性进展的今天，我们仍然需要重新审视并准确高效地运用第一代药物的发现策略——基于表型的药物发现策略开展新药发现研究。在现代制药领域，有过半的化学结构与通过表型筛选得到的天然产物相关，然而伴随着靶标药物研发策略的出现，在相当长的一段时间内成为药物研发的主流，一定程度上阻滞了基于表型药物发现的发展脚步。临床研究表明，包括阿尔茨海默病在内的复杂疾病的发病机理复杂且诱导的级联反应随着病理进程不断恶化，在药物研发中基于单一靶点的活性化合物在复杂疾病的临床治疗中仅仅取得局限性效果。然而，基于表型的药物研发策略是用细胞和动物模型整体为观察对象，以宏观可见的疗效为目标，能够反映整体水平的生物学变化，因此，在缺乏关键药物靶标的现状下重新成为热点药物研发策略之一[122]。一方面，基于肿瘤、神经系统疾病、糖尿病等患者来源的细胞和组织建立的表型筛选模型层出不穷，已经成为近年来药物研发强有力的研究工具；另一方面，应用基于表型的药物发现策略不仅可以发现作用于单一靶标的活性化合物，还是发现具有多潜能作用化合物的重要方式；此外，基于表型建立的疾病模型作为药物发现的重要工具，还为疾病发生发展病理机制的研究和药物新靶标的发现提供了新的线索和机会。组织工程学家和细胞生物学家除了有效建立 3D 细胞培养体系外，已经成功培养 3D 模式的呼吸道组织、眼组织、肠道上皮组织、皮肤组织等[123]，并成为疾病表型模型的重要来源。基于此建立的药效学模型有望广泛应用于候选药物的安全性、药物代谢以及药效学研究[124]，成为沟通细胞水平和整体动物水平研究的桥梁，并且弥补细胞水平药效学评价模型通量不足的缺点，为阐明疾病发病机制和发现高效干预策略开启新的通道。然而，目前的 3D 细胞和组织培养体系仍有明显的不足，包括耗费昂贵，培养体系体积和形状差异大等，成功建立高效、高转化效率的药效评价模型依然任重而道远。

相应于基于"靶标"和"疾病关键表型"的新药研发策略，"个性化"或者"精准化"干预策略已经成为当前复杂疾病的热点研究领域。越来越多的研究提示，结合疾病流行病学研究和大数据分析遗传和环境对疾病的影响，对复杂疾病进行发病阶段分类和疾病分型，在此基础上研究关键生物标志物和疾病靶标，继而建立针对性的药效学评价模型，有望达到精准高效发现药物以及个性化高效治疗效果的最终目的。目前，该理念已经被广泛应用于针对肿瘤[125~127]、神经退行性疾病[128~130]、糖尿病[131,132]、哮喘[133]、类风湿性关节炎[134]等疾病的基础研究和新药研发中，部分研究取得了振奋人心的进展。

简而言之，无论是新药发现还是临床前药效评价，均需紧密结合疾病机制的研究前沿，选择具有高度模拟疾病关键靶标、重要表型和症状的具备高临床转化潜能的体内外药效学模型。大量在临床前药效学模型中显示出巨大潜能的候选化合物止步于临床的重要原因之一，是鉴于复杂疾病例如肿瘤和阿尔茨海默病的发生发展均涉及多样的细胞群、复杂发病环节以及不同发病阶段迥异的病理现象，以及临床前研究和临床研究之间依然存在的巨大的屏障。伴随着新技术突飞猛进的发展，疾病新机制和生物标志物不断被解读，通过合理应用患者来源的多能干细胞、影像学、精准医学、个性化医学的理念，相信高效模拟疾病发展的药效学模型的建立和复杂疾病的攻克将不再遥远。

参考文献

[1]　Skou JC. The Na. K-pump. Methods Enzymol，1988，156：1-25.

[2]　Ignelzi RJ，Atkinson JH. Pain and its modulation. Neurosurgery，1980，6（5）：584-590.

[3]　Vane JR. Inhibition of prostaglandin synthesis as a mechanism of action for aspirin-like drugs. Nat New Biol，1971，231（25）：232-235.

[4]　Bennett JW，Chung KT. Alexander Fleming and the discovery of penicillin. Adv Appl Microbiol，2001，49：163-184.

[5]　Vasaikar S，Bhatia P，Bhatia PG，Chu Yaiw K. Complementary Approaches to Existing Target Based Drug Discovery for Identifying Novel Drug Targets. Biomedicines，2016，4（4）：27.

[6]　Swinney D C，Anthony J. How were new medicines discovered? Nat Rev Drug Discov，2011，10（7）：507-519.

[7]　Dunham L J，Stewart H L. A survey of transplantable and transmissible animal tumors. J Natl Cancer Inst，1953，13（5）：1299-1377.

[8]　Law L W，Dunn T B，et al. Observations on the effect of a folic-acid antagonist on transplantable lymphoid leukemias in mice. J Natl Cancer Inst，1949，10（1）：179-192.

[9]　Gey G O，Coffman W D，K M T. Tissue culture studies of the proliferative capacity of cervical carcinoma and normal epithelium. Cancer Res，1952，12：264-265.

[10]　Shoemaker R H. The NCI60 human tumour cell line anticancer drug screen. Nat Rev Cancer，2006，6

(10)：813-823.

[11] Sharma S V，Haber D A，Settleman J. Cell line-based platforms to evaluate the therapeutic efficacy of candidate anticancer agents. Nat Rev Cancer，2010，10（4）：241-253.

[12] McDermott U，Sharma S V，Settleman J. High-throughput lung cancer cell line screening for genotype-correlated sensitivity to an EGFR kinase inhibitor. Methods Enzymol，2008，438：331-341.

[13] Barretina J，Caponigro G，Stransky N，et al. The Cancer Cell Line Encyclopedia enables predictive modelling of anticancer drug sensitivity. Nature，2012，483（7391）：603-607.

[14] Garnett M J，Edelman EJ，Heidorn SJ，et al. Systematic identification of genomic markers of drug sensitivity in cancer cells. Nature，2012，483（7391）：570-575.

[15] Wen M，Xu W，Ren L，et al. Effector cells derived from naive T cells used in tumor immunotherapy of mice bearing B16 melanoma. Chin Med J（Engl），2014，127（7）：1328-1333.

[16] Motz G T，Sartoro SP，Wang LP，et al. Tumor endothelium FasL establishes a selective immune barrier promoting tolerance in tumors. Nat Med，2014，20（6）：607-615.

[17] Gillet J P，Calcagno AM，Varma S，et al. Redefining the relevance of established cancer cell lines to the study of mechanisms of clinical anti-cancer drug resistance. Proc Natl Acad Sci USA，2011，108（46）：18708-18713.

[18] Jaeger S，Duran-Frigola M，Aloy P. Drug sensitivity in cancer cell lines is not tissue-specific. Mol Cancer，2015，14：40.

[19] Hay M，Thomas DW，Craighead JL，et al. Clinical development success rates for investigational drugs. Nat Biotechnol，2014，32（1）：40-51.

[20] Lee J Y，Kim SY，Park C，et al. Patient-derived cell models as preclinical tools for genome-directed targeted therapy. Oncotarget，2015，6（28）：25619-25630.

[21] Mitra A，Mishra L，Li S. Technologies for deriving primary tumor cells for use in personalized cancer therapy. Trends Biotechnol，2013，31（6）：347-354.

[22] Weeber F，Doft SN，Dijkstra KK，et al. Tumor Organoids as a Pre-clinical Cancer Model for Drug Discovery. Cell Chem Biol，2017，24（9）：1092-1100.

[23] Weeber F，van de Wetering M，Hoogstraat M，et al. Preserved genetic diversity in organoids cultured from biopsies of human colorectal cancer metastases. Proc Natl Acad Sci USA，2015，112（43）：13308-13311.

[24] Huang L，Holtzinger A，Jagan I，et al. Ductal pancreatic cancer modeling and drug screening using human pluripotent stem cell-and patient-derived tumor organoids. Nat Med，2015，21（11）：1364-1371.

[25] van de Wetering M，Francies HE，Francies JM，et al. Prospective derivation of a living organoid biobank of colorectal cancer patients. Cell，2015，161（4）：933-945.

[26] Pauli C，Hopkins BD，Prandi D，et al. Personalized In Vitro and In Vivo Cancer Models to Guide Precision Medicine. Cancer Discov，2017，7（5）：462-477.

[27] 李飞，高栋. 类器官及其在肿瘤研究中的应用. 中国细胞生物学学报，2017（04）：394-400.

[28] Beverly A. Anticancer drug development guide preclinical screening，clinical trials，and approval. Totowa NJ：Humana Press，1997.

[29] Chan M M，Lu X，Merchant FM，et al. Serial transplantation of NMU-induced rat mammary tumors：a model of human breast cancer progression. Int J Cancer，2007，121（3）：474-485.

[30] HJ T，MB S. Tumor models in cancer research. Totowa NJ：Humana Press，2002.

[31] Vucur M，Roderburg C，Bettermann K，et al. Mouse models of hepatocarcinogenesis：what can we learn for the prevention of human hepatocellular carcinoma? Oncotarget，2010，1（5）：373-378.

[32] Tsukamoto T，Mizoshita T，Tatematsu M. Animal models of stomach carcinogenesis. Toxicol Pathol，

2007，35（5）：636-648.

[33]　Seavey M M，Lu LD，Stump KL，et al. Therapeutic efficacy of CEP-33779，a novel selective JAK2 inhibitor，in a mouse model of colitis-induced colorectal cancer. Mol Cancer Ther，2012，11（4）：984-993.

[34]　Melkamu T，Qian X，O'Sullivan G，et al. A mouse model for inflammation-driven lung tumorigenesis. Cancer Prev，2005，14：215-221.

[35]　Hung K E，Maricevich MA，Richard LG，et al. Development of a mouse model for sporadic and metastatic colon tumors and its use in assessing drug treatment. Proc Natl Acad Sci USA，2010，107（4）：1565-1570.

[36]　Coffee E M，Faber AC，Roper J，et al. Concomitant BRAF and PI3K/mTOR blockade is required for effective treatment of BRAF（V600E）colorectal cancer. Clin Cancer Res，2013，19（10）：2688-2698.

[37]　Ruggeri B A，Camp F，Miknyoczki S. Animal models of disease：pre-clinical animal models of cancer and their applications and utility in drug discovery. Biochem Pharmacol，2014，87（1）：150-161.

[38]　Singh M，Murriel C L，Johnson L. Genetically engineered mouse models：closing the gap between preclinical data and trial outcomes. Cancer Res，2012，72（11）：2695-2700.

[39]　Sharpless N E，Depinho R A. The mighty mouse：genetically engineered mouse models in cancer drug development. Nat Rev Drug Discov，2006，5（9）：741-754.

[40]　Fiebig H H，Maier A，Burger A M. Clonogenic assay with established human tumour xenografts：correlation of in vitro to in vivo activity as a basis for anticancer drug discovery. Eur J Cancer，2004，40（6）：802-820.

[41]　Hidalgo M，Bruckheimer E，Rajeshkumar NV，et al. A pilot clinical study of treatment guided by personalized tumorgrafts in patients with advanced cancer. Mol Cancer Ther，2011，10（8）：1311-1316.

[42]　Jimeno A，Feldmann G，Suarez-Gauthier A，et al. A direct pancreatic cancer xenograft model as a platform for cancer stem cell therapeutic development. Mol Cancer Ther，2009，8（2）：310-314.

[43]　Johnson J I，Decker S，Zaharevitz D，et al. Relationships between drug activity in NCI preclinical in vitro and in vivo models and early clinical trials. Br J Cancer，2001，84（10）：1424-1431.

[44]　Karam J A，Zhang XY，Tamboli P，et al. Development and characterization of clinically relevant tumor models from patients with renal cell carcinoma. Eur Urol，2011，59（4）：619-628.

[45]　Kerbel R S. Human tumor xenografts as predictive preclinical models for anticancer drug activity in humans：better than commonly perceived-but they can be improved. Cancer Biol Ther，2003，2（4 Suppl 1）：S134-S139.

[46]　Voskoglou-Nomikos T，Pater J L，Seymour L. Clinical predictive value of the in vitro cell line，human xenograft，and mouse allograft preclinical cancer models. Clin Cancer Res，2003，9（11）：4227-4239.

[47]　Suggitt M，Bibby M C. 50 years of preclinical anticancer drug screening：empirical to target-driven approaches. Clin Cancer Res，2005，11（3）：971-981.

[48]　Cespedes M V，Casanova I，Parreno M，et al. Mouse models in oncogenesis and cancer therapy. Clin Transl Oncol，2006，8（5）：318-329.

[49]　Fiebig H H，Schuchhardt C，Henss H，et al. Comparison of tumor response in nude mice and in the patients. Behring Inst Mitt，1984（74）：343-352.

[50]　Shultz L D，Brehm MA，Garcia-Martinez JV，et al. Humanized mice for immune system investigation：progress，promise and challenges. Nat Rev Immunol，2012，12（11）：786-798.

[51]　Walsh N C，Kenney LL，Jangalwe S，et al. Humanized Mouse Models of Clinical Disease. Annu Rev Pathol，2017，12：187-215.

[52] Wege A K，Ernst W，Eckl J，et al. Humanized tumor mice--a new model to study and manipulate the immune response in advanced cancer therapy. Int J Cancer，2011，129 (9)：2194-2206.

[53] Wege A K，Schmidt M，Ueberham E，et al. Co-transplantation of human hematopoietic stem cells and human breast cancer cells in NSG mice：a novel approach to generate tumor cell specific human antibodies. MAbs，2014，6 (4)：968-977.

[54] Bankert R B，Balu-Iyer SV，Odunsi K，et al. Humanized mouse model of ovarian cancer recapitulates patient solid tumor progression，ascites formation，and metastasis. PLoS One，2011，6 (9)：e24420.

[55] Seitz G，Pfeiffer M，Fuchs J，et al. Establishment of a rhabdomyosarcoma xenograft model in human-adapted mice. Oncol Rep，2010，24 (4)：1067-1072.

[56] Cullen D K，Wolf JA，Vernekar VN，et al. Neural tissue engineering and biohybridized microsystems for neurobiological investigation in vitro (Part 1) . Crit Rev Biomed Eng，2011，39 (3)：201-240.

[57] Choi S H，Kim YH，Hebisch M，et al. A three-dimensional human neural cell culture model of Alzheimer's disease. Nature，2014，515 (7526)：274-278.

[58] Mohamet L，Miazga N J，Ward C M. Familial Alzheimer's disease modelling using induced pluripotent stem cell technology. World J Stem Cells，2014，6 (2)：239-247.

[59] Young J E，Goldstein L S. Alzheimer's disease in a dish：promises and challenges of human stem cell models. Hum Mol Genet，2012，21 (R1)：R82-R89.

[60] Fisher A，Hanin I. Potential animal models for senile dementia of Alzheimer's type，with emphasis on AF64A-induced cholinotoxicity. Annu Rev Pharmacol Toxicol，1986，26：161-181.

[61] Bartus R T，Dean RL 3rd，Beer B，et al. The cholinergic hypothesis of geriatric memory dysfunction. Science，1982，217 (4558)：408-414.

[62] Flicker C，Serby M，Ferris S H. Scopolamine effects on memory，language，visuospatial praxis and psychomotor speed. Psychopharmacology (Berl)，1990，100 (2)：243-250.

[63] Riedel G，Kang SH，Choi DY，et al. Scopolamine-induced deficits in social memory in mice：reversal by donepezil. Behav Brain Res，2009，204 (1)：217-225.

[64] Rossner S. Cholinergic immunolesions by 192IgG-saporin-useful tool to simulate pathogenic aspects of Alzheimer's disease. Int J Dev Neurosci，1997，15 (7)：835-850.

[65] Hardy J A，Higgins G A. Alzheimer's disease：the amyloid cascade hypothesis. Science，1992，256 (5054)：184-185.

[66] Selkoe D J. The molecular pathology of Alzheimer's disease. Neuron，1991，6 (4)：487-498.

[67] Karran E，Mercken M，De Strooper B. The amyloid cascade hypothesis for Alzheimer's disease：an appraisal for the development of therapeutics. Nat Rev Drug Discov，2011，10 (9)：698-712.

[68] Sasaguri H，Nilsson P，Hashimoto S，et al. APP mouse models for Alzheimer's disease preclinical studies. EMBO J，2017，36：2473-2487.

[69] Saito T，Matsuba Y，Mihira N，et al. Single App knock-in mouse models of Alzheimer's disease. Nat Neurosci，2014，17 (5)：661-663.

[70] Cheng I H，Scearce-Levie K，Legleiter J，et al. Accelerating amyloid-beta fibrillization reduces oligomer levels and functional deficits in Alzheimer disease mouse models. J Biol Chem，2007，282 (33)：23818-23828.

[71] Gessel M M，Bernstein S，Kemper M，et al. Familial Alzheimer's disease mutations differentially alter amyloid beta-protein oligomerization. ACS Chem Neurosci，2012，3 (11)：909-918.

[72] Masuda A，Kobayashi Y，Kogo N，et al. Cognitive deficits in single App knock-in mouse models. Neurobiol Learn Mem，2016，135：73-82.

[73] More S V，Kumar H，Cho DY，et al. Toxin-Induced Experimental Models of Learning and Memory

Impairment. Int J Mol Sci，2016，17（9）．

[74]　Maccioni R B，Farias G，Morales I，et al. The revitalized tau hypothesis on Alzheimer's disease. Arch Med Res，2010，41（3）：226-231.

[75]　Gozes I. Tau pathology and future therapeutics. Curr Alzheimer Res，2010，7（8）：685-696.

[76]　Dujardin S，Colin M，Buee L. Invited review：Animal models of tauopathies and their implications for research/translation into the clinic. Neuropathol Appl Neurobiol，2015，41（1）：59-80.

[77]　Arendt T，Holzer M，Fruth R，et al. Phosphorylation of tau，Abeta-formation，and apoptosis after in vivo inhibition of PP-1 and PP-2A. Neurobiol Aging，1998，19（1）：3-13.

[78]　Arendt T，Holzer M，Bruckner MK，et al. The use of okadaic acid in vivo and the induction of molecular changes typical for Alzheimer's disease. Neuroscience，1998，85（4）：1337-1340.

[79]　Galas M C，Dourlen P，Begard S，et al. The peptidylprolyl cis/trans-isomerase Pin1 modulates stress-induced dephosphorylation of Tau in neurons. Implication in a pathological mechanism related to Alzheimer disease. J Biol Chem，2006，281（28）：19296-19304.

[80]　Lu P J，Wulf G，Zhou XZ，et al. The prolyl isomerase Pin1 restores the function of Alzheimer-associated phosphorylated tau protein. Nature，1999，399（6738）：784-788.

[81]　Liou Y C，Sun A，Ryo A，et al. Role of the prolyl isomerase Pin1 in protecting against age-dependent neurodegeneration. Nature，2003，424（6948）：556-561.

[82]　Denk F，Wade-Martins R. Knock-out and transgenic mouse models of tauopathies. Neurobiol Aging，2009，30（1）：1-13.

[83]　Santacruz K，Lewis J，Spires T，et al. Tau suppression in a neurodegenerative mouse model improves memory function. Science，2005，309（5733）：476-481.

[84]　Lewis J，Dickson DW，Lin WL，et al. Enhanced neurofibrillary degeneration in transgenic mice expressing mutant tau and APP. Science，2001，293（5534）：1487-1491.

[85]　Perez M，Moran MA，Ferrer I，et al. Phosphorylated tau in neuritic plaques of APP（sw）/Tau（vlw）transgenic mice and Alzheimer disease. Acta Neuropathol，2008，116（4）：409-418.

[86]　Ribe E M，Perez M，Puig B，et al. Accelerated amyloid deposition，neurofibrillary degeneration and neuronal loss in double mutant APP/tau transgenic mice. Neurobiol Dis，2005，20（3）：814-822.

[87]　Grueninger F，Bohrmann B，Czech C，et al. Phosphorylation of Tau at S422 is enhanced by Abeta in TauPS2APP triple transgenic mice. Neurobiol Dis，2010，37（2）：294-306.

[88]　Oddo S，Caccamo A，Shepherd JD，et al. Triple-transgenic model of Alzheimer's disease with plaques and tangles：intracellular Abeta and synaptic dysfunction. Neuron，2003，39（3）：409-421.

[89]　Braak H，Braak E. Neuropathological stageing of Alzheimer-related changes. Acta Neuropathol，1991，82（4）：239-259.

[90]　Delacourte A，David JP，Sergeant N，et al. The biochemical pathway of neurofibrillary degeneration in aging and Alzheimer's disease. Neurology，1999，52（6）：1158-1165.

[91]　Duyckaerts C，Bennecib M，Grignon Y，et al. Modeling the relation between neurofibrillary tangles and intellectual status. Neurobiol Aging，1997，18（3）：267-273.

[92]　Clavaguera F，Bolmont T，Crowther RA，et al. Transmission and spreading of tauopathy in transgenic mouse brain. Nat Cell Biol，2009，11（7）：909-913.

[93]　de Calignon A，Polydoro M，Suarez-Calvet M，et al. Propagation of tau pathology in a model of early Alzheimer's disease. Neuron，2012，73（4）：685-697.

[94]　Liu L，Drouet V，Wu JW，et al. Trans-synaptic spread of tau pathology *in vivo*. PLoS One，2012，7（2）：e31302.

[95]　Dujardin S，Lecolle K，Caillierez R，et al. Neuron-to-neuron wild-type Tau protein transfer through a

trans-synaptic mechanism: relevance to sporadic tauopathies. Acta Neuropathol Commun, 2014, 2: 14.

[96] Chetelat G. Alzheimer disease: Abeta-independent processes-rethinking preclinical AD. Nat Rev Neurol, 2013, 9 (3): 123-124.

[97] Krstic D, Knuesel I. Deciphering the mechanism underlying late-onset Alzheimer disease. Nat Rev Neurol, 2013, 9 (1): 25-34.

[98] Santos R X, Correia SC, Wang X, et al. Alzheimer's disease: diverse aspects of mitochondrial malfunctioning. Int J Clin Exp Pathol, 2010, 3 (6): 570-581.

[99] Zlokovic B V. Neurovascular pathways to neurodegeneration in Alzheimer's disease and other disorders. Nat Rev Neurosci, 2011, 12 (12): 723-738.

[100] Castellani RJ, Perry G. Pathogenesis and disease-modifying therapy in Alzheimer's disease: the flat line of progress. Arch Med Res, 2012, 43 (8): 694-698.

[101] Wyss-Coray T. Inflammation in Alzheimer disease: driving force, bystander or beneficial response? Nat Med, 2006, 12 (9): 1005-1015.

[102] Nazem A, Sankowski R, Bacher M, et al. Rodent models of neuroinflammation for Alzheimer's disease. J Neuroinflammation, 2015, 12: 74.

[103] Krstic D, Madhusudan A, Doehner J, et al. Systemic immune challenges trigger and drive Alzheimer-like neuropathology in mice. J Neuroinflammation, 2012, 9: 151.

[104] Chen Y, Liang Z, Blanchard J, et al. A non-transgenic mouse model (icv-STZ mouse) of Alzheimer's disease: similarities to and differences from the transgenic model (3xTg-AD mouse). Mol Neurobiol, 2013, 47 (2): 711-725.

[105] Muyllaert D, Terwel D, Kremer A, et al. Neurodegeneration and neuroinflammation in cdk5/p25-inducible mice: a model for hippocampal sclerosis and neocortical degeneration. Am J Pathol, 2008, 172 (2): 470-485.

[106] Szabados T, Dul C, Majtenyi K, et al. A chronic Alzheimer's model evoked by mitochondrial poison sodium azide for pharmacological investigations. Behav Brain Res. 2004, 154 (1): 31-40.

[107] Raja W K, Mungenast AE, Lin YT, et al. Self-Organizing 3D Human Neural Tissue Derived from Induced Pluripotent Stem Cells Recapitulate Alzheimer's Disease Phenotypes. PLoS One, 2016, 11 (9): e0161969.

[108] D'Avanzo C, Aronson J, Kim YH, et al. Alzheimer's in 3D culture: challenges and perspectives. Bioessays, 2015, 37 (10): 1139-1148.

[109] Yang Y M, Gupta SK, Kim KJ, et al. A small molecule screen in stem-cell-derived motor neurons identifies a kinase inhibitor as a candidate therapeutic for ALS. Cell Stem Cell, 2013, 12 (6): 713-726.

[110] Yahata N, Asai M, Kitaoka S, et al. Anti-Abeta drug screening platform using human iPS cell-derived neurons for the treatment of Alzheimer's disease. PLoS One, 2011, 6 (9): e25788.

[111] Muffat J, Li Y, Yuan B, et al. Efficient derivation of microglia-like cells from human pluripotent stem cells. Nat Med, 2016, 22 (11): 1358-1367.

[112] Masumoto H, Nakane T, Tinney JP, et al. The myocardial regenerative potential of three-dimensional engineered cardiac tissues composed of multiple human iPS cell-derived cardiovascular cell lineages. Sci Rep, 2016, 6: 29933.

[113] Im I, Jang MJ, Park SJ, et al. Mitochondrial Respiratory Defect Causes Dysfunctional Lactate Turnover via AMP-activated Protein Kinase Activation in Human-induced Pluripotent Stem Cell-derived Hepatocytes. J Biol Chem, 2015, 290 (49): 29493-29505.

[114] Takahashi J. Strategies for bringing stem cell-derived dopamine neurons to the clinic：The Kyoto trial. Prog Brain Res，2017，230：213-226.

[115] Mandai M，Watanabe A，Kurimoto Y，et al. Autologous Induced Stem-Cell-Derived Retinal Cells for Macular Degeneration. N Engl J Med，2017，376 (11)：1038-1046.

[116] Gunaseeli I，Doss MX，Antzelevitch C，et al. Induced pluripotent stem cells as a model for accelerated patient-and disease-specific drug discovery. Curr Med Chem，2010，17 (8)：759-766.

[117] Verjans ET，Doijen J，Luyten W，et al. Three-dimensional cell culture models for anticancer drug screening：Worth the effort? J Cell Physiol，2017，233 (4) .

[118] Choi S H，Kim YH，Quinti L，et al. 3D culture models of Alzheimer's disease：a road map to a "cure-in-a-dish" . Mol Neurodegener，2016，11 (1)：75.

[119] Watson P M D，Kavanagh E，Allenby G，et al. Bioengineered 3D Glial Cell Culture Systems and Applications for Neurodegeneration and Neuroinflammation. SLAS Discov，2017，22 (5)：583-601.

[120] Li Z，Sun H，Zhang J，et al. Development of in vitro 3D TissueFlex (R) islet model for diabetic drug efficacy testing. PLoS One，2013，8 (8)：e72612.

[121] Amin J，Ramechandran K，Williams SJ，et al. A simple, reliable method for high-throughput screening for diabetes drugs using 3D beta-cell spheroids. J Pharmacol Toxicol Methods，2016，82：83-89.

[122] Szabo M，Svensson Akusjarvi S，Saxena A，et al. Cell and small animal models for phenotypic drug discovery. Drug Des Devel Ther，2017，11：1957-1967.

[123] Amelian A，Wasilewska K，Megias D，et al. Application of standard cell cultures and 3D in vitro tissue models as an effective tool in drug design and development. Pharmacol Rep，2017，69 (5)：861-870.

[124] Breslin S，O'Driscoll L. Three-dimensional cell culture：the missing link in drug discovery. Drug Discov Today，2013，18 (5-6)：240-249.

[125] Garrido P，Aldaz A，Vera R，et al. Proposal for the creation of a national strategy for precision medicine in cancer：a position statement of SEOM, SEAP, and SEFH. Clin Transl Oncol，2017，20：443.

[126] Valle J W，Lamarca A，Goyal L，et al. New Horizons for Precision Medicine in Biliary Tract Cancers. Cancer Discov，2017，7 (9)：943-962.

[127] Moran S，Martinez-Cardus A，Boussios S，et al. Precision medicine based on epigenomics：the paradigm of carcinoma of unknown primary. Nat Rev Clin Oncol，2017，14 (11)：682-694.

[128] Kovacs G G. Molecular Pathological Classification of Neurodegenerative Diseases：Turning towards Precision Medicine. Int J Mol Sci，2016，17 (2) .

[129] Hargreaves R J，Hoppin J，Sevigny J，et al. Optimizing Central Nervous System Drug Development Using Molecular Imaging. Clin Pharmacol Ther，2015，98 (1)：47-60.

[130] Hung S S C，Khan S，Lo CY，et al. Drug discovery using induced pluripotent stem cell models of neurodegenerative and ocular diseases. Pharmacol Ther，2017，177：32-43.

[131] Florez J C. Pharmacogenetics in type 2 diabetes：precision medicine or discovery tool? Diabetologia，2017，60 (5)：800-807.

[132] Chowdhury T A，Grant P. Drug therapies in type 2 diabetes：an era of personalised medicine. Clin Med (Lond)，2016，16 (5)：441-447.

[133] Russell R J，Brightling C. Pathogenesis of asthma：implications for precision medicine. Clin Sci (Lond)，2017，131 (14)：1723-1735.

[134] Bluett J，Barton A. Precision Medicine in Rheumatoid Arthritis. Rheum Dis Clin North Am，2017，43 (3)：377-387.

第14章

药物剂型和给药途径与新药研发

甘　勇　范未伟　朱春柳

14.1 概述

14.1.1 人体生理屏障及候选药物成药的共性药学制约因素

14.1.1.1 人体生理屏障

药物的给药途径（administration route）主要包括口服给药、注射给药、透皮给药、肺吸入给药及局部黏膜给药等（图 14-1）。不同给药途径决定了药物在从给药部位运输到作用靶点的过程中所需面临的不同生理屏障，从而影响药物的治疗效果。人体生理屏障（human physiological barrier）主要包括胃肠道屏障、皮肤屏障、黏膜屏障和血脑屏障等。

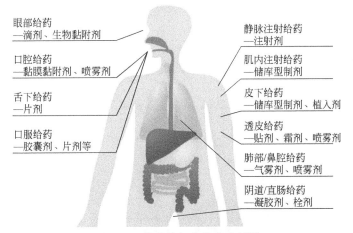

图 14-1 药物的各种给药途径[1]

（1）胃肠道屏障

胃肠道屏障是口服药物进入血液循环前必须克服的一道生理屏障（图 14-2）。胃肠道黏膜分为黏液层和上皮层。其中，上皮层主要由单层柱状上皮细胞组成，并夹杂着多种功能性细胞如杯状细胞、M 细胞和内分泌细胞等。胃肠道屏障的主要功能是选择性地将外界环境中的营养物质、水和电解质吸收进入血液循环。该屏障主要有以下几个特点：①pH 值范围宽。胃内的 pH 值仅有 1.0～3.0，而小肠内的 pH 值则升至 5.0～7.0，结肠内的 pH 值为 6.0～7.4。因此，对酸碱敏感的药物分子在胃肠道内极易被降解[2]。②药物在胃肠道内的滞留时间多变。根据胃排空速率的不同，药物在胃内的滞留时间为 0.5～4h，在小肠内的滞留时间普遍为 1～2h，而在结肠内的滞留时间则高达 12～24h[3]。③胃肠道内含有大量的蛋白酶，可降解蛋白多肽类大分子药物，使其失活。④胃肠道对药物的吸收能力差。渗透性差的药物分子很难透过上皮层进入血液；此外，极性肠上皮细胞的顶侧表达有大量外排蛋白如 P-gp、MRP2 和 BCRP 等，如果药物分子是这些外排蛋白的底物，则进入肠上皮细胞的药物分子仍会被部分或全部外排至肠腔，从而减少药物吸收。

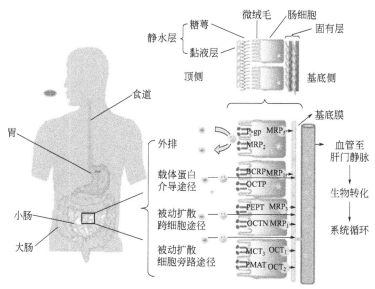

图 14-2 胃肠道的结构以及药物口服后在胃肠道的转运过程[4]

（2）皮肤屏障

皮肤是保卫人体的第一道屏障，由表皮层、真皮层和皮下组织组成（图 14-3），其中表皮层是药物透皮吸收的主要屏障。身体各处的表皮层厚度不一，眼睑处的表皮层最薄，仅 0.5mm，手掌和脚掌处的表皮层最厚，有 1.5mm。表皮层的最外层为角质层，由约 15 层的角质细胞构成。角质细胞嵌在由神经酰胺、脂肪酸、胆固醇和胆固醇酯组成的脂质基质中，

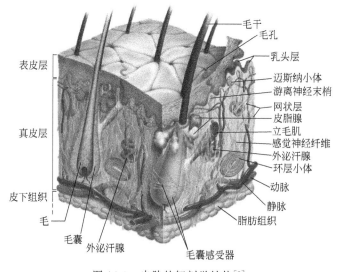

图 14-3 皮肤的解剖学结构[5]

形成了"砖块和水泥"的结构，使得药物难以渗透。表皮层之下为真皮层，其主要由胶原蛋白和弹性纤维组成，厚度约为 $1\sim4\text{mm}$。相比表皮层，真皮层中细胞很少而纤维很多[5]。

（3）黏膜屏障

黏膜是大部分药物在给药过程中都会遇到的一个屏障，其分布十分广泛，除了上文涉及的消化道黏膜外，还有呼吸道黏膜、眼黏膜、鼻黏膜和口腔黏膜等。

① 在呼吸过程中，呼吸道不断地暴露在各种来源和各种尺度的物质中。这些不同大小的悬浮颗粒会沉积于整个呼吸道中，从上呼吸道的咽、气管、细支气管和终末细支气管到下呼吸道的呼吸性细支气管和肺泡囊。在上呼吸道中，部分颗粒会被纤毛快速地清除，另一部分颗粒会被黏液黏附并代谢掉。此外，气管中的上皮细胞有 $50\sim60\mu\text{m}$ 厚，十分不利于药物吸收。而在下呼吸道中，虽然肺泡处的上皮细胞厚度仅为 $0.2\mu\text{m}$，且肺泡拥有约 $43\sim102\text{m}^2$ 之大的表面积，但却只有气体动力学直径为 $1\sim3\mu\text{m}$ 的颗粒才会到达该区域。另外，肺泡表面有大量的巨噬细胞清除外来物质，因而对药物吸收也起到了屏障作用[6]。

② 眼黏膜是限制眼用制剂中药物吸收的主要屏障。其中，泪液膜则是阻碍眼用药物吸收的第一道防线。人眼最多可以瞬时容纳 $30\mu\text{L}$ 的滴眼液，但是大多数液体会在 $15\sim30\text{s}$ 内被清除。药物与眼部的接触时间很短，大约只有 5% 的药物能够到达眼内组织。另外，角膜、结膜和巩膜是阻碍药物吸收的另一屏障。角膜主要由上皮、基质和内皮组成。其中上皮含有角膜内 90% 的细胞，是由亲脂性细胞构成的，极大地限制了亲水性药物的吸收。而且最外层的角膜上皮细胞处于紧密连接状态，阻碍了药物的细胞旁路渗透。角膜基质的厚度为整个角膜厚度的 90%，由细胞外基质和层状胶原纤维组成。基质内高度含水的特性又阻碍了亲脂性药物的渗透。结膜是一层含有血管和淋巴管的薄膜，因而药物容易经由结膜进入血液循环，降低眼内的药物含量[7]。

③ 鼻腔可分为五个区域：鼻前庭、中庭、呼吸区、嗅区和鼻咽部。呼吸区是鼻腔的主要吸收部位，其中分布的许多上皮细胞表面都有纤毛，每个细胞大约有 100 根纤毛，每个纤毛细胞和非纤毛细胞都有大约 300 根微绒毛。鼻腔内的杯状细胞和浆液黏液腺都会分泌黏液，每天可分泌 $1.5\sim2\text{mL}$ 的黏液。鼻腔黏液的主要成分为约 95% 的水，2% 的黏蛋白，1% 的盐类，1% 的其他蛋白（如白蛋白、免疫球蛋白、溶菌酶和乳铁蛋白等），以及 1% 的脂质。鼻腔黏液层厚约 $5\mu\text{m}$，由上部凝胶层和下部溶胶层两部分组成，黏液向鼻咽部移动的速度约为 6mm/min[8]。

④ 口腔黏膜包括颊黏膜、舌下黏膜、齿龈黏膜、上腭黏膜和唇黏膜。口腔黏膜又可分为三种类型：分布于口腔前庭外侧和舌下区域的被覆黏膜，分布于舌头背面的特殊分化黏膜和分布于硬腭和齿龈区域的咀嚼黏膜。咀嚼黏膜的表皮细胞为角质化细胞，由黏膜固有层将其固定于下方的骨膜。被覆黏膜的表面为非角质化的上皮细胞，下面是薄且有弹性的固有层。特殊分化黏膜则兼有角质化和非角质化上皮细胞。表 14-1 为口腔黏膜与胃肠道黏膜的对比。唾液的分泌决定了口腔的 pH、液体体积和组成成分。唾液由三大主要唾液腺（腮腺、下腭腺和舌下腺）以及黏膜下的小唾液腺和颊腺分泌。腮腺和下腭腺生产水性分泌物，而舌下腺主要生产有较弱酶活性的黏性唾液。每人每天的总唾液分泌量约为 $0.5\sim2\text{L}$，但是口腔内的唾液量仅约 0.9mL。唾液的黏性相对较弱，pH 值为 $5.5\sim7.0$，具有弱缓冲能力。除了唾液对药物的清除之外，口腔黏膜的可渗透性是另一制约药物吸收的生理屏障。齿龈和硬腭处的黏膜上皮细胞是角质化细胞，渗透性较差，而软腭、舌下和颊区域的黏膜上皮细胞是非角质化细胞，渗透性较好[9]。

表 14-1　口腔黏膜和胃肠道黏膜的对比

部位	表面积/m²	pH	液体体积/mL	相对酶活性	相对药物吸收能力
口腔	0.01	5.8～7.6	0.9	中等	中等
胃	0.1～0.2	1.0～3.0	118	高	中等
小肠	100	5.0～7.0	212	高	高
大肠	0.5～1.0	6.0～7.4	187	中等	低
直肠	0.04	7.0～7.4	—	低	低

（4）血脑屏障

血脑屏障（图 14-4）是防止外源性物质从血液循环进入大脑的最重要的生理屏障。除了毛细血管内皮细胞外，细胞外基膜、周皮细胞、星形胶质细胞和小胶质细胞都是血脑屏障的组成部分。血脑屏障的特点是对化合物分子的低渗透性和选择渗透性，这源于它独特的生物学特征：①内皮细胞缺乏窗孔样结构和胞饮囊泡，但是有大量的线粒体。②相邻内皮细胞间有紧密连接存在，紧密连接由复杂的跨膜蛋白和胞质辅助蛋白形成。星形胶质细胞和周皮细胞与大脑内皮细胞的相互作用进一步加强了紧密连接。③表达有大量的转运蛋白，包括葡萄糖转运体GLUT1、氨基酸转运体 LAT1、转铁蛋白受体、胰岛素受体、脂蛋白受体和 ATP 家族外排转运体如 P-gp 和 MRP 蛋白。④星形胶质细胞、周皮细胞、血管周围的巨噬细胞和神经元参与了协同诱导血脑屏障的功能。⑤缺乏淋巴引流和主要组织相容复合物抗原，限制免疫细胞的进入。所有这些特征使得血脑屏障成为物理屏障、转运体屏障、酶代谢屏障和免疫屏障的集合[10]。

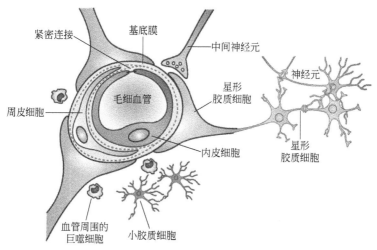

图 14-4　血脑屏障的结构示意图[10]

14.1.1.2　候选药物成药的共性药学制约因素

除了人体的生理屏障以外，制约候选药物成药的因素还包括一些共性的药学性质，如溶解度、油水分配系数和稳定性等。对于口服途径给药的药物而言，Lipinski 总结了"类药五原则"，即分子量≤500，油水分配系数 $ClgP \leqslant 5$，氢键供体数目≤5，氢键受体数目≤10。如果候选药物的药学性质不满足以上条件，一般而言其口服吸收效果较差[11]。

无论以何种途径给药，药物必须要能够溶解在体液中成为化合物分子形式才有可能被机体吸收并产生治疗效果，因而药物具有一定的水溶性是必要条件。溶解度差的化合物一般表现为不完全或不稳定的吸收，在预期的剂量时产生极微弱的药效作用。增加水溶性可以通过制备成溶解度更好的母体化合物的衍生物来达到，也可以通过化学复合物或降低药物颗粒的尺度来达到。

油水分配系数是指药物分子在亲脂性介质和亲水性介质中的分配比例，代表药物穿透生物多相系统的能力。为了产生药理学作用，药物分子往往需要穿过由脂质和蛋白质等组成的磷脂双分子生物膜；而这道生物膜就像是一道亲脂性的屏障，药物分子穿透这层屏障的能力，部分地取决于药物分子的油水分配系数。

候选药物的稳定性也是制约成药的一个重要因素。药物的化学结构有许多不稳定的形式，不同的药物分子含有的活性化学基团具有不同的化学不稳定趋向。大多数经常发生结构破坏的化学过程是水解和氧化[12]。

14.1.2　药物剂型的理性化设计和选择决策

药物剂型（drug dosage form）是药物递送的载体，其作用是将药物通过不同的途径输送到人体内发挥治疗效果。在创新药物的研发中，应该根据药物本身的理化性质及临床用药的具体要求来对药物剂型进行理性化设计。其主要目的是：①保证药物能迅速到达作用部位，保持药物的有效浓度；②避免或减少药物在体内转运过程中的破坏；③减少药物的刺激性与毒副作用；④药物能溶于浸没生物膜的体液；⑤保证体外溶出或释放与体内吸收相关；⑥考虑吸收部位与特点。药物剂型的理性化设计是决定药品的安全性、有效性、可控性、稳定性和顺应性的重要环节。如果药物剂型、制剂处方及工艺设计不合理，则会对药品的质量、疗效及安全性产生影响。近年来，随着新型药物制剂技术和药物递送系统研究的不断深入，创新药物剂型的理性化设计和选择决策也日趋重要。

不同的疾病类型有着不同的特点，对药物的起效部位和吸收快慢有着不同的要求，因而需要不同给药途径的制剂。适宜的药物剂型在不影响药物疗效发挥的基础上，还能减少药物的毒副作用，兼具方便用药的特点。不同的药物制剂，通过不同的给药途径进入人体，药物所面临的生理环境不同，其吸收及药效也会有很大的差异。因此，应该根据药物开发的目标确定具体的给药途径并设计适宜的剂型。

（1）口服给药途径

口服给药是最常用的给药途径，被认为是最简单方便、最经济实惠和最安全的给药方式。口服给药后，药物一般通过胃肠道吸收后进入肝脏，在肝脏内经历首过代谢后再由血液循环分布至全身。设计口服剂型时，一般有以下五点要求：①制剂在胃肠道内能够良好地崩解和分散，药物在胃肠道内的吸收良好；②避免或减轻对胃肠道的刺激作用；③克服或避免药物的首过效应；④具有容易让人接受的外部特征，如芳香气味、适宜吞咽的大小和可口的味觉等；⑤适于特殊人群的用药需求，如老年人和儿童等吞咽困难的患者，应采用液体口服制剂或易于吞咽的小体积固体制剂。

（2）注射给药途径

注射给药途径一般有静脉注射、皮下注射、肌内注射和腹腔注射等。一般情况下，药物可在注射后迅速进入体循环而发挥疗效，其特点是起效快，生物利用度高。注射给药的缺点是成本高；给药过程中会引起疼痛感因而患者的顺应性较差，尤其是对于需要长期给药的患者；注射给药后药物快速达到血药浓度峰值，可能会造成毒副反应；此外，药物注射后可以直接进入组织或血液，导致用药的不安全因素增加。所以，只有在急救或需要快速起效以及无法采用其他方式给药的情况下才会选择注射给药途径。

（3）透皮给药途径

透皮给药制剂要求与皮肤有良好的亲和性、伸展性和黏附性，在用药期间不会因为皮肤的收缩以及衣服的摩擦而脱落，同时又不能有明显的皮肤刺激性，不影响人体汗腺和皮脂腺的正常分泌功能。为了提高药物的透皮吸收量，在制剂的处方中一般都含有透皮渗透促进剂。

（4）肺吸入给药途径

肺吸入途径能够将药物直接运送至肺部发挥局部或全身作用，是治疗呼吸系统疾病最理想的给药途径。肺吸入制剂的要求较特殊，药物制剂需要具有适宜的空气动力学直径（0.5～5μm）才能够沉降在呼吸道细支气管和肺泡处。此外，肺吸入制剂需要独特的肺部给药装置，要求给药装置的喷出量中至少有80％为可吸入的微粒，并且能够到达治疗部位。

（5）黏膜给药途径

眼、鼻腔、口腔、阴道和直肠等黏膜部位常作为局部给药的用药部位。黏膜给药的特点有：①由于用药面积小，药物制剂的体积及剂量不宜过大；②不适宜长期用药，且药物制剂不能有刺激性，不能损伤黏膜的正常生理功能；③一些黏膜组织的细胞间隙大，药物代谢酶少，还可以避过肝脏的首过代谢，因此也可作为全身用药的给药途径。

14.2　不同给药途径的创新药物剂型

14.2.1　口服制剂

14.2.1.1　口服制剂进展

对于大多数药物而言，口服是最好的给药途径，可以提高病人的顺应性，且经济、安全。但是，许多有前景的化合物因水溶性差而导致生物利用度不佳，生物利用度低是药理活性物质不能成为药物的主要原因。目前，随着药学领域中新技术和新材料的发展，难溶性药物可通过自乳化给药系统和固体脂质纳米粒、脂质体、纳米晶等纳米粒形式进行口服给药，提高药物的溶出速率，从而使难溶性药物通过口服给药也可获得较好的吸收和生物利用度。本节着重介绍以下纳米载体在口服给药系统（oral drug delivery system）中的应用。

（1）脂质纳米制剂

① 脂质体（liposome）。脂质体指将药物包封于类脂质双分子层内而形成的微型囊泡，作为常见的递药载体可以装载各类亲水性和疏水性药物分子。脂质体作为载体可以达到提高稳定性，增强靶向性，延缓释放和提高疗效等作用。据报道，脂质体可以增加咪达唑仑的口服吸收，其制剂组分为氢化卵磷脂、胆固醇、二棕榈酰磷脂酸、咪达唑仑（摩尔比为1∶1∶0.1∶0.5）。在禁食家兔的体内药动学研究表明，咪达唑仑脂质体的口服生物利用度比溶液制剂增加了3.6倍[13]。

② 自乳化制剂（self-emulsifying drug delivery system）。近年来，自乳化递药系统因其可以改善难溶性药物在传统脂质制剂中的载药量与稳定性问题而受到更多的关注。自乳化递药系统是在没有水相存在的情况下，由药物、油相、表面活性剂和助表面活性剂形成的口服固体或液体制剂，一般粒径小于300nm。当其服用后，在胃肠道内由水稀释形成水包油乳剂或纳米乳。这种自乳化递药系统可以通过不同机制增加难溶性药物的口服生物利用度，使药物在进入胃肠道时为溶解或预溶解状态，因此避免了溶解限速步骤；产生极大的表面积，进而促进脂质消化与增溶胶束的形成，使得包含在内的药物分子更快的吸收；通过制剂中的

磷脂来抑制 P-gp 转运蛋白的外排和细胞色素 P450 的代谢。过去十年中,自乳化递药系统被广泛用于难溶性药物的临床治疗中,现已上市的产品有环孢素软胶囊剂、HIV 蛋白酶抑制剂利托那韦和沙奎那韦以及抗精神病药氨磺必利。

③ 固体脂质纳米粒。固体脂质纳米粒指以生物相容性好的高熔点脂质为骨架材料制成的纳米粒。固体脂质纳米粒在室温与体温状态下均为固态,其具有以下特性:保护药物分子不被降解,不同种类和数量的脂质可以控制药物的释放速率以及良好的生物相容性。目前有多种药物正在进行临床前研究,例如:TrabiOral™、Rifamsolin™、Ocusolin™、Vansolin™ 和 Zysolin™。固体脂质纳米粒的成熟药物开发主要集中于难溶性药物,蛋白和多肽类药物仍处于早期研发阶段[14]。

④ 脂质胶束(micelle)。脂质胶束载体是由两亲性磷脂分子在水相中自组装形成的,将难溶性药物装载于疏水核心中的载体。该药物载体有较好的生物相容性和低毒性。据报道,DSPE-PEG 具有良好的空间稳定性,与蛋黄卵磷脂可以制备出难溶性药物的新型给药载体。载地西泮的脂质胶束的粒径由 PEG 链长和卵磷脂含量决定,其溶解度随着 PEG 链长的增加而减少,随着卵磷脂含量的增加而增加。增加脂质胶束的稳定性进而提高药物的溶解度能够显著提高难溶性药物的口服生物利用度[14,15]。

(2) 聚合物纳米载体

聚合物纳米载体(polymer-based nanocarrier)包括聚合物胶束和聚合物纳米粒,已被广泛应用于各类药物递送系统中。聚合物胶束是两亲性大分子在水相中自组装形成的纳米载体,可控释药物,提高难溶性药物的稳定性,抑制其在胃肠道内的分解沉淀。生物可降解性聚合物纳米粒(粒径为 10~1000nm)可由各种天然或合成的生物相容性好的聚合物材料形成。聚合物纳米粒因制备方法简易、具有良好的物化性质、易于表面修饰、稳定性好等优点被广泛用于药物递送系统。对于口服给药而言,聚合物纳米粒可通过以下机制促进药物吸收:①保护药物不在胃肠道内被降解;②增加黏膜的黏附性从而延长在胃肠道内的滞留时间;③增加纳米粒的渗透性;④促进纳米粒的内吞转运。聚合物纳米粒促进口服药物递送被广泛用于药物开发之中[16]。

(3) 纳米晶/纳米混悬剂

纳米晶(namocrystal)是指通过从药物溶液中析出沉淀和破碎技术减小药物结晶的方式制备而成的纳米级别的纯药物结晶。纳米混悬剂系采用少量表面活性剂稳定纯药物纳米晶所形成的一种亚微米胶体分散体系,液体分散体系可为水相和非水相(例如液态 PEG 和油相)。纳米混悬剂可使不溶于水相和油相的化合物形成制剂,并且通过赋形剂可降低药物的毒性。

(4) 树状高分子聚合物

树状高分子聚合物是一类具有精确的分子结构及尺度的几何对称性的树形大分子。树状高分子功能性结构可以通过静电作用与带电荷的极性有机分子作用,使其疏水内部通过相互作用装载不带电荷的非极性分子。聚合物外部可根据药物递送系统中所需功能修饰基团,使之在特定 pH 条件下释放、被特定酶水解或靶向于受体分子。树状高分子如聚谷氨酸聚苯丙氨酸共聚物,可自组装形成胶束递送药物,临床研究多使用两亲性二嵌段共聚物形成紫杉醇胶束治疗非小细胞肺癌、晚期胰腺癌等。

14.2.1.2 口服高生物利用度制剂

生物利用度是指药物经血管外途径给药后吸收进入全身血液循环的相对量。据统计,上市药品中有超过 40% 为难溶性药物,《美国药典》中记录的有超过 30% 的药物为难溶性药物。生物药剂学中 BCS 分类将药物分为四类:Ⅰ类:高溶解性-高渗透性药物;Ⅱ类:低溶解性-高渗透性药物；Ⅲ类：高溶解性-低渗透性药物；Ⅳ类：低溶解性-低渗透性药物。本文主要介绍通过制剂手段提高Ⅱ类药物（低溶解性-高渗透性药物）的生物利用度。

（1）环糊精包合物

环糊精是由多个D-葡萄糖单元通过1,4-糖苷键连接起来的环状分子，具有圆筒状疏水性内腔和亲水性外沿，分为α、β和γ三种类型。它的空腔可以包载许多无机、有机或生物分子形成超分子配合物。研究人员将熊去氧胆酸与淀粉和微晶纤维素包载于2-羟丙基-β-环糊精中并制备为片剂，其溶解度及溶解速率均比上市产品Ursacol®高，并且在人体内的生物利用度显著提高。环糊精也常与其他载体如聚合物、表面活性剂、磷脂等辅料一起用于提高难溶性药物的生物利用度。例如：将2-羟丙基-β-环糊精与三种水不溶性药物（脱氢异雄酮、地塞米松和视黄酮）共同装载于脂质体中，脂质体与环糊精共同作用使得药物的水溶性增加，靶向性提高。市场上的环糊精包合物（cyclodextrin inclusion）产品逐渐增多，环糊精包合物广泛用于提高难溶性药物的口服生物利用度[17]。

（2）纳米混悬剂

纳米混悬剂通过减小纳米粒粒径，可增加药物表面积和饱和溶解度，从而提高药物的生物利用度。纳米混悬剂克服了传统纳米给药系统载药量低、载体副作用高的缺点。将萘普生纳米混悬剂通过滚压机破碎，使之粒径从 $20\sim30\mu m$ 减小至270nm，不仅口服后胃肠道刺激减少，而且吸收速率提高了约4倍。阿托伐醌可以有效治疗HIV和利什曼病，是一种水溶性差、吸收差的药物。阿托伐醌纳米混悬剂在经过胃肠道时可黏附于小肠上皮细胞，从而延长药物的吸收时间，提高生物利用度[17,18]。

14.2.1.3 口服缓控释制剂

口服缓控释制剂（sustained and controlled release preparation）开发周期短，投入少，经济风险低，且因产品技术附加值高等优点而被制药工业看好。其剂型有亲水性凝胶骨架片、微孔膜包衣片、膜控释微丸和渗透泵等。本节将介绍几种近年来报道的创新缓控释制剂：胃漂浮型给药系统，胃膨胀型给药系统和药物-离子交换型给药系统。

（1）胃漂浮型给药系统

该类制剂在口服后，因密度小可在胃内保持漂浮状态，降低或消除胃排空影响，延长药物在胃内的滞留时间并控制药物以特定速率释放，直至活性药物释放完全后从胃内排空，可较好地控制药物血药浓度的波动。该剂型可使更多的药物以溶解状态到达吸收部位，不仅提高了药物的生物利用度，而且延长了其作用时间。

（2）胃膨胀型给药系统

胃通常会在3h内自然清空其内容物。胃膨胀型给药系统口服后，体积膨胀可阻止其从胃幽门排空，以达到在胃里持续释放药物的效果。等到药物完全释放后体积缩小，又可顺利排入肠道。膨胀型给药系统的设计一般会将药物呈折叠或卷曲状，装入胃溶性胶囊等载体方便病人吞食，口服后遇胃液胶囊溶解，缓释材料膨胀展开，进而在胃内缓慢释放活性药物分子，延缓药物作用时间。近期，有科学家研发出一种pH敏感型聚合物凝胶药物制剂，包含聚丙烯酰基-6-氨基己酸和甲基丙烯酸-丙烯酸乙酯共聚物，该聚合物凝胶可在胃中伸展成直径3cm以上的环，缓慢释放药物，在小肠接近中性的环境又可溶解排出体内。

（3）药物-离子交换型给药系统

离子交换系统是由水不溶性交联聚合物组成的树脂，含有成盐基团，药物通过离子键结合于树脂上，带适当电荷的离子通过交换可将药物缓慢游离释放出来，达到缓控释的效果。

2013 年 4 月 3 日，FDA 批准 Tris Pharma 公司的缓释口服混悬液马来酸罗托沙敏缓释剂（Karbinal ER）用于 2 岁及以上儿童的季节性和常年性过敏性鼻炎的治疗。2015 年 4 月 30 日，FDA 宣布批准一种口服缓释混悬液 CCP-01（商品名 Tuzistra XR）用于治疗感冒咳嗽，Tuzistra XR 含扑尔敏和可待因，12h 服用一次，可缓慢释放药物活性成分。2015 年 12 月，辉瑞公司采用 Tris Pharma 缓释咀嚼技术 Chewable XR 开发的一种中枢神经系统兴奋剂盐酸哌甲酯口服缓释混悬液——QuilliChew ER 获 FDA 批准用于治疗注意力缺陷多动障碍。Tris 公司的制剂 Liquid XR™、Chewable XR™、ODTXR™等核心技术是以药物-离子交换树脂聚合物为基础的缓释技术，可以控制药物在胃肠道内释放长达 24h。

14.2.1.4　代表性案例

【案例 14-1】西罗莫司纳米晶片剂

【处方】1mg 西罗莫司　　　　　乳糖　　　　　　　　PEG8000

　　　　蔗糖　　　　　　　　　硫酸钙　　　　　　　微晶纤维素

　　　　泊洛沙姆 188　　　　　PEG20000　　　　　　巴西棕榈酸等辅料

【制备】利用湿磨技术将西罗莫司原料药分散成纳米晶体，同时加入各种稳定剂，使其均匀地分散在通过湿磨所形成的纳米晶体周围，阻止纳米粒子聚集。

【适应证】淋巴管平滑肌增生症。

【注解】该剂型解决了西罗莫司溶解性差、口服生物利用度低的问题，而且其吸收不受食物的影响。

【案例 14-2】马来酸罗托沙敏缓释剂

【处方】马来酸罗托沙敏　　　　无水柠檬酸　　　　　吐温 80

　　　　聚乙酸乙烯酯　　　　　蔗糖　　　　　　　　聚维酮

　　　　焦亚硫酸钠　　　　　　甘油乙酸酯等辅料

【适应证】2 岁及以上儿童的季节性和常年性过敏性鼻炎。

【注解】2013 年 4 月 3 日，美国 FDA 批准上市，Karbinal ER 是 4mg/5mL 的缓释口服混悬液，每 12h 服用一次，对于上百万对第二代抗组胺药无应答和第一代抗组胺药给药方案效果不理想的过敏患者是一个有吸引力的治疗选择。

【案例 14-3】缓释哌甲酯咀嚼片

【处方】盐酸哌甲酯　　　　　　甜味剂　　　　　　　聚乙酸乙烯酯

　　　　聚维酮　　　　　　　　二氧化硅　　　　　　聚苯乙烯

　　　　甘露醇　　　　　　　　硬脂酸镁等辅料

【适应证】多动症。

【注解】2015 年 12 月 8 日，美国 FDA 批准辉瑞公司缓释哌甲酯的咀嚼片以商品名 QuilliChew ER 销售，哌甲酯是一种兴奋剂，已经批准有许多不同的制剂配方。该药每天早晨服用一次，不推荐超过 60mg/d。片剂中 30% 内容物速释，70% 内容物缓释。

14.2.2　注射制剂

14.2.2.1　注射剂进展

随着医药工业的发展，药品的种类越来越多。在各种药物剂型中，注射剂（injection）以其特有的优点如起效迅速、适用于不宜口服的药物、可以产生局部定位作用等得到广泛应用。许多新型制剂应运而生，如聚合物胶束、纳米乳、纳米粒和脂质体等混悬型微粒分散制剂，以及长效皮下制剂如微球、原位凝胶等。基于新型注射剂的研发与应用，为药物的稳定性、高效、速效、长效和靶向性等功效提供了可靠的保证。

14.2.2.2 新型静脉给药注射剂

（1）聚合物胶束

聚合物胶束系由两亲性嵌段共聚物在水中自组装形成的一种热力学稳定的胶体溶液。共聚物的疏水段形成胶束的疏水核心，而共聚物的亲水段则形成胶束的亲水外层。除可增溶药物外，聚合物胶束作为给药系统，具有可提高药物的稳定性、延缓释放、提高药效、降低毒性和具有靶向性等优势。近年来，对嵌段共聚物的研究主要集中在普朗尼克类、聚乙二醇化聚乳酸、聚己内酯、脂质、聚乳酸-羟基乙酸共聚物（PLGA）和聚氨基酸等。基于肿瘤的渗透和滞留增强效应（enhanced permeation and retention effect，EPR 效应），聚合物胶束的纳米级粒径与长循环作用均有助于其被动靶向至肿瘤组织。另外，可通过对聚合物胶束进行配体（叶酸、半乳糖、RNA、转铁蛋白等）修饰提高其肿瘤主动靶向性。由特殊的聚合物片段组成的刺激响应性胶束也引起研究者的广泛关注，这些片段受到内在（低 pH 值、氧化还原电位、炎症和各种过表达酶导致的温度升高）或外在（温度、光、磁场、超声）刺激可导致聚合物胶束的分解、去稳定、异构化、聚合等，从而引起药物释放。

（2）纳米乳

纳米乳（nanoemulsion）是由油、水、乳化剂和助乳化剂组成的，具各向同性、外观澄清的热力学稳定体系。其乳滴大多为大小均匀的球形，粒径小于 100nm，外观透明或半透明。为促进曲率半径很小的乳滴形成，处方中除加入乳化剂外还需加入助乳化剂。纳米乳从结构上可分为水包油型、油包水型及双连续型。药物可载于外相，也可载于内相。目前已有少数制剂纳米乳（表 14-2）上市[19]。纳米乳通过改变药物在体内的分布和药动学特性，可使药物在循环中的滞留时间延长以及在肿瘤部位的分布增加。近年来更是出现了阳离子表面纳米乳、表面 PEG 化的纳米乳、表面 PEG 化且含有靶头（肽、抗体）的纳米乳等。

表 14-2　市售纳米乳

药物	市售名称	适应证	生产商、上市时间及地点
前列地尔	Liple®	血管舒张 血小板抑制剂	Mitsubishi Tanabe Pharma 1979 年在日本上市
依托咪酯	Etomidat-Lipuro®	全身麻醉诱导	Braun Melsungen 1986 年在欧洲上市
地塞米松棕榈酸酯	Limethasone®	类风湿性关节炎	Mitsubishi Tanabe Pharma 1988 年在日本上市
丙泊酚	Diprivan®	麻醉剂	Astra Zeneca 1989 年在美国上市
地西泮	Diazemuls®	持续癫痫	Dumex 1990 年在欧洲上市
氟比洛芬酯	Lipfen®	手术疼痛及癌症镇痛	Green Cross 1992 年在日本上市
丙泊酚微乳	Aquafol®	麻醉剂	Daewon 2007 年在韩国上市
丁酸氯维地平	Cleviprex®	高血压	The Medicines Company 2008 年在美国上市

（3）纳米粒

纳米粒的粒径在 10～100nm 范围，药物可以溶解、包裹于高分子材料中形成载体纳米粒。纳米粒可分为骨架实体型的纳米球和膜壳药库型的纳米囊。如果粒径在 $100\sim1000nm$ 范围，称为亚微粒。药物制成纳米粒或亚微粒后，可隐藏药物的理化特性，其体内过程依赖于载体的理化特性，具有特殊的医疗价值。纳米粒被用于各种药物的递送，如用于治疗癌症、炎症、传染病和心血管疾病。2005 年，白蛋白结合型紫杉醇（Abraxane®）获准用于治疗转移性乳腺癌。2007 年，菲律宾 FDA 批准 Epeius 生物技术公司的突变细胞周期控制基因纳米粒注射剂（Rexin-G®）上市，它是首个载基因的纳米粒药物，可治疗各种顽固癌症，目前此药已被美国 FDA 批准为治疗胰腺癌的罕用药。此外，还有 2008 年在印度上市的 Dabur Pharma 公司的紫杉醇纳米制剂（Nanoxel®），2009 年在美国上市的 AMAG 制药公司的超顺磁氧化铁纳米粒静脉注射剂（Feraheme®）等。

（4）脂质体

脂质体是两亲分子分散于水中时，分子的疏水尾部倾向于聚集在一起，避开水相，而亲水头部暴露于水相，形成的具有双分子层结构的封闭囊泡。药物可载入脂质体囊泡中，也可载入脂质双分子层之间，具有广泛的应用前景。与普通脂质体相比，靶向脂质体可特异性靶向肿瘤组织，提高药物疗效，降低药物毒性。近年来已报道的靶向脂质体主要包括：①长循环脂质体。脂质体表面通过神经苷脂、聚乙烯吡咯酮或聚乙二醇等修饰，避免巨噬细胞的迅速清除，提高体循环作用时间。②膜融合脂质体。将脂质体与特定病毒融合，这些病毒包括人免疫缺陷病毒 1 型、流感病毒和仙台病毒等，可以快速、高效地介导基因进入宿主细胞。③热敏脂质体。以热敏脂质体为载体包埋化疗药物，可以提高靶向性、降低全身毒性。④免疫脂质体。分为抗体介导的免疫脂质体和受体介导的免疫脂质体两大类，主要应用于化疗药物的载体、基因治疗的载体和疫苗载体等。⑤磁性脂质体。主要材料是纳米级的四氧化三铁或三氧化二铁等。此外，还有很多种修饰脂质体，例如 pH 敏感脂质体、隐形脂质体、光敏脂质体和柔性脂质体等。目前已有多个脂质体注射剂获批上市（表 14-3），还有更多的脂质体药物正处于临床研究阶段，如：EndoTAG1-1、MPB-426、MCC-465 等。

表 14-3　上市脂质体药物

脂质体药物	市售名称	适应证	生产商、上市时间及地点
两性霉素 B	AmBisome®	真菌感染	NexStar Pharmaceuticals 1990 年在欧洲上市
阿霉素长循环脂质体	Doxil®	各种癌症	Ortho Biotech；Zeneus Pharm 1995 年在美国上市
柔红霉素脂质体	Dauno Xome®	多种癌症	Gilead 1996 年在美国上市
阿糖胞苷脂质体	Depocyt®	脑膜淋巴瘤	Enzon 1999 年在美国上市
维替泊芬脂质体	Visudyne®	湿型年龄相关黄斑变性	Novarits 1999 年在瑞士上市
多柔比星脂质体	Myocet®	卵巢癌	Elan 2001 年在欧洲上市
阿霉素脂质体	Lipo-Dox	实体瘤	台湾微脂体 2001 年在中国台湾上市
紫杉醇脂质体	力朴素®	卵巢癌	南京绿叶思科药业 2004 年在中国上市
阿霉素长循环脂质体	里葆多®	各种癌症	复旦张江生物医药 2009 年在中国上市

脂质体药物	市售名称	适应证	生产商、上市时间及地点
硫酸长春新碱脂质体	Marqibo®	霍奇金淋巴瘤 白血病	Talon 2012 年在美国上市
伊立替康脂质体	Onivyde®	转移性胰腺癌	Merrimack Pharmaceuticals 2015 年在美国上市

14.2.2.3 长效皮下注射剂

长效皮下注射剂是指通过局部注射途径给药，并具有缓控释作用的注射剂。一般情况下，经口服后活性易在胃肠道内被破坏或生物利用度低，且需长期使用的药物，适宜制成长效皮下注射剂。长效皮下注射剂可保持药物的药理活性，提高药物的生物利用度；对于长期使用的药物减少给药次数；可致血药浓度平稳，避免了峰谷现象，使药物不良反应减少。

（1）长效混悬剂

注射用非水性溶液或混悬剂系将药物置于油溶性溶剂中，制成可注射的非水性溶液或混悬液。由美国普强制药公司研制的月用避孕针复方甲羟孕酮，已于 2000 年 10 月获准上市，为混悬型注射剂。

（2）长效脂质体

长效注射脂质体制剂可通过皮下或肌内注射途径给药，注射后脂质体滞留在注射部位或被注射部位的毛细血管所摄取，并随着脂质体的逐步降解，释放出药物。目前已上市的长效脂质体有美国 Endo 药物公司的硫酸吗啡、英国斯凯制药公司的阿糖胞苷等。

（3）长效微球

微球系将药物溶解或分散于由高分子材料制成的基质骨架型的球形或类球形实体。微球的粒径范围在 1～250μm 之间，注射用微球的特点之一是它可以混悬在水性介质之中通过小号的针头经皮注射，不需要麻醉。近年来，长效缓释注射微球受到广泛的关注，由于注射微球可缓释 1～3 个月不等，打破了注射剂速效的观念。注射微球适合于剂量小，毒性小，疗效确切的蛋白多肽类药物。近年来，蛋白和多肽类药物的长效注射微球制剂的研究十分活跃，有多个产品上市。人工合成促性腺素释放激素类似物的生物可降解给药系统的开发取得了极大的成功。第一个上市的药物是曲普瑞林微球注射剂（Decapepty®），该制剂采用 PLGA 共聚物为骨架材料，包载曲普瑞林而成，每次注射（含药 3.75mg）可在体内缓释 30 日。此后上市的蛋白和多肽类产品还有乙酸亮丙瑞林（Lupron Depot®）、戈舍瑞林（Zoladex Depot®）等[20]。

（4）长效原位凝胶

原位凝胶不同于传统的亲水凝胶，是高分子材料以溶液或半固体状态给药后在用药部位对外界刺激如温度、离子强度、pH、光和特异性化学物质等发生响应，发生分散或构象的可逆转化从而形成的半固体或液体制剂。它具有亲水性三维网络结构及良好的组织相容性，同时，独特的溶液到凝胶的转变性质使其兼有制备简单、使用方便、与用药部位特别是黏膜组织亲和力强、顺应性好、滞留时间长以及良好的控制释药性能等诸多优点。某些原位凝胶系统可利用细注射针管给药，可实现精确定位给药，特别适用于局部给药。目前上市的原位凝胶制剂有丹麦 Dumex-Alpharm A/S 公司的用于治疗牙周病的 Elyzol®，法国博福益普生工业公司的用于治疗肢端肥大症、促甲状腺瘤和神经内分泌瘤的 Somatulin Autogel® 等[21]。

14.2.2.4　代表性案例

【案例 14-4】白蛋白结合型紫杉醇注射剂（Abraxane®）

【处方】紫杉醇　100mg　　　　　　　人血白蛋白　900mg

【制备】白蛋白结合纳米粒技术制备（nab-technology™）。

【适应证】转移性乳腺癌、非小细胞肺癌、晚期胰腺癌。

【注解】2005 年白蛋白结合型紫杉醇纳米粒在美国上市，生产商是 Celgene 公司，获准用于治疗联合治疗失败后的转移性乳腺癌。该纳米粒运用白蛋白结合纳米粒技术制备（nab-technology™），使紫杉醇与人血白蛋白结合，平均粒径 130nm。白蛋白结合型紫杉醇利用白蛋白天然独特的转运机制，经血管内皮细胞表面的糖蛋白 gp60 介导药物跨膜转运和经肿瘤间质中的富含半胱氨酸的酸性分泌蛋白介导的药物聚集，使其具有明显的药代动力学优势。2012 年 10 月，Celgene 公司宣布美国食品药品监督管理局已经批准 Abraxane® 与卡铂联合，用于无法手术根治或放疗的晚期或转移性非小细胞肺癌患者的一线治疗。Ⅲ 期临床试验结果显示，与普通紫杉醇＋卡铂治疗相比，Abraxane® 组患者的总缓解率为 33％，高于紫杉醇组的 25％。2013 年 9 月，FDA 批准 Abraxane® 联合吉西他滨用于转移性胰腺癌的一线治疗。与单用吉西他滨治疗的患者相比，使用 Abraxane® 联合吉西他滨治疗的患者生存期和无进展生存期延长了近 2 个月。

【案例 14-5】伊立替康脂质体

【处方】伊立替康 43mg　　　　　　DSPC 68.1mg　　　　　　胆固醇 22.2mg
　　　　MPEG-2000-DSPE 1.2mg　　HEPES 40.5mg　　　　　　氯化钠 84.2mg

【适应证】与氟二氧嘧啶及甲酰四氢叶酸合并用于治疗以吉西他滨为基础化疗药物治疗过的转移性胰腺癌患者。

【注解】2015 年美国 FDA 批准上市。伊立替康脂质体是一种单层的脂质双分子层囊泡，粒径大约为 110nm，内部为包含伊立替康药物的水相。

【案例 14-6】帕瑞肽长效注射剂

【处方】微球粉末：双羟萘酸帕瑞肽 27.42mg
　　　　PLGA ［(50～60):(40～50)］26.29mg
　　　　PLGA（50:50）26.29mg
　　　　稀释液：甘露醇 90mg　　　　　羧甲基纤维素钠 14mg
　　　　泊洛沙姆 188.4mg　　　　　　加水至 2mL

【适应证】肢端肥大症。

【注解】2014 年美国 FDA 批准上市。该制剂为臀部肌内注射，每 4 周注射一次。微球粉末与稀释液分开包装，注射前混匀。

14.2.3　透皮制剂

14.2.3.1　透皮制剂进展

透皮药物递送系统也称为"贴剂"，其剂型是为递送有效治疗量的药物穿过患者的皮肤。透皮药物递送系统是药物从皮肤表面穿过角质层到循环系统的非侵入性递送。透皮制剂（transdermal preparation）有许多优于常规制剂的优点，其能够实现稳态药物浓度，避免肝脏的首过代谢，提高患者的顺应性，减少胃肠道不良反应[22]。从 2000～2014 年，FDA 批准的透皮药物的数量在三个 5 年内保持相对稳定，共有 39 个批准：2000～2004 年 12 个，

2005~2009 年 15 个，2010~2014 年 12 个，平均每年批准 2.6 种新的透皮药物[23]。近些年来，有关透皮制剂的研究主要有贴片、微针和泡沫剂等。

（1）贴片

贴片（patch）的主要成分是衬垫（在存储期间保护贴片）、药物、黏合剂（将贴片的组分黏附在一起并将贴剂黏附到皮肤上）、控释膜（控制药物从储库和多层贴片中的释放）、聚合物骨架（保护贴片免受外部环境的影响）、渗透促进剂（增加药物的渗透率）、基质填料、稳定剂（抗氧化剂）和防腐剂等。透皮贴片要获得良好的疗效，必须要克服皮肤本身最大的障碍即角质层，其中渗透促进剂起着关键作用。到目前为止，已经证明超过 360 种化学物质可增强皮肤渗透性，包括氮酮、吡咯烷酮、脂肪酸和酯、醇和烷醇、二醇、脲、表面活性剂、萜烯和噁唑烷酮等[24]。

① 氮酮。氮酮是一种无色无臭、光滑、有油性但不油腻的高亲脂性材料，可与大多数有机溶剂（包括醇和丙二醇）互溶。它能增强多种药物（例如类固醇和抗生素）的皮肤转运并且在低浓度下效果更好，通常用量在 0.1%~5% 之间。

② 吡咯烷酮。相对其他渗透促进剂而言，吡咯烷酮不仅能促进亲水性药物的渗透，而且能促进亲脂性药物的渗透。常用的吡咯烷酮类促渗剂有 N-甲基-2-吡咯烷酮、2-吡咯烷酮以及 2-吡咯烷酮-5-羧酸。亲水性吡咯烷酮主要通过打开细胞旁路来增强渗透；而亲脂性吡咯烷酮衍生物能够渗入角质层的疏水性区域，并降低这些区域的屏障功能。使用浓度为 5% 的吡咯烷酮凝胶递送了丁子香酚聚合物时，2-吡咯烷酮提高了 3 倍的渗透率，N-甲基-2-吡咯烷酮提高了 1.5 倍的渗透率。

③ 脂肪酸和酯。脂肪酸及其酯可用作渗透促进剂。不饱和脂肪酸（如油酸）比饱和脂肪酸具有更显著的促渗作用。在氟比洛芬透过大鼠皮肤的试验中，使用不饱和脂肪酸使渗透率增加 6.5~17.5 倍，而使用饱和脂肪酸则未观察到渗透率有显著增加。

④ 噁唑烷酮。噁唑烷酮是一类新的化学试剂，其在化妆品和个人护理产品方面有巨大的潜力。噁唑烷酮能够将药物固定在皮肤层中，使全身渗透减弱。在结构上，这些渗透促进剂与存在于上皮肤层中的氨醇和神经酰胺脂质密切相关。近期，4-癸基噁唑烷-2-酮已被报道可递送许多活性成分如视黄酸、双氯芬酸钠透过皮肤层。

⑤ 表面活性剂。表面活性剂对皮肤的促渗透效应较弱。当表面活性剂的浓度增加到一定程度时，形成胶束，胶束将水溶性差的分子包裹并使其溶解，以这样的方式使药物通过细胞膜或者细胞间隙。常用的表面活性剂有脱水山梨醇单棕榈酸酯、脱水山梨糖醇三油酸酯、十六烷基三甲基、溴化铵和十二烷基硫酸钠等。

⑥ 环糊精。2-羟丙基-β-环糊精、甲基化-β-环糊精可以与亲脂性药物形成包合物增加其溶解度。此外，环糊精与脂肪酸和丙二醇组合使用的促渗透效果优于环糊精单独使用。

⑦ 萜烯和萜类化合物。萜烯存在于精油中，可用作药物、调味剂和香料。促渗透效果最好的是萜类氧化物，其次是含萜烯的酮，烃萜的促渗透效果最差。此外，分子量较小的萜烯比较大的促渗透能力更强。

（2）微针

微针（microneedle）是微米尺寸的针，用于把药物递送至皮肤。这些针的长度适中，既能够穿透角质层，又不会刺激位于真皮中的痛觉受体。微针具有许多优点：无痛，可减少感染，易于处置，能增加药物的透皮量。近年来微针的设计和开发取得了相当大的进展，已经制造出多种类型的微针，如硅微针、金属微针、陶瓷微针、可分离的箭头微针、涂层微针、水凝胶微针和溶解微针[25]。

① 硅微针。硅微针通常通过薄膜沉积、光刻和反应离子蚀刻技术制造。可以使用物理或化学气相技术进行薄膜沉积。在物理气相沉积中，薄膜由原子通过气相直接传输到基板形成。在化学气相沉积中，通过在基板表面上的化学反应形成膜。在光刻中，将光敏聚合物（光致抗蚀剂）暴露于紫外光以获得期望的图案。硅微针的优点是可以使用现有的微机电系统技术制造，缺点是硅会破裂，容易造成生物危害废物的产生。

② 金属微针。金属微针可以由不同的金属制成，包括不锈钢和钛。这些微针可以通过使用激光微加工、激光烧蚀或光化学蚀刻的方法来制造。金属微针具有足够的机械强度，可以渗透到皮肤中，但也存在产生危害废物的缺点。

③ 可分离的箭头微针。Chu 和 Prausnitz 引入了可分离的箭头微针，在钝轴上有微米尺寸的尖端。当插入到皮肤中时，包封药物的尖锐聚合物箭头与其金属轴分离并嵌入皮肤中，随后尖端里的药物溶解、释放并且渗透到皮肤中去。这些独特的微针结合了金属微针的优点并通过使用水溶性的金字塔形聚合物“箭头”来避免产生危害性的尖锐的废物。

④ 涂层微针。包含固体制剂的涂层微针可用于经皮递送疫苗。在制备固体微针之后，通常使用多种技术进行涂布。如 Chen 等提出的涂层技术，是使用气体喷射将涂层溶液均匀地喷在单个微针的表面上。卵清蛋白 DNA 疫苗和卵白蛋白疫苗就是用的这种涂层方法。

⑤ 水凝胶微针。从临床观点来看，首先用固体微针在皮肤上穿孔，然后再贴上贴片这种两步法比较麻烦。作为两步“戳和贴”方法的替代方案，Donnelly 等开发的水凝胶微针不含药物本身，在插入皮肤时占据皮肤间质液，然后在皮肤和连接的药物储存器之间形成连续导管。由于水凝胶微针递送的药物剂量不再局限于可以装载到针本身中的剂量，因而可以克服普通微针载药量少的缺点。

⑥ 溶解微针。溶解微针是基于“戳和释放”原理制造的，它们由多糖或其他聚合物制成，在应用时，其所包封的药物释放到皮肤上。溶解微针的优点是消除针的重复使用，也不产生生物危害废物，缺点是针可能没有足够的机械强度来刺穿皮肤，并且结合到微针中的药物剂量也是有限的。

（3）泡沫剂

泡沫剂（foam）是指含有一种或多种活性成分，通过启动阀门喷出，以气体为介质的含药液体和固体物质的细分散体，泡沫中气体的体积分数介于 0.5～0.9，气泡尺寸介于 0.1～3mm。泡沫制剂的显著优点是它很容易在大皮肤区域铺展，不会在皮肤上留下油腻并且不会在施用时赋予油腻的感觉。泡沫剂有多种类型，含水泡沫如亲水性乳液泡沫、亲脂性乳液泡沫、纳米乳液泡沫、水性泡沫、水性乙醇泡沫、强效溶剂泡沫、悬浮液泡沫、软膏泡沫和亲水软膏泡沫；无水泡沫包括油泡沫、亲水无水泡沫和糖泡沫。目前国外已上市的泡沫剂产品已经有很多，如含有 1% 乙酸氢化可的松和 1% 盐酸普莫卡因的 Epifoam® 是基于含水泡沫载体，它能缓解皮质类固醇反应性皮肤的炎性和瘙痒症状。Olux Foam 和 Luxiq Foam 分别含有 0.05% 丙酸氯倍他索和 0.12% 倍他米松戊酸酯，都是热不稳定的（温度敏感的）类固醇水乙醇泡沫（含有约 60% 乙醇）。Evoclin® 是另一种含有 1% 克林霉素的水性乙醇泡沫，其被用于治疗痤疮。此外，Olux-E（0.05% 丙酸氯倍他索）泡沫、Verdeso®（0.05% 地索奈德）泡沫和 Sorilux™（0.005% 卡泊三醇）泡沫均可用于治疗银屑病。

14.2.3.2 代表性案例

【案例 14-7】Finacea® 壬二酸泡沫

【处方】
壬二酸	苯甲酸	十六十八醇
二甲基异山梨醇	碳链三酰甘油	硬脂酸聚乙二醇 40
吐温 80	丙二醇	黄原胶
氢氧化钠	水	

【适应证】Finacea® 泡沫是一种局部处方药，用于治疗轻度至中度红斑痤疮的炎症性丘疹和脓疱。

【注解】制药巨头拜耳公司和以色列生物科技初创企业 Foamix 联手研制了 Finacea® 泡沫产品。在 2015 年 7 月 31 日，壬二酸泡沫获得了美国 FDA 的批准。此前，壬二酸乳膏（1995 年）和壬二酸凝胶（2002 年）也曾获得 FDA 的批准，但现在都以泡沫的形式存在。泡沫的局部治疗效果更好，因为泡沫可更快接触大面积皮肤，容易被皮肤吸收，不会产生残留物质，此外，由于采用了公认的安全温和成分，适用人群广。

【案例 14-8】Bisono® 比索洛尔贴片

【处方】
比索洛尔	聚异丁烯	肉豆蔻酸异丙酯	脂环族饱和烃

【适应证】轻度至中度高血压。

【注解】Bisono® 是由 Toa 和 Nitto Denko Corporation 公司共同开发的，在 2013 年 6 月 28 日获得营销批准。Bisono® 是个独特的贴片，将有助于治疗对于口服给药困难（包括吞咽困难）的高血压患者和改善药物依从性。

14.2.4 肺吸入制剂

肺吸入制剂（pulmonary inhalation）以其使用简便、起效快、生物利用度高、全身副作用小等优点而得到广泛关注和应用，上市品种也越来越多，如用于递送局部治疗慢性呼吸性疾病的药物[26]、抗生素、抗病毒药、抗肿瘤药，以及胃肠道易降解、发挥药效前易代谢的蛋白多肽类药物或基因药物等。肺部具有巨大的可供吸收的表面积和十分丰富的毛细血管，而且从肺泡表面到毛细血管的转运距离极短；因此，药物在肺部的吸收是非常迅速的。此外，患者的生理因素、药物的理化性质、制剂的处方组成和给药装置等也会影响药物在肺部的吸收。

14.2.4.1 肺吸入制剂进展

自从 1956 年上市第一个压力定量吸入气雾剂以来，吸入制剂已获得较好的认可和使用。目前，吸入制剂可分为四类：压力定量吸入气雾剂、雾化器、弥漫吸入器和干粉吸入剂。

（1）压力定量吸入气雾剂

压力定量吸入气雾剂是多剂量肺吸入制剂，一般由耐压容器、定量阀与驱动装置三部分组成。含药溶液、乳状液或混悬液与适宜的抛射剂共同封装于耐压容器中，患者按压驱动装置，药物溶解或分散在抛射剂中所形成的小液滴就会释放出来，抛射剂迅速挥发导致含有药物粒子的气雾剂随后被吸入肺中。但是，药物在口咽部大量沉积，以及药物与抛射剂接触时容易变形等缺点，使压力定量吸入气雾剂不符合蛋白多肽类药物肺部给药的要求，应用受到一定的限制。近年来，压力定量吸入气雾剂中融合了计量计数，以防止患者超出推荐使用次数，从而达到合适的治疗效果。

（2）雾化器

雾化器的近期发展集中于融入呼吸控制装置以提高给药的准确性，或是采用振动膜以形成具有最大浓度液滴的气溶胶，并缩短给药时间。与传统喷射雾化器平台相比，这些特点有助于提高患者的用药顺从性。

（3）弥漫吸入器

20 世纪 90 年代出现的弥漫吸入器，例如 Respimat®，与雾化器相似，用于递送液体制剂。与患者经过数分钟的潮式呼吸才能吸入足够的药物相比，弥漫吸入器可通过一次或少量的呼吸即可递送大量的气溶胶，故弥漫吸入器比气雾剂和干粉吸入剂更为便捷[26]。

（4）干粉吸入剂

自 1971 年 Spinhaler® 问世以来，干粉吸入剂（dry powder inhalation）由于无需推进剂，通过患者的吸气将乳糖颗粒荷载的药物粉末分散于肺部，且与液体制剂相比具有较好的化学稳定性，方便患者使用而获得广泛的关注。在过去 20 年内，干粉吸入剂已经历了三代的衍变发展，主要分为两类：被动或呼吸制动装置，以及主动装置。被动装置的分散力是借助患者的自主吸气，而主动装置采用独立的方式（压缩气体）使粉末流动。主动装置采用了主动吸入技术，并不借助呼吸气流，而是利用外加能量，加压缩空气或马达驱动的涡轮，或利用电压来分散和传递药物。由于借助了外力，这类主动吸入装置可实现与呼吸气流和频率无关的、准确定量的药物传递，重现性良好。干粉吸入剂主要有原辅料混粉、原始包装（胶囊、气泡或容器）以及递送装置三个组成部分。

大量的研究和开发致力于减少颗粒间的黏合力以提高干粉的分散性。目前，通过一系列措施如采用疏水性辅料来减少表面能，抑或是增加多孔性、改变颗粒的几何形状、使其发生皱褶，以实现干粉的良好分散。这些技术的发展，促使较少的呼吸频率即可实现喷射较高的药物剂量，并减少口咽沉积，从而保证治疗剂量的药物抵达肺部。微粉化技术的突出进步之处是可使用喷雾干燥法获取吸入尺寸大小范围内的颗粒。随着多孔微球的发展，液体制剂也可用于干粉吸入器，实现了干粉吸入剂的灵活多样性。尽管新一代的哮喘和慢性阻塞性肺病产品并没有使用多孔微球；但是，吸入抗生素产品借助多孔技术得到发展，其中 TOBI Podhaler® 干粉吸入器已进入市场。

（5）胰岛素吸入制剂进展

20 世纪 90 年代末，用于治疗糖尿病患者的胰岛素吸入技术的发展，促进了吸入装置和胰岛素吸入微粉的微粉化技术发展。Pfizer 公司上市首个胰岛素干粉吸入剂 Exubera®，该产品由 Inhale Therapeutics（随后改名为 Nektar Therapeutics）研究开发。Exubera® 吸入装置与早期的干粉吸入剂相比，最大的优势是具备压缩空气泵，可协助雾化过程[27]。尽管该产品因销售业绩不佳在上市一年后即撤出市场，但 Exubera® 仍是胰岛素吸入给药系统发展中的巨大进步。除了 Exubera® 产品，最近进入市场的胰岛素吸入粉剂有 Afrezza® 胰岛素。该产品是在酸性条件下将富马酰基二酮哌嗪加入胰岛素溶液中，与其自组装形成粒径为 2～3μm 的微囊，随后通过冷冻干燥形成胰岛素粉末，并装入单位暗盒中，通过 Afrezza® 吸入器进行给药。

14.2.4.2 代表性案例

【案例 14-9】Afrezza® 人胰岛素吸入粉雾剂

【处方】人胰岛素　　　　　　　富马酰基二酮哌嗪　　　　　　　　吐温 80

【制备】人胰岛素吸附在由富马酰基二酮哌嗪和吐温 80 组成的微粒载体中。

【适应证】本品为速效胰岛素，可用于提高成年糖尿病患者的血糖控制能力。

【注解】本品为单剂量暗盒型粉雾剂，富马酰基二酮哌嗪和吐温 80 制备的微粒作为药物载体。本品的局限性包括：1型糖尿病患者必须使用长效胰岛素；不建议糖尿病酮症酸中毒患者使用；不建议吸烟的糖尿病患者使用。

【案例 14-10】Ellipta® 芜地溴铵吸入粉雾剂

【处方】芜地溴铵 62.5μg　　硬脂酸镁 75μg　　乳糖一水合物加至 12.5mg

【适应证】本品为长效、每日给药一次的芜地溴铵吸入粉雾剂，可用于慢性阻塞性肺病（包括慢性支气管炎/肺气肿）患者的气流阻塞维持性治疗。

【注解】本品为铝箔泡罩条粉雾剂，每个泡罩中含有 62.5μg 的芜地溴铵。乳糖（含有乳蛋白）为填充剂。流速为 60L/min 的体外标准测定条件下，Ellipta® 的每个气泡在 4s 内可释放 55μg 的芜地溴铵。

【案例 14-11】Utibron® Neohaler® 茚达特罗吸入粉剂

【处方】茚达特罗 27.5μg　　甘洛溴铵 15.6μg　　乳糖一水合物 24.9mg
　　　　硬脂酸镁 0.03mg

【适应证】本品为长效 β_2-肾上腺素激动剂茚达特罗和抗胆碱能药甘洛溴铵组成的复方制剂，可用于慢性阻塞性肺病患者气流阻塞的长期或维持治疗。

【注解】本品为胶囊型吸入粉剂，含有 27.5μg 的茚达特罗和 15.6μg 的甘洛溴铵的吸入粉剂装入胶囊，并通过 Neohaler 装置给药。其中乳糖一水合物作为填充剂。本品的局限性是不适合用于急性支气管痉挛和哮喘的治疗。

【案例 14-12】Breo® Ellipta© 维兰特罗三苯乙酸盐吸入粉剂

【处方】单位泡罩 1：糠酸氟替卡松微粉 100μg　　乳糖一水合物 12.4mg
　　　　单位泡罩 2：维兰特罗三苯乙酸盐 40μg　　硬脂酸镁 125μg
　　　　乳糖一水合物 12.34mg

【适应证】本品是由糖皮质类激素糠酸氟替卡松和长效 β_2-肾上腺素激动剂组成的复方制剂，可用于慢性阻塞性肺病患者呼吸阻塞的维持治疗，并能减少病情恶化，其为长效制剂，每日给药一次；也可用于 18 岁以上哮喘患者的治疗，每日给药一次。

【注解】本品为铝箔泡罩条吸入粉剂，由两个泡罩条组成，其中一个泡罩条中单位泡罩中含有的白色混粉由糠酸氟替卡松微粉 100μg 和乳糖一水合物 12.4mg 组成，另一个泡罩条中单位泡罩含有的白色混粉由维兰特罗三苯乙酸盐 40μg（相当于 25μg 维兰特罗）、硬脂酸镁 125μg 和乳糖一水合物 12.34mg 组成。

14.2.5　黏膜给药制剂

14.2.5.1　眼用制剂

眼用制剂（ophthalmic preparation）又称为眼黏膜给药制剂（mucosal drug delivery preparation）。近几年，胶体制剂如纳米粒、纳米胶束、脂质体和微乳等被广泛开发用于克服眼黏膜屏障。新型递送策略如生物黏附性水凝胶、原位水凝胶等凝胶剂也被研究用于维持眼组织靶部位的药物水平[7]。

（1）眼用凝胶剂

增加溶液黏度是最常用的延长药物眼部滞留时间，从而提高角膜内扩散量的方法。在眼用凝胶剂中使用的主要是聚合物材料，根据聚合物材料种类的不同，眼用凝胶剂可以进一步分类。

① 生物黏附型水凝胶。即黏膜黏附型凝胶，用于眼部给药的主要是亲水性聚合物，包括纤维素衍生物（如 HPMC 或甲基纤维素）、聚丙烯酸衍生物（如卡波姆、聚维酮、聚乙烯

醇、透明质酸钠或海藻酸钠）。生物黏附性水凝胶可以提高药物的生物利用度，但会给患者带来视力模糊等不适，因此并不常用。

② 原位水凝胶。将溶液和凝胶的优点结合起来，以溶液形式滴加至眼部，在温度、离子浓度或 pH 改变时发生相转变，转变成凝胶。目前主要研究的有温度诱导凝胶、pH 诱导凝胶和离子诱导凝胶，并在体外试验中均表现出比药物水溶液更高的眼部生物利用度。

（2）胶体制剂

胶体制剂是一种将药物包裹于胶体粒子中同时保留液体形态的药物递送系统。在眼部给药领域，胶体制剂已经被广泛研究和应用。其优点主要有：可以实现药物在靶部位的缓控释，减少给药频率；可以克服血眼屏障及药物外排相关问题；这些载体可以避开或者解决药物分子（如蛋白质和肽）稳定性的相关问题。

① 脂质体。脂质体和类脂质体的两亲性结构使其可以包裹亲水性和亲脂性药物，类脂质体比脂质体具有更高的化学稳定性。脂质体和类脂质体均可以延长药物在眼部的作用时间，减少副作用及给药频率，提高患者的顺应性，在眼部给药方面具有广阔的应用前景。

② 微乳。与乳剂相比，微乳可以自乳化形成，需要更少的能量，粒径在 $10 \sim 150nm$，具有热力学稳定性、半衰期长、便宜且容易生产和灭菌等优点。目前，处于研究的主要有吡罗昔康亚微乳、环孢素 A 微乳、抗青光眼药多佐胺纳米乳等。

③ 纳米粒。纳米粒在眼部给药已经逐渐表现出其应用前景。目前，有研究报道的主要有倍他洛尔的聚己内酯纳米囊和环孢素 A 壳聚糖纳米粒等，这些纳米粒表现出提高眼部吸收、不被裂解酶降解、不影响黏蛋白黏度和减少给药次数等优点。纳米二氧化铈既可以作为药物，也可以作为给药系统，在直接治疗白内障和致盲性疾病方面具有良好的应用前景。

在过去的二十几年里，眼部给药制剂得到了大力发展。眼部给药系统的最终目的是延长药物在眼部的保留时间，提高生物利用度，降低全身副作用。此外，通过在制剂处方中加入渗透促进剂来提高药物在眼黏膜部位的渗透性也成为有效的手段。眼部给药系统的最新研究是结合不同的给药技术克服眼黏膜屏障[28]。

14.2.5.2　鼻用制剂

鼻腔作为一种可能的给药途径，跟口服和注射相比，具有如下优势：①快速、高效和有效性；②避免肝的首过效应；③药物从鼻腔直接递送到大脑[29]。最近几年，比较热门的鼻用制剂（nasal preparation）研究是用于高效递送具有挑战性的药物，如小分子极性物质、多肽、蛋白质和多糖，以及将药物从鼻腔直接递送到大脑[30]。最近的研究表明，给药系统如脂质体、微球和纳米粒等用于鼻腔给药具有良好的应用前景。这些给药系统组成包括主药、酶抑制剂、鼻吸收促进剂或/和黏附型聚合物，能够提高药物稳定性、膜穿透性和鼻腔保留时间。

（1）微球

作为最近几年发展起来的新剂型，微球已被广泛用于设计鼻腔给药处方，通常基于在鼻腔给药方面具有优势的黏附型聚合物如壳聚糖、海藻酸盐等。微球可以保护药物免受酶消化，缓解药物释放，延长作用效果。

（2）纳米粒

纳米粒微小的粒径可以提供多个优势，足够小的纳米粒还能通过细胞旁路途径穿透黏膜，纳米粒的尺度对于鼻腔给药十分重要。

（3）脂质体

脂质体给药系统具有多种优势，如对于亲水性和 pK_a 值很大范围内的药物分子都能实现较好的包封。脂质体主要用于增强多肽的鼻腔吸收,如胰岛素和降钙素,还能够增强多肽的鼻腔保留时间,保护多肽免受酶降解和黏膜破坏。

鼻腔给药使很多药物的递送成为可能,如开发安全有效的处方用于简单无痛长期治疗。鼻用制剂有希望取代某些药物的其他剂型,特别是用于易被多种酶降解的肽和蛋白质类药物,具有良好的应用前景。

14.2.5.3 口腔黏膜用制剂

很多药物(如多肽和蛋白质药物)经口腔黏膜吸收后,可避免在胃肠道中降解及肝脏的首过作用。随着药物制剂技术的发展,口腔黏膜吸收机制的深入研究及新技术新材料的应用,口腔黏膜给药系统得到了迅速发展,表14-4总结了近年来上市的口腔黏膜给药系统药物。口腔黏膜给药系统具有较高的载药量,良好的生物组织亲和性和黏附性,较好的顺应性,能在口腔内恒速地释放药物。

表 14-4 近年来上市的口腔黏膜给药系统药物

药物名	上市名称	适应证	生产商、上市时间及地点
盐酸纳洛酮	Suboxone®	戒毒瘾	Reckitt Benckiser 2002 年在英国上市
盐酸丁丙诺非	Subutex©	戒毒瘾	Reckitt Benckiser 2002 年在美国上市
睾酮	Striant®	成年男性内源性睾酮缺乏	Columbia Laboratories 2003 年在美国上市
三硝酸甘油酯	NitroMist®	急性心绞痛	Mist Pharmaceuticals 2006 年在美国上市
马来酸丙氯拉嗪	Buccastem M®	成年人偏头痛引起的恶心呕吐	Alliance Pharmaceuticals 2010 年在英国上市
阿塞那平马来酸盐	Sycrest®	精神分裂症和躁狂症	Lundbeck 2010 年在欧洲上市
盐酸咪达唑仑	Buccolam®	婴幼儿、儿童和青少年的长期急性惊厥发作	ViroPharma 2011 年在欧洲上市

(1)黏附性片剂

黏附性片剂可用于口腔内的不同部位,包括上腭和颊黏膜。这种剂型可用于局部口腔病变,缺点是由于材料的限制导致运用的灵活性受限。颊或舌下片剂配方使用常规压片辅料如稀释剂、崩解剂和甜味剂。一些制剂中也含有黏膜黏附剂,如羟丙甲基纤维素、聚卡波非。生物黏附性片剂作为一种新兴的制剂在治疗口腔疾病方面有了长足的发展。这些口腔含片能黏附在口腔黏膜表面,直到药物完全释放。含有洗必泰的黏附药片能膨胀形成凝胶,黏附在黏膜上并控制药物释放进入口腔。一种包含双层膜的片剂包含药物层和不透水层,可促进药物单向吸收,减少药物在口腔的泄漏,从而达到更好的治疗效果。

(2)黏附性薄膜制剂

该制剂含有促进药物定向释放成分和黏膜黏附成分,还含有渗透促进剂或酶抑制剂。薄膜制剂是一种新型的口腔给药剂型,它的优势是不限于局部用药。该剂型的关键是聚合物的选择和表征,聚合物决定了黏附和控制药物释放的性能。基于纳米颗粒配方的胰岛素薄膜制剂已进入Ⅰ期临床试验阶段;从结果来看,该胰岛素制剂是安全的,没有引起病人的任何不适。口腔贴片和薄膜剂具有高度的灵活性,有较长的保留时间,可改善病人的顺应性和舒适性。此外,相比其他剂型如凝胶和喷雾剂,口腔贴片和薄膜剂能提供更准确的给药剂量[31]。

（3）黏附性半固体制剂

半固体制剂如凝胶和乳膏，具有易分散于口腔黏膜的优点，可在黏膜部位迅速释放药物，但半固态制剂中的药物剂量不如片剂准确。生物黏附聚合物凝胶会很快被唾液从口腔黏膜洗掉，停留时间短，因此限制了其应用；主要用于药物局部给药，治疗牙周炎、溃疡、创伤性溃疡、放射或化疗引起的口腔黏膜炎，慢性免疫介导的口腔损害等。

（4）黏附性液体制剂

生物黏附性液体制剂（漱口剂和喷雾）会产生非常细的雾，它倾向于覆盖整个口腔黏膜，从而增加药物的吸收。喷雾剂使药物能够以合适的椭圆度和粒径喷出进入口腔。该类制剂已经被用于治疗几种口腔疾病，如口腔扁平苔藓、口腔炎、口腔黏膜炎和唾液分泌减少。

口腔黏膜给药系统近年发展迅速，除用于治疗局部疾病外，也广泛用于治疗心血管疾病、糖尿病、止痛、镇静、麻醉、止吐等全身疾病。口腔黏膜给药作为一种新的给药方式还存在一定的不足，如适于给药的黏膜面积有限，限制了药物释放系统的剂量；不自主的唾液分泌及吞咽动作都会影响药物的吸收；给药时常使患者产生异物感，影响顺应性；适合口腔黏膜给药的药物有限，应用渗透促进剂可能会损伤黏膜等[32]。

14.2.5.4　直肠用制剂

直肠给药主要用于治疗吞咽药物困难的婴幼儿和儿童的局部或全身疾病，也可用于恶心呕吐或者肠前段紊乱影响药物吸收的情况。药物直肠给药不需要遮味。直肠给药的主要剂型有微型灌肠剂、直肠用凝胶剂、直肠用泡沫剂和直肠用喷雾剂。

（1）微型灌肠剂

灌肠剂用直肠注射器给药，主要是非黏性的溶液或混悬液。微型灌肠剂，是指每次用量小于 5mL，起全身或者局部治疗作用的小剂量液态制剂。其特点有：①用量少；②药物吸收快，生物利用度高；③用后无创伤性和排便感；④生产工艺简单。目前微型灌肠剂多用于抗炎以及小儿清热解毒等中药制剂。

（2）直肠用凝胶剂

直肠用凝胶剂可以延长药物在直肠的保留时间。目前有青蒿酯的双层黏附型凝胶用于儿童，该处方为重构固体，可提供在热带气候所需的稳定性。虽然凝胶剂在剂量多样性上有优势，但是目前没有合适的适用装置给药。

（3）直肠用泡沫剂

泡沫剂可以在直肠内扩散，处方中主药及辅料与直肠黏膜直接接触。泡沫剂的优势是可延长药物在直肠内的保留时间。目前，泡沫剂已上市产品有用于短期内缓解瘙痒、不适和疼痛症状的 Proctofoam HC®，用于缓解结肠炎的 Colifoam®，以及用于治疗急性结肠炎和缓解溃疡性结肠炎的 Salofalk®。

（4）直肠用喷雾剂

直肠用喷雾剂也是最近几年发展起来的制剂。直肠用喷雾剂是一种溶液，通过喷雾器喷射分布在直肠。喷雾剂可以缩小体积，并通过使用分配器确保产品与黏膜表面接触，从而减少药物浪费。目前，直肠用喷雾剂多用于儿童用药，如 Perianal® 糖皮质激素。

直肠给药的主要缺点是患者和医护人员的接受性低，以及粪便对于药物吸收的影响。因此，未来更偏向于将直肠制剂（rectal preparation）应用于缓控释系统及提高患者和医护人员的顺应性。

14.2.5.5 黏膜给药代表性案例

【案例 14-13】阿立哌唑口腔膜剂

【处方】阿立哌唑 12.12%　　HPMC E5 30.3%　　麦芽糊精 10.1%

　　　　HPCLF 10.1%　　　　PEG 400 10.1%　　　预胶化淀粉 10.1%

　　　　L-HPC 10.1%　　　　安赛蜜 2.02%　　　　木糖醇 3.03%

　　　　牛奶香精 2.02%　　　赤藓红 0.01%

测定含量后再分切成 2.0cm×3.0cm 大小，使每枚膜剂载药量为 5mg。

【适应证】用于治疗精神分裂症。在精神分裂症患者的短期（4 周和 6 周）对照试验中确立了阿立哌唑治疗精神分裂症的疗效。

【注解】避免片剂和胶囊的咀嚼或吞咽，无需水送服，增加安全性和有效性。本品口感好，且在口腔中有一定的黏附性，尤其是针对精神分裂症患者，可避免其吐出，从而提高依从性。

【案例 14-14】Microlax® 微型灌肠剂

【处方】枸橼酸钠 450mg　　月桂醇磺基乙酸酯钠 45mg　　山梨醇 3.125g

　　　　甘油适量　　　　　山梨酸适量　　　　　　　纯水至 5mL

【适应证】直肠便秘。

【注解】1 管即 5mL 溶液。情况严重时可以用第二支；3 岁以下儿童，只可以插入一半管嘴的长度进入直肠。通常可预期在 5～20min 排便。没有必要对喷嘴的尖端使用润滑剂。

14.2.6　介入治疗用植入制剂

植入式给药制剂（implant preparation）是由药物与赋形剂（或不加赋形剂）经一定的工艺制备而成的一种供腔道、组织或皮下使用，经手术植入或者经针头导入的无菌固体控释制剂。传统的给药制剂，如栓剂、滴眼剂、乳剂、吸入气雾剂、注射剂等，常因血药浓度的波动产生副作用。植入式给药制剂除具有定位给药、减少用药次数和剂量小等优点外，还可以：①长效作用。其释药期限长达数月至数年，减少了连续用药的麻烦。②恒释作用。由于聚合物骨架的阻滞作用，系统中的药物常呈恒速释药，从而维持稳定的血药浓度，减少药物的毒副作用。③避开首过效应。释放的药物经吸收直接进入血液循环起全身作用。④生物活性增强。如乙酸甲地孕酮为强效抗排卵孕激素，皮下植入给药时药效比皮下注射高 11 倍以上。⑤皮下神经分布较少，植入后的刺激和疼痛较低。

但是，植入制剂作为一种长效制剂也存在一定的不足。如患者不能自主给药，需由手术植入，且植入剂在某些部位可能引起疼痛及不适感，从而影响病人的顺应性。因此，植入剂的应用比较有限，主要用于避孕方面。随着医药技术的飞速发展，人们发现，由于植入剂位于特定部位，比一般的传统制剂更接近于靶组织，能增加靶部位的药物调节，减少血药浓度的波动，从而降低药物的全身毒副作用。因而，植入剂在一些疾病的治疗方面有其他制剂不可替代的优越性。它适用于半衰期短、代谢快、无法通过其他途径给药的药物。近年来，植入制剂得到越来越多的关注，如用于抗肿瘤、胰岛素给药、心血管疾病治疗、眼部用药及抗成瘾等方面。

14.2.6.1　植入制剂进展

早在 19 世纪，就有人将药物制成小丸植入皮下以达到长期、连续释药的目的。20 世纪 30 年代，Deanesly 和 Parkes 首先提出了可植入给药制剂的概念。近年来，随着材料科学的不断发展，设备、制备工艺等的不断更新，为植入式给药制剂在临床应用中真正达到定时、定量、定位释药提供了可能性[33]。

（1）眼部给药

眼用制剂应用于人体最敏感的器官之一——眼睛，制剂学上对它的要求并不亚于注射剂。作为造成眼疾患者视力受损的一大主因，眼后段疾病的治疗一直备受关注，例如老年性黄斑变性、糖尿病性视网膜病变以及葡萄膜炎。然而，由于眼睛的生理结构较为特殊，某些传统的给药方式不能达到理想的疗效。血眼屏障的存在严重阻碍了药物从血液循环进入眼后段，眼表面对药物的高清除率也极大地降低了滴眼液等传统制剂在眼后段的生物利用度，同时，由于玻璃体内的特殊环境，使得药物的半衰期缩短，因此，玻璃体内注射给药需反复进行，患者的依从性差。与传统给药方式相比，眼部植入剂可保持眼内有效的药物浓度，降低全身毒性和克服玻璃体半衰期短的缺点，适用于需长期给药治疗的某些眼科疾病，目前已广泛应用于白内障摘除术后炎症反应和后囊浑浊、巨细胞病毒视网膜炎、慢性葡萄膜炎等的防治。首先获得美国 FDA 批准上市的眼部植入剂为含更昔洛韦的非生物降解型植入剂，商品名为 Vitrasert®，用于治疗艾滋病患者的巨细胞病毒视网膜炎，药物持续释放时间长达 8 个月[34]。

（2）皮下给药

1996 年，美国人口理事会研发的左炔诺孕酮（Norplant®）皮下埋植剂是目前世界上临床应用时间最长、范围最广的皮下植入剂，埋植入皮下，效果可维持 5 年。另外，胰岛素在胃肠道中易失活，血浆半衰期只有 10～20min，目前主要以注射给药，患者的顺应性差。将胰岛素制成植入剂，采用皮下或腹腔植入给药后，药物容易到达体循环，生物利用度高，血药浓度比较平稳且维持时间长。如 Renard 等将闭环式胰岛素泵置于患者腹部皮下脂肪处，将血糖生化感应器经导管插入术置于靠近右心房处的静脉内，由无线电远程控制胰岛素的输注。该系统可模拟胰腺分泌，临床疗效良好[35]。

（3）组织给药

局部组织植入剂可在植入部位长时间保持所需药物浓度，不仅减少给药次数，还可降低系统的毒副反应，实现靶向给药的目的。如植入式化疗药物制剂体积较小，植入肿瘤内部后不会引起明显的压力变化，可在较长时间内以一定的速率持续地释放药物，显著提高化疗效果。目前，国内已经研制了抗癌药物如顺铂、氟尿嘧啶、氨甲蝶呤等的植入缓释剂型，在动物研究和部分临床研究均收到较好的效果。此外，在心血管疾病治疗、骨科及抗成瘾等方面植入剂亦获得了广泛的关注和较深入的研究。

14.2.6.2 植入制剂代表性案例

【案例 14-15】Nexplanon® 依托孕烯植入剂

【处方】依托孕烯 68mg 乙烯-乙酸乙烯共聚物适量 硫酸钡 15mg
硬脂酸镁 0.1mg

【适应证】皮下植入用避孕药。

【注解】本品仅含孕酮，不含雌性激素与乳胶。释放率在植入后 5～6 周内约为 60～70μg/d，第一年末下降到约 35～45μg/d，第二年末下降到约 30～40μg/d，第三年末下降到约 25～30μg/d。

【案例 14-16】Vantas® 乙酸组氨瑞林植入剂

【处方】乙酸组氨瑞林 50mg 水凝胶聚合物适量

【适应证】促性腺激素释放激素类似物，前列腺癌治疗药物。

【注解】乙酸组氨瑞林释放率约为 $50\mu g/d$（相当于释放组氨瑞林 $41\mu g/d$），持续释放 12 个月。

【**案例 14-17**】Probuphine® 丁丙诺啡植入剂

【处方】盐酸丁丙诺啡 80mg　　　　　　　乙烯-乙酸乙烯共聚物适量

【适应证】丁丙诺啡是一种阿片类药物，通过刺激大脑中对处方止痛药及海洛因有反应的接受体来达到药效。需由专业的医护人员进行皮下植入，缓释效果可长达 6 个月。

【注解】丁丙诺啡本身也具有一定的成瘾性，兼具阿片受体激动和拮抗活性，低剂量能显示阿片受体的激动活性，高剂量则出现阿片受体的拮抗作用。

14.2.7　新辅料及其应用

药用辅料（ingredient）是指在制剂处方设计时，为解决制剂的成型性、有效性、稳定性和安全性等问题而加入处方中除主药以外的一切药用物料的统称。随着现代科技和医疗行业的蓬勃发展，全球药用辅料市场发展迅速，新辅料更是不断问世，并在较短时间内得到广泛应用。新型药用辅料对于药物的增溶助溶、药物稳定性的提高、生物利用度的提高以及药物的缓释和控释等都有显著的作用。近年来，全新药物研发越发艰难，导致创新药物研究逐渐转向新型药物制剂的开发，而新辅料则为新型药物制剂提供了物质基础，已发展包括微囊、微球、脂质体载体材料、缓控释材料、包衣材料、成膜材料等上千个品种。目前，药物制剂正向高效、速效、长效和服用剂量小、毒副作用小的方向发展；药物剂型正向定时、定位、定量给药系统转化，而新型药用辅料在这一过程中起了决定性的作用。下面介绍几种近年来在口服和注射剂型中应用广泛的新辅料，并对其优势和应用进行简要概述。

（1）新型口服制剂用辅料

近年来，新型口服制剂研发最主要的两个方向是：提高难溶性药物的溶解度，从而提高其口服生物利用度；研发新型缓控释制剂，延长药物的吸收时间。功能性药用辅料的开发使得这两个方向得以迅猛发展。新型增溶、助溶药用辅料的出现及应用大大提高了难溶性药物的成药性，而多种缓控释辅料的出现也促进了缓控释制剂的研发。

① 增溶助溶辅料。聚乙烯己内酰胺-聚乙酸乙烯酯-聚乙二醇接枝共聚物（Soluplus®）是专门根据热熔挤出技术设计的一种新辅料，其具有合适的玻璃转化温度、热稳定性、无毒性并且对机体无刺激性等优点。Soluplus® 属于非离子型表面活性剂，其在胃肠道内的溶解度不会改变，而且可以维持难溶性药物在胃肠道内的过饱和状态[36]。Soluplus® 能够显著提高难溶性药物的溶解度，从而提高药物的口服吸收，例如卡维地洛、非诺贝特、达那唑和伊曲康唑等[37]。

羟丙基-β-环糊精是目前最常用的环糊精衍生物，通过与难溶性药物形成包合物，可提高药物的溶解度和生物利用度。除此之外，羟丙基-β-环糊精还可提高药物的稳定性，降低组织刺激性，减弱甚至消除不良气味以及可以将脂质药物转变为微晶或无定形粉末。

对于溶解度极低且无法通过调节 pH、加入普通增溶剂以及制备环糊精包合物等手段达到理想给药浓度的药物而言，使用聚氧乙烯蓖麻油（Cremophor® EL）、聚氧乙烯氢化蓖麻油（Cremophor® RH 40）和聚乙二醇十二羟基硬脂酸酯（Solutol® HS 15）等非离子表面活性剂增溶成了首选。这些表面活性剂的增溶能力极强，特别适合用于挥发油、脂溶性维生素和疏水性物质。

② 缓控释辅料。缓控释制剂可分为骨架型制剂和膜控型制剂两大类。高浓度的羟丙基纤维素（HPC）和羟丙甲基纤维素（HPMC）常作为骨架材料用于制备亲水性凝胶。而乙基纤维素以及聚丙烯酸树脂 Eudragit® R 和 E 系列既可以作为不溶性骨架材料，又可以作为膜控型制剂的疏水性包衣材料。Eudragit® L 和 S 系列以及羟丙甲基纤维素酞酸酯（HPMCP）由于其特殊的 pH 依赖型溶解性质，可作为肠溶性材料用于制备膜控型制剂。

（2）新型注射制剂用辅料

新型注射制剂用辅料主要可分为三类：增溶助溶辅料、功能性脂质和缓释辅料。

① 增溶助溶辅料。和口服制剂一样，注射制剂也常需要使用表面活性剂来提高难溶性药物的溶解度。其中，Cremophor® EL、Cremophor® RH 40 和 Solutol® HS 15 是最常用的高效增溶剂。然而，注射含 Cremophor® EL 的制剂会引起不良反应如过敏反应、中毒性肾损害、神经毒性和心血管毒性，一般只在抗癌药物制剂中使用。与之相比，Solutol® HS 15 则具有以下优势：黏度较低且浓度增加对黏度的影响极小；较高的生理耐受性；可用蒸汽灭菌。

② 功能性脂质。功能性脂质常用于制备注射用脂质体和乳剂，主要包括天然磷脂和合成磷脂两类。天然磷脂以卵磷脂为主，一般来源于大豆和蛋黄，如大豆卵磷脂 S100、蛋黄卵磷脂 E80 和 EPC。合成磷脂主要有二硬脂酰磷脂酰胆碱（DSPC）、二硬酯酰磷脂酰乙醇胺（DSPE）、二棕榈酰磷脂酰胆碱（DPPC）和二棕榈酰磷脂酰乙醇胺（DPPE）等。其中，PEG 化磷脂可以用于制备长循环脂质体，应用十分广泛，如用 PEG-DSPE 制备了第一个阿霉素长循环脂质体 Doxil®。

③ 缓释辅料。PLA 和 PLGA 是经 FDA 批准的药用辅料，在体内可以被生物降解。通过调节乳酸和羟基乙酸单体的比例以及聚合条件，可以获得不同型号和不同分子量的 PLGA，进而可以调节 PLGA 在体内的降解速度。PLA 和 PLGA 是制备长效缓释微球和注射凝胶最常用的聚合物。目前已有数十种缓释注射制剂上市，如一周注射一次的艾塞那肽 PLGA 微球以及可缓释一周的盐酸多西环素 PLA 凝胶。

14.3　适应未来临床需求的新型制剂技术

14.3.1　个性化诊疗对于新型制剂技术的需求

随着分子生物学的发展，高通量测序技术的引入和"大数据"处理能力的提高，现代医学正在经历巨大的变革，由传统的标准化医疗模式向个性化诊疗模式转变。传统的疾病治疗过程中，患者通常被施以统一的治疗方法，这种治疗手段往往取决于疾病的临床阶段以及患者的病例和家族史，而忽视了个体生物学状况。尽管这种治疗手段在治疗某些癌症时取得了一定的疗效，但癌症患者的总存活率并未有很大的提高。目前，新型的治疗理念将疾病生物学、适宜的药物及制剂类型与患者的个人属性（如年龄、性别、生理条件、肠道菌群等）共同整合，衍生出了个性化诊疗（personalized medicine）这一概念，即从对"症"下药改变为对"人"下药。

个性化诊疗是指以个人基因组信息为基础，结合蛋白质组、代谢组等相关内环境信息，为病人量身设计出最佳治疗方案，以期达到治疗效果最大化和副作用最小化的定制医疗模式。个性化诊疗强调个体的独特性，包括其临床、基因与环境信息，同时包括疾病的产生、进展以及患者对治疗的反应等。这些独特性共同用于指导疾病的治疗管理。个性化诊疗是基于个体的治疗，它需要考虑到单个患者以及单例疾病的特殊情况，通过分析处理遗传、基因以及临床信息，个性化诊疗使我们能准确预测个体对于疾病的敏感性、疾病产生后的进展和患者对于治疗的反应，同时得到最佳的治疗效果以及最低的毒副作用。

个性化诊疗的典型例子很多。例如，斯坦福大学医学院 Michael 医生及其团队开展的一项个人组学一体化研究。他们对一位患者追踪了 18 个月，收集到完整的基因组学、蛋白质组学和代谢组学的相关数据。在这期间，被研究者既有健康状态，也有处于两种病毒感染的状态。经过综合全面的计算机分析和预测，揭示了该患者多种疾病的患病风险。这些风险预测能够早期指导患者改变饮食生活习惯和早期特异性治疗，从而实施干预。个性化诊疗对于疾病的诊断和治疗提出了新见解，其结果可以用于早期干预和早期治疗，从而降低患病风险或早期治愈疾病。

尽管个性化诊疗具有极大的临床优势，但对于疾病的治疗主要包括手术、放射治疗和化学药物治疗，而这些治疗手段都不可避免地对人体带有损伤或毒性。尤其是对癌症病人来说，目前尚未发现有效的治疗窗来应对复发和多药耐药等现象的发生。此外，个性化诊疗是个系统工程，通过全面认识疾病的状态，来对整个医疗过程和临床实践进行最优化的诊治。精准分析原因以后，利用真正的利器去实施患者的治疗才是完成疾病治疗的关键，而这最终还是要依赖于药物研发。在药物研发过程中，新型给药系统治疗得到越来越多的关注。尤其是在癌症的治疗过程中，由于传统的药物不能很好地区分癌症细胞与正常细胞，结果往往产生系统毒性或其他组织毒性；而新型制剂旨在特异性地将药物输送到特定位点，提高药物在靶细胞周围的量和持久性，减小在非靶细胞的药物分布，从而达到提高药物的治疗效果和最大限度地减小其毒副作用的目的。

癌症作为全球致死率最高的疾病，也是个性化诊疗应用的重点。癌症治疗的个性化关键在于从分子水平更好地理解这一疾病，包括癌症引发和入侵的机理，识别和诊断生物标记分子以及新型药物制剂的研发[38]。以基于纳米技术的新型药物制剂为例，纳米制剂能创建多功能平台，促进抗癌药物的发现和传递，鉴别个人"组学"信息，调控疾病的进程以及治疗效果。纳米制剂的独特性即为其多功能性。生物配体（如抗生素、多肽或小分子）、成像标志物、治疗药物等可以被整合成一个纳米平台，用于将药物特异性地传递到作用位点，识别诊断生物标志物并调控疾病的化学治疗进程，从而将治疗效果最大化。多功能的纳米平台很好地契合了个性化诊疗的特点：早期检测以及诊断与治疗相结合。

目前，新型药物制剂已经为个性化诊疗带来了诸多益处。例如，一些纳米制剂和纳米设备（如纳米生物传感器和纳米生物芯片）可与人体具有肿瘤靶向的特异性配体结合，从而提高临床疗效，这类基于纳米技术的新型制剂结合适当的药物剂量与给药时间正是成功的个性化诊疗所需求的。再如分子成像技术，它对于个性化健康护理是一项重要的基本技术，新型分子成像技术（如全氟烃纳米粒）能对患者进行非侵入性表征来实现个性化治疗。此外，$\alpha v\beta 3$ 靶向的顺磁纳米粒已被有效用于非侵入性检测早期黑素瘤相关的血管生成区域，并将更高剂量的药物直接传送到肿瘤部位，同时避免了系统毒性。

尽管新型药物制剂在肿瘤治疗的预测、诊断和治疗方面取得了很大进展，它目前仍处于早期研发阶段并面临着各种挑战。例如，一些纳米制剂在系统给药之后，还尚未发现有效的方法来检测其在体内的分布，也没有适当的成像技术来直接呈现纳米制剂的生物分布。此外，部分纳米粒对一些器官存在毒性，尤其是那些难溶于水或不可生物降解的粒子，易在体内沉积。就已获美国 FDA 批准的载药纳米粒——脂质体而言，即使包封阿霉素的脂质体制剂在降低阿霉素的毒性上已体现显著的临床优势，但在应对相关肿瘤的治疗效果方面却不尽如人意。因此，优化和改进新型制剂技术（novel preparation technology），加快药物研发进程，达成个性化诊断和个性化药物的紧密合作，对实现个性化诊疗的有效性和安全性具有重要意义。

14.3.2 具有良好转化前景的前沿制剂技术

14.3.2.1 3D 打印及精准化制剂制备技术

2015 年，FDA 批准了第一个基于 3D 打印技术的药物产品癫痫治疗药物左乙拉西坦片上市，这标志着药品制造技术开启了新的篇章。传统的药物制剂过程，如压片等，就加工能力和生产灵活性来说已经过时，未来将难以满足精准化递药的剂量和剂型需求。3D 打印作为一个平台技术，是一个层层制备过程，该技术将数字设计制成 3D 药物产品。该技术对于复杂产品、个性化产品以及精准医疗产品的制备都具有竞争性技术优势。3D 打印制剂技术可以显著提高药物的安全性、有效性以及顺应性。该技术代表了制药工业规模化生产的未来发展方向[39]。

14.3.2.2 大分子药物口服制剂技术

多肽、蛋白质等一些大分子治疗药物，对靶点的选择性强和活性高，在临床上显现了良好的疗效。但限于大分子药物的理化性质，通常只能注射给药，给患者的临床使用带来了不便。大分子药物的口服新型释药技术近年来发展很快，采用不同的策略和技术可以显著突破消化道内的复杂生理屏障，实现大分子药物的高效递送[40]。目前，已有多个药物已进入了临床研究。例如，丹麦诺和诺德公司采用高效吸收促进剂 SNAC 制备的索马鲁肽口服制剂已进入Ⅲ期临床研究，展现了良好的应用前景；此外，美国 Rani 公司设计的口服微针胶囊，良好地克服了蛋白药物的口服吸收瓶颈，一次性获得 Novartis、Google 和 AstraZeneca 的 7000 万美元风投基金。

14.3.2.3 纳米靶向制剂技术

许多候选药物，尤其是抗肿瘤药物往往由于水溶性差以及缺乏靶向特性，限制了其在生物体内疗效的发挥和成药性。基于纳米技术设计的新型输送系统，在生物医药、生物技术和生物材料领域带来了巨大的变革和发展。在创新药物的早期发现阶段，采用纳米载体荷载药物，其巨大的比表面积，可解决候选化合物溶解性的问题，实现静脉给药，显著提高候选药物的吸收和生物利用度[41]。另外，实体瘤的血管系统的高通透性以及组织滞留效应（EPR 效应）可以使 $10 \sim 100nm$ 的纳米药物在肿瘤组织内富集，实现病灶部位的靶向性。此外，表面修饰和特殊结构的功能化纳米载体还可以增强药物的细胞穿透性，达到提高临床疗效、降低毒副作用的目的，对增加候选化合物的成药性具有重要作用。目前，阿霉素脂质体（Doxil）、多柔比星脂质体（Daunoxome）、紫杉醇白蛋白纳米粒（Abraxane）、伊立替康脂质体（Onivyde）等多个纳米药物制剂已经获得 FDA 批准上市。纳米技术可以为治疗药物的体内精准化和靶向化提供有效的技术手段。

14.3.2.4 微针制剂技术

注射给药由于药物吸收快、血药浓度升高迅速、进入体内的药量准确等优势广泛应用于临床，但其对患者产生的组织损伤、疼痛、潜在并发症和不良反应出现迅速等缺点限制了它的发展。例如，传统的 1 型和晚期的 2 型糖尿病的治疗由于需要频繁的验血和注射胰岛素，不但给患者造成痛苦和麻烦，而且在此过程中由于胰岛素的剂量很难控制，从而诱发一些并发症，严重危害糖尿病患者的健康。微针贴片式注射器未来或许可以代替传统的针头注射，以透明贴布形式减少针头对皮肤的伤害，消除孩子和部分成年人面对打针产生的恐惧和痛苦[42]。微针贴片式注射器是将微型针头安装在贴布上，而后将贴布贴在患者皮肤相应的位置上，就可以完成传统的皮下注射环节。这种微针技术的好处显而易见，不会出现传统皮下注射后出现的瘀伤以及疤痕，能够有效避免因为注射后伤口感染而带来的危险。近期，美国MC10公司研究人员设计并研制了一个电子皮肤贴片，这个装置一旦触觉到了汗水中多余的葡萄糖，便会自动热启动电子贴片上的微针管，穿透皮肤、释放药物，实现了无痛给药。

14.3.2.5 自调式智能化制剂技术

人体许多生理特征在生物钟的调节作用下可发生周期性变化，如心率、血压、体温、激素分泌、酶的活性或胃肠道 pH 等均显示强烈的时辰节律性。在病理状态下，生物调节系统会出现一系列改变而导致某些生理指标变化。机体生物节律性及其改变对药物的体内代谢动力学、药效学及毒理学产生重要的影响，而针对机体的这些生理病理特征可开发设计相应的自调式智能化制剂系统。自调式智能给药技术能够通过所感受到的生理变量（如温度、pH、离子强度、血糖浓度等）来控制药物的释放[43]。目前已有多个自调式智能化给药系统处于临床阶段或上市。例如，FDA 批准的首款人工胰腺系统 MiniMed 530G（美敦力公司），用于 16 岁以上 1 型糖尿病患者的治疗。该系统由血糖检测仪、胰岛素泵和安全监控器构成，可监测患者的血糖水平并自动调整胰岛素的注射量。与每天多次注射或常规胰岛素泵相比，能更好地控制血糖，增加了控制血糖的可靠性。

14.4 展望

随着新型药物制剂研发的不断深入，许多具有良好药理活性然而药学性质较差如低溶解度和低渗透性的化合物的成药性得到显著提高。药物制剂手段成为除化合物结构改造之外的另一有效提高成药性的手段。非但如此，很多以前看似不可能做到的给药方式，如生物大分子药物的口服递药，如今在新型给药系统的帮助下也已逐渐成为可能。另一方面，随着社会的进步和经济的飞速发展，人们对用药的要求也越来越高。新型药物制剂的快速发展能够适时地满足人们对于个性化诊疗的需求，高效化和智能化的递药系统也大大推动了精准化治疗的前进。

参考文献

[1] Sun W, Hu Q, Ji W, Wright G, Gu Z. Leveraging Physiology for Precision Drug Delivery. Physiological reviews, 2016, 97 (1): 189-225.

[2] Chan O H, Stewart B H. Physicochemical and drug-delivery considerations for oral drug bioavailability. Drug Discov Today, 1996, 1 (11): 461-473.

[3] Sosnik A, Augustine R. Challenges in oral drug delivery of antiretrovirals and the innovative strategies to overcome them. Advanced drug delivery reviews, 2016, 103: 105-120.

[4] Shekhawat P, Pokharkar V. Understanding peroral absorption: Regulatory aspects and contemporary approaches to tackling solubility and permeability hurdles. Acta Pharmaceutica Sinica B, 2017, 7 (3): 260-280.

[5] Alexander A, Dwivedi S, Ajazuddin, Giri T K, Saraf S, Saraf S, Tripathi D K. Approaches for breaking

the barriers of drug permeation through transdermal drug delivery. J Control Release，2012，164（1）：26-40.

［6］　Sung J C，Pulliam B L，Edwards D A. Nanoparticles for drug delivery to the lungs. Trends Biotechnol，2007，25（12）：563-570.

［7］　Gaudana R，Ananthula H K，Parenky A，Mitra A K. Ocular drug delivery. The AAPS journal，2010，12（3）：348-360.

［8］　Ugwoke M I，Agu R U，Verbeke N，Kinget R. Nasal mucoadhesive drug delivery：background，applications，trends and future perspectives. Advanced drug delivery reviews，2005，57（11）：1640-1665.

［9］　Patel V F，Liu F，Brown M B. Advances in oral transmucosal drug delivery. J Control Release，2011，153（2）：106-116.

［10］　Chen Y，Liu L. Modern methods for delivery of drugs across the blood-brain barrier. Advanced drug delivery reviews，2012，64（7）：640-665.

［11］　Lipinski C A，Lombardo F，Dominy B W，Feeney P J. Experimental and computational approaches to estimate solubility and permeability in drug discovery and development settings. Advanced drug delivery reviews，1997，23（1-3）：3-25.

［12］　Ansel H C，Popovich N G，Allen L V. Pharmaceutical dosage forms and drug delivery systems. 7th ed. Philadelphia：Lippincott，Williams & Wilkins，1999.

［13］　Dening T J，Rao S，Thomas N，Prestidge C A. Oral nanomedicine approaches for the treatment of psychiatric illnesses. J Control Release，2016，223：137-156.

［14］　Thanki K，Gangwal R P，Sangamwar A T，Jain S. Oral delivery of anticancer drugs：challenges and opportunities. J Control Release，2013，170（1）：15-40.

［15］　Niu Z，Conejos-Sanchez I，Griffin B T，O'Driscoll C M，Alonso M J. Lipid-based nanocarriers for oral peptide delivery. Advanced drug delivery reviews，2016，106：337-354.

［16］　Markman J L，Rekechenetskiy A，Holler E，Ljubimova J Y. Nanomedicine therapeutic approaches to overcome cancer drug resistance. Advanced drug delivery reviews，2013，65（13-14）：1866-1879.

［17］　Fahr A，Liu X. Drug delivery strategies for poorly water-soluble drugs. Expert opinion on drug delivery，2007，4（4）：403-416.

［18］　Wang L，Du J，Zhou Y，Wang Y. Safety of nanosuspensions in drug delivery. Nanomedicine，2016，13（2）：455-469.

［19］　Ganta S，Talekar M，Singh A，Coleman T P，Amiji M M. Nanoemulsions in translational research-opportunities and challenges in targeted cancer therapy. AAPS PharmSciTech，2014，15（3）：694-708.

［20］　Wang N，Wu X S. A novel approach to stabilization of protein drugs in poly（lactic-co-glycolic acid）microspheres using agarose hydrogel. International journal of pharmaceutics，1998，166（1）：1-14.

［21］　Nguyen M K，Lee D S. Oligo（amidoamine）s hydrogels with tunable gel properties. Chem Commun（Camb），2010，46（20）：3583-3585.

［22］　Paudel K S，Milewski M，Swadley C L，Brogden N K，Ghosh P，Stinchcomb A L. Challenges and opportunities in dermal/transdermal delivery. Therapeutic delivery，2010，1（1）：109-131.

［23］　Walter J R，Xu S. Therapeutic transdermal drug innovation from 2000 to 2014：current status and outlook. Drug Discov Today，2015，20（11）：1293-1299.

［24］　Karande P，Jain A，Ergun K，Kispersky V，Mitragotri S. Design principles of chemical penetration enhancers for transdermal drug delivery. Proc Natl Acad Sci USA，2005，102（13）：4688-4693.

［25］　Ita K. Transdermal delivery of drugs with microneedles：Strategies and outcomes. J Drug Deliv Sci Tec，2015，29：16-23.

[26] Stegemann S, Kopp S, Borchard G, Shah V P, Senel S, Dubey R, Urbanetz N, Cittero M, Schoubben A, Hippchen C, Cade D, Fuglsang A, Morais J, Borgstrom L, Farshi F, Seyfang K H, Hermann R, van de Putte A, Klebovich I, Hincal A. Developing and advancing dry powder inhalation towards enhanced therapeutics. Eur J Pharm Sci, 2013, 48 (1-2): 181-194.

[27] White S, Bennett D B, Cheu S, Conley P W, Guzek D B, Gray S, Howard J, Malcolmson R, Parker J M, Roberts P, Sadrzadeh N, Schumacher J D, Seshadri S, Sluggett G W, Stevenson C L, Harper N J. EXUBERA: pharmaceutical development of a novel product for pulmonary delivery of insulin. Diabetes Technol Ther, 2005, 7 (6): 896-906.

[28] Achouri D, Alhanout K, Piccerelle P, Andrieu V. Recent advances in ocular drug delivery. Drug development and industrial pharmacy, 2013, 39 (11): 1599-1617.

[29] Touitou E, Illum L. Nasal drug delivery. Drug Deliv Transl Res, 2013, 3 (1): 1-3.

[30] Illum L. Nasal drug delivery-possibilities, problems and solutions. J Control Release, 2003, 87 (1-3): 187-198.

[31] Sattar M, Sayed O M, Lane M E. Oral transmucosal drug delivery-current status and future prospects. International journal of pharmaceutics, 2014, 471 (1-2): 498-506.

[32] Paderni C, Compilato D, Giannola L I, Campisi G. Oral local drug delivery and new perspectives in oral drug formulation. Oral Surg Oral Med Oral Pathol Oral Radiol, 2012, 114 (3): e25-e34.

[33] Sershen S, West J. Implantable, polymeric systems for modulated drug delivery. Advanced drug delivery reviews, 2002, 54 (9): 1225-1235.

[34] Dunn J P, Van Natta M, Foster G, Kuppermann B D, Martin D F, Zong A, Jabs D A, Grp A R. Complications of ganciclovir implant surgery in patients with cytomegalovirus retinitis-The ganciclovir cidofovir cytomegalovirus retinitis trial. Retina-J Ret Vit Dis, 2004, 24 (1): 41-50.

[35] Renard E, Costalat G, Chevassus H, Bringer J. Closed loop insulin delivery using implanted insulin pumps and sensors in type 1 diabetic patients. Diabetes Research and Clinical Practice, 2006, 74: S173-S177.

[36] Shamma R N, Basha M. Soluplus®: A novel polymeric solubilizer for optimization of Carvedilol solid dispersions: Formulation design and effect of method of preparation. Powder Technology, 2013, 237: 406-414.

[37] Xia D, Yu H, Tao J, Zeng J, Zhu Q, Zhu C, Gan Y. Supersaturated polymeric micelles for oral cyclosporine A delivery: The role of Soluplus-sodium dodecyl sulfate complex. Colloids Surf B Biointerfaces, 2016, 141: 301-310.

[38] Liu S. Epigenetics advancing personalized nanomedicine in cancer therapy. Advanced drug delivery reviews, 2012, 64 (13): 1532-1543.

[39] Norman J, Madurawe R D, Moore C M, Khan M A, Khairuzzaman A. A new chapter in pharmaceutical manufacturing: 3D-printed drug products. Advanced drug delivery reviews, 2017, 108: 39-50.

[40] Aguirre T A, Teijeiro-Osorio D, Rosa M, Coulter I S, Alonso M J, Brayden D J. Current status of selected oral peptide technologies in advanced preclinical development and in clinical trials. Advanced drug delivery reviews, 2016, 106: 223-241.

[41] Davis M E, Chen Z G, Shin D M. Nanoparticle therapeutics: an emerging treatment modality for cancer. Nat Rev Drug Discov, 2008, 7 (9): 771-782.

[42] Chandrasekhar S, Iyer L K, Panchal J P, Topp E M, Cannon J B, Ranade V V. Microarrays and microneedle arrays for delivery of peptides, proteins, vaccines and other applications. Expert opinion on drug delivery, 2013, 10 (8): 1155-1170.

[43] Alvarez-Lorenzo C, Concheiro A. Smart drug delivery systems: from fundamentals to the clinic. Chem Commun (Camb), 2014, 50 (58): 7743-7765.

第15章

药物代谢研究的新方法和技术
对新药研发的贡献

钟大放　张洪建

大多数化学物质包括药物，在人体和动物体内代谢会产生各种代谢物。药物代谢（也称为生物转化）是生物化学过程，药物经此过程被转化为亲水性更强的物质，以利于它们从体内消除。虽然许多代谢物是生理上非活性的，但某些也可能有药效或毒性。生物转化反应还可能导致药物被快速清除，以及药物-药物相互作用。药物代谢酶催化的反应可以被分为两类：一相官能团反应和二相结合反应。一相反应常涉及氧化、还原、去烷基、脱氨或水解，不常见的反应包括手性转化、重排和脱水。许多一相反应在分子中引入官能团，如羟基、羧基、氨基或巯基。二相反应在药物或其一相代谢物上连接一个内源性分子，如葡萄糖醛酸、硫酸、氨基酸或谷胱甘肽，在大多数情况下导致亲水性大幅增加，从而分布容积减小，使药物的组织分布下降；但也有例外，如甲基化和乙酰化导致亲脂性增加。

在过去 20 余年中，制药工业的药物代谢研究焦点已经改变，从主要在开发阶段向审评机构提供代谢、处置、物质平衡数据，变为药物发现和开发的组成部分，帮助先导物鉴定和优化，理解 ADME 和清除机制，标识毒性和反应性代谢物，以及桥接 PK 和 PD 等。药物代谢研究在药物发现和开发阶段的介入，使得由于药动学和生物利用度不佳而导致的药物临床失败率从 1991 年的 40% 降低至 2000 年的 10%[1]，并保持至今。

新的分析技术和分析方法促进了新药的研发，同时，新药研发中所遇到的问题也促使人们去开发新的分析技术和分析方法。目前，在新药研发过程中，液相色谱串联质谱已经广泛用于生物样品定量分析，高分辨质谱则可以用于生物样品中代谢物的鉴定，放射性同位素技术可以更好地追踪药物在体内的处置。对于生物大分子药物，基于配体结合分析的 ELISA、MSD 超敏多因子电化学发光分析和 Gyrolab 全自动免疫工作站等平台的兴起，促使人们能够更好地完成对生物大分子的检测。分子生物学技术、合成生物学技术以及转基因动物模型的应用，能够协助人们更好地理解药物的作用机制，探索代谢酶或转运体在药物处置中的作用，指导临床合理用药。本章将分别介绍主要的技术进展，并给出药物代谢在研发新药中的应用实例。

15.1　液相色谱质谱联用技术

在过去 50 年间，质谱技术及其在药物代谢研究中的应用有两个明确的里程碑，即在 20世纪 90 年代初商业化的带有 API 离子源的 LC-MS 出现，以及 2005 年前后开发的稳定耐用的 HRMS 仪器及其数据获取和数据挖掘软件[2]。因此，可以把质谱用于药物代谢研究分为三个阶段：①前 LC-MS 阶段（1965～1990 年），当时代谢物鉴定要经过漫长且枯燥的分离和衍生化，接着用 GC-MS 或多种独立的 MS 和 NMR 分析来完成；②LC-MS 阶段（1990～2005 年），在此期间，电喷雾三重四极杆和离子阱质谱仪是药物代谢物鉴定的核心；③HRMS阶段（2005 年至今），在此期间，通过多重任务工作流程同时获得准确质量全质谱和 MS/MS 数据集，以及获取后数据挖掘技术的出现，使 HRMS 成为单独的和主要的 LC-MS 平台，用于药物代谢物鉴定。

15.1.1　LC-MS 用于药物代谢物鉴定（1990～2005 年）

20 世纪 90 年代开发了几种 LC-MS 分析策略，用于代谢物检测和结构解析，可以分为两类：①使用一个 LC-MS 平台；②使用两个或更多 LC-MS 平台的组合。在 90 年代早期，LC 与 ESI 三重四极杆 MS 联用，很快成为鉴定药物代谢物 LC-MS 平台的首选。在这种应用中，采用 PI 和 NL 扫描，基于期待的裂解，检测常见或不常见的代谢物。基于三重四极杆的分析策略的局限是，全扫描 MS 缺乏灵敏度，在 PI、NL 和产物离子扫描中，获取 MS/MS 后需要多次进样。杂合的 QTRAP 仪器使得 PI、NL 以及 MRM 依赖的 MS/MS 获取成为可能，此处 PI、NL 和 MRM 扫描作为调查扫描，引发全扫描 MS 和 MS/MS 谱获取。由于它在一个分析周期既有三重四极杆又有离子阱功能，所以 QTRAP 很适用于既定性又定量分析药物代谢物。自从 2002 年引入 QTRAP 以来，它越来越作为首选的多功能 LC-MS 系统，既用于药物代谢物定量，又用于其结构表征。自从 90 年代晚期 Thermo 公司引入 LCQ 之后，另一种基于离子阱的 MS^n 分析策略也被广泛用于代谢物鉴定。该方法的优势在于快速全扫描 MS 和 MS^n 获取能力，可以对代谢物结构分析提供多级质谱信息，从而在鉴定代谢物上发挥重要作用。然而，由于离子阱仪器不能进行 NL 和 PI 扫描，它在检测不常见的代谢物上有局限。

高分辨质谱（HRMS）可获得准确的质量信息，可以被用于计算代谢物离子或其碎片离子的元素组成。尽管多种 HRMS 仪器在 2005 年以前即有市售，如 QTOF、LTQ-Orbitrap 以及 LTQ-FT 等，但它们当时并不常用于代谢物鉴定。除了操作和维护的费用高之外，缺乏真正的 NL 和 PI 扫描来检测未知代谢物，是这些 HRMS 仪器的主要缺点。

为了克服单一 LC-MS 仪器的局限性，引入了使用不同 LC-MS 平台组合的分析方法。三重四极杆质谱仪基于母体药物质谱碎片数据进行前体离子扫描（PI），针对常见的结合型代谢物如葡萄糖苷酸或硫酸酯进行中性丢失扫描（NL），针对上述检测到的所有可能的代谢物，以及预期的其他代谢物进行产物离子扫描。离子阱质谱仪针对以上步骤检测到的所有可能的代谢物进行 MS^n 扫描，提供详细的结构信息。以类似的模式，三重四极杆和离子阱质谱仪被直接连接到同一个 HPLC 系统中。在这些工作流程中，NL 和 PI 扫描在三重四极杆上进行，以检测未知代谢物，而离子阱上的 MS^n 被用于获得更细致的结构信息。HRMS 被选择性使用来确定离子的元素组成。

15.1.2 HRMS 用于药物代谢物鉴定（2005 年至今）

最近几十年中，HRMS 快速进化，从双聚焦质谱仪到 TOF 仪器，再到 Orbitrap 质谱仪。从 2000 年开始，明显改善的 QTOF 仪器，例如 Waters 公司的 QTOF，以及新型 HRMS 仪器包括 Thermo Fisher 公司的 LTQ-FTICR 和 LTQ-Orbitrap，在多方面比过去的 HRMS 功能明显改善，包括灵敏度、扫描速度、MS 分辨率以及准确质量稳定性。此外，开发了基于 MS^E 的新型 HRMS 数据获取技术和一种新颖的准确质量数据挖掘概念，称为质量亏损过滤（MDF），使 HRMS 能够检测未知药物代谢物，而无需使用 PI 或 NL 扫描。作为结果，在 2005 年前后，工业界一些药物代谢实验室开始将 HRMS 作为关键的 LC-MS 平台，既用于药物代谢物的检测，也用于其结构鉴定。

在 2005～2010 年间，开发了一系列基于 HRMS 的数据获取和数据挖掘技术，包括依赖同位素模式的 MS/MS 获取、数据挖掘、中性丢失过滤、产物离子过滤以及背景扣除软件，用于增强 HRMS 的能力，全面而快速地鉴定药物代谢物。同时，很多工业界药物代谢实验室应用基于 HRMS 的数据获取和数据挖掘工具，获得各种类型的药物代谢物谱和用于鉴定代谢物试验，包括代谢软位点分析、反应性代谢物筛查、检测和鉴定体内罕见代谢物以及人血浆中的代谢物谱。到 2010 年，HRMS 已经作为单独的和主要的 LC-MS 系统，用于药物代谢产物鉴定试验，并在大多数制药和生物制药公司的药物代谢实验室中取代了三重四极杆和离子阱仪器。

由 HRMS 对每一个检测到或预期的药物代谢物离子使用靶向产物离子扫描，能够获得药物代谢物的准确质量 MS/MS 谱。然而因为质谱工作周期的限制，该方法通常需要多次进样。从 2005 年起，开发了多种数据依赖性 MS/MS 获取方法，如表单依赖、同位素模式依赖、质量亏损依赖的 MS/MS 获取，以及非数据依赖的全部碎片产生方法如 MS^E 和序列窗口获取所有理论碎片离子谱（SWATH），以增强 HRMS 在一次 LC-MS 进样中自动获取 MS/MS 谱或与代谢物相关的全部碎片离子的能力。

对靶向预测的代谢物离子，基于 HRMS 的表单依赖获取能够明显减少获取无关的 MS/MS 信息。这可以简单地解释为，能够在药物代谢物周围设定较窄的准确质量窗口，以排除无关的相同分子量的离子，不然后者也会被采集。对于预期的代谢物，单次进样加表单依赖性获取 MS/MS 谱，对于剩下的主要离子以强度依赖的获取 MS/MS 谱作为备用，是一个常用的工作流程。对于具有特征性同位素指纹的药物代谢物，应用同位素模式依赖方法能有效地引发 MS/MS 获取。与低分辨 MS 相比，由于 HRMS 能明显减少强度比和质量差异的波动，所以基于 HRMS 的同位素模式依赖获取有效得多。依赖质量亏损的获取方法被特别开发用于 HRMS 仪器，用于引发在复杂生物基质中药物代谢物的 MS/MS 获取。该方法在全扫描探测 MS 谱的质量亏损程度上施加了一个或多个过滤，来寻找符合标准的离子，并引发获得它们的 MS/MS 数据。这极大地减少了 MS 工作周期浪费在无关离子上，避免错过感兴趣的代谢物离子。由于选择性的大幅改善，所以可对药物代谢物离子设定较低的强度阈值，以获得低含量药物代谢物的 MS/MS 谱。

由于 HRMS 技术的出现，导致对不同类型的药物代谢试验开发了新的分析方法。一般说来，这些新分析策略不使用 NL 或 PI 扫描检测未知代谢物，从而使得用于药物代谢产物鉴定的 LC-MS 分析策略发生了模式变化：即从使用多种 LC-MS 仪器变为使用单一的

HRMS 仪器。尽管多种 HRMS 仪器被用于代谢物鉴定实验，但是其工作流程关键步骤的数据获取方法和数据挖掘工具是一致的，可以被概括为三个步骤。第一步是用数据依赖性或非数据依赖性方法，同时获得与药物代谢物相关的全扫描 MS 和 MS/MS 或全碎片数据集。第二步是用靶向或非靶向的数据挖掘工具，或两者的结合，从记录的数据集中发现药物代谢物离子，并检索它们的 MS/MS 谱。第三步则是通过质谱解析来确定代谢物的结构。

与 LC-MS 阶段（1990～2005 年）检测和鉴定药物代谢物使用的一般性 LC-MS 策略相比，基于 HRMS 的工作流程有几个突出特点。第一，与药物代谢物有关的 HRMS 和 MS/MS 数据都在同一个 LC-MS 运行中记录。第二，药物代谢物的检测依赖于对准确质量和高分辨 LC-MS 数据集的处理，而不是直接的 LC-MS 扫描分析如 NL 或 PI 扫描。第三，由HRMS 获得的 MS/MS 或全碎片数据集不仅被用于结构解析，而且也用于代谢物检测。在药物代谢物鉴定中日常使用多种基于 HRMS 的数据获取和数据挖掘方法，每种方法都有自身的优点和局限。药物代谢科学家进行代谢物谱实验时，应当根据已有的 HRMS 仪器以及实验目的和类型，通过使用选定的数据获取方法和组合几种数据挖掘技术，设计和应用专门的工作流程。例如，使用 Waters 公司 QTOF 仪器进行高通量代谢软位点分析时，首选 MS^E 获取，然后进行数据挖掘。而使用 AB Sciex 公司 Triple TOF 质谱仪进行同样的实验时，常用的方法则是使用在线多重质量亏损过滤（MMDF），结合动态背景扣除同时获得MS 和 MS/MS 数据集，然后使用 EIC、MDF、NLF 和 PIF 进行数据处理。在 Orbitrap 仪器上快速和选择性分析反应性代谢物时，同位素模式依赖性获取由稳定同位素标记的 GSH捕获的反应性代谢物质谱，然后进行数据挖掘是良好选择。

一方面，对于预测的或未知的体内代谢物分析，表单依赖的或质量亏损依赖的 MS/MS获取将分别是良好选择；另一方面，当在 HRMS 仪器上使用全扫描 MS 定量分析或筛查时，MS^E 或 SWATH 则可能在超过 50 个组分的结构确认上有用。另一个基于 HRMS 的新策略是，使用它在代谢物谱、鉴定和定量估计早期临床试验中人血浆中的代谢物，以回答代谢物安全性评价问题。但应该注意，由于质谱检测对不同性质的化合物具有高度选择性，所以其信号强度比值与化合物浓度比值常常相差甚远，一般用 LC-UV 检测（尽管灵敏度很低）获得的代谢物谱往往比 LC-HRMS 在定量上更可靠（图 15-1）。

LC-HRMS 已经被广泛用于代谢组学实验，是同时测定外源性物质代谢物谱和内源性组分因药物使用导致浓度变化的首选方法。为理解药物引起毒性的部分机制，一项最近的代谢组学分析揭示了证据，由肝毒性吡咯里西啶生物碱导致胆酸平衡受损。此外，基于 HRMS的在线 HD 交换、离子淌度技术、MS^n 获取和极性切换技术，都提供了独特的结构信息，可以帮助鉴定代谢物。

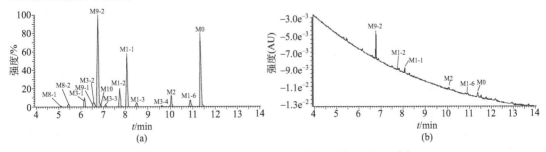

图 15-1　抗肿瘤新药阿帕替尼的患者血浆代谢物谱[3]

（a）LC-HRMS 检测（使用 MDF 数据获取技术）；（b）LC-UV 检测

15.1.3 当前实践与将来展望

随着质谱技术的发展，在药物发现和开发中的药物代谢和处置试验已经变得标准化，在不同制药公司间趋于一致。代谢软位点分析和反应性代谢物筛查常常在先导化合物优化阶段进行，以分别支持降低快速代谢和生物活化的努力。HRMS 为基础的非数据依赖性（MS^E）或选择性数据依赖（同位素模式）MS/MS 获取方法常用于这些研究中，以实现高通量分析。另一种方法是以 QTRAP 为基础的信息依赖性获取，既可以用于代谢软位点分析，也可以用于反应性代谢物筛查。在表征和选择临床候选药物进行开发时，不同种属体外代谢比较以及大鼠或其他动物的 ADME 试验，为使用体外代谢和动物药动学数据来预测人体药动学和剂量提供了生物化学基础。这些研究要求全面检测各种类型的代谢物。因此，高度推荐的方法是，获取全扫描 MS 数据，接着用 MDF、EIC 和背景扣除进行数据挖掘，检测代谢物和获得代谢物谱。体内 ADME 试验中的放射性标记提供了关于药物清除途径和排泄途径，以及药物相关组分在人体和动物体内暴露的关键信息。放射性标记极大地帮助了对给予的候选药物及其代谢物在生物基质中的灵敏检测和定量，因此，将 LC-MS 用于放射性标记药物试验，主要目的是结构表征。相反，从临床早期试验中采集的血浆样品获得代谢物谱、结构表征以及进行定量分析，则主要依赖于 LC-MS 技术。由于血浆中的代谢物浓度通常很低，所以 HRMS 是完成这类任务首选的质谱平台。

从历史上看，MS 技术的进步已经使药物代谢研究在许多方面发生了革命性的变化。从复杂生物基质中获得代谢物谱和鉴定代谢物，目前由 HRMS 常规进行，带有适当的数据获取和数据挖掘软件，并且从未标记的首次人体试验获得的结果，可用于支持以人为本策略。作为质谱技术进步的结果，这种对人体代谢的加速观察，将继续作为主要驱动力，塑造 DMPK 研究的方向。药物代谢科学家变得更为整合到项目团队中，并且具有跨学科知识，能够推动项目做出决定。在支持项目过程中，完全理解药物代谢试验的目的和类型，增加了提出和解决药物代谢相关问题的能力。然而，药物代谢试验的目标并没有随着时间而改变，仍然是回答三个根本性问题：代谢物是什么？它有多少？以及它在体内如何变化？因此，药物代谢进一步的机遇可能不完全依赖于 MS 的灵敏度，现在使用 HRMS 为基础的数据获取技术已经可以达到，而是应用新的方法，使药物代谢数据集与药物安全性和药效相关联。快速发展的外源物代谢组学领域（即药物代谢组学）可能为药物代谢研究提供这样的机会。确实，代谢组学在药物代谢研究中的应用，可能在桥接药物代谢和药物引起的毒性上起到额外的作用。

此外，MS 在药物代谢研究中的应用范围在工业和学术领域都快速扩展：从小分子到蛋白质，从药物代谢物到其他外源性物质代谢物，从外源性物质到内源性组分。在这些领域中，应用基于 MS 的技术研究代谢和处置过程，抗体偶联药物和共价结合药物代表了新的挑战和新的机遇。某些 LC-MS 技术主要开发用于获得药物代谢物谱，如 MS^E、SWATH 和其他数据获取以及背景扣除数据处理工具，将在全未知化合物或多重外源性物质如运动员兴奋剂、草药以及环境污染物代谢研究中非常有用。

MS 技术的灵活性、多用途和广泛应用，已经使它和其他强大的生物分析平台组为一体，在药物代谢领域的应用更为深入。在药物代谢物谱和代谢物表征方面，MS 技术可能正在达到其成熟阶段；然而它在某些药物代谢研究领域中的应用尚在婴儿阶段，或有待改善。这些应用之一是开发基于软件的质谱解析用于阐明结构，这可能使药物代谢物鉴定的工作流程实现自动化。使用单一 LC-MS 平台，既用于定量，又用于定性分析母体药物及其代谢物，来改善分析的通量和产率，是不远的将来另一个期待改善的领域。

15.2　放射性同位素技术

放射性同位素示踪技术自 20 世纪 50 年代开始用于药物代谢研究以来，一直在揭示药物处置中发挥着重要的作用。随着放射性标记技术和传统检测技术（例如液体闪烁计数，liquid scintillation count，LSC）的成熟以及药物研发注册标准的提高，放射性同位素示踪技术已作为常规技术用于药物体内吸收、分布、代谢和排泄研究，并成为国际上公认的药物代谢研究"金标准"。中国国家食品药品监督管理总局药品审评中心于 2014 年发布的《药物非临床药代动力学研究技术指导原则》中，特别强调了应用放射性同位素标记技术进行药物非临床药代动力学研究[4]。我国目前不仅在新药非临床 ADME 试验中经常采用放射性同位素技术，而且已经完成了多项放射性同位素标记药物人体试验。

目前应用的放射性同位素示踪新技术主要包括 HPLC-放射性检测技术、加速器质谱分析、放射自显影技术、正电子发射断层显像技术。这些新技术能够获得其他分析技术无法获得的代谢和药动学数据，在药物开发中发挥重要作用。此外，放射性示踪技术也在抗体偶联药物研发中得到应用。

15.2.1　HPLC-放射性检测技术

放射性色谱结合质谱是目前获得药物代谢物谱最可靠的方法，它整合了放射性示踪和质谱鉴定代谢产物的技术优势。但是由于放射性色谱峰在流通池中的滞留时间短，因此，传统的放射性色谱技术，即 HPLC-放射性流动液闪检测（HPLC-radio flow detector，HPLC-RFD）的检测灵敏度低（对于 [^{14}C] 药物的检测限仅为 250～500DPM），这限制了其在低浓度放射性代谢产物分析中的应用，特别是血浆中的代谢产物分析。采用 HPLC-离线液体闪烁分析（HPLC-off line liquid scintillation counter，HPLC-LSC）虽然可以延长色谱峰的检测时间，同 HPLC-RFD 相比，灵敏度提高 25 倍，但是这种技术需要消耗大量的劳动力和试剂，并且离线检测会导致放射性色谱峰的分离度变差。由于这些缺点，传统的放射性色谱技术已基本被 HPLC-动态流检测技术（HPLC-dynamic flow detector，HPLC-DFD）和 HPLC-微孔板闪烁计数（HPLC-offline microplate scintillation counter，HPLC-MSC）所代替[5]。

HPLC-DFD 检测技术（AIM Research Inc.）是一种新型在线放射性色谱方法，以提高 HPLC 在线色谱的检测效能。在动态流模式下 HPLC 的流速恒定，但是液体闪烁剂的流速则随着检测到的 HPLC 洗脱液的放射性强度发生变化。当有放射性色谱峰达到在线放射性检测器时，闪烁液的流速降低，这样就可以延长放射性色谱峰在放射性检测池中的滞留时间和检测时间，从而提高灵敏度。实验证明采用 HPLC-DFD 技术能够检测到 HPLC-RFD 无法检测到的色谱峰[6]。HPLC-MSC 是将 HPLC 分离的放射性色谱流分收集到包被有固体闪烁剂的 LumaPlate™ 96 孔微孔板中，待流分挥干后再利用 TopCount® NXT 微孔计数仪（PerkinElmer）对其进行离线计数分析的放射性色谱技术。由于采用了固体闪烁计数，HPLC-MSC 的背景噪声仅是传统放射性色谱技术的 1/10。采取离线方式检测延长检测时间，因此，HPLC-MSC 对 ^{14}C 标记药物的检测限可以达到 5DPM[7]。

受试者只要服用安全辐射剂量下的放射性标记药物，新的高灵敏放射性色谱技术就能获得完整的药动学数据。例如，4 名健康男性志愿者口服抗丙肝病毒药物 [14C] 达萨布韦 [100μCi/(400mg·人)]，服药 10 天后药物累积排泄量占给药量的 96.6%，其中粪是主要排泄途径，占给药量的 94.4%。采用 HPLC-MSC 技术结合高分辨质谱分析揭示原形药物达萨布韦是体循环中主要药物相关物质，占 58%，其次是羟基化活性代谢产物 M1，占 21%[8]。

15.2.2 加速器质谱分析

加速器质谱（accelerator mass spectrometry，AMS）是将加速器与质谱分析相结合的一种核分析技术，它将待测样品在加速器的离子源中电离，随后将离子束引出并加速，再根据电荷态、质荷比、能量和原子序数选择鉴别被加速的离子并加以记录，从而实现同位素比值的测定。加速器质谱分析用直接计数法取代衰变计数法，因此极大地提高了分析灵敏度，对于 14C 这样长寿命放射性核素的检测水平可以达到 0.0001DPM。

由于具有非常高的灵敏度，受试者仅需服用微剂量、微放射性剂量的 [14C] 药物，加速器质谱就能获得物质平衡、代谢产物追踪和绝对生物利用数据。这样的试验服药剂量仅是通常药理作用剂量和安全辐射剂量的 1/1000，大大降低了医学伦理上的限制，因此，制药企业在 I 期临床前就能够获得准确的静脉给药药动学数据和人体吸收、代谢及排泄信息，有助于临床方案的设计，缩短药物的研发周期。

15.2.3 放射自显影技术

放射自显影（autoradiography）是利用放射性核素发射的射线，使感光材料感光、显像从而进行放射性标记物定位、定性测量的技术。微观自显影（microautoradiography）是在微观水平空间定位器官/组织细胞中放射性物质的技术。包括数字磷屏成像技术在内的成像系统使传统的放射自显影技术进一步发展成全身定量自显影技术（quantitative whole body autoradiography，QWBA）。近十几年，全身放射自显影技术为制药工业采用和验证，正取代通过液体闪烁计数法测定组织匀浆药物浓度的进行组织分布研究的传统方法。目前，它用于评价放射性标记药物在动物体内的消除，进而估算受试者服用放射性标记药物后的辐射剂量，这已为世界上主要国家的药品注册机构所接受。

KAI-9803 为新型 δ-蛋白激酶 C 抑制剂，临床上拟用于急性心肌梗死患者缺血再灌注损伤的心肌保护作用。大鼠尾静脉注射给予 [14C] KAI-9803 后放射性药物迅速从体循环消除，血浆半衰期仅有 8.2min。QWBA 研究发现药物迅速分布到体内的各种组织中，药物在心脏中的浓度可达到 1.21μg eq/g。微观自显影技术进一步发现给药 1min 后，[14C] KAI-9803 即可转运到包括心肌细胞、心肌内皮细胞在内的各种细胞。通过这些放射性自显影技术并结合体外孵育试验证实，静脉给予 KAI-9803 后药物可转运体介导迅速到达心脏靶细胞[9]。

15.2.4 正电子发射断层显像技术

正电子发射断层显像技术（positron emission tomography，PET）近年在药物研发中的应用拓展了人体药动学测试的范围。受试药物标记上 13N、11C 或 18F 等放射性核素后能够发射正电子，这些正电子在体内移动约 1mm 后即与组织中的负电子结合发生湮灭，产生两个能量相当但方向相反的 γ 光子。PET 不但能够实时精确地探测体内电子湮灭发生的位置，还能够定量分析标记药物的绝对浓度，进而重构服药后不同时间药物的体内空间分布图。正是 PET 使"精准药理"成为可能,它能回答药物开发中的核心问题,例如:药物是否以足够的药理作用浓度到达靶组织?药物是否与靶标发生相互作用?这种相互作用强度与药物剂量的关系以及维持药理作用的时间等。因为是无创体内分子影像技术,PET 能够获得药物在人体各种靶部位的分布数据,这在中枢神经系统药物的开发具有特别重要的意义。

GSK1034702 为葛兰素史克公司开发的毒蕈碱受体-1 变构剂,临床上拟用于治疗神经变性疾病引起的认知功能障碍。在表达有人 MDR1 转运体的 MDCK 细胞系模型上研究显示 GSK1034702 为弱的 P-糖蛋白 (P-glycoprotein, P-gp) 底物,但是其脑/全血分配比表现出种属差异。小鼠、大鼠和狨猴体内脑/全血分配比分别为 0.4:1、0.6:1 和 2.0:1,因此,GSK1034702 进入人脑可能会受到不利影响。为此,Ridler 等放射性合成了 $[^{11}C]$ GSK1034702,利用 PET 研究了药物在活体人脑中的分布,并结合体外平衡透析分析评价药物经过血脑屏障的转运,估算 GSK1034702 脑内游离药物浓度。PET 成像结果显示,药物在人脑内表现中等程度的区域分布差异性,全脑分配系数为 4.9,这和 f_P/f_{UD} 相近。这揭示了 GSK1034702 能够以被动扩散或者主动摄取的方式很好地被脑吸收,从而消除了对 GSK1034702 开发风险的顾虑,并为该候选药物的后期临床开发提供了重要信息[10]。

15.2.5 放射性同位素示踪技术在抗体偶联药物研发中的应用

由于抗体偶联药物偶联的细胞毒药物药效和毒性极强,因此,在临床前研究中须标记高比活度的放射性核素(通常为^3H),追踪细胞毒药物的体内去向以评估毒性风险和进行临床试验设计。最近,文献报道了利用放射性示踪研究雌性荷瘤裸鼠静脉给予 $[^3H]$ 抗体-美登素偶联药物($[^3H]$ DM1-LNL897)的分布、代谢和排泄[11]。物质平衡研究结果表明,静脉给予 1.35mCi/(10mg·kg) $[^3H]$ DM1-LNL897 之后 168h,粪中药物累积排泄百分比为 84.5%,尿中为 4.15%,尸体内残存的药物占给药剂量的 13.8%。利用多种分析手段(液体闪烁计数法、液相色谱串联质谱法、酶联免疫分析和分子排阻色谱法)对血清中的总放射性、偶联的 ADCs、总的 ADCs、荷载的美登素及其体内降解产物进行了分析,结果各种分析方法获得的药动学参数相似,药物消除半衰期为 51~62h。整体放射自显影分析显示,给药后药物体内分布少,且肿瘤组织中药物相关的放射性浓度最高。离线放射性色谱显示,血清中最主要的放射性物质为 $[^3H]$ DM1-LNL897,其次为可溶性的 ADC 聚合物和/或 ADC-蛋白复合物,游离的小分子药物不足 2%。虽然血清中主要的放射性物质是 $[^3H]$ DM1-LNL897,但是鉴定的排泄物中主要的代谢产物是其处置后的小分子。这些数据为 ADCs 作为治疗剂用于体内的后期开发提供了依据。

15.3 配体结合分析

近年来,生物大分子(蛋白质、核酸)药物研发异军突起。对这些药物的药动学生物样品定量,当前的主流方法是配体结合分析(ligand binding assay, LBA)。LBA 是基于配体分子与受体、抗体或其他生物大分子之间的相互作用建立的分析方法,多采用可见光、荧光或者电化学发光等检测方法。配体结合分析的常见平台包括放射性免疫分析方法(radioimmunoassay,RIA)、酶联免疫吸附反应(enzyme-linked immunosorbent assay, ELISA)、超敏多因子电化学发光分析(meso scale discovery, MSD)、Gyrolab 全自动免疫工作站等。

15.3.1 放射性免疫分析方法

历史上，科学家在 1960 年首次报道了利用胰岛素和胰岛素特异性抗体，采用放射性免疫分析方法（RIA）检测生物基质中的胰岛素浓度。Yalow 和 Berson 由于开发了多肽类激素的放射性免疫分析方法获得 1977 年诺贝尔生理学或医学奖。RIA 也被视为第一代免疫分析技术。

RIA 通常采用竞争性结合方法测定生物基质中的待测物浓度。生物基质中的待测物与一定浓度的放射性标记的待测物共同竞争捕获抗体，利用伽马射线计数器检测放射性标记待测物与捕获抗体的复合物。生物基质中的待测物浓度越高，放射性标记的待测物与捕获抗体的复合物越少，检测信号越低；因此，待测物浓度与信号响应成反比关系。RIA 灵敏度高，动态范围宽，可跨越 2～3 个数量级；但是，RIA 操作人员需要专业的防护措施以及操作证书，在实验过程中会产生放射性同位素垃圾。RIA 在 20 世纪 90 年代使用较为广泛，随着其他 LBA 分析平台的发展，RIA 的使用逐渐减少。

15.3.2 酶联免疫吸附反应

酶联免疫吸附反应（ELISA）是基于捕获抗原或抗体的固相化以及检测抗原或抗体的酶标记的一种分析方法，多采用聚苯乙烯微孔板进行实验，是目前应用最广泛的 LBA 分析平台[12]。ELISA 被视为第二代免疫分析技术。

ELISA 通常包含四个基本步骤。①包被：将抗原通过直接或间接的方式固定在聚苯乙烯微孔板表面；其中抗原可以通过非特异性吸附作用直接固定在微孔板表面，也可以通过抗体间接固定在微孔板表面。②封闭：加入不相关的蛋白溶液来封闭微孔板表面未饱和的结合位点，减少背景值。③检测：加入可以与抗原特异性结合的抗体，形成抗原-抗体复合物。④信号测量：采用微孔板读板机检测抗体上通过直接或间接标记产生的信号，通过比较标准曲线和样品中所产生的信号，即可计算样品中的待测物浓度。在加入底物之前的每个步骤之间，均需要用缓冲液洗去前一步未结合的抗原或抗体，以降低背景。

抗原的直接检测方式为检测抗体上标记的酶或其他信号分子（如荧光基团）；与抗原直接检测相比，间接检测则需要增加额外的步骤，利用带标记的其他抗体（即二抗）或链霉亲和素与检测抗体结合，最终产生检测信号。通常，直接检测比间接检测时间更短，但是灵敏度不及间接检测，因此，抗原的直接检测仅用于待测物浓度较高的情况下。

根据上面所描述的抗原的固定和检测方式，ELISA 可以分为四类：直接法 ELISA，间接法 ELISA，双抗体夹心法 ELISA，以及竞争性 ELISA（图 15-2）。直接法 ELISA 是将抗原直接包被在微孔板表面，捕获带有酶标记的抗体（即一抗），形成抗原-抗体复合物。在体系中加入酶的底物后，产生检测信号，检测信号随抗原-抗体复合物的增加而升高。该方法比较简单，操作时间短。当抗原存在于复杂的生物基质如血清中时，血清中的所有蛋白都可能被固定在微孔板表面，一抗可能会与生物基质中的其他抗原/蛋白发生交叉反应，影响检测的准确性。

间接法 ELISA 与直接法 ELISA 不同的是在抗原检测中增加了二抗的使用。二抗即为抗一抗的抗体，可以与一抗结合，同时，二抗带有检测标记，可以产生检测信号。目前二抗多为商业化的山羊、兔和小鼠等来源的抗人或其他种属的 IgG，可以偶联有不同的酶或亲和素，在实验中可以结合需求进行选择。间接法 ELISA 通常用于检测溶液或者生物基质中的

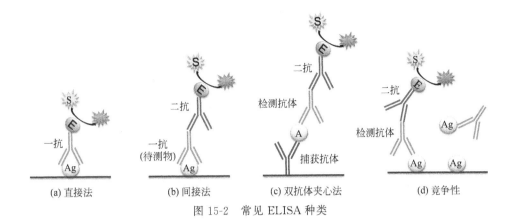

图 15-2　常见 ELISA 种类

抗体，并且适用于针对同一抗原的不同抗体的检测。

　　双抗体夹心法 ELISA 是将可以与抗原特异性结合的抗体（即捕获抗体，capture antibody）固定在微孔板表面，通过抗原-抗体相互作用将抗原间接固定，后续与该抗原结合的抗体为检测抗体（detection antibody），带有检测标记的二抗再与检测抗体相结合，在加入底物后产生检测信号。在双抗体夹心法 ELISA 中，捕获抗体与检测抗体需协同工作，二者不能竞争抗原结合位点。通常，捕获抗体多采用单克隆抗体，检测抗体多采用多克隆抗体，实现低背景和高信号的要求。双抗体夹心法 ELISA 优化过程相对比其他 ELISA 方法复杂，但是所获得的信噪比（signal-to-noise，S/N）也往往更高。实验中使用到二抗时，为避免抗体之间的交叉反应，检测抗体与捕获抗体需要来自不同的种属。在某些双抗体夹心法中，检测抗体本身带有检测标记，此时不需要再用到二抗，并且检测抗体和捕获抗体可以来自同一个种属。

　　竞争性 ELISA 则多适用于分子量较小，并且只有一个抗体结合位点的抗原。样品中未标记的抗原（即待测物）与一定浓度的抗体共同孵育，孵育后将溶液转移至有抗原包被的微孔中，此时微孔中固定的抗原会与样品中的抗原竞争结合抗体，样品中的抗原浓度越高，可以与微孔中固定抗原结合的抗体越少，导致最终检测信号越低，因此，样品中的抗原浓度与检测信号成反比。实验中也可以用样品（含未标记的抗原）与一定浓度标记的抗原共同竞争捕获抗体，检测信号同样与样品中的抗原浓度成反比关系。

　　在上述四种 ELISA 中，抗体或抗原所携带的检测标记通常为酶，底物在酶的催化作用下生成带有颜色或者荧光的化合物，或者产生化学发光信号。ELISA 中常用的酶有辣根过氧化物酶（horseradish peroxidase，HRP）和碱性磷酸酯酶（alkaline phosphatase，AP）。AP 分子量较大，约 140000，每个抗体上可以结合的 AP 一般不超过两个，因此会限制最终所产生的信号；与 AP 相比，HRP 分子量较小（约 40000），抗体上可结合更多的 HRP，使得灵敏度高于 AP，因此使用更为广泛。TMB 的显色底物有 TMB（$3,3',5,5'$-tetramethylbenzidine）、OPD（O-phenylenediamine）和 ABTS ［$2,2'$-azino-bis(3-ethylbenzthiazoline-6-sulphonic acid)］等，荧光底物有发光氨（luminal）等。实验中可以根据需求和成本选择合适的酶标记和底物。

　　在 ELISA 实验中除利用抗原与抗体之间的相互作用形成抗原-抗体复合物外，还可以利用生物素与链霉亲和素之间的相互作用实现抗原的固定化和抗原的检测。如，链霉亲和素处理后的微孔板，可以捕获生物素标记的抗原或抗体，固定抗原或抗体；携带有生物素的检测抗体，可以识别带有链霉亲和素标记的酶。生物素分子量小（244），因此，一个抗体上可以结合多个生物素，因此，通过生物素-链霉亲和素的作用被间接固定在微孔板中的酶比直接结合在检测抗体上的酶多，从而放大信号。

ELISA 的灵敏度可以达到 pg/mL 级别，动态范围在 2 个数量级，通量较高；但是，ELISA 的开发时间相对较长，开发时间可能会从数周持续至数月。由于 ELISA 实验中没有对生物样品进行前处理，ELISA 的行为容易受到内源性物质以及抗药抗体的影响，并且其行为与试验所用抗原、抗体以及标准品等密切相关，在上述试剂批次发生改变时，需要监测不同批次的试剂对 ELISA 的影响。

15.3.3 MSD 超敏多因子电化学发光分析

MSD 是基于微孔板实验平台和电化学发光（electrochemiluminescence，ECL）检测技术的第三代免疫分析技术[13]，在 2000 年以后被广泛应用在生物标记物检测、生物大分子 PK 以及免疫原性检测等领域。MSD 的实验流程与传统的 ELISA 类似，需要抗原或抗体的固定化和检测抗体的标记，可以用于间接法 ELISA、桥接法 ELISA 和夹心法 ELISA 等。用于传统 ELISA 的抗原和抗体也可以适用于 MSD 平台，ELISA 方法转移至 MSD 平台较容易。

与传统 ELISA 相比，MSD 采用石墨电极微孔板，其表面载量是聚苯乙烯微孔板的 10 倍以上；实验中检测抗体所用的标记物为 Sulfo-Tag，微孔板底部的电极表面通电后，电化学作用激发结合在电极表面的 Sulfo-Tag 标记物发出强光。实验中根据标准曲线与样品发出的光信号强度，可以计算获得样品中的待测物浓度。由于每个标记物会被多重激发，循环放大信号级别，从而提高检测灵敏度；此外，通电时，电极表面和 Sulfo-Tag 均带正电，因此，非特异性吸附的 Sulfo-Tag 被排斥出发光反应体系，从而降低背景信号，提高信噪比。

与传统 ELISA 相比，MSD 灵敏度高、背景值低、基质效应低、动态范围宽，最多可以跨 5~6 个数量级，因此可以减少样品稀释倍数，测试数据检出率更高，检测结果精准度更好。根据所采用的微孔板类型，MSD 可以单个微孔检测一个或多个指标，减少样品用量。实验中所用石墨电极微孔板的成本相对普通 ELISA 塑料微孔板高，检测仪器为 MSD 公司专用分析仪，因此，在实验时需考虑实验需求和实验室设备。

15.3.4 Gyrolab 全自动免疫工作站

Gyrolab 是可实现液体处理半自动化的基于 CD 光盘的免疫分析平台[14]。每片 CD 含有 96/112 个微结构，每个纳升级微结构中包括一个链霉素亲和小柱，用于捕获生物素标记的抗原或抗体；实验中所用检测抗体需带有荧光基团，激光激发后检测每个微结构发出的信号。链霉素亲和小柱为多层立体结构，增大了链霉亲和素与生物素标记试剂的接触面积和结合能力，有效缩短了实验时间。实验中所用试剂和生物样品等均通过离心力定量进入 CD 微结构，减少实验对试剂和样品体积的需求，在短时间内可获得高质量可重复的结果。

与传统 ELISA 相比，Gyrolab 半自动化平台所用分析时间短、灵敏度高、动态范围宽，可以跨越 3~4 个数量级，生物样品检出率高，可以减少样品的稀释倍数；对试剂和生物样品的体积需求低，可以实现一只小鼠一个药代动力学曲线的研究。Gyrolab 平台在生物标记物、PK 和免疫原性等领域也有广泛应用。值得注意的是，实验时如果需要更换不同批次的 CD，需要考察不同批次 CD 的表现一致性。与 MSD 类似，Gyrolab 平台需要用到自身公司生产的 CD 和检测仪器，成本相对传统 ELISA 高，在实验时需根据实验需求、实验室设备和经费合理选择。

15.3.5　其他技术平台

除上述技术外，Erenna 和免疫 PCR 等免疫分析平台在动态范围、灵敏度和基质效应等方面有了改善[15~17]。Erenna 分析平台利用生物素标记的捕获试剂和荧光标记的检测试剂形成夹心法 ELISA，随后将检测试剂洗脱下来，转移至 384 孔板，样品依次用毛细管流入流通池，在此处激光激发进行单分子检测；该方法可获得超高灵敏度，动态范围跨越 3~4 个数量级，基质效应低，但是需要样品体积大、分析时间长。免疫 PCR 结合了 ELISA 和 PCR 的分析形式，其中检测抗体采用 DNA 标记，因此可以放大检测信号，用于检测低浓度的大分子；该方法可以获得超高灵敏度，动态范围跨越 3~4 个数量级，但是易受基质效应的影响，在方法验证和样品测试中均需要考察信噪比。Erenna 和免疫 PCR 两种平台多用于 PD 研究。

表 15-1 总结了上述几种分析平台或技术的优缺点，供实验人员选择合适的实验平台[15]。

表 15-1　用于配体结合分析的实验平台

项目	ELISA(参比平台)	RIA	MSD	Gyrolab	Erenna	免疫 PCR
形式	微孔板	依次	微孔板	CD	微孔板/依次	依次
动态范围	10^2	$10^2 \sim 10^3$	$10^3 \sim 10^4$	$10^3 \sim 10^4$	$10^3 \sim 10^4$	$10^3 \sim 10^4$
基质效应	中等	低	低	低	低	高
灵敏度	—	+	+	+	++	++
样品体积	中	高	中	低	高	低
标记试剂	需要	需要	需要	需要	需要	需要
所需时间	约 6h	约 6h	约 4h	约 2h	约 6h	约 8h
可能的残留/相互干扰	无	无	相互干扰	残留	无	无
多因子检测	否	否	可以	否	否	否
供应商提供专用试剂	无	无	是	是	是	是

15.4　分子生物学技术

在过去的二十多年中，分子生物学及细胞学技术的应用，使得药物代谢从研究酶催化下药物结构修饰的单一学科发展成为涉及生物化学、药理学、毒理学及遗传学等多学科交叉的研究领域。药物处置的研究内容不仅包含了药物与代谢酶、转运体及其调控因子（如核受体）等之间的相互作用，同时覆盖了代谢酶与转运体基因多态性方面的研究。代谢酶与转运体的基因多态性可能会影响个体间药效及毒副作用的差异，其研究可以应用于以 ADME 基因组学为基础的精准治疗。

20 世纪 80 年代是细胞色素 P450 药物代谢酶知识快速增长的时期。蛋白质分离、提纯及相关生物化学技术的应用，进一步完善了人及动物肝脏中参与药物代谢的主要 P450 酶促动力学研究。Shimada 等首次对人肝脏 P450 酶的表达量进行了定量分析，发现不同亚型 P450 酶的表达量存在较大的个体差异[18]。经过对 30 例欧洲白人及 30 例日本人肝微粒体样本进行免疫定量分析发现，CYP3A、CYP2C 及 CYP1A2 的蛋白表达量分别约占肝中 P450

酶总含量的 30%、20% 及 13%，而 CYP2D6 和 CYP2E1 的表达量约占 2% 和 7%[18]。相比之下，人小肠 P450 酶中，CYP3A 和 CYP2C9 的含量分别占 P450 酶总含量的 82% 和 14%，而其他药物代谢 P450 酶的单一含量均小于 3%[19]。上述结果表明，CYP3A 家族代谢酶尤其是 CYP3A4 是重要的药物代谢酶，影响多种不同结构药物的代谢清除。近几年人们运用蛋白质组学、免疫沉淀及质谱技术，也对人肝与小肠中二相代谢酶（如 UGT）的含量进行了定量分析。在肝微粒体中，UGT2B 家族的含量远远高于 UGT1A 家族，其中 UGT2B7 是重要的肝 UGT 酶[20~22]。表 15-2 和表 15-3 分别总结了人肝和小肠微粒体中主要的 CYP 及 UGT 酶的表达[21~23]。通过使用不同代谢酶的含量以及体外试验获得的酶促动力学参数（如 K_m、V_{max} 和 CL_{int} 等），可以估算某一代谢酶在药物代谢清除中的相对贡献[24~26]。

表 15-2　CYP 酶在人肝和小肠微粒体中的表达[23]

酶	肝/(pmol/mg 蛋白质)		肠/(pmol/mg 蛋白质)	
	最低	最高	最低	最高
CYP1A1			3.6	7.7
CYP1A2	19	67	nd	nd
CYP2A6	14	68	bld	bld
CYP2B6	1.0	45	bld	bld
CYP2C8	12	64	nd	nd
CYP2C9	50	96	2.9	28
CYP2C19	8.0	20	<0.6	3.9
总 CYP2C	60	180		
CYP2D6	5.0	11	<0.2	3.1
CYP2E1	22	52	bld	bld
CYP2J2			<0.2	3.1
CYP3A4	37	108	8.8	150
CYP3A5	1.0	117		
总 CYP3A	96	262		

注：1. nd—not detected，未检测到。

2. bld—below the limit of detection，低于检测下限。

表 15-3　UGT 酶在人肝和小肠微粒体中的表达[21,22]

酶	肝/(pmol/mg 蛋白质)		肠/(pmol/mg 蛋白质)	
	最低	最高	最低	最高
UGT1A1	18	124	7	40
UGT1A3	0.4	21	bld	3
UGT1A4	5	84	2	5
UGT1A6	5	123	nd	4
UGT1A7	bld	bld	nd	9
UGT1A8	bld	bld	nd	6
UGT1A9	27	61	nd	7
UGT1A10	bld	bld	5	18

续表

酶	肝/(pmol/mg 蛋白质)		肠/(pmol/mg 蛋白质)	
	最低	最高	最低	最高
UGT2B4	70	102	nd	nd
UGT2B7	24	200	3	16
UGT2B10	23	69	nd	nd
UGT2B15	28	100	nd	nd
UGT2B17	19	54	32	112

注：1. nd—not detected,未检测到。

2. bld—below the limit of detection,低于检测下限。

推动药物代谢动力学研究快速发展的另外一个重要因素是 DNA 重组技术的发展与应用。通过这项技术，Oeda 等首次利用酵母细胞成功克隆与表达了大鼠的 P-450MC cDNA[27]。随后，多种动物与人肝 P450 酶的 cDNA 在各种不同体系（如酵母、细菌、杆状病毒、哺乳动物细胞）的表达都获得了成功[28,29]。高纯度、高含量的人源 P450 酶的表达及商业化，为定量研究药物代谢、阐明代谢酶的临床效应奠定了基础。

分子生物学技术在药物代谢研究中的应用，取得了多个里程碑式的突破，如 P450 酶蛋白结构解析、酶-底物及酶-抑制剂之间的相互作用、代谢酶表型鉴定（reaction phenotyping）和 P450 酶单核苷酸多态性（single nucleotide polymorphism，SNP）等。其中，药物代谢酶表型鉴定可以从定性和定量两个方面阐述不同的代谢酶对药物清除的相对贡献。P450 酶单核苷酸多态性的发现及验证，揭示了除环境（食物和药物等）及健康状况之外，遗传是影响 P450 酶表达及活性个体差异的重要因素。研究表明，P450 酶的等位基因变异体（allelic variant）源于 SNP，而局部缺失、移码和/或异常 RNA 剪切和生成是造成核苷酸序列改变的主要原因。核苷酸序列改变造成某一氨基酸突变后，代谢酶活性常常发生极大的变化，有时会丧失催化功能。以 CYP2D6 为例，在超过 100 多个等位基因变异体中，其代谢功能可以划分为弱代谢（poor metabolizer）、中等代谢（intermediate metabolizer）、正常代谢（extensive metabolizer）和超快代谢（ultrarapid metabolizer）四类。其中，CYP2D6 * 4 弱代谢约占高加索人口的 18%，而 CYP2D6 * 10 中等代谢的携带者在亚裔人群中超过了 40%[30]。大量的研究证明，代谢酶与转运体单核苷酸多态性通过改变药物的动力学特征，直接或间接影响药物的疗效及安全性。

基于分子生物学及药物遗传组学的研究成果，美国 FDA 于 2013 年颁布了制药企业指导原则《临床药物遗传学：上市前早期临床评价及药品标签建议》，阐述了进行相关单核苷酸多态性的代谢酶和转运体（如 CYP2D6、CYP2C9、UGT1A1 和 SLCO1B1 等 ADME 基因）的临床药物代谢动力学研究细节。同时，FDA 列举了多种经过临床研究验证的与药物遗传组学相关的生物标志物，其中包括影响药物 ADME 过程的主要基因，如 CYP2D6、CYP2C9、CYP2C19、CYP3A5、CYP2B6、UGT1A1、TPMT 和 NAT1-2 等[31]。

15.5　合成生物学

合成生物学是指基于系统生物学的遗传工程，通过人工设计、合成新的生物元件或者对已经存在的天然系统或生物体系进行重新改造，以获得新的生物体系。它是集基因合成、生物工程以及数学模型的多学科交叉研究领域，在生物医药行业具有不可估量的应用潜力[32]。与传统分子生物学相比，合成生物学在基因改造、质粒构建以及应用上具有高效、精准等优势，在新药研发以及药物代谢与转运研究中发挥着越来越重要的作用。

药物在机体内的处置是一个非常复杂的过程，可能有多种转运体及代谢酶参与吸收、分布、代谢以及排泄过程，而且各种分子机制互相影响，难以阐明代谢转运的限速步骤。药物处置（ADME）与药物的疗效和安全性紧密相关，其中药物代谢酶以及药物转运体的功能和活性会受到基因多态性以及外源药物的影响，是治疗过程中产生个体差异的重要原因。在诸多体外代谢和转运研究模型中，人原代肝细胞具有多种代谢酶和转运体功能活性，与人体内药物处置机制相似，是体外研究的首选体系[33]。但由于其来源及质量的不可控性，特别是明显的质量差异及较差的重现性，人原代肝细胞的使用受到了极大的限制。然而传统药物代谢转运研究技术在研究基因表型（基因多态性）对其活性的影响时耗时费力，无法满足个体化用药和精准医疗研究所需的效率，因此，合成生物学的应用为解决上述难题提供了全新的技术与思路。

合成生物学的主要技术包括基因合成技术、同源臂重组载体构建技术、质粒扩增、人工测序及基因的表达技术（图 15-3），其中基因合成、组装以及表达是合成生物学的核心。与传统的基因克隆技术相比，合成生物学具有快速、准确、高效等特点，特别是在构建稳定基因表达体系及宿主细胞选择优化时更具有优势。合成生物学的另一优势是根据被转染的目的基因的数量，快速、准确地构建单一转染、双重转染及多重转染的细胞体系。代谢酶和/或转运体的多重转染体系，在一定程度上可以合理地模拟肝内代谢与转运机制，为准确阐明药物处置过程中的限速步骤提供了可靠的研究工具，如图 15-4～图 15-6 所示。

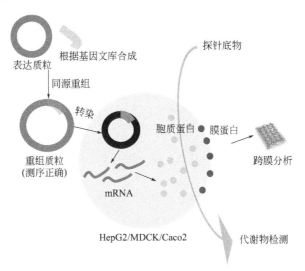

图 15-3　合成生物学技术在代谢酶与转运体研究中的应用[34]

通过合成生物学技术建立体外细胞培养模型来研究药物处置机制是药物研发进程中的重要突破。细胞模型方法具有药物需求量小、体系可控、实验方法简单、分析迅速和环境条件可控（温度、pH 值等）等优势，能够快速获得药物代谢转运机制，适用于高通量筛选及评估。应用"准确制造"的细胞模型可以研究候选化合物或者药物的代谢转运机制、药物-药物相互作用、毒性以及安全性评估，同时为基因多态性及基于 ADME 基因的精准医疗研究提供技术支持。

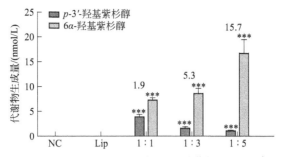

图 15-4　不同浓度比的 CYP3A4 和 CYP2C8 质粒对 6α-羟基紫杉醇和 p-3′-羟基紫杉醇生成量的影响

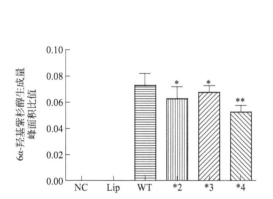

图 15-5　转染 CYP2C8 不同基因型质粒的 HepG2
细胞 6α-羟基紫杉醇生成量[34]

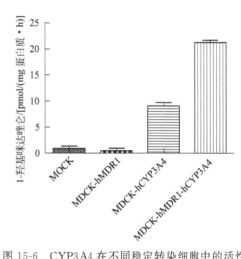

图 15-6　CYP3A4 在不同稳定转染细胞中的活性
（1-羟基咪达唑仑生成）

15.6　转基因动物模型

随着现代分子生物学及基因工程学的快速发展，转基因动物模型，尤其是基因敲除动物模型、基因敲入动物模型以及组织嵌合体动物模型等，已成为基础研究及创新药物开发的重要手段。作为重要的临床前体内评价模型，转基因动物模型对于研究一种或几种基因（或蛋白质）在疾病发生发展过程中的作用、药效学、药物代谢动力学、安全性及新治疗方案的评估与开发等诸多方面有着广泛的应用。

15.6.1　基因敲除动物模型

基因敲除动物模型的建立，是借助于分子生物学、细胞生物学及动物胚胎学的方法，删除相应的正常基因，培育出健康但先天缺陷某一或几个特定基因的动物。在药物代谢转运研究领域，多种代谢酶及转运体的基因敲除小鼠模型在研究特定代谢酶/转运体在体内药物处置机制、相互作用以及毒副作用中起着不可替代的作用。

在众多的 ADME 基因敲除小鼠模型中，外排转运体 P-糖蛋白（P-glycoprotein，P-gp）敲除模型的应用最为广泛。在人体中，P-gp 由 Mdr1 基因编码，而在小鼠体内是由 Mdr1a 和 Mdr1b 两个基因编码的。自荷兰癌症研究所的 Schinkel 教授课题组首次运用转基因技术成功筛选出 Mdr1 基因敲除的小鼠模型以来[35,36]，Mdr1a 单基因敲除或 Mdr1a/1b 双基因敲除小鼠模型已被广泛地应用于药物处置尤其是脑分布及蓄积研究。随着 *Bcrp*（breast cancer resistance protein，乳腺癌耐药蛋白）单敲除及 *Mdr1/Bcrp* 双敲除模型的建立，多个研究表明，对于共同底物，P-gp 和 Bcrp 在限制大脑的药物分布方面具有显著的协同效应[37,38]。运用多种不同的基因单敲除及多敲除模型，越来越多的研究发现，膜药物转运蛋白（外排和/或摄取转运体）是影响药物尤其是靶向激酶类抑制剂抗肿瘤耐药性的重要机制。基因敲除小鼠是研究药物的吸收、分布（尤其是脑分布）以及清除的非常重要的工具，可用于阐明体内药物 ADME 关键机制，更准确地预测潜在的具有临床意义的药物相互作用。

15.6.2 人源化动物模型

人源化动物模型是指携带人类功能的基因、细胞、组织或器官的动物，如人源化小鼠模型。基因敲入（gene knock-in）及细胞或组织嵌合是构建人源化动物模型的主要技术手段。

基因敲入是通过基因打靶，把人的目的基因序列敲入小鼠的相应基因位点，使用小鼠的表达调控元件指导目的基因表达。常用的基因敲入技术有胚胎干细胞（embryonic stem cell，ES 细胞）同源重组技术以及 Crispr/Cas9 技术。ES 细胞同源重组技术的原理是：构建在目标 DNA 序列位置插入外源 cDNA 的打靶载体，将打靶载体转入 ES 细胞，通过同源重组获得 knock-in 片段重组到基因组指定位置上的 ES 细胞，经囊胚注射、嵌合鼠繁殖，最终获得 knock-in 杂合子小鼠。Crispr/Cas9 技术则是根据基因序列设计合成 sgRNA，针对 knock-in 插入点或点突变位置构建含 knock-in 片段或点突变的同源序列，与 Cas9 mRNA 共同注射到小鼠的受精卵胞质；Cas9 核酸酶、sgRNA 和基因组靶序列结合并切割双链 DNA，以含 knock-in 的同源序列为模板修复基因组 DNA，最终获得在目的 DNA 序列插入 knock-in 片段或点突变的 knock-in 小鼠。目前在药物代谢动力学研究中广泛应用的人源化转基因动物模型主要有 *P-gp*（MDR1）[39]、*BCRP*[40]、*OATP 1B1* 和 *OATP 1B3*[41,42]、*PEPT1*[43]、*PXR*[44]、*PXR/CYP3A4*[45]、*CYP3A4/CYP2D6*[46] 及多种代谢酶模型[47]等（表 15-4）。

表 15-4　ADME 相关转基因小鼠模型

CYP		UGT 和其他		转运体		异源物感受器（xenosensors）	
基因敲除	人源化	基因敲除	人源化	基因敲除	人源化	基因敲除	人源化
Cyp1a1/1a2	CYP1A1/1A2	*Ugt1a1*	UGT1A1	*Mdr1a*	MDR1	*Ahr*	AHR
Cyp2c	CYP2C9	*Sult1e1*		*Mdr1a/1b*		*Car*	CAR
	CYP2C18/2C19			*Bcrp*	BCRP	*Pxr*	PXR
Cyp2d	CYP2D6			*Mdr1a/1b/Bcrp*		*Car-Pxr*	CAR/PXR
Cyp3a (gene cluster)	CYP3A4/3A7			*Mrp1*			
	CYP3A4/2D6			*Mrp2*	MRP2		PXR/CYP3A4
Cyp2e1	CYP2E1			*Oatp1a/1b*	OATP1B1		
Cyp2f2					OATP1B3		
Cyp2c/2d/3a					OATP1B1/1B3		
	Hepatic CYP3A4			*Oct1/2*			
	GIT CYP3A4				PEPT1		

细胞或组织嵌合技术包括用人体细胞替换动物细胞或整个器官使其发展成为具有和人类同等功能的脏器，如肝细胞嵌合。用于构建啮齿类细胞或组织嵌合动物一般具有两个特点：一是动物（大鼠或小鼠）具有严重的免疫缺陷，可以接受肝细胞移植；二是在一段时间内，

由于肝脏基因表达的遗传特征的变化，逐步破坏了原有肝细胞，而损失的原有动物肝细胞允许人肝细胞的植入与取代。在生长因子的调控下，人肝细胞在动物肝脏中通过不断的扩增，最终产生嵌合模型（chimeric or humanized model）。Tateno 等首次报道了人肝细胞移植成功率高达 92％的嵌合小鼠，并证明在这些小鼠中利福平可以诱导人 CYP3A4 酶的表达[48]；Katoh 等系统地考察了人肝细胞嵌合小鼠的 CYP 及 UGT 酶介导的一相及二相代谢[49,50]。后续研究表明，人肝细胞嵌合小鼠模型可以应用于特殊人群的代谢反应[51]。

综上所述，转基因动物模型是研究药物体内处置的重要手段。单一的 ADME 基因敲除模型可以考察目的基因的相对贡献，而人源化动物模型进一步推动了种属差异的研究。随着技术的不断完善，越来越多的转基因动物模型在基础研究及药物研发过程中，尤其是对药物的处置、药效及毒性的研究中发挥重大作用[52~54]。

15.7　静态与动态 ADME 数学模型

众所周知，在新药研发过程中，一个新分子实体（NME）的成功不仅仅取决于良好的疗效，ADMET（A—吸收、D—分布、M—代谢、E—排泄、T—毒理）特征也发挥着至关重要的作用。除了前面描述的各种体外、体内研究体系及技术手段，计算机模拟分析（*in silico* analysis）也广泛应用于预测化合物的 ADMET 特性。数学模型的使用弥补了体外-体内、动物-人转化的定量分析缺陷，同时也具有降低研发成本尤其是减少动物使用等优势。

静态模拟通常是指通过统计、分子相互作用描述和相关实验数据，针对一个蛋白（如 CYP3A4）或一个生物过程对整个复杂的生物体系进行模拟，模拟的内容包括膜通透性、小肠吸收、生物利用度、内在清除率、系统清除率、药物相互作用、致突变性等[55]。动态模拟是系统生物学研究的延伸，考虑了生命体参与 ADME 过程的每个步骤，对化合物代谢动力学进行模拟。其中，基于生理的药代动力学（PBPK）建模与仿真（physiologically based pharmacokinetic modeling and simulation）是动态模拟的成功案例。PBPK 的概念是 Teorell 于 1937 年提出的，近十年来得到了突飞猛进的发展。如图 15-7 所示，PBPK 模型是由对应于身体不同生理器官的"箱室"通过血液循环系统连接而成的[56,57]。对于不同的种属，每个

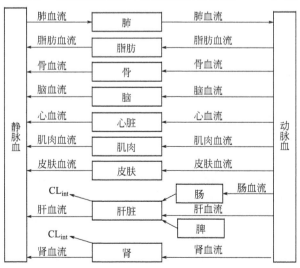

图 15-7　PBPK 模型示意图

"箱室"有其特定的体积及血液流速。对于非代谢器官，药物进出每个"箱室"的速度受"扩散率"及"膜通过率"的影响。对于代谢器官如肝脏，药物的进出还受限于"内在清除率"。在动态平衡的情况下，PBPK模型不仅可以依据临床前动物及体外数据，预测人体动力学参数，也可以考察各种因素（如年龄、种族、健康状况和基因多态性等）对药物动力学的影响，并由此为剂量调整、药物相互作用风险评估以及联合治疗提供理论依据。

15.8 大分子药物的药动学和免疫原性

生物大分子药物近年受到科研机构和制药企业的广泛关注，全球前十名畅销药中有一半为大分子药物，包括甘精胰岛素和单抗类药物。其他已经上市的生物大分子药物还有融合蛋白和抗体-药物偶联物（antibody-drug conjugate，ADC），如度拉鲁肽等。截至2016年4月，已上市57个抗体药物（含2个ADC）和13个融合蛋白药物，还有更多的大分子药物处于临床前和临床研究。与小分子药物研究不同的是，生物大分子药物不仅要关注其药物代谢动力学特征，也需要考察其免疫原性，后者可能影响药物的药效和安全性。

生物大分子药物的定量分析一般是基于配体结合技术，可以选用普通的ELISA平台或者灵敏度更高、动态范围更广的MSD或Gyrolab平台。对于非临床PK和TK实验，由于专属性试剂难以获得，通常采用通用型分析方法，即捕获试剂和检测均为抗人IgG的抗体。这些经过亲和纯化后的试剂往往商业化可得并且不会与非临床生物基质发生交叉反应。如Xie等利用山羊抗人IgG抗体作为捕获试剂，利用偶联有HRP的驴抗人IgG抗体作为检测试剂，测定了huC242-DM1在小鼠血浆中的浓度，其定量下限可以达到10ng/mL[58]；对于临床样品，一般需要用到重组抗原、抗ID（idiotype）的抗体或抗互补决定区（complementarity determining region，CDR）的抗体作为捕获试剂，用抗人IgG的抗体、抗ID的抗体或抗CDR的抗体作为检测试剂，以最大程度地减少生物基质中其他蛋白的干扰。

尽管配体结合技术以往被视为蛋白类药物生物分析的唯一平台，但是液相色谱串联质谱技术由于方法开发较配体结合技术快，对关键试剂的依赖性低，适用于多种药物候选物研究，在蛋白类治疗药物的定量分析中发挥着越来越重要的作用[59]。分子量小于10000的小肽或者小蛋白分析物，可以通过蛋白沉淀、固相萃取或亲和捕获的方法提取样品中的待测物，利用LC-MS/MS直接检测；分子量大于10000的蛋白类药物，可以先用亲和捕获试剂富集靶蛋白药物，再利用酶消化技术获得肽段，利用LC-MS/MS检测特征性肽段对靶蛋白药物进行间接定量。这种生物定量方法结合了ELISA和LC-MS/MS的特点，也被称为亲和捕获LC-MS/MS方法[60,61]。亲和捕获LC-MS/MS方法已经成功运用于多种蛋白类药物如胰岛素和抗体类药物的生物样品定量[62,63]。

生物制品类药物进入体内后可能会引起机体免疫反应，产生抗药物的抗体（anti-drug antibody，ADA），影响药物的药动学、药效和安全性。如英夫利昔单抗和阿达木单抗等在部分病人体内可以产生ADA，降低体内治疗单抗浓度，影响治疗响应[64]。由于动物与人体的免疫系统的差异，动物体内产生的ADA并不能真实反映人体内产生的抗体，因此，ADA为半定量检测。ADA最常用的分析形式是桥连ELISA和基于MSD平台的ECL分析。桥连ELISA中以药物为捕获试剂，生物素标记的药物为检测试剂，加入链霉亲和素结合的HRP和底物后，即可产生检测信号。MSD平台中将酸水解或稀释后的生物样品与分别带生物素标记的药物和带Sulfo-tag标记的药物共同孵育，形成桥连结构，随后转移孵育液至链霉亲和素包被的板子中，通过链霉亲和素-生物素的相互作用，样品中的 ADA 会被间接固定在板子上，清洗板子后加入读取液即可检测样品信号。在筛选实验中，样品的信号值若低于筛选阈值（screening cut point），则判断为阴性样品；若高于筛选阈值，则需要进一步的验证分析。在验证实验中，将筛选出来的样品与过量的药物预孵育，如果样品响应降低百分比高于验证阈值（confirmatory cut point），表明该样品为阳性样品，含有 ADA，需要鉴定 ADA 的滴度。在 ADA titer 分析中，将阳性样品稀释成一系列浓度，当稀释后样品响应等于筛选阈值时，此稀释倍数即为滴度（titer）[65]。

通常，生物大分子药物的药动学研究只需要关注其原形药物，但是对于某些复杂的生物大分子药物，如 ADC 药物，进入体内后随着小分子药物的释放，会产生不同的药物/抗体比值（drug/antibody ratio，DAR）的 ADC、裸抗或者游离的小分子药物；此时需要检测多种组分来表征其体内浓度，如总抗体、结合型抗体、结合型小分子和游离小分子等[66]。我们以 T-DM1 为例介绍多种分析平台对 ADC 中不同组分的分析方法[67~69]。

15.8.1　总抗体分析

总抗体包括结合型抗体和裸抗。实验选用 ELISA 方法，以重组 HER2 ECD 为捕获试剂（识别抗体部分），以带有 HRP 的 F(ab′)2 山羊抗人 IgG 为检测抗体，基本流程如下。

① 包被：向 96 孔板中每孔加入 100μL 重组 HER2 ECD 缓冲液（0.5μg/mL，0.05mol/L 碳酸钠/碳酸氢钠缓冲液，pH9.6），在 2~8℃ 孵育 16~72h。

② 封闭：弃除包被缓冲液，加入含 0.5%BSA、0.05% 吐温 20 和 0.05%Proclin 300 的 PBS 封闭微孔中的非特异性结合位点，室温振荡孵育 1~2h。孵育结束后，用含 0.05% 吐温 20 的 PBS（PBST）洗涤微孔板。

③ 加入待测物的标准曲线样品、QC 样品以及稀释过的生物样品，室温振荡孵育 2h。孵育结束后，用 PBST 洗涤微孔板。

④ 检测抗体：加入带有 HRP 的 F(ab′)2 山羊抗人 IgG 的检测抗体，室温振荡预孵育 1h。孵育结束后，用 PBST 洗涤微孔板。

⑤ 底物：加入 HRP 的底物 TMB，室温避光放置 10~20min，随后加入 1mol/L 磷酸作为终止液。

⑥ 检测：利用微孔板读板机以 620nm 为参比，读取 450nm 处的吸光值，利用四参数方程拟合标准曲线。

上述方法的动态范围为 0.16~20ng/mL，最小稀释倍数（MRD）为 100，准确度和精密度均在 15% 之内。

15.8.2　结合型抗体分析

结合型抗体是指与药物相结合的抗体，即 ADC。ELISA 实验流程与总抗体测试基本一致，但是此处以小鼠抗 DM1 单抗为捕获试剂，捕获带有 DM1 的 ADC，检测试剂为生物素标记的 HER2 ECD 重组蛋白和链霉亲和素标记的 HRP。

15.8.3　结合型小分子分析

结合型小分子是指结合在抗体上的小分子药物，结合型小分子药物与结合型抗体的摩尔比值可以反映 ADC 在生物体内平均 DAR 值的变化。结合型小分子测试主要包括免疫富集、切除连接体（linker）（通过酶解或者 pH 值的改变）和 LC-MS/MS 检测三部分。由于 T-DM1 选用不可切除的连接体，因此无法进行结合型小分子分析。对于其他连接体可切除的 ADC，可以用重组蛋白或抗 ID 的抗体等作为捕获试剂，捕获试剂固定在磁珠上，通过磁珠与磁铁的相互作用，富集总的抗体；用盐酸将抗体从磁珠上洗脱，然后加入碳酸氢铵溶液中和溶液。向该溶液中加入与连接体相对应的酶来释放连接在 ADC 中的小分子药物，孵育一段时间后加入含有内标的有机溶剂来终止反应，即可用于 LC-MS/MS 分析。

15.8.4 游离小分子测试

游离小分子测试多采用 LC-MS/MS 方法，也可以采用竞争性 ELISA 方法。在 LC-MS/MS 方法中，需对样品进行前处理；针对 T-DM1 中释放出的 DM1 含有游离巯基，可能会与生物基质内其他含巯基的物质或者自身形成聚合物；为对生物基质中的 DM1 准确定量，在样品预处理中使用了还原剂和衍生化试剂。在竞争性 ELISA 方法中可以使用 BSA-小分子药物或者抗小分子药物抗体包被微孔板。以 DM1 的检测为例，样品首先利用乙腈沉淀去除蛋白，含有游离 DM1 的上清液与生物素化鼠源抗 DM1 抗体混合，随后转移至包被有 BSA-DM1 的板子中，样品中 DM1 会与包被的 BSA-DM1 竞争性结合抗 DM1 抗体，样品中 DM1 的浓度越高，BSA-DM1 结合的 DM1 抗体越少，最后通过检测试剂链霉亲和素-HRP 检测得到的信号越低。

15.8.5 免疫原性检测

ADA 被称为抗药抗体，由于 ADC 本身含有小分子药物，为避免混淆，ADC 产生的抗体称为 ATA（anti-therapeutics antibody）。ATA 的筛选过程和验证过程与其他生物大分子的 ADA 鉴定过程类似，但是 ATA 中还需考察该抗体是 ADC 中哪个组成部分引起的。ATA 产生部位鉴定实验可以分为两种：一种采用竞争性 ELISA 方法，样品和分别带有生物素标记或 Sulfo-Tag 标记的 ADC 与未标记的抗体或 BSA-连接臂-小分子药物预孵育一段时间，若未标记抗体孵育后的样品响应降低百分比高于方法验证中的验证阈值，则表明 ATA 产生自抗体，同样的情况适用于连接臂-小分子药物；另一种方法采用检测方法，即样品和生物素标记的 ADC 与 Sulfo-Tag 标记的抗体或者 Sulfo-Tag 标记的 BSA-连接臂-小分子药物孵育，如果 Sulfo-Tag 标记抗体孵育样品的响应高于方法验证中的筛选阈值，则提示其产生自抗体部分，同样的情况适用于连接臂-小分子药物。Amgen 公司的科学家发现样本中同时存在抗小分子药物抗体和抗 mAb 的抗体时，竞争性 ELISA 会出现假阴性结果，而检测性 ELISA 则会准确鉴定抗体结果，后者被认为方法更好。因此，在 ATA 分析方法开发时，需要选择合适的试剂和分析方法准确鉴定样本中的 ATA。

15.9 应用实例

15.9.1 氯吡格雷、普拉格雷和维卡格雷

急性冠脉综合征是一组威胁生命的临床综合征，具有高发病率和高致死率。近 10 年来，COX-1 抑制剂阿司匹林和血小板 $P2Y_{12}$ 受体抑制剂氯吡格雷的双联抗血小板治疗一直是治疗急性冠脉综合征患者的标准化治疗方案。

　　氯吡格雷（clopidogrel，图 15-8）由法国赛诺菲公司和美国百时美施贵宝公司共同研发，并于 1997 年由美国 FDA 批准上市。氯吡格雷是前药，需要在体内经过代谢活化生成具有生理活性的巯基代谢物，活性巯基代谢物与 P2Y$_{12}$受体上的半胱氨酸残基共价结合，从而不可逆地抑制该受体的活性，发挥抗血小板作用。氯吡格雷为口服给药，推荐负荷剂量为 300mg，维持剂量为 75mg/d。然而，氯吡格雷治疗响应的个体差异很大，约 5%～44% 的患者在接受常规剂量氯吡格雷治疗后，对氯吡格雷表现为低反应甚至无反应。吸收后的氯吡格雷约 85% 被肝脏中的羧酸酯酶 1（carboxylesterase 1，CES1）水解成非活性的氯吡格雷羧酸代谢物，仅有小于 15% 的氯吡格雷经过两步 CYP450 酶依赖的氧化代谢转化成活性巯基代谢物（图 15-8）。因而氯吡格雷活性代谢物的生成效率很低，其治疗响应的变异与活性代谢物的生成效率密切相关。参与氯吡格雷代谢活化过程的主要贡献酶是 CYP2C19，其参与了氯吡格雷的两步代谢活化过程。而 CYP2C19 为不同人群中最重要的具基因多态性的 CYP 酶之一，约 12% 的氯吡格雷治疗响应变异是由 *CYP2C19 * 2* 突变基因引起的[70,71]。

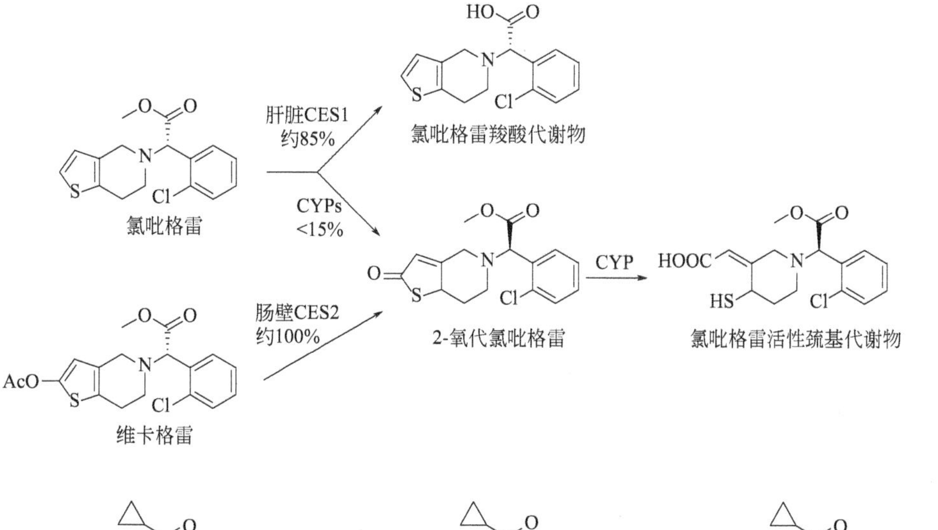

图 15-8　氯吡格雷、普拉格雷和维卡格雷的代谢活化途径

　　普拉格雷（prasugrel，图 15-8）由美国礼来制药公司和日本三共制药公司研发而成，于 2009 年由美国 FDA 批准上市。普拉格雷也为口服给药，推荐负荷剂量为 60mg，维持剂量为 10mg/d。普拉格雷是在氯吡格雷结构基础上进一步改造而成的，其结构与氯吡格雷相比有两处明显的不同。一是将氯吡格雷苄位碳原子上的羧酸甲酯基用环丙基羰基取代，从而封闭了氯吡格雷这一易被酯酶水解失活的位点；二是在噻吩环上引入乙酰氧基，从而使普拉格雷第一步代谢活化生成硫内酯代谢物 R-95913 的过程由酯酶介导，无需依赖于基因多态性的 CYP 酶。正是由于这两处结构的变化，使得普拉格雷首先被肠中羧酸酯酶 2（carboxylesterase 2，CES2）快速且几乎完全地水解成硫内酯代谢物 R-95913，R-95913 随后经 CYP 酶氧化代谢生成活性巯基代谢物 R-138727（图 15-8）。因而其活性代谢物的生成效率大大提高，并且

生成速率也快于氯吡格雷，使得普拉格雷相比于氯吡格雷，抗血小板活性更高、起效更快、个体差异更小，然而出血风险增加[71]。

维卡格雷（vicagrel，图 15-8）是江苏威凯尔医药科技有限公司与中国药科大学联合开发的新型 P2Y$_{12}$受体抑制剂，目前处于临床研究阶段。维卡格雷的结构为氯吡格雷结合普拉格雷噻吩环上的乙酰氧基。维卡格雷第一步代谢活化途径为原形被肠中 CES2 迅速且几乎完全地水解成 2-氧代氯吡格雷，而第二步代谢活化途径与氯吡格雷相同（图 15-8）[72]。由于维卡格雷生成 2-氧代氯吡格雷的效率大大提高，因而其在人体内生成活性代谢物的效率比氯吡格雷更高、更稳定。因此，维卡格雷可能像普拉格雷一样，相比于氯吡格雷，抗血小板活性更高、起效更快、个体差异更小。临床试验已经证明，若达到与口服常规剂量氯吡格雷的活性代谢物暴露水平相当，维卡格雷仅需口服 1/15 剂量（负荷剂量 20mg，维持剂量 5mg）。在该剂量下，维卡格雷的出血风险也可能与氯吡格雷相当，而小于普拉格雷[73]。与氯吡格雷相比，维卡格雷的另一个优点是通过酯酶代谢活化，避免了 CYP2C19 代谢酶遗传多态性的影响，从而减小了个体差异。

15.9.2　替诺福韦前药

替诺福韦[TFV，图 15-9(a)]是吉利德公司（Gilead）研发的核苷酸逆转录酶抑制剂，体外研究显示具有抗人免疫缺陷病毒（HIV）和乙肝病毒（HBV）活性。替诺福韦在细胞内核苷酸激酶的作用下，转化为活性代谢物替诺福韦双磷酸（TFV-DP），后者可以与天然三磷酸脱氧腺苷（dATP）竞争掺入病毒 DNA 链中，由于 TFV-DP 缺乏 3'-OH 基团，无法再形成 3',5'-磷酸二酯键，从而终止病毒的复制[74]。替诺福韦主要经肾小球滤过作用和肾小管的主动分泌作用排泄，其中替诺福韦是肾脏摄取转运体 OAT1 和 OAT3 以及外排转运体 MRP4 的底物[75]。由于替诺福韦结构中含有磷酸基团，在生理条件下带负电荷，细胞膜的渗透性较差，造成其口服生物利用度低，难以通过口服方式给药。

为改善替诺福韦的 ADME 性质，吉利德公司的研发人员利用前药原理，合成了一系列磷酸酯类前药。替诺福韦二吡呋酯[TDF，图 15-9(b)]是替诺福韦的磷酸双酯前药，口服吸收后，在血浆中经酯酶水解生成替诺福韦。与替诺福韦相比，TDF 显著改善了细胞渗透性，在肠道中快速吸收。TDF 在血浆中代谢很快，检测不到 TDF 血浆浓度，代谢物替诺福韦达峰时间约 1h，口服生物利用度约为 25%。在肾功能不全患者中，替诺福韦的 AUC 显著增加，肾清除率降低。FDA 建议，肌酐清除率低于 50mL/min 的肾功能不全患者在服用 TDF 时须调整给药间隔，但是肝功能不全患者无须调整 TDF 剂量。TDF 临床常见不良反应为肾毒性，与血浆中高浓度替诺福韦相关。TDF 在 2001 年经 FDA 批准上市，用于治疗 HIV 和慢性乙肝，临床推荐使用剂量为 300mg。

为提高 TDF 的临床用药安全性，吉利德公司研发人员对替诺福韦的前药化合物做进一步结构改造，得到替诺福韦艾拉酚胺[TAF，图 15-9(c)][75]。TAF 在血浆中稳定，经被动扩散作用进入外周血单核细胞（PBMC），在 PBMC 中经羧肽酶组织蛋白酶 A（Cat A）水解等多步代谢，迅速活化生成替诺福韦（图 15-10）。替诺福韦、TDF 和 TAF 的 PBMC/血浆浓度比值分别为 1、5 和 140，提示 TAF 可以更有效地累积在靶细胞中[76]。临床上，25mg TAF 可以达到与 300mg TDF 相似的疗效。前者血浆中替诺福韦的浓度降低 90% 以上，但靶细胞中替诺福韦的浓度反而更高。TAF 给药剂量的降低，减少了血浆和肾脏中替诺福韦的暴露量，显著提高了安全性。此外，TAF 在轻度肾功能不全患者体内无需调整使用剂量。

TAF 在 2015 年经 FDA 批准上市，可以单独用于治疗慢性乙肝，也可以与其他 HIV 病毒抑制剂联合用于治疗 HIV，临床推荐使用剂量为 25mg。

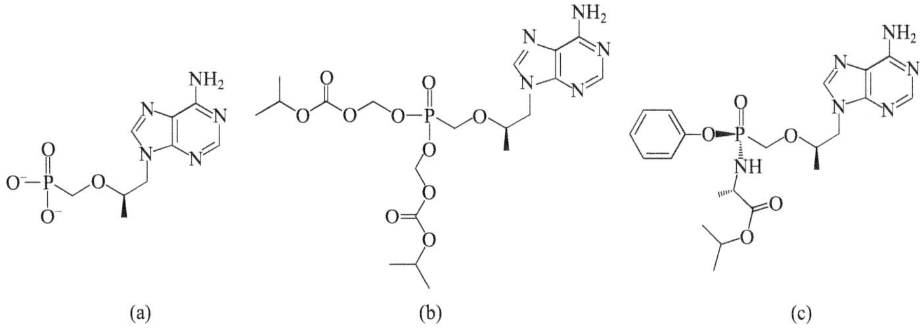

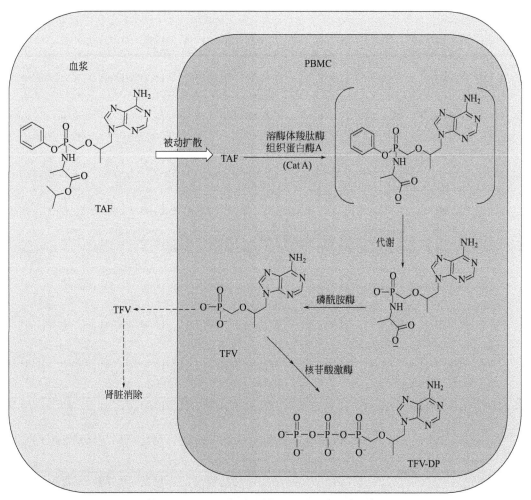

图 15-9　替诺福韦（a）、替诺福韦二吡呋酯（b）和替诺福韦艾拉酚胺（c）的结构

图 15-10　TAF 作用机制（以 PBMC 细胞为例）

上述两个应用实例表明，通过药物代谢性质的改善，这些新药不仅保持了优异的药效，而且大幅度降低了剂量，有助于避免脱靶效应，明显改善了安全性。这对于需要长期服用的

药物更具有重要价值。此外，设计主要通过酯酶代谢的药物，以避免 CYP450 代谢酶遗传多态性以及药物相互作用的潜在影响，也是近年来新药研发的一大特点。

致谢：中国科学院上海药物研究所李秀立、孟健、刘彩协助写作本章部分内容，一并致谢。

参考文献

[1] Kola I，Landis J. Can the pharmaceutical industry reduce attrition rates? Nat Rev Drug Discov，2004，3：711-715.

[2] Wen B，Zhu MS. Applications of mass spectrometry in drug metabolism：50 years of progress. Drug Metab Rev，2015，47：71-87.

[3] Ding JF，Chen XY，Gao ZW，et al. Metabolism and pharmacokinetics of novel selective vascular endothelial growth factor receptor-2 inhibitor apatinib in humans. Drug Metab Dispos，2013，41：1195-1210.

[4] 国家食品药品监督管理总局药品审评中心．药物非临床药代动力学研究技术指导原则．2014-05-13.

[5] Zhang DL，Zhu MS，Humphreys WG. Drug metabolism in drug design and development. New Jersey：John Wiley & Sons Inc，2008：290-291.

[6] Xu L，Adams B，Jeliazkova-Mecheva VV，et al. Identification of novel metabolites of colchicine in rat bile facilitated by enhanced online radiometric detection. Drug Metab Dispos，2008，36：731-739.

[7] Zhu MS，Zhao WP，Vazquez N，Mitroka JG. Analysis of low level radioactive metabolites in biological fluids using high-performance liquid chromatography with microplate scintillation counting：Method validation and application. J Pharm Biomed Anal，2005，39：233-245.

[8] Shen J，Serby M，Reed A，et al. Metabolism and disposition of hepatitis C polymerase inhibitor dasabuvir in humans. Drug Metab Dispos，2016，44：1139-1147.

[9] Miyaji Y，Walter S，Chen L，et al. Distribution of KAI-9803, a novel δ-protein kinase C inhibitor，after intravenous administration to rats. Drug Metab Dispos，2011，39：1946-1953.

[10] Ridler K，Cunningham V，Huiban M，et al. An evaluation of the brain distribution of [^{11}C] GSK1034702, a muscarinic-1（M1）positive allosteric modulator in the living human brain using positron emission tomography. Eur J Nucl Med Mol Imaging，2014，4：66-77.

[11] Walles M，Rudolph B，Wolf T，et al. New insights in tissue distribution，metabolism，and excretion of [^{3}H]-labeled antibody maytansinoid conjugates in female tumor-bearing nude rats. Drug Metab Dispos，2016，44：897-910.

[12] Grange RD，Thompson JP，Lambert DG. Radioimmunoassay，enzyme and non-enzyme-based immun-oassays. Br J Anaesth，2014，112（2）：213-216.

[13] Forster RJ，Bertoncello P，Keyes TE. Electrogenerated chemiluminescence. Annu Rev Anal Chem（Palo Alto Calif），2009，2：359-385.

[14] Fraley KJ，Abberley L，Hottenstein CS，et al. The Gyrolab immunoassay system：a platform for automated bioanalysis and rapid sample turnaround. Bioanalysis，2013，5（14）：1765-1774.

[15] Spengler M，Adler M，Niemeyer CM. Highly sensitive ligand-binding assays in pre-clinical and clinical applications：immuno-PCR and other emerging techniques. Analyst，2015，140（18）：6175-6194.

[16] Fischer SK，Joyce A，Spengler M，et al. Emerging technologies to increase ligand binding assay sensitivity. AAPS J，2015，17（1）：93-101.

[17] Dudal S，Baltrukonis D，Crisino R，et al. Assay formats：Recommendation for best practices and harmonization from the global bioanalysis consortium harmonization team. AAPS J，2014，16（2）：194-205.

[18]　Shimada T，Yamazaki H，Mimura M，et al. Interindividual variations in human liver cytochrome P-450 enzymes involved in the oxidation of drugs，carcinogens and toxic chemicals：studies with liver microsomes of 30 Japanese and 30 Caucasians. J Pharmacol Exp Ther，1994，270 (1)：414-423.

[19]　Paine MF，Hart HL，Ludington SS，et al. The human intestinal cytochrome P450 "pie". Drug Metab Dispos，2006，34 (5)：880-886.

[20]　Liu W，Kulkarni K，Hu M. Gender-dependent differences in uridine 5'-diphospho-glucuronosyltransferase have implications in metabolism and clearance of xenobiotics. Expert Opin Drug Metab Toxicol，2013，9 (12)：1555-1569.

[21]　Achour B，Barber J，Rostami-Hodjegan A. Expression of hepatic drug-metabolizing cytochrome P450 enzymes and their intercorrelations：a meta-analysis. Drug Metab Dispos，2014a，42 (8)：1349-1356.

[22]　Achour B，Rostami-Hodjegan A，Barber J. Protein expression of various hepatic uridine 5'-diphosphate glucuronosyltransferase (UGT) enzymes and their inter-correlations：a meta-analysis. Biopharm Drug Dispos，2014b，35 (6)：353-361.

[23]　Zhang H，Davis CD，Sinz MW，et al. Cytochrome P450 reaction-phenotyping：an industrial perspective. Expert Opin Drug Metab Toxicol，2007，3 (5)：667-687.

[24]　Houston JB，Kenworthy KE. *In vitro-in vivo* scaling of CYP kinetic data not consistent with the classical Michaelis-Menten model. Drug Metab Dispos，2000，28 (3)：246-254.

[25]　Obach RS. The prediction of human clearance from hepatic microsomal metabolism data. Curr Opin Drug Discov Devel，2001，4 (1)：36-44.

[26]　Venkatakrishnan K，Von Moltke LL，Greenblatt DJ. Human drug metabolism and the cytochromes P450：application and relevance of in vitro models. J Clin Pharmacol，2001，41 (11)：1149-1179.

[27]　Oeda K，Sakaki T，Ohkawa H. Expression of rat liver cytochrome P-450MC cDNA in Saccharomyces cerevisiae. DNA，1985，4 (3)：203-210.

[28]　Gonzalez FJ. The molecular biology of cytochrome P450s. Pharmacol Rev，1988，40：243-288.

[29]　Gonzalez FJ，Crespi CL，Gelboin HV. DNA-expressed human cytochrome P450s：a new age of molecular toxicology and human risk assessment. Mutat Res，1991，247 (1)：113-127.

[30]　Gaedigk A. Complexities of CYP2D6 gene analysis and interpretation. Int Rev Psychiatry，2013，25 (5)：534-553.

[31]　http://www.fda.gov/Drugs/ScienceResearch/ResearchAreas/Pharmacogenetics/ucm083378.htm.

[32]　Villalobos A，Ness JE，Gustafsson C，et al. Gene Designer：a synthetic biology tool for constructing artificial DNA segments. BMC Bioinformatics，2006，7：285.

[33]　Gerets HH，Tilmant K，Gerin B，et al. Characterization of primary human hepatocytes，HepG2 cells，and HepaRG cells at the mRNA level and CYP activity in response to inducers and their predictivity for the detection of human hepatotoxins. Cell Biol Toxicol，2012，28 (2)：69-87.

[34]　李远，黄洁琼，李佳俊，汪维鹏，张洪建. CYP2C8 及 CYP3A4 细胞表达体系的构建及其在小分子激酶药物对紫杉醇代谢途径抑制研究中的应用. 生物技术通报，2016，32 (7)：227-233.

[35]　Schinkel AH，Mol CA，Wagenaar E，et al. Multidrug resistance and the role of P-glycoprotein knockout mice. Eur J Cancer，1995，31A (7-8)：1295-1298.

[36]　Schinkel AH，Wagenaar E，van Deemter L，et al. Absence of the mdr1a P-Glycoprotein in mice affects tissue distribution and pharmacokinetics of dexamethasone，digoxin，and cyclosporin A. J Clin Invest，1995，96 (4)：1698-1705.

[37]　Kodaira H，Kusuhara H，Ushiki J，et al. Kinetic analysis of the cooperation of P-glycoprotein (P-gp/Abcb1) and breast cancer resistance protein (Bcrp/Abcg2) in limiting the brain and testis penetration

of erlotinib, flavopiridol, and mitoxantrone. J Pharmacol Exp Ther, 2010, 333 (3): 788-796.

[38] Agarwal S, Elmquist WF. Insight into the cooperation of P-glycoprotein (ABCB1) and breast cancer resistance protein (ABCG2) at the blood-brain barrier: a case study examining sorafenib efflux clearance. Mol Pharm, 2012, 9 (3): 678-684.

[39] Sadiq MW, Uchida Y, Hoshi Y, et al. Validation of a P-Glycoprotein (P-gp) Humanized Mouse Model by Integrating Selective Absolute Quantification of Human MDR1, Mouse Mdr1a and Mdr1b Protein Expressions with In Vivo Functional Analysis for Blood-Brain Barrier Transport. PLoS One, 2015, 10 (5): e0118638.

[40] Dallas S, Salphati L, Gomez-Zepeda D, et al. Generation and Characterization of a Breast Cancer Resistance Protein Humanized Mouse Model. Mol Pharmacol, 2016, 89 (5): 492-504.

[41] Salphati L, Chu X, Chen L, et al. Evaluation of organic anion transporting polypeptide 1B1 and 1B3 humanized mice as a translational model to study the pharmacokinetics of statins. Drug Metab Dispos, 2014, 42 (8): 1301-1313.

[42] William Higgins J, Bao Jing Q, Alice B Ke, et al. Utility of Oatp1a/1b-Knockout and OATP1B1/3-Humanized Mice in the Study of OATP-Mediated Pharmacokinetics and Tissue Distribution: Case Studies with Pravastatin, Atorvastatin, Simvastatin, and Carboxydichlorofluorescein. Drug Metab Dispos, 2014, 42 (1): 182-192.

[43] Hu Y, Xie Y, Wang Y, et al. Development and characterization of a novel mouse line humanized for the intestinal peptide transporter PEPT1. Mol Pharm, 2014, 11 (10): 3737-3746.

[44] Xiaochao Ma, Yatrik Shah, Connie Cheung, et al. The Pregnane X Receptor Gene-Humanized Mouse: A Model for Investigating Drug-Drug Interactions Mediated by Cytochromes P450 3A. Drug Metab Dispos, 2007, 35 (2): 194-200.

[45] Holmstock N, Gonzalez FJ, Baes M, et al. PXR/CYP3A4-humanized mice for studying drug-drug interactions involving intestinal P-glycoprotein. Mol Pharm, 2013, 10 (3): 1056-1062.

[46] Melanie A Felmlee, Hoi-Kei Lon, Frank J Gonzalez, et al. Cytochrome P450 Expression and Regulation in CYP3A4/CYP2D6 Double Transgenic Humanized Mice. Drug Metab Dispos, 2008, 36 (2): 435-441.

[47] Nico Scheer, Yury Kapelyukh, Anja Rode, et al. Defining Human Pathways of Drug Metabolism In Vivo through the Development of a Multiple Humanized Mouse Model. Drug Metab Dispos, 2015, 43 (11): 1679-1690.

[48] Tateno C, Yoshizane Y, Saito N, et al. Near completely humanized liver in mice shows human-type metabolic responses to drugs. Am J Pathol, 2004, 165 (3): 901-912.

[49] Katoh M, Matsui T, Nakajima M, et al. Expression of human cytochromes P450 in chimeric mice with humanized liver. Drug Metab Dispos, 2004, 32 (12): 1402-1410.

[50] Katoh M, Matsui T, Okumura H, et al. Expression of human phase II enzymes in chimeric mice with humanized liver. Drug Metab Dispos, 2005, 33 (9): 1333-1340.

[51] Thomas J Bateman, Vijay G B Reddy, Masakazu Kakuni, et al. Application of Chimeric Mice with Humanized Liver for Study of Human-Specific Drug Metabolism. Drug Metab Dispos, 2014, 42 (6): 1055-1065.

[52] Jiang XL, Gonzalez FJ, Yu AM. Drug-metabolizing enzyme, transporter, and nuclear receptor genetically modified mouse models. Drug Metab Rev, 2011, 43 (1): 27-40.

[53] Donglu Zhang, Gang Luo, Xinxin Ding, et al. Preclinical experimental models of drug metabolism and Disposition in drug discovery and development. Acta Pharmaceutica Sinica B, 2012, 2 (6): 549-561.

[54] Scheer N, Wolf CR. Genetically humanized mouse models of drug metabolizing enzymes and transporters and their applications. Xenobiotica, 2014, 44 (2): 96-108.

［55］ Moroy G，Martiny VY，Vayer P，et al. Toward in silico structure-based ADMET prediction in drug discovery. Drug Discov Today，2012，17 (1-2)：44-55.

［56］ Sager JE，Yu J，Ragueneau-Majlessi I，et al. Physiologically Based Pharmacokinetic (PBPK) Modeling and Simulation Approaches：A Systematic Review of Published Models，Applications，and Model Verification. Drug Metab Dispos，2015，43 (11)：1823-1837.

［57］ Zhuang X，Lu C. PBPK modeling and simulation in drug research and development. Acta Pharm Sin B，2016，6 (5)：430-440.

［58］ Xie HS，Audette C，Hoffee M，et al. Pharmacokinetics and biodistribution of the antitumor immunoconjugate，cantuzumab mertansine (huC242-DM1)，and its two components in mice. J Pharmacol Exp Ther，2004，308 (3)：1073-1082.

［59］ Jenkins R，Duggan JX，Aubry AF，et al. Recommendations for validation of LC-MS/MS bioanalytical methods for protein biotherapeutics. AAPS J，2015，17 (1)：1-16.

［60］ Halquist MS，Thomas Karnes H. Quantitative liquid chromatography tandem mass spectrometry analysis of macromolecules using signature peptides in biological fluids. Biomed Chromatogr，2011，25 (1-2)：47-58.

［61］ Gong C，Zeng JN，Akinsanya B，et al. Development and validation of an LC-MS/MS assay for the quantitation of a PEGylated anti-CD28 domain antibody in human serum：overcoming interference from antidrug antibodies and soluble target. Bioanalysis，2014，6 (18)：2371-2383.

［62］ Blackburn M. Advances in the quantitation of therapeutic insulin analogues by LC-MS/MS. Bioanalysis，2013，5 (23)：2933-2946.

［63］ Bartelds GM，Wijbrandts CA，Nurmohamed MT，et al. Clinical response to adalimumab：relationship to anti-adalimumab antibodies and serum adalimumab concentrations in rheumatoid arthritis. Ann Rheum Dis，2007，66 (7)：921-926.

［64］ Hoofring SA，Lopez R，Hock MB，et al. Immunogenicity testing strategy and bioanalytical assays for antibody-drug conjugates. Bioanalysis，2013，5 (9)：1041-1055.

［65］ Shankar G，Devanarayan V，Amaravadi L，et al. Recommendations for the validation of immunoassays used for detection of host antibodies against biotechnology products. J Pharm Biomed Anal，2008，48 (5)：1267-1281.

［66］ Kaur S，Xu KY，Saad OM，et al. Bioanalytical assay strategies for the development of antibody-drug conjugate biotherapeutics. Bioanalysis，2013，5 (2)：201-226.

［67］ Carrasco-Triguero M，Yi JH，Dere R，et al. Immunogenicity assays for antibody-drug conjugates：case study with ado-trastuzumab emtansine. Bioanalysis，2013，5 (9)：1007-1023.

［68］ Dere R，Yi JH，Lei C，et al. PK assays for antibody-drug conjugates：case study with ado-trastuzumab emtansine. Bioanalysis，2013，5 (9)：1025-1040.

［69］ Myler H，Rangan VS，Wang J，et al. An integrated multiplatform bioanalytical strategy for antibody-drug conjugates：a novel case study. Bioanalysis，2015，7 (13)：1569-1582.

［70］ Jiang XL，Samant S，Lesko LJ，et al. Clinical pharmacokinetics and pharmacodynamics of clopidogrel. Clin Pharmacokinet，2015，54：147-166.

［71］ Farid NA，Kurihara A，Wrighton SA. Metabolism and disposition of the thienopyridine antiplatelet drugs ticlopidine，clopidogrel，and prasugrel in humans. J Clin Pharmacol，2010，50：126-142.

［72］ Qiu ZX，Li N，Song L，et al. Contributions of intestine and plasma to the presystemic bioconversion of vicagrel，an acetate of clopidogrel. Pharm Res，2014，31：238-251.

［73］ Shan JQ，Zhang BY，Zhu YQ，et al. Overcoming clopidogrel resistance：discovery of vicagrel as a highly potent and orally bioavailable antiplatelet agent. J Med Chem，2012，55：3342-3352.

[74] Ray AS，Cihlar T，Robinson KL，et al. Mechanism of active renal tubular efflux of tenofovir. Antimicrob Agents Chem Thar，2006，50：3297-3304.

[75] Birkus G，Kutty N，He GX，et al. Activation of 9- [(R)-2-[[(S)-[[(S)-1-(isopropoxycarbonyl) ethyl] amino] phenoxyphosphinyl]-methoxy]] adenine (GS-7340) and other tenofovir phosphonamidate prodrugs by human proteases. Mol Pharmacol，2008，74 (1)：92-100.

[76] Ray AS，Fordyce MW，Hitchcock MJ. Tenofovir alafenamide：a novel prodrug of tenofovir for the treatment of human immunodeficiency virus. Antivir Res，2016，125：63-70.

第16章

药物毒理学研究新方法对新药研发的贡献

马 璟 赵小平 汤纳平

16.1 药物毒理学研究的基本内容和要求

新药研发的基本原则是安全、有效、质量可控。其中安全性研究分为非临床安全评价和临床安全评价。前者在学科分类上属于药物毒理学的研究范畴。根据研究手段,可分为安全药理、单次给药的毒性试验、重复给药的毒性试验(包括毒代动力学研究)、致突变试验、生殖毒性试验、过敏性试验(局部、全身和光敏毒性)、溶血试验、局部刺激性试验(血管、皮肤、黏膜、肌肉等)、药物依赖性试验、致癌试验。

新药非临床安全评价的基本原则是整体性原则、具体问题具体分析原则和随机、对照、重复原则。

整体性原则:新药研发是一个系统工程,必须保证每个环节的相互衔接。在进行毒理学研究时必须要考虑其结构及制剂特点,对靶点的活性,药效药代数据及临床适用人群和对给药方式进行科学设计。

具体问题具体分析原则:毒性研究的试验设计应该在对受试物的认知的基础上,根据化合物的结构特点和理化性质,遵循"具体问题具体分析"的原则进行。

在进行新药非临床安全评价研究过程中,对实验管理要求执行 GLP 标准。GLP 是 "good laboratory practice" 的英文缩写,按词意可译成"良好实验室规范",是用于规范与人类健康和环境有关的非临床安全性研究的一整套组织管理体系,包括试验的方案、实施、记录、报告和档案的管理。实施 GLP 的目的在于严格控制试验研究的各个环节,规范和管理科学技术人员的研究行为,保证研究数据的质量,保证实验结果的可靠性、完整性和可重复性。目前各国对系统毒理学研究均要求在 GLP 实验室完成。各个国家或地区间的 GLP 大体框架和要求越来越趋于一致,为毒理学资料的互认打下了良好的基础。

16.2　药物早期毒性筛选体系在新药研发中的应用

在反应停药害事件之后[1]，人们开始逐渐重视药物引起的不良反应能够对人类产生严重的危害。另外，全球创新药物研发的历史经验也表明，有 35％～40％的新药因安全性原因而研发失败[2]。药物毒性发现得越晚，给制药公司带来的经济损失就越大。因此，药物的安全性问题一直以来受到各国药品管理部门和新药研发人员广泛而高度的重视。

最初，药物毒理学研究主要采用传统毒理学的研究手段，即以整体动物实验为主研究药物毒性，且在药物研发的中后期才进行药物临床前毒性评价，导致了在人力、物力、时间等方面都花费巨大。随着现在毒理学的迅速发展，分子生物学、细胞生物学、系统生物学等前沿学科，特别是基因组学、蛋白质组学和代谢组学的飞速发展赋予了药物毒理学新的发展契机，在研究思路、方法和技术上发生了巨大的转变[3,4]。同时，在研究理念上也发生了飞跃，新药研发人员逐渐意识到，如果要提高新药早期毒性筛选的科学预测性，需要转变研究模式，在新药研发的更早期如新药发现阶段即对所合成的系列新化合物实体（new chemical entities，NCEs）进行毒理学研究，从中筛选出毒性小的候选药物进行后续研究[5]，因此产生了一门新的药物毒理学分支学科——发现毒理学（discovery toxicology），即在创新药物的研发早期，对所合成的系列新化合物实体进行毒性筛选，以发现和淘汰因毒性问题而不适于继续研发的化合物，或者是有针对性地设计一些试验研究，解决某些重要化合物的特异性毒性问题，指导化合物合成，帮助选择先导化合物。其特点是快速、灵活、化合物用量少，其可以包括按 GLP 规范进行的毒性评价，也包括不受 GLP 规范约束的毒性筛选和评价，尤其是新药的发现阶段。

16.2.1　发现毒理学的研究策略和技术方法

由于现代生命科学技术日新月异的发展，发现毒理学的研究技术方法也发生了质的飞跃。研究方法从整体试验向体外试验转化，研究效率从低通量向高通量转化，研究深度从器官、组织水平向分子、基因水平转化，结果评价从单一毒性评价向多学科综合评价转化。目前发现毒理学研究中广泛采用的技术有早期毒性筛选体系，基于毒理组学技术的毒性作用机制研究，转基因和基因敲除动物模型以及计算机毒性筛选体系。

早期毒性筛选体系：主要是采用各种高通量的早期毒性优化筛选模型，筛选 NCEs 的毒性，找出具有潜在开发价值的候选化合物。高通量筛选最常用的方法有体外毒性筛选试验、模式生物（如斑马鱼、线虫等）毒性试验、体内急性毒性替代试验等，检测终点涵盖细胞形态、细胞凋亡、细胞分化、DNA 损伤、基因突变、生物标志物、酶学、蛋白质等多个方面，可早期筛选药物的靶器官毒性、免疫毒性、遗传毒性、发育和生殖毒性、致癌性等。早期毒性筛选体系具有很多优点：①能同时进行系列化合物的毒性比较；②具有快速、灵活、化合物用量小、通量高、成本低等特点；③毒性筛选结果通过定量结构分析可指导系列化合物的结构改造。早期毒性筛选体系的关键点是采用的技术方法应为国内外研究中已证实其有效性和可靠性，检测终点应与各国药监机构规定的临床前新药安全性评价实验终点基本一致。

基于毒理组学技术的毒性作用机制研究：主要是研究从机体接触药物开始至最终表现出毒性反应过程中发生的一系列分子事件，包括药物给予机体后，在体内的吸收、分布、代谢和排泄；药物如何作用于靶器官；药物如何在分子水平发挥毒性效应；机体的反馈机制等。近年来，基因组学、蛋白质组学、代谢组学等现代"组学"技术的发展，使药物毒性作用机制的研究越来越深入，新的毒性作用靶点、新的分子机制不断被发现，毒理学家对毒性作用机制的认识也得到了很大的提高。通过基因表达谱、蛋白质表达谱和代谢成分的改变，预测候选化合物的毒性作用和研究其毒性作用机制，不仅可以弥补传统毒性作用机制研究方法存在的局限性，而且可以形成"反向毒理学"的药物毒性作用机制研究的新模式，从而系统全面地阐释药物产生毒性的原因[6~8]。运用毒理组学技术对候选化合物进行毒性作用机制研究可以在给药（人或动物细胞或动物）前后分析基因表达和代谢成分的差异，在临床前安全性评价之前就能预测该候选药物的毒性作用机制和潜在的毒性靶器官，弥补种属之间的差异，更好地预测药物进入人体后可能的毒性作用及其机制；可以在基于毒理机制设计相应的实验系统时，在临床前研究中选择更为合适的动物模型，设立适合的观察指标，对临床研究具有重要的指导意义。

转基因和基因敲除动物模型：在药物毒性研究过程中，有时毒性作用机制异常复杂，很难找出药物毒性作用靶点。转基因和基因敲除技术的出现和在发现毒理学中的应用为研究复杂的毒性作用机制提供了新的途径。如在致癌性研究中，常常采用转基因动物进行致癌性研究，替代标准的两年致癌试验，可以大大节省时间，且转基因动物的自发肿瘤率低，更易了解药物的致癌机制。

计算机毒性筛选体系：主要是采用 *in silico* 模型和定量构效关系（quantitative structure activity relationship，QSAR）模型分析化合物的毒性，可快速地对药物进行分类标记、毒性分级以及危险性评估，有效地减少动物的使用，具有广阔的发展前景。

16.2.2　计算机毒性筛选体系

生命科学、信息科学以及数学的发展推动了 21 世纪的创新药物研究以全新的面貌出现，随着计算机科学和数学在毒理学及药物发现领域的渗透与融合，计算机毒性筛选体系已经成为药物毒性作用研究的重要手段，可以减少试验时间和费用，且大大减少实验动物的使用数量，尽早发现 NCEs 潜在的毒性以及与其结构之间的关系。

目前，药物毒性研究中采用的计算机毒性筛选模型主要有两种类型，一种是 *in silico* 模型，另一种是定量构效关系（QSAR）模型。

（1）*in silico* 模型

1989 年，一位名为 Pedro Miramontes 的数学家发表的文章中首次使用了 "*in silico*" 一词定义 "在电脑中模拟进行的生物实验"，自此之后，"*in silico*" 开辟了生物学的新时代。近年来，*in silico* 模型已成为药物毒性筛选的一个研究前沿，科学家们开发出可以模拟人的细胞或器官，甚至可以模拟和化合物结合的计算机生物模型，用来复制实验数据或估测通过实验不能获得的隐藏系统参数，能快速和高效地优选出数量不多、有潜在开发价值并最终可以成功上市的化合物分子结构。目前，*in silico* 模型已受到各国药监部门和药物研发人员的高度重视，以心脏毒性为例，2013 年心脏安全研究协会（Cardiac Safety Research Consortium，CSRC）、健康和环境科学研究所（Health and Environmental Sciences Institute，HESI）和美国 FDA 提出了综合性离体致心律失常风险评估（comprehensive *in vitro* proarrhythmia assay，CiPA）策略，其中一个方面就是 *in silico* 模型研究。

2013 年，美国 FDA 组织成立了 CiPA *in silico* 模型工作小组（The *In Silico* Working

Groups，ISWG），其主要职责是建立能够模拟人成熟心室肌细胞动作电位的计算机模型，采用该模型分析 ICWG 取得的离子通道数据，制作药物抑制作用曲线，然后通过模拟细胞模型的信号参数，调整计算机模拟心脏模型的条件，得到模拟心电图，预测药物的致心律失常作用。目前 ISWG 推荐的首选模型为 O'Hara-Rudy（ORd）模型，该模型是一种由大量微分方程构成，能够准确模拟天然人心肌细胞动作电位的复杂系统[9]。

（2）定量构效关系（QSAR）模型

定量构效关系（QSAR）模型是通过运用统计学方法建立化合物的化学结构与活性之间的数学模型的一种方法，在药物毒理学领域已被广泛应用。QSAR 模型自动化程度高，可通过分析化合物结构特征与毒性之间的关系，建立合适的结构-毒性相关模型或构建专家系统，进而预测其他化合物的毒性，包括遗传毒性、致突变性、致癌性、致畸性、染色体损伤、皮肤过敏、皮肤黏膜刺激、心脏毒性、肝毒性、肾毒性以及光毒性等。目前常用并已商业化的预测毒性的计算机软件包括 TOPKAT、DEREK、MCASE 软件等。这些商业化的毒性预测软件由不同的开发商开发，可自带多个功能模块，有的软件如 TOPKAT 软件还可进行相似性分析，并给出相似性指数及相似物的具体数据和数据来源，DEREK 软件可以将提供的化合物的化学结构及其互变异构体与知识库中的结构样式进行比对，然后突出显示所有和毒性相关的亚结构，给出毒性风险的详细信息。但由于不同的计算机毒性预测软件对毒性终点的定义不完全相同，应用范围也不一致，需要进一步优化。如英国 Lhasa Limited 公司最新开发了优化的毒性软件 METEOR，增加了专家系统预测化合物代谢产物和代谢途径等功能。在进行毒性预测时，可以结合两种毒性预测软件的结果，综合评价化合物的毒性。未来可能有更多智能化的毒性预测软件被开发并用于新药早期毒性筛选中。

16.2.3　体外毒性筛选体系

在药物毒性评价研究的发展过程中，人们发现在由动物实验外推到人的过程中存在诸多问题：如种属间的差异，遗传背景差异，作用机制差异，试验周期长，费用高等。为弥补上述缺陷以及减少动物的使用，国内外的学者一直在探索药物毒性评价的体外替代方法即体外毒性筛选体系。体外毒性筛选体系是应用灌注的器官、培养的组织切片、细胞（或亚细胞成分）等，在体外进行的毒理学研究，已成为药物毒理学研究的重要手段。目前，体外毒性筛选体系在药物引起的心脏毒性、遗传毒性、发育毒性、致癌性等方面已应用得非常广泛。

（1）心脏毒性体外筛选体系

心脏毒性体外筛选体系是新药研发过程中应用最多的体外方法之一，尤其是基于膜片钳技术等电生理学方法进行体外心脏毒性研究已被国内外药监部门和研发人员普遍认可。随着人用药品注册技术要求国际协调会（International Conference on Hamonization，ICH）于 2005 年颁布的 S7B 指南，以及我国国家药品食品监督管理总局（China Food and Drug Administration，CFDA）于 2014 年颁布的相关指导原则，体外试验成为药物心脏毒性评价的重要组成部分。目前主要推荐的方法为基于离体组织或脏器以及细胞的体外电生理评价方法。

离体组织或器官心电图：采用 Langendorff 法对离体动物（如豚鼠、兔等）心脏进行恒温恒压冠脉灌流，观察比较药物对冠脉血管的扩张作用、心肌收缩幅度、心率以及心电图的影响。

离体心肌组织动作电位：采用玻璃微电极法记录豚鼠乳头肌或兔浦肯野氏纤维动作电

位，研究药物对动作电位时程和幅度的影响。

离子通道：采用膜片钳技术记录天然或异源表达的人源性离子通道电流，观察药物对离子通道电流的影响。随着 ICH S7B 的颁布，基于 hERG（human Ether-à-go-go-Related Gene）钾通道的体外心脏毒性评价已成为新药安全性评价必不可少的内容。而进一步的研究发现，心脏表达的其他离子通道与药物引起的心脏毒性也密切相关。2013 年，CiPA 离子通道工作小组（the ion channel working group，ICWG）推荐了 7 种心肌细胞离子通道进行研究，包括 Nav1.5（I_{Na}）、Nav1.5-late（$I_{Na,Late}$）、Cav1.2（$I_{Ca,L}$）、Kv4.3＋KChIP2（I_{to}）、hERG（I_{Kr}）、KCNQ1＋KCNE1（I_{Ks}）和 Kir2.1（I_{K1}）[10]，并对其进行验证研究，结果显示 hERG 最为敏感，其次为 Nav1.5-late 和 Cav1.2，这些实验数据也为后续的研究提供了大量的电生理数据[11]。

人类干细胞分化心肌细胞模型（human stem cell-derived cardiomyocytes，hSC-CMs）：采用多电极阵列（multi-electrode arrays，MEA）技术检测 hSC-CMs 的场电位时程[12]；采用光学电压-传感（voltage-sensing optical，VSO）技术检测 hSC-CMs 动作电位的相关参数如自发性搏动频率、V_{max}、APD_{30}、APD_{50}、APD_{90} 等；采用实时细胞分析（real-time xCELLigence analysis，RTCA）技术检测 hSC-CMs 的收缩性。2013 年，HESI 成立了 CiPA 心脏干细胞工作小组（the cardiac stem cell working group，SCWG），其主要职责是对 hSC-CMs 模型进行验证研究，最终目的是希望 hSC-CMs 能替代动物 QT 研究。目前，在实验室内对 hSC-CMs 进行小规模验证的工作已经结束，正在进行大规模验证，同时预计 2017 年完成对 hSC-CMs 的大型国际盲验证[13]。

此外，近年来，随着分子生物学、电生理学、基因组学、蛋白质组学、机械科学等的发展，心脏毒性研究也引入了更多的新技术新方法，如扫描离子电导显微镜技术、新型线粒体膜电位检测技术等。这些技术和方法为化合物心脏毒性的研究提供了更多的选择，方便研究人员根据研究物质自身的特点，选择不同的实验技术与方法进行综合性研究。不过这样的新技术方法还需要进行大量的实验数据验证，以获取可靠的信息来进一步完善这些技术方法，必要时还需要与传统实验技术方法的实验结果进行比较。

（2）肝脏毒性体外筛选体系

肝脏作为生物转化过程中的主要器官，是药物毒性研究的重要靶器官。目前较为常用的肝脏毒性体外筛选模型主要有原代肝脏细胞、离体肝脏模型、肝脏切片模型等[14]。

原代肝脏细胞仍然是目前用于药物肝脏毒性筛选和评价研究的首选体外模型，可用于研究细胞毒性、遗传毒性、酶诱导研究。但是许多研究发现原代肝脏细胞不能保留或重建细胞极性，肝脏特异性基因表达对一些药物的诱导并不灵敏，不能准确地反映药物在肝脏组织中的代谢。并且成熟的原代肝脏细胞获取困难，很难建立长期培养体系，其在体外培养后增殖能力很快消失，细胞功能也迅速下降，严重限制了该模型在药物毒理学领域的应用。

与原代肝脏细胞相比，离体肝脏模型保留了肝脏完整的三维结构以及细胞间的相互作用，更接近在体情况，同时还可以实时收集胆汁进行分析，是研究药物肝脏毒性的又一重要体外模型。但是离体肝脏小，培养时间较短，一般只有 2～3h，每个离体肝脏只能用于检测一个或几个化合物，利用率相对低下。在胆汁分泌方面维持时间也较短，且只能采用动物肝脏进行研究，其结果外推至人存在种属差异。

肝脏切片与前两种模型相比，既保留了细胞间的相互作用，功能与体内肝脏也比较接近，对于采集系列数据比灌流肝脏更为有效。但是该模型也存在缺点，如不同切片之间的一致性不高，无法收集胆汁进行分析等。

近年来，随着干细胞技术的飞速发展，人源性干细胞（hSC）分化的肝细胞成为一种新的肝细胞来源。人源性干细胞（hSC）分化的肝细胞的新陈代谢能力、外源化合物Ⅰ相和Ⅱ相代谢酶表达以及等离子体转运蛋白水平均和肝、体外培养的原代肝细胞近似[15]。因此，hSC 诱导分化的肝细胞模型可在药物研发早期识别引起肝损伤的化合物，但目前仅极少数研究机构有能力生产足够多的、有质量保证的肝细胞进行大型的、严谨的研究。所以，hSC 诱导分化的肝细胞在毒理学评价中仍处于起步阶段。欧洲委员会和欧洲联盟制药企业提出的"创新药物引起的肝损伤"的倡议，在未来几年内，将有可能促进 hSC 诱导分化的肝细胞在新药研发中的运用。然而，下一阶段的验证研究则是一个大型跨学科项目，涉及 hSC 诱导分化肝细胞的生产商、毒理学家、生物统计学家以及制药公司和监管机构。

（3）肾脏毒性体外筛选体系

肾脏作为药物代谢与排泄的重要器官，其毒性研究十分重要。肾脏毒性体外筛选体系主要有离体肾脏灌流，游离肾单位灌流，肾脏切片，游离肾小球、肾小管和肾细胞悬液以及肾细胞培养等[16,17]。

离体肾脏灌流是研究药物肾脏毒性较好的体外试验方法，它保留了肾脏结构的完整性，不受高级调节系统（如神经、激素、血容量等）和其他器官组织的影响，可以精确地控制药物的浓度，在肾脏毒性研究中得到广泛应用[18]。但该模型也存在局限性，其在体外的维持时间较短，且与整体血流动力学存在差异，导致灌流率、离子和水的重吸收率都低于体内值。

游离肾单位或肾单位段灌流技术是研究上皮转运的理想系统，它能够传递许多有价值的肾功能特征的信息，已在家兔、小鼠、大鼠、蛇、蛙甚至人的游离肾单位成功开展，用于肾小管段或细胞水平的毒理研究。该模型可以人为决定药物浓度，并且可以检测各段肾小管的分泌功能，但操作极为复杂，较少被采用进行肾脏毒性研究。

肾脏切片是最早且仍被广泛使用的体外肾脏毒性筛选技术之一。肾脏切片同样保留了细胞间的相互作用，且可以去除血流动力学的影响，主要用于研究药物对肾脏代谢和转运的影响。肾脏切片也存在一定的局限性，如肾脏切片包含了不同的细胞型，无法评价化合物对某一特定细胞型的影响；在制作切片过程中，细胞容易受到机械损伤等。

游离肾小球、肾小管和肾细胞悬液已被用于药物的急性毒性评价。如游离肾小球可以用于药物对蛋白多糖、胶原和纤维结合素的代谢和合成的影响；游离肾小管可以用于药物对代谢和转运的影响；而肾细胞悬液可以用于特异性试验研究。上述模型也存在体外存活时间短，无法进行长期试验的缺陷。

肾细胞培养在药物肾脏毒性筛选研究中发挥了重要的作用，肾脏特异细胞培养方法的日渐成熟，极大地推动了肾脏毒理学的发展。肾细胞培养一般分为原代培养和继代培养。原代培养即直接从体内取出肾细胞的第1次培养，已成功用于体外肾脏毒性研究。继代培养是将原代细胞传代建立一个稳定的细胞系，可用于药物长期毒性的研究。但目前肾细胞培养技术仍然存在许多未解决的问题，经过培养的细胞常常表现出退分化现象，无法表达出与体内一致的功能。

体外肾脏毒性筛选体系用于药物肾脏毒性评价有其突出的优势，但仍存在局限性，需要从一些新的研究角度和思路来建立更加完善的体外肾脏毒性筛选体系[19]。

（4）遗传毒性体外筛选体系

遗传毒性初筛是创新药物早期毒性初筛的主要环节，它们在预测化合物的潜在致癌性和可遗传的突变方面有重要的应用价值[20]。然而到目前为止，还没有一种遗传毒性评价方法可以涵盖所有遗传毒性的检测终点。总体来说，基于细菌的基因突变试验特异性高，灵敏度低，且仅限于检测可能引起基因突变的物质；而哺乳动物细胞模型扩大了检测终点，可以检测致 DNA 链损伤的断裂剂或非整倍体诱导剂，灵敏度高，但特异性较低。因此，在新药研发阶段可以考虑在了解候选化合物结构的基础上，选择两种或几种现有比较成熟的早期遗传毒性初筛方法进行联合评价；此外，优化已有的遗传毒性筛选方法或者探寻新的遗传毒性评价方法也是毒理学工作者的方向，在要求快速、高通量和自动化的前提下，更要注重提高遗传毒性评价的灵敏度和特异性，尽量避免高风险的候选化合物的漏筛和有潜在开发前景的候选化合物的错筛。

微型 Ames 试验[21]：目前被欧美制药公司广泛应用的微型 Ames 试验主要是采用标准 TA98 和 TA100 菌株在 6 孔或 24 孔板上进行的微型 Ames 试验。该试验的主要优点是与传统的 Ames 试验采用的菌株相同，两者的结果具有一定的可比性。

Ames II 试验[22]和 Ames MPF 试验[23]：Ames II™试验和 Ames MPF™试验是美国 Aniara 公司推出的两项新型 Ames 试验，与传统的 Ames 试验原理类似，但又发展了新的评价标准，具有传统 Ames 试验无法比拟的优点，如可在短期内对大量化合物进行自动化高通量筛选，省时省力，且受试物的用量约是标准 Ames 初筛试验的 1/3；经过优化处理，自发突变率低，适于检验点突变等。这两种新的 Ames 试验方法在遗传毒性筛选中有良好的应用前景，有望成为标准 Ames 试验的替代方法。

Vitotox 试验[24]：Vitotox 突变分析方法是一种以发光菌或基因工程菌为受试菌株的新型遗传毒性筛选方法，同传统方法相比，有更高的敏感性和特异性，可在短期内对大量化合物进行高通量筛选，且所需样品量十分有限（约是传统 Ames 试验的 1/1000），受试菌株和报道基因不仅仅局限于沙门菌和绿色荧光蛋白（GFP）基因，大大提高了筛选范围和灵敏度。

GreenScreen GC 试验和 RadarScreen 试验：GreenScreen 试验综合了 Ames 试验和体外哺乳动物细胞试验的优点，提高了遗传毒性评价的特异性和灵敏度；但是由于体外代谢活化酶 S9 或辅酶 NADP 等对荧光有吸收作用，此外，一些药物的颜色或自发荧光也能对检测结果造成干扰，限制了这一试验方法的应用。将流式细胞仪技术应用于人 TK6 细胞的 GreenScreen GC 试验，则成功解决了这一问题，检测范围扩大到了需代谢活化的致癌物以及有颜色或自发荧光的化合物，同时扩大了检测终点（如还可以同时检测微核等）。RadarScreen 遗传毒性分析试验的原理类似于 GreenScreen 试验，但与 GreenScreen 试验相比，RadarScreen 方法更灵敏，并且不会受到药物自发荧光的干扰，在新药遗传毒性筛选方面具有良好的应用前景。

酵母 DNA 缺失重组试验：酵母细胞基因组序列同人有高度同源性，在研究 DNA 缺失重组方面有很好的应用价值，试验结果外推至人或整体动物的可靠性较高。DNA 缺失（DEL）试验在检测因内源性重组造成的缺失和 DNA 链损伤的能力较 Ames 试验强[25]。

彗星试验（comet assay）：即单细胞凝胶电泳试验，既可以对体外培养的哺乳动物细胞进行检测，也可以对体内多种器官的细胞进行分析。将多孔板和自动化图像分析系统引入了彗星试验，适应对大量候选化合物遗传毒性高通量筛选的需求，可同时进行细胞毒性分析和遗传毒性分析，减少了试验误差。彗星试验中加入 DNA 合成抑制剂可以提高其检测低剂量遗传毒性化合物的能力。

体外微核试验：体外微核试验所需化合物较少，与体外染色体畸变试验相比，检测终点更易观察，且不仅可以检测致 DNA 链损伤的断裂剂，还可以检测非整倍体诱导剂，因此是目前新药研发早期遗传毒性筛选的常用方法。基于八腔室载玻片的体外微核试验，使得体外微核试验方法更加快速、简便和灵敏。结合流式细胞仪（flow cytometry，FCM）的体外微核试验的应用提高了遗传毒性筛选通量和试验效率[26]。除快速、客观、高通量以外，FCM还可以进行细胞分选检测。在 FCM 微核试验中凋亡细胞和坏死细胞以及试验处理过程中产生的 DNA 杂质都会产生假阳性结果，很大程度上降低了该方法的准确度。而利用连续染色的方法（EMA/SYTOX）对死细胞的遗传物质进行染色，也有效地排除了凋亡细胞和坏死细胞的干扰。一项国际性多中心研究采用 FCM 测定细胞核与计数小珠比例（flow cytometric nuclei to bead ratio，Flow-NBR）的方法来计算细胞的相对存活率，同步获得细胞毒性和遗传毒性信息，不仅减少非相关性阳性结果，还有助于最高浓度的选择。

（5）发育和生殖毒性体外筛选体系

近年来，发育和生殖毒性体外替代研究逐渐成为药物发育和生殖毒性研究的热点。欧洲体外替代法研究中心（European Center for the Validation of Alternative Methods，ECVAM）已批准了 3 种不同的胚胎毒性检测方法：全胚胎培养法（whole embryo culture，WEC）、微团检测法（micromass culture，MM）、胚胎干细胞检测法（embryo stem cell test，EST）[27]。

全胚胎培养法（WEC）由 20 世纪 30 年代美国 Nicholas 和 Rudnick 等提出并实验，New 等通过不断的改进，于 70 年代将体外 WEC 培养方法成熟和完善。WEC 法主要用于评价化合物对器官形态分化的影响[28]。基于 WEC 法的研究对象是正处于器官形成期的胚胎，而此期的胚胎对外源性的化合物极为敏感，因此，该方法一经推出便备受推崇，并被广泛地引入药物毒理学研究中，为体外动态观察胚胎的正常生长发育和探索研究化合物的致畸性、致突变性、胚胎毒性等提供了一种有效和特殊的研究手段[29]。

微团检测法（MM）是一项介于单细胞培养和器官培养之间的体外试验技术，因其花费少、周期短、操作简单、准确性高等优点而广泛应用于筛检化合物的致畸性。其原理主要是根据培养细胞集落数目的减少程度，定性及定量评价化合物的致畸作用。胚胎细胞微团培养的最大优点在于简化了环境条件，排除了整体动物实验中复杂的干扰因素。另外，通过人为地改变培养条件，有利于应用不同的技术手段观察和研究细胞结构和生化功能的变化，便于从细胞水平揭示外源性化合物的致畸作用机理。

胚胎干细胞检测法（EST）可以从细胞毒性、分化抑制以及分子生物学水平反映受试物的发育毒性作用，其作为一种新兴的体外替代试验方法越来越为人们所关注。EST 用于发育毒性的体外筛选，具有比其他方法更优越的一些特点。首先，与其他体外方法相比，ES细胞的获得不用大量怀孕的动物，一旦建系就可以源源不断地获得细胞用于研究；其次，就发育毒性而言，ES 细胞对受试物的敏感性高于成体组织，并且在细胞分化程度检测中，对特异基因和报告子检测方法的应用和更新，使得研究受试物发育毒性作用变得更便捷。

化合物根据胚胎毒性大小可分成无胚胎毒性、弱胚胎毒性、强胚胎毒性，以上 3 种方法都可对物质的胚胎毒性进行分类。经实验室间双盲法比对，体外全胚胎培养体系与体内毒性分类的一致性可达 80%，胚胎干细胞检测法达 78%，微团检测法达 71%。对于强胚胎毒性物质，3 种检测方法的预测能力均达 100%。然而生殖发育毒性周期长，涵盖面广，任何一种体外方法无法全面模拟化合物在体内作用的全过程，因此，在发育和生殖毒性体外筛选体系研究中，需要综合考虑，以能涵盖生殖细胞和体细胞，覆盖生殖周期，包含胚胎毒性与致畸性，克服代谢问题的干扰，包含不同的种属，结合高通量研究手段为整合要点，综合评价药物的发育和生殖毒性。

（6）致癌性体外筛选体系

致癌作用是一个长期过程，经典的哺乳动物长期致癌试验周期长、费用高、所需受试物用量较大。同时，体内试验所需的动物数量多，从动物福利，甚至人类法律的角度评判，在化合物早期筛选时所耗成本很大。部分具有遗传毒性的化合物可采用常规的遗传毒理试验检测，但根据文献报道，国际癌症研究机构（IARC）归类为1、2A和2B级别的致癌物中有12％为非遗传致癌物，常规的遗传毒理试验无法检测此类化学品，因此，发展新的致癌物检测方法尤其是可用于非遗传致癌物检测的试验方法对于化学品致癌风险的评价非常迫切及重要。目前研究最多的致癌性体外替代方法主要为细胞转化试验。

细胞转化试验是指对培养细胞诱发与肿瘤形成有关的表型改变，此种表型改变包括细胞形态、细胞生长能力、生化表型等变化，以及移植于动物体内形成肿瘤的能力等。1986年时日本科学家Sasaki已经建立了BALB/c3T3细胞转化试验，与动物体内致癌试验相比，具有很好的一致性。但是标准的细胞转化试验无论是从试验周期、成本，还是受试物用量等方面都无法满足大量测试化合物的需要。因此，科学家们一直在努力进一步优化BALB/c3T3细胞转化试验。2004年最早使用Bhas 42细胞作为检测化合物的癌症促进能力的细胞转化试验[30]。Bhas 42细胞是转染了v-Ha-ras基因的BALB/c3T3细胞，正常情况下由于自身拥有敏感的接触抑制，在其覆盖满培养皿后会停止分裂增殖[31]。与BALB/c3T3细胞转化试验相比，试验周期缩短，所需培养条件也大大简化。2005年对Bhas 42细胞转化试验的有效性进行了14个实验室联合验证，共有12个化合物被检测，每个化合物由4个实验室检测[32]。结果显示有8个化合物结果相同，还有2个化合物只有一个实验室结果不同，提示Bhas 42细胞转化试验是一个很有希望的体外致癌替代试验。

16.2.4 体内毒性筛选体系

目前许多高通量体外毒性筛选体系已广泛应用于临床前药物早期开发，但体外细胞或组织系统毕竟无法完全模拟体内的内环境体系，无法体现体液调节对候选化合物代谢的影响，同时也无法用于候选化合物慢性毒性的评价。因此，在进行高通量体外毒性筛选的同时应进行必要的在体毒性的筛选和评价，以确保能在药物开发早期综合准确地评估候选化合物潜在的毒性情况，提高药物开发的成功率。

在药物开发早期，除采用动物模型对药物的急性毒性、一般毒性或系统毒性进行筛选评价外，重点关注的仍然是涉及重要生命功能的潜在毒性，如心脏毒性、肝毒性、肾毒性等。另外，模式动物的应用也成为临床前药物毒性筛选的体内重要模型之一。

（1）心脏毒性筛选

无论是在药物临床前开发阶段，还是在临床试验阶段，心血管系统毒性是导致药物研发失败的主要原因之一。在体动物的心血管毒性筛选，尤其是QT间期延长风险的筛选主要是基于遥测系统进行的，检测指标主要涉及心电图和血流动力学的指标。由于啮齿类动物如大鼠的心肌离子通道如延迟整流钾离子通道与人类存在差异，因此，在临床前应用中，大鼠对于人体心脏毒性，尤其是通过离子通道作用而产生的毒性风险的预测一致性较差。考虑到非啮齿动物如犬和食蟹猴在早期筛选试验中的应用成本较高，同时，大型动物对于化合物的使用量较大，这也限制了犬和猴在早期心脏毒性筛选中的应用。为此研究人员专门研究了小型非人类灵长类动物用于药物心脏毒性的筛选。已有研究者采用狨猴建立了在体心脏毒性遥测系统评价动物模型，并将该模型用于药物诱导 QT 间期延长风险的评估，在采用个体化 QT 校正公式计算下，该动物模型可正确评估阿司咪唑（astemizole）和索他洛尔（dl-sotalol）所导致的 QT 间期延长，而对于无 QT 间期延长风险的药物普萘洛尔（dl-propranolol）和硝苯地平（nifedipine）则未见 QT 间期延长[33]。

豚鼠是临床前药物毒性评价常用的动物模型之一。已有研究显示，豚鼠心肌的离子通道与人类较为接近，同时，豚鼠的体重较轻，便于操作，已成为临床前心脏毒性评价的重要模型之一。已有研究者采用遥测技术建立了清醒非束缚豚鼠遥测系统用于药物心血管毒性评价，以阿司咪唑（astemizole）和索他洛尔（dl-sotalol）为阳性对照品，以溶剂或赋形剂作为对照[34]。研究显示，在阿司咪唑和索他洛尔组，动物校正后的 QT 间期呈明显的时间依赖性延长，而对照组则未见相似情况[34]。

由此可见，基于体型较小的动物如狨猴、豚鼠建立的遥测动物模型可用于药物潜在 QT 间期延长风险的评估，并且该类动物的使用可减少药物的用量，节约药物早期开发的成本。

（2）其他靶器官毒性筛选

药物诱导肝损伤、肾损伤也是导致药物临床开发失败、上市后被黑框警告甚至撤市的主要原因。目前临床前高通量的肝损伤、肾损伤主要还是以体外细胞模型为基础。但鉴于体外筛选试验的局限性，比如无法长期监测药物的慢性毒性等，动物体内试验仍然是药物诱导肝、肾损伤的主要检测方法。传统的方法主要是通过血清肝、肾损伤标志物改变、组织脏器质量改变以及组织病理学检查来确认损伤的发生情况，但传统方法相对敏感性较低，同时费时费力。随着新生物标志物研究的不断深入，一些新型的、敏感性和特异性较高的生物标志物被发现。这为体内肝、肾损伤的早期筛选提供了新的希望。比如肝损伤蛋白酶类生物标志物如精氨酸酶（ARG）、谷氨酸脱氢酶（GLDH）等，肾损伤生物标志物如尿液人肾损伤分子 1（Kim-1）、$\beta2$ 微球蛋白（$\beta2$-MG）等，这些生物标志物的应用提高了药物肝损伤、肾损伤的预测敏感性和特异性。

最近的研究显示，微 RNAs（miRNAs）也是潜在的药物肝、肾损伤的敏感性生物标志物[35]。已有研究发现，在对乙酰氨基酚诱导的肝损伤模型中，与传统肝损伤生物标志物 ALT、AST 相比，血浆 miRNA-122 的改变程度显著提高，发生改变的时间更早，并且在肝脏组织病理学改变之前即可出现升高。而在肾损伤动物尿液生物标志物中，miRNA-21 和 miRNA-155 的研究较为广泛[36]。在缺血再灌注损伤或者庆大霉素诱导的肾损伤大鼠模型中，动物尿液 miRNA-21 和 miRNA-155 出现下降，并与动物血清尿肌酐、尿 Kim-1 以及组织病理学等指标的改变密切相关。上述结果还获得了国际生命科学研究院健康与环境科学研究所（International Life Sciences Institute, Health and Environmental Sciences Institute）的进一步确认。由此可见，新的敏感性生物标志物的应用将有助于药物诱导肝、肾损伤的体内筛选。

（3）基于模式动物斑马鱼的体内毒性筛选

斑马鱼（zebrafish）作为脊椎动物的一员，是近年来应用越来越广泛的重要模式生物。斑马鱼与人类基因的同源性高达 85%，其信号转导通路与人类基本近似，生物结构和生理功能与哺乳动物高度相似[37]。2009 年，欧洲斑马鱼药物筛选技术服务公司通过了美国食品药品监督管理局（FDA）和欧洲药品管理局（EMA）的 GLP 检查和认证。2013 年，美国 FDA 在其官网刊文报道斑马鱼在药物早期毒性评价中的作用。同时，FDA 为了推动斑马鱼在毒理学研究中的应用，专门在其内部设立了 3 个斑马鱼药物毒理学评价实验室。由此可见，斑马鱼在早期毒性评价中的应用已得到了包括医药企业、监管机构以及服务机构等多方的一致认可。目前，斑马鱼已被广泛用于一般毒理、发育毒性、神经毒性、靶器官毒性、生殖毒性以及局部毒性等在内的一系列药物毒性评价研究中[38]。

利用斑马鱼对新药进行早期毒性筛选，可明显提高药物早期毒性预测的可靠性和灵敏性，缩短新药研发周期，降低新药研发成本，提高新药研发的成功率。其不足之处在于，斑马鱼的给药方式主要是通过将药物溶解于培养液中，通过渗透的方式进入斑马鱼体内。因此，药物在水中的溶解性以及分子量的大小对结果的影响较大，存在着假阳性或假阴性的情况，一些脂溶性强或分子量较大的药物目前尚不适合采用该模型进行评价。

16.3 新型药物的非临床安全性评价策略

16.3.1 新型制剂的非临床安全性评价

剂型是活性药物进入机体前的最终存在形式。新型制剂是指运用现代的制剂技术（膜控释、脂质体、毫微囊与微球制备、血细胞包封）、生物工程技术和高分子材料或聚合物，将药物分散在结构特殊的体系中，使其满足精准给药、定向定位给药和按需给药的目的。由于其给药方式或剂型的不同，新型制剂在临床前安全性评价中要重点关注这些不同带来的风险。

（1）缓控释制剂

缓控释制剂的处方和工艺通常比常释制剂更加复杂，因此，仅通过药学方面的质量控制或者比较，保证其在体内达到预期的缓控释作用，或者与已上市缓控释品种一致是不够的。在安全性方面，药物突释是缓控释制剂最重要的考虑因素。对于单次给药剂量超过常释制剂，且安全范围较窄的药物，且药物可能会影响生命体征（如降压药）或药物用于某些特殊疾病人群（如避孕药）的情况，可能带来较大的安全性方面的风险。因此，对于缓控释制剂，需要在临床前进行动物药代动力学比较研究。对于药物本身半衰期较长，或制成缓控释制剂后可能引起体内蓄积的药物，考虑进行多次给药的药代动力学比较研究。动物种属尽量选择在药物代谢特征上与人体接近的动物（通常为非啮齿类动物，如比格犬等）。对于试验结果，必须结合立题依据、药物本身的特性以及安全性、有效性综合判断。若缓释制剂与常释制剂相比产生了有显著差异的药物暴露模式或规律，则应添加毒性试验来充分判断暴露安全窗。

（2）靶向制剂及纳米制剂

靶向制剂（靶向给药系统）具有以下作用特点：增加药物对靶组织的指向性和滞留性，降低药物对正常细胞的毒性，减少用药剂量，提高药物制剂的生物利用度。

以脂质体为例：脂质体是以磷脂、胆固醇等类脂质为膜材，因其具有类细胞膜结构，能被单核吞噬细胞系统吞噬，增加了药物对淋巴组织的指向性和靶组织的滞留性。由于脂质体制剂在药学质量上无法保证一致性，临床前一般需进行较为全面的药理、毒理、药代和组织分布研究，且这种研究多为与普通制剂的比较研究。研究中重点关注药效是否改善体内动力学特征及组织分布的变化，脱靶毒性反应是否减轻，另外，需要关注是否引起新的安全性担忧。

纳米药物分为两类：一是将原料药直接加工制成纳米粒，称为纳米分子药物；二是采用纳米级高分子纳米粒、纳米球、纳米囊等为载体，载体与药物以一定的方式结合在一起，称为纳米载体药物，粒径一般不超过 500nm。纳米分子药物由于其特殊的理化性质，决定其具有较传统药物不同的分布和代谢模式，因此，临床前需要进行药动学对比试验和组织分布试验。纳米分子药物以口服或吸入给药时，通常可提高生物利用度，相同剂量下可能导致因暴露量升高而出现毒性，因此，在临床前研究中有效性和安全性方面需进行必要的试验研究并重新评估风险。纳米载体药物在药动学比较研究的基础上，需要进行相关安全性试验：生物相容性、安全药理学、重复给药毒性试验以及其他安全性试验等。其中需要关注生物相容性研究，除了当前制剂溶血性研究的内容外，还包括细胞分布、摄取，对细胞成分的影响等。组织分布发生改变很可能带来毒性靶器官的改变，因此，根据组织分布研究的结果，除了常规毒性试验外，可能需要其他有针对性的研究内容，如生殖毒性研究、特定器官毒性研究等。另外，纳米材料本身的安全性也是需要关注的，比如普通的硅纳米粒存在心肌细胞上的毒性风险[39]。

（3）肺部给药新型制剂

肺部吸入制剂一般由吸入装置、抛射剂和活性药物等共同组成，不同的装置、粒径和抛射剂会影响药物在呼吸道不同部位的分布及在肺部的沉积，系统暴露也会不同。因此，临床前研究首先应完全考察安全性和有效性；其次，给药制剂本身对呼吸道与腔道黏膜的毒性也应考察。

吸入制剂进行毒性试验时要注意以下要点：急性毒性试验通常使用两种给药途径，一种模拟临床给药途径（吸入给药），另外一种能反映药物在体内最大暴露的给药途径；局部毒性试验观察经口或鼻腔给药时暴露的器官和组织的变化，也可以结合在长期毒性试验中观察；长期毒性试验一般选用两个种属（通常为大鼠和犬）、两种性别，需要考虑伴随毒代动力学（toxicokinetics，TK）研究，以揭示全身暴露和局部暴露。如果已有其他反映药物在体内最大全身暴露的毒性试验的资料，可以考虑一种动物的吸入途径的试验；如果长期吸入给药的毒性试验没有发现增生性和癌前病变，则只需要开展口服的致癌试验；可采用口服给药方式进行生殖毒性试验，如果吸入给药途径的生物利用度大于口服途径，应采用吸入的方式。

（4）透皮给药新型制剂

透皮给药系统最大的优点是可避免口服给药可能发生的肝脏首过作用及胃肠道因素的干扰和对药物的破坏，并维持恒定的血药浓度，避免峰谷现象，减少毒副作用。

在透皮给药制剂安全性评价中应以局部毒性指标为观察重点。以局部长期毒性试验为主线，将急性毒性试验、长期毒性试验和局部刺激性试验结合在一起进行。局部长期毒性试验设计应符合一般长期毒性试验设计原则，但中期检查、终点检查及恢复期检查应以给药局部检查为重点，包括肉眼观察及组织病理学检查。在给药以后适当的时间内，观察可能出现的皮肤急性毒性症状、局部刺激性症状、有无过敏症状出现等。

16.3.2　生物技术药物的非临床安全性评价

近年来随着现代分子生物学、免疫学技术的蓬勃发展，生物技术药物的研究开发势头异常迅猛。生物技术药物的非临床安全性评价与一般的小分子药物相比有其特殊性。例如，生物技术药物的特异性较高，需要在非临床评价开始前通过功能活性、药理活性或交叉反应等手段来确定实验动物的种属相关性；由于分子量大且结构复杂，生物技术药物要特别关注免疫原性为临床前药代、药效和安全性带来的相关影响。生物技术药物类别多、复杂性大，基于不同品类差异大、新观点的产生快、不同药物评价手段需要灵活度等方面的考虑，相关的指导原则往往刻意不涉及过多细节，而仅仅指明大致的需求和方向[40]。对于该类药物的非临床安全性评价不能局限于满足指导原则的要求，而应站在科学性的立场上，尽可能满足实际目标的需要。要特别重视针对不同药物的"case by case"原则，根据药物的特点、作用机制等因素，有针对性地设计临床前毒性试验。

（1）新型抗体药物的非临床安全性评价

抗体类药物是迄今最为成功的生物技术类药物，其开发也已经进入成熟阶段。以抗体结构和功能单元为基础进行工程化，设计更有针对性、更能解决临床问题的新型抗体，是抗体类发展的一个新方向和新契机。

抗体-药物偶联物（antibody drug conjugate，ADC）是近十几年来抗癌药物研发的一大热点。Adcetris（brentuximab vedotin）和 Kadcyla（trastuzumab emtansine）的获批极大地鼓舞了该类药物研发的信心，国内外已有多个制药企业投入了该类药物的研发。ADC 药物设计的初衷在于将细胞毒药物选择性地投递到靶组织中，提高靶组织药物浓度的同时降低系统性暴露。ADC 药物包含至少三个部分：抗体分子、连接键和小分子毒素。在安全性评价中这三个部分均需要有针对性地探讨其在体内的行为以及可能带来的毒性，例如抗体部分的免疫原性、抗体依赖的细胞介导的细胞毒性（antibody-dependent cell-mediated cytotoxicity，ADCC）和补体依赖的细胞毒性（complement dependent cytotoxicity，CDC）作用、抗原介导的靶向结合和非特异性结合毒性、Fc 受体结合等，连接键在体内的稳定程度，以及小分子部分在体内的系统暴露水平。ADC 的毒效应谱主要取决于偶联在大分子上的细胞毒药物，其体内的暴露水平取决于多种因素，包括小分子毒素/抗体比例（DAR 值）、连接键的选择（是否特异性断裂）以及抗体的靶向性等。值得注意的是，ADC 药物工艺十分复杂且一般为混合物，工艺水平可能会十分显著地影响毒性表现。美国 FDA 对 20 个 ADC 药物 IND 申报的总结中，动物实验中表现出的主要为造血系统毒性、肝毒性和生殖毒性，部分还存在皮肤毒性和肾毒性。临床试验中存在小分子毒素引起的骨髓抑制相关作用（中性粒细胞减少、败血症和出血）、肝毒性和肾毒性、注射反应。在非临床安全性评价的试验设计中，应至少包括 ADC 组、裸抗组、小分子毒性组。重点关注抗体引起的免疫原性和免疫毒性，以及小分子毒素（特别是全新的小分子）引起的细胞毒性。

双特异性抗体（bispecific antibody）为近些年来抗体类药物研发领域的另一热点，该类药物利用 IgG 具有 2 个 CDR 区的特点，特异性作用于两个不同的靶点。治疗急性 B 淋巴细胞白血病的 blinatumomab（CD19 和 CD3 双特异性）于 2014 年由 FDA 批准上市，治疗 EpCAM 阳性肿瘤的 catumaxomab（EpCAM 和 CD3 双特异性）于 2009 年由 EMA 批准上市。对于双特异性抗体的安全性评价应特别关注其与两个靶点相关的毒性，以及作用于不同靶点带来的毒代动力学行为的改变和免疫原性的多样性。与免疫系统相关的靶点应特别关注免疫系统相关毒性以及细胞因子释放等。

其他新型抗体类药物，包括工程抗体（engineered antibody）、非免疫球蛋白配体（non-immunoglobulin ligands）等，国内目前相关经验较少，部分药物类型在国际上也仅处于概念验证阶段，例如锚蛋白重复片段（ankyrin-like repeats）、monobody 和 nanobody 等。对于这些药物的安全性研究不应仅局限于安全性评价的一般原则，应进行针对性的探讨。

（2）基因治疗药物的非临床安全性评价

基因治疗产品在研以及概念阶段的种类十分多样，结构及治疗原理也不尽相同。由于核酸本身分子量大、易降解、透膜性极差，其成药性主要依托载体的性质。目前应用最广的是缺陷型病毒载体（例如腺病毒载体），载体病毒与体细胞结合后将目的基因带入体细胞而发挥治疗作用。非病毒载体也有大量报道，但是大多还处于基础研究阶段。由于基因治疗药物的功能实现包含三个方面，即载体、转基因、基因表达产物，因此，安全性评价的试验设计也要针对这三点进行考虑。值得注意的是，三者之中，载体是毒理学考察的重点，早期的一些药物大都是因为载体的安全性问题被抛弃。载体中非治疗性蛋白、工艺过程带来的杂质等均有可能造成毒性反应。对于病毒载体，需要特别关注基因治疗药物的病毒性、复制能力等，病毒载体在体内的与野生型病毒的重组或互补也可以造成病毒性。

基因治疗药物的毒理学研究中，给药途径、给药方式、给药频率均需要尽可能模拟临床的设计，并采用最相关的种属。种属特异性需要考虑基因载体在该种属中的可传染性和可复制性，以及基因表达产物的交叉性。由于基因治疗药物的特殊性，除健康相关动物的毒理学研究外，许多研究者推荐在模型动物中进行混合药理毒理（hybrid pharmacology-toxicology）试验。此外，FDA认为常规的药物代谢动力学研究一般不适用于细胞和基因治疗药物[41]。从某种意义上讲，组织分布研究就相当于基因治疗药物的药动学研究。一般需要考察载体在靶器官和非靶器官的分布、载体的滞留（persistence）和清除，以及有载体分布的组织的基因的转录或表达。时间点的设计上，最好可以观察到无信号为止。组织分布研究的结果可以为毒理试验的设计提供重要的参考，例如组织分布试验可以帮助判断生殖腺传播的风险。

药审机构对于基因治疗的评审很大程度上会基于特定病症的风险收益比进行考虑，临床前研究应该为目标临床试验的风险获益比提供支持和信息。因此，临床前毒理学评价的主要目标除了研究其可能的毒性反应之外，还包括：通过组织分布来确认可能的毒性反应靶器官；探讨病人的合格标准（eligibility criteria）；探讨临床试验需要检测的指标和参数；探讨脱落和传染的风险。此外，对于某些基因治疗药物，还可能需要根据风险-获益评估和可能的临床适应性，设计特殊的安全性试验。

（3）治疗性疫苗的非临床安全性评价

一般来说，治疗性疫苗产品本身相对较为安全，潜在的毒性可能来源于疫苗处方成分的毒性，以及与疫苗药效作用相关的毒性。近些年来，治疗性疫苗在癌症、哮喘、阿尔茨海默病等领域受到广泛关注。治疗性疫苗与预防性疫苗有两个不同点值得在毒理学试验设计中予以考虑，一是治疗性疫苗的目标人群为病人而非健康人群，二是针对慢性疾病的治疗性疫苗需要长期重复给药，因此，在毒性试验的周期和给药次数等设计上应给予足够的考虑。

动物种属的选择是疫苗毒理学研究中一个要求较高的问题。一般需要满足下列标准：所选择的物种应当在免疫后产生与接种后人类中预期的反应相似的免疫应答（从而可以鉴定与疫苗的药效学作用相关的毒性）；对产品中使用的佐剂，所选择的物种应表现出与人相似的免疫学效应；所选物种应能受病原体感染，反映人类感染的过程。由于这些要求较高，在实际的研究中也应基于实际予以考虑[42]。针对治疗性疫苗，除了常规的毒理学研究设计外，应该有针对性的通过不同手段和策略进行考察。例如，对于含有佐剂的疫苗，如果没有佐剂的毒性数据，需要设计佐剂组进行毒性评价，如果佐剂自身具有免疫原性，则应针对性地进行相关考察，例如超敏反应等[43]。

（4）生物类似药的非临床安全性评价

生物类似药必须与已批准的原研药在质量、安全性和有效性方面不存在任何有意义的差异。生物类似药的研发和评价应遵循四大原则进行：比对原则、逐步递进原则、一致性原则、相似性评价原则[44]。原研药为生物类似药的研发提供了大量可参考的数据，意味着批准生物类似药所需的安全性数据量通常比批准原研药所需的要少。在临床前评价中，应该全面了解参照药的所有历史数据（比如参照药的免疫原性、作用机理、安全风险）。

生物类似药的评价遵循逐步递进原则，非临床安全性评价一般要基于前期的药学研究结果来设计。我国《生物类似药研发与评价技术指导原则》中指出，对药学比对试验显示候选药和参照药无差异或很小差异的，可仅开展药效动力学（pharmacodynamics，PD）、药代动力学（pharmacokinetics，PK）、免疫原性比对研究；如结果不能判定候选药和参照药相似的，应进一步开展体内药效和毒性的比对试验。FDA指导原则中提出，对于结构和功能试验证明相似性的，可以只开展PD、PK、免疫原性试验以及一定的非牺牲、有终点的毒性试验。然而WHO的指导原则认为重复给药毒性研究通常被认为是最低要求。由于工具细胞、蛋白纯化技术等工艺因素的不同都可能会改变生物技术药的免疫原性，因此，临床前安全性评价中需要特别关注生物类似药的免疫原性问题，必须要予以特别重视。比对试验研究用的动物种属、模型、给药途径及剂量应考虑与参照药一致。对参照药有多种给药途径的，必要时应分别开展研究；对剂量的选择，应尽可能选择参照药暴露毒性的剂量水平。

16.3.3　细胞治疗产品非临床安全性评价中的关键问题

细胞治疗是指应用人的自体、同种异体或异种（非人体）细胞，经体外操作后回输（或植入）人体的治疗方法。

（1）产品质量要求

非临床评价应尽量采用拟用于临床的细胞治疗产品。用于非临床评价的各批次产品均应符合质量标准，并应与临床所用产品的质量标准一致[45]。人源性细胞产品通常需要给予免疫抑制或免疫缺陷的宿主，这也限制了对该产品进行免疫反应、炎性环境下作用的评估。如果无免疫抑制模型，动物将产生针对人细胞治疗产品而产生异种基因的免疫反应，从而影响非临床的评价，因此，可选择动物源性类似物进行非临床评价。在开展关键的非临床试验之前，应充分比较人源性细胞治疗产品和动物源性类似物的特征。动物源性类似物应该与拟用于临床的细胞治疗产品具有相同的质量标准。

（2）动物选择

生物学活性和安全性研究所选动物，应该对细胞治疗产品的生物反应与预期人体反应相似，从而非临床评价数据才能用于支持临床试验[45]。动物模型选择需考虑以下几个方面：①生理学和解剖学与人类具有可比性，注射/移植处的解剖部位；②感染和复制的敏感性；③表达人类基因的免疫耐受；④临床拟用药系统/程序的可行性，转运特定剂量的细胞到治疗靶点的可行性；⑤免疫缺陷动物的可用性，实现对产品进行长期的安全性评估。

对于具有正常免疫力的动物而言，人源细胞进入动物体内将会引起复杂的免疫应答反应，甚至可能会引起免疫排斥。这就阻碍了对人源细胞产品安全性及活性的充分评估。当使用非临床评价来评估人源细胞产品的安全性及活性时，有必要选择合适的动物模型，以创建针对人源细胞的体内免疫耐受的微环境。如下几种模型可以考虑：①具有免疫能力的动物，但体内有免疫抑制原；②基因型免疫缺陷动物；③人源化动物（"人源化动物"是指携带有人的功能基因、细胞、组织和/或器官的动物，主要用于人类治疗学的生物学研究）；④在免疫豁免区给药；⑤或者，以上情况的组合。

（3）生物分布及存续性

生物分布情况是影响细胞治疗产品有效性和安全性的最重要因素之一，因此，在非临床研究中，对细胞治疗产品在体内的分布及其在靶组织或非靶组织中的滞留情况应进行细致的研究[45]。由于细胞治疗产品在体内的分布受给药途径、是否使用支架和基质等因素的影响，因此，对细胞治疗产品的生物分布及存续性的研究需遵循"具体问题具体分析"的原则。

细胞生物分布与细胞定位、存活和/或增殖与细胞的分化状态有关。应在个案分析基础上提出使用一种或多种细胞追踪方法，并阐述方法的科学合理性。另外，在动物体内，人的细胞可能引起的免疫原性可能影响细胞测定，在细胞追踪测定方法建立时应予以考虑。

异位组织形成是细胞治疗产品非预期分化和生物分布的潜在风险，需要进行风险评估。如果全身系统使用细胞治疗产品，生物分布更加广泛，风险将会增加。除了异位组织形成，异位组织类型、发生、解剖位置等均应考虑。因此，对于潜在异位组织形成的细胞治疗产品应将生物分布实验与致瘤性实验合并进行。

（4）遗传修饰

基因修饰是指采用一段新的基因序列替换细胞中的原基因序列，或者在细胞中插入一段新的基因序列。尽管有很多可用于细胞治疗产品基因修饰的方法，如采用非病毒载体的方法或者采用腺病毒将目的基因转入细胞内，但由于逆转录病毒和慢病毒基因载体系统有持续的高表达能力和可以包含较大的插入序列，因此，目前使用最广泛的还是这两种基因载体系统。而来自这些逆转录病毒家族的载体系统有两个公认的风险：具有复制能力的病毒产生（replication-competent viruses，RCV）和插入突变，特别是致癌基因的活化。尽管随着复制缺陷型病毒和自我失活载体的应用，RCV 形成的风险有所减轻，同时，严谨细致的载体系统构建过程也有助于将 RCV 形成的风险降到最低，但其形成的风险仍然存在。因此，在涉及基因修饰的细胞治疗产品中，在其生产质量评估阶段可对 RCV 形成的风险进行评估[45]。

（5）致瘤性

细胞治疗产品有一项重要的安全问题为致瘤风险。因此，对于细胞治疗产品，尤其是干细胞治疗产品，对其致瘤性风险的评价显得至关重要[45]。细胞治疗产品由于来源不同，致瘤性风险亦不同。尽管成体细胞相对于多功能细胞以及胚胎细胞而言，致瘤性风险相对较小，但并不代表成体细胞不存在致瘤风险。细胞治疗产品的致瘤性风险还取决于细胞的分化状态、细胞体外培养时间及条件、细胞的注射部位及注射途径、细胞在体内的存活时间、细胞是否具有迁移特性等，需要根据以上特点进行综合考虑。

（6）免疫原性和免疫毒性

自身来源的细胞免疫排斥反应通常较低，但异体来源的细胞或者经体外传代培养和特殊处理的自体或异体来源的制剂容易引起宿主免疫效应，一方面可能导致细胞因免疫排斥被清除或影响其生物活性，另一方面会因为细胞治疗诱导宿主免疫反应而导致免疫毒性的产生。

免疫原性是影响细胞治疗产品活性和安全的主要因素之一。免疫原性受多种因素的影响，包括同源或非同源治疗、给药部位、细胞的成熟状态、给药次数、免疫性疾病以及免疫系统的衰老情况等。免疫原性对细胞治疗产品而言是一个重要的安全问题[45]。在进行免疫原性评价时还应充分考虑到动物模型与临床患者的差异。由于人源性的细胞治疗产品对于正常动物而言是外源异物，在动物中极易产生免疫原性反应，尽管此类免疫原性反应并不能预示在人体也同样会产生类似的免疫原性反应，但可提示此类风险的存在。另外，除细胞治疗产品中细胞本身导致的免疫原性外，还需关注细胞治疗产品如诱导多能干细胞等的制备过程中所使用或产生的物质如培养基、强制表达的基因产物等，也可能产生免疫原性反应。

细胞治疗产品在治疗过程中除可诱导机体产生免疫原性反应外，还可通过作用于或调节免疫系统产生免疫毒性。对于主要通过作用于或通过调节免疫系统而起药效作用的细胞治疗产品如骨髓间充质干细胞（mesenchymal stromal cells，MSCs）和基因修饰的 T 细胞等细胞治疗产品，其细胞治疗诱导的免疫毒性尤应值得关注。细胞治疗产品诱导的免疫毒性风险主要包括 3 类：非肿瘤组织的靶向毒性、非肿瘤组织的脱靶毒性以及细胞因子释放综合征。免疫毒性靶点主要涉及树突细胞、调节性 T 细胞、自然杀伤细胞、辅助性 T 细胞分化、B 细胞/浆细胞活化以及抗体产生。因此，在对细胞治疗产品进行非临床安全性评价过程中，应进行其免疫原性和免疫毒性的评价研究，通常可伴随毒性评价研究进行，也可单独进行。

（7）其他毒理学研究

对于细胞治疗产品，除上述评价研究外，还需对其进行一般毒性以及安全药理学研究。另外，对于新型给药系统如新型封装材料和给药装置，应进行局部耐受性和生物兼容性评价研究，同时，也需对新型给药途径的安全性进行评价研究。对细胞治疗产品的生殖和发育毒性的评价主要取决于产品的特性、临床适应证以及临床拟用人群，开展时间可参考相关法规推荐的时间。

16.4　新技术新方法在药物毒性研究中的应用

16.4.1　干细胞技术的应用

干细胞（stem cell）是一类具有自我复制能力的多潜能细胞。根据干细胞所处的发育阶段分为胚胎干细胞（embryonic stem cell，ESC）和成体干细胞（somatic stem cell）。胚胎干细胞是药物研发及安全性评价较好的体外替代模型，目前已经在新药发育毒性、心脏毒性以及肝毒性早期筛选中得到了广泛应用。

（1）发育毒性评价

自小鼠胚胎干细胞建立出来以来，研究者纷纷利用该胚胎干细胞的特性，从细胞毒性、分化抑制和基因表达等不同水平研究胚胎发育毒性，显示了其良好的应用前景[46,47]。而且欧洲替代方法研究中心（ECVAM）推荐有效性较高的三个体外胚胎发育毒性筛选试验作为体外筛选的首选方法，即体外全胚胎培养试验、胚胎细胞微团培养试验以及胚胎干细胞试验。其中胚胎干细胞试验（embryonic stem cell test，EST）是以小鼠胚胎干细胞的细胞毒性和分化抑制为终点的体外胚胎毒性筛检试验[46]。

EST 方法采用了两种细胞，其中小鼠 D3 系胚胎干细胞（D3 embryonic stem cells，D3-ESCs）代表胚胎组织，3T3 成纤维细胞代表成体组织。试验由三个程序组成，分别是检测受试物对 D3-ESCs 的细胞毒性（检测终点参数：D3-ESCs 半数生长抑制浓度 $IC_{50}D3$）、对 3T3 成纤维细胞的细胞毒性（检测终点参数：3T3 成纤维细胞半数生长抑制浓度 $IC_{50}3T3$）以及对 D3-ESCs 分化为心肌细胞的抑制作用（检测终点参数：D3-ESCs 半数分化抑制浓度 ID_{50}）。根据试验得到的 3 个检测终点参数，通过构建函数预测模型（线性判别函数见表 16-1），并根据预测结果对化合物的胚胎毒性进行分类（分类标准见表 16-2）。

表 16-1　线性判别函数

函数类型	公式
I	$5.9157 \lg(IC_{50}\ 3T3) + 3.500 \lg(IC_{50}\ D3) - 5.307 - \dfrac{IC_{50}\ 3T3 - ID_{50}}{IC_{50}\ 3T3} - 15.72$
II	$3.651 \lg(IC_{50}\ 3T3) + 2.394 \lg(IC_{50}\ D3) - 2.033 - \dfrac{IC_{50}\ 3T3 - ID_{50}}{IC_{50}\ 3T3} - 6.85$
III	$-0.125 \lg(IC_{50}\ 3T3) + 1.917 \lg(IC_{50}\ D3) - 1.500 \dfrac{IC_{50}\ 3T3 - ID_{50}}{IC_{50}\ 3T3} - 2.67$

引自：Scholz G，Genschow E，Pohl，Bremer S，Paparella M，et al. Prevalidation of the Embryonic Stem Cell Test(EST)-A New *In Vitro* Embryotoxicity Test. Toxicol In Vitro，1999，13(4-5)：675-681.

表 16-2　化合物的胚胎毒性分类标准

毒性类别	分类标准
1 类（无胚胎毒性）	I＞II 且 I＞III
2 类（弱胚胎毒性）	II＞I 且 II＞III
3 类（强胚胎毒性）	III＞I 且 III＞II

引自：Scholz G，Genschow E，Pohl，Bremer S，Paparella M，et al. Prevalidation of the Embryonic Stem Cell Test(EST)-A New *In Vitro* Embryotoxicity Test. Toxicol In Vitro，1999，13(4-5)：675-681.

此后，研究人员对 EST 进行了不断的优化，比如引入多分子终点法[48]，即在原有的 3 个检测终点的基础上，增加了采用肌球蛋白重链基因（myosin heavy chain，MHC）为检测指标的心肌半数分化抑制浓度（ID_{50} MHC），采用神经纤维丝蛋白 160 基因（neurofilament 160 gene，NFH）为检测指标的神经元分化抑制浓度（ID_{50} NFH）、采用骨钙素基因（osteocalcin gene，OCN）为检测指标的成骨分化抑制浓度（ID_{50} OCN）和采用蛋白聚糖基因（aggrecan gene，AGG）为检测指标的软骨分化抑制浓度（ID_{50} AGG），从心肌、神经、骨发育方面综合评价受试物对胚胎发育的毒性作用。也有在原有 EST 基础上结合流式细胞技术、蛋白表达检测技术或基因芯片技术，以提高预测的灵敏度、高效性。

与小鼠胚胎干细胞相比，人胚胎干细胞毫无疑问其在外源物胚胎毒性和致畸性检测中将有更重要的研究前景和应用价值[49,50]，其在胚胎发育毒性模型建立方面与小鼠胚胎干细胞试验方法基本一致，但因存在伦理道德问题，引起很大争议。

（2）心脏毒性评价

随着体外试验方法和细胞模型的不断发展，研究人员在药物开发早期开始广泛地使用体外心肌细胞模型对候选药物的心脏毒性进行筛选和预测。其中人胚胎干细胞（hESCs）诱导分化的心肌细胞模型因可避免种属差异而在药物安全性评价中得到广泛应用。研究显示，hESCs 诱导分化的心肌细胞具有正常人体内心肌细胞的类似功能，其自发搏动频率在 25～130 次/min 左右，同时，其在体外的收缩功能可维持数周甚至数月。另外，研究还发现，这些心肌细胞表达了具有正常功能的肾上腺素能受体和毒蕈碱受体（M 型胆碱受体），且这些受体与相应的信号转导通路偶联，可激活离子通道、膜转运体和肌丝蛋白，从而对药物产生正性或负性变时反应。

研究人员还通过膜片钳技术评价了 hESCs 诱导分化的心肌细胞的电生理特性及其预测潜在药物性心律失常的能力[51]。研究显示，当 hESCs 诱导分化心肌细胞的搏动频率小于 50 次/min，动作电位时程大于 200ms 时，其具有更加成熟的心室样表型；另外，当动作电位时程大于 300ms 时，心室肌样细胞束更容易观察到早后除极的发生；同时，无论是从定量还是定性指标出发，采用 hESCs 诱导分化的心肌细胞检测得到的数据与采用兔浦肯野纤维检测得到的结果相当，尤其是在心律失常的预测中效果更为明显[52]。另外，还有研究用hESCs诱导分化的心肌细胞和犬的浦肯野纤维束进行了药理学比较[53]，发现 hESCs 诱导分化的心肌细胞对引起动作电位改变的多离子通道阻滞剂药物具有高敏感性，其主要原因在于种属差异在离子通道表达上的不同。另外，和浦肯野纤维束相比，hESCs 诱导分化的心肌细胞稳定性更高、实验周期更短和药物作用效果更直接[53]。由此可见，与传统动物心肌细胞相比，hESCs 诱导分化的心肌细胞更适合药物心脏毒性的筛选。

（3）肝脏毒性评价

传统的药物肝毒性筛选主要以动物实验为主，实验成本高，实验周期长，不适合药物开发早期高通量的筛选应用。体外肝细胞毒性筛选主要是采用原代培养的大鼠肝细胞、人肝细胞以及永生化的细胞系进行。这些体外细胞系因其固有的特点使其在应用过程中不可避免地产生一些缺陷。比如大鼠肝细胞因其增殖能力有限而无法长期培养，并且与人肝脏代谢存在差异；而人肝细胞获得较为困难，无法满足大规模药物的筛选；永生化细胞系其表型、代谢以及功能均已改变，且遗传学上不够稳定。随着干细胞技术的不断发展，由胚胎干细胞诱导分化的肝细胞也不断用于临床前药物肝毒性的筛选和预测[54]。

研究显示，hESCs 诱导分化肝细胞的新陈代谢能力、外源化合物 I 相和 II 相代谢酶表达以及等离子体转运蛋白水平均与肝组织或体外培养的原代肝细胞相似[55]。已有研究者采用人胚胎干细胞诱导分化的肝细胞、HepG2 细胞以及人原代肝细胞对 12 个候选药物（9 个具有肝毒性、3 个无肝毒性）进行了研究，结果发现人胚胎干细胞诱导分化的肝细胞检测结果与人原代肝细胞检测结果的相关性（$R^2=0.94$）远远高于 HepG2 细胞（$R^2=0.62$）[56]。另外，在对于体外慢性肝损伤（长时间暴露，如 4 天或 7 天）预测研究中，人胚胎干细胞诱导分化的肝细胞对于长期暴露后肝毒性预测的灵敏度接近或略优于原代肝细胞的预测结果[57]。而在更长期的（如暴露 2 周）慢性肝损伤预测中，三维培养的人胚胎干细胞诱导分化的肝细胞可以用于代谢产物肝毒性的评价。提示，人胚胎干细胞诱导分化的肝细胞无论是在药物诱导的急性肝损伤还是在慢性肝损伤，或者是代谢产物导致的肝损伤，均可起到良好的预测和筛选作用。

尽管 hESCs 诱导分化的肝细胞模型可在药物研发早期识别引起肝损伤的化合物，但目前仅极少数研究机构有能力生产足够多的、有质量保证的肝细胞进行大型的、严谨的研究。因此，hESCs 诱导分化的肝细胞在毒理学评价中仍处于起步阶段。欧洲委员会和欧洲联盟制药企业提出的"创新药物引起的肝损伤"的倡议，在未来几年内将有可能促进 hESCs 诱导分化的肝细胞在新药研发中的运用。

（4）干细胞应用发展趋势

多能干细胞诱导分化技术的不断发展推动了干细胞在药物开发早期的应用。然而，尽管人胚胎干细胞的应用与动物源性的胚胎干细胞或者人原代肝细胞相比有诸多的优势，但由于获得困难、伦理因素，限制了人胚胎干细胞的应用和发展。

诱导多能干细胞（induced pluripotent stem cells，iPSCs）最初是利用病毒载体将四个转录因子（Oct4、Sox2、Klf4 和 c-Myc）的组合转入分化的小鼠皮肤成纤维细胞中，使其重编程而得到具有自我更新能力和分化潜能的类似胚胎干细胞的一种细胞类型。现已成功地将人皮肤成纤维细胞诱导为 iPSC，进而开启了人诱导多能干细胞（human induced pluripotent stem cells，hiPSCs）研究和应用的大门，同时也为解决胚胎干细胞的来源问题提供了新的思路。

16.4.2　3D 细胞和器官芯片技术在药物早期毒性筛选中的应用

随着当代科学技术的迅猛发展，药物毒理学的发展已经从传统的整体动物水平，发展到细胞水平、分子水平，甚至基因水平。而随着研究水平的不断深入，体外细胞培养技术在药物对机体作用机制的研究过程中起到至关重要的作用。

在体外培养技术发展的过程中，单层细胞培养技术一直是主要方法，该技术操作简单、费用低、可大量应用，是药物早期毒性筛选和非临床安全性评价体外试验的理想模型。然而，在长期的应用过程中，人们发现传统的单层细胞培养由于细胞在体外改变的环境下增殖逐渐失去了原有的性状，所取得的研究结果与体内的情况不符。如何解决单层细胞培养的缺陷，一直是生命科学家思索的问题。随着组织工程学、组织病理生理学的新兴发展，三维立体（three dimension，3D）细胞培养技术和器官芯片技术应运而生[58,59]。

（1）3D 细胞培养技术

3D 细胞培养技术是指将具有三维结构不同材料的载体与各种不同种类的细胞在体外共同培养，使细胞能够在载体的三维立体空间结构中迁移、生长，构成三维的细胞-载体复合物。3D 细胞模型既能保留体内细胞微环境中的物质和结构基础，又能展现细胞培养的直观性和条件可控性。近年来，3D 细胞模型在生物医药领域得到了广泛的应用，同时，在筛选新药的疗效分析和毒理试验方面引起了制药公司的极大兴趣，国外的一些制药公司已经针对3D 细胞模型在药物毒性评价中的应用展开研究。目前研究较多的主要有 3D 皮肤模型、3D 肝细胞模型、3D 神经细胞模型等。

① 3D 皮肤模型。应用 3D 细胞模型，尤其是人源化重组 3D 皮肤细胞模型代替传统的哺乳动物细胞进行体外遗传毒性评价是目前一个新的研究方向和热点，并且得到了国际遗传毒性工作组（International Workgroup of Genetic Toxicology，IWGT）、欧盟动物替代实验参考实验室所支持的工作组（EURL ECVAM）等国际组织的广泛认可。国际上已有一些比较成熟的人源化 3D 皮肤模型（如 EpiDermTM 或 Phenion 等），并已开展基于上述 3D 模型的体外微核试验和彗星试验研究，用以评价化合物潜在的遗传毒性。前期验证结果初步表明，与传统哺乳动物细胞相比，应用 3D 模型能够降低体外试验的假阳性率，减少受试物的用量，使其更接近实际人体的实际暴露浓度，无需加入体外代谢活化系统，对于制剂和难溶性受试物的遗传毒性评价具有独特的优势。

② 3D 肝细胞模型[60]。近年来，随着 3D 细胞培养技术的发展，肝细胞 3D 体外培养模型也不断完善与发展。与传统的 2D 细胞相比，其具有许多优势，如模拟体内组织，具有器官性功能，能够进行药物代谢评价（具有内源性代谢、外源性物质代谢以及转运功能）以及毒性作用评价（如药物性肝损伤）；能够表达 AAT、ASGR1、HNF4A，并能分泌白蛋白，其分泌水平与成人主要肝细胞相似；可以实现长期培养过程中维持肝脏特殊功能及代谢功能，从而为临床前药物筛选、药物研发中肝脏毒性检测提供了可预测药物单次或重复暴露的肝脏毒性（急性与长期试验均可）。

③ 3D 神经细胞模型[61]。3D 神经细胞模型由神经元、星形胶质细胞和少突胶质细胞等形成相互连接的类神经网络，其在形态和细胞构成等方面均与神经组织相类似。该模型适用于药物对神经系统的急性、慢性神经毒性筛选，其能够模拟复杂的体内环境，全面评价神经毒性，也是研究药物神经毒性作用机制并寻找新的生物标志物的有效工具。目前国际上 3D 神经细胞模型在药物毒性评价中的应用研究刚刚起步，欧美已有制药公司开始采用 3D 神经

细胞模型结合现行的技术如免疫组化、电子显微镜、电生理技术等研究药物对 3D 神经细胞的形态结构、蛋白质表达、电生理学活性的影响，进行药物早期神经毒性筛选。3D 神经细胞模型可以结合电生理技术、组学技术和免疫组织化学技术等用于筛选药物引起的急性和慢性神经毒性，提供神经毒物暴露导致 3D 神经细胞模型的形态结构、电生理学活性、蛋白质表达改变的数据。

作为强有力的体外早期毒性筛选模型，三维培养系统自诞生以来不断取得了令人欣慰的成就。但也存在一些问题：一是其技术条件仍然有待发展，培养条件仍需进一步完善；二是 3D 细胞培养技术的标准化仍需通过大量的实验和验证进行优化与完善，其在药物早期毒性筛选中得到广泛应用还有很长的路要走。

（2）器官芯片技术

人体器官芯片（organ-on-a-chip）是在 3D 细胞的基础上引入了微流控技术及多通道芯片，由于微流控芯片中液体通过的尺寸与细胞生长所需的空间相匹配，特别适合细胞培养，而且多维网络结构可以形成相对封闭的环境，与生理状态下细胞的空间特征相似，从而可以模拟真正的人体组织器官的生理和机械性功能[62]。人体器官芯片系统可加速新药的开发速度和效率，并提供快速检测不明物质毒性的方法。目前已成功开发的人体器官芯片主要有芯片肝、芯片肾、芯片肠、芯片肺、芯片心脏、芯片血管等。欧美等大型制药公司已与人体器官芯片的开发商形成了合作研究，将使用或已使用该技术对其先导化合物进行测试，代表性的制药公司有辉瑞、葛兰素史克、赛诺菲、强生、罗氏、艾伯维等。

但总的来说，器官芯片技术目前还处在萌芽阶段，仍有大量技术及产业化方面的问题需要解决，如开发更加适合细胞培养的新材料，使用更加可靠的人类细胞，开发高灵敏度的检测方法和装置等。只有在不影响细胞活力的情况下实现细胞进程与生物标志物的准确的实时检测，才能充分发挥器官芯片技术的潜能。因此，发展适合于芯片的电化学、光学、免疫学的检测手段，如使用各类传感器，同时设计更加标准化的芯片，使之与传统的生物检测手段相匹配，亦将成为研究的重点。相信随着技术的发展以及研究的深入，器官芯片技术必将广泛应用于药物早期毒性筛选研究中。

16.4.3 人源化动物模型在药物安全性评价中的应用

人源化动物模型是指带有人类功能性基因、细胞或组织的动物模型。这种模型通常作为研究人类疾病的活体替代模型、药物作用靶点，在阐明发病机制、药物筛选等方面具有巨大的优势和广泛的应用前景。目前人源化小鼠模型已广泛应用于临床前的药理毒理研究以及临床研究。

肝脏是人体的主要代谢器官，也是药物常见的毒性靶器官。据统计，美国至少 13% 的急性肝衰竭是由药物诱导的肝损伤引起的[63]。另外，目前临床上使用的药物中至少已超过 1100 种药物与肝脏损伤相关[64]。导致上述情况发生的原因之一即是在临床前研究中，研究人员大多使用离体肝细胞和在体实验动物进行药物肝毒性评价，而由于种属差异并不能真正反映临床药物的毒理学性质，进而导致非预期的肝毒性的发生。为了更准确地评估药物的潜在肝毒性，人源化小鼠模型为我们指明了新的方向。

目前人肝嵌合小鼠模型已经用于研究特异质药物导致的肝损伤，在人肝嵌合小鼠身上使用组学方法来探究药物导致的肝毒性对于解释药物的毒理机制有着重要的参考价值[65]。虽然人肝嵌合小鼠并不能完全表现人肝脏的全部功能，但该小鼠模型的建立对于药物的排泄和毒理研究仍然具有重要的借鉴意义[66]。

细胞色素 P450 酶（cytochrome P450，CYP）是肝微粒体中的 I 相代谢的主要酶系，因 CYP 酶在不同种属中的表达或被诱导活性的差异而导致药物代谢不同，是导致临床前动物实验数据外推至人的不确定性的主要原因之一。近年来，利用基因工程和分子生物学技术设计出的转人 CYP 的人源化小鼠模型为药物的研发提供了极大的便利，转 CYP 人源化小鼠（CYP humanizedmouse）是将人 CYP 相关基因或者人外源性激活的核受体直接导入或者替代小鼠相关等位基因，制备出可以表达人 CYP 的转基因小鼠模型，进而用于临床前的药理毒理研究[67]。

2-氨基-1-甲基-6-苯基咪唑[4,5-b]吡啶（PhIP）是一种杂环胺类致癌物，主要被 CYP1A2 代谢活化，其代谢物可与 DNA 形成加合物后产生致癌性。在 PhIP 的代谢方面，动物模型和人体存在很大差异。鼠科动物主要将其代谢为 4-OHPhIP，解除其毒性，但在人体中其主要被代谢为具有遗传毒性的 N-OHPhIP。现已建立了 CYP1A1 和 CYP1A2 转基因小鼠模型，研究了 PhIP 的代谢特性[68,69]。通过检测小鼠尿液中 PhIP 的代谢物，发现 PhIP 在 *CYP1A2* 转基因小鼠中被优先选择地代谢为 N-OHPhIP，而在 WT 小鼠中主要被代谢为 4-OHPhIP。因此，*CYP1A2* 转基因小鼠相对于实验小鼠可以更准确地评估 PhIP 等杂环胺类对人体的遗传毒性。

人 CYP2D6 酶参与了超过 25% 市售药物的体内代谢。然而 CYP2D6 酶的种属差异性比较大，大鼠和小鼠至少含有 5 种 *CYP2D* 基因，但无一能编码与人相同的 CYP2D6 活性。因此，缺乏动物模型研究 CYP2D6 多态性，而人源化 CYP2D6 小鼠模型可为弱、强代谢型不同表型的研究提供手段[70]。这使得应用普通动物模型很难预测 CYP2D6 介导的药物代谢。已经有学者采用转人 CYP2D6 基因小鼠、野生型小鼠以及基因敲除小鼠评价了他莫昔芬在不同模型中的代谢和毒性差异。研究显示，CYP2D6 转基因小鼠体内 CYP2D 酶活性与野生型和基因敲除小鼠体内相比，更能真实地反映出人体内的代谢情况。

除上述 CYPs 人源化小鼠外，还有其他类 CYP 如 CYP3A4/3A7 人源化小鼠、PXR-CAR-CYP3A4/CYP3A7 人源化小鼠等也已大量应用于临床前药物代谢或毒性评价研究中[71]，这些模型的应用将大大提高临床前药物毒性的预测准确性，为提高药物开发的成功率提供了保障。

除通过细菌人工染色体（bacterial artificial chromsomes，BAC）技术和基因转染技术构建人源化动物外，免疫缺陷小鼠也是构建人源化动物的来源之一。这些免疫缺陷小鼠包括裸鼠、SCID 小鼠、NOD/SCID 小鼠、NOG 小鼠、NSG 小鼠。除了这些免疫缺陷小鼠外，近年来也有其他几种新型的免疫缺陷小鼠用于构建人源化动物模型，如人外周血淋巴细胞（human peripheral blood lymphocyte，Hu-PBL）-SCID 小鼠可移植来自人类血液、脾脏或淋巴结的成熟外周单个核细胞（peripheral blood mononuclear cell，PBMC），主要用于研究人类成熟免疫细胞的功能；Hu-SRC-SCID 小鼠可用于移植人类 HSC；SCID-Hu 和人类转基因（Hu-Tg）表达小鼠可用于移植人胎肝和胸腺等。这些免疫缺陷小鼠的出现为构建人源化动物模型、研究人类疾病提供了良好的平台。目前基于这些免疫缺陷小鼠构建的人源化动物模型主要应用于药物药效和作用机制研究，其在药物安全性评价研究中的应用尚待推广。

16.4.4　电化学发光技术、表面等离子共振技术在免疫原性评价中的作用

生物技术药物往往具有免疫原性，在药物的应用过程中会伴随着抗药抗体的出现。抗药抗

体的产生可能影响药物的作用效果与安全性，亦会改变药物的代谢行为，通过与药物的结合，增加药物的清除，降低药物的疗效；或者通过拮抗药物，降低药物的清除，产生毒性反应；还会通过中和药物，阻止药物与靶点的结合，降低药物疗效；甚至通过与体内内源性抗体结合，导致免疫缺陷症状。因此，在药物研发阶段需对免疫原性给予足够的关注。目前，生物技术药物免疫原性评价方法有多种，其中常用的免疫原性评价方法主要有酶联免疫法（enzyme-linked immunosorbent assay，ELISA）、放射性免疫法（radioimmunoassay，RIA）、表面等离子共振技术（surface plasmon resonance，SPR）、电化学发光法（electrochemiluminescence，ECL）等。各种方法兼具其独有的优缺点。免疫原性分析时往往需要基于待评价药物的免疫原性风险灵活选择一种或几种方法组合进行分析，不能一概而论。相较于传统的 ELISA 和 RIA 技术，SPR 和 ECL 技术具有更为突出的优点，在近年的新药评价中应用也更为广泛，因此，本章着重对这两种技术进行介绍。

（1）电化学发光技术

ECL 是一种在电极表面由电化学引起的特异性化学发光反应，是电化学和化学发光两个过程的结合。其具有 3D 结构的电极板表面载量为传统 ELISA 板的 10～50 倍，且其信号稳定可隔夜再检测（基本无信号猝灭）。其中应用 ECL 技术的 MSD 系统与传统的 ELISA 相比有如表 16-3 所示的技术优势。

表 16-3　MSD 系统与传统 ELISA 比较

方法	灵敏度	药物耐受	通量	需要样品量	洗板次数	定量范围	检测低亲和抗体能力
传统 ELISA	低	差	高	多	多	窄	不能
MSD	高	好	高	少	少	宽	可能

因此，在免疫原性评价过程中有以下优势。①筛选阶段：快速准确地筛选出疑似阳性样本而无须复杂的酸化过程。②确证阶段：较高的灵敏度可以降低检测中的假阳性率；在抗药抗体的鉴定中，可同时完成对新型抗体药物不同部分抗药抗体位点的分析及对抗体亚型的检测，提高实验数据的准确性并为临床应用提供参考。③中和抗体检测：基于细胞的中和抗体检测由于其可以更好地模拟体内实际环境及药物实际的作用过程，因此更为准确也更具代表性。但由于细胞学实验的数据间的高变异性及较长的实验周期，使得 cell based 的中和抗体实验具有较高的难度。MSD 系统所使用的石墨电极板表面可以进行细胞的固定，使得运用 ECL 技术进行基于细胞的中和抗体检测成为可能，较传统的细胞学中和抗体检测拥有更好的稳定性，更准确的数据，更短的分析周期。非基于细胞的中和抗体检测则可以有效地利用 MSD 系统中细胞通路试剂盒的检测方法，相比于传统 ELISA 方法中的抗原抗体结合实验能更好地说明抗药抗体对药效的抑制作用。

（2）表面等离子共振技术

作为一种无需标记（label-free）的检测方法，表面等离子共振（SPR）技术可以在线实时检测分子间的相互作用（结合/解离）。Biacore 检测系统正是应用 SPR 技术检测分子间相互作用的代表。其被 FDA 和《日本药典》作为检测生物技术药物体外生物活性的"金标准"而被广泛应用[72,73]。Biacore 检测系统的使用可以贯穿整个免疫原性评价研究的始终，从最初的抗药抗体快速筛选到进一步的结果确认，再到抗体的进一步分析（滴度检测、中和抗体检测、结合表位或亚型分析等），Biacore 检测系统均可完成。在抗体筛选和确证的过程中由于其无需洗脱且无需标记的特点，在检出低亲和力、快解离及 IgG4 亚型（IgG4 亚型抗体由于其往往为单价的性质，使得其在其他方法中较难被检测和识别）的抗药抗体方面具有独特的优势。在结果确证阶段可以通过竞争抑制的方法快速直观地确认筛选结果是否正确。Biacore 检测系统更可以在抗药抗体检测和确证时实时检测抗药抗体与待评价药物的结合强弱，如有需要，更可以得到抗药抗体与待评价药物间的亲和力数据，这是其他免疫原性评价方法无法比拟的。除此之外，在免疫原性抗体鉴定阶段，该技术可以对抗体是何种免疫蛋白亚型，抗体与待评价药物的结合表位以及抗体是否会影响药物与靶标的结合（即中和抗体）进行确定。其在亚型检测时可以与抗药抗体的确证在同一步骤内完成，无需重复配制待评价药物。在中和抗体分析中，Biacore 检测系统也可完成 cell based 和 non-cell based 的检测。在 non-cell based 的中和抗体检测中不同于传统 ELISA 实验，在 Biacore 检测系统中可以实时检测到抗药抗体对待测药物与靶点间亲和力的影响，从亲和力数据中能得到更为丰富的数据。

16.4.5　分子影像技术在新药非临床安全性评价中的作用

分子影像学（molecular imaging）是应用影像学方法，对活体状态下的生物过程进行细胞和分子水平的定性和定量研究。分子影像学主要分为光学成像、核素成像、磁共振成像、超声成像、CT 成像五大类。

光学成像：活体动物体内光学成像（optical *in vivo* imaging）主要采用生物发光（bioluminescence）与荧光（fluorescence）两种技术。生物发光是用荧光素酶（luciferase）基因标记细胞或 DNA，荧光技术是采用荧光报道基团（GFP、RFP、Cyt 及 dyes 等）标记。例如 IVIS 活体成像系统在肿瘤药理方面的应用。

核素成像：核素成像技术包括正电子发射断层扫描仪（positron emission tomography，PET）和单光子发射性计算机断层扫描仪（single photon emission computed tomography，SPECT）。

其中，PET 在分子影像学研究中占据着极其重要的地位。它能从功能学和分子水平反映组织的生理、病理、生化、代谢等功能性变化和体内受体的分布情况，也被称作"分子显像"（molecular imaging）或"生化显像"（biochemical imaging）。

磁共振成像：磁共振（MRI）分子影像学的优势在于它的高分辨率（已达到微米级），也可获得解剖及生理信息。但是 MRI 的弱点是它的敏感性较低（微克分子水平），与核医学成像技术的纳克分子水平相比，低几个数量级。

CT（computed tomography）成像：利用组织的密度不同造成对 X 射线透过率的不同而成像的临床检测技术。

（1）Micro-CT 在发育毒性评价中的应用

发育毒性试验是药物临床前安全性评价的重要组成部分，而胎仔骨骼检查是一个重要的评价指标。基于 Micro-CT 的特点，可将其应用于发育毒性试验中胎仔骨骼的三维成像，并对胎仔骨骼的发育情况进行评价。与传统检测方法相比，除一些小型骨骼轻微骨化的微小差异不能匹配外，Micro-CT 分析可以观察到同样的骨骼畸形、变异以及未骨化。随着成像技术的快速发展，建立和使用特殊的成像技术可以成为动物发育毒性试验中出生结构缺陷评价的替代方法，并且能够实现自动化高通量的检测分析。同时，分析图像可以在实验室和法规部门之间共享，因此，较好地解决了传统染色法存在的缺陷。目前国外大型制药公司如GlaxoSmithKline、Merck、Sanofi 等均已经参与到该技术的验证中，目的是形成一套标准帮助试验机构验证各自的成像系统，同时也为法规部门提供成像技术的接收标准。

（2）核素成像技术在生物分布研究中的应用

在药物的临床前研究中，利用 PET 和 SPECT 观察药物在活体中的分布和代谢，或测量生理性刺激及病理学过程中药物分布及代谢的变化，对药物剂量、作用部位、药效机理和可能发生的毒副作用等做出前瞻性判断。有文献报道，应用核素成像技术研究曲妥珠单抗赫赛汀和贝伐珠单抗的组织分布[74]，同样的策略用于 ADC 类药物[75]。FDA 批准了赫赛汀治疗乳腺癌，用 ^{68}Ga 和 ^{89}Zr 标记用 PET 成像检测和用 ^{111}In 标记用 SPECT 检测来观察抗体的分布和 HER2 高表达肿瘤细胞摄取。近年来，分子影像技术呈现出多种图像技术整合的趋势，PET 或者 SPECT 与 CT 或者 MRI 整合（PET/CT、PET/MRI、SPECT/CT、SPECT/MRI），克服了其本身没有的空间定位功能，在检测的灵敏度、空间分辨率、图像重建技术、定量化程度上均有很大的提高，在药物的临床前生物分布及毒性靶器官发现研究中会有更为广泛的应用。

（3）分子成像技术在基因和细胞治疗产品非临床安全性评价中的应用

近年基因治疗和细胞治疗的发展突飞猛进。基因表达的准确定位和定量分析是基因治疗药物临床前评价的重要内容，细胞治疗产品的存留性（persistence）和生物分布情况是影响细胞治疗产品有效性和安全性最重要的因素。分子成像技术在基因治疗和细胞治疗临床前安全性评价的应用越来越广泛和成熟。例如采用分子成像技术对治疗基因 *HSV1-tk* 进行检测，也有将报道基因与治疗基因进行重组后进行检测。CAR-T 细胞和干细胞都可以在体外或者体内标记报道基因后通过分子成像技术进行体内示踪，观察细胞的存活及转移规律。

16.4.6　组学技术在新药非临床安全性评价中的应用

人类基因组测序图谱的完成和高通量技术的应用标志着生命科学进入了一个全新的时代，即后基因组时代。而随着组学技术（-omics）即基因组学、蛋白质组学和代谢组学等技术的不断发展，其在新药安全性评价中也得到了广泛的应用，并推动了新药非临床安全性评价研究的快速发展。

（1）毒理基因组学

与传统毒理学的检测终点不一样，毒理基因组学是以全基因组基因表达的变化为检测终点的，与通过表现型来描述的毒性没有直接的联系。尽管目前我们已经完成了人类和部分动物的基因图谱的确定，但每一个基因的确切功能尚未完全阐明，无法实现通过全基因组表达的变化来分析化合物的毒性。但随着基因组学相关技术和分析手段的不断发展，上述情况已不再是限制毒理基因组学应用的障碍。比如聚类分析，即通过聚类分析软件如 Cluster、GeneCluster、Sybil 等将新化合物的基因表达图谱与已知毒性的化合物的图谱相比对来完成。

由于毒理基因组学研究是建立在高通量芯片技术的基础之上，同时是对全基因组的系统分析研究，因此，在毒性检测方面有着传统毒理学研究手段所无法比拟的高效性和全面性。另外，毒理基因组学是基于基因表达的研究，其包含了细胞、组织或脏器在某一状态下的所有信使 RNA（mRNA）的信息。因此，在细胞或组织/器官水平异常出现之前，基因组表达可能已发生了一系列改变。换言之，毒理基因组学不仅可以作为毒性改变的诊断标志，同时也可以用于预测毒性的发生和预防。

基于毒理基因组学的相关特点，目前在临床前其主要用于新药研发阶段候选药物潜在毒性的筛选以及毒性作用机理的研究。制药企业在药物开发早期会得到大量的候选药物，通过毒理基因组学技术对化合物的整体毒性进行分析评估，在确定化合物的主要毒性性质后，可对其他可能的关键毒性如致癌性、生殖发育毒性、心脏毒性等进行单独定量研究分析。这样的风险评估可以避免大量无意义的检测。

临床前安全性评价除了表征药物的毒性外，还有一项重要的功能即探索药物毒性的潜在作用机制。传统的方法即通过已知的可能相关的毒性作用信号通路来逐个研究可能相关的通路。这种研究模型不仅耗时，而且充满了不确定性，无法在短时间内寻找到相关的毒性作用通路。而通过基因组学技术，可以在已知毒性表型的基础上，通过高通量筛选，获得可能相关的差异表达基因，再通过后续的确证性表达研究，进一步确认与毒性表型相关的毒性作用信号通路，为药物毒性作用机制的研究提供高效便捷的技术支持。

microRNA（miRNA）是一类由内源基因编码的长度约为 22 个核苷酸的高度保守的非编码单链 RNA 分子，在转录后水平调控靶基因表达，进而在生命活动中起至关重要的作用。microRNA 芯片是在毒理基因组学基础上发展起来的一项高通量 miRNA 筛选技术。目前已有大量研究着手 microRNA 芯片用于毒理学研究，并筛选出与靶器官毒性相关的毒性生物标志物，如 miRNA-122 可作为药物诱导肝毒性的生物标志物等。

毒理基因组学技术以传统技术无法比拟的优势快速推动了临床前毒理学研究的发展，尽管应用前景良好，但仍然存在许多亟待解决的问题。比如分析方法仍是基于相关性聚类分析为主，对于确切的信号通路还需要后续试验确证；试验设计尚待统一规范；技术要求高，价格昂贵。因此，毒理基因组学技术在临床前安全性评价研究中应用尚需更深入的研究和技术的进一步发展。

（2）毒理蛋白质组学

在后基因组时代，以蛋白质为研究对象的蛋白质组学技术应运而生。毒理蛋白质组学旨在以二维电泳/色谱分离技术、生物质谱鉴定技术、蛋白质芯片技术以及生物信息学等为研究技术手段，以组织细胞与体液中动态变化的蛋白质表达情况为研究基础，通过比较、鉴定与分析，来识别候选化合物作用于生物系统后产生毒效应靶蛋白及其潜在的毒性作用机制。蛋白质组学技术在毒理学研究中的应用包含两个方面，一是机制性研究，二是筛选与预测毒性作用靶标。

蛋白质组学技术在毒性机制研究中的应用主要是通过建立正确的实验方案，比较各组蛋白质的表达情况，筛选出差异蛋白质（组），并结合病理学特征与生化特点从蛋白质水平上探讨外源性化合物可能的毒性作用机制。

蛋白质组学技术在毒性生物标志物中的研究主要包括应用电泳或色谱技术筛选差异表达蛋白以及对候选的生物标志物进行质谱鉴定两个方面。许多研究者已成功利用蛋白质组学方法确认了肝毒性蛋白标志物。比如，已有研究人员对药物诱导的肝脂肪变性进行了研究[76]，发现早在给药后 6h 就有蛋白质发生表达变化，一些差异表达蛋白与肝脂肪变性潜在的毒性机制相一致，但差异表达蛋白的丰度改变比传统的生物标志物或组织病理改变出现得更早，表明这些蛋白质可作为药物诱导肝脂肪变性的预测性生物标志物。另外，也有研究者采用二维电泳-质谱分析法研究了 4 种肝毒性药物（对乙酰氨基酚、胺碘酮、四环素和四氯化碳）作用后的肝组织蛋白表达谱[77]，发现 CA3、HSP60、AK4 等 8 种蛋白质在 4 种药物介导的肝损伤中均发生改变，分级聚类分析显示蛋白质表达模式的变化与血液生化指标及组织病理等传统的毒性终点有关，说明蛋白质组学分析可以显示不同毒性水平上的差异，这在先导化合物的毒性筛选中具有重要作用。

（3）毒理代谢组学

毒理代谢组学是指利用各种高通量分析化学方法对毒性暴露个体的体液、细胞或组织进行系统分析，并对毒性暴露的代谢产物的组成、含量及其随时间的变化进行检测、确定和定量，利用模式识别方法对这种变化进行分类和预测，进而确定相关的生物标志物，用于毒性的预测、诊断或毒性效应机制的解释。因此，毒理代谢组学能够在药物临床前安全性评价研究中发挥重要的作用。

近年来，越来越多的科研人员利用毒理代谢组学方法来研究药物诱导的肝毒性和肾毒性[78,79]。但其与传统的毒性生物标志物相比并没有体现出绝对的优势。另外，虽然通过毒理代谢组学技术能够筛选出大量的与药物毒性相关的代谢物数据，但要从这些巨量数据中得到有用的信息，发现和验证生物标志物，进而真正阐明药物的毒性作用机制，还有很长的路要走。

16.5 发展趋势

随着新技术、新方法的不断应用，在新药开发得到突破性发展的同时，新药的安全性评价也得到了突飞猛进的发展，这不仅体现在新药安全性评价的广度上，更体现在新药安全性评价的深度上。以往的安全性评价主要注重的是毒性的发现、靶器官的确定以及安全窗的确定等，而随着研究技术的不断开发和应用，新药的安全性评价研究除了达到上述目的外，还注重探索毒性发生的机制，这对于全面、系统、深入地了解药物所致毒性的发生、发展以及预防都极为重要。

很多新技术新方法的应用尽管能提高毒性评价的准确性和灵敏性，可以进一步提高对于临床毒性的预测性，但是由于很多技术方法还处于早期探索阶段，尚未得到广泛的验证和应用，对于这些技术方法的标准化、规范化将成为后续研究的重点。另外，随着临床前研究新技术新方法应用的不断成熟，将这些技术方法转化用于临床研究也将成为后续研究的重点。这不仅有助于统一临床前和临床研究的技术手段，同时还有利于毒性反应的监测和比较。对于新型药物，如抗体偶联药物、细胞治疗药物，其作用方式、作用机理与传统药物有非常大的区别，这对药物的安全性评价提出了新的挑战，同时也为研究者改变传统安全性评价模式和观念提供了契机。

参考文献

［1］ McBride WG. Thalidomide and congenital abnormalities. Lancet，1961，2：1358.

［2］ Redfern WS，Valentin JP. Trends in safety pharmacology：posters presented at the annual meetings of the Safety Pharmacology Society 2001-2010. J Pharmacol Toxicol Methods，2011，64（1）：102-110.

［3］ 张晓芳，袁伯俊，陆国才，宗英. 药物毒理学研究进展. 中国新药杂志，2010，19（24）：2298-2302.

［4］ 王全军，吴纯启，廖明阳. 药物毒理学研究新进展. 中药新药杂志，2007，16（3）：177-181.

［5］ Crouch SPM，Slater KJ. High-throughputcytotoxicityscreening：hit and miss. Drug Discov Today，2001，6（12）：S48-S53.

［6］ Inoue T. Introduction：Toxicogenomics-a new paradigm of toxicology. Tokyo：Springer-Verlag，2003：3-11.

［7］ Torres VM，Popovic L，Vaz F，Penque D. Proteomics in the Assessment of the Therapeutic Response of Antineoplastic Drugs：Strategies and Practical Applications. Methods Mol Biol，2016，1395：281-298.

[8]　Khan SR，Baghdasarian A，Fahlman RP，Michail K，Siraki AG. Current status and future prospects of toxicogenomics in drug discovery. Drug Discov Today，2014，19（5）：562-578.

[9]　O'Hara T，Virág L，Varró A，Rudy Y. Simulation of the undiseased human cardiac ventricular action potential：model formulation and experimental validation. PLoS Comput Biol，2011，7（5）：e1002061.

[10]　Fermini B，Hancox JC，Abi-Gerges N，Bridgland-Taylor M，Chaudhary KW，et al. A new perspective in the field of cardiac safety testing through the comprehensive *in vitro* proarrhythmia assay paradigm. J Biomol Screen，2015，21（1）：1-11.

[11]　Crumb WJ Jr，Vicente J，Johannesen L，Strauss DG. An evaluation of 30 clinical drugs against the comprehensive *in vitro* proarrhythmia assay（CiPA）proposed ion channel panel. J Pharmacol Toxicol Methods，2016，81：251-262.

[12]　Kitaguchi T，Moriyama Y，Taniguchi T，Ojima A，Ando H，et al. CSAHi study：Evaluation of multi-electrode array in combination with human iPS cell-derived cardiomyocytes to predict drug-induced QT prolongation and arrhythmia-Effects of 7 reference compounds at 10 facilities. J Pharmacol Toxicol Methods，2015，78：43-44.

[13]　赵琪，汪溪洁，马璟，石磊. 综合性离体致心律失常风险评估的研究进展. 中国新药与临床杂志，2016，25（12）：850-853.

[14]　Battle T，Stacey G . Cell culture models for hepatotoxi cology. Cell Biol Toxicol，2001，17（4-5）：287-299.

[15]　Yoshie S，Ito J，Shirasawa S，Yokoyama T，Fujimura Y，Takeda K，et al. Establishment of novel detection system for embryonic stem cell derived hepatocyte-like cells based on nongenetic manipulation with indocyanine green. Tissue Eng Part C Methods，2012，18（1）：12-20.

[16]　包捷，王晓云，王爱平. 体外实验在肾脏毒理研究中的应用与展望. 卫生毒理学杂志，2001，15（4）：255-258.

[17]　王磊，张金晓，张宗鹏，申秀萍. 肾细胞体外模型在药物评价与筛选中的应用. 华西药学杂志，2012，27（5）：597-599.

[18]　Branca D，Scutari A，Giron F，Roberti MS，Vicenti E，et al. Techniques for experimental rat kidney（and liver）perfusion. Agressologie，1991，32：221-223.

[19]　Tiong HY，Huang P，Xiong S，Li Y，Vathsala A，Zink D. Drug-induced nephrotoxicity：clinical impact and preclinical *in vitro* models. Mol Pharm，2014，11（7）：1933-1948.

[20]　周长慧，袁芳，王庆利，周飞，林海霞，等. 遗传毒性早期初筛试验方法的研究进展. 中国新药杂志，2011，20（16）：1503-1508.

[21]　Diehl MS，Willaby SL，Dnyder RD. Comparison of the results of a modified miniscreen and the standard bacterial reverse mutation assays. Environ Mol Mutagen，2000，36（1）：72-77.

[22]　Aniara. AmesⅡ mutagenicity assay technical documentation. http：//www. aniara. com/pdf/SS-ANIARA-AmesII-Technical-Doc-08-06. pdf.

[23]　Fluckiger-Isler S，Kamber M. The Ames MPF 98/100 assay：novel mutagenicity testing in liquid microplate format using *S. typhimurium* TA98 and TA100. European environmental mutagen society 36th annual meeting. Prague：Czech Republic，2006：171.

[24]　Muto S，Baba H，Uno Y. Evaluation of the Vitotox™ test as a high-throughput genotoxocity assay. Environ Mutagen Res，2003，25（2）：69-75.

[25]　Hontzeas N，Hafer K，Schiestl RH. Development of a microtiter plate version of the yeast DEL assay amenable to high throughput toxicity screening of chemical libraries. Mutat Res，2007，634（1/2）：

228-234.

[26] Avlasevich SL，Bryce SM，Cairns SE，Dertinger SD. *In vitro* micronucleus scoring by flow cytometry：differential staining of micronuclei versus apoptotic and necrotic chromatin enhances assay reliability. Environ Mol Mutagen，2006，47（1）：56-66.

[27] 于洲，徐海滨. 发育毒性体外筛选模型的研究现状和进展. 中国食品卫生杂志，2009，21（2）：152-155.

[28] Brown NA，Spielmann H，Bechter R，Flint OP，Freeman SJ，et al. Screening chemicals for reproductive toxicity：the current alternatives. ATLA，1995，23（2）：868-874.

[29] Piersma AH. Validation of alternative methods for developmental toxicity testing . Toxicology Letters，2004，149（1-3）：147-153.

[30] Ohmori K，Sasaki K，Asada S，Tanaka N，Umeda M. An assay method for the prediction of tumor promoting potential of chemicals by the use of Bhas 42 cells. Mutat Res，2004，557：191-202.

[31] Sakai A，Suzuki C，Masui Y，Kuramashi A，Takatori K，et al. The activities of mycotoxins derived from Fusarium and related substances in a short-term transformation assay using v-Ha-ras-transfected BALB/3T3 cells（Bhas 42 cells）. Mutat Res，2007，630：103-111.

[32] Ohmori K，Umeda M，Tanaka N，Takagi H，Yoshimura I，et al. An inter-laboratory collaborative study by the Non-Genotoxic Carcinogen Study Group in Japan，on a cell transformation assay for tumour promoters using Bhas 42 cells，ATLA，2005，33：619-639.

[33] Tabo M，Hara T，Sone S，Shishido N，Kuramoto S，et al. Prediction of drug-induced QT interval prolongation in telemetered common marmosets. J Toxicol Sci，2008，33（3）：315-325.

[34] Shiotani M，Harada T，Abe J，Hamada Y，Horii I. Methodological validation of an existing telemetry system for QT evaluation in conscious guinea pigs. J Pharmacol Toxicol Methods，2007，55（1）：27-34.

[35] Pavkovic M，Vaidya VS. MicroRNAs and drug-induced kidney injury. Pharmacol Ther，2016，163：48-57.

[36] Saikumar J，Hoffmann D，Kim TM，Gonzalez VR，Zhang Q，et al. Expression，circulation，and excretion profile of microRNA-21，-155，and-18a following acute kidney injury. Toxicol Sci，2012，129（2）：256-267.

[37] Howe K，Clark MD，Torroja CF，Torrance J，Berthelot C，et al. The zebrafish reference genome sequence and its relationship to the human genome. Nature，2013，496（7446）：498-503.

[38] Kanungo J，Cuevas E，Ali SF，Paule MG. Zebrafish model in drug safety assessment. Curr Pharm Des，2014，20（34）：5416-5429.

[39] 赵颜忠，黄艳艳，陈玉祥，朱晒红，王国慧，等. 用于基因治疗的硅纳米颗粒的制备及生物安全性评价. 中国有色金属学报，2008，18（5）：879-883.

[40] ICH S6（R1）：Preclinical Safety Evaluation of Biotechnology-Derived Pharmaceuticals. Drug Delivery System，2011，26（6）：622-627.

[41] Food and Drug Administration. Guidance for industry：preclinical assessment of investigational cellular and gene therapy products. 2013.

[42] WHO guidelines on nonclinical evaluation of vaccines，WHO Technical Report Series No. 927，Annex 1.

[43] Forster R. Study designs for the nonclinical safety testing of new vaccine products. Journal of pharmacological and toxicological methods，2012，66（1）：1-7.

[44] 生物类似药研发与评价技术指导原则（试行）. CFDA，2015.

[45] Vives J，Carmona G. Guide to Cell Therapy GxP. Amsterdam：Elservier，2016：49-106.

[46] Scholz G，Genschow E，Pohl I，Bremer S，Paparella M，et al. Prevalidation of the Embryonic Stem

Cell Test （EST） -A New In Vitro Embryotoxicity Test. Toxicol In Vitro，1999，13 （4-5）：675-681.

[47]　Genschow E，Spielmann H，Scholz G，Seiler A，Brown N，et al. The ECVAM international validation study on in vitro embryotoxicity tests：results of the definitive phase and evaluation of prediction models. European Centre for the Validation of Alternative Methods. Altern Lab Anim，2002，30 （2）：151-176.

[48]　zur Nieden NI，Kempka G，Ahr HJ. Molecular multiple endpoint embryonic stem cell test—a possible approach to test for the teratogenic potential of compounds. Toxicol Appl Pharmacol，2004，194 （3）：257-269.

[49]　Jung EM，Choi YU，Kang HS，Yang H，Hong EJ，et al. Evaluation of developmental toxicity using undifferentiated human embryonic stem cells. J Appl Toxicol，2015，35 （2）：205-218.

[50]　Jensen J，Hyllner J，Björquist P. Human embryonic stem cell technologies and drug discovery. J Cell Physiol，2009，219 （3）：51351-51359.

[51]　Jonsson MK，Duker G，Tropp C，Andersson B，Sartipy P，et al. Quantified proarrhythmic potential of selected human embryonic stem cell-derived cardiomyocytes. Stem Cell Res，2010，4 （3）：189-200.

[52]　Peng S，Lacerda AE，Kirsch GE，Brown AM，Bruening-Wright A. The action potential and comparative pharmacology of stem cell-derived human cardiomyocytes. J Pharmacol Toxicol Methods，2010，61 （3）：277-286.

[53]　Himmel HM. Drug-induced functional cardiotoxicity screening in stem cell-derived human and mouse cardiomyocytes：effects of reference compounds. J Pharmacol Toxicol Methods，2013，68 （1）：97-111.

[54]　Yoshie S，Ito J，Shirasawa S，Yokoyama T，Fujimura Y，et al. Establishment of novel detection system for embryonic stem cell-derived hepatocyte-like cells based on nongenetic manipulation with indocyanine green. Tissue Eng Part C Methods，2012，18 （1）：12-20.

[55]　Avior Y，Levy G，Zimerman M，Kitsberg D，Schwartz R，et al. Microbial-derived lithocholic acid and vitamin K2 drive the metabolic maturation of pluripotent stem cells-derived and fetal hepatocytes. Hepatology，2015，62 （1）：265-278.

[56]　Szkolnicka D，Farnworth SL，Lucendo-Villarin B，Storck C，Zhou W，et al. Accurate prediction of drug-induced liver injury using stem cell-derived populations. Stem Cells Transl Med，2014，3 （2）：141-148.

[57]　Holmgren G，Sjögren AK，Barragan I，Sabirsh A，Sartipy P，et al. Long-term chronic toxicity testing using human pluripotent stem cell-derived hepatocytes. Drug Metab Dispos，2014，42 （9）：1401-1406.

[58]　孙威，陈雨晴，罗国安，张敏，章弘扬，等 . 器官芯片及其应用 . 分析化学，2016，44 （4）：533-541.

[59]　胡康洪，姚颖 . 三维细胞培养技术的研究与应用 . 医学分子生物学杂志，2008，5 （2）：185-188.

[60]　Lin C，Ballinger KR，Khetani SR. The application of engineered liver tissues for novel drug discovery. Expert Opin Drug Discov，2015，10 （5）：519-540.

[61]　Murphy AR，Laslett A，O'Brien CM，Cameron NR. Scaffolds for 3D in vitro culture of neural lineage cells. Acta Biomater，2017，54：1-20.

[62]　Lee SH，Shim KY，Kim B，Sung JH. Rogel-based three-dimensional cell culture for organ-on-a-chip applications. Biotechnol Prog，2017，doi：10.1002/btpr.2457.

[63]　Stine JG，Lewis JH. Drug-induced liver injury：a summary of recent advances. Expert Opin Drug Metab Toxicol，2011，7：875-890.

［64］ Ghabril M，Chalasani N，Björnsson E. Drug-induced liver injury：a clinical update. Curr Opin Gastroenterol，2010，26（3）：222-226.

［65］ Kakuni M，Morita M，Matsuo K，Katoh Y，Nakajima M，et al. Chimeric mice with a humanized liver as an animal model of troglitazone-induced liver injury. Toxicol Lett，2012，214（1）：9-18.

［66］ Yamamoto T，Tomizawa K，Fujikawa M，Sato Y，Yamada H，et al. Evaluation of human hepatocyte chimeric mice as a model for toxicological investigation using panomic approaches—effect of acetaminophen on the expression profiles of proteins and endogenous metabolites in liver，plasma and urine. J Toxicol Sci，2007，32（3）：205-215.

［67］ Sato Y，Yamada H，Iwasaki K，Tateno C，Yokoi T，et al. Human hepatocytes can repopulate mouse liver：histopathology of the liver in human hepatocyte-transplanted chimeric mice and toxicologic responses to acetaminophen. Toxicol Pathol，2008，36（4）：581-591.

［68］ Cheung C，Ma X，Krausz KW，Kimura S，Feigenbaum L，et al. Differential metabolism of 2-amino-1-methyl-6-phenylimidazo［4，5-b］pyridine（PhIP）in mice humanized for CYP1A1 and CYP1A2. Chem Res Toxicol，2005，18（9）：1471-1478.

［69］ Nishimura M，Koeda A，Suganuma Y，Suzuki E，Shimizu T，et al. Comparison of inducibility of CYP1A and CYP3A mRNAs by prototypical inducers in primary cultures of human，cynomolgus monkey，and rat hepatocytes. Drug Metab Pharmacokinet，2007，22（3）：178-186.

［70］ 程一帆，严冬明，李华，马璟. 转人 CYP2D6 基因人源化小鼠模型在药物安全性评价中的研究.（第五届）药物毒理学年会论文集，2015：110-111.

［71］ 程一帆，马璟，严东明. 转细胞色素 P450 酶人源化小鼠及应用的研究进展. 中国药理学与毒理学杂志，2013，27：1033-1037.

［72］ United States Pharmacopoeia 39，General Information 1105，Immunological Test Methods，2016.

［73］ The Japanese Pharmacopoeia 17，General Information 2474-2478，2016.

［74］ Goel HL，Mercurio AM. VEGF targets the tumor cell. Nat Rev. Cancer，2013，12（12）：871-882.

［75］ Chari RV，Miller ML，Widdison WC. Antibody-drug conjugates：an emerging concept in cancer therapy. Angew Chem Int Ed Engl，2014，53（15）：3796-3827.

［76］ Meneses-Lorente G，Watt A，Salim K，Gaskell SJ，Muniappa N，et al. Identification of early proteomic markers for hepatic steatosis. Chem Res Toxicol，2006，19（8）：986-998.

［77］ Yamamoto T，Kikkawa R，Yamada H，Horii I. Investigation of proteomic biomarkers in *in vivo* hepatotoxicity study of rat liver：toxicity differentiation in hepatotoxicants. J Toxicol Sci，2006，31（1）：49-60.

［78］ Fukuhara K，Ohno A，Ando Y，Yamoto T，Okuda H. A 1H NMR-based metabolomics approach for mechanistic insight into acetaminophen-induced hepatotoxicity. Drug Metab Pharmacokinet，2011，26（4）：399-406.

［79］ Lenz EM，Bright J，Knight R，Wilson ID，Major H. Cyclosporin A-induced changes in endogenous metabolites in rat urine：a metabonomic investigation using high field 1H NMR spectroscopy，HPLC-TOF/MS and chemometrics. J Pharm Biomed Anal，2004，35（3）：599-608.

第17章

基于生物信息学、化学信息学和化学生物学的新药研发

罗　成　张　豪　陈示洁

随着环境的污染，以及生活方式的改变，人类的健康问题日益突出，多种主要疾病的发病率逐年上升。然而近年来由 FDA 批准上市的新药数量却没有出现明显的增长。因此，针对各种重大疾病的创新药物研发显得越来越迫切。然而药物研发是一个漫长且充满风险的过程，任何一个环节的失败，都会导致整个药物研发项目的失败，所有的投入都会成为损失。尽管药物研发的过程充满了风险与挑战，但在需求与市场的驱动下，各国的研发机构及制药公司仍在不断加大对新药研发的投入。

令人欣慰的是，随着相关基础学科与技术手段的不断发展变革，药物研发迎来了越来越多的新机遇。人类基因组计划的完成，以及精准医学等重大计划的实施，推动了生物信息学的出现与发展，也积累了海量的生物医学数据。测序技术的飞速发展，使个性化治疗成为可能，这些进展都促进了对疾病机理与靶标发现的研究。如果说生物信息学的发展加速了对药物靶标的研究，那么化学信息学的发展则加速了先导化合物的发现与优化。随着计算机性能的不断提高，以及化合物数据库规模的不断扩大，先导化合物的发现效率不断提高。此外，物理学、材料科学等相关基础学科的突破，使得各种可用于药物研发的仪器设备不断涌现，促进了化学生物学的不断发展。这些技术的综合运用，既提高了药物研发的效率，也提高了药物研发的成功率。

17.1 生物信息学与新药研发

17.1.1 药物新靶标及生物标志物的发现

17.1.1.1 基于临床生物医学数据的靶标发现

随着生物信息学的飞速发展，以及疾病相关的海量组学数据的不断累积，靶标发现的研究越来越依赖对临床生物医学数据的分析。通过对某一类型肿瘤样本的基因组学数据进行分析，并与正常组织样本的数据进行对照，可以找到一些与该型肿瘤发生发展密切相关的基因。在这部分基因中，通过进一步的基因功能探究，可以找到一个或多个潜在的蛋白质靶标，通过抑制其活性可达到预期的治疗或缓解疾病的目标。那么这些基因对应的蛋白质，就是很有希望的潜在药物靶标，可开展进一步的靶标确证研究。到目前为止，受益于测序技术及信息技术的飞速发展，存储生物医学组学数据的平台越来越多。最具代表性的是 The Cancer Genome Atlas（TCGA）数据库[1]，搜集了几十种不同类型肿瘤的组学数据，大部分数据集都有几百个样本，并且提供了病人的相关信息，具有较高的可靠性。TCGA 及类似的组学数据平台，为药物靶标的研究提供了前所未有的机遇。

17.1.1.2　基于生物医学大数据的标志物挖掘

海量的组学数据，不仅加速了药物靶标的发现，也促进了寻找生物标志物的研究。通过比较不同类型肿瘤的差异表达基因，可以找到只在某种肿瘤细胞中差异表达的基因，那么这些基因及其表达的蛋白质，就有可能成为生物标志物，作为疾病检测或药效监测的参考。然而，不同来源不同平台产生的组学数据，不适合放在一起比较。理想的情况是，数据集应包括各种常见的肿瘤类型，且数据来源于相同的检测平台，并经过相同的流程处理得到。例如，Cancer Cell Line Encyclopedia（CCLE）数据集收集了 24 类肿瘤 917 种肿瘤细胞系的基因芯片数据[2]，采用相同的芯片类型及处理流程，数据的一致性较好，适合用来寻找能够表征某一类肿瘤，或某一种肿瘤细胞系的标志物。此外，通过查询某个靶标基因在各类肿瘤中的表达情况，还可以帮助选择实验所用的细胞系，以及药物的适应证等（图 17-1）。然而，由于各方面条件的限制，每种肿瘤细胞系的芯片只有一个样本，可靠性还不够高。相信随着芯片及测序技术的进一步发展，此类数据的积累也会越来越多，寻找标志物的研究也会进展得更加顺利，更加可靠。

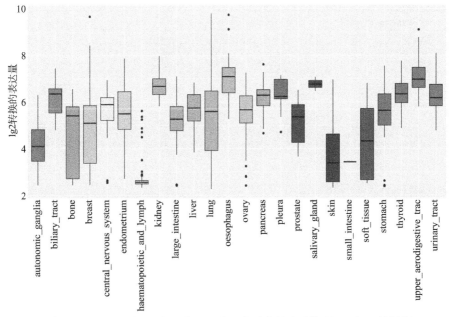

图 17-1　EGFR 在 24 类肿瘤 917 种细胞系中的表达情况（CCLE 数据集）

17.1.2　靶标蛋白的同源模建

17.1.2.1　序列比对

众所周知，生命的主要物质组成是核酸与蛋白质，相应的基本构造元件是核苷酸与氨基酸。无论是一个基因，还是一个蛋白质，其区别于其他基因或者蛋白质的本质，就在于核苷酸或氨基酸的排列顺序不同。根据中心法则，基因的序列决定蛋白质的序列，而蛋白质的序列又决定了蛋白质的结构，进而决定了功能。地球上的生命具有进化上的共同祖先，通过比较不同基因或不同蛋白质的序列相似性，可以判断出其在进化上的距离远近，及其是否属于同一个家族，是否可能具有相似的结构与功能。而对于同一家族的不同成员，通过序列比对可以确定残基的保守性，帮助对蛋白质的功能进行研究（图 17-2）[3]。

此外，近年来发展起来的组学技术，都离不开序列比对。无论是一段核酸，还是一段多肽，只要达到一定长度，就可以满足从整个基因组，或是整个蛋白质组中把它定位出来的特异性。例如，RNA-Seq 技术通过对细胞内所有的 mRNA 片段测序，再通过与已知的基因组序列比对，就可以确定每一个 mRNA 片段来源于哪一个基因，进而确定每个基因在细胞内的表达量。类似地，基于质谱的蛋白质组学技术，通过对细胞内所有的多肽片段进行检测，再与所有已知的蛋白质序列进行比对，就可以确定每一段多肽来源于哪一个蛋白质，进而确定每个蛋白质在细胞内的丰度。只有确定了样品中每个基因的表达量，或者每个蛋白质的丰度，才能通过比较确定肿瘤细胞与正常细胞的差异，进而开展药物靶标发现的研究，也才能确定肿瘤细胞用药以后信号通路的变化情况，进而监测药效及不良反应。

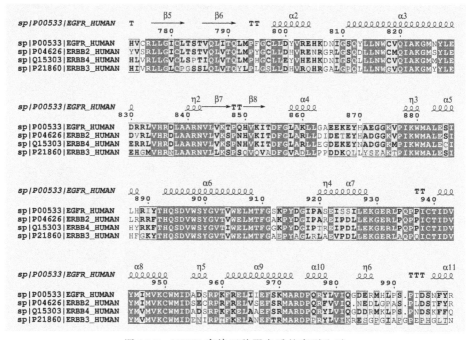

图 17-2　EGFR 家族四种蛋白质的序列比对

17.1.2.2　同源模建

在先导化合物的发现与优化环节，基于结构的药物设计方法发挥着重要的作用。一方面，并不是每个能够成为药物靶标的蛋白质，都能被顺利地解析出晶体结构；另一方面，从进化的角度来看，蛋白质结构的相似性远高于其序列相似性，属于同一家族或超家族的蛋白质，其结构是高度同源的。如果与某个靶标蛋白高度同源的蛋白质已有晶体结构，则可以根据序列比对的结果，对靶标蛋白进行结构的同源模建。在此基础上，对靶标蛋白进行高通量的虚拟筛选，可以在很短的时间内找到潜在的先导化合物。这一策略虽然不是绝对的可靠，但在应对 SARS 或禽流感等突发公共卫生事件时，具有不可替代的独特优势。

17.1.3　化合物作用模式的发现

17.1.3.1　药物组学数据的分析

在药物研发的过程中，活性化合物不仅要能在分子水平上影响靶标蛋白的活性，也应在细胞水平上达到预期的效果。然而仅仅检测用药以后细胞的表型改变是不够精确的，还需检测靶标蛋白上下游信号通路的变化，才能确定活性化合物的作用模式是否符合预期。尽管采用分子生物学的方法，可以确定若干关键基因表达量或蛋白质丰度的变化，但是只有运用组学的技术手段，才能全面检测用药以后细胞内所有基因或蛋白质的变化。

通过分析基因组学或蛋白质组学的数据，可以把用药前后每个基因表达量或蛋白质丰度的变化作在一张图上（图 17-3）。对于单个基因来说，无论是变化的倍数，还是变化的 P 值，都容易受到数据均值和方差的影响（生物个体差异及各种实验误差），因此，最常见的策略是同时设定倍数变化及 P 值的阈值。倍数变化的绝对值大于 1，并且 P 值小于 0.05 的基因，要比仅仅满足其中一个条件的基因，在统计学上拥有更为可靠的显著性。

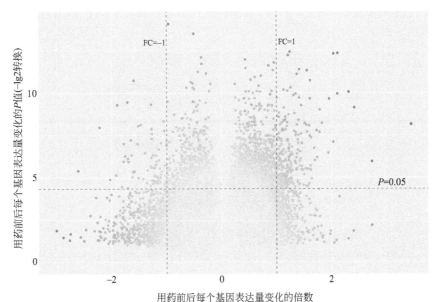

图 17-3　基因芯片上所有基因表达量在用药前后的变化情况

17.1.3.2　药物作用模式的比对

通常情况下，活性化合物作用于细胞一定时间以后，会引起成百上千个基因的表达量发生显著的变化。这众多的基因就像指纹的每一条纹理一样，构成了一个化合物的基因表达谱。通过与现有的药物芯片数据进行比对，可以找到与目标化合物作用模式较为一致，或是截然相反的药物。由 Broad Institute 建立的 Connectivity Map（CMAP）数据库[4]，就是一个基于这种原理，收集已有药物芯片数据的平台。到目前为止，CMAP 数据库共收集了超过 7000 份基因芯片数据，来源于 1309 种化合物，其中大多数是已上市的药物。对于任何一个有待比对的活性化合物，只要提交目标化合物作用前后表达量变化显著的基因对应的相关信息，即可查询与目标化合物作用模式最相似，以及最不相似的已知药物。通过在数据库中提交比对查询，可以帮助判断目标化合物是否与已知的同类药物具有相似的作用模式，以及是否具有超出预期的潜在脱靶效应。

17.1.3.3　活性化合物分子靶标的发现

传统中药等天然产物中蕴含着丰富的药用活性成分，是可供当代药物研发挖掘利用的宝藏。我国药学家屠呦呦获得 2015 年诺贝尔生理学或医学奖，正是因其对青蒿素用于治疗疟疾的研究贡献。由此可见，只要遵循当代药物研发的规范，天然产物中的药用活性成分是可以成为现代药物，被世界广泛接受的。然而，这些活性成分之所以难以转化为现代药物，主要在于难以找到其在细胞内的分子靶标。困难主要来源于两个方面：一方面是因为许多药用植物含有复杂的活性成分，另一方面是因为细胞中的组分及信号网络极其复杂。一般情况下，细胞中有少则几千种，多则几万种的蛋白质，即使要研究的天然产物只有一种活性成分，潜在靶标的数量也过于巨大，不可能通过一一试验的策略来寻找。组学技术的飞速发展，为活性化合物分子靶标发现的研究带来了新的机遇。通过比较活性成分作用于细胞前后每个基因表达量或蛋白质丰度的变化，可以把潜在的靶标范围从整个细胞，缩小至若干信号或代谢通路。或者通过把目标化合物的组学数据与已有的药物芯片数据进行比对（图17-4），也能为判断目标化合物的作用模式及可能靶标提供有价值的线索。如果目标化合物的表达谱与某个已知药物的表达谱高度相似，则该药物的分子靶标很可能与目标化合物的分子靶标有高度的相关性。

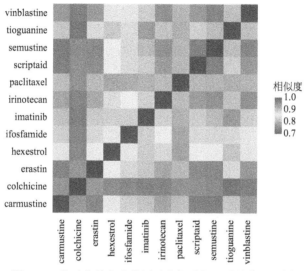

图 17-4　基于差异表达基因对药物进行比对的热图示例

17.1.4　化合物毒副作用的预测

传统的药物毒理学研究，主要是从细胞或组织形态水平，判断化合物是否具有明显的毒副作用。除此之外，也会测试化合物对于一些离子通道蛋白是否具有毒副作用。然而，这种策略还是有可能漏掉一些不那么明显的，或是长期用药才会出现的毒副作用。基于组学数据分析的毒副作用预测，为先导化合物的临床前毒理学研究提供了有力的新工具。在临床前研究阶段，通过分析候选药物的组学数据，可以帮助发现超出预期的脱靶效应。以目前组学技术的精度，即使化合物对于某条通路的扰动不是那么明显，也是可以检测出来的。而这样的干扰，在短时间内未必会产生明显的毒副作用，却有可能在上市以后，在大规模的病人长期用药过程中出现，导致药物因为未曾发现的不良反应而退市，给整个项目及制药公司带来灾难性的损失。总之，日趋成熟的组学数据分析技术，可以在化合物的临床前研究阶段，对化合物的毒副作用进行预测，有利于避免注定会失败的候选药物进入临床试验阶段，进而降低项目研发失败的损失。

17.1.5　基于组学数据分析的靶标及标志物发现案例

近年来，Cancer Genome Atlas Research Network 研究团队在《自然》杂志上发表了一系列基于肿瘤组学数据分析的研究。例如，通过对 131 例膀胱癌样本的组学数据进行整合式的分析，这个团队发现潜在的治疗性靶标主要分布在 PI3K/AKT/mTOR 通路，以及 RTK/MAPK 通路[5]。通过对 276 例结肠癌及直肠癌样本进行系统的分析，发现了新的可以表征这类癌症侵袭能力的标志物，以及 Myc 介导的转录激活与抑制在其中发挥的重要作用[6]。除此之外，这个团队还开展了针对乳腺癌[7]以及胃癌[8]等主要肿瘤类型的组学数据分析。这些基于组学数据的研究，不仅加深了人们对于癌症发病分子机理的理解，也发现了新的潜在的药物靶标及生物标志物。

除了揭示单个细胞内复杂的转录及表达变化，运用新兴的单细胞测序技术，组学数据还能在更高层面、更广范围揭示疾病的机理。Garraway 等对来源于 19 位病人的 4645 个细胞进行单细胞的 RNA 测序，勾勒出肿瘤细胞及周围环境中的免疫细胞、基质细胞、内皮细胞等共同构成的生态系统，并发现了一系列基因在转录水平的异常改变。这项工作不仅进一步证实了肿瘤的异质性，也揭示了在肿瘤微环境中，细胞间各种各样的相互作用模式[9]。

17.2　化学信息学与新药研发

17.2.1　化学信息学与先导化合物的发现

17.2.1.1　基于配体相似性的虚拟筛选

对于一个小分子药物来说，其所有的性质都由其化学结构来决定。在已经上市的众多小分子药物中，大部分化合物都是某个或某些靶标蛋白的抑制剂。这些化合物之所以能成为抑制剂，在于其化学结构与靶标蛋白结合"口袋"的匹配性。当靶标蛋白结构未知时，我们可以基于这样的原理，通过参考靶标蛋白的天然底物，或是已有抑制剂的结构，来寻找或设计新的抑制剂。在计算机出现以前，这样的工作只能依靠人力与经验来完成。进入信息技术时代以来，无论是化学信息的存储方式，还是化学信息的查询方式，都发生了革命性的变化，基于配体相似性进行药物虚拟筛选的计算方法应运而生。通过子结构匹配或相似性查询的方法，计算机能在短时间内，对化合物数据库中多达几百万的化合物进行评估，找到目标靶标蛋白最可能的潜在抑制剂，显著加速先导化合物的发现历程。

17.2.1.2　基于蛋白质结构的虚拟筛选

虚拟筛选策略的优势，在于短时间内评估多达几百万的化合物，挑选评分较高且类药性较好的化合物进行实验确证，可以加速活性化合物的发现，也节省了大量的费用。然而，基于配体相似性的虚拟筛选方法搜寻出的抑制剂，总是会与底物或现有抑制剂结构相似，难以发现新骨架的抑制剂。如果靶标蛋白的三维结构已知，则可以采用基于蛋白质结构的虚拟筛选方法，帮助发现全新骨架的抑制剂，或是提高抑制剂的活性，或是克服现有抑制剂的缺点。

基于蛋白质结构的虚拟筛选策略（图 17-5），其核心技术是分子对接，它是计算机应用领域典型的最优化问题。在现实世界中，无论是小分子构象的数量，还是蛋白质口袋内可放置位置的数量，都是无穷且连续变化的。然而计算机只能用离散的方法解决连续的问题，在分子对接问题中具体来说就是先把势能面划分成一定数量等间隔的网格，然后通过计算每个格点的能量，能找到一些局部的最优解。在程序找到的所有局部最优解中，或许有一个就是全局最优解。而这个全局最优解，其对应的构象-位置组合，算出的能量可以近似表征化合物与蛋白质的结合自由能。通过比较不同化合物与靶标蛋白计算得到的结合自由能，可以对化合物活性的相对强弱进行排序，发现最可能的潜在活性化合物。

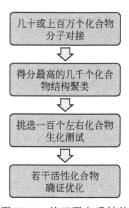

图 17-5　基于蛋白质结构的虚拟筛选主要流程

现有的几十种分子对接软件或程序，其共同原理都是大致分为三个主要步骤。第一步，对数据库中的每一个化合物，通过旋转可以旋转的化学键，产生各种不同的构象。第二步，利用靶标蛋白口袋的药效团信息，把每一个化合物的每一种构象分别放置在口袋中。第三步，在所有被评估的构象-位置组合中，寻找能量最有利的组合，作为此化合物最终的对接结果。然而由于计算资源的限制，每个小分子的对接过程不能占用太多的计算量，因此，每个小分子的构象数量是有限的。此外，在小分子与蛋白质结合的过程中，存在诱导契合的现象，而对接程序难以很好地考虑口袋的柔性，因此，构象放置带来的误差难以避免。综合各方面的误差，对于单个化合物的对接，结果确实不够可靠。然而量变产生质变，在对整个化合物库进行虚拟筛选时，对接程序是能够产生富集作用的。毕竟，总有一部分化合物的对接结果会相对比较可靠，导致最后在排名靠前的一定数量的化合物中，所包含的真阳性抑制剂的比例，要高于随机抽取相同数量化合物的真阳性的比例，这就是虚拟筛选策略的富集效应，在大量的应用中经受住了实践的检验，得到了广泛的认可。

基于分子对接的虚拟筛选策略，其富集效应主要来自两个方面的贡献。一方面，对接程序应具有较强的构象搜索能力，哪怕不能找到十分精确的全局最优构象，至少要在一定比例的化合物中，找到接近全局最优解的构象，才能对活性做出相对可靠的预测。另一方面，对接程序的打分函数模块应具有较强的排序能力，使其计算出来的活性相对强弱顺序尽可能与真实的情况一致。鉴于虚拟筛选时总是挑选排名相对靠前的化合物进行结构聚类，并进行生化实验的验证。所以一个较好的打分函数，在排名靠前的 5％ 或 10％ 范围内，其真阳性的比例应尽可能地高于随机抽取，也高于其他打分函数（图 17-6）。

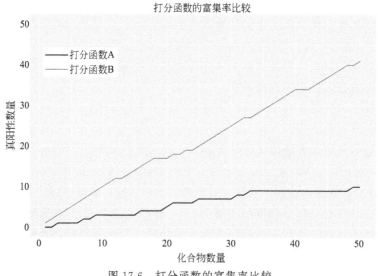

图 17-6　打分函数的富集率比较

17.2.2　化学信息学与先导化合物的优化

17.2.2.1　药效团搜索与定量构效关系

　　除了用于先导化合物的发现，化学信息学的方法也广泛用于先导化合物的优化。通常情况下，经过针对靶标蛋白的初步筛选，会得到一系列骨架各不相同的活性化合物。这些活性化合物普遍只能与靶标蛋白口袋内的少数残基形成数量有限的氢键或疏水相互作用，配体效率都不够高。如果在初步筛选及类似物搜索之后，已不能在库中找到活性更强、配体效率更高的化合物，那么只能采用药物化学的方法对化合物进行结构改造。通常情况下，结构改造会引入新的基团，要么增加有效氢键的数量，要么增加疏水作用对结合自由能的贡献，或者两个方面同时提高。如果在合适的位置进行改动，可以显著提高活性。反之，如果在不恰当的位置进行改动，可能会导致化合物无法进入蛋白口袋，彻底失去活性。

　　通过对活性化合物建立药效团模型（图 17-7）[10]进行定量构效关系分析，可以为结构改造提供明确的方向，避免随意增添基团的盲目性。在基于分子对接的虚拟筛选中，由于计算资源的限制以及对接程序的误差，加上化合物挑选过程中的不确定性，化合物库中可能存在一些活性更强，却在虚拟筛选中被漏掉的化合物。利用建立的药效团模型，对化合物库进行重新评估，有时可以找到活性更强、类药性更好的苗头化合物。

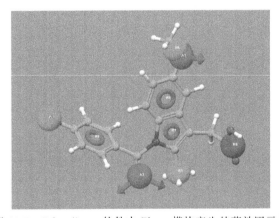

图 17-7　Schrodinger 软件中 Phase 模块产生的药效团示例

17.2.2.2　骨架迁越与电子等排

　　对于一个靶标蛋白，活性化合物之所以有活性，主要是因为这些化合物满足了两个方面的要求。一方面，活性化合物的形状与蛋白质的口袋具有较好的匹配性。另一方面，活性化合物与蛋白质的口袋结合，会形成一定数量的氢键与疏水相互作用，构成了所谓的药效团。因此，如果两个化合物的药效团分布一致，几何形状相似，那么对于某个靶标蛋白，这两个化合物很可能具有相当的活性。正是基于这样的原理，骨架迁越的方法常被用于化合物的结构改造。在许多案例中，现有活性化合物的骨架，因为难以克服的缺点，需要用新的骨架替换。运用骨架迁越的方法，可以在化合物数据库中重新搜索，在保持活性基本不变的前提下，对化合物骨架进行较大幅度的改动。此外，电子等排也是常用的结构改造策略。电子等排体，指的是外层电子数相等，且具有相似的立体和电子构型的原子、离子、分子或基团。通常认为，电子等排体具有相似的物理或化学性质，会产生相似的生物活性。例如，在苯环上用卤素原子替换氢原子，不仅可以提高代谢稳定性，还有可能同时提高活性。

17.2.3　基于高通量虚拟筛选的药物发现案例

铜离子是许多有机体的必需元素，其水平的紊乱会导致多种疾病。近年来，铜离子在人体中的调控机制，已经成为肿瘤生物学研究的重要方向。与正常细胞相比，肿瘤细胞中的铜离子明显富集。一系列的证据提示，靶向铜离子调控与转运的新型化学干预策略，或成为抗肿瘤药物研究的新方向。目前在临床上，非选择性的金属螯合剂，是干预体内铜离子水平的唯一途径。然而，这些非选择性的螯合剂会引起严重的毒副反应。因此，寻找新的调控铜离子水平的安全策略，显得尤为重要和迫切。研究发现，肿瘤组织中铜离子伴侣蛋白 Atox1 和 CCS 的表达量显著高于正常组织。这些证据提示，对于肿瘤细胞的增殖，这些铜离子伴侣蛋白或许是必不可少的。运用基于蛋白结构的药物虚拟筛选策略，蒋华良等发现了一批能够结合在 Atox1 和 CCS 铜离子转运界面的化合物。通过类似物搜索及结构改造，又发现了具有更强结合能力，编号为 DC_AC50 的化合物。后续的生化及细胞实验表明，DC_AC50 通过干扰铜离子的转运，提高了肿瘤细胞内的 ROS 水平，进而抑制肿瘤细胞的增殖。尤其重要的是，DC_AC50 没有直接与铜离子发生相互作用，不会影响铜离子在正常细胞中的功能。作为这类新型抑制剂的第一个成员，DC_AC50 为基于铜离子调控的抗肿瘤治疗开辟了全新的途径[11]。

耐甲氧西林金黄色葡萄球菌（MRSA）被称为"超级细菌"，特异性阻断其致病力是抗菌研究的前沿方向。研究结果表明，转肽酶 SrtA 对于革兰氏阳性菌的感染至关重要，是有前景的抗菌候选靶标。运用多种药物设计的技术，罗成等通过对包含 30 万小分子的化合物库进行虚拟筛选，发现了能够抑制 SrtA 酶活性的苗头化合物。此后又通过开展药物化学合成，对这类化合物的活性及理化性质进行改善。通过多种体内外试验的交叉验证，证实了这类化合物通过靶向 SrtA，抑制底物多肽与表面蛋白的相互作用。感染致死小鼠的实验结果表明，此类化合物具有较好的治愈效果，可以延长感染小鼠的生存期。更重要的是，实验结果表明此类化合物体外不杀菌，不抑制细菌的生长，实现了调控细菌致病力的新型抗菌药物的发现研究。与传统抗生素的作用机制不同，调控细菌致病力的策略预期可以缓解产生耐药性的速度，避免因杀菌而导致的副作用。研究还发现，此类化合物具有一定的广谱活性，有着通过进一步开发成为新型抗菌药物的价值和潜力[12]。

17.3　化学生物学与新药研发

17.3.1　分子水平的高通量药物筛选

通常来说，基于蛋白质结构的虚拟筛选，都是靶向酶的催化口袋，然而这种策略并不总是有效的。一方面，对于某些靶标蛋白，其催化口袋与天然底物的结合能力很强，在化合物库中未必能找到有效的抑制剂。另一方面，许多蛋白质具有不止一个口袋，小分子结合在催化口袋之外的其余位点，在某些情况下，反而能够有效影响靶标蛋白的构象变化，或是影响其与互作蛋白的结合，进而抑制靶标蛋白发挥功能。这种类型的抑制剂，是采用虚拟筛选策略难以发现的。采用高通量实验筛选的策略，可以克服虚拟筛选的这种局限性。此外，它还具有可靠性高、可重复性好等特点。

17.3.1.1 基于蛋白质酶活性的筛选

在已经确证的药物靶标中，相当一部分是具有酶活性的蛋白质。这些靶标对应的抑制剂，通常也是通过抑制酶的活性来发挥作用的。因此，只要找到能够表征酶活性的检测手段，就能建立起基于蛋白质酶活性的药物筛选平台。通过检测溶液的荧光信号强弱，或者溶液吸光度的改变，来表征底物的浓度，进而表征酶的活性，检测化合物对蛋白质的抑制能力。

17.3.1.2 基于蛋白质与小分子亲和力的筛选

对于不具有酶活性的靶标蛋白，常用的高通量筛选策略是对蛋白质与小分子的亲和力进行检测。与同位素标记配体的方法相比，基于荧光的方法可以同时利用多个波长、多种颜色来进行检测。总的来说，基于荧光的各种检测方法，具有容易实现自动化、灵敏度高、测量范围广、没有辐射等优点，可以用于高通量，甚至超高通量药物筛选。然而，这种策略也不是没有缺点。首先，基于荧光的试验，容易受到荧光化合物，以及荧光标记的底物或抗体等组分的干扰。其次，荧光标签的引入，有时会明显改变小分子的结合动力学过程[13]。在药物的高通量筛选环节，常用的基于荧光信号检测的技术包括荧光偏振技术、荧光共振能量转移技术、时间分辨荧光共振能量转移技术以及增强化学发光近均质检测等。

荧光偏振（FP）技术，可用来监测分子的运动与旋转，是一种常用的高通量药物筛选技术。其基本原理是，当分子受到偏振光激发时，低分子量的分子旋转较快，高分子量的分子旋转较慢。蛋白质未结合任何小分子时，偏振值较小，当小分子与蛋白质发生结合时，偏振值会变大，因此，荧光偏振技术可用于检测蛋白质与小分子的结合[14]。这项技术的优点在于，它能够在反应体系混合之后就开始读数，易于实现自动化与高通量。此外，荧光偏振技术的通用性也比较强，可以选择多种形式的试验。然而，建立筛选方法的费用较高，尤其是需要使用特定的抗体或标记物时。与其他基于荧光的方法相似，由于多种来源的荧光干扰，荧光偏振的检测会产生假阳性或假阴性的结果，因此，有必要在后续的实验中，对筛选得到的苗头化合物进行进一步的确证。

荧光共振能量转移（FRET）技术，是另一种容易实现自动化的荧光检测方法。这种方法使用被称为供体与受体的荧光基团，其原理是非放射性能量在供体与受体间的转移[15]。当供体激发态的能量满足光学和空间上的要求时，其能量可以有效转移给受体。当供体的荧光光谱与受体的激发光谱重叠时，供体能激发受体发出荧光，同时，供体自身的荧光强度减弱。由于 FRET 随着供体与受体之间的距离的增加而减弱，所以这种方法可以检测生理状态下相互作用分子之间的距离。然而，FRET 实验方法的建立通常比较困难，因为两种荧光基团必须达到一定的距离，能量的转移才会发生。

时间分辨荧光共振能量转移（TR-FRET）技术，是一种新型的 FRET 技术（图 17-8）。生物样品中许多复合物或蛋白质本身就可以发出荧光，传统的基于荧光的检测，其灵敏度较低。TR-FRET 利用镧系元素具有较长荧光寿命的特点，使用镧系元素作为供体荧光基团。由于大部分的背景荧光信号是短时存在的，因此，利用具有较长荧光寿命的标记物，可以显著降低背景荧光的干扰，提高信噪比。这种技术结合了 FRET 技术与时间分辨技术，具有较高的灵敏度和精确度，所用试剂安全稳定，且易于实现自动化与高通量。而均相时间分辨荧光（HTRF）技术是对 TR-FRET 技术的又一改进。它采用穴状物，而不是螯合物，与镧系元素络合，不容易受到反应体系中各种成分的干扰，从而提高了实验的稳定性[16]。

增强化学发光近均质测定法，简称为 ALPHA（amplified luminescence proximity

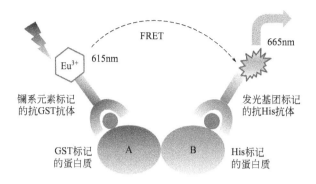

图 17-8 TR-FRET 技术的原理示意图

homogenesous assay）筛选，是由 Perkin Elmer 公司开发的一种同源微珠检测法，用于在微孔板上进行高通量筛选。与 FRET 技术相比，ALPHA 筛选技术原理相似，采用供体与受体两种微珠，通过化学反应产生光信号，最大的差别在于使用的微珠。这种差别赋予其对作用距离更大的容忍度，可以用来检测更大更复杂的分子间相互作用[13]。另外，这种差别也使其对环境中的光线和温度等因素更为敏感，给实验的操作带来了挑战。由于 ALPHA 采用的化学反应是一种级联反应，对信号进行了放大，使得 ALPHA 筛选技术具有极高的灵敏度与信噪比，且可重复性高。然而，这项技术依赖单线氧的传递，任何影响单线氧稳定性的因素，都有可能影响最终的信号值。

17.3.1.3 基于蛋白质热稳定性的筛选

蛋白质在溶液中的热稳定性会受到多种因素的影响，例如 pH、盐离子浓度，以及各种辅因子的浓度。小分子与蛋白质结合后，会影响蛋白质的热稳定性。通过检测蛋白质与在不同化合物存在下，熔解温度的迁移，可以寻找与蛋白质具有较强结合力的小分子。Thermal shift assay（TSA）为蛋白质热稳定性的评估提供了一种快速且简单的手段。通过使用对环境因素敏感的染料，可以监测蛋白质随温度变化的解折叠情况。根据蛋白质的熔解曲线，熔解温度 T_m 可以被确定。在不同的外界条件下，熔解温度 T_m 会发生迁移。正向的 T_m 迁移表征了蛋白质结构秩序的增加，及构象柔性的降低，而负向的 T_m 迁移表征了蛋白质稳定性的降低。通过比较小分子结合前后蛋白质稳定性的改变，可以对小分子与蛋白质的结合能力进行评估（图 17-9）。

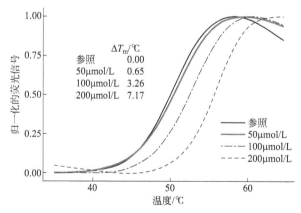

图 17-9 不同浓度化合物引起的蛋白质熔解温度迁移

商业渠道购买的 TSA 仪器具有灵敏的染料及检测手段，对蛋白质的含量要求较低，因而使得这种技术可用于药物筛选，或是蛋白质结晶条件的筛选。多种类型的染料都可以用来检测蛋白质的构象改变，然而 TSA 技术最常用的还是 SYPRO Orange 染料[17]。这种染料结合蛋白前后相比，具有较高的信噪比，因而比较灵敏。TSA 的优点在于能够快速简便地建立起实验平台，对蛋白质的用量要求为皮摩尔水平，并且对靶标蛋白的生物学知识没有太多的要求。而这项技术的缺点，在于会因为染料聚集等因素出现假阳性的可能，并且不适用于无序或疏水的蛋白质。

17.3.2　分子水平的检测与确证

任何一种高通量筛选策略都有其自身的局限性。有些化合物因为自身的性质会导致仪器检测的荧光信号不准确，或者通过改变溶液的性质，间接影响了酶的活性。因此，通过高通量筛选平台初步得到的苗头化合物，存在假阳性的可能性，需要进一步的检测与确证。对于靶标蛋白来说，一方面，一个真阳性的小分子抑制剂，应该可以被多种技术手段检测确认，而不应该只有某种技术手段能够检测；另一方面，药物与靶标的分子间相互作用，是一个能量驱动的过程。从动力学角度来说，在含有一定浓度化合物的溶液中，是不断有小分子与蛋白质发生结合或解离的，整个体系处于动态的平衡。从热力学角度来说，小分子与蛋白质的结合自由能是负值，结合过程会释放能量。所以，通过对动力学参数与热力学参数进行测定，可以确认小分子与蛋白质的结合，帮助排除假阳性的苗头化合物。

17.3.2.1　蛋白质-小分子结合动力学参数的测定

在药物研发领域，表面等离子共振（SPR）技术是最常用的无需标记、检测分子结合的技术。虽然其在通量上不及高通量筛选，但其能够提供高度精确的结果，能在接近生理条件下直接研究靶标与分析物的相互作用，因此被广泛应用于各种规模的生物体系，已经成为当前生物医药领域的一项标准方法[17]。在药物研发领域，SPR 技术既可以用于检测化合物与靶标蛋白的亲和力，实现化合物的快速筛选，亦可方便地提供结合速率常数、解离速率常数及解离平衡常数，为药物的研究和开发提供可靠的实验数据。

SPR 具有较高的灵敏度，特别是与其他技术手段的联用，扩展了其在药物研发中的应用范围，并缩短了研究的周期。在对结合动力学参数进行检测时，蛋白质与小分子的相互作用是通过微流控芯片进行控制的。当小分子被去除时，蛋白质与小分子形成的复合物随之解体。无论是结合的过程，还是解离的过程，都是被实时监测的（图 17-10）。而且检测信号的改变与小分子的数量是线性相关的，使得 SPR 成为一项实时的定量检测技术。这项技术的

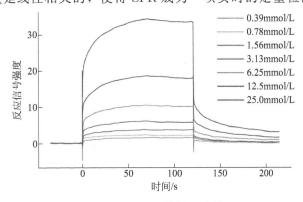

图 17-10　SPR 数据图示例

缺点在于，需要对功能性的靶标蛋白进行固定，并且要求蛋白质在进行检测的时间范围内具有高度的稳定性。此外，其检测信号会受到溶液的影响。

17.3.2.2　蛋白质-小分子结合热力学参数的测定

在先导化合物的发现与优化阶段，化合物与靶标蛋白的结合能力是一项核心的指标。然而，如果只是依靠晶体学及结合动力学的数据，即便配合采用最先进的计算方法，也不能精确预测化合物与靶标蛋白结合过程的热力学图景，包括结合自由能、焓变及熵变等重要的热力学参数。采用基于量热法的技术手段，例如等温滴定量热法（ITC），可以定量地测定化合物与靶标蛋白结合过程中的热力学数据，帮助确定化合物与蛋白质的结合能力，以及结合过程的驱动力。此外，由于高通量筛选的技术手段普遍存在一定的假阳性率，通过对小分子与蛋白质结合过程中的热力学参数进行测定，可以确证化合物与蛋白质的结合，帮助排除一些假阳性的化合物。

ITC 是一种能够直接测量生物体系结合能的技术手段，已成为确定分子间相互作用驱动力及稳定性的金标准。其适用的生物体系较为广泛，包括蛋白质与配体的结合，蛋白质与蛋白质的结合，蛋白质与核酸的结合，蛋白质与糖类的结合，蛋白质与脂质的结合，抗体与抗原的结合等。它通过自动化的高灵敏度量热仪，直接测定由于两种组分的混合而引起的能量变化，连续记录变化过程的量热曲线，可以精确测定一些重要的热力学及动力学参数，是进行合理药物设计的有力工具。其基本操作原理是，用一种反应物逐步（通常分为10～30次）滴定另一种反应物，并记录每一次滴定造成的体系温度变化（图 17-11），最后通过对原始数据进行拟合，确定关键的热力学参数[18]，如结合常数、吉布斯结合自由能、结合焓和熵等。如果已知蛋白质与小分子的浓度，还可以确定小分子与蛋白质的结合比例[19]。现代常用的

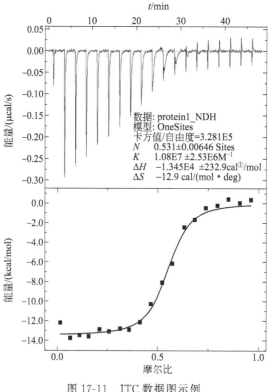

图 17-11　ITC 数据图示例
① 1cal＝4.2J。

等温滴定量热仪，采用的是热量补偿的原理，仪器测量的信号是用来补偿反应体系与参照体系温度差别需要的能量[20]。

ITC 以热效应为基础，与溶液的许多性质如光学性质和电学性质无关，具有非特异性的独特优势。它既不要求透明的溶液光学性质，也不需要花费时间建立实验方法，既不需要改变溶液的状态，也不需要标记互相结合的分子，具有较高的灵敏度与可靠性。其主要缺点是难以实现高通量，因此，ITC 主要用于对高通量筛选得到的苗头化合物进行确证[18]。此外，这项技术只适用于有焓变的结合过程，对蛋白质的用量及化合物的水溶性要求较高。

17.3.2.3　结合位点及结合模式的确证

对于高通量筛选初步得到的苗头化合物，仅仅确认小分子与蛋白质的特异性结合是不够的，还需要获得小分子的结合位点及结合模式，才能对化合物的结构进行合理的改造。蛋白质与小分子的复合物三维结构，是关于结合位点及结合模式最直接的证据。在先导化合物的发现与优化环节，引入复合物空间结构的信息，可以大幅度降低需要合成及评估的化合物数量，进而显著降低了研发的时间与费用[21]。目前用来在原子水平确定蛋白质，或蛋白质与小分子复合物空间结构的技术手段，主要是核磁共振波谱（NMR）和 X 射线晶体学。如果小分子通过共价键与蛋白质结合，还可以通过质谱（MS）的方法检测化合物与蛋白质共价连接的位点。

NMR 是一种物理学的技术手段，通过探测处于不同化学环境下有机分子的原子核，可以提供反映分子结构及分子间相互作用的信息。与其他相关技术相比，其最主要的优势在于能在生理状态的溶液条件下，给出蛋白质与配体的结合信息，还能对生物大分子进行动力学研究[22]。对于许多生物大分子来说，其动力学行为可以推动一些生命过程的进行，例如信号转导与转录调控等。因此，除了解析生物大分子的空间结构，获取其动力学信息，对于理解其结构与功能的关系也是至关重要的。清楚地掌握生物大分子的构象变化信息，可以更好地进行合理的药物设计。相对于其他技术手段，NMR 技术能够在原子分辨率水平提供从皮秒到秒的动力学信息。

核磁共振技术具有分析速度快、对样品无破坏性等特点，既能进行定性分析，又能进行定量分析，在新药研发的各个阶段得到了广泛的应用。其在药物研发领域的应用，以往主要集中在生物大分子，如蛋白质和核酸的空间结构研究，以及先导化合物和天然产物的结构分析。近年来，随着技术及仪器的发展，NMR 技术已广泛用于药物的筛选，化合物与蛋白质的结合机理研究，先导化合物的优化，以及药物的安全性评价等方面[23]。通过 NMR 等技术手段，在获得了一系列与靶标蛋白具有低亲和力或中等亲和力的片段构象后，可以采用基于片段的药物设计（FBDD）策略，把各个片段组装起来，设计并合成出与靶标蛋白具有高亲和力的化合物[21]。

与液相色谱等技术相比，NMR 技术具有更精确，混合物中的杂质不需要分离，操作简单且可重复性好，不需要自身对照等优点。由于能够直接确认化合物与任何大小的蛋白质的结合，NMR 技术不需要标记，并且能够在实验中保持蛋白质及化合物的活性。近年来的不断改进已经显著降低了对蛋白质含量的要求，使得这项技术趋于成熟。尽管如此，NMR 用于药物筛选仍然是较为烦琐和耗时的，费用较高。其缺点还包括对蛋白质的用量较大，得到的结构信息较为有限，不适用于未知样品，无法区分结构类似物等。除此之外，NMR 技术只能研究尺寸较小的蛋白质，较大的蛋白质的空间结构只能通过 X 射线晶体学等技术来研究。

　　X射线晶体学技术，是研究蛋白质-小分子复合物三维结构的重要技术手段，近年来越来越多已上市的药物运用了这种技术[24]。通过X射线晶体学方法，获得蛋白质与小分子形成的复合物空间结构，与药物化学的方法结合起来，已被证实为用于对先导化合物进行结构改造的有力策略。通过解析蛋白质与化合物形成的复合物晶体结构，可以确定化合物与靶标蛋白的亲和力来源，具体归属于哪些原子对间的何种相互作用。基于结构分析得到的信息，可以帮助合成新的化合物，来进一步提高化合物与靶标蛋白的亲和力，或者提高化合物对靶标蛋白的特异性。总之，靶标蛋白的三维空间结构，是基于结构的药物设计研究的起点[25]。

　　利用X射线衍射进行蛋白质晶体学的研究，或者在此基础上解析蛋白质与小分子的复合物三维结构，遵循大致相同的步骤。第一步，通过表达与纯化，得到足够纯度与浓度的靶标蛋白。第二步，通过探索及优化结晶条件，得到靶标蛋白的最佳结晶条件，以使晶体的大小及质量达到足够采集衍射数据的标准。第三步，在同步辐射光源等设施采集晶体的衍射数据。第四步，通过依次运用多种结构解析的软件，计算电子密度并通过分子置换等方法，得到初始的结构模型，并根据电子密度信息，确定配体或晶体水的位置及构象，进而解出蛋白质与配体的复合物三维结构（图17-12）。

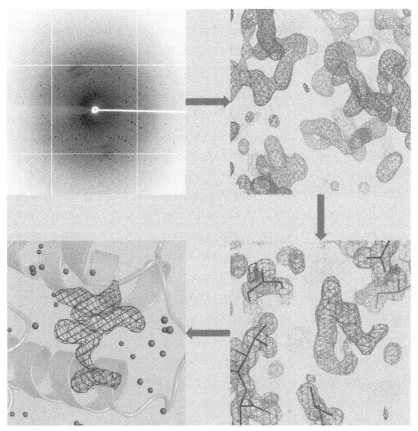

图17-12　X射线晶体学数据处理的主要步骤

　　X射线晶体学技术的优点在于，能够识别结合位点，并确定结合模式。因为能够在原子水平直接观测蛋白质与化合物的相互作用，它为先导化合物的结构改造提供了可靠的依据[26]。其主要的缺点在于，需要足够衍射质量的晶体，以及对同步辐射光源等衍射设施的使用权，并且不能提供有关亲和力的信息。然而，一些蛋白质难以获得足够大小和质量的晶体。尤其是膜蛋白，其构象需要生物膜的维系，在水溶液中难以结晶。此外，一些蛋白质难以表达或纯化，难以获得足够浓度或纯度的蛋白质，这些因素都限制了 X 射线晶体学用于其三维结构的解析。

质谱是一种灵敏度较高的技术，可以在复杂混合物样品中，对低丰度蛋白进行鉴定与精确的定量，因此成为药物研发领域的一项关键技术。近年来，通过与高效液相色谱联用，或者采用串联质谱的新策略，这项技术已经在全球各地的实验室，无论是学术界还是工业界，得到了广泛的认可[27]。总的来说，质谱技术收集的信息，都是来自对气相离子的分析。质谱仪的三个主要成分通常是离子源、质量分析器、探测仪[27]。电离是质谱分析中最重要的一步反应，用于把待检测的分析物转变为气相的离子。在目前基于质谱的蛋白质组学研究中，基质辅助激光解吸电离法（MALDI）[28]与电喷雾电离法（ESI）[29]是最主要的电离方法。MALDI 主要用于气化和电离简单的多肽样品，进行快速的质谱分析。ESI 质谱主要用于与高效液相色谱（HPLC）联用，对复杂的多肽混合物先进行浓缩及分离，再进行质谱分析。

在 MALDI 质谱中，样品与固态的基质共结晶混在一起，而这种基质能够吸收激光器发出的特定波长的光波。激光通过照射基质使其升华，使分析物与基质一起成为气态。分析物在转变为气相离子之后，被直接送进质量分析器。与其他电离方法相比，MALDI 具有三个方面的主要优势。首先，这种电离方法具有很高的灵敏度，可以用于分析亚飞摩尔含量的样品。其次，MALDI 电离方法倾向于形成单电荷的离子，使得分析较为简单，提高了分析速度，虽然具体的机理并不十分清楚。最后，样品中的盐及缓冲液等成分，对 MALDI 方法的干扰较小。当然，MALDI 电离方法也有其局限性。第一个缺点，这项技术以脉冲形式工作的特点，是其高灵敏度的一个来源，也使其无法与一些质量分析器联用。第二个缺点，基质会产生噪声信号，以至于 MALDI 质谱不适于分析分子量小于 500 的样品。

与 MALDI 电离方法相比，ESI 电离是一种更为柔和的方法，不会使离子片段发生断裂，并且对样品的分子量没有限制，因此可用于完整电离非共价结合的生物大分子复合物。然而，ESI 电离方法最实用的属性，还是它把高效液相色谱与质谱联用的能力[30]。尽管 ESI 电离方法有其独特的优势，它也有难以克服的缺点[27]。ESI 电离方法对离子抑制效应比较敏感，当样品溶液中含有高浓度的盐离子时，分析物的离子形成就会受到干扰，所以分析前要进行去盐处理。除此之外，当样品溶液中存在不同类型的化合物时，较高浓度的分析物会影响较低浓度分析物的离子形成。

目前主要使用的五种质量分析器，分别是飞行时间质谱仪、扇形磁场质谱仪、四级杆质谱仪、四极离子阱质谱仪以及傅里叶变换离子共振回旋质谱仪[31]。第一类，飞行时间质谱仪根据速度对离子进行区分，它的主要优点在于理论上无限的质量范围。第二类，所有的扇形质谱仪都含有一个扇形磁场，它能根据动量与电荷的比值，对离子进行区分。然而，为了提高性能，许多扇形磁场质谱仪还含有一个扇形静电场，它能根据动能与电荷的比值对离子进行区分[27]。第三类，四极杆质谱仪是过去这些年中最常用的质量分析器，在这种质谱仪中，四根带有射频电压与直流电压的金属杆，形成一个四级电场。被选择的部分稳定后，可以到达探测器并进行后续的分析。第四类，四极离子阱质谱仪与四极杆质谱仪的原理相似。四极杆质谱仪的电场方向是 x 和 y，而四极离子阱质谱仪多了一个 z 方向的静电场，导致离子被困在电场中。由于这种质谱仪具有高通量、低成本、容易使用等优点，已经成为许多实验室的主要质谱仪。第五类，傅里叶变换离子共振回旋质谱仪，离子最终不是撞击探测器，而是使其从感应板附近经过。通过测量离子的回旋频率，并最终转化为质量与电荷的比值，这种质量分析器可以达到极高的分辨率与精确度。

除了离子化方法及质量分析器，质谱技术还要解决蛋白质鉴定的问题，才能真正用于蛋白质组学的研究。近年来出现的，基于质谱技术的比较蛋白质组学，能够鉴别细胞水平或亚细胞水平的所有蛋白质含量变化，开始被越来越多地用于比较疾病组与对照组，或用药前后的差异。然而质谱并不是一种完全定量的技术，它对蛋白质含量的判定，是以选择合适的内标作为参照来进行的。通过同位素标记等方法的辅助，利用质谱技术可以对蛋白质的含量进行绝对的定量。

这些分子水平的生物物理技术手段，以往主要用于高通量筛选后续的化合物确证。然而近年来，随着技术手段及仪器水平的不断提升，这些技术已经开始被用于进行化合物的筛选。最具代表性的进展就是基于片段的药物设计策略，融合了多项技术并提高了效率，使得这种策略得到了越来越广泛的应用。此外，新的检测技术正在不断涌现，并对现有的技术产生影响。无论是哪种技术，都对待测样品的性质有一定的要求。理想的情况是，化合物的水溶性远远超过其结合常数，结构稳定且不会在溶液中发生聚集。同样的道理，为了得到可靠的检测结果，这些技术对靶标蛋白的性质也是有要求的。样品中的蛋白质应该是均一的，且在检测浓度不会出现沉淀等情况。

17.3.3 细胞水平的检测与确证

对于经过筛选与优化得到的活性化合物，不仅要能在分子水平有效抑制蛋白质的活性，也要在细胞水平及更高的层次上，达到预期的表型。例如，肿瘤细胞普遍具有连续分裂、逃避凋亡，以及分化改变的特点。有效的抗肿瘤小分子抑制剂，作用于肿瘤细胞一定时间后，首先在微观的层次上，应表现出影响靶标蛋白上下游基因表达量、蛋白质丰度或状态变化的效果，其次在宏观的层次上，应表现出周期阻滞、细胞凋亡等表型。化合物作用于细胞后，引起的各种改变可以通过分子生物学及细胞生物学的各种技术手段进行检测和确证。

17.3.3.1 靶标相关蛋白含量的检测

活性化合物在进入细胞以后，细胞内发生的最直接的变化应该是靶标蛋白上下游基因和蛋白质的变化。蛋白质印迹法，即 Western blot，是对复杂样品中特定蛋白质进行识别及定量的有力工具。这项技术把电泳的高分辨率与酶免疫测定的高敏感性和特异性结合起来，具有高效灵活成本低等优点，已广泛地在世界各地的实验室用于研究基因在蛋白质水平的表达、疾病的诊断、药物的研发等领域。尤其是近年来可从商业渠道获得的抗体种类越来越多，这种方法在生物医药领域的运用也越来越广泛。

蛋白质印迹法的运用通常包括四个部分：蛋白质样品的分离、凝胶电泳、印记、抗体识别[32]。从组织中提取的蛋白质样品，可以用聚丙烯酰胺凝胶电泳（SDS-PAGE）来进行分离。由于 SDS 能够均匀地结合蛋白质，因此，大部分蛋白质所带的负电荷与其分子量成正比。当外加的电场作用于聚丙烯酰胺凝胶基质，带有负电荷蛋白质将会在基质中迁移。由于每个质量单位的蛋白质带有几乎一致的电荷，因此，蛋白质的迁移速率主要取决于其分子量，最终不同分子量的蛋白质被分离开来。通过电泳印记的方法，分离得到的蛋白质被从凝胶转移至膜上，常用的膜有硝化纤维素（NC）膜和聚偏二氟乙烯（PVDF）膜。硝化纤维素膜是最常选用的类型，然而如果最终要对蛋白质进行自动化的固相测序分析的话，则常常选用 PVDF 膜[33]。最后一步是用主要抗体与第二抗体，以及化学发光试剂识别固定在膜上的特定抗原。主要抗体特异性识别抗原，并与第二抗体偶联。通过连接第二抗体的辣根过氧化物酶，对一种化学发光试剂进行催化。借助具有高亲和力的主要抗体，与辣根过氧化物酶相连的第二抗体，可以检测 0.5~1.0ng 水平的蛋白质。

蛋白质印迹法的优点在于，可在少量样品中同时识别不同的蛋白质。这项分析只需要少量的反应试剂，并且被转移至膜上的蛋白质，可以在后续的分析进行之前，放置多个星期。由于转移至膜上的蛋白质处于高度变性的状态，所以应选择对蛋白质变性不敏感的抗体进行识别。此外，样品的生物学重复，定量分析的方法，以及对参考蛋白的选择，也是关键的注意事项。为了得到可靠且可以重复的检测分析结果，一般应保证样品拥有至少三个生物学重复，并选择与胞内蛋白总量成正比的蛋白质作为内参。

17.3.3.2　细胞凋亡及细胞周期的检测

在细胞表型的检测方面，最常用的技术是流式细胞术，对应的仪器叫做流式细胞仪。流式细胞术是一种具有高灵敏度的精确定量检测手段，能够在单细胞水平检测细胞内在的性质，例如细胞的大小及亚细胞结构，并提供关于化合物药效的丰富信息。此外，通过基于荧光的生化标记，流式细胞术也可以用来检测细胞的外在性质，例如蛋白质的结合，代谢的活性，以及 DNA 的含量。其强大之处在于不需要干扰样品中的细胞就可以对每一个细胞进行测量。流式细胞仪主要由四个部分组成，分别是流动室及液流系统，激光源及光学系统，光电管及检测系统，计算机及分析系统。一般的流程是将待测细胞进行荧光染色后制成悬液样品，使细胞以单行排列的形式，依次通过流式细胞仪的检测区域。借助高度自动化的探测器及分析软件，目前的流式细胞仪可以达到每秒钟检测超过 100000 个细胞的速度[34]。这样的检测能力，使得流式细胞仪可以同时进行大量的高灵敏度检测，比较活细胞在不同生化状态下的细胞特征。各种细胞对光线都有特征性的散射，因此可以利用散射信号的差异对不同类型的细胞进行分析计数。此外，通过把样品分为含有单细胞的液滴，流式细胞仪还可以对目的细胞进行分离提取。其原理是，从流动室的喷嘴出来以后，样品被分割成单细胞的液滴。逻辑电路根据参数判断是否被分选，进而由充电电路对选定的细胞液滴进行充电。带电的液滴，在静电场的作用下发生偏转，落入收集器，从而实现了对目的细胞的分选。

流式细胞仪在药物研发领域的应用，主要是对肿瘤细胞进行细胞周期、细胞凋亡的分析（图 17-13），以及一些细胞标志物的定量分析等。细胞的癌变常常伴随着 DNA 含量的改变，DNA 非整倍体细胞是恶性肿瘤的特异性标志，而流式细胞仪能够给出这些信息。通过对肿瘤细胞的 DNA 含量进行定量分析，不仅在肿瘤的早期诊断中发挥着重要的作用，还可以在化疗或放疗中提供具有指导意义的线索。通过分析抗肿瘤药物的作用机制，可对临床上的诊断及进一步的研发提供一定的参考价值。

细胞凋亡是受到基因调控的细胞程序性死亡，发生时伴随着一系列形态学、分子生物学及生物化学性质的变化。膜联蛋白（annexin V）是一种磷脂结合蛋白，与磷脂酰丝氨酸有高度的亲和力。在正常细胞中，磷脂酰丝氨酸只分布在细胞膜的内侧。在细胞凋亡的早期，磷脂酰丝氨酸由细胞膜内侧翻向外侧，与荧光素或生物素标记的 annexin V 结合，可被流式细胞仪检测。而碘化丙啶（PI）是一种核酸染料，在细胞凋亡的中期和晚期，PI 能够穿过细胞膜，并使细胞核红染。因此，将 annexin V 与 PI 配合使用，可以用流式细胞仪将凋亡早期的细胞与死细胞区分开来[35]。

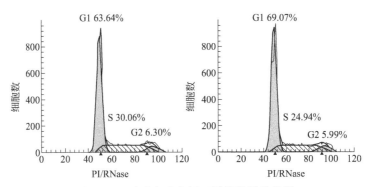

图 17-13　流式细胞仪用于周期阻滞的检测

　　经过多年的发展，流式细胞仪的进步主要体现在几个方面[36]。首先是分辨率及分选质量的不断提高，并且从大型仪器发展为便携的台式仪器。其次，能够同时检测的荧光信号种类越来越多，并且由最初的非配套荧光试剂发展为配套的试剂盒。此外，数据分析的方式由手工分析变为计算机软件的自动分析，促进这项技术由最初的相对定量发展为目前的绝对定量。近年来的进步主要体现在样品的通量，检测的内容，以及对于复杂系统生物学的应对能力方面[37]。按照目前的发展趋势，采用可以实时进行多个样品同时比较的软件，流式细胞仪会越来越多地用于化合物的筛选，加速药物发现的进程。

17.3.3.3　基因表达及转录的检测

　　药物在进入细胞以后，会引起相关基因表达量或对应的蛋白质含量变化。对大多数基因来说，其蛋白质含量的改变，与 mRNA 含量的改变是一致的。除了对相关蛋白的含量或活性进行检测，常常还需要对靶标上下游，甚至细胞中所有的基因表达量进行检测。用于检测基因表达的常用方法，包括实时定量 PCR、RNA-Seq 与 ChIP-Seq 等技术。

　　实时定量 PCR 技术，是在常规 PCR 基础上，通过在反应体系中加入荧光基团，利用荧光信号积累实时监测整个 PCR 进程，最后通过内参或外参法，对样品中的特定 DNA 序列进行定量分析的方法。在产生荧光信号的过程中，用到了两项重要的技术。第一项技术，是引入了 SYBRGreen 荧光染料，它能够结合双链形态的 DNA。归功于这项技术，新产生的双链 DNA 会结合这种染料，进而发出荧光信号，并被仪器检测到。第二项技术运用更为广泛，是引入了具有序列特异性的荧光探针，在退火及延伸阶段，这些探针能够与靶标序列杂交。这些探针运用了荧光共振能量转移的技术，在 PCR 的引物延伸阶段产生荧光信号。

　　与 RNA 印迹法等技术相比，PCR 具有极高的灵敏度，可以用于低至一个拷贝的模板，因而成为研究核酸的首选技术。它操作简单，并且能在短时间内分析大量的样品。尽管 PCR 技术是强大的定量检测工具，但几个固有的因素限制了它作为定量工具的价值。一是经过对数期扩增后会到达平台期，二是不同样本反应效率的差异，导致检测的可重复性很低。实时荧光定量 PCR 技术，解决了传统 PCR 只能终点检测的局限性，实现了每一轮循环检测一次信号强度，真正成为可重复性高的定量检测手段，广泛用于基因表达的研究，以及药物研究等领域。

　　然而，实时定量 PCR 技术虽然精确可靠，却不能用来获取整个基因组或是转录组的信息。为了对整个基因组或转录组进行研究，常用的是基于微阵列的芯片技术，以及基于测序的 RNA-Seq 和 ChIP-Seq 等技术，不仅可以用于 DNA 甲基化、组蛋白修饰等表观遗传学研究，还可用于研究基因的表达调控[38]。

　　早期的组学数据分析，主要是依靠基因芯片来完成的。其原理是，在面积很小的平板上以阵列的形式，预置与 mRNA 互补的 cDNA 核酸。当目标 mRNA 与待检测的 cDNA 杂交后，洗去未结合的样品，通过检测阵列每个点的发光强度，可以确定每个待检测基因对应的 mRNA 丰度。然而，基因芯片有其难以克服的局限性，例如非特异性杂交产生的噪声信号，以及光学信号转换为数字信号的误差等，并且不能检测未知的转录本。因此，基于二代测序技术发展起来的 RNA-Seq 技术，越来越广泛地被应用到基因组的研究中。RNA-Seq 技术，通过对样品中的 RNA 进行片段化，再采用随机引物和逆转录酶，从 RNA 片段合成 DNA 片段。一边合成一边测序，再利用序列比对的技术，确定每段 RNA 片段所属的基因，进而确定样品中每个转录本的丰度。

　　与基因芯片技术相比，RNA-Seq 技术具有多个方面的优势。首先，它基于测序而不是杂交，不会产生非特异性结合的问题。其次，它不需要参考基因组，可以用来研究新的物种。此外，它测量的信号是数字的频数，而基因芯片测量的信号是图像的强度。光信号在转换为数字信号的过程中，会产生不可避免的误差，并且会达到饱和，所以基因芯片可检测的 mRNA 丰度是有上限的。而 RNA-Seq 的检测结果始终是数字信号，不存在转换引入的误差，也没有丰度的上限，因而比基因芯片的检测结果更为可靠。最后，基因芯片只能检测某个 mRNA 的丰度，而 RNA-Seq 可以检测到单个核苷酸的改变，并用于检测新的转录本或剪接方式。在早期的基因组检测领域，RNA-Seq 技术的主要缺点就是成本高，限制了其广泛应用。然而 RNA-Seq 技术能够克服基因芯片的固有缺陷，随着测序成本的不断降低，RNA-Seq 终于成了研究转录组学的主要技术手段。

　　ChIP-Seq 技术，是把染色体免疫共沉淀技术与高通量测序技术结合起来的一项技术，可在全基因组范围内，检测与转录因子或组蛋白存在相互作用的 DNA 区域[39]。在测序深度和范围足够的情况下，这项技术可以检测到特定组蛋白修饰对应的所有 DNA 结合位点。其基本原理是，生理状态下，使细胞内的蛋白质与 DNA 充分交联后，裂解细胞并分离染色体。通过超声或酶处理，随机切割染色体，再通过特异性的抗体识别目的蛋白，使与目的蛋白结合的 DNA 片段沉淀下来。将蛋白质与 DNA 分离开来以后，再通过不同的技术手段获得 DNA 片段的序列信息。若后续的处理采用芯片技术，则全部的流程被称为 ChIP-chip 技术；若后续的处理采用测序技术，则全部的流程被称为 ChIP-Seq 技术。与 ChIP-chip 技术相比，ChIP-Seq 技术的优点在于更高的准确度，更广的覆盖范围，且费用较低[40]。目前 ChIP-Seq 主要应用于两个方面：一方面是用于研究转录相关的蛋白，例如启动子、增强子等对 DNA 的识别；另一方面是用于表观遗传研究领域，例如 DNA 的甲基化，组蛋白修饰，以及核小体定位等问题[41]。后续的数据处理主要分为读长定位与富集区域识别两个步骤，前者与 RNA-Seq 的数据处理一致，后者依据不同的研究目的，有着不同的处理方法。在确定了富集区域之后，可以进行 GO 注释及相关的通路分析，最终实现对数据的生物学解读。

　　为了全面评估活性化合物作用于细胞的效果，在进行药物基因组学的研究时，根据研究目的的不同，可以采用相应的检测手段。如果关注的重点是化合物对于转录组的影响，可以采用基因芯片或 RNA-Seq 的技术手段，检测每个转录本的丰度，进而确定每个基因的表达量。在此基础上，根据每个基因的 GO 及 KEGG 属性，可以统计出每条 GO 通路或 KEGG 通路变化的显著性（图 17-14），以利于研究者宏观全面地把握化合物作用于细胞的机理。除了把变化最显著的通路作成直方图，热图也是常用的分析方法（图 17-15）。以红色显示相对高的表达量，绿色或蓝色显示相对低的表达量，可以把化合物作用于细胞后，变化最显著的

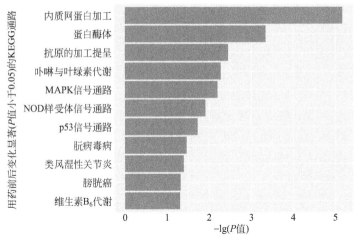

图 17-14　基于测序数据的 KEGG 通路变化的显著性分析

基因一一列举出来，可以直观具体地展现化合物的效果，也便于进行后续的相关验证。如果关注的重点是化合物对于基因组的转录或表观修饰的影响，可以采用 ChIP-Seq 的技术手段，检测出特定表观修饰在全基因组范围内的模式，进而阐明化合物如何影响特定表观修饰介导的转录调控。

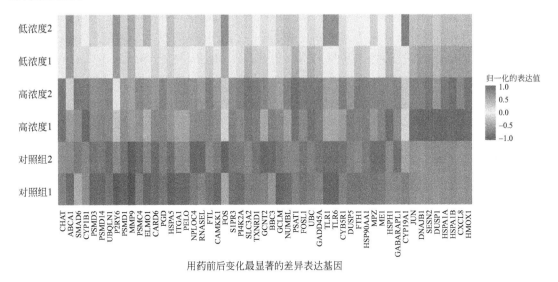

图 17-15　RNA-Seq 数据分析热图

17.3.4　化学生物学技术应用案例

　　药物发现的策略及技术一直在改变，新出现的技术不断挑战现有的技术。在二十多年前，高通量筛选逐渐成为药物发现阶段的主流策略。而这种策略在面对一些新靶标时，筛到的活性化合物数量明显降低。在以往的药物研发中，X 射线晶体学的技术主要用于为基于结构的化合物改造提供可靠的依据。几代 HIV-1 蛋白酶抑制剂的研发成功，就是 X 射线晶体学技术用于药物研发的经典案例。从首个上市的 HIV-1 蛋白酶抑制剂沙奎那韦，到后来的一系列那韦类药物，这些药物大多是 HIV-1 蛋白酶底物中间态的类似物。在这些药物的设计与优化过程中，X 射线晶体学与 ITC 技术发挥了至关重要的作用[42]。

在高通量药物筛选的研究领域，最常见的是基于荧光的策略。然而一些可以成为药物靶标的蛋白质，难以采用这些易于实现自动化的高通量策略来进行筛选。因此，采用通量低但可靠性高的 NMR 等技术对这类靶标进行筛选，就是唯一的选择。Theodorescu 等通过蛋白质结构分析的方法，针对小 G 蛋白 Ral 的新口袋，采用 ChemDiv 化合物库 50 万化合物进行虚拟筛选，并挑选 88 个化合物进行 NMR 的确证，最终得到了若干活性化合物，在动物模型上能够有效抑制肿瘤的生长[43]。这项工作不仅发现了新的化合物可以靶向 Ral 的口袋，也体现了 NMR 技术对于药物发现的重要性。

以上是 X 射线晶体学、NMR 及 ITC 等技术在以往药物研发中的典型应用，各项技术的使用相互较为独立。然而近年来，由于 NMR 与 X 射线晶体学等技术的通量不断提高，基于片段的药物设计策略开始兴起[44]。这种策略的主要原理是，先采用 NMR 技术对一定规模的片段库进行筛选，然后运用 X 射线晶体学的方法，确定若干化合物片段能够结合在同一口袋的不同位置，再通过药物设计及药物化学的方法把这些片段连接起来，得到设计出的目标化合物（图 17-16），并进行相关的验证。这些片段对于口袋的结合能力，一般都在毫摩尔水平，但是连接起来得到的目标化合物，其对于口袋的结合能力，与片段相比可以提高上万倍，达到纳摩尔水平。运用 FBDD 的设计策略，可以用一个规模较小的片段库来覆盖较大的化学空间，既可以避免虚拟筛选策略中各种算法误差的累积，又可以避免高通量筛选不考虑靶标蛋白口袋形状的盲目性，因而在药物研发领域成了主流趋势。

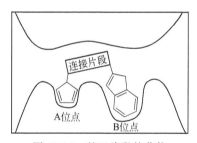

图 17-16　基于片段的药物
设计原理示意图

近年来，基于这种策略得到的候选药物，已有超过 30 个进入各期的临床试验阶段，其中两个已经上市[45]。例如，靶向 HSP90 的 AT13387，已经进入到治疗非小细胞肺癌的临床试验阶段[46]。Astex 制药公司的研究人员通过用 NMR 对含有大约 1600 个化合物的片段库进行筛选，得到 125 个与靶标蛋白有结合且结构多样的化合物。在这些化合物中，最终得到了 26 个化合物与靶标蛋白的复合物晶体结构。起初筛选得到的片段化合物，其结合力接近 1mmol/L。而通过合成一系列基于这些片段的化合物，最后得到了活性提高 100 万倍，结合力在亚纳摩尔水平的先导化合物[47]。编号 AT13387 的化合物，由于具有很好的细胞活性和配体效率，已经进入到治疗肿瘤的临床试验阶段。先用 NMR 技术筛选有亲和力的片段，再用 X 射线晶体学确定片段的结合模式，最终用 ITC 确定不同化合物的亲和力。基于这样的总体策略，Astex 公司还研发了靶向 CDK2 的 AT7519[48]，以及靶向 Aurora 激酶的 AT9283[49]，已经分别进入到 II 期临床和 III 期临床试验阶段。

具有生物活性的天然产物，广泛存在于自然界中。然而寻找这些活性化合物在细胞内的分子靶标，从来都不是一个容易解决的问题。基于质谱技术的蛋白质组学手段，可以为这个问题的解决发挥一定的作用。Cravatt 等构建了一个天然产物衍生的化合物库，用于基于细胞表型的筛选，并发现化合物 MJE3 能够抑制乳腺癌细胞的增殖。通过基于质谱技术的原位蛋白质组活性分析的方法，PGAM1 被鉴定为化合物 MJE3 的共价结合靶标。这项工作不但找到了天然产物衍生物 MJE3 在细胞内的分子靶标，更重要的是，促进了对 PGAM1 作为药物靶标的确证研究[50]。

从上述案例可以看出，一个成功的药物研发项目，离不开多项技术的综合运用。NMR特别适合用于判断化合物与蛋白质是否有结合，却不容易解析复合物的空间结构。X射线晶体学特别适合解析复合物的空间结构，却不能给出化合物与蛋白质结合的强度信息。而ITC虽然不能用于研究复合物的空间结构，却是确定化合物亲和力的重要手段。因此，综合运用多种技术手段的研发策略，已经成为目前药物研发领域的主流趋势。

17.4 展望

人类社会已经进入精准医学与个性化治疗的时代，无论是用于疾病的诊断，还是用于对药物的选择，生物信息学的各类数据库及工具必将发挥越来越重要的作用。在未来相当长一段时间里，从海量的生物医学数据中挖掘出疾病的分子机理，并确定相应的靶标蛋白，以及相应的药物，是生物信息学在药物研发领域面临的主要机遇与挑战。随着超级计算机运算速度的不断提高，一些在以往看来比较耗费计算资源的算法将突破限制其大规模应用的瓶颈，获得更为广泛的应用。与此同时，组合化学等相关学科的发展，不断扩大着化合物库的规模。这两个领域的协同发展，将巩固化学信息学在新药研发领域的地位，提高相关研发项目的成功率，加速新药的研发与上市。与此同时，在化学生物学领域，学术界不断发展新的技术，工业界不断推出新的仪器。无论是在分子水平，还是在细胞水平，这些进步都将把检测及确证手段的可靠性及效率推向新的高度。然而，无论是用来进行数据采集的检测仪器，还是用来进行数据分析的计算机设备，硬件的快速发展都不能代替数据分析算法及软件的发展。目前组学数据分析面临的最大挑战，依然是缺乏能够对海量数据进行有效解读的分析工具，多种组学数据的整合分析（图17-17），已经成为综合运用各项技术，对数据进行可靠解读，并加速药物发现的主流趋势。

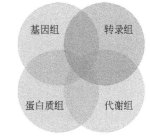

图 17-17　多种组学数据的整合分析

参考文献

[1]　The Cancer Genome Atlas Research N，Weinstein JN，Collisson EA，Mills GB，Shaw KRM，Ozenberger BA，et al. The Cancer Genome Atlas Pan-Cancer analysis project. Nat Genet，2013，45：1113-1120.

[2]　Barretina J，Caponigro G，Stransky N，Venkatesan K，Margolin AA，Kim S，et al. The Cancer Cell Line Encyclopedia enables predictive modelling of anticancer drug sensitivity. Nature，2012，483：603-607.

[3]　Robert X，Gouet P. Deciphering key features in protein structures with the new ENDscript server. Nucleic Acids Res，2014，42：W320-W324.

[4]　Lamb J，Crawford ED，Peck D，Modell JW，Blat IC，Wrobel MJ，et al. The Connectivity Map：using gene-expression signatures to connect small molecules，genes，and disease. Science（New York，NY），2006，313：1929-1935.

[5]　Weinstein J，Akbani R，Broom B，et al. Comprehensive molecular characterization of urothelial bladder carcinoma. Nature，2014，507：315-322.

[6]　Muzuy D，Bainbridge M，Chong K，et al. Comprehensive molecular characterization of human colon and rectal

cancer. Nature，2012，487：330-337.

［7］ Koboldt D，Fulton R，Mclellan M，et al. Comprehensive molecular portraits of human breast tumours. Nature，2012，490：61-70.

［8］ Bass A，Thorsson V，Shmulevich I，et al. Comprehensive molecular characterization of gastric adenocarcinoma. Nature，2014，513：202-209.

［9］ Tirosh I，Izar B，Prakadan SM，Wadsworth MH，Treacy D，Trombetta JJ，et al. Dissecting the multicellular ecosystem of metastatic melanoma by single-cell RNA-seq. Science，2016，352：189-196.

［10］ Dixon SL，Smondyrev AM，Knoll EH，Rao SN，Shaw DE，Friesner RA. PHASE：a new engine for pharmacophore perception，3D QSAR model development，and 3D database screening：1. Methodology and preliminary results. J Comput Aid Mol Des，2006，20：647-671.

［11］ Wang J，Luo C，Shan C，You Q，Lu J，Elf S，et al. Inhibition of human copper trafficking by a small molecule significantly attenuates cancer cell proliferation. Nat Chem，2015，7：968-979.

［12］ Zhang J，Liu H，Zhu K，Gong S，Dramsi S，Wang YT，et al. Antiinfective therapy with a small molecule inhibitor of Staphylococcus aureus sortase. Proc Nat Acad Sci USA，2014，111：13517-13522.

［13］ Fang Y. Ligand-receptor interaction platforms and their applications for drug discovery. Expert Opin Drug Discov，2012，7：969-988.

［14］ Lea WA，Simeonov A. Fluorescence polarization assays in small molecule screening. Expert Opin Drug Discov，2011，6：17-32.

［15］ Gul S，Gribbon P. Exemplification of the challenges associated with utilising fluorescence intensity based assays in discovery. Expert Opin Drug Discov，2010，5：681-690.

［16］ Chung CW，Witherington J. Progress in the discovery of small-molecule inhibitors of bromodomain-histone interactions. J Biomol Screen，2011，16：1170-1185.

［17］ Geerlof A，Brown J，Coutard B，Egloff MP，Enguita FJ，Fogg MJ，et al. The impact of protein characterization in structural proteomics. Acta Crystal Sect D，Biological crystallography，2006，62：1125-1136.

［18］ O'Neill MA，Gaisford S. Application and use of isothermal calorimetry in pharmaceutical development. Int J Pharm，2011，417：83-93.

［19］ Du X，Li Y，Xia YL，Ai SM，Liang J，Sang P，et al. Insights into Protein-Ligand Interactions：Mechanisms，Models，and Methods. Int J Mol Sci，2016，17.

［20］ Leavitt S，Freire E. Direct measurement of protein binding energetics by isothermal titration calorimetry. Curr Opin Struc Biol，2001，11：560-566.

［21］ Hajduk PJ，Greer J. A decade of fragment-based drug design：strategic advances and lessons learned. Nat Rev Drug Discov，2007，6：211-219.

［22］ Pellecchia M，Sem DS，Wuthrich K. Nmr in drug discovery. Nat Rev Drug Discov，2002，1：211-219.

［23］ Pellecchia M，Bertini I，Cowburn D，Dalvit C，Giralt E，Jahnke W，et al. Perspectives on NMR in drug discovery：a technique comes of age. Nat Rev Drug Discov，2008，7：738-745.

［24］ Renaud JP，Chung CW，Danielson UH，Egner U，Hennig M，Hubbard RE，et al. Biophysics in drug discovery：impact，challenges and opportunities. Nat Rev Drug Discov，2016，15：679-698.

［25］ Congreve M，Murray CW，Blundell TL. Keynote review：Structural biology and drug discovery. Drug Discov Today，2005，10：895-907.

［26］ Blundell TL，Jhoti H，Abell C. High-throughput crystallography for lead discovery in drug design. Nat Rev Drug Discov，2002，1：45-54.

［27］ Glish GL，Vachet RW. The basics of mass spectrometry in the twenty-first century. Nat Rev Drug Discov，2003，2：140-150.

［28］ Karas M，Bachmann D，Bahr U，Hillenkamp F. Matrix-assisted ultraviolet laser desorption of non-volatile compounds. Int J Mass Spectrom Ion Process，1987，78：53-68.

［29］ Yamashita M，Fenn JB. Electrospray ion-source-another variation on the free-jet theme. J Phys Chem，1984，88：4451-4459.

［30］ Hofstadler SA，Sannes-Lowery KA. Applications of ESI-MS in drug discovery：interrogation of noncovalent complexes. Nat Rev Drug Discov，2006，5：585-595.

［31］ Marshall AG，Hendrickson CL，Jackson GS. Fourier transform ion cyclotron resonance mass spectrometry：a primer. Mass Spectrom Rev，1998，17：1-35.

［32］ Lee C. Western Blotting//Rosato E. Circadian Rhythms：Methods and Protocols. Totowa，NJ：Humana Press，2007：391-399.

［33］ Faoro V，Becker K-F，Stanta G. Western Blotting//Stanta G. Guidelines for Molecular Analysis in Archive Tissues. Berlin，Heidelberg：Springer Berlin Heidelberg，2011：271-274.

［34］ Robinson JP，Rajwa B，Patsekin V，Davisson VJ. Computational analysis of high-throughput flow cytometry data. Expert Opin Drug Discov，2012，7：679-693.

［35］ Vermes I，Haanen C，Steffens-Nakken H，Reutelingsperger C. A novel assay for apoptosis. Flow cytometric detection of phosphatidylserine expression on early apoptotic cells using fluorescein labelled Annexin V. J Immunol Methods，1995，184：39-51.

［36］ Peluso J，Muller CD. Advances in flow cytometry for drug screening. Expert Opin Drug Discov，2010，5：827-833.

［37］ Edwards BS，Young SM，Saunders MJ，Bologa C，Oprea TI，Ye RD，et al. High-throughput flow cytometry for drug discovery. Expert Opin Drug Discov，2007，2：685-696.

［38］ Hawkins RD，Hon GC，Ren B. Next-generation genomics：an integrative approach. Nat Rev Genet，2010，11：476-486.

［39］ Meyer CA，Liu XS. Identifying and mitigating bias in next-generation sequencing methods for chromatin biology. Nat Rev Genet，2014，15：709-721.

［40］ Furey TS. ChIP-seq and beyond：new and improved methodologies to detect and characterize protein-DNA interactions. Nat Rev Genet，2012，13：840-852.

［41］ Park PJ. ChIP-seq：advantages and challenges of a maturing technology. Nat Rev Genet，2009，10：669-680.

［42］ Wlodawer A，Vondrasek J. Inhibitors of HIV-1 protease：a major success of structure-assisted drug design. Annu Rev Bioph Biom，1998，27：249-284.

［43］ Yan C，Liu D，Li L，Wempe MF，Guin S，Khanna M，et al. Discovery and characterization of small molecules that target the GTPase Ral. Nature，2014，515：443-447.

［44］ Rees DC，Congreve M，Murray CW，Carr R. Fragment-based lead discovery. Nat Rev Drug Discov，2004，3：660-672.

［45］ Erlanson DA，Fesik SW，Hubbard RE，Jahnke W，Jhoti H. Twenty years on：the impact of fragments on drug discovery. Nat Rev Drug Discov，2016，15：605-619.

［46］ Murray CW，Carr MG，Callaghan O，Chessari G，Congreve M，Cowan S，et al. Fragment-based drug discovery applied to Hsp90. Discovery of two lead series with high ligand efficiency. J Med Chem，2010，53：5942-5955.

［47］ Woodhead AJ，Angove H，Carr MG，Chessari G，Congreve M，Coyle JE，et al. Discovery of (2,4-dihydroxy-5-isopropylphenyl)-［5-(4-methylpiperazin-1-ylmethyl)-1,3-dihydrois oindol-2-yl］ methanone (AT13387)，a novel inhibitor of the molecular chaperone Hsp90 by fragment based drug design. J Med Chem，2010，53：5956-5969.

[48] Wyatt PG，Woodhead AJ，Berdini V，Boulstridge JA，Carr MG，Cross DM，et al. Identification of N-（4-piperidinyl）-4-（2，6-dichlorobenzoylamino）-1H-pyrazole-3-carboxamide （AT7519），a novel cyclin dependent kinase inhibitor using fragment-based X-ray crystallography and structure based drug design. J Med Chem，2008，51：4986-4999.

[49] Howard S，Berdini V，Boulstridge JA，Carr MG，Cross DM，Curry J，et al. Fragment-based discovery of the pyrazol-4-yl urea （AT9283），a multitargeted kinase inhibitor with potent aurora kinase activity. J Med Chem，2009，52：379-388.

[50] Evans MJ，Saghatelian A，Sorensen EJ，Cravatt BF. Target discovery in small-molecule cell-based screens by in situ proteome reactivity profiling. Nat Biotech，2005，23：1303-1307.

第18章

生物标志物与新药研发

黄　敏　谢作权　耿美玉

18.1　生物标志物

18.1.1　生物标志物简介

生物标志物（biomarkers），顾名思义，是一种对生理、病理或某种治疗反应进行客观测量和评价的特征性指标。在医学领域，生物标志物既可以作为疾病诊断或预后评价的参数，又可以作为药物疗效评价的参数。早在 1847 年，科学家就以尿液中的本周蛋白作为多发性骨髓瘤的生物标志物。20 世纪 80 年代以来，生物标志物的研究取得了显著的进展，其中发现的最具代表性的肿瘤生物标志物，是用于筛查前列腺癌的前列腺特异抗原（prostate-specific antigen，PSA），历经二十多年的临床实践，显示其在前列腺癌的筛查及疗效监控方面均具有重要的意义。此外，还包括甲胎蛋白（α-fetoprotein，AFP）、癌胚抗原（carcinoembryonic antigen，CEA）、糖蛋白抗原（CA125、CA15-3、CA19-9）等。

以往对生物标志物的研究侧重于以肿瘤为代表的疾病诊断及预后生物标志物的发现。近年来随着众多分子靶向抗肿瘤药物在临床上的广泛使用，由于肿瘤的高度异质性，抗肿瘤药物的药效差异十分显著，寻找可指征药物敏感性及疗效监控的生物标志物成为当前研究的热点和主流。过去 20 年的研究，随着分子靶向药物研发的进展，已发现一系列可指征临床用药敏感人群的生物标志物，对于指导抗肿瘤药物的个体化治疗及新药研发发挥了不可替代的作用。

生物标志物的研究进展引发了药物治疗和药物研发等领域的巨大变革。在药物治疗方面，提倡 P4 个体化医学，即预测、个体化、预防及全民参与的医学（predictive，personalized，preventive，participatory medicine）。P4 医学是基于对生物学的复杂过程的认识，通过优化治疗方案以达到控制疾病进展的目的。生物标志物为 P4 个体化医学的实现提供了基础，即通过对患者生物标志物的分析，选择合适的药物对患者进行个体化治疗，对于易感人群或早期病人采用必要的预防措施，做到早期诊断、早期治疗。在药物研发领域，生物标志物贯穿于新药研发的全程以加速靶向药物的开发。在临床研究前阶段，依据生物标志物选择合适的工具细胞株及动物模型；在临床研究中，依据生物标志物选择合适的治疗人群用于新药的临床试验，并依据生物标志物及时准确地观察药物的治疗效应。这种基于生物标志物的新药研发模式，可以显著提高药物治疗的有效率，并动态监控药效，及时反馈药效信息，不仅可以减少新药临床试验过程中巨大的费用支出，还可以大大地提高新药研究的成功率，促进新药研究的进程[1,2]。

18.1.2　生物标志物分类

生物标志物的种类广泛，包括脱氧核糖核酸（DNA）、核糖核酸（RNA）、蛋白质及代谢物等可被检测的分子（图 18-1），也包括特定的细胞或某些结构功能改变等。通常来说，DNA 水平的改变包括基因组 DNA 点突变、微卫星改变、启动子区高甲基化、线粒体的 DNA 点突变，以及染色体异常如拷贝数异常、易位、杂合子缺失等；RNA 水平的改变包括表达异常、点突变、微小 RNA（miRNA）的改变等；蛋白质水平的改变包括结构异常、修饰改变、活性改变、定位异常及表达量改变等；代谢产物的改变包括糖代谢产物、蛋白质代谢产物、脂质代谢产物及核酸代谢产物的改变等；此外，还包括血液中的循环肿瘤细胞、循环肿瘤 DNA（ctDNA）以及血管结构功能改变及影像学的改变等。

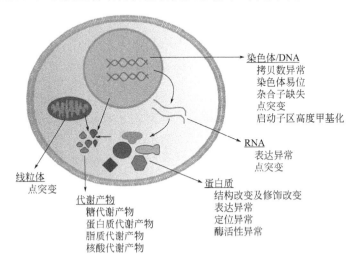

图 18-1　生物标志物的种类

生物标志物可用于肿瘤的筛查、诊断、预后分析、药物敏感性预测及药效监测等，因此，根据其功能可分为以下几种类型。

① 诊断生物标志物（diagnostic biomarker）：用于疾病的大规模筛查及辅助诊断。如前列腺特异抗原，用于前列腺癌高危人群的筛查；甲胎蛋白，用于肝癌的辅助诊断。

② 预后生物标志物（prognostic biomarker）：用于判断病人的临床转归，反映疾病的自然进程。如雌激素受体（estrogen receptor，ER），在乳腺癌病人中，若 ER 表达为阳性，与 ER 阴性的病人相比，预后相对较好。

③ 预测生物标志物（predictive biomarker）：用于预测病人对某一特定治疗的反应。如乳腺癌病人的人表皮生长因子受体 2（HER2）扩增，提示对曲妥珠单抗（trastuzumab）治疗敏感；黑素瘤患者的 BRAF（V600E）突变，提示对 BRAF 抑制剂维罗非尼（vemurafenib）敏感；结肠癌患者的 KRAS 突变，提示对西妥昔单抗（cetuximab）耐受。

④ 疗效监控生物标志物（pharmacodynamic biomarker）：用于动态监测疾病的治疗效应。如糖蛋白抗原（CA125）作为卵巢癌的疗效监控标志物；癌胚抗原（CEA）作为结肠癌的疗效监控标志物；核基质蛋白（nuclear matrix protein 22，NMP-22）作为膀胱癌的疗效监控生物标志物。

另外，生物标志物的分型没有严格的界限，往往一些生物标志物具有多种功能类型，包括诊断、预测及监控等。目前临床上使用的肿瘤生物标志物见表 18-1。

表 18-1　临床使用的肿瘤生物标志物

生物标志物	类型	样本	肿瘤类型	临床应用
AFP	糖蛋白	血清	肝癌、睾丸癌	诊断
β-HCG	糖蛋白	血清	卵巢癌	分期
CA125	糖蛋白	血清	卵巢癌	监控
CA19-9	糖蛋白	血清	睾丸癌	监控
CEA	蛋白质	血清	结肠癌	监控
EGFR	蛋白质	结肠	结肠癌、肺癌	预测
KIT	蛋白质	胃肠道	胃肠道肿瘤	诊断、预测
thyroglobulin	蛋白质	血清	甲状腺癌	监控
PSA	蛋白质	血清	前列腺癌	筛选、监控
CA15-3	糖蛋白	血清	乳腺癌	监控
CA27-29	糖蛋白	血清	乳腺癌	监控
cytokeratins	蛋白质	乳腺	乳腺癌	预后
ER、PR	蛋白质	乳腺	乳腺癌	预后、预测
HER2/NEU	蛋白质、DNA	乳腺/血清	乳腺癌	预后、预测、监控
NMP-22	蛋白质	尿液	膀胱癌	诊断、监控
fibrin/FDP	蛋白质	尿液	膀胱癌	监控

注：AFP，甲胎蛋白；β-HCG，人绒毛膜促性腺激素 β；CA125，糖蛋白抗原 125；CA15-3，糖蛋白抗原 15-3；CA19-9，糖蛋白抗原 19-9；CA27-29，糖蛋白抗原 27-29；cytokeratins，细胞角蛋白；CEA，癌胚抗原；EGFR，表皮生长因子受体；ER，雌激素受体；fibrin/FDP，纤维蛋白及纤维蛋白降解产物；HER2/NEU，人表皮生长因子受体 2；KIT，c-kit 受体酪氨酸激酶；NMP-22，核基质蛋白 22；PR，孕激素受体；PSA，前列腺特异抗原；thyroglobulin，甲状腺球蛋白。

18.2　生物标志物与药物个性化治疗

药物反映个体差异是临床上极其普遍的现象，即不同患者对同一种药物在疗效上存在显著的差异。个体化医学（individualized medicine）一词最早见于 1956 年美国德州大学生化研究所 Williams 教授的专著《生物化学个体性》中。Williams 教授大力提倡基于生物化学个体性的个体化医学，但一直未引起医学界的足够重视。随着基因组学及蛋白质组学技术的发展以及分子靶向药物的出现，使个体化医学的重要性被重新认识。个体化治疗是以患者的个体信息为基础来选择和确定治疗方案，即以基因组成或表达修饰变化的差异等来预测药物的治疗效果或毒副作用，为每个患者选择最适宜的治疗方案[3]。2015 年 1 月 30 日，美国白宫披露了奥巴马在国情咨文中提出的"精准医疗计划"（President Obama's Precision Medicine Initiative）的详情。这份计划被誉为如何"改善健康水平和疾病治疗的革命性研究计划"，进一步将药物的个性化治疗提到全世界范围内备受关注的高度。

18.2.1　分子靶向药物与生物标志物

抗肿瘤领域是精准医疗率先取得突破的领域，这在很大程度上取决于肿瘤研究领域在近几十年来的飞速进展。当前，肿瘤异质性的本质特征要求肿瘤的治疗必须实现个体化的精准治疗已经形成普遍共识。研究发现，肿瘤演进过程中，由于基因组不稳定性所致的细胞亚群发生基因随机突变，导致特定遗传背景的细胞亚群选择性形成克隆，或微环境与肿瘤细胞相互作用所致某些细胞亚群通过达尔文进化进行的无限增殖等，赋予了肿瘤细胞高度异质性的特征，是导致抗肿瘤药物疗效不稳定、临床病人易产生耐药的重要因素[4,5]。作为复杂疾病，肿瘤的分子调控涉及的不再是个别的蛋白质或单一的信号通路，而是由众多元件组成参与的多维动态的网络调控，复杂的肿瘤网络调控更加突出了病人的个体差异[6]。由于肿瘤存在异质性，临床上发现仅部分病人能从某一类分子靶向药物治疗中获益，而传统的无选择性群体研究很可能由于大部分病人没有得到改善而认为该药物无治疗效果，从而导致临床试验失败。因此，分子靶向药物在临床中应该选择何种病人，以及如何监控药物疗效，已成为肿瘤治疗领域亟需解决的问题，是影响药物开发成功与否的关键。

（1）EGFR 抑制剂

表皮生长因子受体（epithelial growth factor receptor，EGFR）是表皮生长因子家族的重要一员，参与肿瘤细胞的增殖、凋亡、迁移及血管新生等，在肺癌、结肠癌、头颈癌及乳腺癌等多种肿瘤中存在突变、拷贝数异常或表达异常。EGFR 调控的下游信号通路主要有两条，分别为 RAS-RAF-MAPK 通路和 PI3K-AKT-mTOR 通路，是细胞增殖和存活的重要信号通路，EGFR 是抗肿瘤药物的重要靶点。目前，靶向 EGFR 主要有两种方式，一是靶向EGFR 胞外区或其配体的单克隆抗体，如西妥昔单抗（cetuximab）和帕尼单抗（panitumumab）等；二是靶向 EGFR 胞内激酶区的小分子抑制剂，如吉非替尼（gefitinib）和厄洛替尼（erlotinib）等。EGFR 抑制剂敏感标志物的认识过程，体现了分子靶向药物逐步探索、不断深入、从现象到本质的过程。

吉非替尼和厄洛替尼是靶向 EGFR 胞内激酶区的小分子抑制剂，目前在临床上主要用于 EGFR 基因敏感突变的非小细胞肺癌的治疗。在早期的临床研究中发现，吉非替尼对临床上非选择的肺癌病人总体生存期的改善效果与安慰对照组相比无显著性差异，而在回顾性研究中发现，吉非替尼对女性、非吸烟、东亚人群的肺腺癌病人或组织类型为细支气管肺泡癌的治疗更为敏感。究其原因，是上述人群的非小细胞肺癌通常存在 EGFR 的第 21 个外显子区的 L858R（即第 858 位的精氨酸替代亮氨酸）及第 19 个外显子区的 LREA 缺失（即亮氨酸、精氨酸、谷氨酸及丙氨酸缺失），导致吉非替尼的治疗效应显著提高。因此，在后来的吉非替尼临床研究中，选择敏感突变的转移性非小细胞肺癌病人进行治疗，与标准化疗方案（卡铂-紫杉醇联用）相比，吉非替尼治疗组的临床反应率显著提高（73.7% vs 30.7%，$P<0.001$），中位无进展生存期显著延长（10.8 个月 vs 5.4 个月），中位总体生存期延长（30.5 个月 vs 23.6 个月）等。EGFR 的敏感突变在非小细胞肺癌中的发生率为 10%～28%，治疗有效率可达 60%～80%，因此，对于吉非替尼和厄洛替尼，必须选择敏感突变的病人进行治疗[7～9]。

目前发现的 *EGFR* 基因敏感突变主要发生在第 18、19 和 21 个外显子区，包括 G719X、LREA 缺失、L858R 及 L861Q，其中第 19 个外显子区的 LREA 缺失和第 21 个外显子区的 L858R 是最主要的两种敏感突变（共占 90%）。第 19 个外显子区的 LREA 缺失改变了 ATP 结合位点的角度，第 21 个外显子区的 L858R 突变位点紧邻激酶活化环中高度保守的 DFG 序列附近，使活化环中的稳定性提高，这两个位点的突变均显著增加了肿瘤细胞对吉非替尼的敏感性，因此，作为临床上使用吉非替尼或厄洛替尼的最主要的预测生物标志物。EGFR 拷贝数增加的非小细胞肺癌病人（占 12%～59%）常伴有 *EGFR* 的敏感突变，因此被提议作为吉非替尼或厄洛替尼的预测生物标志物，但目前尚缺乏大规模临床研究的验证。EGFR 蛋白高表达的非小细胞肺癌病人，研究显示，EGFR 的高表达与吉非替尼或厄洛替尼的治疗效应相关性不大，因此不能作为吉非替尼或厄洛替尼的预测生物标志物[10～12]。

在非小细胞肺癌的治疗中，吉非替尼或厄洛替尼也存在原发性及获得性耐药。*EGFR* 下游通路的 *KRAS*（20%～30%）、*BRAF*（2%～3%）、*PIK3CA*（2%）等基因的突变可导致 EGFR 小分子抑制剂的原发性耐药。*EGFR* 基因的第 19～21 个外显子区的 L747S、D761Y、T790M 及 T854A 存在耐药突变，其中最主要的突变为第 20 个外显子区的 T790M（第 790 位的甲硫氨酸替代苏氨酸），常发生于吉非替尼或厄洛替尼的获得性耐药中（约占 50%）[13,14]。此外，EGFR 或其配体过表达及代偿通路（MET 或 IGFR）的活化，也可导致吉非替尼或厄洛替尼的获得性耐药[15～17]。因此，临床上对这些生物标志物进行检测，将有助于选择合适的治疗药物及监测药效，提高肿瘤病人治疗的选择准确性和有效率。事实上，特异针对 EGFR T790M 突变的 EGFR 三代抑制剂（osimertinib）新近已经批准上市，T790M 突变是其敏感标志物，为大批因为该位点突变导致 EGFR 一代抑制剂耐药的患者提供了有效的治疗手段。

西妥昔单抗和帕尼单抗主要用于 *EGFR* 基因拷贝数增加或蛋白高表达的结直肠癌或头颈癌病人的治疗。临床研究中发现，西妥昔单抗及帕尼单抗仅对 KRAS 野生型的转移性结直肠癌病人有效，而对 *KRAS* 基因突变的结直肠癌病人无效。究其原因，发现 KRAS 基因发生突变后，可以使该通路异常活化，不受 EGFR 上游信号指令的影响，从而导致 *KRAS* 基因突变的患者对上游的 EGFR 抗体治疗无效。KRAS 在结肠癌病人中的突变率为 35%～45%，由于 90% 以上 *KRAS* 突变的结肠癌病人对 EGFR 单抗治疗无效，因此，临床上将 KRAS 基因是否发生突变作为结肠癌病人使用 EGFR 单抗治疗的预测生物标志物。在非小细胞肺癌中，*KRAS* 的突变发生率为 15%～25%，*KRAS* 突变预示对 EGFR 单抗的治疗效果较差，是非小细胞肺癌耐药的重要机制之一（35%～45%），但目前尚无充分的依据将 KRAS 基因突变作为 EGFR 单抗治疗的预测生物标志物[18]。

（2）HER2 抑制剂

HER2 亦属于表皮生长因子家族的成员，与肿瘤细胞的异常增殖密切相关。HER2 在 20%～25% 的乳腺癌病人中存在过表达，HER2 过表达提示肿瘤细胞增殖能力增加，预后相对较差。1998 年，开发的曲妥珠单抗是第一个被批准的靶向 EGFR 家族的药物，主要适用于 *HER2* 基因扩增及蛋白过表达的乳腺癌病人。曲妥珠单抗单独治疗 HER2 阳性的乳腺癌病人，其临床反应率为 18%～35%，与标准化疗方案相当。目前，曲妥珠单抗和化疗药物联用已作为临床上 HER2 阳性的转移性乳腺癌病人的一线治疗[19]。临床上对 HER2 的检测主要有两种方法：一是通过免疫组化方法（immunohistochemistry，IHC）检测 HER2 蛋白的表达情况；二是通过荧光原位杂交（fluorescence in situ hybridization，FISH）检测 *HER2* 基因的扩增情况。对于 HER2 蛋白高表达的病人或 *HER2* 基因扩增的病人均可用曲妥珠单抗治疗；相对而言，*HER2* 基因扩增能更准确地预测曲妥珠单抗的治疗效应。2007 年，葛兰素史克公司开发的小分子抑制剂拉帕替尼（laptinib）是主要靶向 HER2 与 EGFR 的多靶点抑制剂，目前也用于临床上 HER2 扩增或高表达的乳腺癌病人的治疗。

（3）ALK 抑制剂

ALK 是指间变性淋巴瘤激酶（anaplastic lymphoma kinase），属于酪氨酸激酶家族成员。ALK 易与其他基因形成融合基因，通过激活下游的 PI3K-AKT 及 RAS-RAF-MAPK 信号通路，促进细胞的增殖及抑制细胞的凋亡。常见的融合基因有 *NPM-ALK*、*EML4-ALK* 及 *KIF5B-ALK* 等，*NPM-ALK* 发生常见于大细胞间变性淋巴瘤（60%），*EML4-ALK* 常发生于非小细胞肺癌（3%～7%）。在非小细胞肺癌中，*EML4-ALK* 基因融合后表达的蛋白参与组成性地激活下游 RAS-RAF-MAPK 信号通路，促进细胞的增殖。通常 *EML4-ALK* 融合基因不与 *EGFR* 突变及 *KRAS* 突变共存，此类型的肿瘤常见于年轻、非吸烟及组织类型为印戒细胞的晚期肺癌病人。临床上，采用 FISH 的方法检测 *EML4-ALK* 融合基因；对于 *EML4-ALK* 融合基因型的非小细胞肺癌，可采用 ALK 的抑制剂克唑替尼（crizotinib）进行治疗，临床研究显示其反应率可达 57%[20,21]。

（4）BRAF 抑制剂

BRAF 是丝/苏氨酸类的蛋白激酶，受上游调控蛋白 KRAS 的 GTP 酶激活而发生活化，进而磷酸化并激活其下游蛋白 MEK-ERK 信号通路。*BRAF* 突变常见于黑素瘤（50%～70%）、结肠癌（10%～15%）及甲状腺癌（40%～50%），在非小细胞肺癌中的发生率仅为 2%～3%。*BRAF* 突变和 *KRAS*、*EGFR* 突变通常不共存于同一肿瘤中，*BRAF* 发生突变的肿瘤，对上游的 KRAS 蛋白激活失去依赖性，自身可介导下游通路的活化。*BRAF* 最主要的突变为第 600 位的谷氨酸替代缬氨酸（V600E），占 90% 以上的 *BRAF* 突变。临床研究显示，*BRAF*（V600E）突变的小分子抑制剂维罗菲尼（vemurafenib）可显著改善黑素瘤病人的总体生存期，目前已被 FDA 批准用于晚期转移性或不能切除的黑素瘤的治疗，同时，FDA 还批准了首个用于检测 *BRAF*（V600E）突变的试验方法（Cobas 4800）。维罗菲尼能阻断 *BRAF*（V600E）突变蛋白的功能，而对野生型的 BRAF 蛋白的作用相对较弱，因此是突变蛋白的选择性抑制剂[22]。此外，*BRAF* 突变的病人对 MEK 的抑制剂十分敏感，可预示对 MEK 抑制剂较好的治疗效应。

（5）PARP 抑制剂

BRAC1/2 是参与 DNA 同源重组修复的重要蛋白，其等位基因杂合型缺失或突变可导致肿瘤患病风险显著增加，如在家族性乳腺癌中，约 15%～20% 的病人是由于 *BRAC1/2* 的突变引起的，*BRAC1/2* 的杂合种系突变导致携带者患乳腺癌的风险可达 60%～85%；此外，*BRAC1/2* 突变携带者的卵巢癌、前列腺癌及胰腺癌的患病风险也显著增加。而在散发性的乳腺癌病人中，*BRAC1/2* 的突变率很低。目前大约有 100 多种 *BRAC1/2* 突变位点已被鉴定，主要集中于基因的编码区。2005 年，发现 DNA 损伤修复蛋白 PARP（Poly ADP-ribose polymerase）的抑制剂能够高选择性地杀伤 BRAC1 或 BRAC2 缺陷的肿瘤细胞，BRAC1/2 缺陷的细胞与非缺陷的细胞对 PARP 抑制剂的敏感性差异可达 1000 倍以上，根据该发现还提出了协同致死理论，极大地推动了高选择性抗肿瘤药物治疗的研究。2014 年底，阿斯利康公司研发的 PARP 抑制剂奥拉帕尼（olaparib）已经被批准上市用于 *BRCA* 突变的卵巢癌患者，成为首个靶向 DNA 损伤修复上市的分子靶向抗肿瘤药物。2018 年 1 月，奥拉帕尼获批用于治疗 BRCA 突变的 HER2 阴性的转移性乳腺癌。此外，发现 PARP 抑制剂对 PTEN 缺失的肿瘤细胞也十分敏感，相关的结果有待于临床的进一步验证[23～26]。

（6）PI3K-AKT-mTOR 通路抑制剂

PI3K-AKT-mTOR 通路参与肿瘤细胞的异常增殖、存活、凋亡抵抗、运动及能量代谢等，与肿瘤的发生发展密切相关。PI3K-AKT-mTOR 通路中的多个关键成分在肿瘤细胞存在突变、扩增及异常表达，如 PIK3CA、PIK3R1、AKT 及负调控因子 PTEN 等。PIK3CA（p110）是 PI3K 的催化亚单位，在人类的多种肿瘤中存在激活突变，包括乳腺癌（26%）、结肠癌（14%）、肺癌（3%）、胰腺癌（8%）、卵巢癌（7%）及肝癌（6%）等。PIK3CA 的突变及其调节亚基 p85 的 *PIK3R1* 突变，均削弱了 p85 调节亚基对 PIK3CA 的抑制作用，使该蛋白具有持续的激酶活性，促使下游信号转导通路的持续活化。AKT 也在多种肿瘤中发生扩增或突变，如胃癌、卵巢癌、黑素瘤、乳腺癌及结肠癌等，促使下游信号通路的持续活化。*PTEN* 是 PI3K-AKT-mTOR 通路的负调控因子，是一个重要的抑癌基因。PTEN 的功能是去除 PIP3 中的 3′磷酸的磷酸酶，它的缺失或失活将导致下游信号蛋白 AKT 的激活，进而促进 mTOR 的活性。*PTEN* 的突变或缺失发生于神经胶质瘤、乳腺癌、子宫内膜癌及前列腺癌中[27,28]。

PI3K-AKT-mTOR 通路靶向抑制剂的预测生物标志物与疗效监控生物标志物也正处于研究中，主要基于该通路的上下游信号分子及代偿通路进行研究。雷帕霉素是最早发现的 mTOR 抑制剂，以往认为其敏感性与 PTEN 失活及 AKT 激活有关，但临床研究中发现它们并不能有效预测雷帕霉素的敏感性。另外，临床前研究中发现，细胞对雷帕霉素的敏感性与 P27/KIP1 基因的表达水平成显著正相关，但还需进一步的临床研究验证。PI3K-AKT-mTOR 通路下游蛋白的表达或活性改变可以反映其通路的抑制效应，如 p70S6K1 及 4E-BP1 等，被认为可作为该通路的疗效监控生物标志物。但有临床报道显示，雷帕霉素类似物治疗有效或无效的个体，下游蛋白 p70S6K1 及 4E-BP1 均可以被抑制，因此，p70S6K1 及 4E-BP1 与雷帕霉素治疗有效性的相关性需待进一步的临床考察。

(7) Bcr-Abl、PML-RARα 与肿瘤个体化治疗

Bcr-Abl 融合基因是细胞内第 9 号染色体上的 *Abl* 原癌基因与第 22 号染色体上的 *Bcr* 基因发生易位形成的融合基因，表达 Bcr-Abl 融合蛋白。Bcr-Abl 高发于慢性粒细胞白血病及"费城"(Ph) 染色体阳性的急性淋巴细胞白血病。Bcr-Abl 融合蛋白可引起蛋白激酶的持续性激活，进而促进细胞的异常增殖、异常黏附及凋亡抵抗等，在细胞的恶性转化中起着重要的作用。Bcr-Abl 融合基因型的慢性粒细胞白血病及急性淋巴细胞白血病，可采用 Abl 激酶的抑制剂伊马替尼 (imatinib) 治疗，其临床反应率可高达 90%[29]。对于伊马替尼耐药的病人，可采用第二代的抑制剂如达沙替尼 (dasatinib) 或尼洛替尼 (nilotinib) 进行治疗。

PML-RARA 融合基因是第 15 号染色体上的早幼粒白血病基因 (*PML*) 与第 17 号染色体上的维甲酸受体 α 基因 (*RARα*) 发生易位形成的融合基因，表达 PML-RARα 融合蛋白，它可阻断细胞分化和凋亡从而导致急性早幼粒白血病的发生。PML-RARα 融合基因型的急性早幼粒细胞白血病人，可采用全反式维甲酸及三氧化二砷进行治疗[30]。

(8) c-MET 抑制剂

MET 是受体酪氨酸激酶家族的成员，其配体为肝细胞生长因子 (hepatocyte growth factor，HGF)。MET 通过与配体的相互作用或其他途径激活胞内段的激酶结构域，其酪氨酸发生磷酸化，进而激活下游的级联信号通路，参与肿瘤的增殖、迁移及血管新生等。*MET* 基因扩增也与肿瘤细胞的耐药密切相关，如非小细胞肺癌使用吉非替尼治疗后，可发生 *MET* 基因扩增，是导致吉非替尼耐药的重要机制之一 (约占 20%)。*MET* 在多种肿瘤中存在扩增、过表达及突变，如胃肠癌间质肿瘤、乳腺癌、非小细胞肺癌、肾癌、头颈癌及神经胶质瘤等。*MET* 基因扩增是临床试验时选择病人的主要依据，目前已有多种 MET 的抑制剂处于临床 Ⅱ 期及 Ⅲ 期研究，如克唑替尼 (辉瑞公司)、XL184 (Exelixis 公司) 及 ARQ197 (ArQule 公司) 等，作为单独用药或联合用药 (联合厄洛替尼或紫杉醇等)[31,32]。

(9) 其他肿瘤生物标志物

目前，还发现许多其他肿瘤生物标志物与药物的敏感性密切相关，如 FGFR1、FGFR2、FGFR3、PDGFRα、PDGFRβ 及 c-Kit 等，它们在肿瘤的个体化治疗中具有重要的指导作用 (见表 18-2)。除了这些采用特定的基因改变来预测肿瘤的治疗效应外，也有采用基因表达谱芯片研究肿瘤病人对药物治疗的敏感性，尽管前期有很多的研究结果显示某些基因的表达组合可预测肿瘤病人对化疗药物的敏感性，但还缺乏临床上充分的验证；同时可能由于基因表

达组合的复杂性等因素，至今尚未开发出用于临床的肿瘤生物标志物。

表 18-2　生物标志物在肿瘤个体化治疗中的应用

生物标志物	类型	肿瘤类型	治疗药物
EGFR	突变、扩增	非小细胞肺癌、多形性胶质母细胞瘤、结肠癌	Gefitinib，Erlotinib，Cetuximab
HER2	扩增	乳腺癌	Lapatinib，Trastuzumab
ER	过表达	乳腺癌	Tamoxifen，Fulvestrant
FGFR1	易位	慢性粒细胞白血病	Midostaurin，Vargatef
FGFR2	扩增、突变	胃癌、乳腺癌	Midostaurin，Vargatef
FGFR3	易位	多发性骨髓瘤	Midostaurin，Vargatef
KRAS	突变	结肠癌、非小细胞肺癌	Cetuximab，Panitumumab
PDGFRα	突变	多形性胶质母细胞瘤、胃肠道间质肿瘤	Sunitinib，Sorafenib，Imatinib
PDGFRβ	易位	慢性粒单核细胞白血病	Sunitinib，Sorafenib，Imatinib
ALK	易位	非小细胞肺癌、渐变性大细胞淋巴瘤	Crizotinib
MET	扩增	非小细胞肺癌、胃癌	Crizotinib，Cabozantinib
IGFR1	配体激活	结肠癌、胰腺癌	CP751871，AMG479
c-Kit	突变	胃肠道间质肿瘤	Sunitinib，Imatinib
FLT3	内部串联重复	急性髓性白血病	Lestaurtinib，XL999
RET	突变、易位	甲状腺癌	Cabozantinib
Abl	易位	慢性粒细胞白血病	Imatinib
JAK2	突变、易位	慢性骨髓性增生性疾病	Lestaurtinib，Ruxolitinib
Src	过表达	卵巢癌、乳腺癌、非小细胞肺癌、前列腺癌	KX2-391，Dasatanib，Saracatinib
BRAF	突变	黑素瘤、结肠癌、甲状腺癌、非小细胞肺癌	Vemurafenib
PI3K	突变	结肠癌、乳腺癌	BEZ235
mTOR	活化	肾癌	Temsirolimus，BEZ235
BRCA	突变	卵巢癌、乳腺癌	Olaparib

注：ALK，间变性淋巴瘤激酶；EGFR，表皮生长因子受体；ER，雌激素受体；HER2，表皮生长因子受体 2；IGFR1，胰岛素样生长因子受体 1；FGFR，成纤维细胞生长因子受体；PDGFR，血小板衍生生长因子受体，PI3K，磷脂酰肌醇 3-激酶。

最典型的例子是乳腺癌的激素类治疗。雌激素受体与乳腺癌的发生发展密切相关，主要见于乳腺癌病人的 luminal A 和 luminal B 两种亚型。临床研究中发现 ER 阳性的乳腺癌病人恶性程度相对较低，预后较好。ER 阳性的乳腺癌病人约占 60%，此类乳腺癌病人可采用雌激素的拮抗剂如他莫昔芬（tamoxifen）进行治疗。在 ER 阳性的转移性乳腺癌病人中，他莫昔芬的临床反应率可达 50%。因此，临床上将 ER 的表达情况作为是否使用他莫昔芬来治疗乳腺癌的预测生物标志物[33,34]。

以上提到的标志物均是疗效预测标志物，是用于患者预测药物的疗效响应的标志物，不论是在临床治疗还是临床药物试验中，都起到了筛选病人、提高临床有效率、避免不必要用药的重要作用，且上述介绍的诸多标志物大多在临床试验中得到了验证和进一步推广使用。近年来，随着分子靶向治疗理念的不断深入，在预测标志物阳性的人群中，在给药过程中进一步通过疗效监控标志物实时确证疗效，并监控耐药发生，成为抗肿瘤药物生物标志物研究的重要内容。值得一提的是，这种疗效监控标志物概念的范畴和以往认识的疗效监控标志物略有不同，它更强调能直接指征药物疗效的疗效监控标志物，因此也被称为"response biomarker"[35]。目前，相关的研究才刚刚起步，在临床前研究模型中取得了一些提示性的发现，例如在 MET 基因扩增肿瘤中，c-Myc 蛋白水平变化与 c-Met 抑制剂的敏感性密切相关，可以在给药早期指征疗效并动态监控耐药发生[36]；同时，c-Myc 蛋白水平变化还能指征 FGFR 抑制剂的疗效[37]。但是上述这些认识还停留在临床前研究阶段，若要证明其治疗价值，还有待临床检验。

18.2.2　化疗及免疫治疗与生物标志物

以上介绍的均是分子靶向药物的生物标志物，也是当前生物标志物研究的重点领域。随着个性化精准治疗理念的深入人心，传统化疗药物以及新近备受关注的免疫治疗生物标志物的研究也逐渐成为标志物的热点方向。

（1）化疗与生物标志物

化疗药即传统细胞毒类药物，因为其作用于细胞存活最关键的生物学事件，包括 DNA 复制、微管蛋白解聚与聚合、诱发基因组损伤等，一直以来被认为是无选择性、无敏感群体"玉石俱焚"的治疗。然而，随着肿瘤个性化治疗理念日益深入人心，且以往化疗药临床治疗结果提示，只有 15%～50% 的患者能对化疗药物响应，提示化疗药物也存在其敏感群体。研究化疗药的敏感群体除了能像分子靶向药物一样提高临床响应率以外，更重要的是能够避免化疗药严重的毒副作用对无效人群不必要的毒性。

事实上，因为化疗药的研究历史较为悠久，对其作用机制认识明确。依据化疗药的作用机制，结合临床前研究的发现，已经开展了相关临床研究。例如在多西紫杉醇（docetaxel）和卡铂（carboplatin）方案治疗非小细胞肺癌的临床研究中，探索参与 DNA 损伤修复的关键蛋白 ERCC1 和核苷酸合成酶 RRM1 表达水平高低能否帮助筛选敏感人群。然而，已经报道的多项临床试验，基本未见不同组别之间明显的疗效响应差异或者差异微弱[38～40]。迄今，还未有经临床试验证实且被广泛认可的化疗药的预测标志物。

究其原因，可能与大多数既往的临床试验都是检测 mRNA 水平，未能体现相关分子的功能有关。可以想象，目前大多数参与维护基因组稳定性等类似功能的关键分子，并非是通过转录水平的调控来实现功能激活的，因此，可以部分解释为何 mRNA 水平的检测未能发现与治疗的相关性。类似的一例探索多西紫杉醇和卡铂方案治疗非小细胞肺癌的临床研究中，检测 ERCC1 和 RRM1 的蛋白水平能够较好地预测临床疗效[41]，但是还有待更进一步临床研究的证实。另外，化疗药的生物标志物研究，因为其靶点的作用特性，很难像分子靶向药物一样，通过发现肿瘤中靶点的异常激活形式发现生物标志物，探索更有效的生物标志物研究发现策略，可能是当务之急。前期基于大规模肿瘤细胞板块结合肿瘤系统组学揭示的肿瘤细胞基因组和转录组等背景信息的研究已经提示了与细胞毒类药物敏感性密切相关的分子，后期能否在临床试验中获得证实显得尤为重要。

（2）免疫治疗与生物标志物

肿瘤免疫治疗毋庸置疑是当前最受关注的抗肿瘤研究领域，被认为是继分子靶向药物之后，肿瘤药物治疗的又一个新纪元。随着新近靶向 PD-1/PD-L1 和 CTL-A4 的数个药物在临床研究中取得的巨大成功，多年来逆转肿瘤免疫逃逸功能，激活机体免疫监控系统，识别并杀死肿瘤细胞的治疗策略终于得以在临床成功转化[42～45]。各大公司不惜重金、大力开展的临床试验，不断地在更多的肿瘤类型中发现了免疫治疗的契机[46～50]。靶向关键的免疫检查点分子，被证明比现有的肿瘤治疗策略药效好、起效时间长，显示出极大的发展潜力，拓展了长期以来聚焦肿瘤细胞自身的肿瘤治疗策略的局限，开辟了肿瘤治疗的新视角。

对免疫治疗敏感人群的研究从免疫治疗兴起之初就得到了广泛的关注。当整个肿瘤治疗领域沉浸于临床表现带来的惊喜和兴奋的同时，免疫治疗对患者间显著的个体差异也引起了普遍关注。最近的研究也逐渐揭开了免疫治疗敏感群体的面纱，虽然这一领域还有很长的路要走。最值得一提的是 PD-1 抗体帕博利珠单抗（perbrolizumab）新近获批作为一线治疗用于 PD-L1 阳性的非小细胞肺癌患者，最终铿锵有力地证明了长期以来一直争议不断的 PD-L1 是否可以作为 PD-1/PD-L1 靶点的敏感标志物[51]。事实上，随着研究的不断深入，免疫治疗的敏感群体将会逐渐清楚。例如，最近一项重要的研究证明了 DNA 错配修复（mismatch repair，MMR）通路关键修复蛋白（MLH1、MSH2、MSH6、PMS2）突变导致的肿瘤微卫星不稳定型（microsatellite instability，MSI）是结肠癌亚型，可能是 PD-1 抗体的获益人群[52,53]。这类亚型的患者因为严重的肿瘤基因组突变负荷，是增强其免疫原性的重要因素。这一发现也解释了 PD-1 抗体临床试验之初，为何在首例结肠癌患者治疗中肿瘤完全消失（CR）的佳绩后，后续 30 例结肠患者均毫无效果。另外，其他一些可能影响免疫检查点治疗的关键因素，例如肿瘤特异突变导致的新抗原（neoantigen）、肿瘤组织中免疫细胞浸润率（TIL）也被多项研究提示可能作为免疫治疗的标志物，但是还需要更多的临床试验证据的支持[54~56]。

18.3　生物标志物与新药研发

目前，全球新药研发的处境尴尬，新药研发生产力下降，研发成本急剧增加。一种新药的开发时间平均为 7 年以上，费用高达 10 亿美元以上，而且仅有部分新药具有足够的研发资金维持开发过程中的费用支出，通过临床试验并最终上市的药物比率极低。究其原因，主要存在如下一些因素：一是由于在药物研发到现阶段，未被满足治疗需求的疾病都较为复杂；二是新药研发面临着一些科学和技术上的难题；三是世界各国对新药的安全性和有效性要求越来越严格。这些因素使得新药的开发难度上升，临床损耗率增加，即使进入临床Ⅲ期的药物也有大部分不能够上市。因此，如何降低新药的研发成本，缩短研发时间，减少新药的临床损耗率，成为众多制药公司与研究机构亟待解决的难题。

为解决上述问题，提高药物创新研发能力，四个"正确"的研究策略应运而生：即正确的靶标（right target）、正确的药物（right drug）、正确的病人（right patient）和正确的临床试验（right clinical trial）。生物标志物的研究可贯穿新药研发中四个"正确"策略的始终，减少临床损耗率，加速新药研发的进程。据统计，将生物标志物结合到药物临床试验中，可将药物临床试验从Ⅰ期到Ⅲ期的时间从平均的 3.5 年减少到平均 2.1 年，缩减了新药临床开发的时间，同时提高新药临床试验的成功率。

18.3.1　生物标志物研究的意义

首先，生物标志物可用于预测药物靶标的可行性。了解疾病的生物学特性及选择正确的治疗靶标十分重要。随着现代生物学技术的进展，发现大量潜在的药物治疗靶标，但如何验证这些靶标在临床治疗中的可行性，是亟待解决的难题。特别是分子靶向药物的临床开发过程中，药效要到后期大规模、长时间及宽剂量范围的临床试验中才能确定，因此，对于药物治疗靶标的可行性也需要长时间的临床验证。通过临床前的细胞与动物实验及临床阶段对生物标志物的研究，可有效预测靶标的可行性，或帮助发现疾病治疗的新靶标，从而能够选择正确的治疗靶标。

其次，生物标志物可帮助选择合适的治疗人群，提高新药临床试验的成功率。在新药开发的过程中，针对患者的遗传背景及药物靶标等，制定基于生物标志物的新药临床试验方案。即在临床试验时通过生物标志物选择合适的治疗人群，再对新药的疗效进行评价。吉非替尼的开发过程是生物标志物促成新药研发成功的最典型例子，值得对其整个历程进行回顾。吉非替尼是针对 EGFR 的小分子抑制剂，在 2002 年经日本厚生劳动省批准用于治疗晚期非小细胞肺癌，2003 年被 FDA 批准为 NSCLC 的三线治疗药物。2004 年吉非替尼研发公司阿斯利康宣布了吉非替尼对肺癌病人总体生存期影响的初步结果，显示吉非替尼对总体生存期的改善效果与安慰对照组相比无统计学意义，因此，公司撤销了其在欧洲上市的申请，美国 FDA 也已考虑将其撤出市场。但是亚洲组的分析发现，吉非替尼能明显改善东方人的生存期，进一步的回顾研究发现东方人群中肺癌患者的一大特征是易发生 EGFR 突变，特别是第 21 个外显子区的 L858R 及 19 个外显子区的 LREA 缺失，可导致吉非替尼的治疗敏感性显著增加。因此，针对 EGFR 的敏感突变人群，临床研究比较了吉非替尼与一线标准化疗的疗效，发现吉非替尼对于 EGFR 敏感突变的肺癌病人的治疗疗效优于标准化疗。2009 年，吉非替尼重新获得欧盟药品管理局（EMEA）正式批准，用于成人 EGFR 基因敏感突变的局部晚期或转移性非小细胞肺癌的治疗。2011 年，阿斯利康公司正式宣布吉非替尼已获得了 FDA 正式批准，适用于 EGFR 敏感突变的局部晚期或转移性非小细胞肺癌患者的一线治疗，或用于既往接受过化学治疗的局部晚期或转移性非小细胞肺癌患者的治疗。吉非替尼的成功充分显示了生物标志物在新药研发中临床病人选择方面的重要性，对于新药研发的成败至关重要。

辉瑞公司开发的克唑替尼是另外一个成功的范例。克唑替尼是 ALK 的抑制剂，在临床研究中选择 EML-ALK 融合基因型的非小细胞肺癌患者，结果发现克唑替尼对 EML-ALK 融合基因型的肺癌患者非常有效，尽管这种特定基因型的非小细胞肺癌仅占总数的 3%～7%，但其临床有效率已达 57%。因此，在 2011 年，美国食品药品监督管理局（FDA）通过加速审批程序批准辉瑞公司生产的克唑替尼用于晚期非小细胞肺癌的治疗。尤为引人瞩目的是，克唑替尼从针对 ALK 靶点开发到申请上市仅用 3 年时间，极大地彰显了生物标志物在加速药物研发进程中的重要性。这些研究均表明通过生物标志物寻找合适的临床治疗人群，大大地缩短新药的开发时间，提高新药临床试验的有效率，促进药物研发的进程。

另外，生物标志物可快速、灵敏、动态地反映药物的治疗效应。新药研发中，可通过疗效监控生物标志物，动态地监测新药在临床试验中的疗效，及时地反馈新药临床试验的药效信息，并调整相应的药物剂量。因此，根据生物标志物动态监控新药临床试验中的疗效，可以克服传统上的药效评价指标如肿瘤体积大小这一病理组织的"宏观"变化往往滞后于靶向治疗分子机制的"微观"应答的缺陷，快速灵敏地反映新药临床试验过程中的获益情况，帮助我们选择正确的新药及其合适的剂量进行开发。

总之，生物标志物贯穿于抗肿瘤新药研发的全程，从临床前研究中合适治疗靶点的选择到新药临床研究过程中合适治疗人群的选择及药物监控，在提高新药临床试验的成功率和缩短研发时间等方面都有着重要的作用。对于目前新药研发中高投入高风险的现状，生物标志物的应用将大大地改善研发过程中的困境，减少新药研发过程中巨大的费用开支，加速新药开发的进程[57~59]。

18.3.2　生物标志物发现技术

目前有多种开发技术用于生物标志物的研究，不同类型的生物标志物有其相应的开发技术。除了采用传统的生物学技术，高通量的"组学"技术的应用亦成为发现肿瘤生物标志物的重要方法，其中以基因组学技术和基于质谱的定量蛋白质组学技术最为常见。借助高通量的组学技术及多种标记技术的整合，研究人员可以对成千上万的基因、蛋白质或代谢物进行分析，从中找到可以预测病人预后、对某种治疗是否敏感以及疗效等信息[60,61]。本节将简要介绍基因组学技术及基于质谱的定量蛋白质组学技术在生物标志物研究中的应用。

（1）基因组学技术

近年来，随着基因组学技术的突破性进展，特别是基因芯片技术及测序技术的飞速发展和产品产业化，使得这些技术能惠及大部分研究人员，促进了药物基因组学的研究进展。研究内容涉及各种核酸物质，包括 DNA、RNA、miRNA 及长链非编码 RNA 等，人们的研究不仅能进行序列分析、表达分析及功能研究，而且能对整体和多基因层面的表达模式进行分析，突破了人们原有对核酸物质的认识，促进了生物标志物的发现研究。下面简要介绍各项基因组学技术及其在生物标志物发现研究中的应用。

① 基因芯片技术。基因芯片技术是以芯片技术为平台，高通量地研究基因表达、序列多态性、突变、拷贝数及甲基化修饰等的基因组学技术。根据功能可分为多种类型，如基因表达谱芯片、SNP 芯片、比较基因组芯片、甲基化芯片、miRNA 芯片等。它具有高通量、高集成、微型化、自动化等特点。其基本原理是利用光导化学合成、照相平版印刷以及固相表面化学合成等技术，在固相表面合成成千上万的探针，并用荧光标记的待测样本进行互补杂交，经激发光扫描后，不同反应强度的标记荧光将呈现不同的荧光发射光谱特征，收集信号，经计算机分析数据结果。基因芯片技术可以同时对大量基因甚至整个基因组进行对比分析，用于比较分析对照样本和实验样本的基因表达差异、基因序列多态性差异、基因突变、基因拷贝数差异、基因甲基化修饰差异等，这些技术为生物标志物的发现提供了基础的高通量筛选技术分析平台，已广泛用于生物标志物的发现。但是随着基因组学技术的广泛应用，也面临着许多新的挑战，如不同的临床研究设计、不同的基因芯片平台及生物样本、不同的数据分析方法等，造成基因芯片的结果差异较大。

② 测序技术。测序技术是现代分子生物学研究中最常用的技术，传统的第一代测序经过近年来突破性的进展，已经进入到高通量的第二代测序，第三代测序也正在开发中。第一代测序是指传统的化学降解法、双脱氧链终止法以及在它们的基础上发展起来的各种 DNA 测序技术。随着人们对基因组研究步伐的加快，第一代测序方法已不能满足人们对于数量庞大的复杂基因组的研究。经过多年的发展，DNA 测序技术取得重大进展，特别是以高通量为特点的第二代测序技术逐步成熟并商业化，主要包括罗氏 454 公司的 GS FLX 测序平台、Illumina 公司的 Solexa 测序平台和 ABI 公司的 SOLiD 测序平台，第二代测序技术最显著的特征是高通量，一次能对几十万到几百万条 DNA 分子进行测序，使得对一个物种的转录组测序或基因组深度测序变得方便易行。它有着许多重要的应用领域，包括从头测序、重测序、SNP 研究、基因表达谱分析、miRNA 研究及转录调控研究等，特别适合于对未知基因或转录本的研究方面，可发现新基因或转录本的表达差异，将会是今后基因组学研究最重要的技术平台。

（2）蛋白质组学技术

蛋白质组学技术的研究方法包括二维聚丙烯酰胺凝胶电泳、表面增强激光解吸离子化飞行时间质谱技术、基质辅助激光解吸附电离飞行时间质谱、多维液相色谱质谱联用及蛋白芯片等。蛋白质组学技术伴随着样本分离技术和质谱技术的进展而进展，它经历了近 70 年的发展，目前发展到基于质谱的定量蛋白质组学技术，不仅能检测大量的低丰度蛋白，还可以通过一些富集的方法来检测磷酸化蛋白等一些翻译后修饰的功能蛋白，为生物体内复杂的蛋白调控网络研究提供了基础。

① 基质辅助激光解吸附电离飞行时间质谱技术（MALDI-TOF-MS）。MALDI-TOF-MS 是基质辅助激光解吸附电离技术（MALDI）和飞行时间质谱技术（TOF-MS）的结合。它是将具有吸收一定波长激光的基质与分析物按一定比例混合形成共结晶。当特定波长的激光束照射晶体时，基质分子经辐射吸收能量，导致能量聚集并迅速产热，使基质晶体升华而将分析物稀释到气相中，经过激光脉冲解吸附和电离之后，被静电转移至飞行时间质谱中。离子被加速后通过飞行管进行分离，在飞行分离过程中，离子即可在相应大小的位点被检测到。由于质荷比的差异使这些离子在电场中飞行的时间长短不同，从而绘制出质谱图。在质谱图中，多肽及蛋白质等分析物与其分子量存在着相对应关系，用软件处理后可生成模拟谱图，提供样品中各种蛋白质的信息。

MALDI-TOF-MS 技术在近年来逐渐成为生物大分子分析方法学上的热点，在组织样本的多肽及蛋白质等生物大分子的质谱分析中得到越来越广泛的应用。它具有以下一些特点：a. 分析速度快、效率高、兼容性强；b. 灵敏度高，样品用量少，微量即可满足检测要求；c. 数据准确可靠，具有较高的精度与分辨率；d. 耐污染能力强，可直接分析混合物。MALDI-TOF-MS 技术也存在一些局限性，如分析物内残存盐离子会导致检测分子量的偏倚；针对某项研究需要寻找合适的基质及分析物恰当的配比，基质选择不好或配比不当将会显著影响分析的灵敏度和可靠性等。

② 多维液相色谱质谱联用技术。传统上二维聚丙烯酰胺凝胶电泳技术是分离血清和组织生物样本中混合蛋白质的常用方法，在生物标志物发现研究中起着重要的作用，但是还存在一些缺陷，如自动化不足、动态范围相对狭窄及对混合样品中的不溶性蛋白、高酸性与高碱性蛋白及低分子量（<10000）与高分子量（>150000）蛋白的分离效果都很差，因此催生了液相色谱质谱联用仪，用于鉴定和定量混合样品中的蛋白质。这项技术识别肽段而非完整的蛋白，能克服凝胶分离体系中的一些缺陷。它具备很多优势如高度自动化，可用于分析膜蛋白，可通过引入标记技术使其定量能力得到进一步的强化，如同位素标记亲和标签技术（isotope-coded affinity tag，ICAT）、细胞培养稳定同位素标记技术（stable isotope labeling by amino acids in cell culture，SILAC）及同位素标记相对和绝对定量技术（isobaric tags for relative and absolute quantitation，iTRAQ）等。

③ 蛋白芯片技术（protein microarray）。蛋白芯片技术是将生物分子高密度地固定于固相载体上，用以同步检测大量固定生物分子的靶点。目前主要有两种类型的蛋白芯片，分别是分析型蛋白芯片和功能型蛋白芯片。两种类型的芯片有相同的基本成分，包括表面化学、递送系统及标记技术等。在分析型蛋白芯片中，各种不同类型的配体包括抗体、抗原、核酸、糖类和小分子等利用高亲和力和特异性固定于衍生介质上，主要用于测定蛋白质的表达量。功能型蛋白芯片包含高密度的点样和大量蛋白质分析，主要用于筛选蛋白质的生物化学或酶学活性，与蛋白质、脂质及小分子物质间的相互作用等。功能型蛋白芯片比较适合用于研究蛋白质的生化功能、蛋白质间的相互作用、筛选各种疾病的生物标志物等。

在过去几年中，蛋白芯片技术快速发展成为大规模高通量筛选差异蛋白的重要技术手段。由于其快速、简单及可在同一实验中平行比较成百上千个蛋白质的表达情况，显示其在基础研究、诊断和生物标志物发现等领域的重要应用价值，目前可用于分析细胞、组织及血清样本的蛋白质表达及功能。由于蛋白芯片技术发展的历程较短，这项技术的价值尚未被充分地加以认识，它还有很大的改进空间，在今后的技术发展中需关注以下一些因素：a. 非标记检测技术，如生物传感器和质谱技术的引入等；b. 高质量底物的制备，提高蛋白芯片的点阵密度，减少固定的底物量，如引入照相平版印刷术将底物蚀刻至硅质界面；c. 由于非可溶性膜蛋白在信号转导和药物开发中的重要性，在今后蛋白芯片的研发中需加以重视。

18.3.3　转化医学与生物标志物

转化医学（translational medicine）是将基础医学研究和临床治疗连接起来的研究模式。它是近两三年来国际医学健康领域出现的新概念，同个性化医学（personalized medicine）、可预测性医学等一同构成系统医学（systems medicine，包括系统病理学、系统药物学、系统诊断与综合治疗等）的体系。建立在基因组遗传学、组学芯片等基础上的生物信息学，同系统医学理论与自动化通信技术之间的互动密切，加快了科学研究向工程应用转变的产业化过程，应用于医药学也将导致基础与临床之间的距离迅速缩短。

当前转化医学主要基于生物信息学和系统生物学的生物标志物及药物靶标发现系统，确定与疾病发生、发展密切相关的关键因素，发现新生物标志物和新靶标。应用大规模临床前疾病模型，结合测序技术、定量蛋白质组学技术，深度整合海量公共生物信息数据，突破了依赖临床样本的局限，主要开展药物临床前研究，发现和确定敏感人群研究。应用高通量的"组学"技术如深度测序（deep-sequencing）、基因组、转录组、SNP 芯片、ChIP-Seq 等快速、高通量技术体系，开展生物标志物发现研究。目前，生物标志物的发现主要基于两类物质：一是生物体液样本，如血液、尿液等；二是病理组织样本。对于血液样本，由于血液中富含各种细胞和分子，能反映个体的健康状态，同时其取样方便，因此是生物标志物研究的理想选择，已成为疾病的筛查和早期诊断的重要手段，还可评估患者对药物的反应及监控药效等信息。血液生物标志物的分析，可应用于疾病早期诊断，减少不必要的侵入性诊断及治疗。血液中潜在的生物标志物种类较多，例如机体、肿瘤细胞及其微环境产生并进入血液循环的蛋白质、核酸、代谢物及循环肿瘤细胞等。

血液中的蛋白类生物标志物是目前临床上常见的生物标志物，也是今后生物标志物开发的重要方向[10]。其开发技术包括基于质谱的蛋白质组学技术、蛋白芯片及传统的检测方法如 ELISA 等。由于血液样本含有大量的高丰度蛋白如白蛋白和免疫球蛋白等，可以干扰质谱等的检测，因此，研究人员通常去除高丰度的血清蛋白，富集低丰度蛋白再进行分析，可以显著提高对血清中的低丰度蛋白分析的准确性；然而，也有研究发现血清高丰度蛋白是生物标志物的载体蛋白，若去除高丰度蛋白可能会丢失一些生物标志物的信息。血液中的核酸类生物标志物包括游离的 DNA 及 miRNA 等，可采用特异 PCR 或者测序的方法进行分析。以肿瘤为例，可检测血清中是否含有肿瘤细胞释放的游离 DNA 或 miRNA 等，观察 DNA 是否存在基因重排、易位、抑癌基因启动子区 CpG 岛的高甲基化，以及 miRNA 是否存在表达异常等；特别是血清中的 miRNA 在近年来发展较快，有望成为新类型的生物标志物。血液中的代谢物类的生物标志物，可采用质谱和高分辨率核磁共振的方法进行检测分析。

循环肿瘤细胞也是血液中重要的一类肿瘤生物标志物。由于肿瘤细胞能从原发灶通过循环系统进行远处转移，因此，循环肿瘤细胞对肿瘤预后有重要的参考意义，但由于血液中的循环肿瘤细胞含量很少，因此，对它的分析需要通过捕获技术，利用循环细胞的表面黏附分子（EpCAM）结合于其抗体的原理进行捕获，最后通过细胞计数进行分析，还可通过 PCR 方法分析血清中是否存在肿瘤细胞特异的 mRNA（CK19）等。单一的黏附分子可能灵敏度不够，后续开发了基于多种标志物的方法，如在乳腺癌中采用三种标志物（CK19、hMAM 及 CeA）来富集血液中的循环肿瘤细胞。尽管循环肿瘤细胞可能对于早期诊断的灵敏度不够，但是在许多研究中报道早期乳腺癌中若存在循环肿瘤细胞，病人的无病进展期会缩短，预后较差，因此仍具有很重要的意义[62,63]。

病理组织样本在生物标志物的研究中被广泛地加以研究和应用。目前，预测生物标志物许多是基于临床病理组织样本的检测，特别是与药物敏感性相关的体细胞基因突变和基因扩增分析；但由于组织样本的取样困难，有侵入性，因此应用时受到一定程度的限制。组织样本中的核酸类和蛋白类物质均可以作为生物标志物。组织中的 DNA 常用的分析方法有传统的 PCR 技术、FISH 技术、基因芯片技术、测序技术等，研究 DNA 分子的点突变、拷贝数异常、染色体易位等。组织中的 RNA 可用基因表达谱芯片，研究基因的表达量及表达模式。组织中的 miRNA 可用 miRNA 芯片及定量 PCR 技术分析其表达情况。另外，组织中的 DNA、RNA 及 miRNA 这些核酸类物质均可以用第二代测序方法进行分析，包括突变分析、拷贝数异常、表达异常等[11]。组织中的蛋白类物质可以用免疫组织化学、基于质谱的蛋白质组学技术（iTRAQ、ICAT）及蛋白芯片技术等进行分析。组织中的代谢物可用有机溶剂进行提取，再用液相色谱质谱联用或气相色谱质谱联用仪进行分析。以肿瘤组织为例，由于肿瘤组织中不仅含有肿瘤细胞，也含有大量的血管、基质细胞及炎症细胞等非肿瘤组织，可能会影响肿瘤组织样本的分析。为减少取样误差，可采用激光显微切割技术（LCM），提高肿瘤样本中的肿瘤细胞比例。

此外，可采用细胞株来筛选新药的敏感细胞株及其生物标志物。如美国国家癌症研究所的 NCI60 细胞库，它包含 9 个不同组织来源的 60 种人源肿瘤细胞株，可用于筛选药物敏感的细胞株及发现潜在的生物标志物。Seiichi 等利用 NCI60 肿瘤细胞平台，以基因组特征为生物标志物，筛选发现基于基因组特征的活性化合物对 RAS 或 PI3K 通路的选择性；采取相同的策略，Seiichi 等发现了辛伐他汀对基底样乳腺癌具有一定的疗效。哈佛医学院的分子靶向治疗中心发展了 CMT1000 细胞库，包含 1200 种细胞株，可用于分子靶向药物敏感细胞株的筛选及生物标志物的研究。诺华公司和美国 Broad 研究所合作构建的人源肿瘤异种移植模型（patient-derived xenograft，PDX），实现了对已知的分子靶向药物的生物标志物的验证，证实了该研究体系是生物标志物研究强有力的研究工具。另外，遗传工程小鼠也常被用于临床前新药的药效研究，用于发现潜在的生物标志物及耐药机制等[64~67]。

18.3.4　挑战与展望

高通量组学技术的运用，使我们能够对血液或组织样本进行多种分子层面的高通量分析，产生了大量的生物学数据，使得生物标志物的研究获得了前所未有的技术助力。然而，这些技术在运用过程中，由于一些低质量的研究，会产生假阳性或假阴性的结果，影响生物标志物的发现进程。导致研究结果发生偏差的原因有很多，除了研究设计、样本采集、病人随访信息及统计学分析等误差因素外，实验技术也是其中的一个重要因素，实验技术的内在缺陷或操作误差等都会导致假阳性和假阴性的结果，因此使得人们很难去判断这些研究结果是偶然现象还是可重复的结果。

目前，生物标志物的研究主要存在以下几点困难。①生物学因素：由于疾病在人群中的异质性及同一疾病在不同的发展阶段，基因或蛋白质的表达会发生动态改变，特别一些蛋白质是瞬时表达或只在疾病的某一阶段出现，或表达受机体的代谢因素影响等；此外，年龄和其他共存的疾病因素可能与肿瘤产生类似的生物标志物；其他还有外源性的因素，如饮食、药物及辅助疗法等。②分析方法因素：由于目前的一些分析技术的缺陷，灵敏度不足，或由于不恰当的人为操作，不合理的组织和血液样本保存，还有缺乏标准的实验流程、质量控制及统计学分析，导致庞大的数据在处理和分析过程中存在偏差等。③临床病理因素：由于临床上未能准确地检测到早期病变例如癌前病变、微小转移灶及肿瘤复发，以及临床病理资料信息不准确等；还有临床盲法试验时缺乏独立及足够数量的样本等。此外，一些生物标志物的发现时间相对较短，尚未在临床上进行充分的验证。因此，目前迫切需要将现有庞大的数据进行分析，从中挑选小部分有潜在价值的标志物，在独立的样本及前瞻性的研究中得到充分的验证，真正转化为临床上的应用。

如何完成这些生物标志物的转化研究，如何验证其在临床上的实用性，是对研究人员提出的巨大挑战。这需要多种学科、多个研究机构、政府及企业之间的广泛合作，需采取以下一些策略：①深入阐明疾病的发生发展机制，动态研究疾病发生发展及其生物标志物的变化过程；②明确个体的因素，如个体的药物代谢和药物动力学特征，采用药物基因组学的方法分析个体对药物的敏感性，以确定个体是否适合使用此药物；③建立标准化和严格的实验流程，以减少不同实验批次之间的结果差异；④建立高质量的生物样本库和临床数据资料库，用于生物标志物的发现研究和验证；⑤建立统一的生物标志物研究信息数据库，对生物标志物的研究进行登记，便于研究人员查询和分析。此外，信息数据库中应包含所有生物标志物的研究，全面收集生物标志物研究的关键信息，不仅包括主要研究结果，也包括统计分析方法等，不仅报道阳性的研究结果，也报道阴性的研究结果。数据库的建立对于客观地评价生物标志物的价值，减少假阳性和假阴性结果，促进生物标志物的研究方面具有重要的意义。这些任务需要科学家和临床医生及病人等共同的努力。国际上已经建立了一个世界创新网络工作协会（Worldwide Innovative Networking Association），计划通过启动一系列的临床转化研究来提高肿瘤等疾病的早期诊断率及建立新的治疗策略。协会的目标是能从大量的组学数据中确立优先选择的生物标志物用于临床上的验证，以达到早期诊断、改善治疗的目的。同时，将生物标志物的研究贯穿于整个临床和新药研发的全程，对常见的分子靶向药物应建立基于生物标志物的合适治疗人群，以便将来能开展个体化的治疗，以及在单个药物作用明确的基础上开展联合用药治疗。

生物标志物的研究正处于十字路口，它的成功与否取决于我们能否从大量的科学数据中挖掘出有效的数据，在临床上得到验证并应用于临床，这需要科学家和临床学家等有计划有步骤地参与合作。在将来，我们有可能通过检测个人的遗传特征、表观遗传特征及蛋白质的相互作用等来预测病人的预后、选择治疗方式及动态监测药效，真正将系统生物学或网络生物学应用于临床实践中。例如，在临床肿瘤药物治疗中，不再是单一根据肿瘤发生部位及组织病理学改变来选择治疗方案的方式，而是综合根据肿瘤的分子特征来选择相应的治疗方案，做到早期诊断、早期预防，以及安全有效的治疗。

参考文献

[1] Bensalah K，Montorsi F，Shariat SF. Challenges of Cancer Biomarker Profiling. Eur Urol，2007，52（6）：1601-1609.

[2] Chin L，Andersen JN，Futreal PA. Cancer genomics：from discovery science to personalized medicine. Nat Med，2011，17（3）：297-303.

[3] Dowsett M，Smith IE，Ebbs SR，et al. Prognostic value of Ki67 expression after short-term presurgical

endocrine therapy for primary breast cancer. J Natl Cancer Inst，2007，99：167-170.

[4]　Marusyk A，Polyak K. Tumor heterogeneity：causes and consequences Biochim. Biophys Acta，2010，1805：105-117.

[5]　Greaves M，Maley CC. Clonal evolution in cancer. Nature，2012，481：306-313.

[6]　Hanash SM，Baik CS，Kallioniemi O. Emerging molecular biomarkers—blood-based strategies to detect and monitor cancer. Nat Rev Clin Oncol，2011，8（3）：142-150.

[7]　Pao W，Miller V，Zakowski M，et al. EGF receptor gene mutations are common in lung cancers from 'never smokers' and are associated with sensitivity of tumors to gefitinib and erlotinib Proc. Natl Acad Sci USA，2004，101：13306-13311.

[8]　Pao W，Chmielecki J. Rational，biologically based treatment of EGFR-mutant non-small-cell lung cancer. Nat Rev Cancer，2010，10（11）：760-774.

[9]　Lynch TJ，Bell DW，Sordella R，et al. Activating mutations in the epidermal growth factor receptor underlying responsiveness of non-small-cell lung cancer to gefitinib. N Engl J Med，2004，350：2129-2139.

[10]　Sequist LV，Heist RS，Shaw AT，et al. Implementing multiplexed genotyping of non-small-cell lung cancers into routine clinical practice. Ann Oncol，2011，22：2616-2624.

[11]　Paez JG，Janne PA，Lee JC，et al. EGFR mutations in lung cancer：correlation with clinical response to gefitinib therapy. Science，2004，304：1497-1500.

[12]　Heist RS，Engelman JA. SnapShot：non-small cell lung cancer. Cancer Cell，2012，21：448e2H.

[13]　Kobayashi S，Boggon TJ，Dayaram T，et al. EGFR mutation and resistance of non-small-cell lung cancer to gefitinib. N Engl J Med，2005，352：786-792.

[14]　Pao W，et al. Acquired resistance of lung adenocarcinomas to gefitinib or erlotinib is associated with a second mutation in the EGFR kinase domain. PLoS Med，2005，2：e73.

[15]　Engelman JA，Zejnullahu K，Mitsudomi T，et al. MET amplification leads to gefitinib resistance in lung cancer by activating ERBB3 signaling. Science，2007，316：1039-1043.

[16]　Chong CR，Janne PA. The quest to overcome resistance to EGFR-targeted therapies in cancer. Nat Med，2013，19：1389-1400.

[17]　Inukai M，Toyooka S，Ito S，et al. Presence of epidermal growth factor receptor gene T790M mutation as a minor clone in non-small cell lung cancer. Cancer Res，2006，66：7854-7858.

[18]　Linardou H，Dahabreh IJ，Kanaloupiti D，et al. Assessment of somatic k-RAS mutations as a mechanism associated with resistance to EGFR-targeted agents：a systematic review and meta-analysis of studies in advanced non-small-cell lung cancer and metastatic colorectal cancer. Lancet Oncol，2008，9：962-972.

[19]　Hudziak RM，Lewis GD，Winget M，et al. p185HER2 monoclonal antibody has antiproliferative effects in vitro and sensitizes human breast tumor cells to tumor necrosis factor. Mol Cell Biol，1989，9：1165-1172.

[20]　Shaw AT，et al. Clinical features and outcome of patients with non-small-cell lung cancer who harbor EML4-ALK. J Clin Oncol，2009，27：4247-4253.

[21]　Kwak EL，Bang YJ，Camidge DR，et al. Anaplastic lymphoma kinase inhibition in non-small-cell lung cancer. N Engl J Med，2010，363：1693-1703.

[22]　Flaherty KT，Puzanov I，Kim KB，et al. Inhibition of mutated，activated BRAF in metastatic melanoma. N Engl J Med，2010，363：809-819.

[23]　Tutt A，Robson M，Garber JE，et al. Oral poly（ADP-ribose）polymerase inhibitor olaparib in patients with BRCA1 or BRCA2 mutations and advanced breast cancer：a proof-of-concept trial. Lancet，2010，376（9737）：235-244.

[24]　Kim G，Ison G，Mckee AE，et al. FDA Approval Summary：Olaparib Monotherapy in Patients with

Deleterious Germline BRCA-Mutated Advanced Ovarian Cancer Treated with Three or More Lines of Chemotherapy. Clin Cancer Res, 2015, 21 (19): 4257-4261.

[25] Helleday T. PARP inhibitor receives FDA breakthrough therapy designation in castration resistant prostate cancer: beyond germline BRCA mutations. Ann Oncol, 2016, 27 (5): 755-757.

[26] Lord CJ, Ashworth A. BRCAness revisited. Nat Rev Cancer, 2016, 16 (2): 110-120.

[27] Engelman JA. Targeting PI3K signalling in cancer: opportunities, challenges and limitations. Nat Rev Cancer, 2009, 9 (8): 550-562.

[28] Hollander MC, Blumenthal GM, Dennis PA. PTEN loss in the continuum of common cancers, rare syndromes and mouse models. Nat Rev Cancer, 2011, 11 (4): 289-301.

[29] Druker B J, Talpaz M, Resta DJ, et al. Efficacy and safety of a specific inhibitor of the BCR-ABL tyrosine kinase in chronic myeloid leukemia. N Engl J Med, 2001, 344: 1031-1037.

[30] Grimwade D, Ivey A, Huntly BJ. Molecular landscape of acute myeloid leukemia in younger adults and its clinical relevance. Blood, 2016, 127 (1): 29-41.

[31] Gherardi E, Birchmeier W, Birchmeier C, Vande Woude G. Targeting MET in cancer: rationale and progress. Nat Rev Cancer, 2012, 12: 89-103.

[32] Maroun CR, Rowlands T. The Met receptor tyrosine kinase: a key player in oncogenesis and drug resistance. Pharmacol Ther, 2013, 142: 316-338.

[33] Buzdar A. An overview of the use of non-steroidal aromatase inhibitors in the treatment of breast cancer. Eur J Cancer, 2000, 36 (Suppl 4): S82-S84.

[34] Hamilton A, Piccart M. The third-generation non-steroidal aromatase inhibitors: A review of their clinical benefits in the second-line hormonal treatment of advanced breast cancer. Ann Oncol, 1999, 10 (4): 377-184.

[35] Huang M, Shen A, Ding J, Geng M. Molecularly targeted cancer therapy: some lessons from the past decade. Trends Pharmacol Sci, 2014, 35 (1): 41-50.

[36] Shen A, et al. c-Myc alterations confer therapeutic response and acquired resistance to c-Met inhibitors in MET-addicted cancers. Cancer Res, 2015, 75 (21): 4548-4559.

[37] Liu H, Ai J, Shen A, et al. c-Myc alteration determines the therapeutic response to FGFR inhibitors. Clin Cancer Res, 2016, 23 (4): 974.

[38] Bepler G, Williams C, Schell MJ, et al. Randomized international phase III trial of ERCC1 and RRM1 expression-based chemotherapy versus gemcitabine/carboplatin in advanced non-small-cell lung cancer. J Clin Oncol, 2013, 31 (19): 2404-2412.

[39] Reynolds C, Obasaju C, Schell MJ, et al. Randomized phase III trial of gemcitabine-based chemotherapy with in situ RRM1 and ERCC1 protein levels for response prediction in non-small-cell lung cancer. J Clin Oncol, 2009, 27 (34): 5808-5815.

[40] Bepler G, Irinak, Swatin S, et al. RRM1 modulated in vitro and in vivo efficacy of gemcitabine and platinum in non-small-cell lung cancer. J Clin Oncol, 2006, 24 (29): 4731-4737.

[41] He YW, et al. Prognostic value of ERCC1, RRM1, and TS proteins in patients with resected non-small cell lung cancer. Cancer Chemother Pharmacol, 2015, 75 (4): 861-867.

[42] Hodi FS, O'Days J, McDermott DF, et al. Improved survival with ipilimumab in patients with metastatic melanoma. N Engl J Med, 2010, 363 (8): 711-723.

[43] Powles T, Eder JP, Fine GD, et al. MPDL3280A (anti-PD-L1) treatment leads to clinical activity in metastatic bladder cancer. Nature, 2014, 515 (7528): 558-562.

[44] Robert C, Long GV, Brady B, et al. Nivolumab in previously untreated melanoma without BRAF mutation. N Engl J Med, 2015, 372 (4): 320-330.

[45] Robert C，Schachter J，Long GV，et al. Pembrolizumab versus Ipilimumab in Advanced Melanoma. N Engl J Med，2015，372：2521-2532.

[46] Hutchinson L. Immunotherapy：pembrolizumab-is the writing on the wall for cancer? Nat Rev Clin Oncol，2015，12（7）：371.

[47] Garon EB，Rizri NA，Hui R，et al. Pembrolizumab for the Treatment of Non-Small-Cell Lung Cancer. N Engl J Med，2015，372：2018-2028.

[48] Ansell SM，Lesokhin AM，Borrello I，et al. PD-1 blockade with nivolumab in relapsed or refractory Hodgkin's lymphoma. N Engl J Med，2015，372（4）：311-319.

[49] Nghiem PT，Bhatia S，Lipson EJ，et al. PD-1 Blockade with Pembrolizumab in Advanced Merkel-Cell Carcinoma. N Engl J Med，2016，374（26）：2542-2552.

[50] Ferris RL，Blumenschein G，Fayette J，et al. Nivolumab for Recurrent Squamous-Cell Carcinoma of the Head and Neck. N Engl J Med，2016，375（19）：1856-1867.

[51] Reck M，Rodriguez-Abreu D，Robinsin AG，et al. Pembrolizumab versus Chemotherapy for PD-L1-Positive Non-Small-Cell Lung Cancer. N Engl J Med，2016，375（19）：1823-1833.

[52] Le DT，Uram JN，Wang H，et al. PD-1 Blockade in Tumors with Mismatch-Repair Deficiency. N Engl J Med，2015，372（26）：2509-2520.

[53] Lau E. Mismatch repair deficiency predicts benefit of anti-PD-1 therapy. Lancet Oncol，2015，16（7）：e319.

[54] Chabanon RM，Pedrero M，Lefebrre C，et al. Mutational Landscape and Sensitivity to Immune Checkpoint Blockers. Clin Cancer Res，2016，22（17）：4309-4321.

[55] Mandal R，Chan TA. Personalized Oncology Meets Immunology：The Path toward Precision Immunotherapy. Cancer Discov，2016，6（7）：703-713.

[56] Manson G，Norwood J，Marabelle A，et al. Biomarkers associated with checkpoint inhibitors. Ann Oncol，2016，27（7）：1199-1206.

[57] Collins DC，Sundar R，Lim JS，Yap TA. Towards Precision Medicine in the Clinic：From Biomarker Discovery to Novel Therapeutics. Trends Pharmacol Sci，2017，38（1）：25-40.

[58] Lesko LJ，Atkinson AJ. Use of biomarkers and surrogate endpoints in drug development and regulatory decision making：criteria，validation，strategies. Annu Rev Pharmacol Toxicol，2001，41：347.

[59] Ludwig JA，Weinstein JN. Biomarkers in cancer staging，prognosis and treatment selection. Nat Rev Cancer，2005，5（11）：845-856.

[60] Hanash S，Taguchi A. The grand challenge to decipher the cancer proteome. Nat Rev Cancer，2010，10（9）：652-660.

[61] Hamdan M. Cancer biomarkers：Analytical Techniques for Discovery. 2007，ISBN-13：978-0-471-74516-7.

[62] Pantel K，Alix PC. Circulating tumour cells in cancer patients：challenges and perspectives. Trends Mol Med，2010，16：398-406.

[63] Rusk N. Cheap third-generation sequencing. Nature，2009，6（4）：2442245.

[64] Sharma SV，Haber DA，Settleman J. Cell line-based platforms to evaluate the therapeutic efficacy of candidate anticancer agents. Nat Rev Cancer，2010，10（4）：241-253.

[65] Gao H，Korn J M，Ferretti S，et al. High-throughput screening using patient-derived tumor xenografts to predict clinical trial drug response. Nature medicine，2015，21：1318-1325.

[66] Heyer J，Kwong LN，Lowe SW，et al. Non-germline genetically engineered mouse models for translational cancer research. Nat Rev Cancer，2010，10（7）：470-480.

[67] Jänne PA，Gray N，Settleman J. Factors underlying sensitivity of cancers to small-molecule kinase inhibitors. Nat Rev Drug Discov，2009，8（9）：709-723.

第19章

新药临床试验方案的合理设计

刘　昀　陈　倩　王逸平

19.1　新药临床试验的定义、特征和应用范围

新药（new drugs）通常是指化学结构、药品组分和药理作用不同于目前已有药品的药物。目前我国的新药系指未曾在中国境内外上市销售的药品，故我国的新药临床试验的定义是针对尚未在中国境内外上市销售的药物，在人体（病人或健康志愿者）中进行的系统性临床研究，以证实或发现试验药物的临床、药理和/或其他药效学方面的作用、不良反应和/或吸收、分布、代谢及排泄特征，目的是确定试验药物的安全性和有效性[1]。

临床试验（clinical trial）是近代临床与统计推理的结合，其目的是尽可能准确地获得一个无偏倚的推断，准确说明试验药物用于目标患者人群的临床相关问题。目前的药物临床试验一般可分为Ⅰ、Ⅱ、Ⅲ、Ⅳ期临床试验和生物等效性试验以及人体生物利用度试验，其中Ⅰ、Ⅱ、Ⅲ期是新药申报上市注册的临床试验，而Ⅳ期是新药上市后的临床试验。

2006 年，美国 FDA 发布了"探索性申请临床研究批件（IND）研究"的指导原则[2]，提出在进行传统的Ⅰ期临床试验之前先探索开展小规模人体"微剂量"研究，便于早期从一组候选化合物中确定最有研发价值的一个先导化合物来进行Ⅰ期及后续的研发，即所谓的 0 期临床试验。目前国内外的 0 期试验均尚在探索中，我国目前尚未发布相关的指导原则。

药物临床试验各分期（图 19-1）的主要特征如下[1,2]。

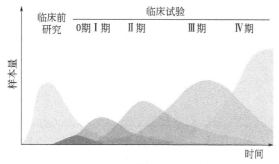

图 19-1　药物临床试验的分期

0 期临床试验：探索筛选有价值的先导化合物，通常采用少量受试者进行单次或不超过 7 天的多次微剂量给药（低于拟治疗剂量 1% 或其绝对值低于 100μg）的临床研究[3]。

Ⅰ期临床试验：初步的临床药理学及人体安全性评价试验。观察人体对于新药的耐受程度和药代动力学特性，为制订合理的给药方案提供依据，所需的病例数通常为20～80例。

Ⅱ期临床试验：治疗作用初步评价阶段。其目的是初步评价药物对目标适应证患者的治疗作用和安全性，为Ⅲ期临床试验研究设计和给药剂量的确定提供依据。此阶段的研究设计可根据不同的具体研究目标分阶段进行，通常会采用包括随机盲法对照在内的各种适宜方法来开展临床试验。Ⅱ期临床研究的总病例数一般为100～300例。

Ⅲ期临床试验：治疗作用确证阶段。其目的是进一步验证药物对目标适应证患者的治疗作用和安全性，评价利益与风险关系，最终为药物注册申请获得批准提供充分的依据。试验一般应为具有足够样本量的随机盲法对照试验；其临床研究总病例数一般为1000～3000例。

Ⅳ期临床试验：新药上市后由申请人自主进行的应用研究（上市后再研究）。其目的是考察在广泛使用条件下药物的疗效和不良反应；评价在普通或者特殊人群中使用的利益与风险关系；改进给药剂量等；其临床研究总病例数一般在2000例以上。

在实际操作中，有时会根据临床研究的实际需求进一步细分为a、b等部分。

如在个别新药批准进行临床试验时，主管部门会首先批准少量受试者进行小规模的被称之为Ⅰa期的临床试验。

Ⅱ期可分为Ⅱa（临床剂量和有效性的探索）和Ⅱb（Ⅱa结果的初步验证）。在Ⅱa中采用先入组少量临床患者开展研究，以探索合适的药物治疗剂量以及给药剂量与临床疗效的关系、初步评估临床治疗的风险和得益、探索可能的生物标志物、了解必要的药物配伍等一系列的相关问题，作为后续临床试验的设计依据。由于Ⅱa的临床样本量有限，通常无法获得具有统计意义的结果，但可以为估算Ⅱb所需的临床样本量提供依据。

Ⅱb则是在Ⅱa有效的基础上扩大样本量，通常采用随机盲法对照试验来明确该新药临床给药剂量的有效性和安全性，Ⅱb通常需要得到具有统计意义的结果。

目前，也有将Ⅰ期、Ⅱa期（包括0期）一起归类为早期临床试验，将Ⅱb期和Ⅲ期作为验证性临床试验的说法。

在实际的新药临床研究中上述的分期只是相对的，在一个新药从发现到上市后再研究的整个临床研究过程中，其各阶段性的分期往往会因新药研发的实际需求而发生部分交叉和重叠并处于动态的变化中，故在相关的临床试验设计中需要瞻前顾后多加考虑。药物临床试验的分期见图19-1。

药物的临床生物利用度试验（biological availability，BA）和生物等效性试验（bioequivalency，BE）均是以人体的药代动力学参数为指标，比较该新药的相同或者不同剂型的制剂在相同的试验条件下，其活性成分吸收程度和速度差异的人体试验。其中BA的受试者人数较少，其结果常用简单的算术百分率表示；而BE试验的结果需要进行是否具有统计学意义的等效判断，一般需要足够病例数的受试者。BA和BE除了用于仿制药的研发外，也是新药研发中的一个重要的技术手段。

按照国际惯例，新药的首次人体试验（first-time-in-man，FTIM或first-in-human study，FIH）的给药往往是从该新药的原料开始的，如口服制剂往往只是将适量的原料装入胶囊中即供受试者口服，首先考察了解该原料药在人体内的吸收、分布、代谢与排泄过程和特征，然后再逐步确定该新药的临床最佳给药途径、剂型及处方、工艺等相关因素。

借助BE和BA技术所开展的人体生物药剂学（biopharmacy或biopharmaceutics）研究，可客观评价该新药研发中的制剂质量，考察食物对口服药物吸收的影响，为设计合理的新药剂型、制剂处方或工艺优化提供依据。通常，新药研发中的制剂研发会在Ⅰ期和Ⅱa期密集使用，借助 BE 和 BA 来判断和桥接相关的临床研究结果，并以此持续优化和确定最佳的新药制剂供Ⅲ期临床研究使用。

由于Ⅲ期临床已是上市前最后阶段的临床研究，Ⅲ期临床所使用的制剂须与今后上市的产品保持一致。此时 BE 将会被用于该新药制剂的生产规模调整、场地转移等 GMP 相关因素的控制，以确保该新药及其制剂内在质量的持续可控。

在一个新药的临床研究过程中通常会先后涉及不同的制剂，而利用 BE 和 BA 可简便有效地关联该新药这些不同制剂的临床安全性和有效性，并借此遴选出该新药的最佳制剂，有助于提高该新药的临床疗效、减低副作用和改善其临床用药的顺应性，以此提升该新药研发的成功率。因此，临床 BE 和 BA 研究是评价新药的制剂质量和桥接新药研发过程中不同制剂的临床安全性、有效性数据的一个十分重要的技术手段。

19.2 新药临床试验的设计类型

随机对照临床试验是前瞻性研究，是检验某种假设最有力的方法。采用随机化分组，两组的均衡性好，可比性强，排除混杂偏倚；有严格的入选、排除标准，入选的患者或健康受试者均质性好，观察指标与判断统一，减少入选偏倚；双盲法又可减少测量偏倚，研究者按研究目的控制整个试验过程，保证了研究质量，增强结果的真实性。但新药临床试验以人为研究对象，很多时候由于客观存在的问题及伦理道德因素，无法进行随机对照的临床试验，非随机对照临床试验同样具有重要的价值。

19.2.1 随机对照试验

在药物临床试验的各个阶段，一般都采用随机、对照、双盲的试验设计，这是有效减少偏倚、用有限的样本量获得准确结果的有效途径。合理的临床试验设计是获得有价值的临床研究结论的前提。由于试验药物的药理学特征各异，基于不同的研究目的及不同的研究阶段，可采用不同的试验设计，如平行设计、交叉设计、析因设计、成组序贯设计、富集设计等[4,5]。

19.2.1.1 平行设计

平行设计（parallel design）是最常用的临床试验设计类型，可为试验药物设置一个或多个对照组，试验药物也可设多个剂量组[5,6]。对照组可分为阳性或阴性对照（或空白对照）；阳性对照一般采用按所选适应证的当前公认的有效药物，进行优效性、等效性或非劣效性的结果评价；阴性对照一般采用安慰剂，但可能会出现伦理学、可接受性以及可行性的问题[6,7]。试验药物设一个或多个剂量组完全取决于研究目的。例如，在创新药物安全性和耐受性的Ⅰ期临床试验阶段，需要进行多个剂量组的剂量递增研究，一般采用随机、双盲、安慰剂对照的平行试验设计，若存在表征药效学特征的标志物，往往在进行安全耐受性和药动学评价的同时，考察剂量-效应关系；在Ⅱ期临床试验阶段，基于为Ⅲ期确证性临床试验确定给药剂量和给药方案的研究目标，开展早期探索性研究时常采用剂量递增设计，以初步评价药物剂量-暴露量-效应关系，而在针对所探讨的适应证进行后期探索性研究时常采用公认的平行组剂量效应设计。为探索试验药物的有效性以及针对不同适应证的有效性，往往需要设置多个剂量组，同时进行剂量-效应关系评价。

19.2.1.2 交叉设计

交叉设计（cross-over design）是按事先设计好的试验治疗次序，在各个时期对同一组受试者逐一实施各种治疗，以比较各种治疗间差异的试验方法。交叉设计是将自身比较和组间比较设计思路综合应用的一种设计方法，它可以较好地控制个体间的差异，以减少受试者人数[5,6]。

最简单的交叉设计是 2 种药物 2 个阶段的形式，又称 2×2 交叉设计，对每个受试者安排两个试验阶段，分别接受 A、B 两种试验药物，而第一阶段接受何种试验药物是随机确定的，第二阶段必须接受与第一阶段不同的另一种试验药物。因此，每个受试者接受的药物可能是先 A 后 B（AB 顺序），也可能是先 B 后 A（BA 顺序），故这种试验又简记为 AB/BA 交叉设计试验。两阶段交叉设计试验中，每个受试者需经历如下几个试验过程，即准备阶段、第一试验阶段、洗脱期和第二试验阶段[5,6]。

每个试验阶段的用药对后一阶段的延滞作用称为延滞效应。前个试验阶段后需安排足够长的洗脱期或有效的洗脱手段，以消除其延滞效应。采用交叉设计时应考虑延滞效应对试验数据分析评价的影响。2×2 交叉设计难以区分延滞效应与时期-药物的交互作用。如需进一步分析和评价延滞效应，则可考虑采用 2 个处理多个阶段的交叉设计（例如：2×4 的 ABBA/BAAB 交叉设计）[5,6]。

交叉设计的优点是每例患者先后接受试验药物组或对照组的治疗，消除了不同个体间的差异；随机分组可避免组间差异和人为选择偏倚，需要的病例数较少；适用于慢性稳定性疾病或复发性疾病，如高血压和高脂血症等[5,6]。由于同一组病例先后作为试验药物组和对照组而接受治疗，可确切判断每例患者对研究因素和安慰剂的反映，具有良好的可比性，结果的可靠性亦远高于不同病例组的前后对照研究。

交叉设计的缺点是应用病种范围受限，对于各种急性重症疾患或不能回复到第一阶段治疗前状况的疾病（如心肌梗死），及那些不许可停止治疗让病情回到第一阶段的疾病（如心力衰竭）等，以及第一阶段已治愈的病例不能进入第二阶段，都不能采用交叉对照试验。两个阶段的治疗可能有重叠，故需要一个洗脱期，其长短依所选药物的半衰期和病种、病情而定，目的是使第一阶段的作用不会影响第二阶段，其他必备条件是第一阶段的药物不能对第二阶段起作用，否则就不能用此方法。每阶段治疗期的长短受到限制，有些药物的有效性可能尚未发挥；每一例的研究期限延长一倍，整个研究的观察期较长，不能避免患者的病情和观察指标的自然波动，患者的依从性不容易得到保证[5,6]。

19.2.1.3 析因设计

析因设计（factorial design）是通过试验药物剂量的不同组合，对两个或多个试验药物同时进行评价，不仅可检验每个试验药物各剂量间的差异，而且可以检验各试验药物间是否存在交互作用，或探索两种试验药物不同剂量的适当组合，常用于复方研究[5,6]。例如开展抗肿瘤药物、治疗哮喘或慢性阻塞性肺病药物的Ⅱ期或Ⅲ期临床研究时常进行的附加试验。

析因设计时需考虑多种试验药物高剂量组合可能带来的毒副反应。采用析因设计时，如果试验的样本量是基于检验主效应的目的而计算的，关于交互作用的假设检验，其检验效能往往是不足的[5,6]。

19.2.1.4 成组序贯设计

成组序贯设计（group sequential design）是把整个试验分成若干个连贯的分析段，每个分析段的病例数可以相等也可以不等，但试验组与对照组的病例数比例与总样本中的比例相同。每完成一个分析段，即对主要指标（包括有效性和/或安全性）进行分析，一旦可以做出结论即停止试验，否则继续进行。如果到最后一个分析段仍不拒绝无效假设，则作为差异无统计学意义而结束试验。成组序贯设计的优点是当试验药物与对照药物间确实存在差异时，或试验药物与对照药物不可能达到统计学意义时，可较早地得到结论，从而缩短试验周期，避免了盲目加大样本而造成浪费，较适合临床工作的特点，计算亦较简便。

　　成组序贯试验是目前实际应用的适应性设计中在理论和实践中比较广泛被接受的设计。适应性设计是指事先在方案中有计划地在临床试验进行过程中利用累积到的数据，在不影响试验的完整性和合理性的前提下，对试验的一个或多个方面进行修改的一种设计[2,3]。好的适应性设计可以加快药物研发的速度，或更有效地利用研发资源。但适应性设计要特别考虑：①试验的修改是否会引起Ⅰ类错误增大；②试验的修改是否会导致试验结果难于解释。因此，无论对试验进行何种修改，其修改计划和分析策略必须在试验数据揭盲之前在试验方案中进行明确严谨的表述。在适应性设计计划的期中分析中，保持申办者和研究者的盲态就非常重要，通常需要一个独立的数据监察委员会来通知申办者是否按照事先拟定的方案修改进一步进行试验[5,6]。

　　适应性设计有多种可能，包括：①试验组和对照组入组分配方式的改变，如由固定区组分配变更为动态随机入组分配；②入组人数的改变，如样本量的重新计算；③试验终止条件的改变，如根据期中分析结果提示有效或无效性而提前终止试验；④或其他设计方法（如临床终点、统计方法）的改变。目前应用的适应性设计中，成组序贯试验和盲态下样本量的重新计算被认为是在理论和实践中比较广泛被接受的。而其他的诸多设计对于深入认识试验结果的影响因素或提高研究效率（如富集设计）是有帮助的，但对于非盲态下改变临床终点或受试人群等适应性设计，由于可能引入偏倚而影响对结论的判断，故不宜应用于确证性试验中，可在早期探索性试验中使用[5,6]。

　　成组序贯设计常用于有期中分析的临床试验中。适用于下列三种情况：①怀疑试验药物有较高的不良反应发生率，采用成组序贯设计可以较早终止试验；②试验药物的疗效较差，采用成组序贯设计可以因无效较早终止试验；③试验药物与对照药的疗效相差较大，但病例稀少，或临床观察时间过长。可见，成组序贯设计一般用于创新药物的临床试验，而不用于仿制药的临床试验。

　　成组序贯设计的盲底要求一次产生，分批揭盲。由于多次重复进行假设检验会使Ⅰ类错误增加，故需对每次检验的名义水准进行调整，以控制总的Ⅰ类错误率不超过预先设定的水准（比如 $\alpha=0.05$），并明确 α 消耗函数的方法。采用成组序贯设计，由于需要进行多次期中分析，需特别注意保持盲态，以免引入新的偏倚。同时，在试验开始前应预先明确统计分析方法，规定提前终止试验的标准。期中分析的数据需由独立的第三方进行统计分析，并由申办方和研究者共同审核，以便做出是否继续下一阶段临床试验的决策建议[5,6]。

19.2.1.5　富集设计

　　适应性的富集设计（enrichment desing）是指当期中分析提示某一亚组人群的疗效优于另一亚组人群的疗效时而调整入组标准，对尚未入组的病例规定只入组疗效好的某一亚组人群的设计。富集设计能够减少研究人群的异质性，从而提高研究的效率[5,6]。该设计通常根据研究对象与疾病或者预后相关的某些特征把目标人群分为亚组，例如，研究心血管疾病时，可以考虑按目标人群患者是否有糖尿病、高血压等分为高危人群和非高危人群；在肿瘤领域中，通常具有某些生物标记的人群对治疗的反应比没有生物标记的人群要好，这时可以考虑把目标人群分为生物标记阳性和阴性两个亚组。最常用的患者分组因素包括（但不限于）人口学、病理生理学、组织学、遗传学的等特征；研究方案中一般必须预先明确指出期中分析是根据患者的哪些特征做的亚组分析。根据患者特征进行分组的方法必须经过验证[5,6]。

　　期中分析时根据研究方案中预设的患者特征，估计疗效并决定是否需要调整入组标准。由于期中对方案的调整对后续试验在随机、双盲等方面都有一定的影响，方案中必须明确规定避免引入偏倚和调整Ⅰ类错误概率的方法。最后的结果分析是根据期中分析（方案调整）之前搜集的所有研究对象的数据和之后某一亚组人群的数据加权，而不仅仅是感兴趣的亚组人群的数据；而分析结果的解释也必须明确地说明各亚组人群的构成。值得指出的是，由于富集设计的复杂性，可能对试验的基本原则（如，随机化、双盲、Ⅰ类错误概率等）有严重影响，在没有充分可靠方法处理和避免这些影响时，以及在患者特征对疗效的影响预先不明确的情况下，须慎用富集设计[5,6]。

19.2.2　非随机对照临床研究

19.2.2.1　非随机同期对照研究

　　非随机同期对照研究是临床传统采用的一种研究设计，是指试验组和对照组的研究对象不是采用随机的方法分组，而是由主管医师或患者根据病情或其他有关因素人为地纳入试验组或对照组，并进行同期的对照研究。这种设计的优点是方便、简单，容易被医师和患者接受，依从性较高，但缺点是难以保证各组间治疗前基线的可比性，也难以用盲法评价研究结果。试验组和对照组在基本临床特征和主要预后因素方面分布不均，可能导致研究结果的明显偏倚。其研究结果的论证程度虽远不及随机对照研究，但尚无或者不可能获得随机对照研究结果时，还是应该予以重视，尤其是大样本量的非随机对照临床研究，仍有重要价值；在评价和分析研究结果的价值及意义时，应持审慎的科学态度。

19.2.2.2　历史性对照研究

　　比较现时给予试验药物治疗的一组患者结果与既往治疗的一组患同种疾病但未给予该药治疗的患者结果，以评价试验药物的疗效；作为历史对照的患者或是没有接受治疗，或是只接受了常规治疗[8]。这种类型的优点是能够在两个试验组之间平衡已知影响因素的预后差异，从而有效评价治疗效果；缺点是特别容易产生偏倚，不能保证两组患者的病情和所考核的药物以外的治疗是否具有可比性，亦不能排除目前所治疗病例结果的改善实际上是由于其他因素的作用而造成结论错误。一般仅用于治疗罕见病的孤儿药的临床试验中。

19.3　新药临床试验设计的内容

19.3.1　基本要素

　　临床试验是以病人或志愿者为受试对象，评价比较临床干预措施所产生的临床效应。由于受试对象是既具有生物学属性，又具有社会属性的志愿者或病人，在研究过程中研究者不可能完全支配他们的行为，试验观测条件也很难完全加以控制。因此，与在实验室中进行的实验研究相比，临床试验更容易产生偏倚，所得到的观测结果更容易受到各种混杂因素的干扰，使干预措施的真实临床效应被夸大或者被掩盖，甚至得出与事实相悖的错误结论。这就要求临床试验有一个更加周密、严谨、科学的试验方案。

　　任何一项试验都包括影响因素、受试对象和试验效应三部分，称为试验设计三要素。人们把影响因素、观测指标和试验结果连在一起进行考察，从中找出其内在的规律，从而阐明某些试验因素作用于受试对象后产生了什么样的试验效应。

19.3.1.1　影响因素

　　(1) 影响因素的概述

　　在新药临床试验中，所有可能影响疗效或安全性评价的因素统称为影响因素。包括试验因素和非试验因素。

　　试验因素是研究者关心的并希望通过试验着重考察的影响因素。按其性质可分为物理的、化学的、生物的以及社会和心理的因素；而那些与试验因素同时存在，能使受试对象产生效应的其他因素被称为非试验因素，一般是受试对象自身具有的、可影响疾病发生和发展过程的某些属性。

　　应根据试验研究的目的，结合专业知识，对众多因素做全面分析，必要时可以做一些预试验，区分试验因素和重要的非试验因素。应该设法在严格控制某些重要非试验因素的前提下，抓住对试验结果可能有较大影响的重要试验因素加以研究。通常，将重要试验因素称为试验因素，非重要试验因素称为区组因素。

　　(2) 试验因素和非试验因素的处置方法

　　应该保证试验因素在整个试验过程中保持不变，从头至尾始终如一，包括所施加因素的施加方法、强度、频率和持续时间等。例如在新药临床试验中，试验用药品应确定药品的名称、成分、生产厂家、批号、出厂日期以及保存方法。同样，其他因素也必须遵循标准化原则，否则结果容易出现较大偏差。在试验设计之初应确定标准化的具体措施和方法，使试验因素真正达到标准化，并使其他因素处于可控状态。

　　若试验中存在重要的非试验因素，试验设计时应有意识地控制和消除其干扰和影响。若非试验因素是定性的，可以采用分层随机化的方法对其加以控制，可采用区组随机和配对随机。有些非试验因素虽然是定量的，但可以通过分组将它们看作定性的因素。例如年龄，原本是定量的，若按照年龄大小分为儿童、少年、青少年、老人，就转变为定性的因素。

19.3.1.2　受试对象

　　(1) 受试对象的概述

　　在任何试验研究中，试验因素作用的对象或试验因素的承受者称为受试对象。在 I 期临床试验研究中，受试对象通常为健康受试者，而在 II、III 期临床试验研究中，受试对象多为患者。每个研究对参与临床试验的受试对象有质量要求和数量要求。

　　I 期临床试验的受试对象一般为 18～45 岁之间的健康成年人，体重指数一般在 19～24kg/m² 范围，对于某些毒性较大的药物（如细胞毒性抗肿瘤药物），可选用目标适应证的患者作为受试者。受试者应无药物过敏史，无心血管、肝脏、肾脏、消化道、精神神经等疾病病史。无乙肝、丙肝、艾滋病毒、梅毒感染者。最近 3 个月未参加过临床试验以及献血量或失血量超过 400mL。嗜烟、嗜酒以及近 2 周曾服过各种药物或保健品的均不宜作为受试者。

　　II、III 期临床的试验对象为患者，应以临床上普遍接受的诊断标准为依据，根据专业要求确定病例选择标准。病例选择标准还应兼顾统计学要求。对于排除标准，应排除有可能影响试验结果或判读的各种因素，包括一些不安全或不符合伦理的因素。如一般情况下，肝肾功能不全者、心肺功能不全者均不应选作受试对象。孕妇或妊娠期妇女、有药物过敏史或近期内有过敏疾病，均可列入排除标准。各类药物均有作用特点，凡不属于药物作用范围内的病例也应作为排除标准，除仅用于儿童的药物外，儿童不应作为受试对象。

（2）样本量的估算

样本量（sample size）即试验中受试者的数量，也称样本大小。样本大小估算涉及试验设计的类型、比较的类型（如差异性检验、非劣效性检验、等效性检验或优效性检验）、观测指标的性质（定性与定量）、有关的先验知识（如均值和标准差大约为多少、允许偏差的大小、有临床意义的界值的大小）和对结果的精确度（允许估计或分析的结果中犯Ⅰ类和Ⅱ类错误的概率大小）。

一般来说，Ⅰ期耐受性试验采用剂量递增方法，与拟定的临床使用剂量接近的剂量组受试者8～10人，其余各组每组5～6人。药代动力学研究一般每个剂量组8～12人。Ⅱ期临床试验的试验组和对照组的例数均不应低于100例。根据试验需要，如试验要疗效明显超过对照药时，为获得试验药优于对照药具有统计学显著意义，需按统计学要求估算试验例数。

19.3.1.3 试验效应

试验效应可通过疗效指标和安全性指标来观察，这两类指标还应有主次之分。

（1）如何选择主要疗效指标与次要疗效指标

主要疗效指标是与试验目的有本质联系的，能确切反映药物有效性的观察指标。应在临床试验前确定，并用于试验样本量的估计。通常主要疗效指标只有一个，偶尔会设定2～3个。如果存在多个主要疗效指标，应该在设计方案中，考虑控制Ⅰ类错误的方法。主要疗效指标应根据试验目的选择易于量化、客观性强、重复性好，并在相关研究领域已有公认的测定和评价标准的指标。次要疗效指标是指与试验目的相关的辅助性指标。一般来说，次要疗效指标的数目比较多。

（2）如何选择主要安全性指标与次要安全性指标

在临床试验的早期，安全性指标评价主要是探索性的，且只能发现常见的不良反应，在后期，一般可通过较大的样本进一步了解药物的安全性。安全性指标也应有主次之分，主要安全性指标通常只有一个，次要安全性指标可以有多个。

药物安全性评价的常用统计指标为不良事件发生率和不良反应发生率。Ⅰ期临床试验的安全性评价指标还包括体格检查、体温、脉搏、血压、心电图各项指标、实验室检查结果等。在收集不良事件时，应尽可能收集全面的资料，包括不良事件的名称、发生时间、持续时间、转归、严重程度、处理措施、药物剂量与试验用药物的关系。所有的安全性指标在评价中都需要重视，在研究方案中应写明如何对其进行统计分析。

19.3.2 基本原则

在试验过程中，从方案设计到数据分析、结果评价，都可能存在一些因素，致使临床试验中产生一些系统误差，甚至对药物疗效、安全性评价产生偏差，干扰临床试验得出正确的结论，这种偏差称为偏倚。偏倚可能是有意的，也可能是无意造成的，在临床试验的全过程中均须防范其发生，随机、对照、重复、均衡及盲法是控制偏倚的重要措施。

19.3.2.1 随机原则

随机原则（random principle）是指临床试验中的受试者有机会被分配到各处理组中，而不受研究者或受试者主观意愿的影响，是防止偏倚的重要手段，能保证试验组与对照组的均衡性，是临床试验疗效和安全性评价的统计基础。临床试验中的随机化一般采用区组随机和分层随机。

区组随机有助于减少季节、疾病流行等客观因素对疗效的影响，也可减少因方案修订（如入选标准的修订）所造成的组间受试者的差异。区组的大小要适当，太大易造成组间不均衡，太小则易造成同一区组内受试者分组的可猜测性。研究者及有关人员应对区组的大小保持盲态。

分层随机有利于保持层内的均衡性，特别是在多中心试验中，中心就是一个分层因素。另外，为了使各层趋于均衡，避免产生混杂偏倚，按照基线资料中的重要预后因素（如病症的严重程度）等进行分层，对促使层内的均衡安排是很有价值的。分层因素不宜过多（如：年龄、性别、体重等），以免使层内病例数太少，难以实施统计处理。

当需要考虑多个分层因素，采用分层随机化，可能导致试验无法进行，此时采用"动态随机"使被控制的预后因素组间有良好的均衡性。在动态随机化中，已入组的受试者特征将影响下一个受试者的分组，系统将根据各层面上的组间均衡性决定受试者的随机化组别。

随机化的方法和过程应在试验方案中阐明。当样本量、分层因素及区组大小决定后，由统计人员使用统计软件产生随机分配表并保存在研究者文件夹中，随机分配表必须具有重现性，即可以根据种子数、分层因素、区组长度重新产生相同的随机分配表。

19.3.2.2　对照原则（control principle）

比较性研究是临床试验的重要研究方法。为了新药的疗效和安全性，必须选择一个可供参照、比较的对象，即对照药。设立对照药可以科学、定量地判断受试者在疗效与安全性方面的获利有多少是来自于试验药物。一个药物的疗效如何，要看和谁比较，是与"安慰剂"比较还是与"当前市面上治疗此类疾病疗效最好的某种药物"比较，其结论是不同的，其可能产生的价值也是不一样的。设置对照组时，关键是要强调对照的合理性。

临床试验中的对照设计有六种类型：安慰剂对照、空白对照、剂量-反应对照、阳性药物对照、自身对照和外部对照。前四种对照要求试验组和对照组的受试者来自同一个病人总体，被随机地分配进入各组别；第六种类型"外部对照"，实际上，对照组与试验组是来自不同的病人总体，因此，它只在特殊情形下用于特殊的临床试验。

① 安慰剂对照。安慰剂的外观（包括颜色、质量、大小等）、剂型、气味、口味等方面都与试验药物完全一致，但不含有试验药物的有效成分。安慰剂的使用可以排除精神心理等非药物因素的影响。

② 空白对照。临床试验中，对照组受试者不接受任何处理因素，称为空白对照。试验组与空白对照组的受试者分配必须遵循随机化的原则。与安慰剂对照相比，由于空白对照组不接受任何药物，所以盲法无法执行，容易引起对照组和试验组在心理上的差异，这可能影响到试验结果的正确评价。因此，空白对照一般是在安慰剂对照设计无法执行或执行起来极为困难时采用。

③ 剂量-反应对照。将试验药物设计成几个剂量，而受试者随机地分入一个剂量组中，观察结果，这样的临床研究称为剂量-反应对照，它可以包括零剂量即安慰剂组，也可以不包括。剂量-反应对照主要用于考察剂量效应关系和剂量不良反应关系。剂量反应对照常被用于Ⅱ期的探索性临床试验

④ 阳性药物对照。设计阳性药物对照，按统计学中的假设检验可分为优效性检验、等效性检验和非劣效性检验。所选阳性对照药物需是已广泛应用的、对相应适应证的疗效和用量已被证实，使用它可以有把握地期望在阳性对照试验中表现出相似的效果；阳性对照药原有的用法与用量不得任意改动。

⑤ 自身对照。对照与试验在同一受试对象身上进行。但应注意两次观测之间的时间间隔不应过长，否则，随着时间的推移，同一个个体自身也会发生较大的改变，所产生的效应必然在试验因素不同水平之间产生混杂。

⑥ 外部对照。外部对照又称历史对照，是使用研究者本人或他人过去的研究结果与试验药物进行比较研究。试验组受试者与对照组受试者来自不同的病人总体，也不是随机分配的。由于外部对照是不随机、非盲的，导致可比性很差，所以其应用十分有限，非十分必要时不使用。

19.3.2.3 重复原则

试验设计中的重复原则指的是重复试验，即在相同的试验条件下独立重复试验的次数应足够多。这里的"独立"是指要用不同的个体或样品做试验，而不是在同一个个体或样品上做多次试验。重复原则最重要的一个具体实施就是样本量的估算，参见 19.3.1.2。

19.3.2.4 均衡原则

均衡原则要求同一个试验因素各水平组之间除了所考察的因素取不同水平外，在一切非处理因素方面达到均衡一致，使受试者受到的非试验因素的影响完全平衡，确保试验因素各水平组间不受其他试验因素或重要的非试验因素的不平衡的干扰和影响，以便使所考察的试验因素取不同水平条件下对观测结果的影响真实地显露出来。因此，在前期方案设计时就应当请统计学工作者参与进来，共同制订出较为理想的试验设计方案。在试验操作过程中，严格按照方案要求选取和分配受试者，以确保均衡原则的贯彻执行。

19.3.2.5 盲法试验

盲法（blind）是为了控制临床试验过程中和解释结果时产生偏倚的措施之一，这些偏倚可能来自多个方面。如由于对治疗的了解而对受试者的分组进行选择、受试者对治疗的态度、研究者对安全有效性的评价，对脱落病例的处理以及在结果分析中剔除的数据等。

根据设盲程度的不同，盲法分为双盲、单盲和非盲。如条件许可，应尽可能采用双盲试验，尤其是在试验的主要变量易受主观因素干扰时。为使双盲临床试验得以顺利实施，我们通常使用安慰剂作为实施手段。当试验药物和对照药物的外观不一致时，可为试验药和对照药各准备一种安慰剂，以达到试验组与对照组在用药的外观与给药方法上的一致。也可将试验用药（包括试验药、对照药、安慰剂）分别装入外观相同的胶囊。但应首先证明药物在装入胶囊后与原剂型药物生物等效。

如果双盲不可行，则应优先考虑单盲试验。在某些特殊情况下由于一些原因而无法进行盲法试验时，可考虑进行非盲的临床试验。无论是采用单盲还是非盲的临床试验，均应制订相应的控制试验偏倚的措施，使已知的偏倚来源达到最小。例如：主要指标应尽可能客观，采用信封随机法入选受试者，参与疗效与安全性评价的研究者在试验过程中尽量处于盲态。采用不同设盲方法的理由，以及通过其他方法使偏倚达到最小的措施，均应在试验方案中说明。

盲法的原则应自始至终地贯彻于整个试验之中。双盲临床试验中，从随机数的产生、试验用药物的编码、受试者入组用药、试验结果的记录和评价、试验过程的监察、数据管理直至统计分析，都必须保持盲态。监察员必须自始至终保持盲态。如果发生了任何非规定情况所致的盲底泄露，并影响了该试验结果的客观性，则该试验将被视作无效。

试验前应对药物进行编盲，双盲试验时应准备应急信封。试验方案中应对试验结束如何揭盲或试验过程中出现意外情况或紧急情况的处理做出规定，包括如何紧急揭盲、如何报告等。试验结束时应对破盲的原因、范围和时间做出分析，作为对疗效及安全性评价的参考。

19.4　数据的采集和管理[9,10]

临床试验数据是临床试验中一系列临床事实的记录，高质量的临床试验数据是获得科学、可靠临床试验研究结论的基础。严格的数据采集和管理可以有效地保证数据质量，是临床试验过程中不可分割的一部分。

临床试验数据的采集和管理是指研究者按照临床试验方案规定的流程采集大量的研究数据，并利用数据管理系统建立标准化的数据库，采用计算机技术辅助人工进行数据的逻辑核查、数据疑问产生和处理、数据盲态下审核与锁定等过程。

数据采集和管理的目的是保证临床试验过程中受试者的权益与安全，及时获取完整、准确、可靠、有效的数据，并通过净化原始数据，使其系统化、条理化，便于计算机进行录入汇总，为统计分析做准备。

一般而言，数据采集和管理包括：根据研究方案制订源数据采集形式，填写源数据，制订数据管理计划，设计病例报告表（case report form，CRF），构建数据库结构及数据录入程序，制订严格的逻辑核查程序，录入数据，CRF 的追踪，个性化报表，数据编码，疑问数据管理、实验室数据管理，不良反应事件收集与整理，经授权的数据锁定。广义的数据管理还包括项目执行进度管理、受试者管理等。本节着重介绍源数据采集形式制订、源数据填写、病例报告表设计、电子化数据采集技术的应用及试验数据质量控制的相关内容。

19.4.1　试验数据收集与管理[11,12]

19.4.1.1　源数据的采集形式

临床试验源数据（source data）是研究者根据试验方案在试验执行过程中记录于原始病历、门诊病历、住院病历、相应访视表格等中的第一手数据，是填写病例报告表的根源。

一般在 Ⅰ 期临床试验中，多采用原始病历的形式进行采集，研究者或申办者或根据特定的试验方案设计特定的原始病历，目前以纸质为主，有些单位已经在尝试使用电子系统进行记录。在 Ⅱ、Ⅲ 期临床试验中，多采用门诊病历或住院病历的形式进行试验数据的采集，必要时会制订特定的访视表格，以便记录特定试验中门诊或住院病历不能记录的试验数据。

19.4.1.2　源数据填写

研究者在试验过程中应及时、如实、准确地在相应病历或访视表格中记录相应的试验数据，对于实验室检查、心电图检查、B超检查、胸片检查等，应将检查报告单粘贴于病例中合适的地方，及时判读化验单结果，有必要时进行相应的跟踪访视。

19.4.1.3　病例报告表的设计

ICH 对 CRF 的定义是：一种印刷的、可视的或者是电子版的文件，用于记录试验方案要求的每位受试者的所有信息，向申办者报告。CRF 是临床试验中最常使用的数据收集手段或工具，CRF 设计的目标是收集完整而准确的数据，以做出有意义的分析。

书面 CRF 已为人们所熟知。书面 CRF 的版式主要有书式（booktype）、分册书式和就诊分册式（visittype）。获取数据速度快，能够及时发现并尽早纠正试验中存在的问题，更有利于数据质量管理，特别适用于较长期的临床试验。但却存在印刷成本增加、工作程序复杂化、占用大量存储空间等问题。因而，近年来越来越多的临床试验开始采用电子数据获取系统（electronicdatacapture，EDC），具有实时数据存取、在线数据管理、无纸化等优点，使用电子 CRF 即 eCRF 来采集数据。

eCRF 的定义为：①根据试验方案设计的，可用于稽查的电子记录，用来记录试验方案要求的每位受试者的信息，向申办者报告；②CRF 中的数据项与它们的关联的注释、注解与签名形成电子化的链接。

无论使用书面 CRF 还是 eCRF，一个特定临床试验 CRF 的设计均需要申办者、研究者、统计人员及程序设计领域人员的相互合作来完成，具体应做到以下几点：

① 与试验方案和数据库保持一致，应能获取试验所需的所有数据；

② 易于理解，能让研究者、研究协调员、监察员、统计人员等不同使用者对其的理解趋于一致，要以标准化的格式收集数据；

③ 方便研究者和研究协调员填写；

④ 便于数据录入人员进行数据录入；

⑤ 获取的数据应适合进行总结和统计分析；

⑥ 便于存档和读取。

19.4.2　电子化数据采集技术的应用[13~15]

近年来随着互联网和计算机技术的不断发展，电子数据采集技术在临床试验中的应用越来越普遍。电子数据采集（electronic data capture，EDC）是一种基于计算机网络的用于临床试验数据采集的技术，通过软件、硬件、标准操作程序和人员配置的有机结合，以电子化的形式直接采集和传递临床数据。

EDC 系统的基本功能主要包括支持多种网络浏览器，支持 eCRF 的设计，支持 eCRF 模板的可再利用，支持在线逻辑检验，保留电子签名与稽查痕迹，具有电子归档及多种数据导出的格式，并支持与其他软件/系统的集成。EDC 系统作为一种计算机化系统，由所有相关的软硬件及配套环境组成，包括功能性软件、配套的硬件设施、研发和使用人员的资历和培训、设备运行管理（如标准操作程序、维护等）及系统应用环境（如变更管理和安全保障、后台数据存储要求和管理、不同系统间的数据交换管理及其程序）等。

与传统的纸质数据采集（paper data capture，PDC）相比，EDC 简化了临床研究流程，提高了临床研究的效率和质量。EDC 的优势主要表现在以下方面：①研究者可直接将纸质的源数据填写至 EDC 中，而不再誊写到纸质 CRF，从而省去了由纸质 CRF 至电子数据库间的录入环节；②EDC 可在数据录入的同时进行数据核查，研究者可即时发现数据问题，从而解决了 PDC 中需待数据采集完成后再由数据管理人员进行数据核查的滞后性；③质控人员可实时审核数据，对汇总数据进行趋势分析，及时发现临床研究数据中存在的问题，优化了过程监控；④监察方式的多样性和高效性，EDC 使得远程的集中化监察、基于风险分析的监察成为可能，而不再完全依赖于现场监察，提高了监察的效率和准确性。

EDC 的应用贯穿于临床试验的全过程，申办方或其委托的第三方提供技术支持、人员培训及数据核查，临床研究中心人员实现数据录入与核实签名。在临床试验的不同阶段，申办方或其委托的第三方及临床研究中心人员在 EDC 应用中的职责见表 19-1。2016 年 11 月 30 日，在 ICH-GCP E6 的增补版 R2 中，针对目前电子数据记录和报告的发展及使用现状，增加了一些关于 EDC 应用方面的内容，如 EDC 系统使用相关的 SOP 中应包含系统设置、安装和使用，应描述系统验证、功能测试，数据收集和处理，系统维护、系统安全措施、变更控制，数据备份、回复，应急计划和系统退役等。

表 19-1　申办方或其委托的第三方及临床研究中心人员在 EDC 应用中的职责

试验阶段	申办方或其委托的第三方	临床研究中心人员
试验启动阶段	数据库的构建 系统测试 用户技术支持 提供 eCRF 填写指南	硬件准备:网络环境、计算机设备等 EDC 系统操作人员培训 相关 SOP 的制订
试验进行阶段	数据核查:由数据管理员完成 监察:监察员完成 EDC 中数据与源文件一致性监察 用户技术支持	数据录入 回复质疑 研究者签名
试验结束阶段	数据库锁定及解锁 归档	归档

除了 eCRF，EDC 的应用还包括其他多种形式，如临床实验室数据以电子方式传送给申办方、受试者数据直接经仪器收集、受试者直接记录于电子设备的信息等。理想的 EDC 应为系统设置开放的、文档化的应用程序接口，实现其与医院信息系统（hospital information system，HIS）、实验室信息系统（laboratory information system，LIS）及电子病历系统（electronic medical records，EMR）等的信息交互，从而提高数据采集的效率和准确性，但出于保护医院信息和患者隐私的缘故，且医院内网与互联网普遍存在着信息隔离，EDC 并不适合所有研究单位。目前国内外一些信息技术开发公司着力于为临床研究中心提供个性化的 EDC 系统定制，EDC 在临床试验中的应用提高了试验效率与数据质量，并获得了良好的用户体验，但电子化系统的使用仍然依赖于研究人员的参与，数据质量控制需贯穿试验始终。

19.4.3　试验数据质量控制[9,14,16]

自从 2015 年 7 月 22 日，中国国家食品药品监督管理总局（China Food and Drug Administration，CFDA）发布了《关于开展药物临床试验数据自查核查工作的公告》（2015 年第 117 号），各临床试验机构对试验数据进行了自查核查。6 个月后，CFDA 公告显示，1622 个待审批品种的临床试验数据中，有超过 80％的数据存在不真实、不规范问题。临床试验数据的质量问题再次引起了监管部门以及临床试验相关从业人员的极大关注，临床试验数据的质量直接影响试验结果的客观性和可靠性，关系到整个临床研究的结论。建立和实施质量保障和评估措施对于保证临床试验数据的质量是非常关键的。

质量保障和改善来源于质量控制（quality control，QC）、质量保证（quality assurance，QA）以及纠正和预防措施（corrective action and preventive action，CAPA）等。

19.4.3.1　质量控制

ICH-GCP E6[9]中对于质量控制的定义为"质量保证系统内所采取的操作技术和活动，以查证与临床试验有关的活动都符合质量要求"。参与临床研究的各方人员在数据质量控制中均应承担其相应的职责。

（1）临床研究中心人员

所有参与临床试验的研究人员应具备相应的资质，并接受过 GCP 以及试验方案的培训；研究中心应建立完善的有关数据收集和管理的 SOP；试验实施过程中，研究人员应严格遵守法律法规、试验方案以及 SOP 的规定；试验数据收集时，应注意数据的保密性，保护受试者的隐私，并加强对试验数据的内部审核，如可采用双人复核的方式，确保数据的准确与完整。

（2）监察员

监察员负责核实源文件和其他试验记录的准确性和完整性，并检查 CRF 中数据与源文件是否一致，监察员应确保研究者对试验数据所做的修改是合适的，并签名、签日期，必要时说明原因。

（3）数据管理员

数据管理员应对 CRF 录入数据的质量进行核查：如数据有效范围核查、逻辑核查、安全性核查等，其进行质量控制的方式包括过程质控和实时在线质控。

19.4.3.2 质量保证[10~14]

ICH-GCP E6 中对于质量保证的定义为"为保证试验的进行和数据产生、留档（记录）以及报告都符合临床试验质量管理规范（GCP）和适用的监管要求所建立的所有有计划、成体系的行为"。

（1）建立 SOP

SOP 是为达到均一性，完成一个特定职责而制定的详细的书面说明。制定 SOP 的意义在于尽可能控制各种主、客观因素对临床试验结果的影响，尽可能降低临床试验的误差或偏差，并确保研究资料的真实可靠，以提高临床试验结果的质量。SOP 体系的建立，为临床试验的实施提供操作标准和操作指导，是保证操作过程均一、试验数据可靠的前提。同时，SOP 需要在实践中不断地完善和发展。

（2）稽查

稽查指由不直接涉及试验的人员所进行的一种系统性检查，以评价试验的实施、数据的记录和分析是否与试验方案、标准操作规程以及药物临床试验相关法规的要求相符。大部分申办者或 CRO 等都有独立的质量保证部门，稽查通常由质量保证部门实施。稽查是独立的、与常规监察或质量控制分开的检查，通过稽查，可以发现试验执行、数据记录及分析报告中存在的错误或偏差，并提出预防与改正的建议。

19.4.3.3 纠正和预防措施[15,16]

纠正和预防措施包含纠正和预防两个层面。纠正措施是指针对已存在的不符合或不期望的现象，消除其根本原因所采取的措施，防止重复出现；预防措施是指针对潜在的不符合或潜在不期望的现象，消除其原因所采取的措施，防止发生。针对临床试验过程中所发现的错误或问题，及时进行深入分析，制订相应的纠正和预防措施，是解决已存在问题的手段，也是防范潜在问题发生的前提。针对数据管理系统和数据管理过程建立有效的 CAPA 系统，有利于加强质量管理体系，保证数据管理所有过程的产出符合临床试验的目的，从而确保受试者的安全性以及试验数据的完整性。

19.5 偏倚及其控制[17~21]

临床研究结果的准确度反映了它与实际值的接近程度，因此，我们需要对临床研究结果与实际值之间的所有偏差进行评估。误差由两个部分组成：一种为纯随机性误差，另一种为系统性误差，即偏倚（bias）。纯随机性误差可由统计学方法加以解决，本节不在此赘述，只对偏倚进行分析和讨论。

偏倚有多种定义，一般认为它是一种系统性误差，即不单单是由随机因素引起的后果所造成的偏离，具有一定的倾向性和周期性。ICH E9 指南《临床试验统计原理》[18]中将偏倚定义为：与临床试验设计、实施、分析和结果分析相关的所有因素的系统性趋势，导致治疗效果的估计值偏离实际值。由此可见，偏倚可来自临床研究过程中的各个阶段，来源和种类非常繁杂。在此我们讨论几种可能对临床研究结论造成严重影响的常见偏倚及其控制方法。

19.5.1 选择偏倚

选择偏倚很可能是临床试验中最常见的偏倚来源，它是指研究者在挑选研究对象时由于选择条件受限制或设计错误所导致的系统误差。例如：在临床试验的计划阶段，如果临床研究者仅仅参考某一疾病最新治疗情况的部分文献，则可能发生选择偏倚。如果在参考文献过程中，未能考虑某一特定治疗在所有可能的受试者人群中出现的所有的阳性或阴性结果，则临床研究者可能在计划如何开展临床研究这一阶段时就引入了偏倚。因此，在选择受试者以及相应的研究方案时，均可能发生严重的选择偏倚。

在设计临床研究方案时，常常要考虑的重要问题之一就是对于受试者人群的选择是否已经得到了充分的考虑。必须认识到，参加临床研究的受试者仅仅是具备临床试验方案中入选、排除标准所定义的具有特定人口学特征和健康/疾病状态的样本；而在实践中要思考的问题是，受试者是否真的是随机选择的、能代表目标人群的样本。理想的状况是，参加临床研究的受试者应该是从目标患者/健康者人群中随机选择的代表性样本，这样才能将临床研究的结果推广至整个目标人群。而实际上，在临床试验中从目标人群里随机选择典型样本，这是个过于理想的目标，几乎不可能实现。如果研究规模足够大（例如受试者样本量上万），那么偏倚问题和结论推广对药物有效性和安全性的评估结果不大会造成干扰。但另一方面，在中小规模样本量的临床试验中，如果在选择目标人群随机样本时未加注意，则可能发生偏倚。在临床研究方案设计时，尤其要注意此类偏倚，因为该偏倚可能在Ⅰ期至Ⅲ期临床研究中出现蓄积，从而影响药物的上市进程。

Sackett[19]对选择偏倚进行了细致的举例，现摘录部分，见表 19-2。

表 19-2 选择偏倚举例

1. 慕名偏倚	某些研究者或研究机构声誉良好,特定疾病患者受到吸引
2. 转诊过滤偏倚	患者从低一级医疗体系向高一级医疗体系转诊,导致罕见疾病和难以医治的病例数增加
3. 确诊偏倚	患病个体因地区、时间、经济状况等因素的差异,导致特定疾病确诊情况存在差异
4. 既往意见偏倚	患者既往接受的诊断策略和结果,可能对同一患者接受后续诊断过程的策略和结果产生影响。例如高血压患者的多次转诊
5. 错误样本量偏倚	太小的样本量无法证明任何结果;而太大的样本量可证明任何结果
6. 入院率偏倚	又称伯克森(Berkson)偏倚,以医院门诊或住院病人作为研究对象时,由于患者就医机会存在差异,因此,暴露因素与疾病之间的关系可能被误解,研究结果出现偏倚
7. 患病率-发病率偏倚	又称奈曼(Neyman)偏倚,后期回顾早期的暴露病例时,可能遗漏死亡病例和其他发作病程较短的病例、轻度病例、疾病处于静息期的病例以及发病时暴露证据已经消失的病例
8. 诊断信息偏倚	某疾病与某暴露因素之间存在另外一种临床症状或体征,此类症状或体征并非该疾病的危险因素,但却会导致人们去就诊,从而间接提高了该疾病早期病例的检出率,造成暴露因素和疾病之间的偏倚。例如:绝经后雌激素治疗和子宫内膜癌之间是否存在关联的争议性研究

19.5.2　测量偏倚

测量偏倚指在对受试者的信息采集或测量时出现的系统误差，它的来源可能是受试者，也可能是研究者本身或测量设备。

在分析资料时不恰当地将合格的受试者排除，这可能产生强烈偏倚。尤其是当这些排除是出于看似很合理的临床原因时，那消除这种偏倚的难度就更高了。在任何时候，将合格的受试者从分析数据集中排除，都有可能对结论产生不利的或者非预期的影响。实践中经常可见的是对非最佳结局的数据或对试验操作产生的错误数据进行选择性舍弃。因为选择性舍弃数据可能产生很强的虚假反应，而且这一行为也可能很难被发现，因此，这也是对试验数据的影响最为严重的问题之一。在合规的临床试验中，应当在试验方案中预先规定必须进行的随访以及完整的数据收集和统计计划，以有助于遏制数据选择性舍弃的现象。另外，结局指标的不当选择也可能造成此类问题。例如，在预后不佳的研究组中，存在受试者自我评估类结局指标无法采集的现象，由此产生的幸存者效应导致出现相当大的偏倚。

在评估中产生的偏倚是一种广为人知的但处理起来较为棘手的偏倚。受试者的自我评估固然有不客观的倾向，临床研究者在研究过程中若是对研究结果有所预期，那么也同样难以做到客观。类似的情况也会出现在研究团队、合作单位以及容易受到外部压力（诸如时间、财力、声誉等因素）影响的药企中。由于使用主观性评估指标的试验设计依然具有其必要性和重要性，因此，控制此类偏倚显得尤其重要。

Sackett[19]对测量偏倚的举例，现摘录部分，见表 19-3。

表 19-3　测量偏倚举例

1. 无应答者偏倚	无应答者(或者迟应答者)可能与早应答者存在不同的暴露因素特征或结局(例如：敏感或隐私问题的询问)
2. 回忆偏倚	在试验组中，关于特定暴露因素的问题可能会被询问数次，而在对照组中仅询问一次，由此造成受试者记忆失真或不完整
3. 顺从/说谎偏倚	为了符合其自身认为的研究者所期望的方向或为了个人原因,受试者给予了顺从/谎言性的反应
4. 沾染偏倚	在试验中,如果对照组成员不慎接受了试验药物/治疗,则试验组和对照组受试者之间的结局差异可能发生系统性减少
5. 仪器偏倚	在临床试验中,使用未经验证的仪器是常见的不规范现象。仪器校准或维护上的缺陷可能导致结果系统性地偏离真实值

19.5.3　偏倚的控制方法

通常由各学科的专家进行合作，共同计划、设计、实施、分析和报告临床试验，并对目标受试者人群的治疗效应进行评估。如果临床研究团队的成员的教育、经验、培训和个人意见之间存在不可忽略的差异，那么在临床试验各个阶段、各个方面是很难保持完全的公正客观的，偏倚的出现是不可避免的。如果出现偏倚，就无法根据研究中收集的数据准确估计实际的治疗效应。一旦确定有潜在偏倚存在，可以执行下列步骤，减少或者消除偏倚。如果试验表明治疗效果较小或者中等时，这些步骤可以增强试验数据的可信度[20]。

19.5.3.1　随机化

随机化是研究人员在设计对比研究时减少选择性偏倚的主要方法，同时也是可靠控制未知协变量的唯一方法。不同治疗组之间被观察到的和未被观察到的基线差异均为随机产生，随机化可以有效地保证统计人员对这些随机差异产生的效果进行定量。在考虑了随机差异的影响后，如果能进一步消除其他来源的偏倚，那么便能确定剩余的效果差异可以归因于药物或治疗产生的效果。

19.5.3.2　分层分析

分层分析是将观察对象按照相似性的特点，分成亚组后再进行试验组和对照组的比较。分层因素主要是与比较指标相关的因素，例如性别、年龄、病情等。按某个混杂因素分层后，再用相应的统计方法进行处理。分层是一种简单、有效的方法，用于控制已知协变量造成的影响。与随机化不同的是，这种方法对于未知的协变量没有影响。

19.5.3.3　随机盲法

随机盲法[21]可以降低测量偏倚。随机盲法可保证两种药物的包装、外形、颜色、触感、气味、口感等完全一样，同时，研究人员不知道或者不向受试者告知药物分配情况。随机盲法中通常会用到安慰剂，但接受安慰剂的对照组不完全等同于无治疗对照组。在安慰剂组中，受试者身上可能会出现安慰剂效应，而且安慰剂效应有时会很可观。因此，对于部分主观性的结局，随机盲法可提高研究的客观性。

单盲是指试验中的受试者不知道自己接受的是哪种药物。双盲是指受试者和负责评估的研究人员都不知道正在给予哪种药物。因为研究人员也可能受到自身预期结果的影响，所以可进一步增强主观性研究终点的可信度。

19.5.3.4　同期对照

设置同期对照组是一种相对较为消耗资源但可有效减小偏倚的方法。很多研究的结局，例如疾病死亡率，具有随时间流逝而变化的强烈趋势，而这种趋势会使历史对照试验变得难以解释。同期对照方法消除了按照日历时间进行治疗所带来的混杂因素，并使得随机化容易实施。

19.5.3.5　客观性评估

在大多数情况下，对于主要研究终点的临床评估方法应尽可能采用客观性评估方法，以减少评估偏倚，增加试验结果的可重复性。客观性评估是指那些由独立的审评人员或是由经过验证的仪器设备给出的、不大会引起异议的评估。评估客观性从高到低的例子列举如下：实验室定量检验指标、生命体征或存活时间、疾病进展或复发的时间、预先给定判断标准的结果（如毒性或副作用）、由医师进行判断的评估结果（如功能指数、生活质量指标等）和患者自我评估报告（如疼痛强度等）。

在个别情况下，最客观的评估未必是最适合的。比如，在对疼痛强度进行评估时，医师或护士的评估结果可能与患者自我评估结果的相关性很差，因为医务人员可能倾向于低估疼痛而高估功能状态。实践中，较好的方法是采用受试者的自身评估，同时使用随机盲法提高研究的可靠性。

19.5.3.6　主动随访和研究终点的确定

虽然诸如疾病复发和病人死亡之类的终点是客观性事实，但是如果研究者进行随访检查的计划不合理，那么确定这些终点时所采用的方法也可能并不客观。如果某项研究仅仅依赖于被动报告，则出现偏倚的概率将会增加。例如，某受试者在计划中的随访日发生了失访，我们就不能假定此人仍然存活并且健康。相形之下，如果预先计划采用诊所随访、电话随访、家庭访视等方式积极确认受试者的状态，那么出现此类偏倚的概率将会缩小。

19.5.3.7　不得进行事后排除

试验入组后，尤其是治疗已经开始后，与试验相关的诸多事件之间很可能相互关联。有些事件之间可能是因果关系，而另一些事件之间可能仅仅只是微弱相关，通过已知或未知的第三方因素发生关联。事后排除的后果是对试验参与者的亚组分析可能出现偏倚，容易发生某一类特定结局的受试者可能由于亚组因素得到优先选择，而且，某些人数较少的亚组的结果也会受到区区几例受试者的结局的强烈影响。由于对影响亚组的重要因素之间相互作用的理解通常很少，因此，应避免事后排除以防止偏倚的出现。

19.5.4　其他一些思考

关于偏倚，也可以从协变量因素和试验类型等方面进行思考。

19.5.4.1　协变量的影响

未受控制的协变量可能是混杂效应或偏倚的来源。如果协变量的影响不能消除，则试验的精确度将会降低，并可能隐藏或夸大实际的治疗效果。影响很强的协变量可直接或间接造成其他偏倚，例如年龄、病情严重程度、合并疾病等协变量都可能造成选择性偏倚。

19.5.4.2　治疗机理试验

治疗机理试验（TM）通常采用客观方法评估治疗的功能、作用或可行性，例如药理学结局、生理学或解剖指标等。因此，如果严格执行 TM 试验会比某些处于临床研究后期阶段的试验更少地出现偏倚。但是，如果研究中采用了主观评估标准，或者是研究人员未能对自己的评估偏倚具有足够的警觉，那么 TM 试验的结果可能是具有误导性的。例如，某种机制（给药系统、器械功能）被成功证明，是否等同于其具有临床有效性？这点值得思考。

19.5.4.3　剂量探索研究

剂量探索研究（DF）中可能出现一些未引起研究者注意的偏倚。例如，抗肿瘤药物的剂量递增试验基本上是序贯研究，一般在预先设定好的剂量水平上采用传统的给药和停药规则。在因受试者身上出现药物毒性而中止试验时，往往存在低估中毒剂量水平的倾向。比如，在一组 3 例受试者中有 1 例观察到药物毒性而中止了剂量递增，但实际上出现毒性的真实概率很有可能是小于 1/3 的。这会导致研究者不得不在研究后期进行额外的剂量确定研究。

19.5.4.4　安全性和活性试验

安全性和活性试验（SA）可能是所有试验类型中最容易出现偏倚的试验，原因是：
① 此类试验部分采用了主观性的或替代性的临床研究终点；
② 此类试验未采取内部对照；
③ 试验规模相对较小，受试者群体是被高度筛选过的；
④ 部分研究者习惯进行或者过分看重亚组及事后分析。

上述原因中，受试者筛选因素对偏倚的影响较大，尤其是在单研究中心进行试验的情况下。由于结局因素和预测因素等原因（例如受试者未能完成研究）而将受试者从分析数据集中排除，也会使结果出现偏倚。

19.5.4.5　疗效有效性对比试验

若存在方法学缺陷的情况，疗效有效性对比试验（CTE）也可能出现明显偏倚。问题的原因主要是源于：设计了主观的研究终点或无效的替代研究终点；采用了不恰当的对照组；运用了容易出现误差的分析。只有设计良好、执行严格的 CTE 研究才能将偏倚出现的可能性降到最低甚至消除。

19.6　方案设计应注意的问题

19.6.1　预试验

所谓的"临床预试验"是指正式临床试验前进行的小规模探索性研究。一个成功的临床预试验可有效地降低后续正式试验失败的风险，是合理设计新药临床试验方案的重要基础之一。对于新药临床研究团队来说，其临床预试验的设计、实施、总结和分析判断能力，在一定程度上可以说是该研究团队核心竞争力的直接体现。

在新药临床研究中，通常在Ⅰ期和Ⅱa期中会安排进行相关的预试验（pilot study）研究，而且必要时这些临床预试验可能会需要多次进行。

Ⅰ期预试验的主要目的有：为该新药的生物分析方法开发和验证提供所需的临床实际给药后的血样（即所谓的"真实血样"），选择合适的药代动力学采血时间点，初步考察药物的临床安全性等；Ⅰ期预试验的受试者通常为1~2人。由于Ⅰ期预试验实际上是该新药的首次人体试验（FTIM或FIH），故临床研究者应予以高度重视，要根据该新药的特点准备好相应的临床应急预案，以应对在试验中可能发生的严重不良反应。

Ⅱa是临床给药方案和有效剂量的探索，本身就是Ⅱb的预试验。由于Ⅱa所需承担的研究任务较多，需要兼顾不同研究目的的精心设计。在实际工作中，因受对项目认知的阶段性制约和需要综合考量临床操作的可行性和伦理等问题，在Ⅱa开始前可能要先安排相关的预试验（或可命名为Ⅱa₁、Ⅱa₂、…），其目的是希望能获得一个初步的定性判断依据。

Ⅱb期试验的目的是初步评价药物对目标适应证患者的治疗作用和安全性，为Ⅲ期临床试验研究设计和给药剂量方案的确定提供可靠的依据；因此，Ⅱb也视为是Ⅲ期的预试验，并有可能会根据不同的研究目标而多次开展，其特点是Ⅱb的研究结果需要具有一定的统计意义。

Ⅲ期已是新药治疗作用的确证阶段，一般不考虑安排预试验。

目前各种生物标志物在临床研究中的应用已越来越多，生物标志物在新药临床试验中的合理应用可有效缩短新药的开发周期，有效提升新药研发的成功率[22,23]。但若要想成功地在新药研发中应用某些生物标志物，首先需要借助临床预试验来初步评估这些生物标志物的有效性和实际操作的可行性，并努力从中选出合适的指标供正式临床试验使用。

根据国际通行的规定，新药的临床试验需要在取得政府主管部门和伦理委员会相关的批件后方可开始进行，新药的临床预试验也不例外。

19.6.2　伦理问题及知情同意[24~26]

临床医学实践中，大多数的诊断、治疗或预防所采取的方法都包含着风险，尤其是在进行临床医学试验时，其风险更大。公元前4世纪的《希波克拉底誓言》是医学伦理学的最早文献，指出医生应根据自己的"能力和判断"采取有利于病人的措施，保持病人的秘密。公元1世纪古印度《吠陀》经和公元7世纪希伯来的《阿萨夫誓言》对医生也都提出类似的要求。公元7世纪我国医学大家孙思邈在《大医精诚》一文中也写有医者行为的准则，如"若有疾厄来求救者，不得问其贵贱贫富，长幼妍媸，怨亲善友，华夷愚智，普同一等，皆如至亲之想"等思想。

现代伦理学产生于 20 世纪 50～60 年代，通过"二战"后对德国纳粹战犯纽伦堡审判等一系列事件的反思，人们认识到科学技术成果的应用以及科学研究行动本身需要道德规范，逐步形成了广为世界各国接受的临床试验研究伦理准则，包括《纽伦堡法典》《赫尔辛基宣言》等。1964 年颁布制定的《赫尔辛基宣言》是最基本的伦理准则，是临床研究伦理规范的基石。前后进行过 6 次修改和调整，《赫尔辛基宣言》对涉及人的生物医学研究做了指导性、法则性的规定。各国在《纽伦堡法典》和《赫尔辛基宣言》的基础之上，制定了具体的审核制度和立法，逐步形成了三个最基本的伦理学原则，体现了临床试验必须遵循公正、尊重人格、力求使患者或者受试者最大程度受益和尽可能免受伤害的道德原则。

所以，在临床诊疗和临床试验中，医务人员秉承着病人利益第一、尊重病人、公正的原则实施诊疗和研究工作；要保证药物临床试验符合科学和伦理要求，保护人的生命和健康，维护人的尊严，尊重和保护人类受试者的合法权益；特别要分析临床试验的风险与受益问题，设计和实施对受试者有直接受益前景的试验，预期受益与风险应至少与目前可获得的替代治疗的受益与风险相当。试验风险相对于受试者预期的受益而言必须是合理的；对受试者没有直接受益前景的试验，风险相对于社会预期受益而言，必须是合理的。研究中要保证受试者享有知情选择权、个人隐私权和赔偿权等。

19.6.2.1　受试者权益的保护

药物临床试验必须遵循世界医学大会《赫尔辛基宣言》，执行国家市场监督管理总局颁布的《药物临床试验质量管理规范》等相关法律法规。

开展任何临床试验之前，其非临床研究或以往临床研究的结果必须足以说明药物在所推荐的人体研究中有可接受的安全性基础。在整个药物研发过程中，应当由药理毒理专家和临床专家等动态地对动物毒理数据和临床数据进行评价，以评估临床试验可能给受试者带来的安全性风险。对于正在或将要进行的临床试验方案，也应进行必要的调整。

伦理委员会、研究者及申请人共同承担保护临床试验受试者安全的责任。

（1）关于知情权

《赫尔辛基宣言》等规范中提出："受试者的自愿同意是绝对必要的；应该使他能够行使自由选择的权利，而没有任何暴力、欺骗、欺诈、强迫、哄骗以及其他隐蔽形式的强制或强迫等因素的干预；应该使他对所涉及的问题有充分的知识和理解，以便能够做出明智的决定。"类似的条款出现在几乎所有关于临床试验的规范准则里，这足以说明受试者享有知情选择权的重要性。

临床研究者必须在试验之初，客观地向病患讲述试验的前期研究，可行性证明，动物实验的研究结果，此次试验的目的、持续时间、整个试验的过程，包括其间用到的药物和技术以及试验将会对患者自身产生的影响，对治疗疾病的作用等，受试者充分知情，自愿接受临床试验后，需要签订知情同意书，并且注明日期。试验实施中，应保持与受试者的良好沟通，以提高受试者的依从性，临床研究者不应该隐瞒任何预计中的情况，及时发现不良事件。我国《药物临床试验质量管理规范》第二章也明确规定："受试者参加试验应是自愿的，而且有权在试验的任何阶段随时退出试验而不会遭到歧视或报复，其医疗待遇与权益不会受到影响。"在临床试验中，受试者的知情选择权应作为最基本的权益被保护。

（2）受试者隐私权

隐私权是受试者的基本权益之一，隐私包括个人生活方面的隐私和与病人疾病的诊疗护理直接相关的信息，包括病因、检查发现、诊断、治疗、护理和愈后情况。由于一些研究者在需要撰写论文或者研究时，往往可以随意查阅甚至复印病历，这就涉及侵犯患者的隐私权。虽然这些资料对于病患并没有立刻显现的直接伤害，但这种行为是对病患人权的侵犯，并可能会对他以后的生活造成巨大的影响。所以医生和研究者必须在思想上重视，参加试验及在试验中的个人资料均属保密。按照有关法律法规和知情同意书的约定，在一定范围内查阅受试者个人信息（包括病历记录、生物学标本）。必要时，药品监督管理部门、伦理委员会或申办者，按规定可以查阅参加试验的受试者资料；确保受试者个人信息保密和安全、稳妥的保护。

（3）受试者的赔偿权

在临床试验中，受试者通常未获得治疗利益，申办者应给予受试者合理的经济补偿，对因参加试验而受到损害的受试者，申办者应承担相应的治疗费用和合理补偿。当由于研究者的行为而导致受试者的身心遭受到一定伤害时，受试者有权向其索要赔偿。在试验过程中和试验结束后，为受试者提供医疗保障、保险或损害赔偿。

19.6.2.2　伦理委员会

从事涉及人的生物医学研究的医疗卫生机构是涉及人的生物医学研究伦理审查工作的管理责任主体，应当设立伦理委员会（ethic commitee），并采取有效措施保障伦理委员会独立开展伦理审查工作。伦理委员会的职责是保护受试者的合法权益，维护受试者的尊严，促进生物医学研究规范开展；对本机构开展涉及人的生物医学研究项目进行伦理审查，包括初始审查、跟踪审查和复审等。

伦理委员会对受理的申报项目应当及时开展伦理审查，提供审查意见；对已批准的研究项目进行定期跟踪审查，受理受试者的投诉并协调处理，确保项目研究不会将受试者置于不合理的风险之中。

伦理委员会在开展伦理审查时，可以要求研究者提供审查所需材料、知情同意书等文件以及修改研究项目方案，并根据职责对研究项目方案、知情同意书等文件提出伦理审查意见。伦理委员会应当接受所在医疗卫生机构的管理和受试者的监督。

19.6.2.3　伦理审查

伦理委员会应当建立伦理审查工作制度或者操作规程，保证伦理审查过程独立、客观、公正。

涉及人的生物医学研究应当符合以下伦理原则。

① 知情同意原则。尊重和保障受试者是否参加研究的自主决定权，严格履行知情同意程序，防止使用欺骗、利诱、胁迫等手段使受试者同意参加研究，允许受试者在任何阶段无条件退出研究。

② 控制风险原则。首先将受试者人身安全、健康权益放在优先地位，其次才是科学和社会利益，研究风险与受益比例应当合理，力求使受试者尽可能避免伤害。

③ 免费和补偿原则。应当公平、合理地选择受试者，对受试者参加研究不得收取任何费用，对于受试者在受试过程中支出的合理费用还应当给予适当的补偿。

④ 保护隐私原则。切实保护受试者的隐私，如实地将受试者个人信息的储存、使用及保密措施情况告知受试者，未经授权不得将受试者个人信息向第三方透露。

⑤ 依法赔偿原则。受试者参加研究受到损害时，应当得到及时、免费治疗，并依据法律法规及双方约定得到赔偿。

⑥ 特殊保护原则。对儿童、孕妇、智力低下者、精神障碍患者等特殊人群的受试者，应当予以特别保护。

伦理委员会收到申请材料后，应当及时组织伦理审查，并重点审查以下内容：

① 研究者的资格、经验、技术能力等是否符合试验要求；

② 研究方案是否科学，并符合伦理原则的要求，中医药项目研究方案的审查，还应当考虑其传统实践经验；

③ 受试者可能遭受的风险程度与研究预期的受益相比是否在合理范围之内；

④ 知情同意书提供的有关信息是否完整易懂，获得知情同意的过程是否合规恰当；

⑤ 是否有对受试者个人信息及相关资料的保密措施；

⑥ 受试者的纳入和排除标准是否恰当、公平；

⑦ 是否向受试者明确告知其应当享有的权益，包括在研究过程中可以随时无理由退出且不受歧视的权利等；

⑧ 受试者参加研究的合理支出是否得到了合理补偿；受试者参加研究受到损害时，给予的治疗和赔偿是否合理、合法；

⑨ 是否有具备资格或者经培训后的研究者负责获取知情同意，并随时接受有关安全问题的咨询；

⑩ 对受试者在研究中可能承受的风险是否有预防和应对措施；

⑪ 研究是否涉及利益冲突；

⑫ 研究是否存在社会舆论风险；

⑬ 需要审查的其他重点内容。

伦理委员会批准研究项目的基本标准是：

① 坚持生命伦理的社会价值；

② 研究方案科学；

③ 公平选择受试者；

④ 合理的风险与受益比例；

⑤ 知情同意书规范；

⑥ 尊重受试者的权利；

⑦ 遵守科研诚信规范。

经伦理委员会批准的研究项目在实施前，研究项目负责人应当将该研究项目的主要内容、伦理审查决定在医学研究登记备案信息系统进行登记。在项目研究过程中，项目研究者应当将发生的严重不良反应或者严重不良事件及时向伦理委员会报告；伦理委员会应当及时审查并采取相应措施，以保护受试者的人身安全与健康权益。

伦理审查工作具有独立性，任何单位和个人不得干预伦理委员会的伦理审查过程及审查决定。

19.6.2.4 知情同意书

项目研究者开展研究，应当获得受试者自愿签署的知情同意书（informed consentform）；受试者不能以书面方式表示同意时，项目研究者应当获得其口头知情同意，并提交过程记录和证明材料。对无行为能力、限制行为能力的受试者，项目研究者应当获得其监护人或者法定代理人的书面知情同意。

知情同意书应当含有必要、完整的信息，并以受试者能够理解的语言文字表达。应当包括以下内容：

① 研究目的、基本研究内容、流程、方法及研究时限；

② 研究者基本信息及研究机构资质；

③ 研究结果可能给受试者、相关人员和社会带来的益处，以及给受试者可能带来的不适和风险；

④ 对受试者的保护措施；

⑤ 研究数据和受试者个人资料的保密范围和措施；

⑥ 受试者的权利，包括自愿参加和随时退出、知情、同意或不同意、保密、补偿、受损害时获得免费治疗和赔偿、新信息的获取、新版本知情同意书的再次签署、获得知情同意书等；

⑦ 受试者在参与研究前、研究后和研究过程中的注意事项。

在知情同意获取过程中，项目研究者应当按照知情同意书内容向受试者逐项说明，其中包括：受试者所参加的研究项目的目的、意义和预期效果，可能遇到的风险和不适，以及可能带来的益处或者影响；有无对受试者有益的其他措施或者治疗方案；保密范围和措施；补偿情况，以及发生损害的赔偿和免费治疗；自愿参加并可以随时退出的权利，以及发生问题时的联系人和联系方式等。同时，项目研究者应当给予受试者充分的时间理解知情同意书的内容，由受试者做出是否同意参加研究的决定并签署知情同意书。在心理学研究中，因知情同意可能影响受试者对问题的回答，从而影响研究结果的准确性的，研究者可以在项目研究完成后充分告知受试者并获得知情同意书。

19.6.2.5　知情同意的过程

知情同意权由知情、理解、同意三个要素所构成，是受试者或患者充分行使自主权的前提和基础。受试者对将接受的检查项目、实施的药物等诊疗目的、危害性和后果等，有权了解或被详细告知的权利，并在充分理解这些医学信息对自身疾病治疗和健康状态的作用后，有权做出同意、拒绝的决定。对出现夸大或缩小医学信息，误导、欺骗或隐瞒患者的知情权行为则视为无效。知情同意权的实质是在实施受试者自主权的基础上，受试者向研究者进行医疗服务授权委托的行为。

临床试验中，对受试者实施的知情同意 (informed consent) 应符合完全告知、充分理解、自主选择的原则。知情同意的表述应通俗易懂，适合该受试者群体理解的水平。对如何获得知情同意有详细的描述，包括明确由谁负责获取知情同意，以及签署知情同意书的规定。计划纳入不能表达知情同意者作为受试者时，理由充分正当，对如何获得知情同意或授权同意有详细说明。

实行知情同意的必要条件如下。

① 信息的提供，信息的理解（以上属于知情的要素），自愿的同意和同意的能力（以上属于同意的要素）。有效的知情同意首先需要提供为合理决定所需的信息，包括受试者参加该项临床试验可能承担的风险，以及该项试验的研究程序及其目的、性质，诊疗或其他可供选择的方案，可能带来的好处和可能引起的危险等。

② 需要受试者对上述信息的适当理解。影响人们对信息理解的因素如：提供的信息不充分、不全面甚至有歪曲；受试者理解力低下、智力低下或精神不正常、教育水平低或文化差异。有效的知情同意必须是自愿表示的同意。所谓自愿，指受试者做出决定时不受其他人不正当的影响（指引诱个体做出本来不会做出的决定）或强迫（指一个人有意利用威胁或暴力影响他人）。人们常在竞争、需要、家庭利益、法律义务、有说服力的理由等影响或压力下做出决定，但这并非不正当的影响和强迫。

③ 同意的能力则是实行知情同意的前提。受试者在"知情"的情况下，能够自主地表达参加临床研究的意愿，才是真正意义上的"同意"。某些疾患可使病人或受试者失去理解信息和表示同意的能力。医学上一个有正常认知功能的人能够理解研究或临床诊疗的程序，能够正确权衡其利弊，运用自己拥有的知识和这些能力做出决定。研究者如故意隐瞒临床研究中的某些重要情节而骗取受试者的同意，是不道德的。

19.7 案例分析

【案例 19-1】 临床医生参与的某抗心律失常新药的猕猴急性毒性补充试验

该药是一种全新结构的新型多靶点抗心律失常新药，虽然已完成的大鼠和比格犬的毒性试验结果，已提示具有良好的安全性。但考虑到物种差异的存在，且目前已上市的抗心律失常药物均存在有一定的致心律失常副作用，故该新药的首次人体试验尚有一定的风险。

为此，课题组决定补充开展由心血管内科和急诊科医生参与心电监护的猕猴急性毒性试验，观察猕猴大剂量给药时的不良反应，并监测血药浓度；请临床医生根据现场所观察到的严重不良反应状况，参与制订该药物的临床应急抢救预案。

结果表明，猕猴灌胃给药相当于临床拟用剂量的 2～50 倍时，对四只猕猴的呼吸、心率均无明显影响，心电监护亦未见有明显的致心律失常作用。在静脉连续推注的致死试验中，四只猕猴未发生恶性心律失常，其死亡原因均为呼吸衰竭。当血药浓度达到 $20\mu g/mL$ 时开始发生不良反应（心率显著减慢），$50～70\mu g/mL$ 时猕猴开始死亡（呼吸衰竭）。

结果提示：该药口服给药的安全性良好；猕猴静脉连续推注的急性中毒浓度约为 $20～35\mu g/mL$，致死浓度约为 $50\mu g/mL$，系因呼吸衰竭而亡。较意外的是该药物与目前已上市的抗心律失常药物不同，在此次的四只猕猴急毒试验中并未见有明显的致心律失常作用发生，或需通过进一步的动物实验来证实。

【案例 19-2】 某抗乙肝病毒（HBV）新药的 I 期剂量递增终点的确定

该药是一种全新结构的非核苷类抗乙肝病毒（HBV）候选新药，具有新颖的抗 HBV 复制机制，其在临床前的体外、体内试验系统中均显示有强烈的抗病毒活性。在该药的 I 期临床口服剂量递增的安全性、耐受性和药代动力学研究中，发现在参考临床前相关研究数据所设定的剂量递增已到达终点时，药物在健康受试者血中的暴露量却未能达到预期水平。

是否考虑在原定最大给药剂量的基础上再开展进一步的剂量递增？课题组对已完成的临床研究结合前期的动物实验结果进行了总结和分析。已完成的临床药代动力学预试验结果表明，在剂量递增的前期，药物在健康受试者血中的暴露量有较快的增加；但在剂量递增的后期，药物暴露量的增加已明显趋缓，再补充增加若干个剂量递增的试验可能也难以达到预期的暴露量；而在该补充增加的剂量递增的临床研究过程中，健康受试者可能将会面临较大的风险。

另外，根据前期的动物实验结果，提示该药物口服后在肝组织中有高于血液的分布，提示在人体内亦有可能存在类似的情况。由于肝脏是该药物作用的靶器官，与药物在血中的暴露量相比，显然在肝组织中的暴露量是更关键的。但由于当时并未开展药物在血和肝组织中的分布关联比较，且所用的药物剂型和剂量与临床所用的均有较大差异，故无法据此推算临床肝组织的暴露情况；而最直接的办法是设法测定给药后人体肝组织中的药物浓度。

综合考虑伦理问题和实验的可操作性，课题组决定邀请具有娴熟的手提 B 超引导下肝脏活体穿刺能力的主任医师，开展食蟹猴在连续口服给药达到稳态后的血液和肝组织中药物浓度监测的补充试验，以探索后续的临床研究方向。

该补充动物实验结果表明，食蟹猴在连续口服Ⅱ期临床拟用剂量达到稳态后，其肝组织中的药物浓度约为血中的五倍，完全可满足后续临床试验所需的预期暴露量。

为此，课题组决定暂不考虑在健康受试者中开展进一步的剂量递增试验，直接安排开展Ⅱ期临床研究。同时，建议在部分Ⅱ期临床乙肝患者做肝脏穿刺评估药物疗效的同时争取酌情开展患者肝组织中药物浓度监测，以考察药物在患者靶器官中的实际暴露量；并建议同时监测血药浓度，考察了解二者的比例关系，以便尽可能进行全面的分析并为后续Ⅲ期临床有效性试验提供更多的参考依据。

【案例 19-3】 关于口服给药的食物影响试验

由于食物可能会对口服药物的体内吸收造成一定的影响，故在口服给药的临床研究中需要及时确定食物的影响，以便合理安排后续临床试验的给药方式，以及考虑对其剂型/处方/工艺进行调整。在试验中，通常要开展空腹和餐后的研究，而所用的餐是指国际通行标准的高脂餐（150cal 蛋白质＋250cal 糖类＋500cal 脂肪，1cal＝4.186J）；但在具体的临床研究方案设计中，应根据该新药的特性进行调整。

例如，在某口服靶向抗肿瘤新药的食物影响试验中仅考察了空腹和高脂餐后的影响，研究结果表明，高脂餐后的药物吸收会有明显提高。但前期的临床试验中，已知该药临床空腹服用普遍有较为严重的胃肠道反应，需要餐后给药，而肿瘤患者通常无法进食高脂餐，而只能用普通餐；故该药物需要补充进行普通餐的食物影响试验。同时，根据高脂餐后人体的药物吸收会有明显提高，提示该药物制剂尚有进一步研发提高的空间和必要性。

同样，在临床心脑血管病、糖尿病等相关疾病治疗药物的食物影响试验中，也需要考虑临床相应的实际情况。对绝大多数中国健康受试者来说，要在限定的时间内完成国际标准高脂餐的食用并不是一件轻松的事，而对于患者来说将更为困难。多年的临床研究实践表明，目前的高脂餐试验结果将主要用于制剂研发，而普通餐试验对后续临床研究的意义会更大。

【案例 19-4】 某高变异药物的临床生物等效性（BE）研究

新药和仿制药的研发均离不开 BE 研究。因临床 BE 研究需要获得具有统计意义的结果，研究所需样本量会远大于临床 PK 和 BA 研究；而高变异药物 BE 研究的难度和所需的投入更大，故其 BE 研究方案的合理设计更显重要。

某抗风湿药物口服后的药代参数个体离散性较大，属高变异药物，且从文献资料中难以获得可靠的相关信息。按照生物等小型临床试验的常规，需要先入选部分受试者再开展预试验研究，然后根据预试验的离散度来估算开展 BE 正式试验所需的人数。同时，由于该药物的体内半衰期较长，其 BE 试验难以采用经典的二交叉自身对照设计，需要考虑采用问题相对会较多的平行设计。

本试验的研究团队借鉴自行设计完成，且已获得世界卫生组织认可的某长半衰期、高变异药物临床 BE 研究的成功经验，决定采用开放、随机、成组序贯、单次给药、平行对照的试验设计。在第一阶段先入组并完成 18 例受试者的临床试验和生物分析后进行了统计分析，估算得知若显著性标准为 0.05、把握度为 80%，则本试验约需完成 50 个可评价例数才能获得生物等效的结论；在假定临床试验中可能发生的脱落率为 8% 的条件下，第二阶段入组并完成了 36 例受试者的临床试验；最终该试验一共入组并完成了 54 例受试者就获得了生物等效的结果[27]。

参考文献

[1] 药品注册管理办法. 国家食品药品监督管理总局, 2007-07-10.

[2] Guidance for Industry, Investigators, and Reviewers Exploratory IND Studies. Food and Drug Administration. January, 2006. http://www.fda.gov/downloads/Drugs/Guidance Compliance Regulatory Information/ Guidances/UCM078933.pdf.

[3] Graham Lappin. Microdosing: current and the future. Bioanalysis, 2010, 2 (3): 509-517.

[4] General Considerations for Clinical Trials (E8). ICH, 17 September, 1997.

[5] Statistical Considerations in the Design of Clinical Trials (E9). ICH, 5 February, 1998.

[6] 药物临床试验的生物统计学指导原则. 国家食品药品监督管理总局, 2016-06-01.

[7] Choice of Control Group in Clinical Trials (E10). ICH, 20 September, 2000.

[8] 吴宏涛, 周东, 何俐. 非随机对照试验的意义. 中国循证医学杂志, 2004, 4 (8): 570-572.

[9] International Conference on Harmonisation Guidance: Good Clinical Practices. E6 (R2). 2016.

[10] MCFADDENE. Management of Data in Clinical Trials. NewYork: JohnWiley& Sons, 1997: 25-29.

[11] 孙亚林, 贺佳, 曹阳, 等. 临床数据管理的电子化趋势. 中国新药杂志, 2005, 14 (4): 393-395.

[12] 王怡兵, 熊宁宁, 卜擎燕, 等. 临床试验数据采集与报告文件设计制作的技术规程. 中国临床药理学与治疗学, 2004, 9 (5): 595-597.

[13] 胡健萍, 谢高强, 姚晨. 临床研究中电子数据质量控制的策略. 中华医学科研管理杂志, 2015, 28 (1): 40-43.

[14] CFDA. 临床试验的电子数据采集 (EDC) 技术指导原则 (征求意见稿). 2016-01-29.

[15] 邓伟, 贺佳. 临床试验设计与统计分析. 北京: 人民卫生出版社, 2012.

[16] CFDA. 临床试验数据管理工作技术指南. 2012-03-12.

[17] 梁虹. 中国临床试验数据质量问题的深层原因及对策分析. 转化医学杂志, 2016, 5 (5): 295-297.

[18] Statistical Principles for Clinical Trials (ICH: E9, Current Step 4 version dated 5 February 1998). ICH, 1998 (www.ich.org).

[19] Sackett D L. Bias in analytic research. J Chronic Dis, 1979, 32 (1-2): 51-63.

[20] Chalmers I. Control of selection biases: comparing like with like. The James Lind Library, 2003 (www.james lindlibrary.ocg).

[21] Kaptchuk T J. Control of observer biases: Masking (blinding) and placebos. The James Lind Library, 2002 (www.james lindlibrary.ocg).

[22] 汤森路透. 临床试验进展: 生物标志物助推临床开发决策. 药学进展, 2014, 38 (4): 304-311.

[23] Falconi A, Lopes G, Parker JL. Biomarkers and receptor targeted therapies reduce clinical trial risk in non-small-cell lung cancer. J Thorac Oncol, 2014, 9 (2): 163-169.

[24] 涉及人的生物医学研究伦理审查办法. 国家卫生和计划生育委员会, 2016 年 12 月 1 日施行.

[25] 涉及人的生物医学研究伦理审查规范. DB 31 T899—2015. 上海市质量技术监督局, 2015 年 7 月 1 日实施.

[26] 药物临床试验伦理审查工作指导原则. 国家食品药品监督管理总局, 2010 年 11 月 02 日发布.

[27] Liu Y M, Chen Q, Zhang M Q, Liu G Y, Jia J Y, Pu H H, Liu Y, Hu C Y, Lu C, Wang W, Cao W E, Song B, Song Y X, Zhu J M, Yu C. A Parallel Design Study to Assess the Bioequivalence of Generic and Branded. Hydroxychloroquine Sulfate Tablets in Healthy Volunteers. Arzneimittelforschung, 2012, 62 (12): 644-649.

中文索引

英文索引